© Verlag
Zabert Sandmann GmbH
München
1. überarbeitete Auflage 2013
ISBN 978-3-89883-343-1

Redaktion	Karen Guckes-Kühl Karin Kerber
Redaktionelle Mitarbeit	Margarete Dreßler Maren Franz Ulrich Pramann Dr. med. Siegfried Schlett Kathrin Ullerich Stefanie Hoppe
Grafische Gestaltung	Stefan Elsberger Georg Feigl Barbara Markwitz Veronika Sen
Heilpflanzen-Illustrationen	Susanne Bräunig Harald Vorbrugg
Umschlag vorn	akg-images (oben) Alexander Haselhoff (unten links und rechts) Dr. Kai-Uwe Nielsen (mitte)
Umschlaggestaltung	Georg Feigl Veronika Sen
Herstellung	Karin Mayer Peter Karg-Cordes
Lithografie	Christine Rühmer
Druck und Bindung	L.E.G.O., Vicenza

Besuchen Sie uns auch im Internet unter www.zsverlag.de

Dr. Johannes Gottfried Mayer · Prof. Dr. med. Bernhard Uehleke · Pfarrer Kilian Saum

DAS GROSSE BUCH DER KLOSTER-HEILKUNDE

Neues Wissen über die Wirkung der Heilpflanzen
Vorbeugen, behandeln und heilen

ZABERT SANDMANN

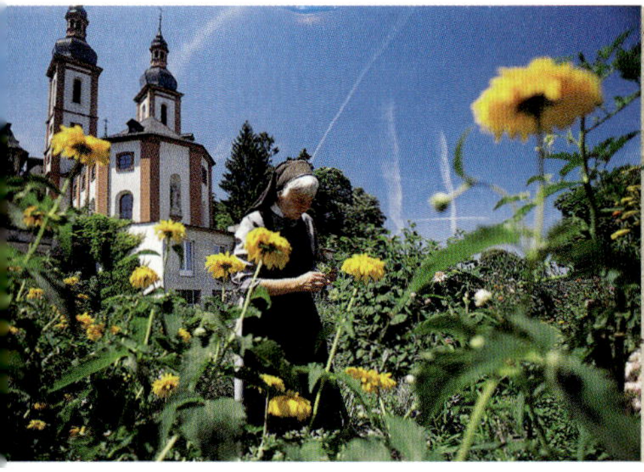

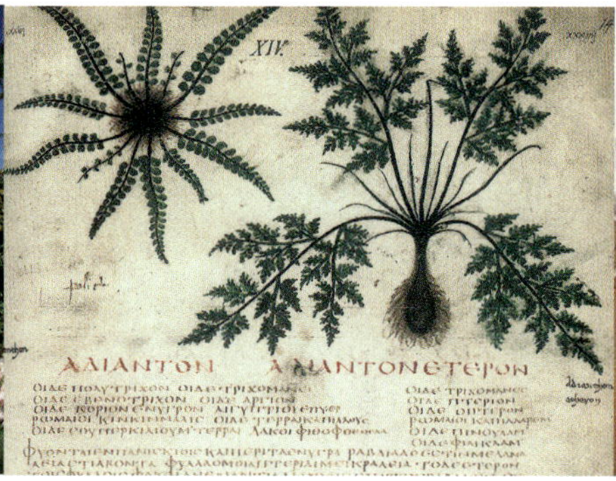

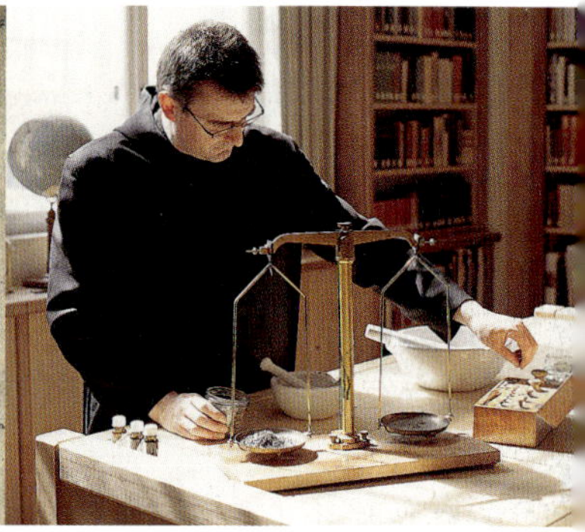

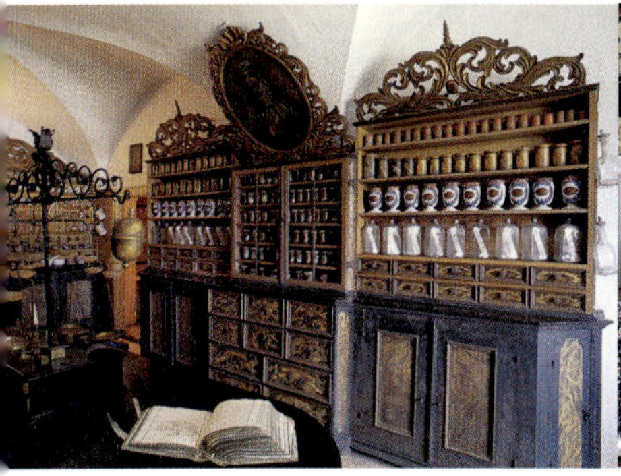
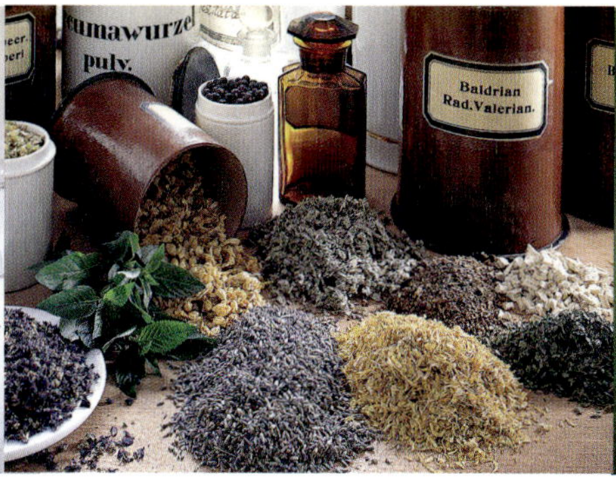
Baldrian
Rad.Valerian.
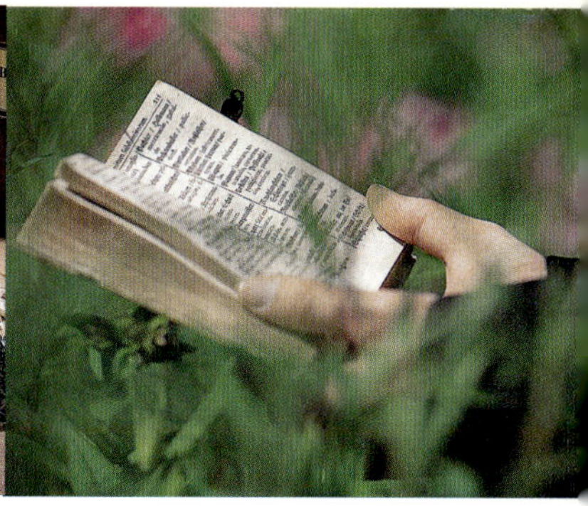

Vorwort

Von Dr. Johannes G. Mayer und Prof. Dr. med. Dr. Bernhard Uehleke

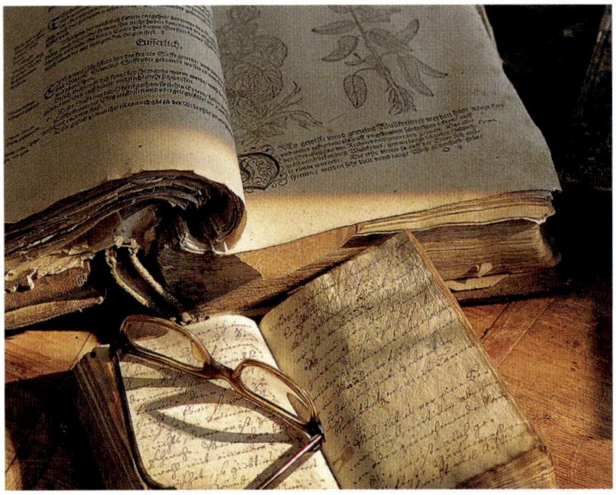

Spannende Expedition in die Vergangenheit: Mittelalterliche Folianten zeigen eine überraschende Vielfalt an pflanzlichen Arzneimitteln. Vieles von dem alten kräuterkundlichen Wissen der Nonnen und Mönche hält auch der naturwissenschaftlichen Überprüfung stand.

Vor mehr als zehn Jahren starteten wir das damals sehr kühne und aufwendige Unternehmen, erstmals das alte Wissen und neue Erkenntnisse über Heilpflanzen in einem Buch zusammenzubringen. Damals konnten wir nicht ahnen, welch großer Erfolg dem »Handbuch der Klosterheilkunde« beschieden sein würde. Heute dürfen wir auf mehr als zehn Auflagen und über 140.000 verkaufte Exemplare zurückblicken.

Längst hat sich herausgestellt, dass die Behandlung mit Heilpflanzen bei vielen Erkrankungen eine ernsthafte und nebenwirkungsarme Alternative zu synthetischen Arzneimitteln ist. In einigen Fällen scheinen sich pflanzliche Heilmittel sogar als überlegen zu erweisen, beispielsweise bei den gar nicht so banalen Erkältungskrankheiten oder bei Schlafstörungen infolge innerer Unruhe – ein Phänomen, von dem heutzutage sehr viele Menschen betroffen sind.

Neuere Forschungsarbeiten zeigen, dass das Potenzial der Klosterheilkunde noch lange nicht ausgeschöpft ist. Denn wir beginnen die Wirkungen vieler Pflanzen wie etwa Baldrian und Hopfen erst heute allmählich zu verstehen. Doch immer mehr Menschen möchten offensichtlich diesen Arzneischatz für sich nutzen. So wurde es Zeit, eine überarbeitete Ausgabe anzugehen.

Die traditionelle Heilkunde Europas

Unsere Überzeugung, dass wir nicht nach Indien, China oder zu den Indianern Nord- und Südamerikas blicken müssen, um Krankheiten naturgemäß zu heilen, hat inzwischen viele Anhänger gefunden. Mit der Klosterheilkunde begegnen wir der Erfahrung unserer Vorfahren in Mitteleuropa, unserer eigenen Vergangenheit. Ihr Wissen, ihre Pflanzen und ihre Rezepturen und Anleitungen sind aus unserer Kultur entsprungen. Deshalb können wir sie besser verstehen und anwenden als etwa fernöstliche Heilweisen, die dennoch durchaus ihre Berechtigung haben mögen.

Die Klosterheilkunde hat die Basis für die Heilpflanzenkunde in Mitteleuropa geschaffen. Die Mönche und Nonnen sammelten das antike Wissen der griechischen Ärzte und der römischen Naturkunde und verbanden es mit den Kenntnissen der Kelten und Germanen. Sie übersetzten im hohen Mittelalter zentrale Werke der Heilkunde aus der arabischen Sprache, weil sie dazulernen wollten und den Wert dieser Schriften erkannten.

Dieses Wissen hatte bis zur Schwelle zur modernen Pharmazie seine Gültigkeit und wirkte über viele Hausrezepte, die unsere Großeltern noch kannten, und die Naturheilkunde des 19. und 20. Jahrhunderts weiter. Heute können wir die traditionelle Erfahrung mit den Erkenntnissen der Wissenschaft verbinden.

Die Perlen der Klosterheilkunde

In diesem Buch werden nicht einfach jene Arzneipflanzen beschrieben, die im Augenblick von der modernen Phytotherapie (Kräuterheilkunde) akzeptiert und genutzt werden. Es handelt sich vielmehr um eine spezielle Auswahl jener Pflanzen, die in der Klosterheilkunde besonders häufig verwendet wurden und über die zudem auch moderne pharmazeutische und klinische Erkenntnisse vorliegen. Deshalb sind Pflanzen, die erst in jüngerer Zeit in Europa als Heilpflanzen eingeführt wurden, nicht berücksichtigt, weil sie in der Klosterheilkunde keine Rolle gespielt haben. So fehlen hier etwa Ginkgo oder Ginseng. Wir konzentrieren uns auf Perlen, die vor der eigenen Haustüre liegen. Dass auch manche asiatische Gewürz- und Heilpflanze wie Ingwer oder Gewürznelke vorkommt, liegt daran, dass die Klosterheilkunde sie schon immer verwendet hatte.

Dank an das Team

Unser Dank gilt an erster Stelle der Apothekerin Katharina Mantel (Englert), die maßgeblich an diesem Buch mitgearbeitet hat. Es ist außerdem ohne die zugrunde liegende Arbeit der Forschergruppe Klostermedizin nicht denkbar. Nicht zuletzt sind wir dem ideenreichen und kreativen Verleger Friedrich-Karl Sandmann und dem Redaktionsteam mit Frau Karen Guckes-Kühl zu großem Dank verpflichtet.

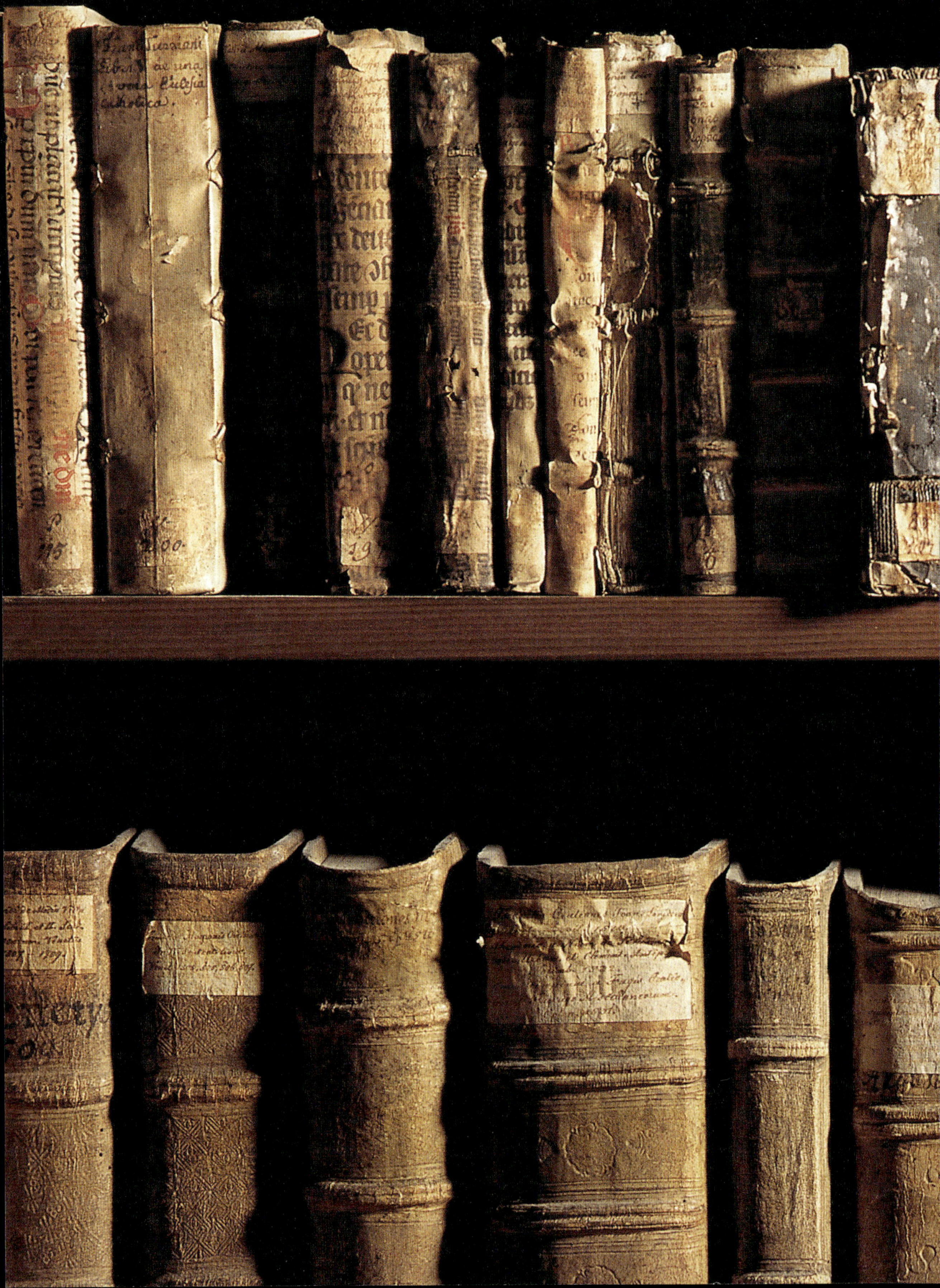

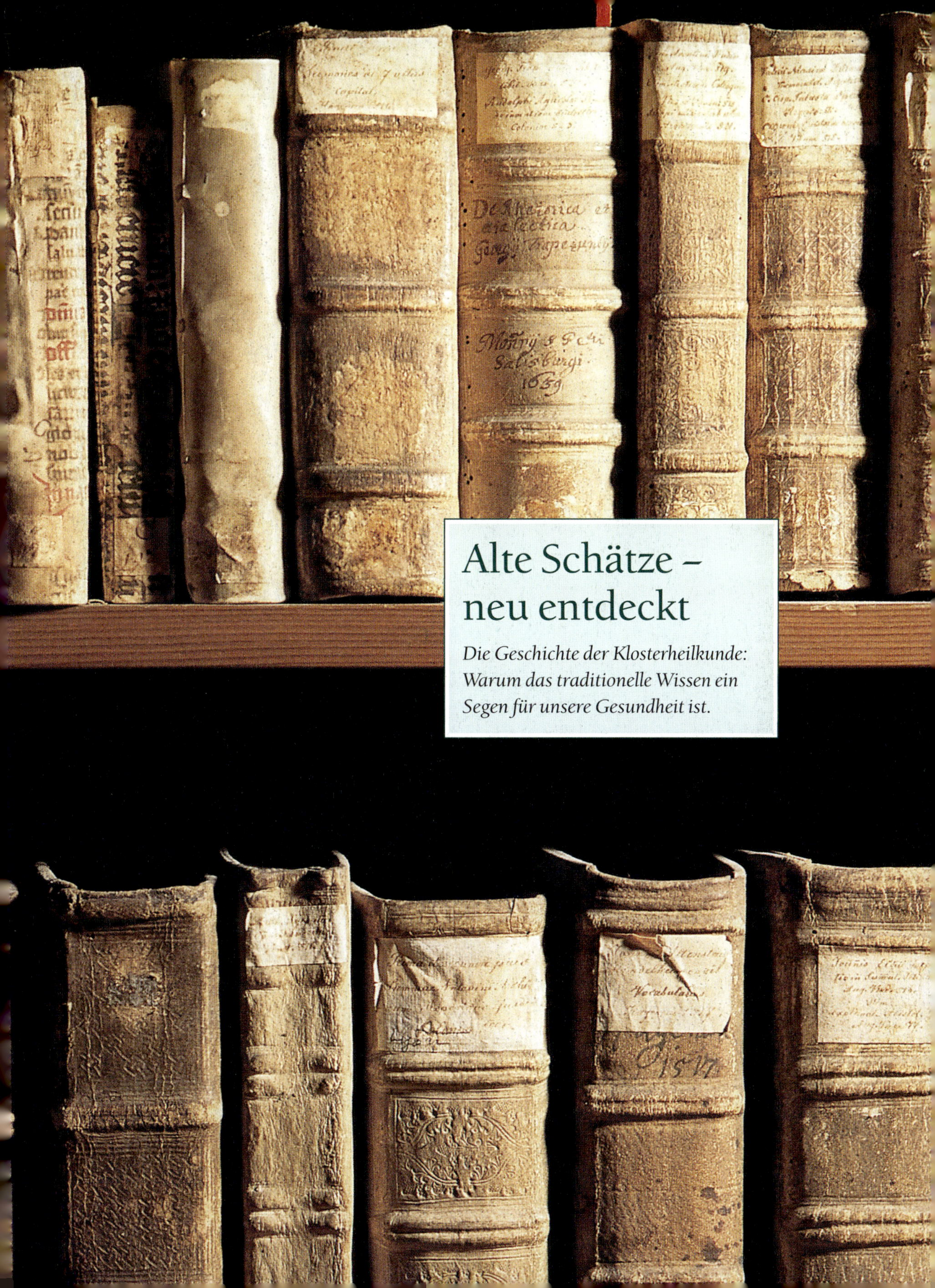

Alte Schätze – neu entdeckt

Die Geschichte der Klosterheilkunde: Warum das traditionelle Wissen ein Segen für unsere Gesundheit ist.

Die Schätze der Vergangenheit entdecken und bewahren

Warum das medizinische Wissen der Klöster heute noch so wertvoll ist wie vor Tausenden von Jahren

Christliche Klöster haben eine lange Tradition in der Fürsorge für die Kranken – eine Tradition, die Benedikt von Nursia im 6. Jahrhundert nach Christus begründet hat. Damals, lange bevor es synthetische Heilmittel gab, war die große und allumfassende Apotheke der Menschheit die Natur. Auf diese Quelle griff auch die Klosterheilkunde zurück. Von tierischen Stoffen distanzierte sie sich: Die Klosterheilkunde verwendet fast ausschließlich pflanzliche Substanzen.
Das Heilen mit Pflanzen ist aber keine Erfindung der Klöster. Ihre Geschichte geht weit in die Antike und sogar in die Vorgeschichte zurück. Die Klosterheilkunde basiert auf diesem frühen Wissen, sie hat es gepflegt und weiterentwickelt. Erst im Zuge der pharmazeutischen Entwicklung, der Verbreitung synthetisch hergestellter Medikamente, Schutzimpfungen, der Entdeckung der Antibiotika und ihrer segensreichen Wirkungen, die Millionen von Menschen das Leben rettete, geriet die Pflanzenheilkunde vorübergehend in den Hintergrund. Aber die so sensationell wirksamen neuen Medikamente chemischen Ursprungs zeigten rasch auch ihre Schattenseiten: Nebenwirkungen, Resistenzen, Abhängigkeiten und Überempfindlichkeiten. Auf der Suche nach einer sanfteren Medizin traten die vergessenen Schätze der Klostermedizin wieder in den Vordergrund. Sie wurden nach

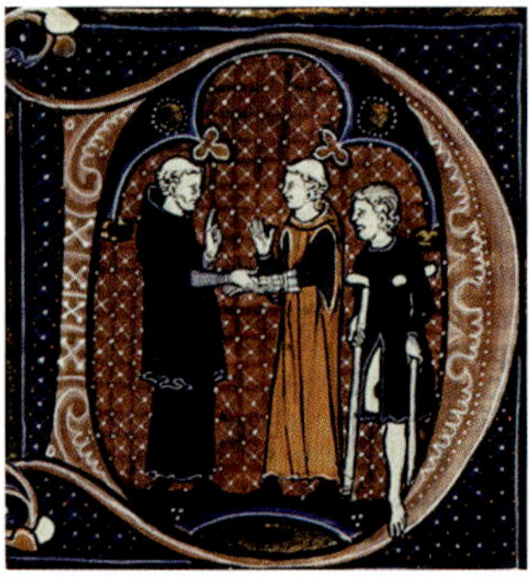

Ratschlag zur Heilung
Ein Mönchsarzt berät Kranke mit Verstauchungen und Knochenbrüchen. Der linke Unterarm des Patienten im roten Mantel ist fertig geschient (aus einer Handschrift des 13. Jahrhunderts).

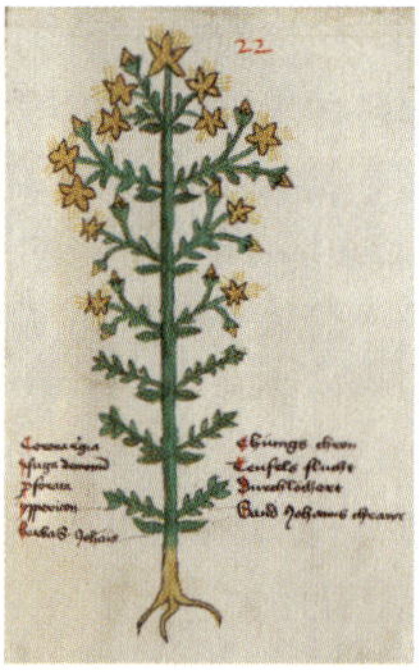

Apotheke der Natur
Die Klosterheilkunde verwendet fast ausschließlich pflanzliche Heilmittel. Von tierischen Stoffen, wie sie in manchen Heilkunden zum Einsatz kommen, distanziert sie sich ausdrücklich.

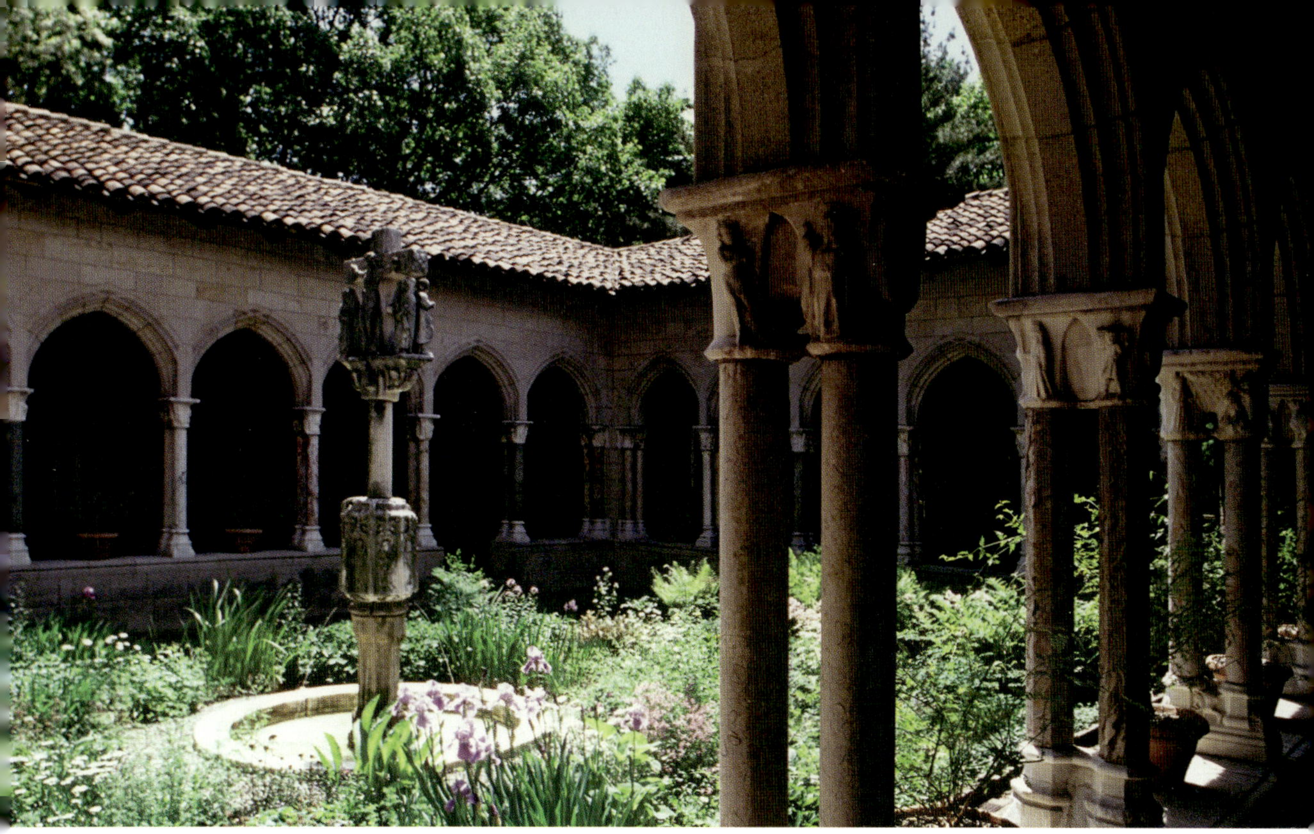

modernsten wissenschaftlichen Verfahren geprüft und haben – zum allergrößten Teil – den Prüfungen standgehalten.
Es ist das große Verdienst der Klosterheilkunde, auch auf das umfassende empirische Wissen der Antike zurückzugreifen und es bis in unsere Zeit zu bewahren. Die Blütezeit der Klosterheilkunde verlief, nach den Erkenntnissen der Medizingeschichte, zwischen dem 10. und dem 13. Jahrhundert. In diesen Jahrhunderten bildeten Klöster gezielt Mönche und Nonnen zu Heilkundigen aus. Die gesamte medizinische Versorgung der mittelalterlichen Gesellschaft lag damals in den Händen der Klöster.

Schätze hinter mittelalterlichen Mauern: Es ist Klöstern wie diesem aus Frankreich (Trie-en-Bigorre) zu verdanken, dass das medizinische Wissen aus der Antike nicht verloren ging.

Krankenpflege
Die Pflege der Kranken und Schwachen oblag im Mittelalter den Klöstern. Fürsorge und das Gesundpflegen galten als Dienst an Christus selbst (französische Buchmalerei aus dem Jahr 1482/83).

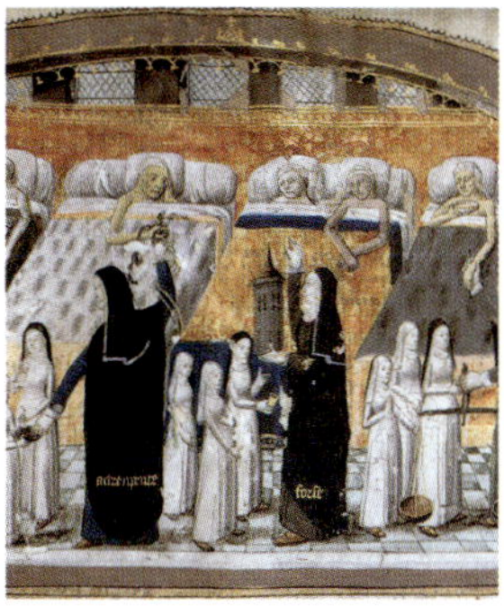

Zentren der Macht
Im Laufe des Mittelalters mehrten die Klöster ihr Wissen und gelangten schließlich zu einiger Macht und zu Reichtum. Viele Klöster waren im späten Mittelalter eine Art kleine, autarke Stadt.

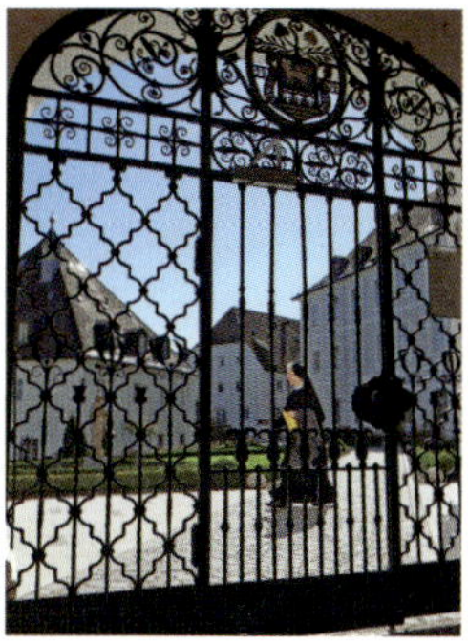

Die Theorie der vier Körpersäfte

Empirisches Wissen, also Wissen aus Erfahrung, zieht immer auch die Bildung von Theorien nach sich. Denn die Menschen haben sich noch nie damit begnügt, zu wissen, dass etwas ist, wie es ist, sie wollen immer auch wissen, warum es so ist. Grundlage jeder Heilkunde ist das Erforschen der menschlichen Natur. Der des menschlichen Körpers und der seines Geistes. Wann ist ein Mensch gesund? Was ist die Voraussetzung für Gesundheit? Veranlagung? Eine bestimmte Ernährung? Bestimmte Lebensweisen? Die jeweilige Geisteshaltung? Alles zusammen? Welche Ursachen können Krankheiten haben? Und warum werden manche Menschen krank und andere nicht? Fragen, die uns heute noch ganz genauso beschäftigen wie die Menschen vor Tausenden von Jahren.

Antworten auf diese Fragen zu geben haben Gelehrte zu allen Zeiten versucht. Eine der bedeutendsten Theorien zur Erklärung der Natur des Menschen ist die sogenannte Vier-Säfte-Lehre, die auf den großen antiken Heilkundigen Hippokrates (um 460–370 v. Chr.) zurückgeht. Sie nahm in der Antike und im Mittelalter eine große Bedeutung ein und ist auch heute noch vielfach bekannt. Man bezeichnet sie auch als Humoralpathologie, von *humor* (griechisch für Saft) und Pathologie, der Lehre der Krankheiten.

Die Vier-Säfte-Lehre erhielt durch die Lehre des Naturphilosophen Empedokles von Agrigent (ca. 492–432 v. Chr.), der möglicherweise auch Arzt gewesen ist, die entscheidende Grundlage. Nach Empedokles besteht alles Körperliche aus einer individuellen Mischung der vier Grundelemente: Feuer, Wasser, Luft und Erde. Diesen Elementen wies er die Primärqualitäten heiß, kalt, feucht und trocken zu. Entsprechend den vier Elementen – Feuer, Wasser, Luft und Erde – unterteilt diese Lehre die Menschen nach den Säften, die jeweils in

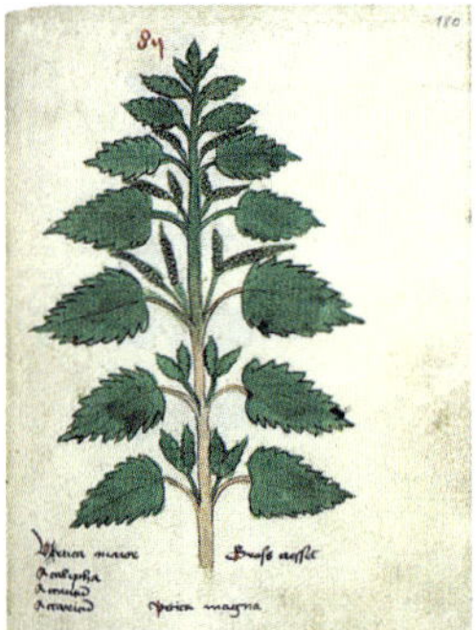

Vier-Säfte-Lehre

Heiße Pflanzen gegen kalte Krankheiten: Die Brennnessel wurde als Heilmittel zum Beispiel gegen Erkältungskrankheiten wie Husten eingesetzt – aber auch gegen Frigidität und Impotenz.

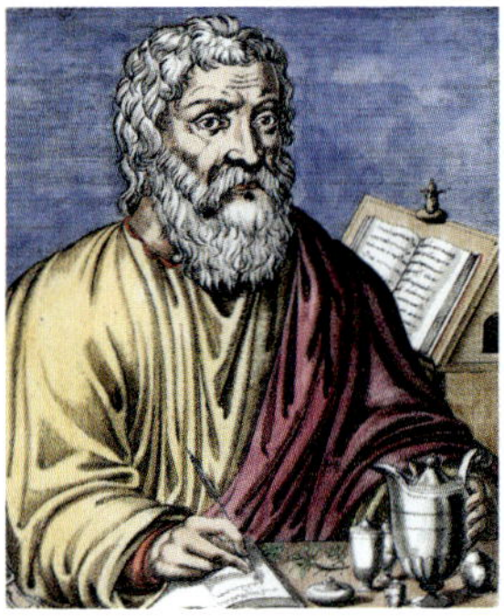

Hippokrates

Einer der Urväter der wissenschaftlichen Heilkunde. Auf ihn geht die Vier-Säfte-Lehre zurück. Der griechische Arzt wurde um 460 v. Chr. auf der Insel Kos geboren. Er wirkte bis ca. 370 v. Chr.

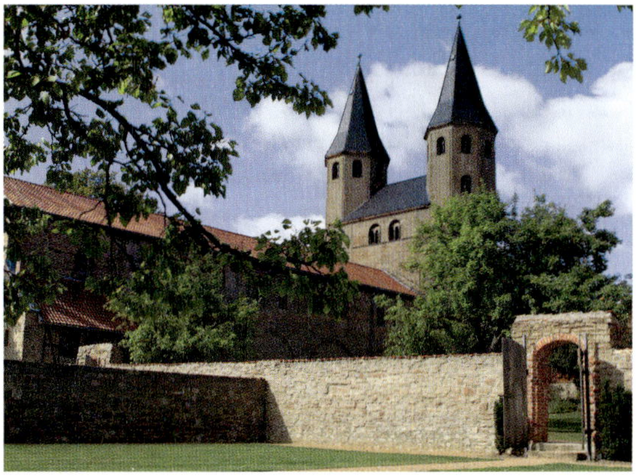

Zu vielen Benediktinerklöstern, hier das Kloster Drübeck, gehörten Schulen, Bibliotheken und Schreibstuben, aber auch Kräutergärten und Apotheken.

ihrem Körper dominieren. Vier unterschiedliche Typen kennzeichnet sie: Choleriker, Melancholiker, Phlegmatiker und Sanguiniker. Noch heute gebrauchen wir diese Typisierung. Ein Übermaß an gelber Galle, *cholé*, macht reizbar, Choleriker sind aufbrausend und neigen zu Jähzorn. Dominiert die schwarze Galle, die *melancholía*, ist der Mensch schwermütig und oft niedergeschlagen. Träg und schwerfällig ist der Phlegmatiker, bei dem das *phlégma*, der Schleim, dominiert. Der Sanguiniker, bei dem das heiße Blut, *sanguis*, überwiegt, ist lebhaft und leicht erregbar. Im Idealzustand des gesunden Menschen befinden sich alle vier Säfte im Gleichgewicht, keiner dominiert deutlich.

Aristoteles (384–322 v. Chr.) stellte den vier Körpersäften jeweils ein Element zur Seite: Luft und Blut, Wasser und Schleim, Feuer und gelbe Galle, Erde und schwarze Galle. Claudius Galenus von Pergamon (ca. 129–200 n. Chr.), meist Galen genannt, griechischer Leibarzt des römischen Kaisers Marc Aurel, entwickelte die Vier-Säfte-Lehre schließlich entscheidend weiter: Alle Natur – Mensch, Tier und Pflanze, auch die Erde – besteht aus einem Gleichgewicht von vier miteinander verbundenen Elementen. Das Verhältnis dieser Elemente untereinander ist von entscheidender Bedeutung für das Wohlergehen eines Lebewesens. Eine Störung des Gleichgewichts führt zu Beschwerden und Krankheiten. Die Aufgabe des Arztes ist es, mit geeigneten Heilmitteln das Übergewicht eines Elements auszugleichen und somit das Gleichgewicht wiederherzustellen. Die Klosterheilkunde folgte dem Grundsatz, dass das Gleichgewicht, die Harmonie zwischen seelischem und körperlichem Befinden, für das Wohlergehen der Menschen unverzichtbar ist.

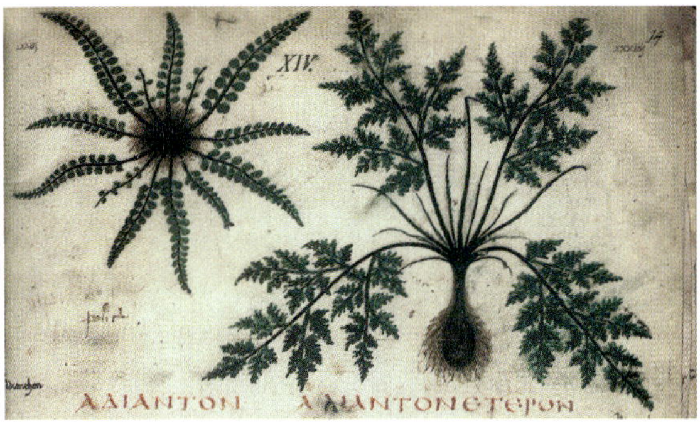

Gesammeltes Wissen

Pflanzenillustrationen aus dem ersten europäischen Heilpflanzenbuch, der ›Materia medica‹ (links). Im Laufe des Mittelalters wurden die Abbildungen in den Kräuterbüchern immer genauer (rechts).

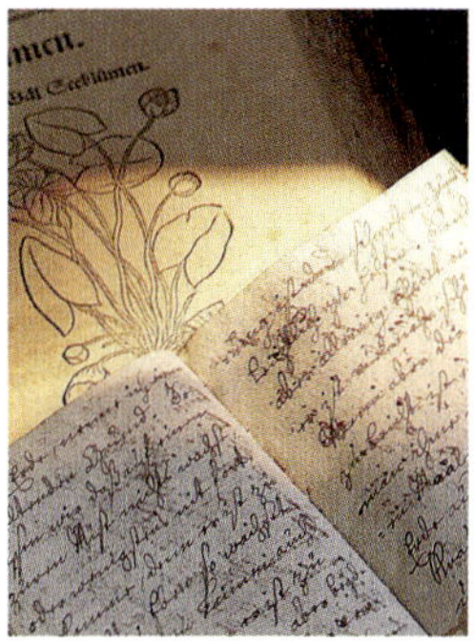

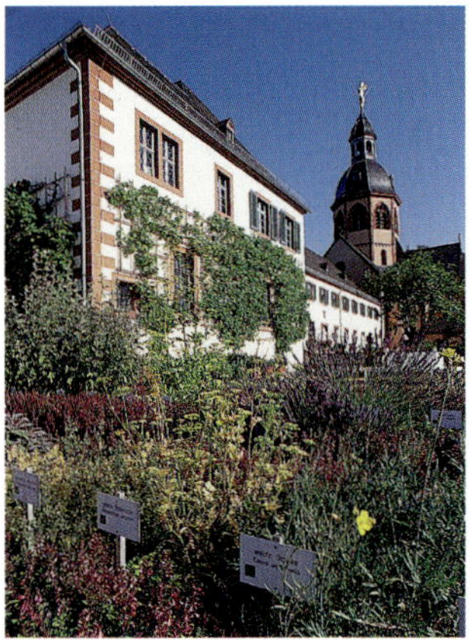

Architektur mit Sinn: Im Idealfall – wie hier in der Benediktinerabtei Seligenstadt (nahe Aschaffenburg) – lag der Klostergarten östlich der Hauptgebäude und in unmittelbarer Nähe des Spitals.

Die Harmonie der Gegensätze

In diese Theorie Galens floss auch die Theorie des griechischen Arztes Alkmaion (um 600 v. Chr.) ein, Gesundheit gründe sich auf die Harmonie von Gegensätzen. Dies ist ein schönes Beispiel dafür, dass sich überall auf der Erde, in unterschiedlichen Kontinenten und Kulturen, und vermutlich unabhängig voneinander, ähnliche Theorien zur Erklärung der menschlichen Natur entwickelt hatten. So findet sich die Theorie der Harmonie der Gegensätze auch im Yin-Yang-Prinzip der chinesischen Medizin wieder, die vor rund 2500 Jahren vor allem in China, Indien und der Mongolei entstanden ist. Die Traditionelle Chinesische Medizin beruht auf der Annahme, dass der menschliche Körper Krankheiten überstehen kann, wenn er sich im Gleichgewicht der beiden Polaritäten Yin und Yang (z. B. männlich – weiblich, hell – dunkel) befindet. Wird die Harmonie zur Disharmonie, bringt das den Menschen aus seinem Gleichgewicht: Er wird krank.
Auf eine Lehre der Temperamente stützt sich auch die traditionelle indische Heilkunst, das Ayurveda. Auch beim Ayurveda kommt es darauf an, dass sich die Temperamente im Gleichgewicht befinden.

Die medizinischen Schriften der Antike

Forschen, das errungene Wissen festhalten und kommenden Generationen überliefern, ist seit der Antike die Aufgabe aller Wissenschaftler. Die älteste erhaltene Schriftsammlung der griechischen Medizin ist das ›Corpus hippocraticum‹. Es handelt sich um über 60 Werke, die vorwiegend aus der Medizinschule von Kos stammen. Einige wenige gehen wohl noch auf Hippokrates zurück. Bereits hier wird die Anwendung pflanzlicher Mittel zur Heilung verschiedener Krankheiten beschrieben. Hippokrates gilt als der Gründer der medizinischen Schule von Kos, eine der bedeutendsten Ausbildungsstät-

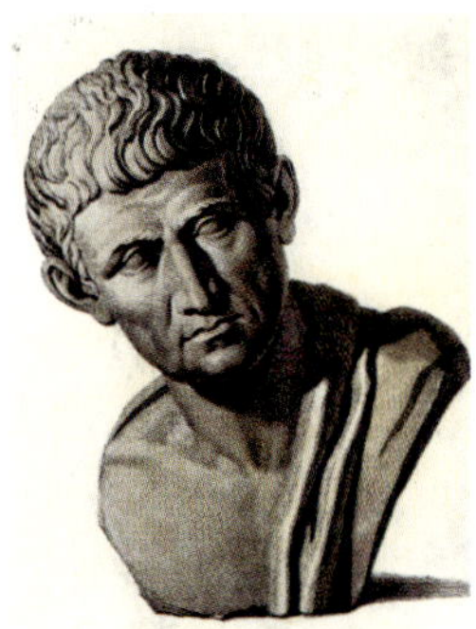

Aristoteles

Er entwickelte die Vier-Säfte-Lehre weiter. Den vier Körpersäften stellte er jeweils ein Element zur Seite: Luft und Blut, Wasser und Schleim, Feuer und gelbe Galle, Erde und schwarze Galle.

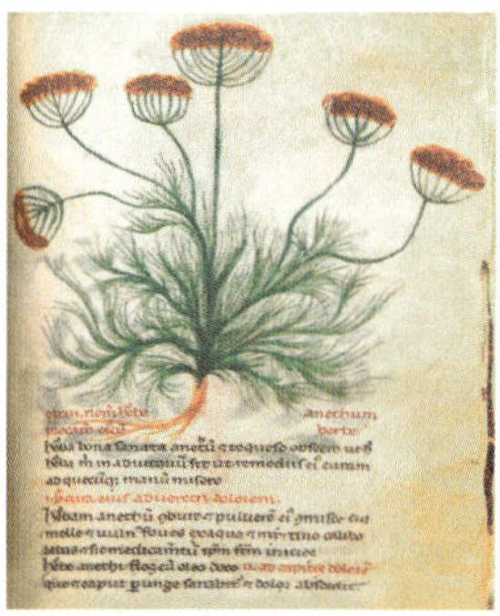

Dill gegen Magenleiden

Dill war in der Antike und im Mittelalter eine bedeutende Arzneipflanze (mittelalterliche Kopie eines antiken Kräuterbuchs). Er wurde bei Magenleiden, zur Beruhigung und bei Schmerzen eingesetzt.

ten für Ärzte in der Antike. Er steht für die Begründung der Medizin auf einer vernunftgemäßen Naturbeobachtung. Heute kennen wir Hippokrates hauptsächlich durch den nach ihm benannten hippokratischen Eid, dem sich Ärzte verpflichtet wissen.
Dioskurides, ein in Rom wirkender Arzt, schrieb um 60 n. Chr. das erste systematische und ausführliche Werk zu den Arzneimitteln, die ›Materia medica‹. Sie umfasst die Beschreibung von nahezu 600 unterschiedlichen Kräutern und entwickelte sich rasch zu einem Standardwerk mit großem Einfluss auf die europäische und arabische Medizin. Die ›Materia medica‹ enthielt für jede Pflanze auch eine Abbildung und neben den Anwendungen auch die Synonyme in Griechisch, Latein und Ägyptisch. Dieses Universalbuch behielt bis weit ins 17. Jahrhundert hinein seine Gültigkeit.
Etwa zur gleichen Zeit wie die ›Materia medica‹ erschien eine Naturkunde von Plinius dem Älteren (23–79 n. Chr.), die ›Naturalis historia‹. In sie waren die Schriften zahlreicher antiker Autoren eingeflossen sowie zahlreiche Berichte über den Gebrauch von Heilpflanzen. Die Erkenntnisse sowohl des ›Corpus hippocraticum‹ als auch der ›Materia medica‹ und der ›Naturalis historia‹ sind als grundlegendes Wissen in die Klosterheilkunde eingegangen.

Benedikt von Nursia, der Vater der Klosterheilkunde

In der Zeit des Umbruchs zwischen dem Untergang des römischen Reiches und dem Erstarken des Christentums vom 6. bis 8. Jahrhundert nach Christus legte einer der bedeutendsten Männer des Christentums den Grundstein der Klosterheilkunde: Benedikt von Nursia. Während seines Studiums in Rom kamen Benedikt Zweifel an dessen Sinn. Auf der Suche nach einem anderen Weg lebte er drei Jahre mit Einsiedlern, bis man ihm die Leitung eines Klosters anbot. Er nahm den Posten an, war jedoch seiner unbequemen Reformen

Galen von Pergamon
Der berühmte griechische Arzt war kaiserlicher Leibarzt und wichtigster Theoretiker der Antike. Seine Theorie: Das Gleichgewicht der Körpersäfte ist Voraussetzung, dass der Mensch gesund ist.

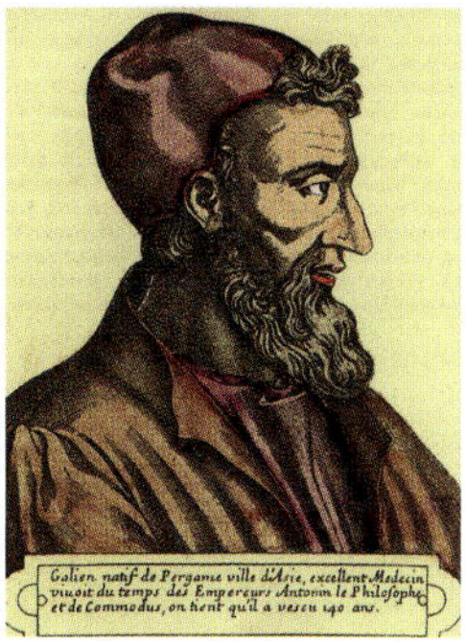

Aderlass
Um das Gleichgewicht der vier Körpersäfte wiederherzustellen, wurde den Kranken zum Teil viel Blut entnommen. Sanfte ausleitende Verfahren sind noch heute Bestandteil der Naturheilkunde.

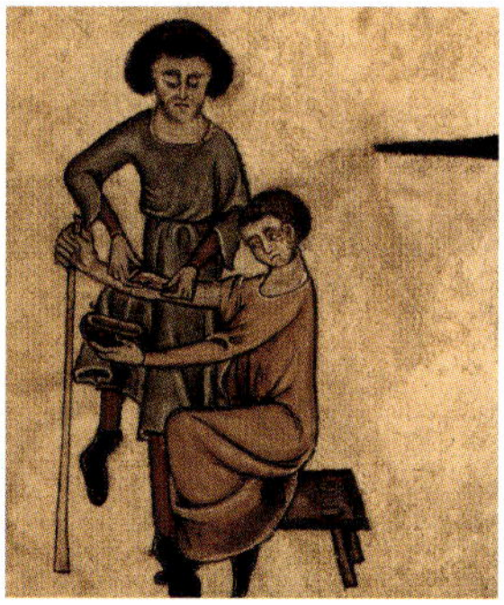

Ein bisschen mehr Klostergeist

Nicht der Klostergeist ist gemeint, den viele Klöster heute noch nach uralten Rezepten herstellen. Es geht um den Geist, den Benedikt von Nursia beschworen hat aus Fürsorge für alle Menschen: den Geist der Ausgeglichenheit und des maßvollen Lebens. Verzicht macht glücklicher als Schrankenlosigkeit, Essen und Trinken mit Maß ist gesünder als Völlerei, regelmäßiges Lesen Nahrung für den Geist.

wegen schnell verhasst. Man versuchte sogar, ihn zu ermorden. Benedikt aber machte – so berichtet es die Legende – über dem Kelch mit dem vergifteten Wein das Kreuzzeichen. Der Kelch zerbrach und das Gift in Gestalt einer Schlange entwich. Etwas später gründete Benedikt das Kloster Montecassino, die erste Zelle des heute noch bedeutenden und starken Benediktinerordens. Für dieses Kloster schrieb er auch seine berühmte »Regula Benedicti«. Die benediktinische Regel gibt vor allem praktische Verhaltensregeln für alle Aspekte des klösterlichen Lebens. Es ist eine strenge, aber nicht unnachsichtige Ordensregel. Sie verlangt Disziplin und Gehorsam, zeigt jedoch auch Verständnis für menschliche Schwächen und beherzigt immer das Gebot der Nächstenliebe. Mitgefühl für Kinder, Kranke und Schwache ist fester Bestandteil des mönchischen Lebens. Benedikt förderte die Kenntnis der Heilkunde und hielt seine Mönche dazu an, sich medizinisch weiterzubilden und ihre Arbeitskraft in den Dienst der Schwachen und Kranken zu stellen. »Die Sorge für die Kranken muss vor und über allen Pflichten stehen«, sagte er und stellte damit das erste Gebot der Klosterheilkunde auf.

Die benediktinische Regel gesteht jedem Ordensangehörigen eine eigene Individualität zu: Kranken, Schwachen und Kindern war vieles erlaubt, was Erwachsenen und Gesunden nicht zugestanden wurde. Die »Regula Benedicti« war so umfassend und überzeugend, dass Papst Gregor der Große (540–604) sie als verbindlich für alle Klöster der gesamten römischen Kirche erklärte.

Die Synthese zwischen kontemplativem und tätigem Leben, der *vita contemplativa* und der *vita activa*, war der Grundgedanke der benediktinischen Regel. Kurz: *ora et labora*, bete und arbeite. Entsprechend sollte die klösterliche Fürsorge der Seele und dem Körper in gleichem Maße gelten. Nicht nur die Angehörigen des Klosters, alle Kranken und Bedürftigen durften im Kloster um Hilfe bitten. Die Betreuung

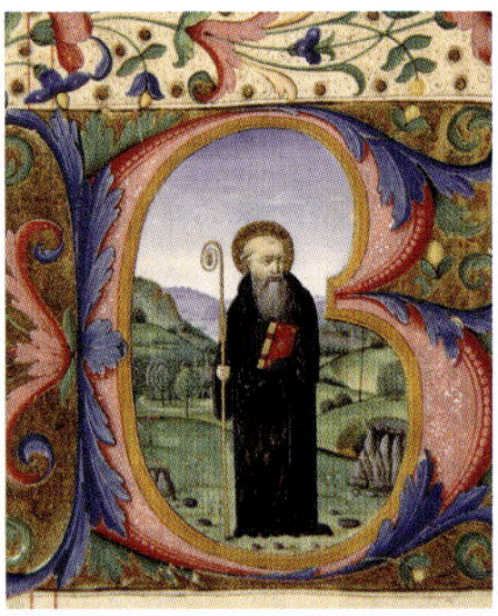

Benedikt von Nursia
Der Vater des abendländischen Mönchstums. Er gründete um 530 auf dem zwischen Rom und Neapel gelegenen Monte Cassino sein Kloster und verfasste die bis heute geltende Ordensregel der Benediktiner.

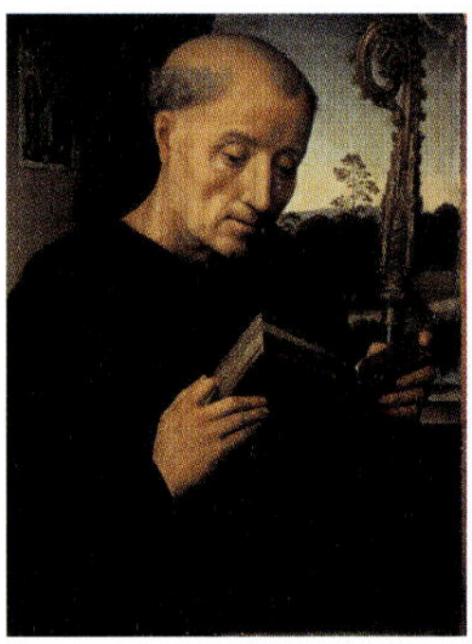

Konzentriertes Studium
Die geistige Bildung seiner Mönche war Benedikt von Nursia ein wichtiges Anliegen. Er hatte befohlen, dass jeder Mönch wenigstens ein Buch pro Jahr lesen sollte.

von Kranken, Armen und Schwachen galt als Dienst an Christus selbst. Mit der Ausbildung der Mönche speziell zur Krankenpflege, mit dem Gebot der Fürsorge für Kranke und Schwache begründete Benedikt die Grundfesten der Klosterheilkunde.

Daneben war Benedikt auch die geistige Bildung seiner Mönche ein wichtiges Anliegen. Lesen und Schreiben wurde in den Klöstern gelehrt und praktiziert. Religiös-erbauliche Tischlesungen während der Mahlzeiten gehörten unbedingt zum Tagesablauf, und in Benedikts Ordensregel steht, dass jeder Mönch die Auflage hat, mindestens ein Buch im Jahr zu lesen. Diese Auflagen hatten weitreichende und segensreiche Konsequenzen.

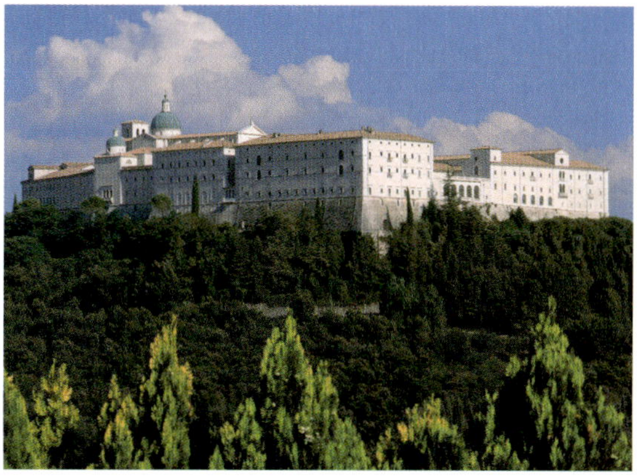

Montecassino, eines der bedeutendsten geistigen Zentren des Mittelalters. Um das Jahr 530 wurde das Kloster von Benedikt von Nursia gegründet.

Ein Mittler zwischen den Welten

Cassiodor (ca. 490–580), ein Ordensbruder von Benedikt, spielte auf der Schwelle von der Antike zum Mittelalter eine zentrale Rolle in der Entwicklung der Klosterheilkunde. Er gilt als Vermittler zwischen dem klassischen Bildungsgut der Antike und christlichem Weltverständnis. Er war politisch tätig, wirkte in öffentlichen Ämtern als Quästor, Consul und Praefectus und war Berater des Ostgotenkönigs Theoderich des Großen. Cassiodor gründete das Bildungsinstitut »Vivarium«, das bald zu einem Zentrum des religiösen und kulturellen Lebens wurde. Es verfügte über eine umfassende Bibliothek mit den Schriften des klassischen Altertums von Hippokrates, Dioskurides und Galen. Um 560 verfasste Cassiodor das Buch ›Institutiones divinarum et saecularium litterarum‹ und forderte die Mönche auf, die Eigenschaften der Kräuter und die Mischung der Arzneien kennenzulernen und die Werke von Hippokrates, Dioskurides und Galen zu studieren. Dies

Orte der Stille

Phasen der Aktivität und beschauliche Momente der Entspannung – beide gehören für Benedikt zu einem maßvollen Leben. Auch Phasen der Ruhe und der Kommunikation sollten sich abwechseln.

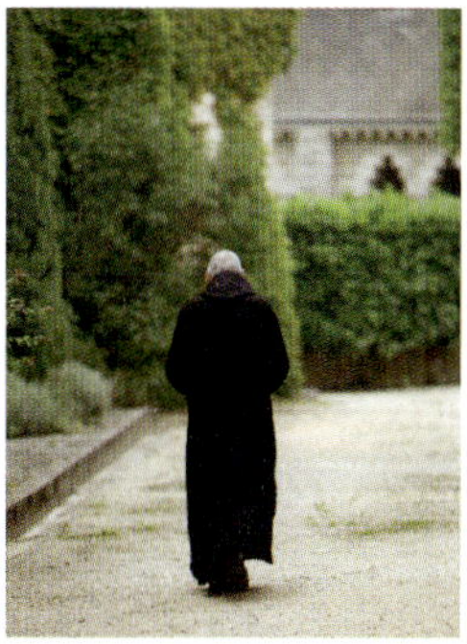

Pflanzliche Heilmittel

Benedikt hielt seine Mönche an, sich medizinisch weiterzubilden. Dazu gehörte auch das Studium von Kräuterbüchern aus der Antike.

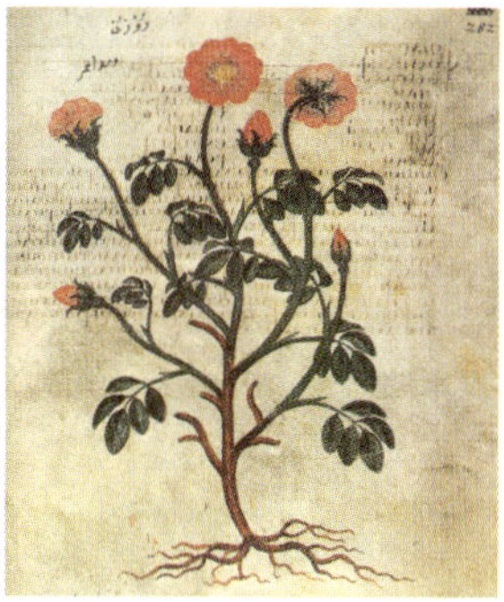

war ein entscheidender Schritt zur Bewahrung des antiken Wissens in der Heilkunde. Cassiodor ließ zahlreiche griechische Texte ins Lateinische übersetzen, das damals in Mitteleuropa die offizielle Schriftsprache war, die jeder halbwegs gebildete Mensch beherrschen musste. Besonders die ›Naturalis historia‹ von Plinius war eine Grundlage der von den Benediktinern angewandten Heilkunde.

Während unter Christen teilweise die Meinung verbreitet war, das antike Wissen sei heidnischen Ursprungs und daher zu verwerfen, ist es Benedikt und Cassiodor gelungen, die geistigen Werte und wissenschaftlichen Erkenntnisse der Antike in die christliche Wertvorstellung einzugliedern – ein unschätzbarer Verdienst, für den die Nachwelt ihnen Dankbarkeit schuldet.

Klöster als Zentren des politischen Lebens

Als im 8. Jahrhundert die Karolinger das Frankenreich übernahmen, lag das kulturelle Leben in Mitteleuropa größtenteils darnieder. Die Wirren der Völkerwanderungen, die Durchdringung und Vermischung des antiken mit dem germanischen Kulturgut prägten die mitteleuropäischen Gebiete. Kriege und Seuchen hatten gewütet und das öffentliche Leben weitgehend stillgelegt.

Durch ihre Abgeschiedenheit geschützt, bewahrten allein die Klöster Bildung und Kultur, sie nahmen sich der Kranken an und behandelten sie nach den Regeln der Klosterheilkunde. In der weltlichen Öffentlichkeit dagegen gab es kaum noch Menschen, die der Schrift kundig waren.

Karl der Große war zum Erhalt seines Reiches auf einen Verwaltungsapparat angewiesen, auf gebildete Mitarbeiter, die lesen und schreiben konnten, auf Diplomaten, die mit den politischen und gesellschaftlichen Verhältnissen der Nachbarländer vertraut waren. Bildung und das Wissen über die Lehren der Antike waren aber allein noch in den

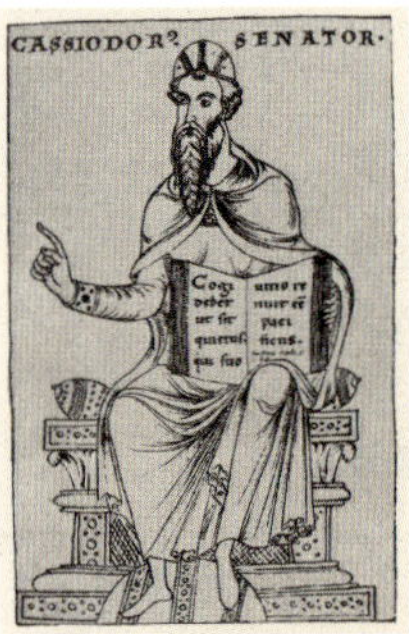

Cassiodor
Der Ordensbruder von Benedikt prägte die Klosterheilkunde im frühen Mittelalter. Er ließ zahlreiche griechische Texte ins Lateinische übersetzen – so wurden wichtige Schriften der Antike verbreitet.

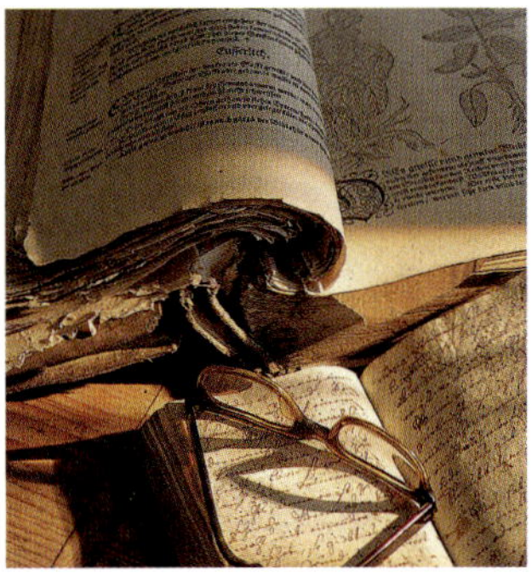

Bildung und Kultur
In den Wirren der Völkerwanderung bewahrten allein die Klöster Bildung und Kultur. Außerhalb der Klostermauern gab es kaum Menschen, die des Lesens und Schreibens kundig waren.

Klöstern vorhanden. Nur dort gab es Menschen, die Urkunden erstellen konnten, Briefe schreiben, Gesetze schriftlich festhalten. Dem Herrscher blieb also kaum eine andere Wahl, als auf die Mitarbeit der Klöster zu bauen. Klöster verkörperten die Zentren des politischen Lebens, ihnen war die Verwaltung von Ländereien anvertraut. Die Förderung der Wissenschaften, vor allem der Naturwissenschaften und der Medizin, nahm an Bedeutung rasch zu. Die Spezialisierung vieler Mönche auf die Abschrift alter Handschriften und Dokumente – die Vervielfältigungsmethode des Mittelalters – machte die Klöster unentbehrlich. Aus Abgeschiedenheit und Weltferne gelangten Klöster in den Mittelpunkt der damaligen Welt.

Der Stress der kopierenden Mönche und die Folgen

Die neue Geschäftigkeit in den bisher ruhigen und abgeschiedenen Klöstern hatte auch ihre Nachteile. Die sehr große Produktion an Kopien von Dokumenten und Schriftstücken, die Eile, der Druck, unter dem die Mönche arbeiten mussten, nicht zuletzt auch die hohen Kosten für Schreibmaterial führten unvermeidlich auch zu Fehlern. Um das teure »Papier« bis zum Letzten auszunutzen, sahen sich die Kopisten gezwungen, mit zum Teil winziger Schrift zu schreiben – oft genug bei sehr schlechten Lichtverhältnissen – und Abkürzungen zu benutzen, sodass die Texte manchmal nur mit Mühe entziffert werden konnten. Verwechslungen von Namen, falsche Interpretationen, Fehlübersetzungen und Missverständnisse waren die Folgen: Fehler, die sich teilweise bis in unsere Zeit erhalten haben.
So trugen zum Beispiel sowohl die Ringelblume als auch der Kapernstrauch – zwei höchst unterschiedliche Pflanzen – in mittelalterlichen Schriften den gleichen lateinischen Namen *Caput monachi*. Jahrhundertelang kamen in Kräuterbüchern deshalb fälschlicherweise Rezepte mit Ringelblumenrinde vor.

Tausendgüldenkraut

Sein botanischer Name, »Centaurium«, stammt von dem heilkundigen Zentaur Chiron. Als Chiron ein Pfeil auf den Fuß fiel, soll er sich mit der kleinen Pflanze geheilt haben. Im Mittelalter verstand man den Namen aber als centum = Hundert und aurum = Gold. Aus dem Hundertgüldenkraut wurde der erstaunlichen Heilwirkung wegen das Hunderttausendgüldenkraut, und kürzer: das Tausendgüldenkraut.

Schreibender Mönch

Die Spezialisierung vieler Mönche auf die Abschrift alter Handschriften und Dokumente – die Vervielfältigungsmethode des Mittelalters – machte die Klöster unentbehrlich.

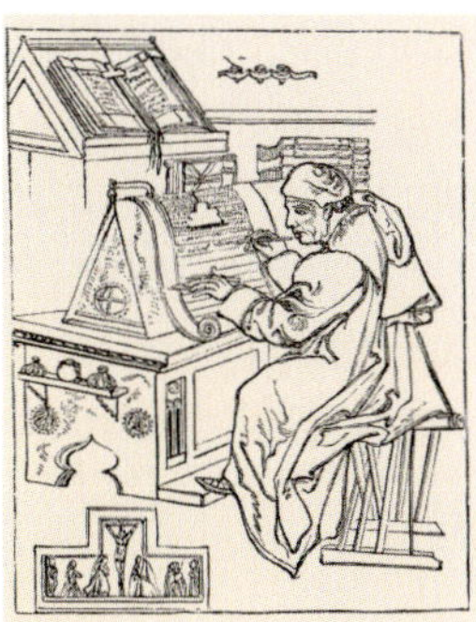

Caput monachi

Diesen lateinischen Namen trugen im Mittelalter sowohl die Ringelblume als auch der Kapernstrauch. Beim Abschreiben der alten Schriften kam es immer wieder zu Fehlern und auch Verwechslungen.

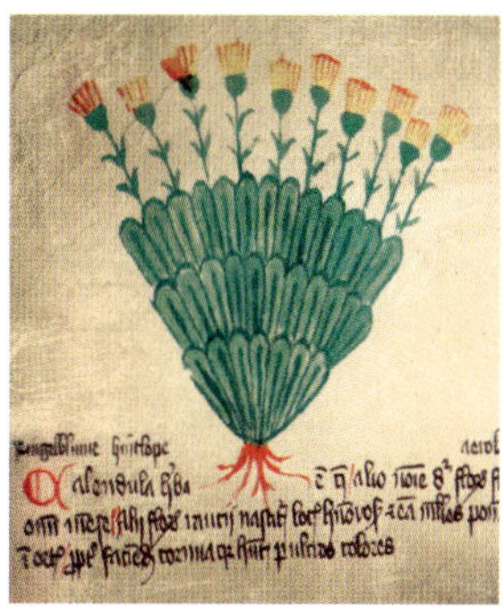

Interview

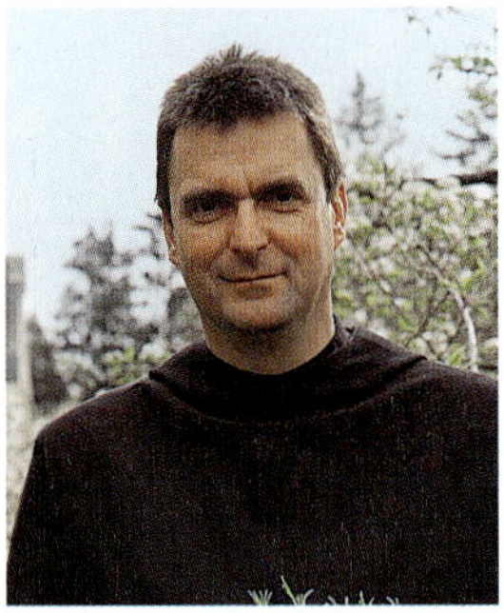

Wie hilft uns die Klosterheilkunde im Alltag?

Pfarrer Kilian Saum ist mit der Tradition der Heilkräuter aufgewachsen und hat ihr Potenzial schon früh erkannt. Lange Jahre hatte er die Leitung der Kranken- und Pflegeabteilung im Kloster St. Ottilien inne. Noch heute lebt er nach der Ordensregel der Benediktiner und praktiziert das Heilwissen der Mönche aus dem Mittelalter.

Vor ziemlich genau zehn Jahren ist das Handbuch der Klosterheilkunde erstmals erschienen. Haben Sie in dieser Zeit neue Erkenntnisse und Erfahrungen zur Klosterheilkunde gewonnen?

Heute sind mehr Einsatzmöglichkeiten der Klosterheilkunde vorstellbar, als wir vor zehn Jahren noch angenommen haben. Die Schulmedizin arbeitet oft rein funktionell auf den Körper bezogen und lässt den ganzen Menschen nicht mitkommen. Die Klosterheilkunde kann ein Bindeglied sein zwischen der Schulmedizin und dem Wahrnehmen des Menschen als Ganzheit. Es wäre zu wünschen, dass zum Beispiel auch im Krankenhaus Experten der Klosterheilkunde mit Ärzten zusammenarbeiten.

Haben Sie den Eindruck, dass die Klosterheilkunde mit ihren sanften pflanzlichen Heilmitteln jetzt noch ebenso im Trend liegt wie vor zehn Jahren? Oder hat sich der Trend sogar verstärkt?

Das Buch ist vergriffen, das zeigt ja schon ein großes Interesse an diesem Thema. Ich bekomme immer wieder Anrufe von Menschen, die sich oft verloren fühlen in der Schulmedizin und Heilung auf dem Pfad der Klostermedizin suchen. Auch der Boom um Hildegard von Bingen zeigt es mir immer wieder: Es gibt eine tiefe Sehnsucht nach der Ganzheit von Körper und Seele.

Inwiefern ist die Klosterheilkunde ein Kapitel europäischer Kulturgeschichte?

Unsere Medizingeschichte wäre ohne die Arbeit der Klöster gar nicht vorstellbar. Die Klöster waren wie ein Netzwerk, das die medizinischen Erkenntnisse der Antike und Frühzeit bewahrte und verbreitete. Die Medizingeschichte ist auch eine Geschichte der Forschung. Nach ihren Möglichkeiten haben die Mönche gefahndet und die Ergebnisse ihrer Forschungen akribisch genau niedergeschrieben. Es waren vor allem die Benediktiner, die sich um die Verbreitung des medizinischen Wissens verdient gemacht haben. Als im Edikt von Clermont den Klöstern die medizinische Tätigkeit untersagt wurde, waren die Mönche bestrebt, ihr Wissen in die neu entstandenen Universitäten zu tragen, um ihr Überleben zu sichern, damit die Erfolgsgeschichte der Medizin weitergehen kann. Die Schulen von Salerno, von Padua, diese frühen Universitäten, sie alle haben auch auf das Wissen der Klosterheilkunde gebaut.

Was hat Sie seinerzeit veranlasst, sich mit Heilpflanzen zu beschäftigen?

Ich bin in der Tradition der Heilkräuter aufgewachsen. Meine Mutter und meine Großmutter haben, wo immer es möglich war, Heilpflanzen verwendet – und das auch mit großem Erfolg. Als ich im Kloster St. Ottilien die Krankenabteilung übernahm, habe ich beim Aufräumen im Speicher uralte Handschriften und Dokumente zur Heilkunde des Klosters gefunden, einen echten Schatz gehoben also. Das war meine persönliche Entdeckung der Klosterheilkunde. Ich war gefesselt von diesem Fund.
Bei Nachforschungen ist es dann zu dem Kontakt mit der Forschungsgruppe Klostermedizin in Würzburg gekommen. Ich bin überzeugt davon, dass es in vielen Klöstern der Welt immer noch unentdeckte Schätze der Klosterheilkunde gibt, die nur darauf warten, gehoben zu werden.

Wo sehen Sie die Schwerpunkte der Klosterheilkunde? Bei welchen Symptomen und Erkrankungen des modernen Menschen ist ihre Anwendung nach wie vor besonders sinnvoll?

Die Schwerpunkte der Klosterheilkunde liegen nach wie vor im Einbeziehen der seelischen und geistigen Verfassung, in der Prophylaxe und der begleitenden Therapie zur schulmedizinischen Behandlung.

Wie sieht die Praxis der Klosterheilkunde heute aus?

Viele Heilpraktiker arbeiten inzwischen mit diesem Buch, und auch Schulmediziner greifen immer öfter auf das bewährte Wissen der Klosterheilkunde zurück. Menschen empfinden eine große Dringlichkeit, diesen Weg zu gehen zwischen Schulmedizin und Klosterheilkunde.

»Ich bin überzeugt, dass es in vielen Klöstern der Welt noch unentdeckte Schätze der Klosterheilkunde gibt.«

Umwelt- und ernährungsbewusste Verbraucher bevorzugen bei Lebensmitteln regional und saisonal erzeugte Produkte. Wie sieht das mit den Kräutern aus, aus denen Heilmittel hergestellt werden? Woher stammen sie in der Regel?

Das Kriterium regional und saisonal ist auf jeden Fall auch bei Heilkräutern ein Hinweis für gute Qualität. Noch ein Tipp: Wer Kräuter kauft, sollte sich erst einmal wenig von ihnen geben lassen und sie sich genau anschauen. Das Kraut soll auch in getrockneter Form noch erkennbar sein. Getrocknete Kamille zum Beispiel sollte unbedingt überwiegend aus den Blütenköpfchen bestehen.

Das berühmte ›Lorscher Arzneibuch‹

Anstoß zu einem wirklich außergewöhnlichen Schriftstück des frühen Mittelalters, dem ›Lorscher Arzneibuch‹, war vermutlich ein anderes großes Werk der Weltgeschichte: die Enzyklopädie des heiligen Isidor von Sevilla (ca. 560–636). Isidor lebte im hispanischen Westgotenreich, das stark geprägt war von der Vermischung romanischer und germanischer Kultur. Isidor war getrieben von dem Verlangen, das gesamte Wissen seiner Zeit festzuhalten, und gibt so einen einmaligen Überblick über den Stand des Wissens am Ende der Antike. Vermutlich war der vierte Band seiner Enzyklopädie zum Thema Medizin Vorbild und Anlass, ein ähnlich umfassendes Werk, das allein der Medizin gewidmet war, zu verfassen. Geschrieben wurde das ›Lorscher Arzneibuch‹ um 795.

Die Akzeptanz war für ein solches Buch aber damals nicht ohne Weiteres gegeben. Tatsächlich genoss im frühen Mittelalter die ärztliche Kunst nicht überall ein hohes Ansehen. »Was vermögen schon die Ärzte mit ihren Instrumenten? Sie verursachen mehr Schmerzen, als sie lindern« war der Kommentar des Bischofs Gregor von Tours (ca. 538–594) zu diesem Thema. Bei bestimmten Strömungen, die noch aus der Zeit des 3. bis 5. Jahrhunderts stammten, galt Krankheit auch als gottgewollt, als Strafe für begangene Sünden. Das damalige medizinische Wissen aus der Antike galt ohnedies als heidnisch und war somit verdächtig. Dem Verfasser des ›Lorscher Arzneibuchs‹ gelang es aber, in einem beispiellosen intellektuellen Schachzug auch die Gegner der Medizin für die Heilkunst zu gewinnen. Der Verfasser benutzt dazu die biblischen Texte, die von seinen Gegnern zur Ablehnung der Medizin benutzt wurden, schlägt diese also mit ihren eigenen Waffen. Die Auffassung, dass Gott die Krankheit schickt als Strafe für Sünden, aber auch als Bewahrung vor schuldhaftem Tun,

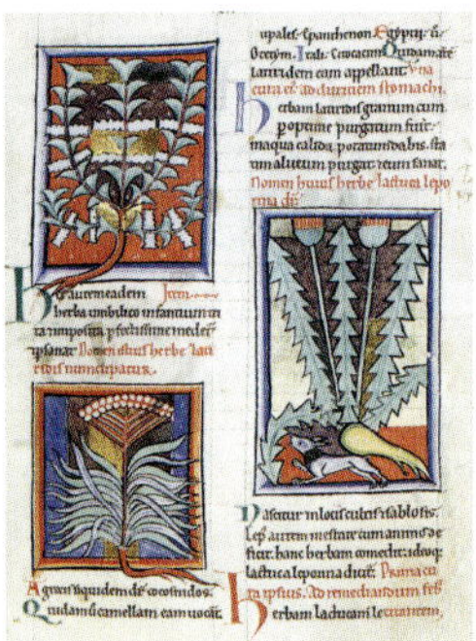

Details der Pflanzen

Schematische Pflanzenabbildungen wie in dieser englischen Handschrift (entstanden 1190–1199) sind selten, aber typisch für das hohe Mittelalter.

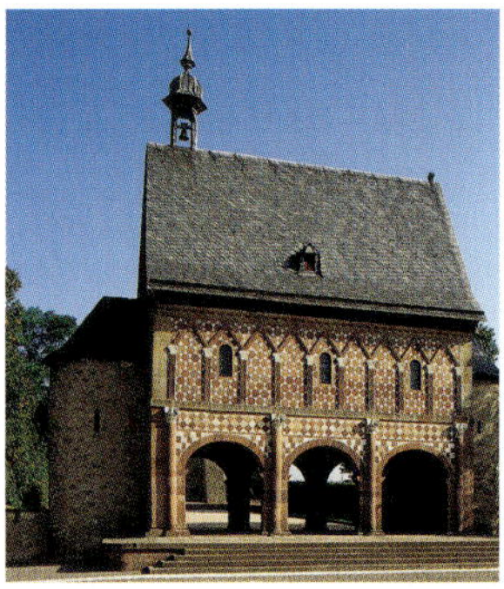

Lorsch

Von der berühmten Benediktinerabtei in Lorsch steht heute nur noch die Torhalle. Um 795 wurde hier eines der wichtigsten Arzneibücher im frühen Mittelalter geschrieben.

interpretiert das Vorwort des ›Lorscher Arzneibuchs‹ als Aufforderung an die Menschen, mit der Hilfe und Zustimmung Gottes und des Heiligen Geistes, in christlicher Nächstenliebe den Kranken Hilfe zu gewähren. Damit war die Rechtmäßigkeit ärztlichen Tuns zweifelsfrei gegeben. Die medizinische Versorgung und das Schreiben und Kopieren blieben nicht lange die Hauptbeschäftigungen der Mönche. Unter Karl dem Großen wurden die Klöster mit ungewohnt neuen und umfassenden Aufgaben betraut. Nicht immer waren die neu dazugekommenen Tätigkeiten mit Kontemplation und Abgeschiedenheit von der Welt vereinbar.

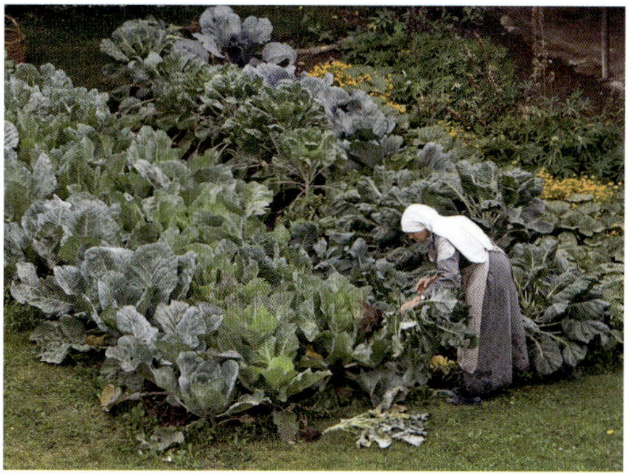

Durch die Reformen Karls des Großen war geregelt, dass jedes Kloster sowohl Nahrungsmittel als auch Heilkräuter selbst anbaute. Noch heute versuchen viele Klöster autark zu sein.

Die Reformen Karls des Großen

Teil der Reichsreform Karls des Großen, die Landgüterverordnung »Capitulare de villis vel curtis imperii«, stammt vermutlich aus dem Jahr 812 n. Chr. Auch hier kam das Wissen der Antike wieder zum Tragen, denn der Verfasser griff auf noch vorhandenes Wissen über die römische Landwirtschaft zurück. Die Schrift bezieht sich auf die Dreifelderwirtschaft, den Weinbau, die Obstpflege, die Zucht von Hausvieh und Herdenvieh. Es handelt sich um konkrete Anweisungen, um das Funktionieren der Landwirtschaft im Reich zu sichern und damit auch die Versorgung des kaiserlichen Hofes. Die Verwirklichung dieser Reformen lag größtenteils bei den Klöstern. Bei ihnen änderte sich nun vieles. In den Klostergärten baute man außer Pflanzen zur Nahrung jetzt auch Heilpflanzen an – ein entscheidender Schritt in der Klosterheilkunde. Denn nun wuchsen die Grundstoffe für die medizinische Behandlung buchstäblich vor der Haustür und konnten im Kloster selbst konserviert und weiterverarbeitet werden. Zum

Importe aus dem Süden

Liebstöckel, Salbei oder Thymian gediehen bald nicht nur hinter Klostermauern, sondern auch – wie das Bild aus dem späten Mittelalter zeigt – in den Gärten des Adels.

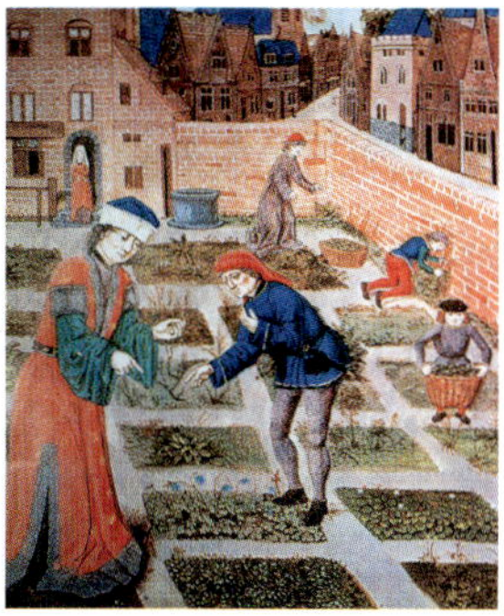

Schmuckes Entree

Die Mönche waren immer bemüht, das Nützliche mit dem Schönen zu verbinden – wie hier den Eingang zum Klostergarten in der Abtei Seligenstadt.

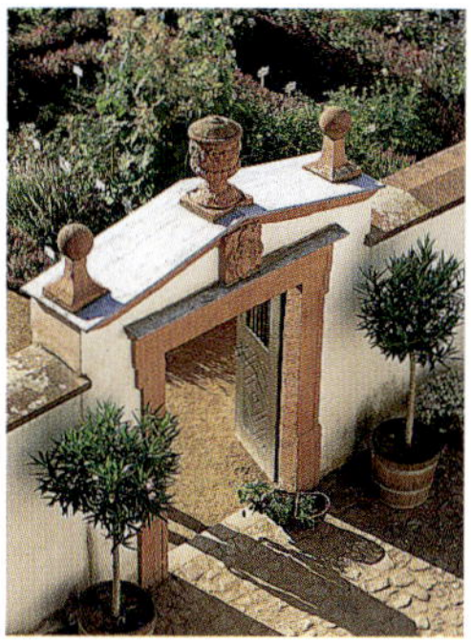

Medizin oder Gift?
Heilkräuter können auch anders: Hamlets Vater stirbt an dem »Saft des verfluchten Bilsenkrauts«. Bei Shakespeare wird oft und gern mit Kräutern vergiftet: Durch Kräutergeist versinkt Julia in einen todesähnlichen Schlaf. Und der todtraurige Romeo muss den Apotheker bestechen, um widerrechtlich an sein Gift zu kommen: »Nur meine Armut weicht, mein Wille nicht.«

Trocknen und Lagern gab es eigene Räume, aus denen etwas später die Klosterapotheken wurden. Im Auftrag des Kaisers wurden immer mehr Mönche in die Grundlagen der Medizin eingewiesen. Klöster übernahmen das öffentliche Schulwesen, waren eingebunden in Handel, Verwaltung, Wirtschaft und Politik.

Eine Quelle der Heilkraft: der Klostergarten

Die Väter des Klostergartens waren die Römer – die Antike blieb also nach wie vor eng mit den christlichen Klöstern verbunden. Benedikt war Italiener und seine Jugend war von der römischen Kultur geprägt. Es waren Benediktiner, die in Italien die ersten Klöster gründeten und beim Anlegen ihrer Gärten selbstverständlich die hoch entwickelte Gartenbaukultur der Römer übernahmen. Im 8. und 9. Jahrhundert gelangte das Wissen um den Gartenbau mit den Mönchen in die Regionen nördlich der Alpen. Sie brachten viele Pflanzen mit, auch und besonders Heilkräuter aus dem Mittelmeerraum, die bis dahin im Norden unbekannt waren. Einige Kräuternamen weisen noch heute auf ihre Abstammung hin wie Salbei von lateinisch *salvia* oder Kamille von lateinisch *chamomilla*.

Eine Vision: der St. Gallener Klosterplan

Der St. Gallener Klosterplan ist der älteste erhaltene Bauplan zwischen der Antike und dem Mittelalter. Entstanden ist er vermutlich zwischen 819 und 826 im Kloster Reichenau. Ob er jemals verwirklicht worden ist, ist unwahrscheinlich. Heute, rund 1200 Jahre nach seiner Entstehung, ist man dabei, dies jedoch im Rahmen des Projekts »karolingische Klosterstadt« auf der Insel Reichenau nachzubauen. Der Klosterplan besteht aus fünf Pergamenten und ist 112 cm x 77,5 cm groß. Neben Klosterkirche, Sakristei, Kreuzgang, Dormitorium, Refektorium, Latrinenanlagen, Waschraum, Küche, Back- und Brauhaus – alles für

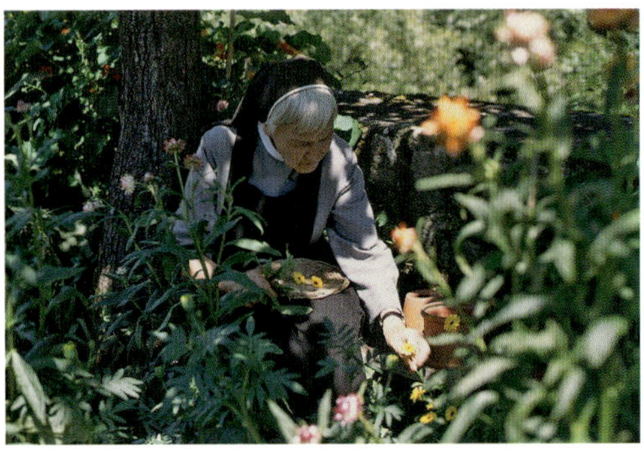

Der Klostergarten
Nonnen und Mönche besinnen sich heute vielerorts wieder auf ihre große Tradition und legen Kräutergärten an (links), um daraus Tees, Salben oder Tinkturen (rechts) zu bereiten.

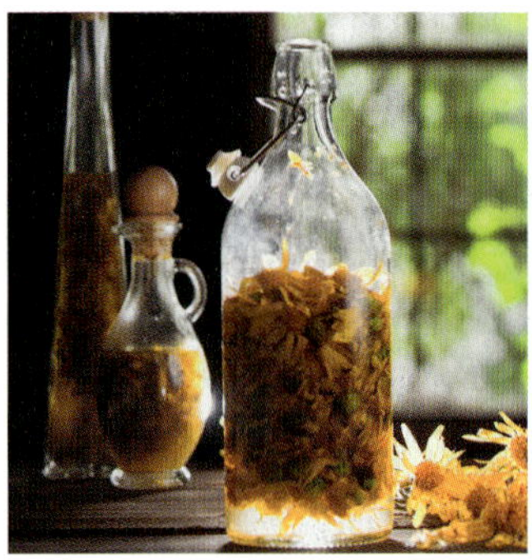

ungefähr 100 Mönche – enthält der Plan ein Hospital, Wirtschaftsbauten und Handwerksbetriebe und auch Gartenanlagen. Zudem beschrieben wurden ein Obstbaumgarten, der auch als letzte Ruhestätte dienen sollte, ein Gemüsegarten und hinter dem Hospital ein Kräutergarten. Auch an ein Lagerhaus für die Kräuter ist gedacht worden. Die Pflanzennamen sind direkt in den einzelnen Beeten eingetragen. Im Kräutergarten – dem Arzneipflanzengarten also – sollten 16 verschiedene Heilpflanzen in rechteckigen, länglichen Beeten angebaut werden. Pro Beet sollte jeweils nur eine Pflanzenart gesät werden, um die Reinheit zu garantieren und Verwechslungen zu vermeiden. Heilkräuter nahmen also im idealen Kloster einen wichtigen Platz ein. Die Gartenanlagen waren geprägt von Symmetrie und Ordnung. Neben dem medizinischen Nutzen sollte der Klostergarten auch zur körperlichen und geistigen Erbauung der Mönche dienen. Der Klostergarten der Abtei Reichenau – Vorbild womöglich für den Klosterplan – inspirierte sogar zu poetischen Gedanken. So den Mönch Walahfrid Strabo, den Schielenden, wie man ihn nannte, der eine wahre Hymne auf den Klostergarten verfasst hat, den ›Hortulus‹ (siehe Kasten oben).

Der ›Hortulus‹ von Walahfrid Strabo

Walahfrid Strabo (808–849) war Mönch im Kloster Reichenau und Dichter. In seinem berühmten Gedicht ›De cultura hortorum‹, auch ›Hortulus‹ genannt, beschreibt er in Hexametern den Nutzen und die Schönheit der Pflanzen, äußert sich aber auch über eher profane Tätigkeiten, die der Gartenbau mit sich bringt. Verse wie: »Fenchel lockere, so sagt man, die Blähung des Magens und fördere lösend alsbald den zaudernden Gang der lange verstopften Verdauung. Ferner vertreibt die Wurzel des Fenchels, vermischt mit dem Wein, Trank des Leneaus, und so genossen, den keuchenden Husten« sind einzigartig in der mittelalterlichen Literatur.

Das populärste Kräuterbuch des Mittelalters

Das wohl berühmteste Kräuterbuch aus dieser Epoche, der ›Macer floridus‹, ist sehr viel später entstanden als der ›Hortulus‹ von Walahfrid Strabo, nämlich erst in der zweiten Hälfte des 11. Jahrhunderts. Auch dieses Buch zur Kräuterheilkunde wurde von einem Mönch der Benediktiner verfasst, von Odo Magdunensis. Das Werk beschreibt

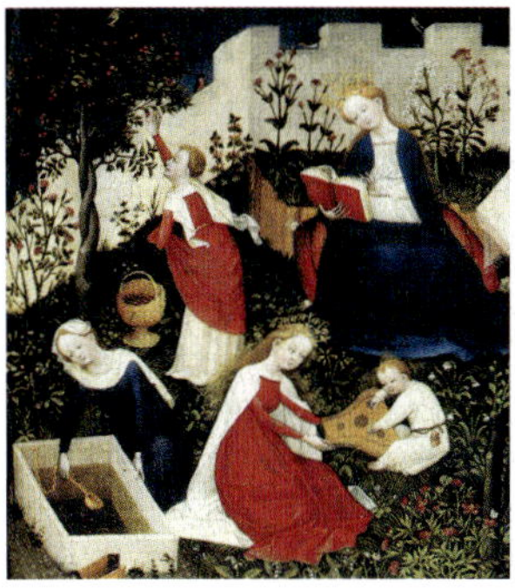

Vorbild für den Garten

Das ›Gartengedicht‹ des Walahfrid Strabo war das Vorbild für den Kräutergarten des Klosters Reichenau (rechts). Der Paradiesgarten (links): Im Mittelalter war er immer von einer Mauer umgeben.

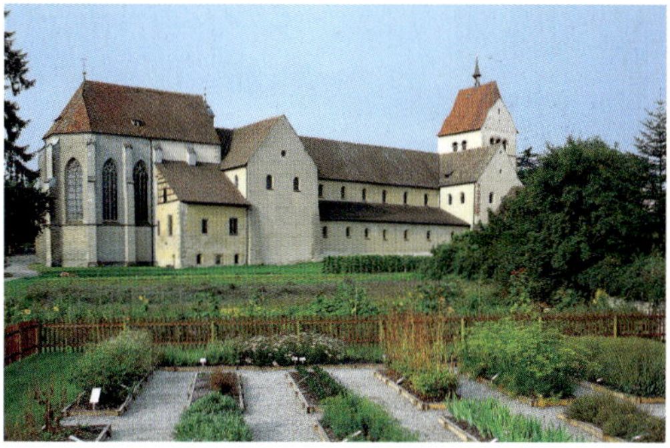

die Heilwirkungen von 77 Pflanzen. Es wurde aus dem Lateinischen in verschiedene europäische Sprachen übersetzt, etwa ins Französische, Englische, Deutsche, Spanische, Italienische und Dänische. Kein anderes Kräuterbuch des Mittelalters erreichte eine derartige Verbreitung. Es handelt sich hier nicht um ein poetisches, sondern um ein medizinisches und pharmazeutisches Werk. Odo Magdunensis beschrieb die einzelnen Pflanzen und ordnete ihnen ihre Primärqualitäten zu wie warm oder kalt, trocken oder feucht. Er bezieht sich damit auch auf die auf Galen zurückgehende Vier-Säfte-Lehre.

Die Medizinschule von Salerno

Im hohen Mittelalter gewann – neben den antiken Autoren wie Hippokrates und Galen – zunehmend auch die arabische Heilkunst in der Heilkunde an Einfluss. Im Süden Italiens, ganz in der Nähe des Mutterklosters der Benediktiner, Montecassino, entstand die Medizinschule von Salerno. Salerno war ein früher Kurbetrieb, die Bäder sind heute noch berühmt.

In der Medizinschule unterrichteten Männer und Frauen unabhängig von ihrer Glaubenszugehörigkeit – eine Atmosphäre der Toleranz, gegenseitiger Anerkennung und Befruchtung, wie sie vor allem auch in Südspanien unter dem Einfluss der Mauren über Jahrhunderte vorherrschend war. Der nordafrikanische Gewürz- und Arzneipflanzenhändler Constantinus Africanus (ca. 1010/15–1087), der um 1058 in das Kloster Montecassino eintrat, war für den entscheidenden Aufschwung der Medizinschule verantwortlich. Er hinterließ dem Kloster einen riesigen Corpus medizinischer Werke, die er aus dem Griechischen und Arabischen ins Lateinische übersetzt hatte. Sein wissenschaftliches Vermächtnis beeinflusste die abendländische Medizin maßgeblich. Die Klosterheilkunde erfuhr durch die Schule von Salerno neue Impulse.

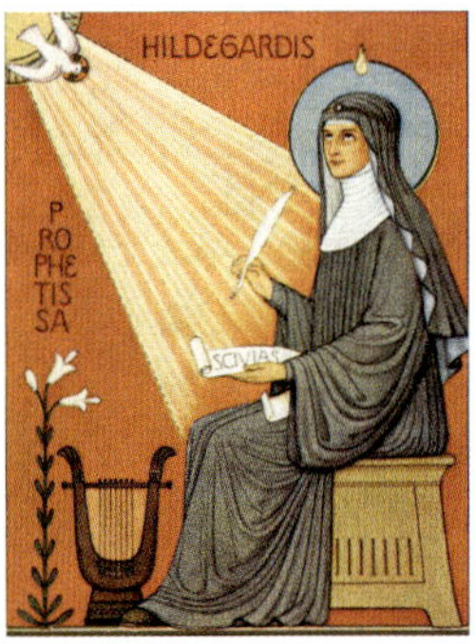

Hildegard von Bingen
Die kluge Äbtissin (sie lebte von 1098 bis 1179) brachte neue Pflanzen in die Heilkunde ein (links). Noch heute werden die Pflanzen nach genau beschriebenen Verfahren zum Trocknen ausgelegt.

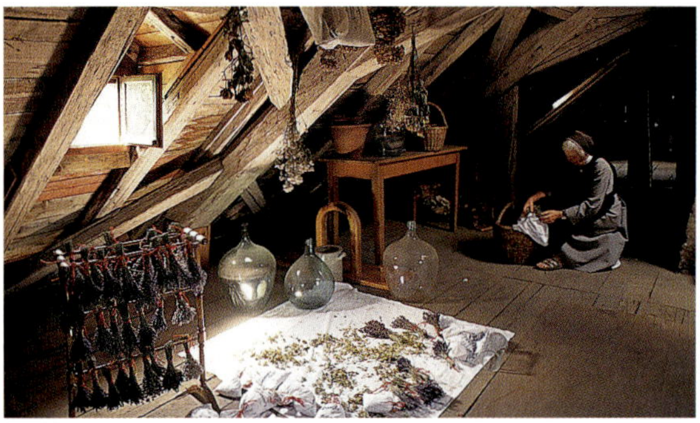

Hoch geehrt: Hildegard von Bingen

Hildegard von Bingen (1098–1179), erst kürzlich geehrt und vom Papst zur Kirchenlehrerin ernannt, war eine der herausragenden Persönlichkeiten der Klosterheilkunde: eine hochgebildete Frau, Äbtissin der Klöster Disibodenberg und Rupertsberg, die sich zwar bescheiden oder auch kokett als *indocta*, als Ungebildete, bezeichnete. Hildegard besaß Grundkenntnisse der Vier-Säfte-Lehre und entwickelte daraus ganz eigene Vorstellungen in der Heilkunde. Sie ist die Autorin der letzten bedeutenden Werke der Klosterheilkunde: der ›Physica‹ und der ›Causae et curae‹. Die ›Physica‹ enthält einen großen Abschnitt über die Heilpflanzen mit über 200 Kapiteln und bezeichnet die Pflanzen erstmals auch mit ihren volkstümlichen Namen. Denn Hildegard kannte auch die volkstümliche Heilkunst und berücksichtigte sie in ihren Werken. Bemerkenswert und für die Zeit ungewöhnlich ist, dass sie in ihrem Werk die gesamte Schöpfung, Menschen, Tiere und Pflanzen in einen Gesamtkontext stellte. Die Kombination aus wissenschaftlicher Erkenntnis und moralisch-religiösem Anspruch gibt ihrem Werk eine Sonderstellung in der mittelalterlichen Heilkunst.

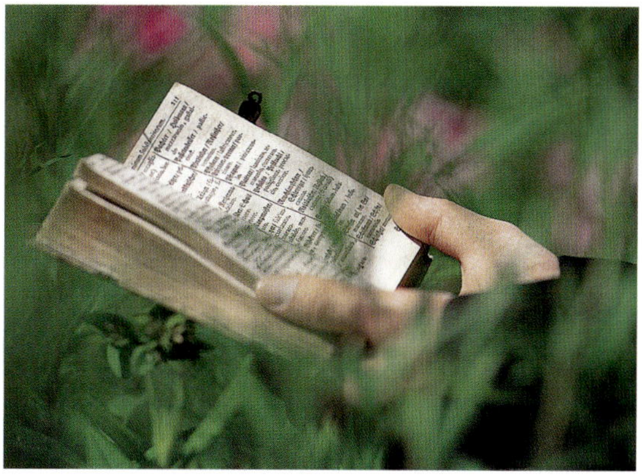

Kontemplation im Klostergarten. Die intensive Beschäftigung mit materiellen Angelegenheiten im ausgehenden Mittelalter ließ solch eine Beschaulichkeit aber kaum noch zu.

Abkehr vom politischen Leben

Die Klöster besaßen ein Monopol in medizinischer Versorgung und Bildung. Sie hatten an politischer Macht und an weltlichem Einfluss gewonnen. Sie waren reich geworden. Doch die intensive und zeitraubende Beschäftigung mit materiellen Angelegenheiten war der gebotenen strengen und asketischen Lebensführung wenig zuträglich: Die

Keuschlamm

Schon in der Antike war der Keuschlammstrauch eine beliebte Heilpflanze, wie das Bild aus der ›Materia medica‹ des Dioskurides zeigt. Heute spielt er eine Rolle in der Frauenheilkunde.

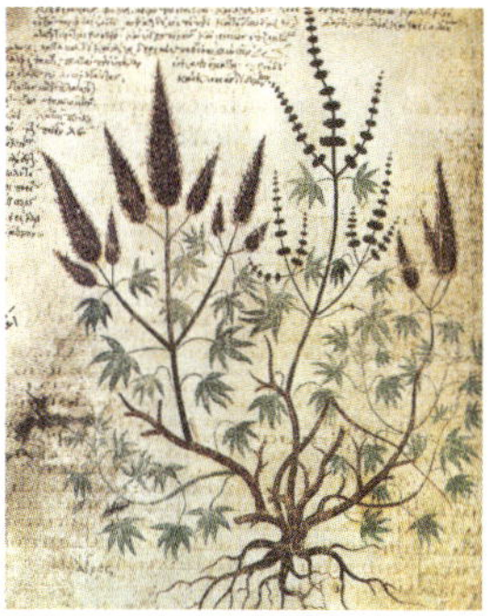

Rückbesinnung

Die zunehmende politische und weltliche Macht brachte den Klöstern auch Kritik ein. Die Sehnsucht nach einem zurückgezogenen Leben führte schließlich zur Gründung neuer Reformorden.

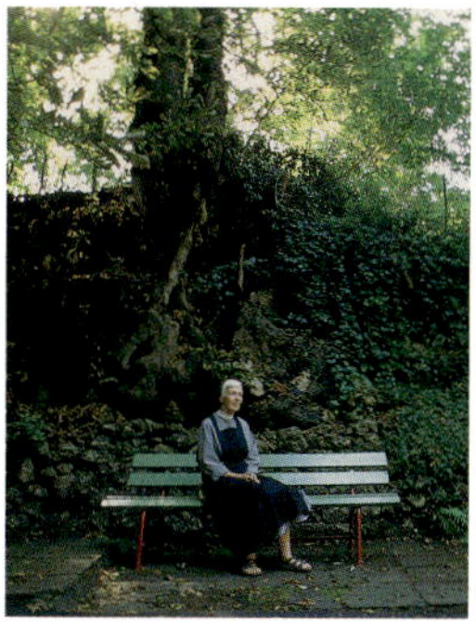

Die neuen Orden

Aus der Lage der Klöster spricht ihr besonderer Geist. Die Zisterzienser errichteten ihre Klöster in Talsohlen, es gab dort Wasser für Mühlen und Fischteiche. Vermutlich sind die Standorte in den niederen Lagen aber auch als ein Zeichen der Demut zu verstehen, mit dem sich die Zisterzienser gegen die weltoffeneren Benediktiner abgrenzen wollten. Diese erbauten ihre Klöster stets auf der Höhe.

Welt hielt Einzug in die Klöster. Doch das brachte ihnen auch Kritik. Was unterschied die Klöster noch von einem weltlichen Unternehmen? Rückbesinnung, die Sehnsucht nach einem zurückgezogenen Leben in Askese führte zur Gründung zahlreicher Reformorden. Den Anfang machte Cluny in Burgund. Im Bestreben, sich von den weltlichen Aufgaben weitgehend zu befreien, rückten Kontemplation und Liturgie wieder in den Mittelpunkt klösterlichen Lebens. Am Übergang vom hohen ins späte Mittelalter verlor die ganz auf pflanzliche Heilmittel ausgerichtete Klosterheilkunde dann allmählich ihre Monopolstellung. Die Kräuterheilkunde wurde aber innerhalb der Klöster weiterbetrieben, schon zur Wahrung der Unabhängigkeit und Autarkie. Viele Klöster hielten nach wie vor an ihrem Auftrag der Fürsorge für die Kranken fest, nahmen schon im 12. Jahrhundert die Schriften aus Salerno in ihre Bibliotheken auf: Man war bestrebt, auch die Medizin, die an den Universitäten gelehrt wurde – eine akademische Medizin also –, zu übernehmen.
Zahlreiche neue Orden wie der der Zisterzienser entstanden. Im 13. Jahrhundert dann trat der Aspekt der Armut in den Mittelpunkt, es entstanden Bettelorden wie Franziskaner und Dominikaner, in Spanien gründete die heilige Teresa von Ávila den Orden der barfüßigen Karmeliterinnen.

Der schwarze Tod

Am Übergang vom Mittelalter zur Neuzeit erfuhr ganz Mitteleuropa eine Zeit des Leidens. Das Klima wurde deutlich kälter, die Folgen waren Missernten, Mangelernährung, Hunger. Der Gesundheitszustand der Bevölkerung war allgemein schlecht. Die Klöster hatten ihre medizinische Versorgung weitgehend aufgegeben – Resignation machte sich breit. Weil die Landwirtschaft die Menschen nicht mehr ernähren konnte, setzte eine Landflucht ein, die Städte waren über-

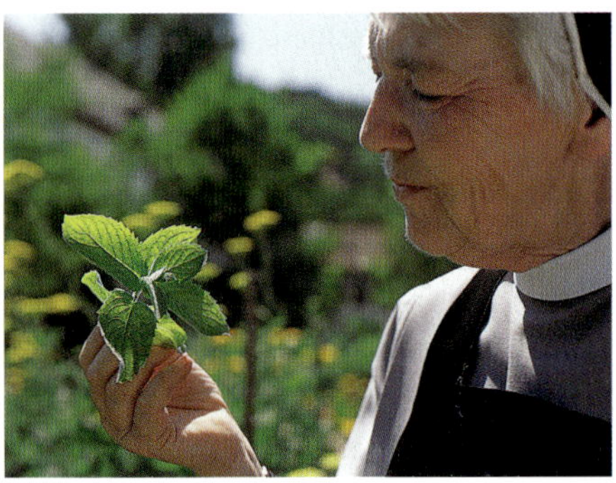

Fundierte Kenntnis

Um Heilpflanzen sicher gegen Krankheiten einsetzen zu können, muss man genau wissen, wie man sie anwendet. Auch sehr giftige Pflanzen wie die Tollkirsche (rechts) setzte die Klostermedizin ein.

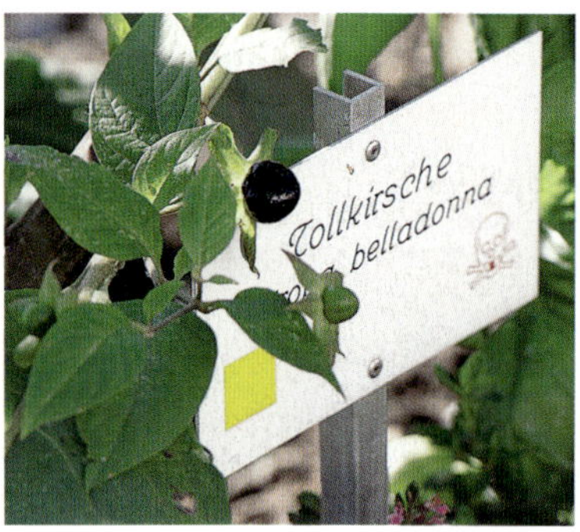

füllt, die hygienischen Verhältnisse katastrophal. Durch die Gassen flossen die Fäkalien, sie verseuchten Flüsse und das Trinkwasser – das ideale Klima für die Ausbreitung von Seuchen. Die Pest entvölkerte im 14. Jahrhundert ganze Länder und Städte. Gegen diese Krankheit waren die Mediziner hilflos, griffen auf denkbar ungeeignete Mittel zurück, öffneten hochinfektiöse Pestblasen und trugen so zur vermehrten Ansteckung bei. Sie haben mit ihren Behandlungsmethoden wohl mehr Menschen ums Leben gebracht als gerettet. Die Machtlosigkeit der Ärzte führte dazu, dass man immer mehr Chemikalien, wie Schwefel und Quecksilber, einsetzte. Der Erfolg blieb aus. Einer, der vor dem Gebrauch der Gifte warnte und eine angemessene Dosierung anmahnte, war der Arzt und Naturforscher Theophrastus Bombastus von Hohenheim, genannt Paracelsus.

Die Signaturenlehre

Paracelsus greift auf eine der ältesten medizinischen Theorien zurück, die Signaturenlehre. Sie basiert auf den Merkmalen von Pflanzen: Zwischen der Gestalt einer Pflanze, ihrem Geruch, ihrer Farbe und ihrer Heilwirkung bestehe ein enger Zusammenhang. Zum Beispiel die Walnuss, die wie ein menschliches Gehirn aussieht und somit gegen Kopfschmerzen und Epilepsie angewendet wurde.

Klosterheilkunde in der Neuzeit

Als Gutenberg im 15. Jahrhundert die Buchdruckerkunst erfunden hatte, erlebten Kräuterbücher wie die ›Materia medica‹ eine Renaissance. Mit dieser Vervielfältigungstechnik wurden Bücher nicht nur zum Gut für Privilegierte, sie erreichten eine große Leserschaft.
Durch die Entdeckung der neuen Erdteile bekamen die Klöster neue Aufgaben: Die Missionierung begann. Bisher unbekannte Heil- und Gewürzpflanzen wurden aus der Neuen Welt importiert und, wenn dies möglich war, teilweise auch in Mitteleuropa angebaut. Sie bereicherten die Heilkunde. Im 17. und 18. Jahrhundert begannen die Klöster damit, pflanzliche Arzneimittel in größerem Umfang herzustellen und auszuliefern. Man kann durchaus sagen, dass es sich dabei um einen Vorläufer der pharmazeutischen Industrie handelte. Damit erreichten die Klöster eine neue Blüte. Mit der gewaltsamen Auflösung der Klöster in der Säkularisation 1803 kam die Klosterheilkunde dann vorerst zum Erliegen.

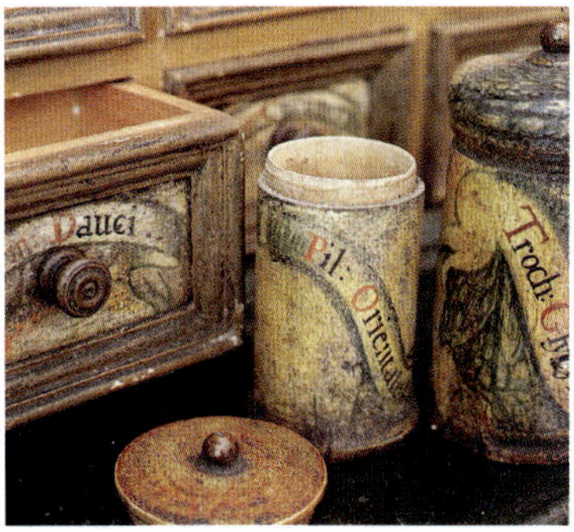

Klosterapotheken

Aus Sorge um die Kranken richteten die Klöster schon im Laufe des Mittelalters eigene Apotheken ein (rechts). Wichtig war auch, die richtige Lagerung der Kräuter in gut verschließbaren Gefäßen (links).

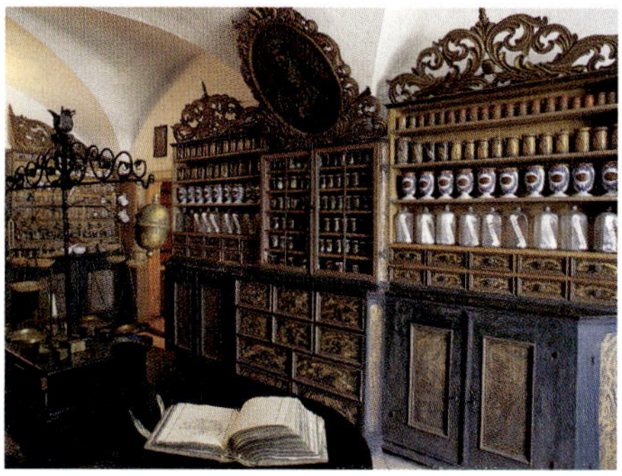

Von der Spierstaude

Im Mittelalter setzte man gegen Schmerz und Fieber die Rinde der Silberweide ein, die den Stoff Salicin enthält. Die Blüten des Mädesüß, auch Spierstaude genannt, haben eine ähnliche Wirkung, denn auch sie enthalten Salicin. Darauf besann man sich bei der Namensgebung der 1899 synthetisierten Acetylsalicylsäure (ASS): »Aspirin« setzt sich zusammen aus »A« für ASS, »spir« für Spierstaude und aus der Silbe »in«.

Klosterheilkunde heute – was hat sich geändert?

Noch längst nicht sind alle Schätze der Klosterheilkunde gehoben. Immer wieder werden Schriften entdeckt, deren Inhalt bislang noch nicht bekannt war. Wenn dies der Fall ist, werden die beschriebenen Heilwirkungen der Pflanzen nach dem Stand der modernen Wissenschaft auf Wirksamkeit und Unbedenklichkeit geprüft. Als anerkanntem Teil der Arzneikunde sprechen wir heute von einer rationalen Phytotherapie. Sie bezieht sich auf standardisierte Zusammensetzungen pflanzlicher Stoffe, die zur Heilung, Linderung und Vorbeugung von Krankheiten eingesetzt werden. Das können ganze Pflanzen sein, aber auch Teile wie Blätter, Blüten, Rinden oder Wurzeln in naturbelassenem Zustand oder verarbeitet zu Tinktur, Saft, Sirup oder Öl, Kapseln, Tabletten, Pastillen oder Salbe. Die rationale Phytotherapie beruft sich auf klinische Studien, ist also wissenschaftlich abgesichert. Dies steht im Gegensatz zu den traditionellen Heilmitteln, die sich zum Teil auf jahrhundertealte Erfahrung berufen.

1978 erhielt eine spezielle Kommission – die Kommission E – den Auftrag, wissenschaftliches und erfahrungsheilkundliches Material zu pflanzlichen Arzneien auszuwerten und zu dokumentieren. Bis 1995 verfasste sie Monografien zu 378 Drogen und Drogenzubereitungen. Wenn die Wirksamkeit als belegt galt, wurde die Anwendung befürwortet. Rund ein Drittel der Pflanzen wurde negativ beurteilt, fiel also durch das Raster der wissenschaftlichen Prüfung – in diesen Fällen reichten die Erkenntnisse für eine Empfehlung nicht aus oder das Risiko einer unerwünschten Wirkung schien zu hoch. Einige bedeutende internationale Gremien haben sich in den vergangenen Jahren und Jahrzehnten dem System der Prüfung und Zulassung von Pflanzenheilmitteln angeschlossen. All diese internationalen und nationalen Prüfungsgremien garantieren, dass Pflanzenwirkstoffe aus der Apotheke

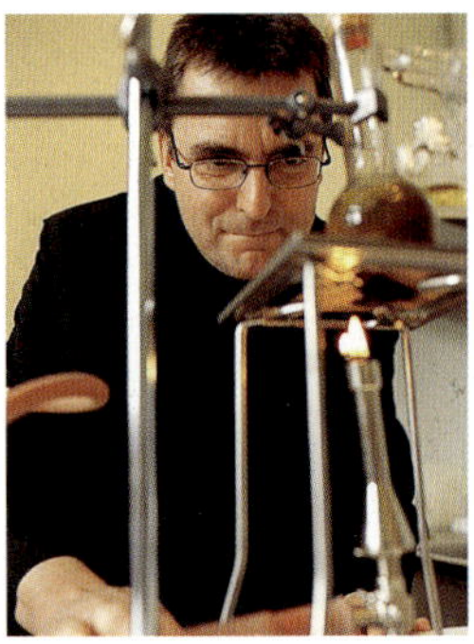

Die Praxis

Kilian Saum stellt Tinkturen her – wie einst (links). Mit dem Destillierapparat gewinnt er die gewünschten Wirkstoffe. Je nach Rezeptur kommen unterschiedliche Pflanzenteile zum Einsatz (rechts).

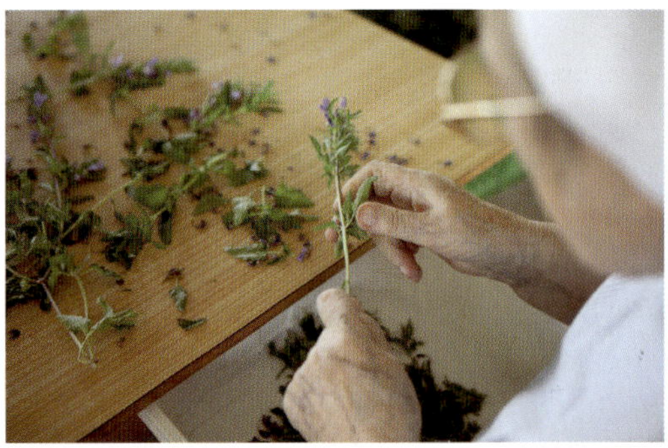

– und nur da sollte man sie kaufen – garantiert unbedenklich sind.
Phytotherapie und moderne Medizin können sich ergänzen. Der Unterschied: Synthetisch hergestellte Arzneimittel enthalten in der Regel nur einen Wirkstoff, dessen Wirkung genau bekannt und erforscht ist. In Pflanzen aber ist nicht nur ein einziger Stoff wirksam. Vielmehr spielen verschiedene natürliche Inhaltsstoffe bei der medizinischen Wirkung zusammen. Phytotherapie braucht im Vergleich zu synthetisch hergestellten Arzneien oft eine längere Anlaufzeit, bis sie wirken kann. Sie hat aber auch deutlich weniger Nebenwirkungen, wirkt also eindeutig sanfter als chemisch hergestellte Medikamente. Wir wissen inzwischen vieles – wie dieses Zusammenspiel verschiedener Inhaltsstoffe bei bestimmten Erkrankungen genau funktioniert, ist aber oft nach wie vor ein Geheimnis.

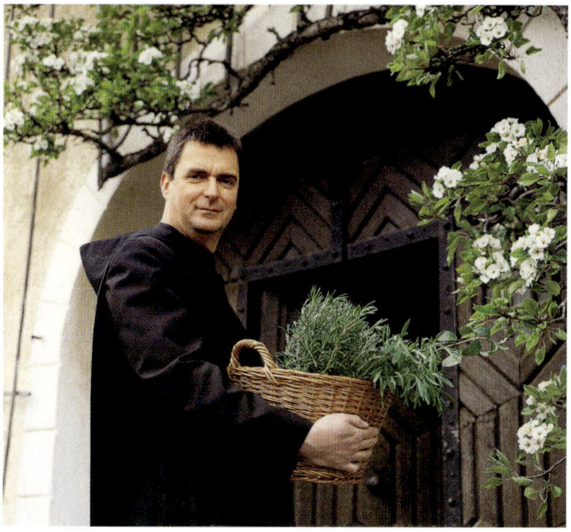

Klosterheilkunde aus der Praxis: Kilian Saum trägt seinen ganzen Stolz aus dem Klostergarten in einem Weidenkorb.

Die Sehnsucht nach der sanften Medizin

Fast alles ist möglich geworden in der Medizin. Schwerste Erkrankungen können geheilt werden, die Lebenserwartung ist enorm gestiegen – ein Verdienst der modernen Medizin, zweifellos. Mit ihrer Tendenz zum Übertechnisierten, zum immer Machbaren macht sie aber auch vielen Menschen Angst. Die Sehnsucht nach einer sanfteren Medizin wächst. Die Klosterheilkunde hat die Wirren der Jahrtausende überlebt, sie hat sich bis heute bewährt. Sie ist eine sanfte Medizin, deren Wirkung auf den Stoffen aus der Natur aufbaut. Insofern ist die Hinwendung zur Klosterheilkunde auch mit der Wertschätzung der Schöpfung verbunden und mit der Ehrfurcht, die wir ihr schulden.

Heilkunde heute

Die sogenannte rationale Phytotherapie beruft sich auf klinische Studien, ist also wissenschaftlich abgesichert. Für Johanniskraut zum Beispiel gilt die Wirkung bei depressiven Verstimmungen als erwiesen.

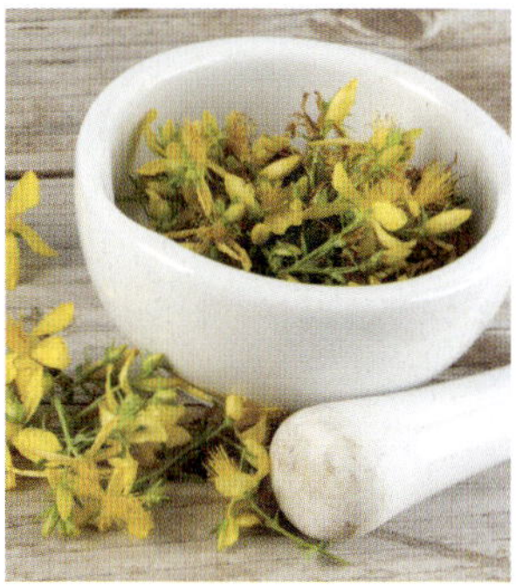

Ein großer Schatz

Pflanzen kommen zum Einsatz gegen ein großes Spektrum von Krankheiten – akute wie chronische. Ob als Kapseln oder Tabletten, als getrocknete Kräuter oder Frischpflanze.

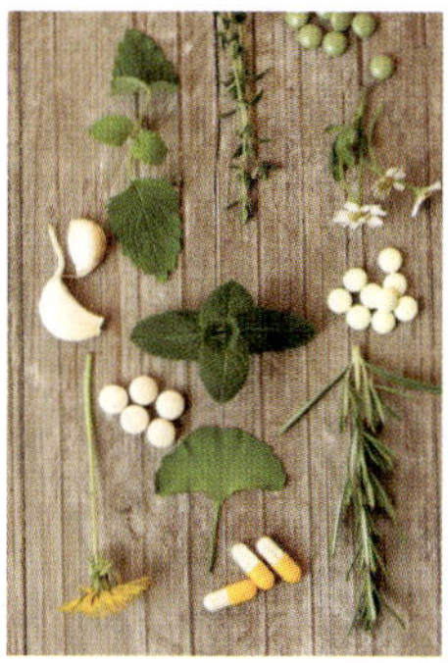

Interview

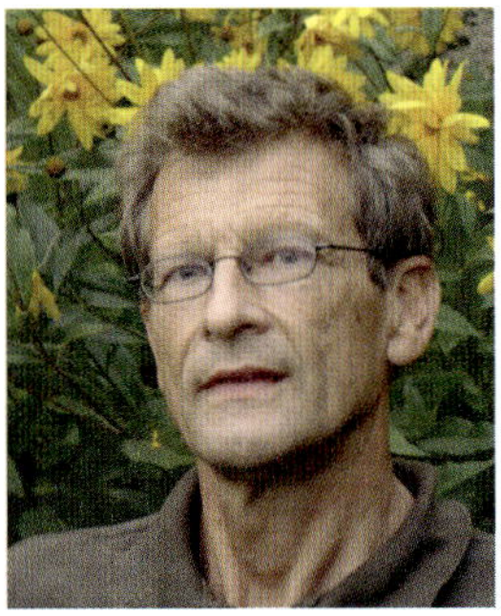

Warum ist das alte Heilwissen heute noch aktuell?

Prof. Dr. med. Dr. Bernhard Uehleke ist Professor für Phytopharmakologie und Phytotherapie an der Hochschule für Gesundheit und Sport in Berlin. Er ist an den Abteilungen für Naturheilkunde der Charité Berlin sowie am Universitätsspital Zürich tätig. Er forscht auch über die Geschichte der Phytotherapie und Naturheilkunde.

Herr Professor Uehleke, vor ziemlich genau zehn Jahren ist das Handbuch der Klosterheilkunde erstmals erschienen. Sind zu Ihren Erkenntnissen und Erfahrungen von damals wesentlich neue dazu gekommen?

Als das Handbuch der Klosterheilkunde erstmals erschien, gab es einige Kritik vor allem von Vertretern der wissenschaftlichen Phytotherapie. Es handle sich um einen Rückfall in alte Traditionen, die ihre Gültigkeit längst verloren hätten. Die Kritiker haben allerdings übersehen, dass wir solche Heilpflanzen und Anwendungen aussortiert hatten, die mögliche Gefahren bergen oder modernen Erkenntnissen widersprechen, und uns auf das beschränkt hatten, was heute noch plausibel oder nachgewiesen ist. Insgesamt können wir auf das traditionelle Wissen unserer Klosterheilkunde aber wirklich stolz sein. Es ist ein echter Schatz, der uns da überliefert worden ist.

Die Pflanzenheilkunde ist ja schon lange vor unserer Zeitrechnung in allen Kulturen und allen Teilen der Erde entstanden. Es ist uraltes Wissen, das der Klosterheilkunde zugrunde liegt. Ist dieses Wissen heute noch aktuell? Sehen Sie heute einen deutlichen Trend speziell zur Klosterheilkunde?

Es gibt inzwischen ein enormes Interesse an traditionellen Systemen über den naturwissenschaftlichen Bereich hinaus. Viele Menschen sind es leid, mit ständig neuen Ergebnissen der Wissenschaft konfrontiert zu werden. Heute soll das und jenes gesund sein, morgen gilt es dann als bedenklich und wieder etwas anderes wird empfohlen. Das Vertrauen in das gewachsene Wissen über die Jahrhunderte wird dadurch eher gesteigert.

Interessanterweise wird die Akzeptanz der aus asiatischen Traditionen kommenden Heilkunden in keiner Weise von den damit verbundenen religiösen Aspekten eingeschränkt. Die Klosterheilkunde mit ihrem Bezug zum Christentum wird hingegen von manchen eher als problematisch empfunden. Aber Heilkunde kann man nicht von Spiritualität und

Religion lösen und so ist heute Religion im Kontext mit moderner Wissenschaft ein spannendes Thema.

Haben sich aus Ihrer Sicht in den letzten Jahren die Einsatz- und Anwendungsmöglichkeiten bestimmter Pflanzenstoffe geändert?

Johanniskraut hat eine eindeutig nachgewiesene Wirksamkeit. Es ist ein anerkanntes Antidepressivum, wurde aber wegen den mit neuen Zubereitungen verbundenen Wechselwirkungen rezeptpflichtig und so erstattungsfähig. Ich würde es als die weltweit bedeutendste Heilpflanze bezeichnen. Weißdorn dagegen, der gegen Herzinsuffizienz im Alter angewendet wird, verlor an Bedeutung, nachdem eine Studie bei Patienten mit fortgeschrittener Herzinsuffizienz kaum eine zusätzliche Wirkung zu anderen Arzneimitteln zeigte.

»Es gibt ein enormes Interesse an traditionellen Systemen über den naturwissenschaftlichen Bereich hinaus.«

Wo sehen Sie die Grenzen der Klosterheilkunde? Bei welchen Erkrankungen sollte man auf jeden Fall besser der Schulmedizin vertrauen?

Bei allen Akuterkrankungen, die ärztlicher Behandlung bedürfen. Ein Extrembeispiel ist der Herzinfarkt. Pflanzenstoffe wirken viel zu langsam, um bei hochakuten Erkrankungen wie zum Beispiel ernsthaften Herzerkrankungen hilfreich sein zu können.
Aber als unterstützende Begleittherapie sind sie durchaus auch bei schwereren Krankheiten wirksam. Sie können Nebenwirkungen der verabreichten Medikamente mildern, sie fördern die Verdauung, Appetit und Stimmung und wirken überall da, wo sie den Patienten stärken sollen.

Manche Pflanzenstoffe können sowohl heilend als auch stark giftig wirken. Sind Pflanzendrogen generell unbedenklich?

Im Einklang mit Pfarrer Kneipp verwendet die Phytotherapie heute vorwiegend »unschuldige Kräutlein«. Trotzdem kommt es auch bei der Klostermedizin durchaus auf die Dosierung an. Die Rezepturen sollten deshalb genau beachtet werden.

Welche Heilwirkungen sehen Sie als eindeutig wissenschaftlich erwiesen an?

Viele Heilpflanzen sind an freiwilligen Versuchspersonen oder Patienten untersucht. Das geht so vor sich, dass eine Gruppe ein Medikament mit dem Pflanzenstoff bekommt, eine andere ein gleich aussehendes Präparat (Plazebo), das aber keinen Wirkstoff enthält. Wenn nur diejenige Gruppe, die den Wirkstoff einnimmt, eine bessere Wirkung aufweist, gilt die Wirksamkeit als nachgewiesen. Es gibt auch eine Kommission, die Kommission E, sie erhielt 1978 den Auftrag, wissenschaftliches und erfahrungsheilkundliches Material zu pflanzlichen Arzneien auszuwerten. Wir empfehlen solche Pflanzen und Anwendungen als »wissenschaftlich anerkannt«, die diese Prüfung auf Wirksamkeit und Unbedenklichkeit bestanden haben oder zu denen neuere Studien vorliegen.

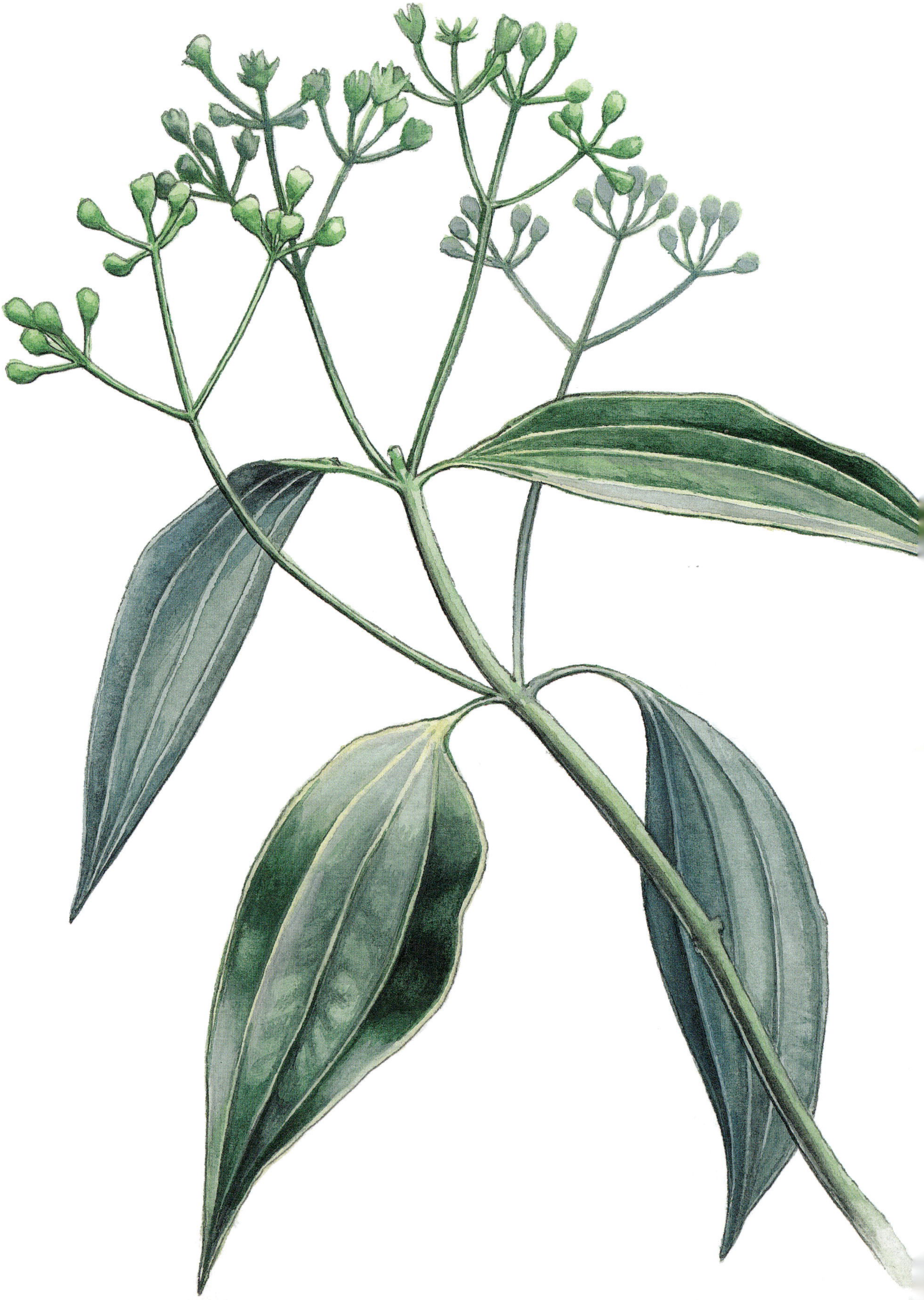

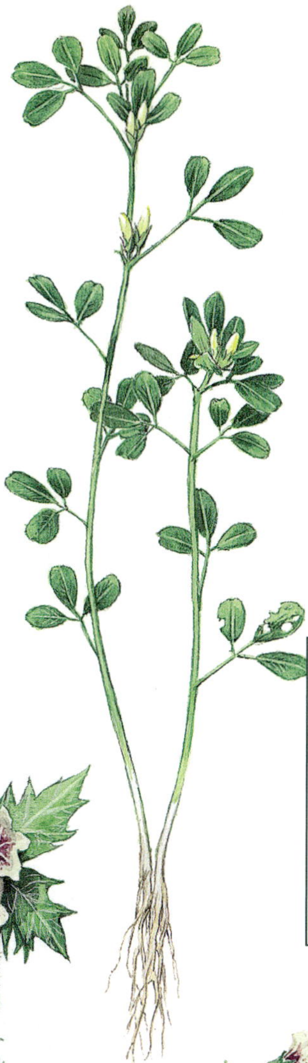

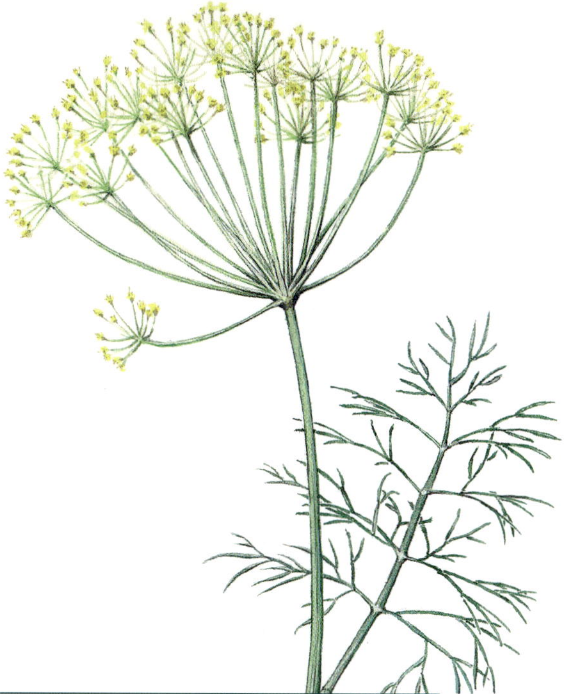

Die Steckbriefe der Heilpflanzen

Die wichtigsten Pflanzen der Klosterheilkunde. Wie sie entdeckt wurden und was sie so wertvoll macht.

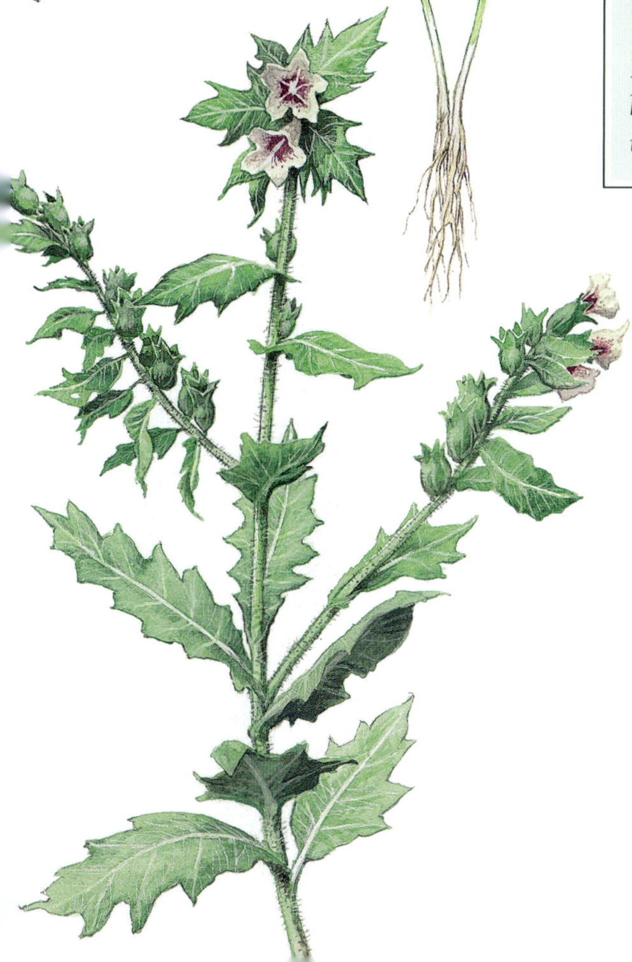

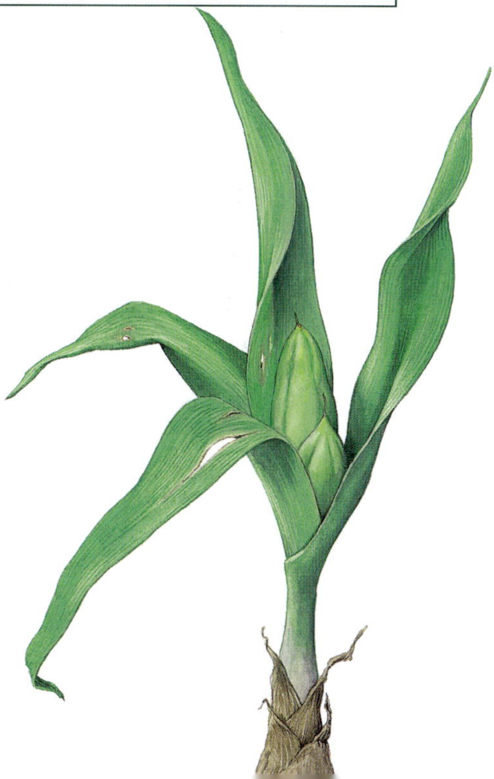

Ackerschachtelhalm Equisetum arvense L.

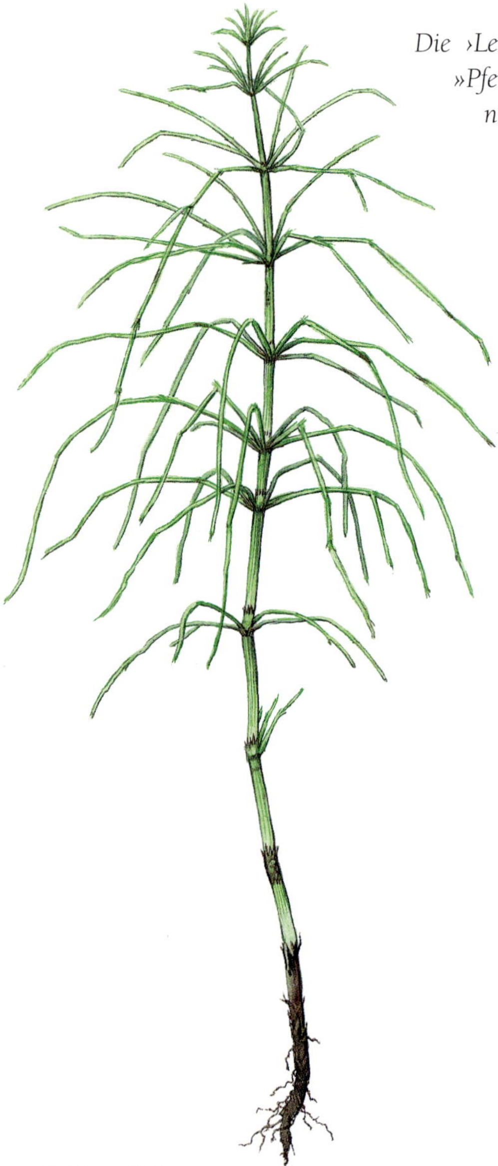

Die ›Leipziger Drogenkunde‹ zitiert zum Ackerschachtelhalm oder »Pferdeschwanz« den berühmten griechischen Arzt Galen: »Galienus sagt, die Kraft dieser Pflanze ist die, dass sie stopft mit geringer Bitterkeit und deshalb trocknet sie, ohne zu beißen. Und deswegen schließt und härtet sie zusammen die üblen Wunden und ist für diejenigen geeignet, die Blut speien, und stillt den Fluss des Menstruationsblutes und ist hilfreich bei Darmgeschwüren und dem Fluss des Bauches, und einige sprechen, dass sie damit Wunden in der Blase in kurzer Zeit zusammengehärtet haben.«

❖ Geschichte

In der Antike war die blutstillende Wirkung des Ackerschachtelhalms geradezu legendär. Plinius, bei dem zum ersten Mal der Name *Equisetum* auftaucht, berichtet, die Kraft der Pflanze sei so groß, dass es genüge, sie nur in der Hand zu halten, um eine Blutung zu stillen. Auch in den kräuterkundlichen Kompendien der Klostermedizin findet der Ackerschachtelhalm immer wieder lobende Erwähnung. Albertus Magnus und die ›Leipziger Drogenkunde‹ nennen die Wundheilung und Blutstillung als die bevorzugten Anwendungsgebiete, lediglich Hildegard von Bingen hält den Ackerschachtelhalm für medizinisch unbrauchbar. Noch im 18. Jahrhundert setzte man die Pflanze bei Nieren- und Blasenleiden ein, so u.a. Friedrich Hoffmann, der Leibarzt des Preußenkönigs Friedrich II. Aber auch im Haushalt spielte der Ackerschachtelhalm eine besondere Rolle. Wegen seines hohen Kieselsäuregehalts polierte man mit ihm das Zinngeschirr, weshalb er bis heute auch »Zinnkraut« genannt wird.

Um 1900 herum kam die Pflanze in der Heilkunde zu neuen Ehren. Man setzte sie – ebenfalls wegen des hohen Kieselsäuregehalts – angeblich recht erfolgreich gegen die damals häufige Tuberkulose und bei Hautleiden ein. Der unerwartete Ruhm als Arzneipflanze währte allerdings nur wenige Jahrzehnte. Inzwischen findet der Ackerschachtelhalm vonseiten der Forschung kaum noch Beachtung.

❖ Herkunft und Anbau

Der Ackerschachtelhalm gehört zur Familie der Schachtelhalmgewächse (Equisetaceen) und ist in ganz Europa, Asien und Nordamerika bis in die arktischen Gebiete verbreitet. Unter den heute noch existierenden 32 Schachtelhalm-Arten ist der Ackerschachtelhalm die wichtigste Heilpflanze. Für den arzneilichen Gebrauch wird er vor allem aus China importiert.

❖ Verwendete Teile und Inhaltsstoffe

In der Heilkunde wird das junge Kraut des Ackerschachtelhalms verwendet, dessen entwässernde Wirkung für die Wissenschaft nur durch ein Zusammenspiel der verschiedenen Pflanzenwirkstoffe erklärbar ist. Dazu zählen Flavonoide und mineralische Bestandteile, wobei Kieselsäure und Kaliumsalze den größten Anteil ausmachen. Die Wirkstoffe lassen sich nur durch längeres Kochen aus dem Kraut herauslösen.

❖ Anwendungsgebiete

Wissenschaftlich anerkannt ist die innerliche Anwendung von Ackerschachtelhalmkraut zur Durchspülungstherapie bei bakteriellen und entzündlichen Erkrankungen der Harnwege, zur Ausschwemmung von Ödemen (beispielsweise in den Beinen) sowie zur Prophylaxe und Therapie von Nierengrieß und Gichtattacken. Äußerliche Anwendungen dienen zur unterstützenden Behandlung schlecht heilender Wunden.

❖ Anwendungsform und Dosierung

Ackerschachtelhalm ist ein häufiger Bestandteil von Blasen-, Nieren- und Rheumatees. Aus geschmacklichen Gründen wird er nur selten allein zubereitet; ist dies der Fall, empfiehlt sich eine Tagesdosis von 6 g. Der Tee ist auch wirksam bei stoffwechselbedingtem Anschwellen der Beine. Um eine gute Durchspülung der Nieren zu erreichen, sollte man mindestens ebenso viele Tassen Wasser wie Tee über den Tag verteilt trinken.

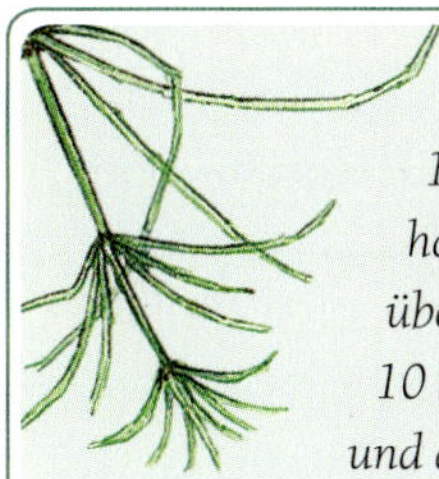

Teezubereitung:

1 Esslöffel Ackerschachtelhalmkraut mit 1 Tasse Wasser übergießen, 5 Minuten kochen, 10 bis 15 Minuten ziehen lassen und abseihen. Über den Tag verteilt 3 Tassen trinken, danach jeweils 1 Glas Wasser trinken.

✦ Zur Förderung der Wundheilung wird Ackerschachtelhalm äußerlich in Form von Bädern und Umschlägen eingesetzt. Für einen Umschlag 10 Teelöffel grob gepulvertes Ackerschachtelhalmkraut mit 1 Liter kochendem Wasser übergießen, 30 Minuten knapp unter dem Siedepunkt kochen lassen und abseihen. Einen sterilen Verbandsmull in den Sud tauchen und 2- bis 3-mal täglich als Umschlag auflegen. Für einen Sud als Badezusatz sollte man etwa 200 g Schachtelhalmkraut pro Bad verwenden.

Gegenanzeigen: Bei eingeschränkter Herz- und Nierentätigkeit ist von einer Durchspülungstherapie abzuraten.

Nebenwirkungen sind nicht bekannt.

Aloe – Aloe vera Aloe barbadensis MILL.

»Genießt man die Aloe für sich allein, führt sie den Bauch gelinde ab. Schlechthin sei sie (...) dem Magen freundlich zugeeignet, wohingegen die anderen Abführmittel ja dem Bauch wehtun.« Diese Ausführung findet sich im meistgelesenen Kräuterbuch des Mittelalters, dem ›Macer floridus‹, den der französische Mönchsarzt Odo Magdunensis im 11. Jahrhundert verfasste. Außerdem heißt es: »Ihr Pulver befreit frische Wunden vom Eiter, wenn man es aufstreut. (...) Löst man es in Wasser auf und gibt es auf die Lippen und die Nase, hilft dies gegen dortige Eitergeschwüre, nicht weniger auch an den Augen.«

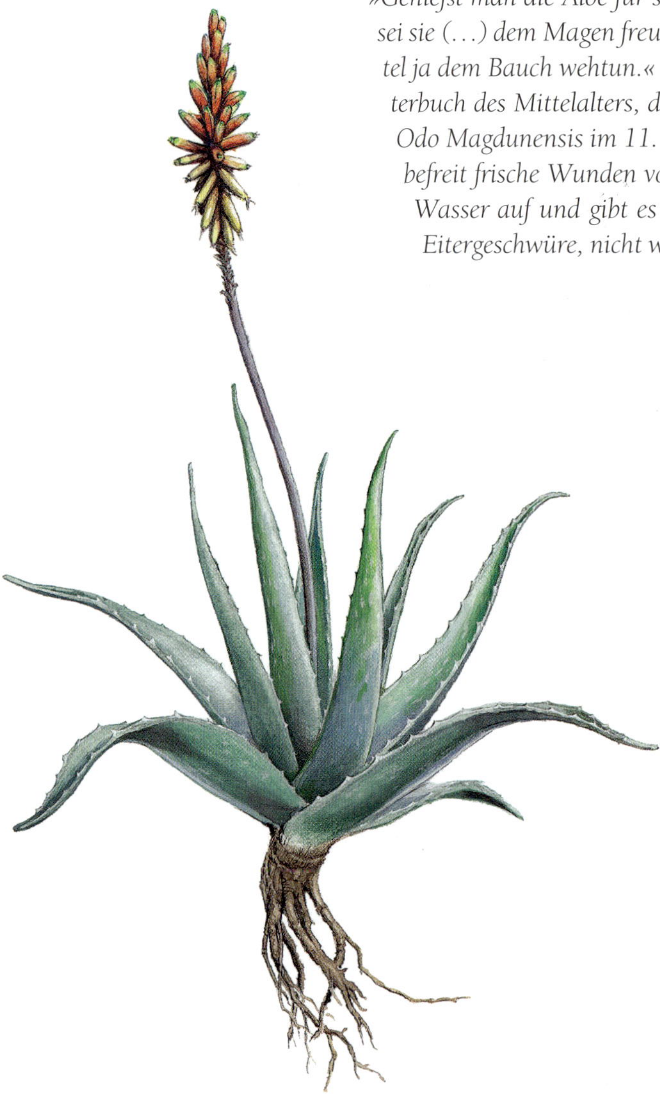

❖ Geschichte

Lange vor Kleopatra entdeckten die alten Ägypter die Heilkraft der Aloe und verwendeten das kühlende, beruhigende Gel ihrer Blätter zur Behandlung von Verbrennungen und Wunden. Selbst Alexander der Große soll einer Legende zufolge das Land gesucht haben, aus dem die Aloe damals verbreitet wurde, und im arabischen Sokrota fündig geworden sein. Die berühmten Ärzte der Antike – Dioskurides und Galen von Pergamon – loben die Aloe bereits als ein besonders wirksames Abführmittel. Auch die Klosterheilkunde setzte die Pflanze schon früh als Mittel gegen Magen- und Darmbeschwerden ein, wie das ›Lorscher Arzneibuch‹ aus der Zeit Karls des Großen mehrfach bezeugt. In anderen Werken, wie etwa dem ›Macer floridus‹, wird die Aloe nicht nur als Abführmittel, sondern auch zur Behandlung von Wunden und Geschwüren empfohlen – eine Anwendung, die sich in der Erfahrungsheilkunde bis heute bewährt hat. Hildegard von Bingen führt die Pflanze – mit Andorn und Süßholz gemischt – auch als Hustenmittel an. Spätestens seit sich das ›Circa instans‹, das pharmazeutische Standardwerk des Mittelalters, ausführlich mit der Aloe befasste, gehörte sie zum festen Arzneimittelschatz der alten Medizin. Die Klosterheilkunde betrachtete die Aloe als wärmend und trocknend im zweiten Grad. Da man die Verdauung im Mittelalter als einen Kochvorgang auffasste, sprach man wärmenden Pflanzen wie der Aloe eine abführende Wirkung zu.

❖ Herkunft und Anbau
Die Aloe ähnelt zwar einem Kaktus, gehört jedoch zur Familie der Grasbaumgewächse (Xanthorrhoeaceen). Sie stammt ursprünglich aus Afrika (vom Kap der Guten Hoffnung) und Madagaskar und gelangte über den östlichen Mittelmeerraum nach Europa. Die Curaçao-Aloe *(Aloe barbadensis)* wird auch in den Küstenregionen Venezuelas und in den subtropischen Gebieten der USA angebaut. In Mitteleuropa wird heute die Kap-Aloe *(Aloe capensis)* bevorzugt.

❖ Verwendete Teile und Inhaltsstoffe
In der Heilkunde wird der eingedickte und getrocknete Saft aus den Aloe-Blättern verwendet. Dieser Extrakt ist eines der stärksten Abführmittel der Kräuterheilkunde. Als wichtigste Wirkstoffe gelten die Anthranoide, die den Darm anregen sollen. Für die Kosmetikindustrie wesentlich sind die Polysaccharide und Salicylsäure, die im Aloe-Gel enthalten sind und schmerzlindernd und entzündungshemmend wirken.

❖ Anwendungsgebiete
Wissenschaftler rätseln noch über die genauen Wirkmechanismen der *Aloe vera*, obwohl bereits viele ihrer aktiven Inhaltsstoffe identifiziert wurden. Anerkannt ist die innerliche Anwendung des eingedickten Pflanzensafts bei Verstopfung.
✦ In der Erfahrungsheilkunde wird Aloe äußerlich bei Hautproblemen und Wunden eingesetzt. Laut Weltgesundheitsorganisation (WHO) heilen Hautverbrennungen ersten und zweiten Grades schneller, wenn sie mit Aloe-Gel behandelt werden. Das Feuchtigkeit spendende Gel wird auch gern in Cremes und After-Sun-Präparaten verarbeitet. Eine wissenschaftlich nachgewiesene Wirkung besitzt vor allem das frische Aloe-Gel.

❖ Anwendungsform und Dosierung
Aloe ist als Pulver oder Trockenextrakt sowie als Dick- oder Fluidextrakt erhältlich. Die Aloe-Tinktur wirkt milder als Pulver oder Trockenextrakt. Die Tagesdosis beträgt 50 bis 200 mg Pulver.
✦ Bei äußerlicher Anwendung kann Aloe-vera-Gel wiederholt aufgetragen werden, vor allem bei Verbrennungen. Einen optimalen Heileffekt erzielt man, wenn man das Gel frisch aus den Blättern der Pflanze gewinnt und direkt auf die betroffenen Hautpartien aufträgt.

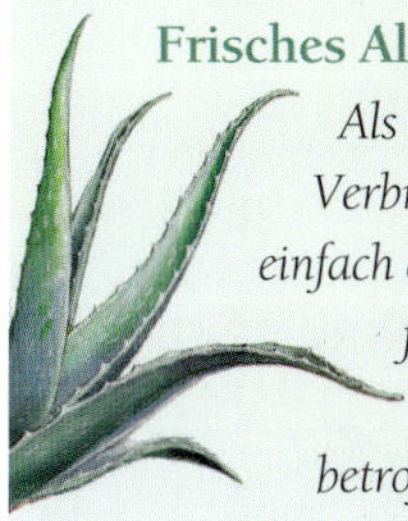

Frisches Aloe-Gel:
Als Erste-Hilfe-Mittel bei leichten Verbrennungen und kleinen Wunden einfach ein Aloe-Blatt einritzen und das frische Gel – am besten 2-mal täglich – großzügig auf die betroffenen Hautstellen auftragen.

Gegenanzeigen: Bei Darmverschluss und akuten entzündlichen Erkrankungen des Darms sowie bei Kindern unter 12 Jahren und während der Schwangerschaft darf Aloe nicht innerlich angewendet werden.
Nebenwirkungen: Als Abführmittel sollte Aloe nicht länger als 2 Wochen eingenommen werden, da es zu Mangelerscheinungen kommen und die Daueranwendung zu einer verstärkten Darmträgheit führen kann. Es empfiehlt sich, Aloe-Präparate nur dann einzunehmen, wenn mildere pflanzliche Mittel wie Flohsamen (siehe Seite 156) keine ausreichende Wirkung zeigen.

Andorn Marrubium vulgare L.

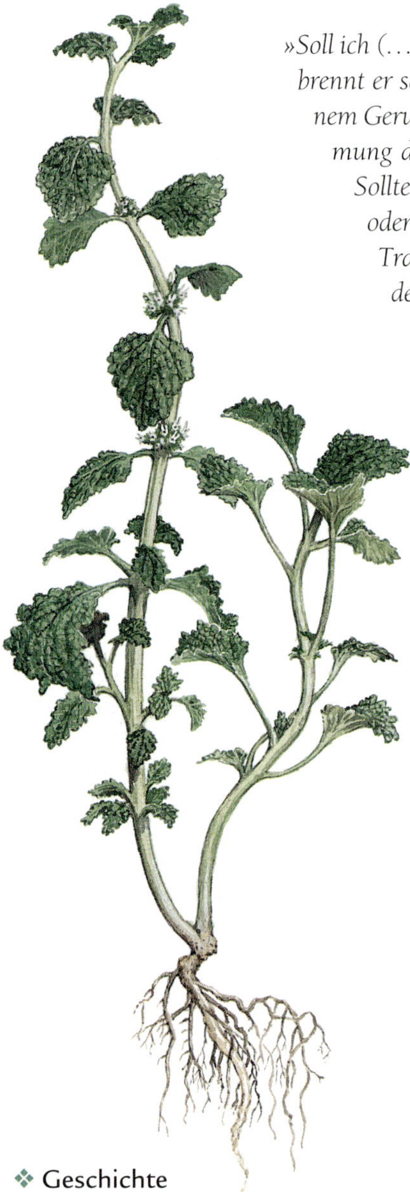

»Soll ich (...) den Andorn besprechen, das wertvolle, kräftig wirkende Kraut. Zwar brennt er scharf im Munde und sein Geschmack unterscheidet sich sehr von seinem Geruch: Er duftet süß, schmeckt aber scharf. Er kann jedoch starke Beklemmung der Brust lindern, wenn man ihn als bitteren Trank zu sich nimmt. Sollten die Stiefmütter je feindselig bereitete Gifte mischen in das Getränk oder in trügerische Speisen verderblich Eisenhut mengen, so scheucht ein Trank des heilkräftigen Andorns, unverzüglich eingenommen, die drohenden Lebensgefahren.« So beschreibt Walahfrid Strabo, Abt des Klosters Reichenau, Mitte des 9. Jahrhunderts in seinem berühmten ›Hortulus‹ die Wirkung des Andorns.

❖ Geschichte

Der Andorn kann auf eine lange Geschichte als Heilpflanze zurückblicken. Er war bereits zur Zeit der Pharaonen gebräuchlich und galt besonders bei Erkrankungen der Atemwege als hilfreiches Heilmittel. Dioskurides betont in seiner ›Materia medica‹ vor allem die Wirksamkeit bei Husten und Asthma, empfiehlt die Pflanze aber auch bei Ohrenleiden, Vergiftungen, Wunden und Geschwüren. Auch in den heilkräuterkundlichen Schriften und Rezeptsammlungen der Klosterheilkunde hatte der Andorn seinen festen Platz. Schon im ›Lorscher Arzneibuch‹ ist er zahlreich vertreten: Hier gehören Erkältungskrankheiten und Verdauungsbeschwerden ebenso zu der breiten Palette seiner Anwendungsgebiete wie Aussatz und Gicht. Gegen Ende des 11. Jahrhunderts führt Odo Magdunensis in seinem ›Macer floridus‹ den Andorn wieder als bewährtes Mittel bei Husten und Asthma an. Dieser Empfehlung folgt etwa 70 Jahre später auch Hildegard von Bingen. Allerdings fügt die Äbtissin noch hinzu, dass die Pflanze, die von der Klostermedizin als wärmend und trocknend im zweiten Grad eingestuft wurde, auch bei »kranken Eingeweiden« wirkt.

Obwohl der Andorn als Heilpflanze längst nicht mehr den hohen Stellenwert früherer Zeiten genießt, hat sich die seit dem Mittelalter in der Klosterheilkunde praktizierte Anwendung bei Magen-Darm-Beschwerden und Katarrhen der Atemwege bis heute erhalten.

Herkunft und Anbau

Der Andorn gehört zur Familie der Lippenblütler (Lamiaceen). Er war ursprünglich im Mittelmeerraum beheimatet und wurde vor langer Zeit in Mitteleuropa eingebürgert. Er gedeiht an Wegen, auf Mauern und Schutt, liebt die Wärme und bevorzugt mäßig trockene, nährstoffreiche Böden. Der Anbau als Arzneipflanze erfolgt heute vorwiegend in Osteuropa und Marokko. Geerntet werden die oberen Pflanzenteile zu Beginn der Blüte. Da Andorn heute sehr selten ist, sollte man nur Pflanzen verwenden, die aus Heilpflanzenanbau stammen.

Verwendete Teile und Inhaltsstoffe

In der Heilkunde wird das Andornkraut verwendet, das vor allem Gerb- und Bitterstoffe enthält. Darauf weist auch *Marrubium*, der botanische Name der Pflanze hin (*marrium* = bitter). Die enthaltene Marrubinsäure wirkt choleretisch, das heißt, sie regt den Gallenfluss und die Magensaftsekretion an und führt so zu einer besseren Verdauung.

Anwendungsgebiete

Obwohl der Andorn eine sehr alte Arzneipflanze ist, wurde er wissenschaftlich bislang nur wenig erforscht. Anerkannt ist die Anwendung von Andornkraut bei chronischer Appetitlosigkeit, Reizmagen und Verdauungsbeschwerden sowie als schleimlösendes Mittel bei Katarrhen der Atemwege.

✦ In der Erfahrungsheilkunde wird Andornkraut bei Bronchitis, trockenem Husten und Keuchhusten eingesetzt, aber auch bei Durchfall und Fettleibigkeit. Äußerlich angewendet, soll es darüber hinaus bei Geschwüren und Hautverletzungen lindernd wirken.

Anwendungsform und Dosierung

Andornkraut ist Bestandteil verschiedener Galle-Leber-Teemischungen und auch in einigen Arzneien aus der Gruppe der Husten- und Magen-Darm-Mittel enthalten. Außerdem verwendet man es zur Herstellung von Magenbittern, appetitanregenden Weinen und Hustenbonbons.

✦ Bei der Teezubereitung beträgt die Tagesdosis 4,5 g. Vom Frischpflanzenpresssaft nimmt man 2 bis 6 Esslöffel täglich ein.

Teezubereitung:

1 Teelöffel Andornkraut mit 1 Tasse kochendem Wasser übergießen, 5 bis 10 Minuten ziehen lassen und abseihen. Bei Magen-Darm-Beschwerden jeweils 1 Tasse vor den Mahlzeiten, als schleimlösendes Mittel bei Husten mehrmals täglich 1 Tasse mit Honig gesüßt trinken. Zur Appetitanregung bis zu 3-mal täglich 1 Tasse vor den Mahlzeiten trinken.

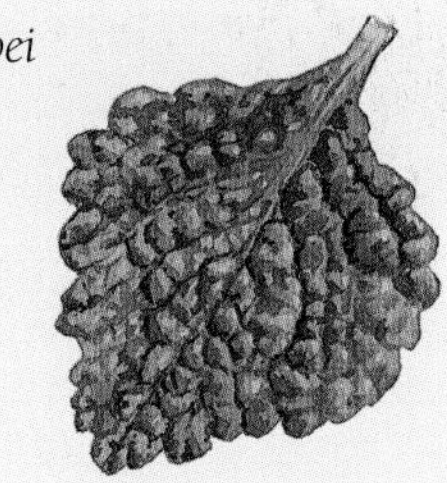

Gegenanzeigen und Nebenwirkungen sind nicht bekannt.

Angelika Angelica archangelica L.

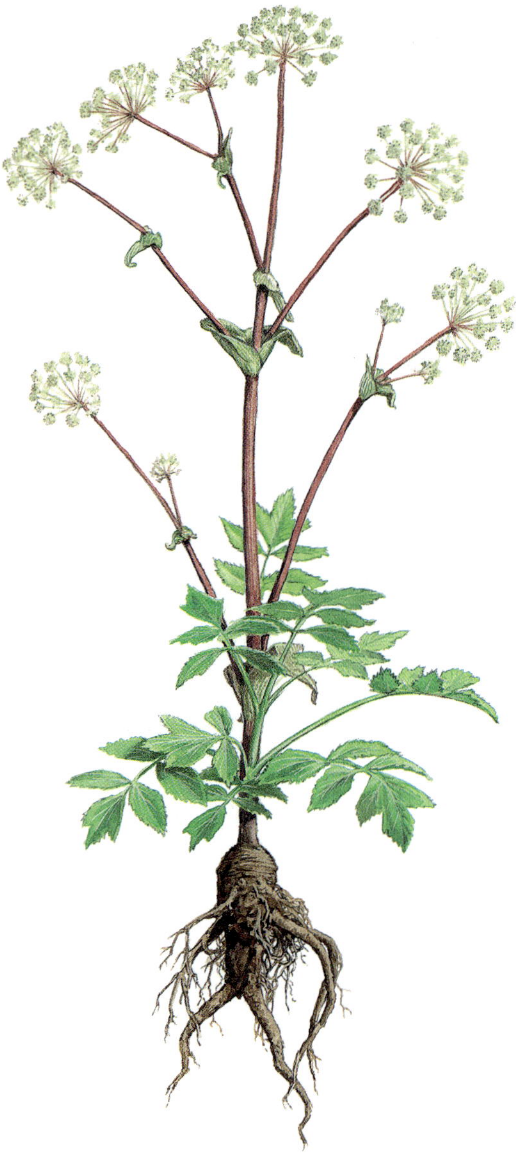

In einer anonymen Klosterhandschrift aus dem 15. Jahrhundert steht gleich auf der ersten Seite ein Traktat zum Angelikabrand: »Vom Angelikawasser am Morgen und am Abend jeweils 2 Lot getrunken ist über alle Maßen gut für die Brust, sei sie von Eiter, von Schleim belastet, das Wasser macht sie wieder weit. Angelikawasser in gleicher Weise getrunken über 12 oder 14 Tage ist sehr gut bei einem schlechten, trägen Magen. Angelikawasser jeden Morgen nüchtern 2 Lot getrunken stärkt den ganzen Leib.«

❖ Geschichte

Da die Angelika in nördlichen Breiten beheimatet ist, war sie den griechischen Ärzten der Antike noch nicht bekannt. Auch in den großen kräuterkundlichen Schriften und Rezeptsammlungen der Klostermedizin wie dem ›Macer floridus‹ oder der ›Physica‹ Hildegards von Bingen fehlt die Pflanze noch, während man sie in Norwegen, Island und Grönland bereits im 12. Jahrhundert als Gemüse nutzte. In Mitteleuropa fand die Angelika erst im Zuge der ersten großen Pestwelle 1348/49 weite Verbreitung: Der Legende nach soll damals in der größten Not der Erzengel Raphael höchstpersönlich erschienen sein und sie den Menschen als Schutz vor dem Schwarzen Tod gebracht haben. Davon leiten sich auch die zusätzlichen Bezeichnungen »Pestwurz« und *Archangelica* ab. Im Deutschen heißt die Angelika nach dem lateinischen Namen »Engelwurz«; sie hat aber noch viele weitere Volksnamen, was darauf hindeutet, wie sehr die Heilpflanze in der Volksmedizin geschätzt wurde.

Im weiteren Verlauf des 14. Jahrhunderts war die Angelika dann überall gegenwärtig und wurde auch in den Klostergärten angebaut. Über die Anwendungen in der Volksheilkunde als verdauungsförderndes Mittel fand die Pflanze ihren Weg in die Klosterheilkunde und in die akademische Medizin. Ihr würziges ätherisches Öl wurde Bestandteil verschiedener Kräuterbitter und -liköre, wie etwa des Benediktiner- oder des Kartäuserlikörs. Noch Mitte des 16. Jahrhunderts schrieben übrigens Ärzte wie Hieronymus Bock (1546) und Leonhart Fuchs (1543) in verschiedenen Werken der Angelika eine Schutzwirkung vor der Pest zu.

❖ Herkunft und Anbau

Die Angelika gehört zur Familie der Doldenblütler (Apiaceen) und stammt ursprünglich aus Norwegen und Island, sie kann sogar in Grönland gedeihen. Heute ist sie in allen nördlichen Regionen Europas und Asiens beheimatet. Angelika wächst auf feuchten Wiesen und Flachmooren, an Gräben und Flussufern. Im ersten Jahr hat die meist zweijährige Pflanze eine fast rübenförmige Wurzel. Der etwa 5 Zentimeter dicke Wurzelstock, der mit zahlreichen zum Teil zopfigen Wurzeln besetzt ist, entwickelt sich erst im zweiten Jahr. Wie die ganze Pflanze riecht die Wurzel stark würzig.

❖ Verwendete Teile und Inhaltsstoffe

In der Heilkunde wird die Wurzel der Angelika verwendet, die in hoher Konzentration Bitterstoffe und ätherisches Öl enthält. Diese Inhaltsstoffe regen die Magensaftsekretion und den Gallenfluss an und führen so zu einer besseren Verdauung. Angelikawurzel-Extrakte wirken an der glatten Muskulatur der Magen- und Darmwände krampflösend.

❖ Anwendungsgebiete

Wissenschaftlich anerkannt ist die Anwendung von Angelikawurzel als Bittermittel *(Amarum aromaticum)* bei Reizmagen, Verdauungsschwäche und Appetitlosigkeit.

✦ In der Erfahrungsheilkunde wird die Angelikawurzel innerlich zur Behandlung von Erkältungskrankheiten, insbesondere bei Husten, und gegen Brechreiz sowie als harntreibendes Mittel eingesetzt. Äußerlich angewendet, ist Angelika bei Neuralgien und rheumatischen Beschwerden als leicht hautreizendes Mittel hilfreich.

❖ Anwendungsform und Dosierung

Angelikawurzel kann man sowohl als Tee wie auch als Tinktur einnehmen. Die Tagesdosis beträgt 4,5 g (Wurzel) bzw. 1,5 g (Tinktur). In Form von ätherischem Öl und Angelikawein wird sie äußerlich angewendet.

Teezubereitung:

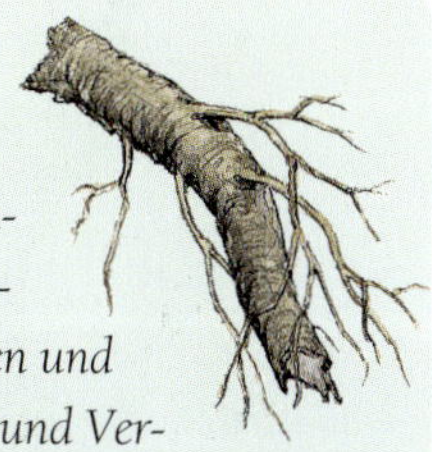

1 Teelöffel zerkleinerte Angelikawurzel mit 1 Tasse kochendem Wasser übergießen, zugedeckt 10 Minuten ziehen lassen und abseihen. Bei Appetitlosigkeit und Verdauungsbeschwerden 1 Tasse mäßig warm jeweils 30 Minuten vor den Mahlzeiten trinken.

Gegenanzeigen: Angelikawurzel darf nicht bei Magen- oder Darmgeschwür verwendet werden.
Nebenwirkungen: Vor allem bei hellhäutigen Menschen kann die regelmäßige Anwendung von Angelikawurzel eine erhöhte Lichtempfindlichkeit bewirken. Deshalb sollte in dieser Zeit auf Sonnenbäder und intensive UV-Bestrahlung verzichtet werden.

Anis Pimpinella anisum L.

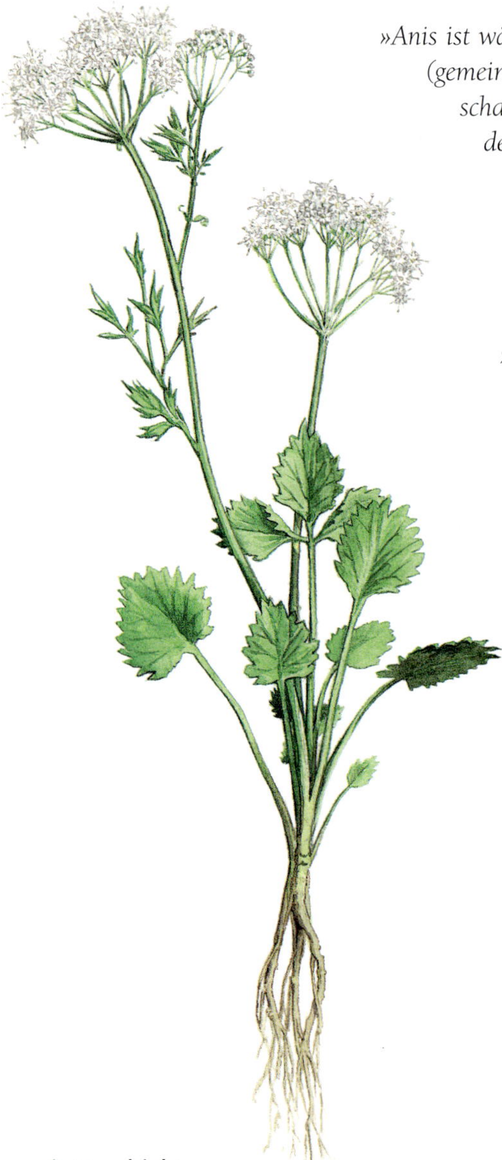

»Anis ist wärmend und trocknend in dem dritten Grade (…). Sein Same (gemeint sind die Früchte) ist äußerst hilfreich, und sein Geschmack ist scharf und ein wenig bitter (…). Und er hat auch die Kraft, dass er den Urin ausleitet und die Blähungen des Bauches vertreibt und die Schmerzen legt und schweißtreibend wirkt. Er wirkt auch gut bei Wassersucht (…) und ist auch ein geeignetes Mittel für die Nieren. Er bindet den Durchfall und hemmt zu starke Monatsblutung. Er fördert die Muttermilch und weckt die Lust.« Diese Anwendungsbereiche des Anis findet man in der ›Leipziger Drogenkunde‹ aus dem 15. Jahrhundert.

❖ Geschichte

Bereits 1500 v. Chr. wird Anis im ›Papyrus Ebers‹, einer der großen Rezeptsammlungen der altägyptischen Medizin, als Heilmittel gegen eine Vielzahl von Erkrankungen empfohlen. Dioskurides, Verfasser des bedeutendsten pharmakologischen Werkes der Antike, setzt die Pflanze sowohl als Gegengift bei Schlangenbissen wie auch als Mittel bei Husten ein. In der Klosterheilkunde war Anis als Gewürz und Heilmittel gleichermaßen geschätzt – nicht umsonst wurde der Anbau der Pflanze unter Karl dem Großen ausdrücklich per Gesetz angeordnet. Welche außergewöhnlichen Heilkräfte man dem Anis zuschrieb, belegt nicht nur der oben zitierte Text, sondern auch schon das ›Lorscher Arzneibuch‹ aus der Karolingerzeit: Hier findet sich Anis in mehreren Rezepten zur Förderung der Verdauung, aber auch als Mittel gegen Erkrankungen der Atemwege und gegen Melancholie. Im 13. Jahrhundert beschreibt Albertus Magnus in seinem Pflanzenbuch ›De vegetabilibus‹ unter Anis auch noch Fenchel, Dill und Kümmel, weil sie ganz ähnliche Blätter haben. All diese Pflanzen gehören zu einer Familie und besitzen eine ähnliche Zusammensetzung an Wirkstoffen.
Die Klosterheilkunde betrachtete die Qualitäten des Anis als wärmend und trocknend im dritten Grad. Damit eignete er sich nach den Vorstellungen der Qualitätenlehre hervorragend zur Behandlung von Verdauungsproblemen. Dieses Anwendungsgebiet hat sich ebenso wie der be-

reits aus der Antike überlieferte Einsatz von Anisfrüchten bei Atemwegserkrankungen bis in unsere Tage erhalten.

❖ Herkunft und Anbau

Der Anis gehört zur Familie der Doldenblütler (Apiaceen) und stammt aus dem Orient, vermutlich aus dem östlichen Mittelmeerraum. Heute wird er in den Mittelmeerländern angebaut, aber auch in südosteuropäischen Ländern, in den USA, in Indien und Deutschland. Die Pflanze benötigt ein feuchtwarmes Klima und gedeiht sehr gut auf sandigem Boden. Die Dolden werden geerntet, wenn sie sich bräunlich gefärbt haben.

❖ Verwendete Teile und Inhaltsstoffe

In der Heilkunde werden die Anisfrüchte, im Volksmund auch Samen genannt, verwendet. Ihr wichtigster Inhaltsstoff ist das ätherische Öl Anethol, das schleim- und krampflösend wirkt. Auch seine bakterienhemmende Wirkung ist beachtlich. Möglicherweise steigert es zudem die Sekretion von Speichel und Magensaft.

❖ Anwendungsgebiete

Wissenschaftlich anerkannt ist die Anwendung von Anisfrüchten bei Verdauungsschwäche und Katarrhen der Atemwege.

✦ In der Erfahrungsheilkunde galt Anis als Aphrodisiakum. Zurückzuführen ist dies vermutlich auf die östrogene Wirkung des Anethols, das in der Stillzeit auch die Milchbildung fördern soll.

✦ In der modernen Kräuterheilkunde wird Anis nur noch selten verwendet. Schuld daran sind zwei starke Mitstreiter: Fenchel und Kümmel. Bei Katarrhen der Atemwege, besonders bei Husten, hat Fenchel die stärkere Wirkung, während Kümmel bei Magenschwäche und Blähungen dem Anis vorgezogen wird. Allerdings schmeckt Letzterer besser, weshalb er auch ein beliebter Bestandteil von Husten- und Magen-Darm-Teemischungen ist.

✦ In der Küche wird Anis vor allem als Gewürz in Backwaren und Gemüsen eingesetzt. Als Zutat im Anisschnaps (Pernod oder Ouzo) zeigt er immer noch seine verdauungsfördernde Wirkung.

❖ Anwendungsform und Dosierung

Anisfrüchte können als Tee oder ätherisches Öl eingenommen werden, wobei man das Öl nicht unverdünnt anwenden darf. Die Tagesdosis beträgt 3 g (Früchte) bzw. 0,3 g (Öl).

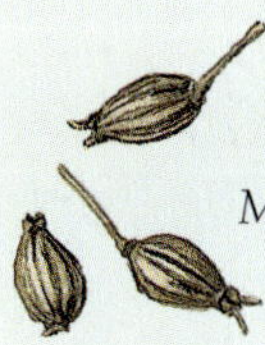

Teezubereitung:

1 gehäuften Teelöffel Anisfrüchte im Mörser zerdrücken, mit 1 Tasse kochendem Wasser übergießen, zugedeckt 10 Minuten ziehen lassen und abseihen. Bei Husten 2- bis 5-mal täglich 1 Tasse mit Honig gesüßt trinken. Bei Blähungen und Verdauungsschwäche trinkt man den Tee ungesüßt.

Nebenwirkungen: Sehr selten können allergische Reaktionen der Schleimhäute oder der Atemwege auftreten. Gegenanzeigen sind nicht bekannt.

Arnika Arnica montana L.

»Wenn zwischen der Haut und dem Fleisch des Menschen Flecken und Blasen hervorbrechen, dann soll Wundkraut in Wasser gekocht und warm aufgelegt werden, und jener wird geheilt werden.« Diese Zeilen aus der ›Physica‹ Hildegards von Bingen werden von der Forschung gern auf die Arnika bezogen. Ausdrücklich erwähnt wird die Pflanze im 16. Jahrhundert zum Beispiel in einer überarbeiteten Fassung von Adam Lonitzers ›Kräuterbuch‹: »Bei den Sachsen gebraucht es (das Kraut) das gemeine Volk, bei denjenigen, die von höher herabgestürzt sind oder sich sonst bei der Arbeit verletzt haben.«

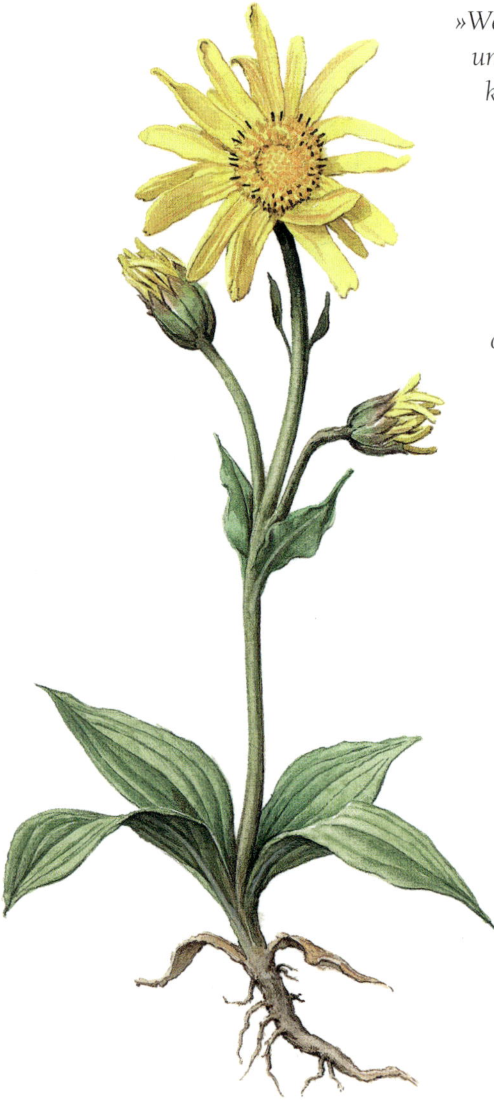

❖ Geschichte

In den medizinischen Werken der Antike sucht man die Arnika vergebens. Vieles spricht dafür, dass sich die vermutlich früheste Erwähnung im oben zitierten 44. Kapitel von Hildegards ›Physica‹ findet. Ganz sicher ist dies aber nicht, da die Äbtissin nicht ausdrücklich von der Arnika, sondern von »Wuntwurz« spricht. Sie gibt in diesem Zusammenhang aber genau diejenigen Anwendungsgebiete an, für die »Bergwohlverleih«, so der deutsche Name der Arnika, berühmt wurde: äußere Verletzungen, Geschwüre, Flecken und Blasen zwischen Haut und Fleisch.

Namentlich taucht die Arnika erst im 15. Jahrhundert auf, und zwar als Abtreibungsmittel in volkssprachigen Schriften. Die Autoren der ersten gedruckten Kräuterbücher des 16. Jahrhunderts, Bock, Brunfels und Fuchs – drei Ärzte, die auch gern als die »Väter der Botanik« bezeichnet werden –, behandeln die Pflanze allerdings nicht, da sie bei ihren antiken Vorbildern nicht zu finden war. Dass sich einzig Pietro Andrea Matthioli, der Leibarzt von Kaiser Maximilian II., in seinem damals sehr berühmten Kräuterbuch (1554 in Prag entstanden) der Arnika widmet, ist auch nur auf einen Irrtum zurückzuführen: Er bezog nämlich fälschlicherweise die Ausführungen, die er bei Dioskurides zum Wasserwegerich fand, auf die Arnika. So erklärt sich auch, warum die traditionellen Anwendungsgebiete des Wasserwegerichs (Durchfall, Magen-Darm-Beschwerden, Vergiftungen) noch bis ins 20. Jahrhundert als typisch für die Arnika galten. Die Volksmedizin setzte die Pflanze im 16. Jahrhundert jedoch schon genauso ein, wie wir es noch heute kennen: bei stumpfen Verletzungen, Blutergüssen und entzündlichen Hautveränderungen.

❖ Herkunft und Anbau

Arnica montana gehört zur Familie der Korbblütler (Asteraceen) und war in den Mittelgebirgen Europas einst eine weitverbreitete Blume. Da sie, wie Goethe noch im 19. Jahrhundert berichtete, in riesigen Mengen für die Apotheken gesammelt wurde und auszusterben drohte, wurde sie unter Naturschutz gestellt. Erst vor wenigen Jahren ist es gelungen, *Arnica montana* für einen ertragreichen Feldanbau zu züchten. Alternativ wurde (und wird) die nordamerikanische Wiesenarnika *(Arnica chamissonis)*, die eine ganz ähnliche Zusammensetzung an Wirkstoffen besitzt, für den pharmazeutischen Bedarf kultiviert.

❖ Verwendete Teile und Inhaltsstoffe

In der Heilkunde werden vorwiegend die Blüten der Arnika verwendet, selten auch die Wurzel. Die Pflanze besitzt ein sehr komplexes Gemisch von Inhaltsstoffen, das je nach Herkunft stark variiert. Vor allem sind es Bitterstoffe (Sesquiterpenlactone), Flavonoide und ätherisches Öl. Entsprechend groß ist das Wirkungsspektrum: Arnikablüten wirken entzündungs- und keimhemmend, antirheumatisch und gegen Nervenschmerzen (antineuralgisch).

❖ Anwendungsgebiete

Wissenschaftlich anerkannt ist die äußerliche Anwendung von Arnikablüten bei der Behandlung von Verletzungs- und Unfallfolgen wie Blutergüssen, Prellungen, Quetschungen und Verstauchungen. Darüber hinaus werden sie bei Frakturödemen, rheumatischen Muskel- und Gelenkbeschwerden und chronisch venöser Insuffizienz eingesetzt sowie bei Schleimhautentzündungen im Mund- und Rachenraum und zur Behandlung von Insektenstichen.

❖ Anwendungsform und Dosierung

Auszüge aus Arnikablüten werden meist zu Salben verarbeitet und äußerlich angewendet. Umschläge mit Arnika-Tinktur oder einem Aufguss wirken lindernd bei Rheumaschmerzen und stumpfen Verletzungen. Bei Entzündungen im Mund- und Rachenraum verwendet man die 10-fach verdünnte Tinktur als Gurgellösung.

Arnika-Umschlag:

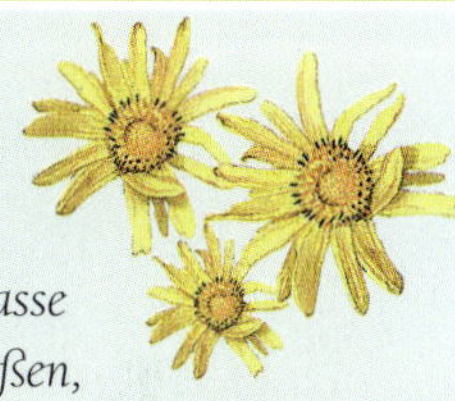

Bei stumpfen Verletzungen wie Prellungen 4 Teelöffel Arnikablüten mit 1 Tasse kochendem Wasser übergießen, 10 Minuten ziehen lassen und abseihen. Ein Leinentuch mit dem abgekühlten Aufguss tränken, auf die schmerzende Stelle legen und mindestens 2 Stunden einwirken lassen.

✦ Die innerliche Anwendung, etwa als Tee, wird heute abgelehnt, da Arnika giftig wirkende Stoffe enthält.

Gegenanzeigen: Bei einer Allergie gegen Korbblütler darf Arnika nicht angewendet werden.

Nebenwirkungen: Bei längerer Anwendung auf verletzter Haut kommt es häufig zu Bläschenbildung und es können Ekzeme auftreten.

Artischocke Cynara scolymus L.

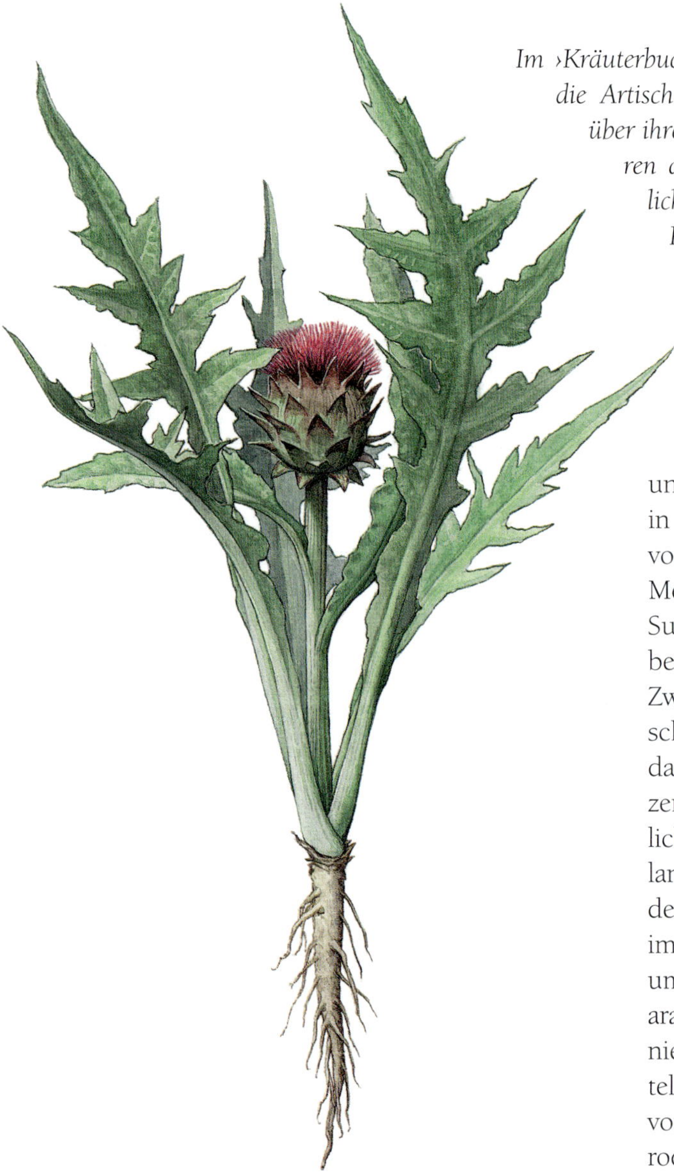

Im ›Kräuterbuch‹ des Adam Lonitzer, der als einer der Ersten die Artischocke in deutscher Sprache beschreibt, heißt es über ihre Wirkung: »Die Distel und die Artischocke mehren den natürlichen Samen und reizen zu den ehelichen Werken, deshalb gebrauchen die Romanen die Köpfe der Disteln fleißig in der Speise, in Wasser gekocht und mit Olivenöl und Pfeffer zubereitet, um die ehelichen Werke damit zu reizen und zu befördern.«

❖ Geschichte

Die Artischocke zählt heute zweifellos zu den wichtigsten Arzneipflanzen. Wechselvoll und schwer zu erforschen ist jedoch ihre Geschichte. Die Gemüseartischocke, eine besondere Kulturform der *Cynara*, war bereits bei den Griechen und Römern sehr beliebt. Plinius behandelt sie in seiner ›Naturalis historia‹, und der Leibarzt von Kaiser Marc Aurel, der berühmte römische Medicus Galen von Pergamon, empfiehlt einen Sud aus Artischocken und Wein, der harntreibend und desodorierend wirken soll.

Zwar führt das ›Lorscher Arzneibuch‹ die Artischocke noch auf, doch scheint die Pflanze dann aus dem mitteleuropäischen Arzneipflanzenschatz verschwunden zu sein – wahrscheinlich weil ihr Anbau nördlich der Alpen nicht gelang. Ohne Probleme ließ sie sich dagegen auf der Iberischen Halbinsel einbürgern, wohin sie im Mittelalter mit den Arabern gelangte. Nicht umsonst leitet sich der Name Artischocke vom arabischen *al-harsuf* ab. Über Portugal und Spanien gelangte sie dann ein zweites Mal nach Mitteleuropa und wurde seit dem 15. Jahrhundert vor allem als Delikatesse des Adels und als Aphrodisiakum geschätzt. Der Normalbürger konnte sich mithilfe der Artischocke allerdings keinen Lustgewinn verschaffen, denn das zart schmeckende Gemüse war schlichtweg zu teuer. Zu neuen Ehren als Heilpflanze kam die Artischocke erst in den letzten Jahrzehnten, als man mit der systematisch-wissenschaftlichen Untersuchung ihrer Inhaltsstoffe begann. Für die heutigen Anwendungen der Artischocke nutzte die mittelalterliche Klosterheilkunde die Mariendistel (siehe Seite 134).

❖ Herkunft und Anbau

Die Artischocke gehört zur Familie der Korbblütler (Asteraceen) und kam aus dem nördlichen Afrika nach Europa. Heute wird sie vor allem im Mittelmeerraum angebaut, da sie am besten auf fruchtbarem Lehmboden in mildem Klima gedeiht.

❖ Verwendete Teile und Inhaltsstoffe

In der Heilkunde werden die Blätter der Artischocke verwendet, die zahlreiche Flavonoide und Bitterstoffe (mit dem sehr hohen Anteil von bis zu 6 Prozent) enthalten. Diese Stoffe regen den Gallenfluss an und führen so zu einer besseren Fettverdauung. Der Bitterstoff Cynarin soll zudem eine leberschützende Wirkung haben. Die als Delikatesse gehandelten Artischockenherzen enthalten wesentlich weniger Bitterstoffe als die Blätter.

❖ Anwendungsgebiete

Wissenschaftlich anerkannt ist die Anwendung von Artischockenblättern bei Magen-Darm-Beschwerden – vor allem, wenn diese durch eine Störung von Leber und Galle verursacht werden.

✦ Positive Studienergebnisse liegen für Appetitlosigkeit und arteriosklerotische Krankheitsbilder im frühen Stadium vor. Der Extrakt der Artischockenblätter wirkt außerdem vorbeugend gegen immer wieder auftretende Gallensteine.

✦ Mithilfe der Artischockenblätter kann der Cholesterinspiegel durchschnittlich um beachtliche 15 Prozent gesenkt werden.

❖ Anwendungsform und Dosierung

Die Einnahme von Fertigpräparaten ist vorzuziehen, um die richtige Dosierung der Flavonoide und anderer Inhaltsstoffe zu gewährleisten. Artischockenblätter sind in Form von Trockenextrakt Bestandteil zahlreicher Fertigpräparate aus der Gruppe der Leber- und Gallemittel. Im Handel kann man sie in Form von Kapseln, Dragees, Frischpflanzenpresssaft oder alkoholischen Extrakten (Tinkturen) kaufen. Die mittlere Tagesdosis beträgt 6 g, das entspricht etwa 900 mg Trockenextrakt.

✦ Auch wenn die Einnahme von Fertigpräparaten eindeutig im Vordergrund steht, kann bei leichten Verdauungsbeschwerden auch ein Teeaufguss helfen.

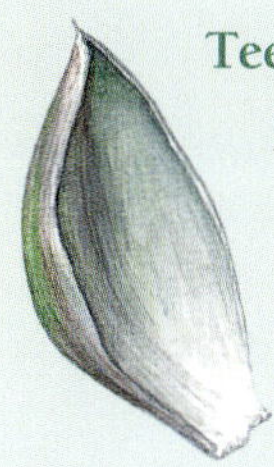

Teezubereitung:

1 Teelöffel Artischockenblätter mit 1 Tasse heißem Wasser übergießen, 10 Minuten ziehen lassen und abseihen. Jeweils 1 Tasse vor den Mahlzeiten trinken.

✦ Als Gemüse zubereitet, besitzen Artischocken nicht den gleichen therapeutischen Effekt wie die pharmazeutischen Präparate, da ein Großteil der Wirkstoffe beim Kochen verloren geht.

Gegenanzeigen: Bei Allergien gegen Korbblütler und Artischocken oder bei Verschluss der Gallenwege darf die Pflanze nicht angewendet werden. Nebenwirkungen sind nicht bekannt.

Baldrian Valeriana officinalis L.

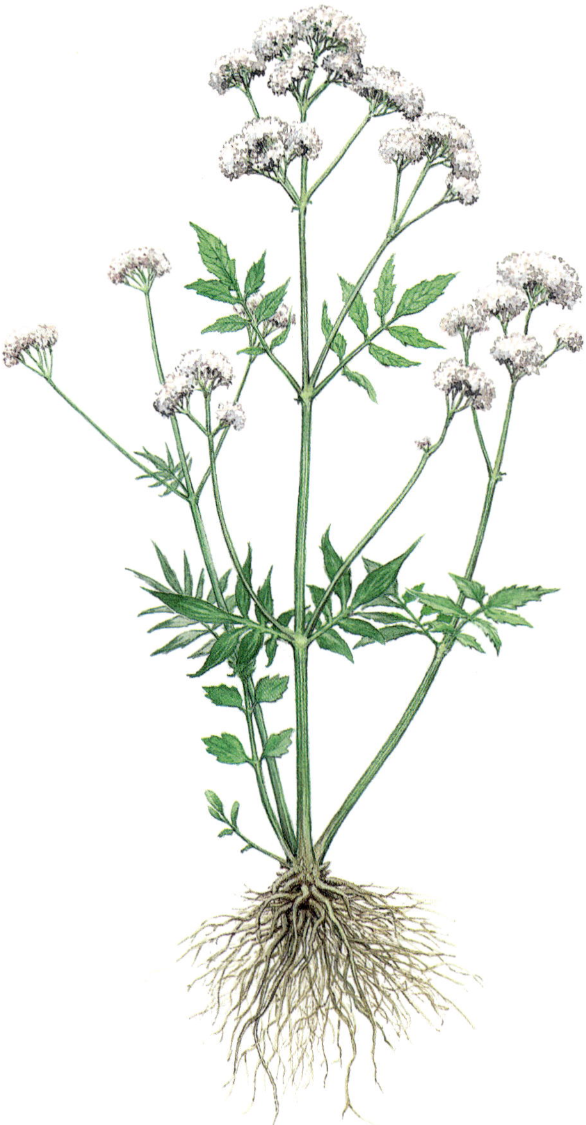

Im ›Lorscher Arzneibuch‹, dem ältesten schriftlichen Zeugnis der Klostermedizin aus der Karolingerzeit, findet sich ein Kapitel zum Schlaf, in dem der Baldrian als wichtige Ingredienz in einem größeren Rezept genannt wird. Wörtlich heißt es: »Allzu viel Schlaf gleicht das Mittel mit Wachen aus, bei übermäßiger Schlaflosigkeit sorgt es für den entsprechenden Schlaf, es befreit von Erschöpfung, nimmt die Trägheit (…).«

❖ Geschichte

Der Baldrian war bereits in der Antike eine geschätzte Arzneipflanze. Plinius und auch Dioskurides loben ihn wegen seiner nachhaltigen Heilkraft. Im Mittelalter galt Baldrian quasi als ein Allheilmittel, denn er hatte damals ein weitaus breiteres Anwendungsspektrum als heute. So wird er in den verschiedensten Quellen als probates Mittel gegen Gelbsucht, Asthma, Husten, Blähungen, Kopfweh, Menstruations- und Verdauungsbeschwerden, Würmer und schlecht heilende Wunden genannt. Hildegard von Bingen stuft den Baldrian als wärmend und feucht ein. Sie empfiehlt gepulverten Baldrian bei Gicht und Rippen- bzw. Brustfellentzündung. Selbst zur Vorbeugung gegen die Pest galt er als hilfreich. Vielleicht versprach man sich von seinem durchdringenden Geruch – er wurde auch häufig als »Stinkwurz« bezeichnet – einen Schutz vor dem Schwarzen Tod. Die beruhigende und krampflösende Wirkung des Baldrians galt lange Zeit als eine Entdeckung des 18. Jahrhunderts. Doch einige Quellen – wie etwa der oben zitierte Text aus dem ›Lorscher Arzneibuch‹ – deuten darauf hin, dass diese sehr wohl auch schon in der mittelalterlichen Klosterheilkunde bekannt war.

❖ Herkunft und Anbau

Der Baldrian gehört zur Familie der Geißblattgewächse (Caprifoliaceen) und ist in Europa und Asien heimisch. Im nordöstlichen Amerika wurde die Pflanze eingebürgert. Der Arzneimittelanbau erfolgt vorwiegend in England, Belgien, Deutschland und Osteuropa. Die Blüten besitzen einen angenehmen Duft, während der Wurzelstock sehr streng riecht. Die Wurzel wird im zweiten Jahr geerntet, da sie dann eine Vielzahl wichtiger Inhaltsstoffe enthält.

❖ Verwendete Teile und Inhaltsstoffe

In der Heilkunde wird nur die Baldrianwurzel verwendet, als deren Hauptwirkstoffe die im ätherischen Öl enthaltenen Sesquiterpene gelten. Sie enthält außerdem Valerensäure, die mit ihren Derivaten krampflösend und beruhigend wirkt, sowie Lignane, die uns müde machen.

❖ Anwendungsgebiete

Wissenschaftlich anerkannt ist die Anwendung von Baldrian bei Unruhezuständen und nervös bedingten Einschlafstörungen. Studien haben gezeigt, dass sich bei Einnahme von Baldrian die Einschlafzeit verkürzt, das nächtliche Aufwachen vermindert und die Schlafqualität gehoben wird. Dadurch bessert sich nach 3- bis 4-wöchiger Anwendung auch die Tagesbefindlichskeit. Im Gegensatz zu chemischen Schlafmitteln besteht bei Baldrian keine Suchtgefahr. Er besitzt auch keinerlei narkotische Wirkung, die am folgenden Tag zu Benommenheit führen kann.

✦ In der Erfahrungsheilkunde setzt man Baldrian wegen seiner beruhigenden Wirkung auch bei Magenkrämpfen und Reizmagen sowie bei Übererregbarkeit während der Menstruation ein.

❖ Anwendungsform und Dosierung

Baldrianwurzel-Extrakte sind in zahlreichen Präparaten allein oder in Kombination mit anderen Stoffen enthalten. Gebräuchlich sind Tinkturen, Tees, Frischpflanzenpresssäfte und Dragees. Da Baldriantee unangenehm bitter schmeckt, sind Teemischungen empfehlenswert. Der Frischpflanzenpresssaft wird aus geschmacklichen Gründen am besten mit Apfel- oder rotem Traubensaft gemischt.

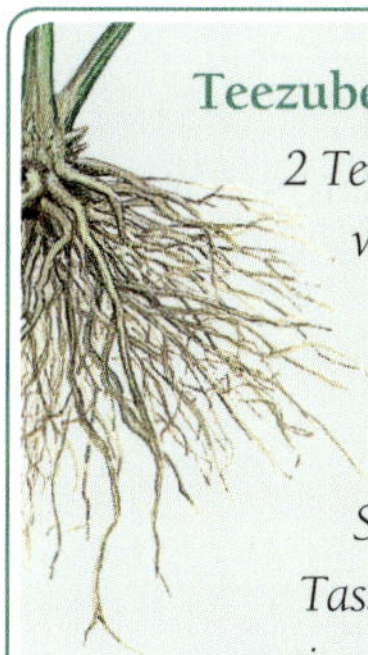

Teezubereitung:

2 Teelöffel zerkleinerte Baldrianwurzel mit 1 Tasse kaltem Wasser übergießen, mindestens 12 Stunden ziehen lassen, abseihen und leicht erwärmen. Bei chronischen Schlafstörungen sollte man mehrere Tassen über den Tag verteilt trinken, um eine spürbare Wirkung zu erreichen. Man wird am Tag trotzdem leistungsfähig bleiben.

✦ Nicht nur wegen des bitteren Geschmacks, sondern auch zur Sicherung der richtigen Dosierung empfiehlt es sich, auf standardisierte Fertigpräparate zurückzugreifen.

✦ Bei Schlaflosigkeit nimmt man 30 bis 40 Minuten vor dem Schlafengehen 250 bis 500 mg des pulverisierten Extrakts als Kapsel oder 1 Teelöffel Tinktur. Sollte die niedrige Dosierung keine Wirkung zeigen, kann man ohne Bedenken bis zu 900 mg (2 Esslöffel Tinktur) täglich einnehmen.

Gegenanzeigen: Auf keinen Fall sollte man Baldrian mit verschreibungspflichtigen Schlaf- und Beruhigungsmitteln einnehmen. Eine Kombination mit anderen pflanzlichen Sedativa wie Melisse oder Hopfen erscheint dagegen sinnvoll. Nebenwirkungen sind nicht bekannt.

Beifuß Artemisia vulgaris L.

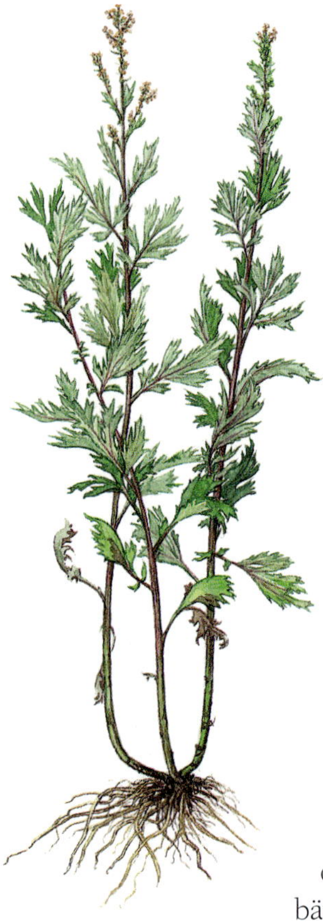

Unter seinem lateinischen Namen »Artemisia« wird der Beifuß im ›Macer floridus‹ gleich an erster Stelle behandelt: »Kräuter und ihre Kräfte im Liede besingend, erachte ich's für recht und billig, die Mutter aller Kräuter an den ersten Platz zu stellen. Diana nämlich, griechisch Artemis genannt, soll ihre Heilwirkung als Erste entdeckt haben, und deshalb trägt die Pflanze ihren Namen, denn so heißt ja ihre Entdeckerin. (...) Vorzüglich heilt die Pflanze alle Frauenleiden. Nimmt man ihre Abkochung ein, so fördert sie den Monatsfluss. Sie tut das auch, wenn die Gebärmutter einen wärmenden Wickel von ihr erhält.«

❖ Geschichte

Die Geschichte des Beifußes lässt sich bis in die Antike zurückverfolgen: Dioskurides etwa empfiehlt ein Sitzbad aus abgekochten Beifußblättern bei Verschluss oder Entzündung der Gebärmutter. Die Heilpflanze fehlte auch in späterer Zeit in keinem Klassiker der Klostermedizin. Hildegard von Bingen stellt in ihrer ›Physica‹ zu Recht Verdauungsprobleme als Hauptanwendungsgebiet von Beifuß in den Vordergrund. Bei der Unterscheidung in heiße und kalte Pflanzen ordnet sie ihn als wärmend und trocknend im dritten Grad ein und betont, dass er »kranke Eingeweide heile« und »den schmerzenden Magen wärme«.

❖ Herkunft und Anbau

Der Gemeine Beifuß gehört zur Familie der Korbblütler (Asteraceen) und ist in Asien, Europa und Nordamerika heimisch. Für den Arznei- und Gewürzhandel wird er in Osteuropa gesammelt.

❖ Verwendete Teile und Inhaltsstoffe

In der Heilkunde werden die bis zu 70 Zentimeter langen Sprossspitzen des Beifußes verwendet, die man in der Blütezeit sammelt. Hauptwirkstoffe sind Bitterstoffe und ätherisches Öl, das vor allem Campher und Thujon enthält und keim- und pilzhemmend wirkt.

❖ Anwendungsgebiete

In der Erfahrungsheilkunde wird Beifuß als mild wirkendes Mittel zur Verdauungsförderung eingesetzt, da er die Sekretproduktion in Magen und Darm sowie den Gallenfluss anregt. Die Einnahme von Beifuß hat sich auch bei Appetitlosigkeit, Übelkeit, starkem Mundgeruch und Durchfall als hilfreich erwiesen.

❖ Anwendungsform und Dosierung

Heute wird Beifuß hauptsächlich als Küchenkraut verwendet, um fette Speisen bekömmlicher zu machen. Für die Zubereitung von Teeaufgüssen nimmt man das Beifußkraut.

Gegenanzeigen: Nicht während der Schwangerschaft anwenden, da dies zu einer Fehlgeburt führen kann.

Nebenwirkungen sind nicht bekannt.

Symphytum officinale L. Beinwell

Hildegard von Bingen beginnt in ihrer ›Physica‹ das Kapitel über den Beinwell, der hier »Consolida« heißt, mit einer eindringlichen Warnung vor seiner Einnahme: »Die innere Anwendung von Beinwell bringt die gesamte Ordnung der Körpersäfte durcheinander. Aber auf die Haut aufgetragen, heilt er Geschwüre der Glieder.« In der Tat gibt bereits der Name der Pflanze einen Hinweis auf die Wirkung: »Bein« bedeutet Knochen und »well« kommt von »zusammenwallen«, das heißt zusammenwachsen.

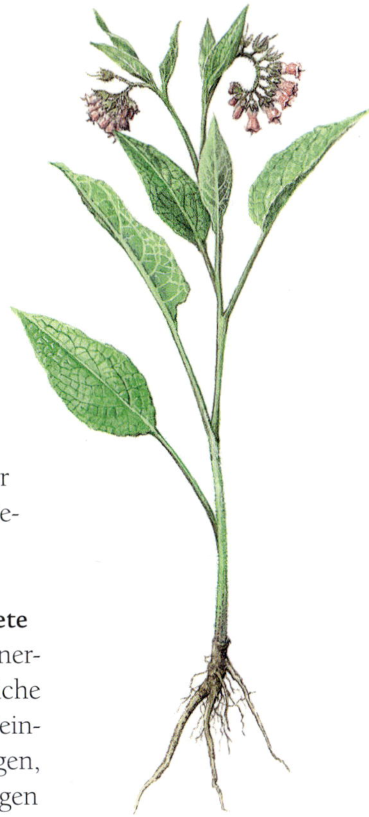

❖ Geschichte

Der Beinwell wurde schon in der Antike zur Heilung von Knochenbrüchen verwendet. Darauf spielt auch der griechische Name der Pflanze an, denn *symphytum* bedeutet so viel wie verbinden, zusammenwachsen lassen. Die große Wertschätzung ihrer antiken Kollegen teilten auch die Klosterärzte: Neben Entzündungen und Geschwüren blieb die Behandlung von Wunden und Knochenbrüchen das bevorzugte Anwendungsgebiet der Pflanze.

❖ Herkunft und Anbau

Der Beinwell gehört zur Familie der Raublattgewächse (Boraginaceen) und ist in Europa heimisch. Er wächst in allen gemäßigten Zonen der Erde, u. a. auch in Westasien, Nordamerika und Australien.

❖ Verwendete Teile und Inhaltsstoffe

In der Heilkunde werden das Kraut und die Wurzel verwendet, die bis zu 1,5 Prozent Allantoin, 30 bis 50 Prozent Schleim- und 2 bis 6 Prozent Gerbstoffe enthalten. Allantoin regt die Durchblutung an und beschleunigt die Zellregeneration. Auch Cholin fördert die Durchblutung, Hämatome bilden sich rascher zurück, verletztes Gewebe heilt schneller.

❖ Anwendungsgebiete

Wissenschaftlich anerkannt ist die äußerliche Anwendung von Beinwell bei Quetschungen, Prellungen, Zerrungen und Verstauchungen sowie bei Sehnen- und Muskelentzündungen. Gute Erfahrungen hat man auch bei Muskelkater, Blut- und Reizergüssen gemacht.

❖ Anwendungsform und Dosierung

Beinwell kann äußerlich als Breiumschlag oder Salbe aufgetragen werden. Da die Salben geringe Mengen an lebertoxischen Pyrrolizidinalkaloiden enthalten, sollte die Anwendungsdauer auf 4 bis 6 Wochen beschränkt bleiben. Die pro Tag aufgetragene Dosis darf nicht mehr als 100 mg von diesen Alkaloiden enthalten.

Gegenanzeigen: Nicht anwenden während der Schwangerschaft und Stillzeit sowie bei Kindern. Nebenwirkungen sind nicht bekannt.

Benediktenkraut Cnicus benedictus L.

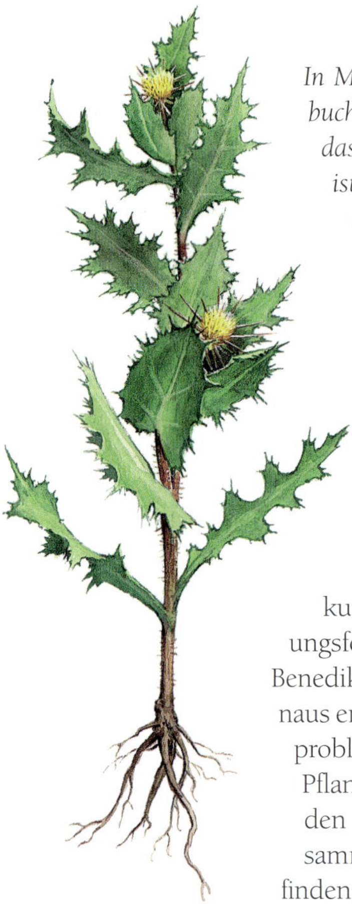

In Mainz erschien 1485 der ›Gart der Gesundheit‹, das erste große deutsche Kräuterbuch, das durchgehend mit Pflanzenabbildungen ausgestattet war. Dort kann man über das Benediktenkraut und seine Wirkung lesen: »Der Meister Galienus (gemeint ist Galen von Pergamon) schreibt in dem 6. Buch ›Von den einfachen Arzneien‹ (›Simplicium pharmacarum‹) in dem Kapitel von ›Cardus benedictus‹, dass die Natur dieses Krautes die verstopften Organe öffnet und durchdringt und den Harnfluss fördert.«

❖ Geschichte

In seiner ›Materia medica‹ berichtet Dioskurides über die verdauungsfördernde Wirkung des Benediktenkrauts. Darüber hinaus empfiehlt er es bei Magenproblemen. Danach ist die Pflanze jedoch lange Zeit in den Herbarien und Rezeptsammlungen nicht mehr zu finden, da man sie von anderen distelartigen Gewächsen nicht klar unterschieden hat. Im 16. Jahrhundert bringt das ›Kräuterbuch‹ von Adam Lonitzer einen ausführlichen Artikel zu »Cardobenedikt«, wie die Pflanze in der Folgezeit dann oft bezeichnet wurde. Die Klosterheilkunde stufte das Benediktenkraut als wärmend ein; damit wirkte es nach damaliger Vorstellung vor allem verdauungsfördernd.

❖ Herkunft und Anbau

Das Echte Benediktenkraut gehört zur Familie der Korbblütler (Asteraceen). Die Pflanze stammt aus dem Mittelmeerraum und wird noch heute in Italien und Spanien angebaut.

❖ Verwendete Teile und Inhaltsstoffe

In der Heilkunde werden die oberirdischen Pflanzenteile des Benediktenkrauts verwendet, die Bitterstoffe, ätherisches Öl und Flavonoide enthalten. Diese Inhaltsstoffe fördern die Sekretion des Speichels und des Magensafts. In Versuchen hat sich herausgestellt, dass auch eine bakterienhemmende Wirkung gegen die aggressiven Eiterbakterien *Staphylokokkus aureus* und *Staphylokokkus faecalis* besteht.

❖ Anwendungsgebiete

Wissenschaftlich anerkannt ist die Anwendung von Benediktenkraut bei Appetitlosigkeit und bei Verdauungsbeschwerden wie Völlegefühl und Blähungen.

❖ Anwendungsform und Dosierung

Benediktenkraut wird am besten als Tee eingesetzt. Dabei sollte die Tagesdosis 4 bis 6 g nicht überschreiten.

Gegenanzeigen: Nicht anwenden bei einer Allergie gegen Korbblütler (wie etwa auch Arnika, Kamille oder Schafgarbe).

Nebenwirkungen: Allergische Reaktionen sind möglich.

Pimpinella saxifraga L. Bibernelle

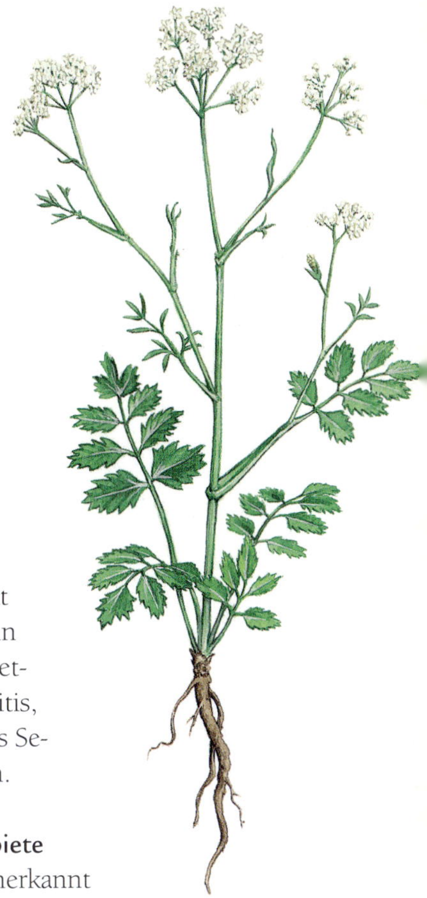

»Pimpinella ist heiß und trocken an dem zweiten Grad. Sie ist besonders gut gegen Vergiftung und nimmt alle Unsauberkeit aus dem Leib. Diese Wurzel mit Wein gekocht und getrunken, nimmt das schlechte vergiftete Blut von dem Herzen, durch das gerne schwere Krankheit (Pestilenz) entsteht. Pimpinella gemischt mit Senfsamen, zu Pulver verarbeitet und mit Essig getrunken, fördert das Schwitzen und zieht die schlechten Säfte heraus (…).« So werden die Heilwirkungen der Bibernelle im ›Gart der Gesundheit‹ beschrieben.

❖ Geschichte

Seit dem frühen Mittelalter gehört die Bibernelle fest zum Reigen der klösterlichen Arzneipflanzen. Nur Hildegard von Bingen spricht ihr eine direkte Heilkraft ab; sie empfiehlt lediglich, die Pflanze zum Schutz vor Dämonen als Amulett um den Hals zu tragen. In anderen kräuterkundlichen Werken der Klosterheilkunde wird die Bibernelle vor allem gegen Beschwerden der Leber, Galle, Nieren und Harnwege, aber auch bei Erkrankungen der Atemwege empfohlen. Im späten Mittelalter und der frühen Neuzeit galt die Pflanze dann sogar als Heilmittel gegen die Pest.

❖ Herkunft und Anbau

Die Bibernelle gehört zur Familie der Doldenblütler (Apiaceen) und ist in fast ganz Europa und Asien zu finden. Sie wächst auf trockenen Wiesen, an Böschungen und warmen Waldrändern. Die Wurzeln werden im Frühjahr oder Herbst geerntet.

❖ Verwendete Teile und Inhaltsstoffe

In der Heilkunde wird – heute wie bereits im Mittelalter – die Wurzel der Bibernelle verwendet. Sie enthält ätherisches Öl und Saponine, die gegen entzündliche Erkrankungen der Atemwege helfen. Der Extrakt aus Bibernellwurzeln stimuliert die Sekretbildung bei Bronchitis, gleichzeitig wird das Sekret flüssig gehalten.

❖ Anwendungsgebiete

Wissenschaftlich anerkannt ist die Anwendung von Bibernellwurzel bei Katarrhen der oberen Atemwege. Sie lindert den Husten und besitzt eine schleimlösende Wirkung.

✦ In der Erfahrungsheilkunde wird die scharf schmeckende Wurzel immer noch zur Förderung der Verdauung eingesetzt.

❖ Anwendungsform und Dosierung

Bei Katarrh hilft die Bibernellwurzel als Teezubereitung oder Tinktur. Die Tagesdosis beträgt 12 g (Wurzel) bzw. 15 ml (Tinktur; 1:5). Gegenanzeigen und Nebenwirkungen sind nicht bekannt.

Bilsenkraut Hyoscyamus niger L.

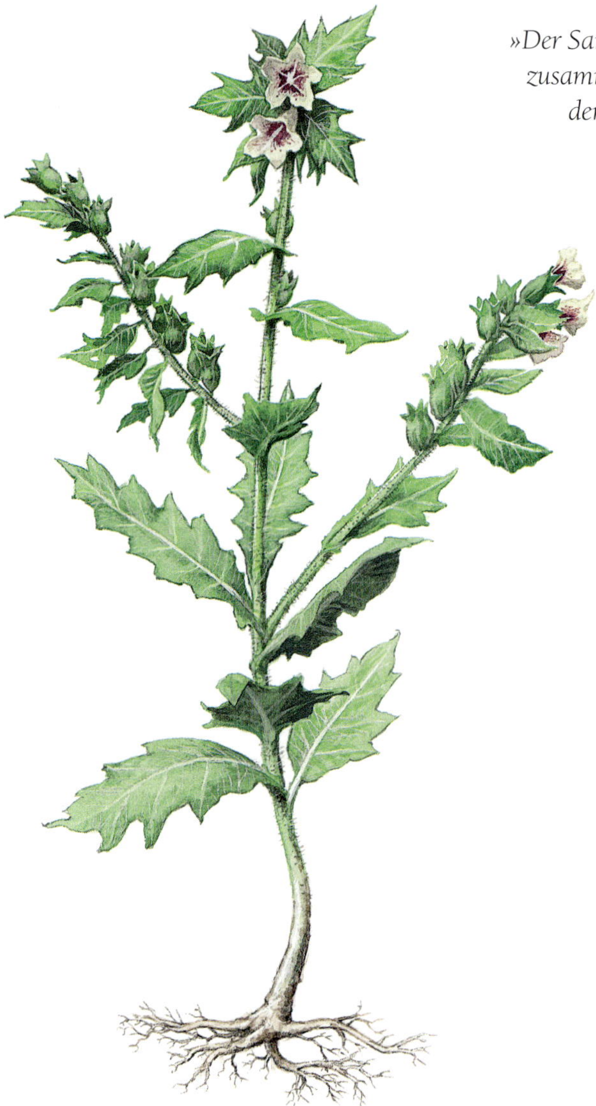

»Der Samen hat größere Kraft als die Blätter. Und er besitzt eine zusammenbindende Wirkung, er tötet auch oder hat die Kraft, den Schlaf zu bringen.« So stellt die ›Leipziger Drogenkunde‹ das Bilsenkraut vor. Bereits einige Jahrzehnte zuvor hatte Konrad von Megenberg in seinem ›Buch der Natur‹, einer Naturenzyklopädie mit vielen medizinischen Hinweisen, ausdrücklich gewarnt: »Den Samen soll man keinem Menschen zu essen geben, denn er tötet und bringt die Krankheit der Vergesslichkeit.«

❖ Geschichte

Das Bilsenkraut ist ein Beispiel dafür, dass die Klosterheilkunde nicht nur mild wirkende, sondern auch hochgiftige Heilpflanzen kennt. Im Altertum wurde Bilsenkraut als Pfeilgift verwendet und zahlreiche Giftmorde sollen auf das Konto des Krauts gegangen sein. Doch wusste man die Pflanze auch schon früh als Arzneimittel zu nutzen: So wurde ihr Samen in altbabylonischer Zeit nachweislich gegen Zahnschmerzen verwendet. Auch der griechische Arzt Dioskurides nennt ein Rezept, demzufolge die Wurzel der Pflanze mit Essig gekocht als Mundspülung bei Zahnschmerzen helfen soll. Diese Beschreibung übernimmt Ende des 11. Jahrhunderts Odo Magdunensis in seinem ›Macer floridus‹, der zusätzlich die äußerliche Anwendung bei Ohrenschmerzen und Geschwülsten sowie Gicht empfiehlt. Blutspeienden rät er sogar zu einem Trank aus Bilsenkraut, weist aber ausdrücklich darauf hin, dass es in zu hoher Dosierung zum Wahnsinn führen kann. Bekannt und berüchtigt war das Kraut im Mittelalter auch deshalb, weil es zu den Rauschdrogen zählte und zur Zauber- und Hexenpflanze schlechthin wurde. Darüber hinaus schrieb man ihm eine stark aphrodisierende Wirkung zu: In den Badestuben des späten Mittelalters wurde Bilsenkrautsamen auf glühende Kohlen gestreut, um eine erotische Stimmung zu erzeugen.

In der Klosterheilkunde galt Bilsenkraut – wie die meisten Giftpflanzen – als in hohem Maße kühlend. Man stellte sich vor, dass die von ihm

ausgehende Kälte bei größerer Dosis so stark sein konnte, dass das Blut in Leber und Herz gefror und der Mensch deshalb starb. Trotzdem wendete man es in Ausnahmefällen auch innerlich an. Aufgrund seiner Qualitäten eignete sich Bilsenkraut nach dem System der alten Medizin bei Hautproblemen, nicht jedoch bei offenen Wunden. Daneben kam es bei starkem Durchfall zum Einsatz, indem man aus einer Mischung aus Bilsenkraut, Essig, Eiweiß und Frauenmilch eine Art Pflaster herstellte und dieses auf den Unterbauch legte: Da man glaubte, dass Durchfall durch zu viel Wärme im Körper entstünde, musste er folgerichtig mit einem kühlenden Kraut behandelt werden.
Von der schlafbringenden Wirkung des Bilsenkrauts machte die mittelalterliche Chirurgie praktischen Gebrauch und nutzte die Pflanze als Narkotikum: Dazu verarbeitete man das Kraut mit Schlafmohn, Alraunenwurzel und weiteren Ingredienzien zu einem Saft, den man auf einen Schwamm träufelte. Vor der Operation musste der Patient diese Mixtur einatmen. Bei richtiger Anwendung konnte es tatsächlich zu einer stark narkotischen Wirkung kommen. Es kam jedoch auch nicht selten vor, dass der Patient nicht mehr erwachte.

❖ Herkunft und Anbau

Das Bilsenkraut gehört zur Familie der Nachtschattengewächse (Solanaceen) und ist damit eine Verwandte von Stechapfel und Tollkirsche, die ebenfalls hochgiftig sind. Die ein- bis zweijährige Pflanze ist in ganz Europa und Asien, aber auch in Nordafrika verbreitet, in Nordamerika und Australien wurde sie eingebürgert. Bilsenkraut steht unter Naturschutz und wurde in die Rote Liste der gefährdeten Pflanzen aufgenommen.

❖ Verwendete Teile und Inhaltsstoffe

Heute werden nur noch die oberirdischen Teile des Bilsenkrauts in der Heilkunde verwendet. Die medizinisch wichtigen Inhaltsstoffe sind Alkaloide (darunter auch die Giftstoffe Scopolamin und Hyoscyamin), die krampflösend auf die Muskulatur des Verdauungstrakts wirken. Daneben beruhigt Bilsenkraut das zentrale Nervensystem.

❖ Anwendungsgebiete

Wissenschaftlich anerkannt ist die Anwendung von Bilsenkraut bei starken Krämpfen im Darmbereich.

✦ In der Erfahrungsheilkunde wird es auch bei nervösen Herzbeschwerden eingesetzt.

❖ Anwendungsform und Dosierung

Bilsenkraut kann wegen seiner gefährlichen Neben- und Wechselwirkungen nur nach Absprache mit dem Arzt verwendet werden. Auf dem Markt sind Fertigpräparate nicht mehr erhältlich.
Nebenwirkungen: Eine Überdosierung von Bilsenkraut kann Schwindel, Erbrechen und Krämpfe auslösen und sogar den Tod zur Folge haben. Gegenanzeigen sind nicht bekannt.
Wechselwirkungen: Bilsenkraut verstärkt die Wirkung von Antidepressiva und Antihistaminika (Antiallergika).

Birke Betula pendula ROTH

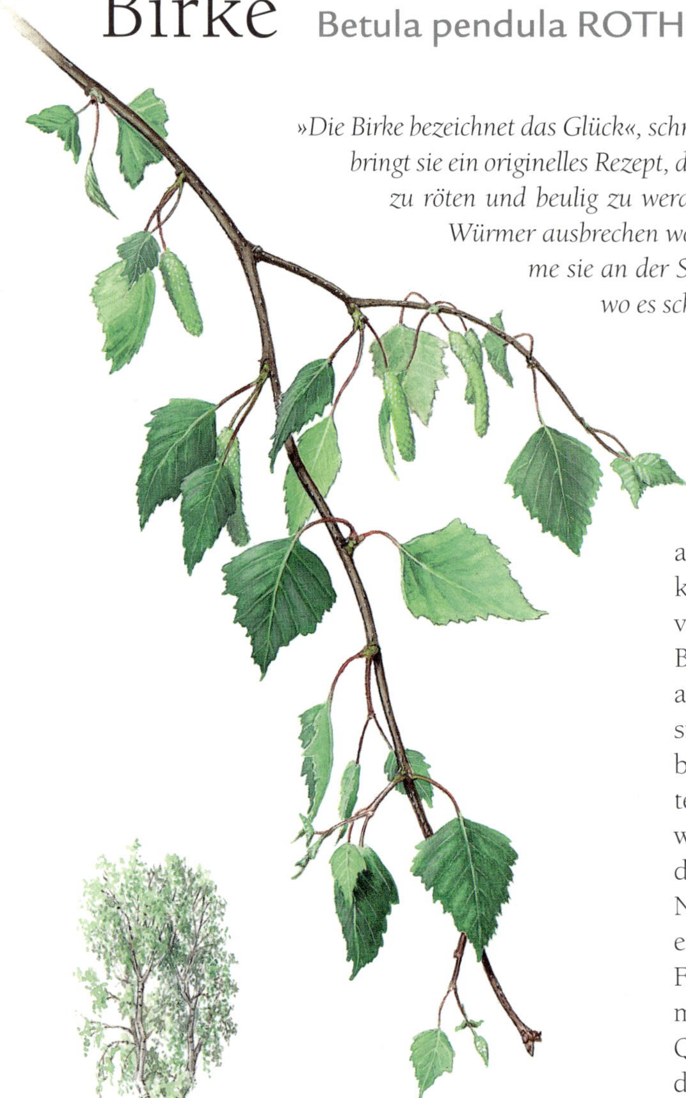

»Die Birke bezeichnet das Glück«, schreibt Hildegard von Bingen. Bei ihren Empfehlungen bringt sie ein originelles Rezept, das Rötungen der Haut betrifft: »Wenn die Haut sich zu röten und beulig zu werden beginnt, als ob eine Geschwulst entstehen und Würmer ausbrechen wollten, nehme er die Knospen des Baumes und wärme sie an der Sonne oder am Feuer. Man lege sie so an die Stelle, wo es schmerzt und binde ein Tuch darum.«

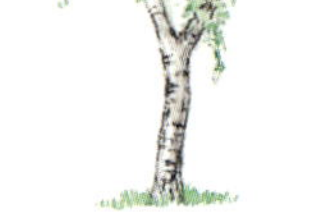

❖ Geschichte

Da sie eher in nördlichen Breiten vorkommt, war die Birke den Griechen und Römern als Arzneipflanze noch nicht bekannt. Lediglich Plinius berichtet, dass die Gallier aus dem klebrigen Birkensaft eine Art Gummi herstellten, den man auch als Pflaster verwendete. In den frühen Werken der Klostermedizin sucht man den Baum vergebens. Wieder einmal scheint Hildegard von Bingen die Erste gewesen zu sein, die die Birke als Arzneimittel nennt. Nach der Äbtissin setzten sich Albertus Magnus und Konrad von Megenberg im 13. und 14. Jahrhundert in ihren Kräuterbüchern mit der Birke auseinander. Vor allem wurde der süße Saft, den man im Frühjahr aus der Rinde »zapfte«, als wirksames Mittel gegen Nierensteinbildung und bei Leberbeschwerden empfohlen. Er sollte auch bei Mundfäule und bei Flecken auf der Haut Linderung bringen. Die mittelalterlichen Autoren waren sich über die Qualitäten der Birke allerdings nicht einig: Hildegard von Bingen, die offensichtlich von der Heilkraft des Baumes überzeugt war, bezeichnet ihn als wärmend und empfiehlt seinen Saft bei Hautkrankheiten. Im Gegensatz dazu führt Konrad von Megenberg in seinem ›Buch der Natur‹ die weiße Rinde auf die Feuchtigkeit zurück und charakterisiert die Birke als kühlend und feucht. Magische Kräfte wurden dem Holz am Übergang vom Mittelalter zur Neuzeit nachgesagt: Hexenbesen waren angeblich immer aus Birkenreisig gebunden.

❖ Herkunft und Anbau

Die Birke gehört zur Familie der Birkengewächse (Betulaceen) und ist in den gemäßigten Zonen Europas und Asiens heimisch. Der sommergrüne, bis zu 25 Meter hohe Baum zeichnet sich durch seine auffällige Rinde aus, die erst braun ist, dann leuchtend weiß wird und später stark nachdunkelt. Die Birke kann auch in sehr feuchtem Gelände überleben, da sie wegen ihres hohen Harzgehalts überaus widerstandsfähig ist. Sie blüht von April bis Mai, ihre frischen Blätter werden im Mai und Juni gesammelt und an einem luftigen und schattigen Ort getrocknet.

❖ Verwendete Teile und Inhaltsstoffe

In der Heilkunde werden heute fast ausschließlich die Blätter der Birke verwendet, während man früher auch die Rinde, die Knospen und das Harz nutzte. Die Blätter besitzen vor allem Flavonoide, aber auch Salicylsäure-Verbindungen, Vitamin C, Gerb- und Bitterstoffe sowie Harze. Ihre entwässernde (diuretische) Wirkung wird von der Forschung auf die Flavonoide zurückgeführt, wobei der relativ hohe Vitamin-C-Gehalt vermutlich unterstützend wirkt.

❖ Anwendungsgebiete

Wissenschaftlich anerkannt ist die Anwendung von Birkenblättern als nierenanregendes Mittel für eine Durchspülungstherapie der Harnwege bei bakteriellen, entzündlichen und von Krämpfen begleiteten Erkrankungen, aber auch zur unterstützenden Behandlung rheumatischer Beschwerden.

✦ In der Erfahrungsheilkunde ist die Birke ein beliebtes und häufig verwendetes Heilmittel. Hier wird Birkenblättertee bei Rheuma, Gicht, Wassersucht, Nierensteinen und Hautkrankheiten getrunken. Eine Tinktur aus den Knospen des Baumes wird bei Fieber, Magenbeschwerden und äußerlich als Wundheilmittel verwendet. Ob die Blätter allerdings bei Hautausschlag eine Wirkung zeigen, ist wissenschaftlich nicht belegt.

❖ Anwendungsform und Dosierung

Birkenblätter sind wegen ihrer harntreibenden Wirkung ein fester Bestandteil in stoffwechselanregenden Teemischungen, die oft bei Rheuma, Gicht und Hautkrankheiten eingesetzt werden. Wegen der enthaltenen Gerbstoffe werden sie außerdem bei Magen- und Darmbeschwerden angewendet. Erhältlich sind Birkenblätter auch in Form von Frischpflanzenpresssaft, Tropfen, Kapseln und Dragees.

✦ Zur Durchspülungstherapie bei einem Harnwegsinfekt empfehlen sich Teezubereitungen aus Birkenblättern. Die Tagesdosis beträgt 6 bis 10 g.

Teezubereitung:

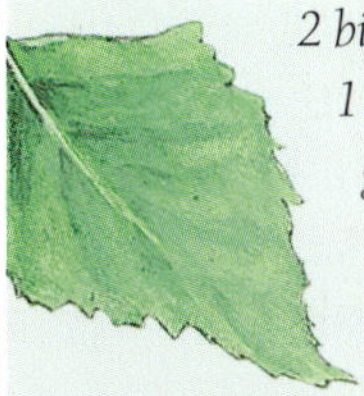

2 bis 3 Teelöffel Birkenblätter mit 1 Tasse kochendem Wasser übergießen, 10 Minuten ziehen lassen und abseihen. Täglich 3- bis 4-mal 1 Tasse trinken, jeweils 1 Glas Wasser nachtrinken.

✦ Bei der Anwendung von Birkenblättern sollte immer darauf geachtet werden, dass ausreichend Flüssigkeit zugeführt wird (keine alkoholischen und koffeinhaltigen Getränke).

Gegenanzeigen: Eine Durchspülungstherapie auf keinen Fall bei Ödemen infolge von Herzschwäche oder Niereninsuffizienz vornehmen. Nebenwirkungen sind nicht bekannt.

Blutwurz Potentilla erecta (L.) RAEUSCH.

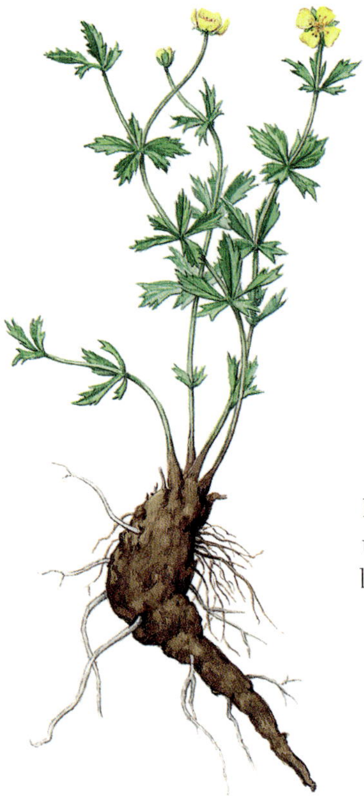

Die ›Leipziger Drogenkunde‹ vergleicht die Blutwurz, die hier »Bistorta« genannt wird, mit Galgant und Ingwer. Danach wird folgendes Rezept empfohlen: »Gegen das Speien, das von einer Krankheit oder von der Hitze der Cholera (starker Durchfall) kommt: Bereite eine Mischung aus dem Pulver der Bistorta und dem Eiweiß eines Eies zu, koche das auf einem heißen Ziegelstein und gib das dem Kranken.«

❖ Geschichte

In den Herbarien und Rezeptsammlungen des Mittelalters wurden mit dem Namen Blutwurz verschiedene Pflanzen bezeichnet, u. a. auch die heutige *Potentilla erecta*. Ihr wurden vor allem blutungsstillende Eigenschaften zugesprochen – ein therapeutischer Effekt, auf den nach der Signaturenlehre ihr blutrot gefärbter Wurzelstock hindeutet. Hildegard von Bingen empfiehlt die Pflanze wegen ihrer stopfenden Wirkung, außerdem gegen Krankheiten, die von verdorbenen Speisen herrühren, sowie gegen Durchfall: ein Anwendungsgebiet, das sich bis in unsere Tage erhalten hat.

❖ Herkunft und Anbau

Die Blutwurz, auch »Tormentill« genannt, gehört zu den Rosengewächsen (Rosaceen) und ist in ganz Europa verbreitet. Man findet sie häufig auf Heiden, Waldlichtungen und an Böschungen.

❖ Verwendete Teile und Inhaltsstoffe

In der Heilkunde wird der Wurzelstock der Blutwurz verwendet, der reich an Gerbstoffen ist und daher bakterienhemmend und zusammenziehend (adstringierend) wirkt. Mit einem 15- bis 20-prozentigen Gerbstoffanteil gilt die Blutwurz als das mit Abstand stärkste Gerbstoffmittel der Kräuterheilkunde.

❖ Anwendungsgebiete

Wissenschaftlich anerkannt ist die innerliche Anwendung von Blutwurz bei akutem Durchfall sowie die äußerliche Anwendung bei Schleimhautentzündungen im Mund- und Rachenraum.

❖ Anwendungsform und Dosierung

Zur Behandlung von Entzündungen im Mund- und Rachenraum empfiehlt sich Blutwurz-Tinktur bzw. ein lauwarmer Teeaufguss zum Gurgeln oder Spülen. Bei Durchfall besonders wirksam ist Blutwurz-Pulver, wobei die Tagesdosis von 6 g nicht überschritten werden sollte.

Vorsicht: Bei Durchfall, der länger als 3 bis 4 Tage anhält, ist unbedingt ein Arzt aufzusuchen.

Nebenwirkungen: Bei sehr empfindlichem Magen können leichte Beschwerden auftreten.

Trigonella foenum-graecum L. Bockshornklee

Albertus Magnus schreibt im 13. Jahrhundert in seinem Pflanzenbuch über den Bockshornklee: »Er ist wärmend und trocknend und dennoch nicht frei von überflüssiger Feuchtigkeit. Seine Wirkkraft ist verdauend und lindernd. (…) Er hilft bei Einrissen und Abszessen wegen seiner Schleimigkeit; Bockshornklee bewirkt eine gute Farbe und guten Mundgeruch, aber macht üblen Schweiß am Kopf. Er löst harte schleimige Abszesse auf, lindert sie und lässt sie reifen; er reinigt von Kopfschuppen, wenn man eine Abwaschung mit ihm macht. Er ist gut für diejenigen, die an Hämorrhoiden leiden.«

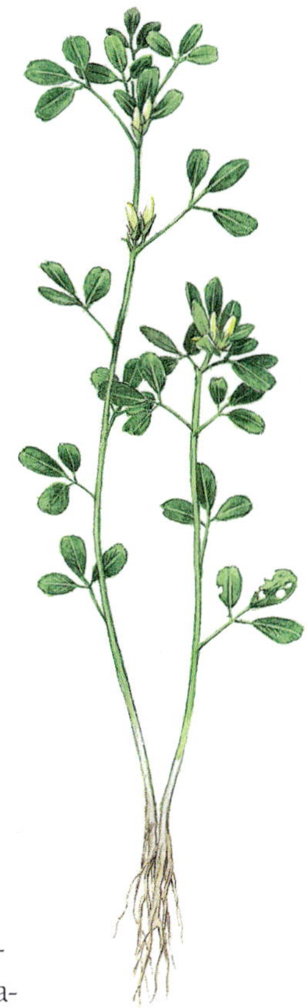

❖ Geschichte

Schon im Altertum spielte der Bockshornklee in Ägypten und im Mittelmeerraum als Arzneipflanze eine wichtige Rolle. Nachdem er im Mittelalter auch nördlich der Alpen kultiviert wurde, fand er bald seinen festen Platz in den kräuterkundlichen Schriften der Klostermedizin. Eine außerordentliche Heilkraft wurde vor allem den Samen des Bockshornklees zugesprochen. Sie wurden im Mittelalter vielfältig gegen Fieber, Brust- und Lebererkrankungen, als Abführ- und Hustenmittel sowie zur Behandlung von Geschwüren eingesetzt.

❖ Herkunft und Anbau

Bockshornklee gehört zur Familie der Schmetterlingsblütler (Fabaceen) und wächst wild rund um das Mittelmeer bis nach Zentralasien. Charakteristisch für die stark riechende Pflanze sind die Fruchthülsen, die die Samen enthalten und in der Form den Hörnern eines Ziegenbocks ähneln.

❖ Verwendete Teile und Inhaltsstoffe

In der Heilkunde werden die Samen des Bockshornklees verwendet. Sie enthalten Schleimstoffe (30 Prozent), Proteine, fette und ätherische Öle, Eisen, Saponine und Bitterstoffe, die zusammenziehend (adstringierend), schmerzlindernd und stoffwechselfördernd wirken.

❖ Anwendungsgebiete

Wissenschaftlich anerkannt ist die innerliche Anwendung von Bockshornkleesamen bei Appetitlosigkeit sowie die äußerliche Anwendung bei lokalen Hautentzündungen wie Ekzemen oder Furunkeln.

✦ In der Erfahrungsheilkunde wird der Samen innerlich zur Milchbildung und bei Diabetes empfohlen, äußerlich gegen Schuppen.

❖ Anwendungsform und Dosierung

Der Tee aus Bockshornkleesamen wird als Kaltwasserauszug zubereitet. Die Tagesdosis beträgt 6 g. Für äußerliche Anwendungen werden die pulverisierten Samen als Breiumschlag aufgelegt. **Nebenwirkungen:** Bei häufiger äußerlicher Anwendung kann es zu Hautreaktionen kommen. Gegenanzeigen sind nicht bekannt.

Borretsch Borago officinalis L.

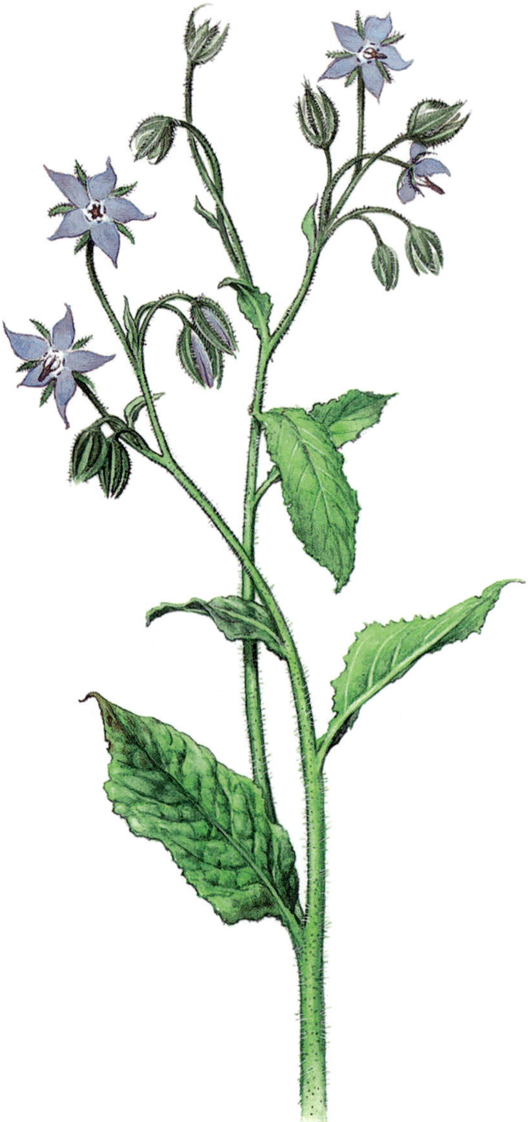

Die ›Leipziger Drogenkunde‹ äußert sich sehr positiv über die heilenden Eigenschaften des Borretsches: »Er ist ein gemeines Kraut, das hat scharfe Blätter. (...) Der Borretsch bereitet vor allem gutes Blut. Wegen seiner Wirkung ist Borretsch gut den Herzkranken, denjenigen, die leicht in Ohnmacht fallen, und den Melancholikern, wenn sie den Borretsch mit Fleisch essen. Ein einfaches Rezept: ›Borago‹ in Wein gelegt und getrunken macht den Menschen fröhlich und stärkt das Herz.«

❖ Geschichte

Als Arzneipflanze kam dem Borretsch erst im hohen Mittelalter eine gewisse Bedeutung zu. Die antiken Autoren, aber auch die frühe Klosterheilkunde scheinen ihm keine besondere Beachtung geschenkt zu haben, obwohl er als Küchenkraut schon in spätantiker Zeit auch nördlich der Alpen angebaut wurde. Vermutlich war Constantinus Africanus, Händler aus Nordafrika und später Benediktinermönch auf dem Monte Cassino, der Erste, der sich im 11. Jahrhundert in seinem Kräuterbuch ›Liber de gradibus‹ (›Von den Graden‹) mit dem Borretsch befasste. Ein Jahrhundert später wird die Pflanze in der großen Arzneimittellehre der Medizinschule von Salerno, dem ›Circa instans‹, und in der ›Physica‹ Hildegards von Bingen genannt. Zu den Anwendungsgebieten zählt die Äbtissin u.a. innere Geschwüre und »dämpfige Brust«, worunter ein asthmatisches Lungenleiden mit Atemnot zu verstehen ist. Zudem gibt sie ein Rezept bei »Verdunklung der Augen« an – eine Empfehlung, mit der Hildegard nicht allein dasteht, denn in späteren Werken hieß der Borretsch auch »Augenzier«.

Die Klosterheilkunde stufte den Borretsch als wärmend und feucht ein. Im 15. Jahrhundert wurde er zudem bei Ohnmachts- und Schwindelanfällen empfohlen. Vermutlich lässt sich so auch erklären, warum Wein, in den man Borretschblätter eingelegt hatte, noch in jüngerer Zeit als Stärkungsmittel getrunken wurde.

Herkunft und Anbau

Der Borretsch gehört zur Familie der Raublattgewächse (Boraginaceen) und wuchs ursprünglich wild in Zentralasien und im Mittelmeerraum. In nördliche Gefilde wurde er über den Anbau als Gewürzkraut eingeführt.

Verwendete Teile und Inhaltsstoffe

Als Arzneipflanze spielt der Borretsch nur noch eine geringe Rolle, vielmehr wird er wegen seines gurkenähnlichen Geschmacks vor allem als Küchenkraut geschätzt. Während in der Heilkunde früher das Kraut und die Blüten verwendet wurden, nutzt man heute den Borretschsamen bzw. das aus ihm gewonnene Öl. Dieses Öl enthält neben anderen Stoffen die ungesättigte Gamma-Linolensäure, die die Bildung von entzündungshemmenden und krampflösenden Stoffen im Körper unterstützt. Von der im Borretsch enthaltenen Kieselsäure vermutet man außerdem, dass sie das Wachstum von Haaren und Nägeln fördert und anregend auf den gesamten Stoffwechsel wirkt.

Anwendungsgebiete

Für die erfolgreiche Anwendung von Borretschsamenöl bei Neurodermitis hat die Wissenschaft mittlerweile plausible Erklärungen gefunden: Bei vielen Menschen, die unter dieser Hautkrankheit leiden, wurde ein Enzymdefekt festgestellt, der dazu führt, dass sie keine Gamma-Linolensäure bilden können. Man nimmt an, dass dieser Mangel für die Entstehung von Neurodermitis mit verantwortlich ist. Da Borretschsamenöl gut 20 Prozent Gamma-Linolensäure enthält, kann der Enzymdefekt durch seine regelmäßige Einnahme als Nahrungsergänzungsmittel ausgeglichen werden.

✦ In der Erfahrungsheilkunde werden Wunden mit Borretschblättern behandelt, um Entzündungen zu verhindern. Als Heilmittel bei ermüdeten Augen wird ein Aufguss der Blätter empfohlen, den man als Kompresse auflegt. In Milch eingelegt, sollen frische Borretschblätter zudem bei Nervosität, Herzklopfen und Melancholie hilfreich sein.

Anwendungsform und Dosierung

Das sehr leicht verderbliche Borretschsamenöl ist in Kapseln abgefüllt im Handel; für jede Anwendung sollte es jeweils frisch aus einer Kapsel genommen werden. Die Tagesdosis beträgt mindestens 1 g Öl.

Vorsicht: Im Gegensatz zum Borretschsamenöl dürfen Borretschblüten und -kraut nicht über einen längeren Zeitraum angewendet werden, da beide wechselnde Mengen an Pyrrolizidinalkaloiden enthalten. In Tierversuchen wurde bei diesen Alkaloiden eine krebserregende Wirkung nachgewiesen. Allerdings dürften keine Einwände gegen eine sparsame Verwendung als Küchenkraut bestehen.

Für das Borretschsamenöl sind Gegenanzeigen und Nebenwirkungen nicht bekannt.

Große und Kleine Brennnessel

Urtica dioica L. und Urtica urens L.

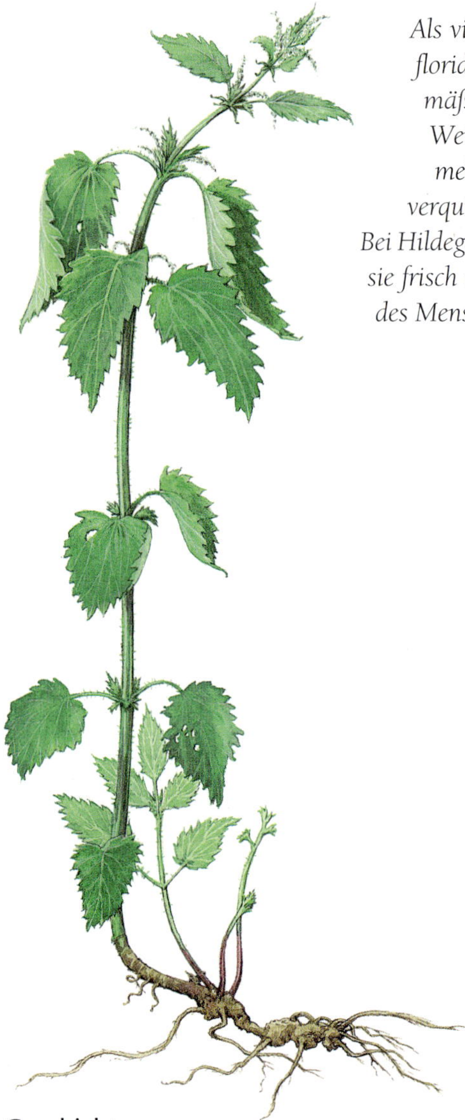

Als vierte Pflanze behandelt Odo Magdunensis in seinem ›Macer floridus‹ die Brennnessel und schreibt: »Ihre Brennkraft ist unmäßig groß und deshalb trägt sie den Namen zu Recht. (…) Mit Wein genossen, erregt der Nesselsamen die Liebeskraft, noch mehr sogar, wenn du die Pflanze zerreibst, mit Honig und Pfeffer verquickst und dann mit Wein auf die vorgenannte Weise trinkst.« Bei Hildegard von Bingen heißt es zur Wirkung der Brennnessel: »Wenn sie frisch aus der Erde sprießt, ist sie gekocht nützlich für die Speisen des Menschen, weil sie den Magen reinigt.«

❖ Geschichte

Die häufig als lästiges Unkraut verunglimpfte Brennnessel ist eine Heilpflanze mit langer Tradition. In der Antike geht Plinius in seiner ›Naturalis historia‹ auf ihre brennenden Eigenschaften ein und empfiehlt die jungen Pflanzen als wohlschmeckendes Gemüse. Dioskurides lobt sie gegen Drüsenschwellungen, Lungenentzündung, Geschwüre und Furunkel. Im Laufe des Mittelalters übernahmen die Kräuterbuchautoren die antiken Heilanwendungen. Häufig praktiziert wurde auch die Abreibung der Haut mit frischen Brennnesseln zur Behandlung von rheumatischen Erkrankungen. Im 13. Jahrhundert berichtet Albertus Magnus Neues von der Brennnessel: Bei ihm findet man Rezepte mit Brennnesselfrüchten, die gegen Asthma helfen sollen. Die stark brennende Pflanze wurde in der Klosterheilkunde als wärmend und trocknend eingestuft, wobei dem Samen (gemeint sind die Früchte) weniger Kraft zugesprochen wurde als den Blättern. Neben der oben zitierten Wirkung als Aphrodisiakum wurde Brennnesselsamen auch als fruchtbarkeitsfördernd beschrieben. Zudem war die Brennnessel ein oft gebrauchtes Mittel bei Halsentzündungen und Husten, dank ihrer harntreibenden Wirkung ließ man sie auch bei Steinleiden heilend eingreifen. Nach der Signaturenlehre, wonach Pflanzen bei im Aussehen ähnlichen Beschwerden hilfreich sein sollten, wurde die Brennnessel wegen ihrer feinen Härchen auch als Haarwuchsmittel verwendet.

Herkunft und Anbau

Die Große und Kleine Brennnessel gehören zur Familie der Nesselgewächse (Urticaceen). Die Große Brennnessel kann bis zu 1,50 Meter hoch werden, die Kleine nur 45 Zentimeter. Obwohl die beiden Arten sich in ihren Inhaltsstoffen und Anwendungsgebieten kaum unterscheiden, wird in der Kräuterheilkunde meist die Große Brennnessel verwendet. Sie wächst vor allem an Wegrändern, Zäunen, Schuttplätzen und Gräben. Für den Arzneimittelgebrauch wird die Pflanze vorwiegend aus Wildvorkommen in Mittel- und Osteuropa gesammelt.

Verwendete Teile und Inhaltsstoffe

Die moderne Heilkunde nutzt die Brennnesselfrüchte kaum noch. Neben den bewährten Blättern und dem Kraut ist das Interesse der Forschung in jüngster Zeit zunehmend auf die Wurzel gerichtet. Blätter, Kraut und vor allem die Wurzel enthalten Kaffeoylchinasäuren (darunter die seltene Kaffeoyläpfelsäure), ungesättigte Fettsäuren, Kieselsäure und Mineralsalze wie Kalium und Kalzium, die eine entzündungshemmende und entwässernde (diuretische) Wirkung haben.

Anwendungsgebiete

Wissenschaftlich anerkannt ist die innerliche Anwendung von Brennnesselkraut und -blättern bei Harnwegsinfekten sowie zur Vorbeugung und Behandlung von Nierengrieß. Innerlich und äußerlich angewendet, kann man mit Brennnesseln rheumatische Beschwerden lindern.

✦ Die Brennnesselwurzel wird erst seit kurzem chemisch untersucht. Die innerliche Anwendung der Wurzel (als Fertigextrakt) ist bei Prostatabeschwerden wissenschaftlich anerkannt. Bei ihrer Einnahme kommt es zu einer Erhöhung des Harnflusses und einer Senkung der Restharnmenge.

Anwendungsform und Dosierung

Brennnesselblätter sind ein beliebter Bestandteil von Teemischungen, die gegen Gallen- und Leberbeschwerden sowie gegen Gicht und Rheuma eingesetzt werden. Zur Durchspülungstherapie kann man auch allein aus den Blättern oder der Wurzel einen Tee zubereiten. Dabei sollte die Tagesdosis von 12 g (Blätter) bzw. 6 g (Wurzel) nicht überschritten werden.

Teezubereitung:

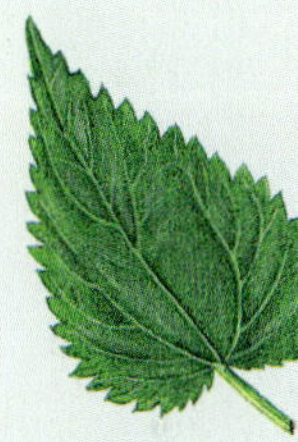

1 bis 2 Teelöffel Brennnesselblätter mit 1 Tasse kochendem Wasser übergießen, 10 Minuten ziehen lassen und abseihen. Über den Tag verteilt 3 Tassen trinken. Zur Unterstützung der Durchspülung zu jeder Tasse Tee 1 Glas Wasser trinken.

✦ Brennnesselblätter sind auch als Frischpflanzenpresssaft und in Form von Fertigpräparaten als Tropfen und Kapseln erhältlich. Als entgiftende Frühjahrskur eignet sich Brennnesselsaft hervorragend zur Stimulierung des gesamten Stoffwechsels.

Nebenwirkungen: Bei der Anwendung von Brennnesselwurzel kann es zu leichten Magen-Darm-Beschwerden kommen.
Gegenanzeigen sind nicht bekannt.

Brombeere Rubus fruticosus L.

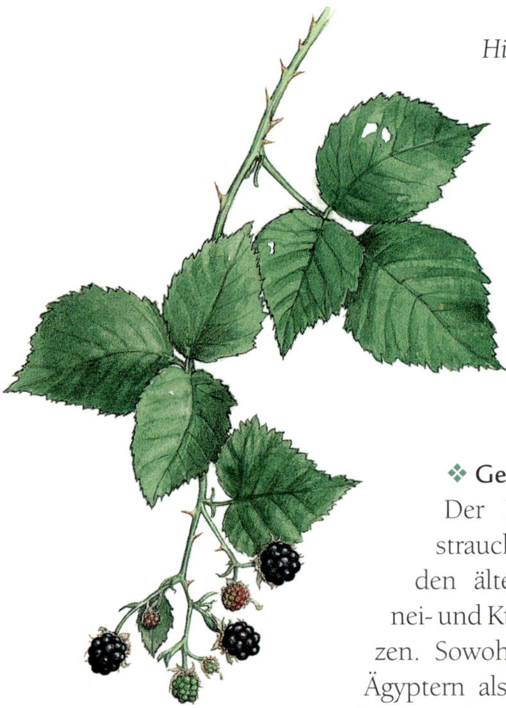

Hildegard von Bingen behandelt den Brombeerstrauch interessanterweise bei den Kräutern: »Der Brombeerstrauch, an dem die Brombeeren wachsen, ist mehr warm als kalt. Und wenn jemand an der Zunge Schmerzen hat, sodass diese aufschwillt oder Geschwüre hat, dann lasse er seine Zunge mit Brombeere oder mit einem mäßigen Aderlass einschneiden, damit die Flüssigkeit herauskommt. (...) Die Frucht aber, die Brombeere, die sich am Strauch entwickelt, schädigt weder den gesunden noch den kranken Menschen, und sie wird leicht verdaut; aber ein Heilmittel wird in ihr nicht gefunden.«

❖ Geschichte

Der Brombeerstrauch zählt zu den ältesten Arznei- und Kulturpflanzen. Sowohl bei den Ägyptern als auch bei den Griechen und Römern war er in der Heilkunde bekannt. Dioskurides empfiehlt einen Tee aus den Spitzen der Triebe bei Durchfall und starker Monatsblutung. In seiner ›Materia medica‹ findet man weitere typische Anwendungsgebiete, die von den mittelalterlichen Autoren und der Klosterheilkunde übernommen wurden: so etwa der Einsatz als entzündungshemmendes Mittel bei Geschwüren, Brandwunden und Warzen oder als Heilpflanze gegen Brusterkrankungen sowie zur Kräftigung des Zahnfleisches.

❖ Herkunft und Anbau

Der Brombeerstrauch gehört zu den Rosengewächsen (Rosaceen) und ist eine Sammelart, die Hunderte von Kleinarten umfasst. Er liebt kalkarme, feuchte Böden und gedeiht in lichten Wäldern und an sonnigen Hängen.

❖ Verwendete Teile und Inhaltsstoffe

In der Heilkunde werden nicht die Früchte, sondern die Blätter des Brombeerstrauchs verwendet. Sie enthalten vor allem Flavonoide, etwas Vitamin C, Pflanzensäuren und Gerbstoffe, die für die leicht zusammenziehende (adstringierende) Wirkung verantwortlich sind.

❖ Anwendungsgebiete

Wissenschaftlich anerkannt ist die Anwendung von Brombeerblättern bei akuten Durchfallerkrankungen sowie bei leichten Schleimhautentzündungen im Mund- und Rachenraum.

✦ In der Erfahrungsheilkunde werden Brombeerblätter auch bei Husten und Menstruationsbeschwerden eingesetzt.

❖ Anwendungsform und Dosierung

Bei Durchfall helfen Brombeerblätter als Teeaufguss, der abgekühlt auch zum Gurgeln und Spülen bei entzündeten Schleimhäuten verwendet werden kann. Die Tagesdosis beträgt 4,5 g. Bei Husten empfiehlt sich eine Teemischung mit Huflattich, Spitzwegerich und Lindenblüten.
Gegenanzeigen und Nebenwirkungen sind nicht bekannt.

Nasturtium officinale R. BR. Brunnenkresse

Im ›Macer floridus‹ findet man folgendes Rezept zur Brunnenkresse: »Man sagt, dass die Brunnenkresse wärmende, trocknende Kräfte besitzt. (...) Kochst du das Kraut oder auch den Samen mit frischer Ziegenmilch und nimmst den Trunk lau zu dir, so muss ein jeder Schmerz, der deine Brust beklemmt, sich legen. Und wenn du den Samen in lauem Wasser stampfst und trinkst, so macht er, wie es heißt, den harten Leib ganz weich. Mit Honig verzehrt, bezähmt der Samen aber deinen Husten.«

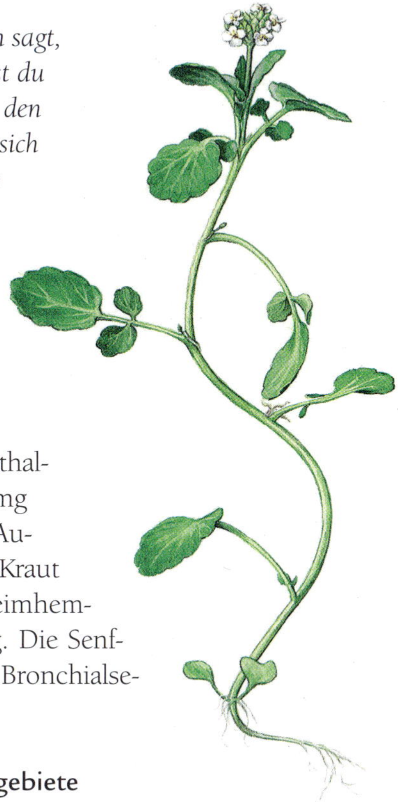

❖ Geschichte

Als Heilpflanze wurde die Brunnenkresse schon in der Spätantike genutzt. Dioskurides beschreibt die Wirkung des Krauts als harntreibend und empfiehlt es gegen Leber- und Sonnenbrandflecken. Auch das mittelalterliche ›Lorscher Arzneibuch‹ nennt die Brunnenkresse als Heilpflanze bei Hautproblemen. Von der Klostermedizin wurden der Brunnenkresse wärmende und trocknende Wirkungsqualitäten zugeschrieben. Daraus ergab sich nach damaliger Vorstellung zudem die Anwendung des Krauts bei Erkrankungen der Leber, des Magen-Darm-Bereichs und der Atemwege. Von diesen Indikationsgebieten ist Letzteres auch von der modernen Forschung bestätigt worden.

❖ Herkunft und Anbau

Die Brunnenkresse zählt zu den Kreuzblütlern (Brassicaceen) und bevorzugt feuchte Gebiete. Die mehrjährige Staude ist weltweit verbreitet.

❖ Verwendete Teile und Inhaltsstoffe

In der Heilkunde wird das Kraut der Brunnenkresse verwendet. Es enthält Senfölglykoside, aus denen die scharf schmeckenden Senföle gewonnen werden. Die frische Pflanze ist reich an Vitamin C: 100 g enthalten über 80 mg Ascorbinsäure. Außerdem hat das Kraut eine leicht keimhemmende Wirkung. Die Senföle regen die Bronchialsekretion an.

❖ Anwendungsgebiete

Wissenschaftlich anerkannt ist die Anwendung von Brunnenkressekraut bei Katarrhen der oberen Atemwege.

✦ In der Erfahrungsheilkunde wird es auch bei Entzündungen der Harnwege eingesetzt.

❖ Anwendungsform und Dosierung

Da Brunnenkresse beim Trocknen einen Großteil ihrer Wirkstoffe verliert, sollte man das Kraut als Salat oder Frischpflanzenpresssaft zu sich nehmen (Tagesdosis: 60 bis 100 ml).

Gegenanzeigen: Brunnenkresse sollte nicht über längere Zeit eingenommen werden, da ihr Senföl die Magenschleimhaut reizt.

Nebenwirkungen: In seltenen Fällen kann es zu Magen-Darm-Beschwerden kommen.

Dill Anethum graveolens L.

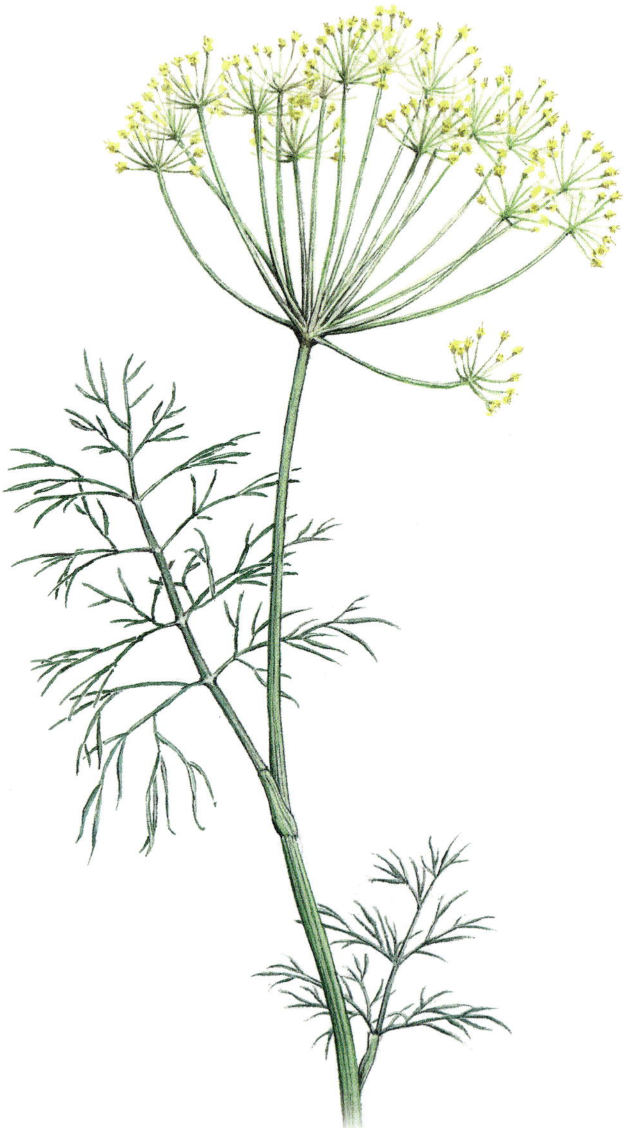

»Muttermilch bis zum Überfluss spendet die Pflanze, abgekocht genossen; ferner vertreibt sie alle Magenleiden (...), wenn der Kranke von dieser Abkochung drei Becher lau trinkt. Dies führt ein Aufrülpsen herbei, welches anzeigt, dass sich der Magenmund geöffnet hat und die schädliche Windblähung so entwichen ist.« So beginnt Odo Magdunensis in seinem ›Macer floridus‹ das Kapitel zum Dill.

❖ Geschichte

Der Dill ist nicht nur ein seit alters beliebtes Gewürzkraut, er hat auch als Heilpflanze eine lange Geschichte. So wurde er etwa in der ägyptischen Medizin gegen Kopfschmerzen eingesetzt. Dioskurides notiert in seiner ›Materia medica‹ aus spätantiker Zeit, dass Dill gegen Bauch- und Kopfschmerzen hilfreich sei. Als linderndes Kraut gegen ebendiese Beschwerden empfiehlt ihn auch das ›Lorscher Arzneibuch‹ aus der Zeit Karls des Großen. Hier findet man aber bereits ein weitaus breiteres Spektrum an Heilanzeigen: bei Magen- und Verdauungsbeschwerden sowie bei Husten und Lungenleiden. Ungewöhnliches weiß Hildegard von Bingen über den Dill zu berichten: Bei ihr liest man, dass er den Menschen traurig mache und es nicht gut sei, ihn roh zu essen. Gekocht könne er jedoch die Gicht zurückdrängen und die Sinnes- und Fleischeslust unterdrücken. Mit dieser Beobachtung steht die Äbtissin allerdings gegen andere Überlieferungen der Klosterheilkunde und auch gegen das moderne Wissen. In späteren Werken wurde Dill vornehmlich bei Verdauungsbeschwerden empfohlen, aber auch immer wieder bei Wunden, Geschwüren, Hämorrhoiden und mangelnder Muttermilch. Albertus Magnus führt in seinem Kräuterbuch aus, dass Dill eine schmerzlindernde Wirkung habe und Blähungen zerstreue. Sein Öl mache bereit zu schlafen und es lasse, in Brühen gekocht, die Muttermilch im Überfluss kommen. Heute noch trinken stillende Frauen zur Steigerung der Muttermilch Dilltee. Die ›Leipziger Drogenkunde‹ ordnet den Dill als wärmend und trocknend im zweiten bis dritten Grad ein und erachtet ihn als bestens geeignet »für die Arzneien«. Im Volksglauben galt Dill als »Samen des Merkur« und stand – wie andere stark riechende Pflanzen auch – in dem Ruf, bösen Zauber und Dämonen abzuwehren.

❖ Herkunft und Anbau

Dill gehört – wie Anis, Fenchel oder Kümmel – zur Familie der Doldenblütler (Apiaceen). Er ist in Russland, im Mittelmeerraum und im westlichen Asien heimisch. Wild wachsend kommt er kaum vor, die Früchte und das Kraut stammen aus dem Anbau, der in einigen osteuropäischen Ländern, in China und Skandinavien erfolgt. Die Blätter können jederzeit geerntet werden, die Samen erst, wenn sie sich bräunlich verfärben.

❖ Verwendete Teile und Inhaltsstoffe

In der Heilkunde werden die Dillfrüchte verwendet, die man auch als Samen bezeichnet. Sie enthalten fettes und ätherisches Öl und besitzen eine krampflösende und keimhemmende Wirkung. Mit drei unterschiedlichen Carotinoiden, 7 Prozent Mineralstoffen und etwa 5 Prozent Kalium sowie Kalzium und Schwefel hält der Dill einen Spitzenwert an mineralischen Inhaltsstoffen. Das stark duftende ätherische Öl verleiht den Blättern und Samen das charakteristische Aroma und den leicht süßlichen Geschmack.

❖ Anwendungsgebiete

Wissenschaftlich anerkannt ist die Anwendung von Dillfrüchten bei Verdauungsbeschwerden. Das ätherische Öl lindert Darmkrämpfe, Bauchschmerzen und hilft auch bei Koliken.

✦ Dillfrüchte werden heute nur noch selten eingesetzt, da ihr Verwandter, der Kümmel, stärker wirkt. Für diejenigen, die Kümmel nicht mögen, kann Dill bei Verdauungsbeschwerden wie Blähungen aber nach wie vor das Mittel erster Wahl sein.

❖ Anwendungsform und Dosierung

Dillfrüchte werden innerlich als Tee oder ätherisches Öl angewendet. Die Tagesdosis beträgt 3 g (Früchte) bzw. 0,3 g (Öl).

✦ Seit langer Zeit verwendet die Erfahrungsheilkunde Dillfrüchte, halb in Wein, halb in Wasser gekocht, als Mittel gegen Bauchschmerzen und Blähungen.

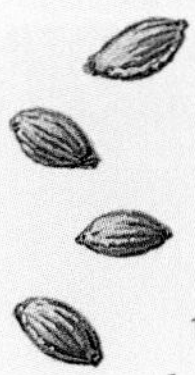

Weinzubereitung:

1 Teelöffel Dillfrüchte im Mörser zerdrücken und in einer Flüssigkeit aus 1 Tasse Wasser und 1 Tasse Weißwein aufkochen, 5 bis 10 Minuten ziehen lassen und abseihen. Den Wein 3-mal täglich vor den Mahlzeiten trinken.

Gegenanzeigen und Nebenwirkungen sind nicht bekannt.

Efeu Hedera helix L.

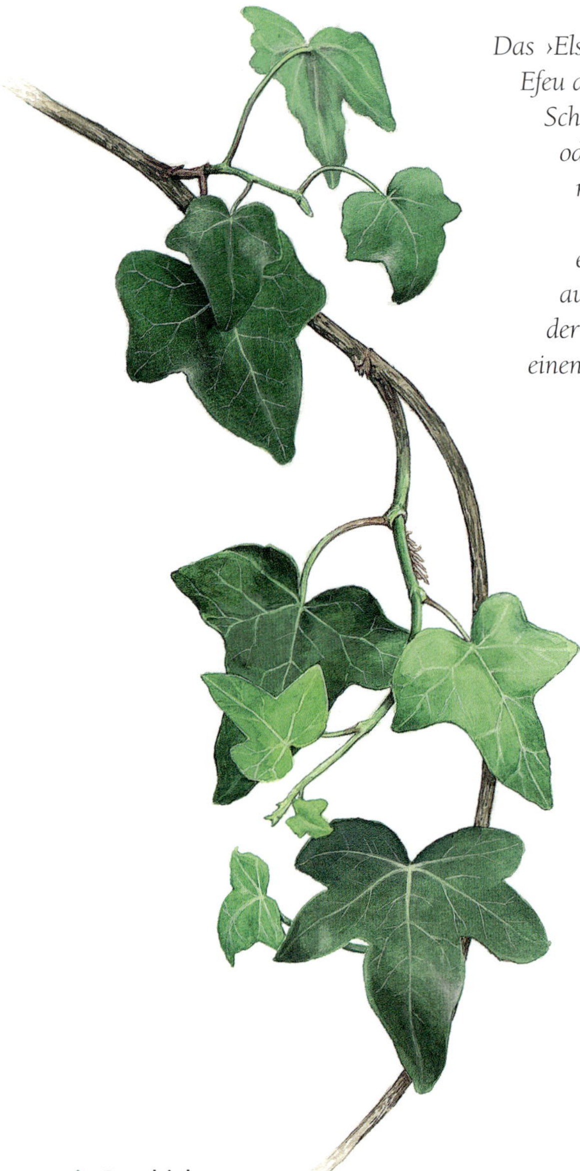

Das ›Elsässische Arzneibuch‹ zitiert in seinem Kapitel über den Efeu den Domherrn Konrad von Megenberg: »Efeu hieße besser Schlingbaum, denn er schlingt sich überall auf die Mauern oder Wände, in deren Nähe er wächst und flicht sich hinein mit sehr vielen Wurzeln. Selten trägt er Blüte oder Frucht, weil er sehr kalter Natur ist. Wenn er Früchte trägt, so sind es schwarze Trauben, ähnlich den Weintrauben. (…) Es ist auch gut, mit Efeu zu baden, besonders für diejenigen, die an der ›Räude‹ leiden, es macht die Haut sehr glatt. Gib Efeu in einen Topf, koche ihn gut und gib das Wasser zum Badewasser.«

❖ Geschichte

Wie kaum eine andere Heilpflanze ist der Efeu eng mit der europäischen Kunst- und Kulturgeschichte verbunden. Von den Ägyptern als Symbol des Sonnengottes Osiris und von den Griechen als Pflanze des Weingottes Dionysos verehrt, hatte der immergrüne Kletterer auch seinen festen Platz in der antiken Medizin. So widmet ihm Dioskurides in seiner Arzneimittellehre ein großes Kapitel: Vermischt in einer Wachssalbe sollte Efeu gegen Brandwunden oder bei Geschwüren helfen, zusammen mit anderen Mitteln auch bei Kopf- und Zahnschmerzen. Außerdem galt die Pflanze als wirksames Therapeutikum gegen starken Durchfall und Fieber sowie als Abtreibungsmittel. Allerdings wusste man auch, dass der giftige Efeu für den Menschen durchaus schädlich sein konnte. So warnt Dioskurides ausdrücklich, dass die Einnahme des Safts zu Geistesstörungen führen könne.

Die mittelalterliche Klostermedizin ging daher vorsichtiger mit dem Efeu um – viele Werke nahmen ihn gar nicht in ihren Heilpflanzenschatz auf. Das ›Lorscher Arzneibuch‹ nennt allerdings mehrere Rezepturen mit Efeu zur Behandlung von Zahn-, Kopf- und Gliederschmerzen. Hildegard von Bingen verlässt den Pfad der traditionellen Anwendungsbereiche und schreibt dem Efeu, äußerlich angewendet, Heilwirkungen bei der Gelbsucht zu. Von der Äbtissin wird der Efeu als kühlend beschrieben, Konrad von Megenberg stuft in sogar als stark kühlend ein – eine

Wirkungsqualität, die ihn den Giftpflanzen zuordnet und als ungeeignet für innerliche Anwendungen ausweist. Zu neuen medizinischen Ehren kam der Efeu erst wieder in jüngster Zeit. Seine aktuellen Anwendungsgebiete wie Husten und Bronchitis waren der mittelalterlichen Klosterheilkunde noch nicht geläufig.

Herkunft und Anbau

Der Efeu gehört zur Familie der Araliengewächse (Araliaceen) und wächst in ganz Westeuropa und Vorderasien, in Nord- und Osteuropa kann man ihn hingegen nur vereinzelt finden. Die Pflanze, die bis zu 20 Meter hoch werden kann, ist ein immergrünes, kletterndes oder kriechendes Holzgewächs, das sich mit Haftwurzeln an Bäumen festhält. In lichten Wäldern wächst Efeu auch als Bodenpflanze.

Verwendete Teile und Inhaltsstoffe

In der Heilkunde werden die Blätter des Efeus verwendet, die vom Frühjahr bis Frühsommer von nichtblühenden Sprossen geerntet werden. Die wichtigsten Inhaltsstoffe der Efeublätter sind die Saponine, die zum einen das Sekret verflüssigen, sodass es leichter abgehustet werden kann. Zum anderen wirken sie auswurffördernd und krampflösend. An der Wirkung sind auch Flavonoide und weitere Stoffe (Polyacetylene und Chlorogensäureester) beteiligt. Weitere Inhaltsstoffe, darunter vor allem das Hedera-Saponin C, können außerdem das Wachstum von Bakterien, Viren und Pilzen hemmen.

Anwendungsgebiete

Wissenschaftlich anerkannt ist die innerliche Anwendung von Efeublättern bei Katarrhen der Atemwege. Die auswurffördernde und krampflösende Wirkung des Efeus wird bei Keuchhusten, Bronchitis und chronischen Katarrhen genutzt. ✦ In der Erfahrungsheilkunde werden Efeublätter äußerlich bei Brandwunden und anderen Hautproblemen wie Geschwüren und Entzündungen eingesetzt. Allerdings konnten die Wirkmechanismen bislang wissenschaftlich nicht belegt werden.

Anwendungsform und Dosierung

Die Teezubereitung aus Efeublättern ist nicht sinnvoll, da die Pflanze leicht giftig ist und die durchschnittliche Tagesdosis nur 0,3 g beträgt. Es empfiehlt sich daher, auf standardisierte Fertigpräparate zurückzugreifen. Zubereitungen mit dem Trockenextrakt werden vor allem gegen Atemwegserkrankungen bei Kindern eingesetzt. **Nebenwirkungen:** Der Saft frischer Efeublätter kann allergische Hautreaktionen verursachen. Gegenanzeigen sind nicht bekannt.

Eibisch Althaea officinalis L.

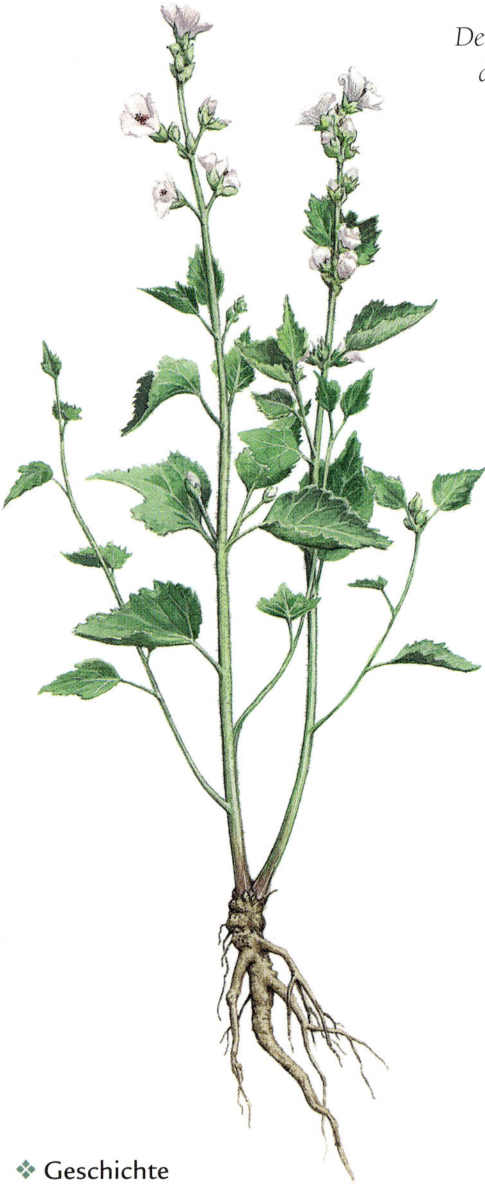

Der ›Macer floridus‹ des Odo Magdunensis erläutert den Namen des Eibischs und nennt typische Anwendungen der Heilpflanze: »Die Althaea ist eine Malvenart, darüber sind sich alle einig. Althaea nennt man sie, weil sie in die Höhe wächst (nach lateinisch: ›in altum‹). Man nennt sie aber auch Eviscus oder Hibiskus, weil ihre Wurzel, wenn man sie zerstampft, wie Vogelleim zu triefen scheint. (…) Ihre Blüten in Met gekocht oder gepresst und mit Wein aufgetragen, reinigen Wunden und sollen schlimme Halsschmerzen vertreiben.«

❖ Geschichte

Anders als Odo Magdunensis in dem oben zitierten Text erklärt Dioskurides in seiner ›Materia medica‹, dass sich der Name *althaia* von *althäeis*, heilsam, herleite, weil der Eibisch so viele Krankheiten heilen könne. Als Beispiele führt er Wunden, Brandwunden, Abszesse und Stiche an. Für die innerliche Behandlung nennt er Zahnschmerzen, Krankheiten der Harnwege, Steinleiden und Durchfall als wichtigste Anwendungsgebiete. Doch während der Eibisch in der Antike beinahe als Allheilmittel galt, spielte er im ›Lorscher Arzneibuch‹, dem ältesten Werk der Klosterheilkunde, nur noch eine untergeordnete Rolle. Im Laufe des Mittelalters erlebte er jedoch eine Renaissance, denn im ›Macer floridus‹ genießt er als Heilpflanze wieder große Wertschätzung: Zahlreiche äußerliche Verletzungen, Geschwülste, Stiche und Bisse, aber auch Muskelverspannungen und die Beseitigung von Leberflecken werden hier als typische Indikationen aufgeführt. Innerlich sollte der Eibisch, der nach Ansicht der Klosterheilkunde wärmende und trocknende Qualitäten besaß, wie schon 1000 Jahre zuvor bei Dioskurides gegen Blasen- und Steinleiden sowie bei Durchfall eingesetzt werden. Erstaunlicherweise kamen gegen Ende des Mittelalters noch weitere Anwendungsbereiche hinzu. So gibt etwa Adam Lonitzer in seinem ›Kräuterbuch‹ ein interessantes Rezept für ein Hustenmittel an: Dafür empfiehlt er, Eibischsamen mit Ysop und Süßholzwurzel in Wasser oder Wein zu kochen. Aus den Klostergärten heraus erlangte der Eibisch schließlich eine weite Verbreitung in die Bauerngärten. So erklärt es sich auch, dass er zu einer der beliebtesten Heilpflanzen in der Volksmedizin wurde.

❖ Herkunft und Anbau

Der Eibisch – auch Weiße Pappel oder Weiße Malve – gehört zur Familie der Malvengewächse (Malvaceen). Die bis zu 1,50 Meter hohe Staude war in ganz Europa bis nach Westasien beheimatet, ist heute jedoch in Westeuropa nur noch selten als Wildpflanze zu finden. Die getrockneten Blätter werden aus Kulturanbau in Osteuropa eingeführt, in geringen Mengen auch aus Frankreich, Italien und Belgien. Die wild lebenden Populationen sind geschützt und dürfen nicht gesammelt werden.

❖ Verwendete Teile und Inhaltsstoffe

In der Heilkunde werden zwar auch die Eibischblüten und -blätter, vor allem aber die -wurzeln verwendet. In allen Pflanzenteilen sind Schleimstoffe wie Polysaccharide die wichtigsten Inhaltsstoffe: Die Blüten und Blätter enthalten 5 bis 10, die Wurzeln 10 bis 20 Prozent; sie haben eine reizlindernde und schleimhautschützende Wirkung. Die Schleimstoffe dämpfen darüber hinaus den Hustenreiz und können das Abhusten erleichtern.

❖ Anwendungsgebiete

Wissenschaftlich anerkannt ist die Anwendung von Eibisch bei Schleimhautreizungen im Mund- und Rachenraum sowie bei dadurch bedingtem trockenem Husten. Auch die Anwendung bei leichter Magenschleimhautentzündung ist von der Forschung bestätigt worden.

❖ Anwendungsform und Dosierung

Eibischtee wirkt innerlich lindernd bei Husten und Magen-Darm-Störungen, äußerlich kann er als Lösung zum Gurgeln und Spülen eingesetzt werden. Bei der Teezubereitung müssen Blätter, Blüten oder Wurzeln unbedingt zunächst in kaltem Wasser angesetzt werden, da die Schleimstoffe bei starker Wärmezufuhr zerstört würden. Die Tagesdosis der Blätter und Blüten beträgt 5 g, die der Wurzel 6 g.

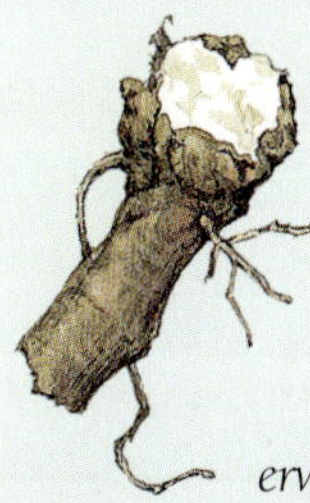

Teezubereitung:

1 Teelöffel zerkleinerte Eibischwurzel in 1 Tasse kaltes Wasser geben, 1 bis 2 Stunden unter gelegentlichem Umrühren ziehen lassen, abseihen und leicht erwärmen. Bei Husten 3- bis 4-mal täglich 1 Tasse schluckweise trinken.

✦ Die Schleimstoffe des Eibischs können nur einen Schutzfilm auf den Schleimhäuten bilden, wenn man genügend oft kleine Mengen zuführt und möglichst lange im Mund behält.

✦ Bei Schleimhautreizungen im Mund- und Rachenraum kann man auch Eibischsirup einnehmen. Hier beträgt die Einzeldosis 10 g.

Wechselwirkungen: Die Aufnahme anderer Arzneimittel kann durch den Schutzfilm verzögert werden.

Gegenanzeigen und Nebenwirkungen sind nicht bekannt.

Eiche Quercus robur L.

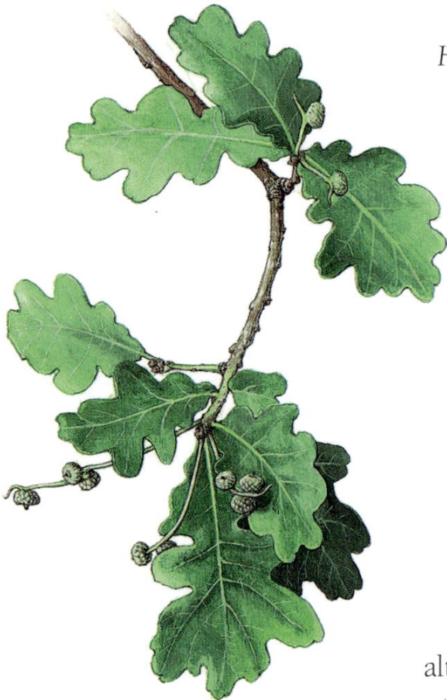

Hildegard von Bingen lehnt die Eiche als Heilmittel eindeutig ab: »Die Eiche ist kalt, hart und bitter, und doch ist weniges in ihr wirklich brauchbar. Sie bezeichnet die Liederlichkeit. Und sie ist so hart und bitter, dass keine Weichheit an ihr sein kann. Auch die Frucht ist für den Menschen ungenießbar, und nicht einmal die Würmlein fressen ihr Holz gern. Wenn sie es fressen, hören sie schnell auf und gehen ein. Aber es fressen einige wilde Tiere von ihrer Frucht und werden fett, wie die Schweine es sind. Für ein Heilmittel ist weder das Holz noch die Frucht zu gebrauchen.«

❖ Geschichte

Kaum ein anderer beurteilt die Eiche in den alten Quellen so negativ wie Hildegard von Bingen. Schließlich galt die Eiche seit der Antike als »Königin der Bäume«, und ihre kultische Verehrung spiegelte sich auch in ihrem hohen Ansehen als Heilpflanze wider. So nannten die großen mittelalterlichen Kräuterbücher die verschiedenen Pflanzenteile als Mittel bei einer breiten Palette von Beschwerden, die von Zahnfleischentzündung über Nasenbluten bis zu Erbrechen und Durchfall reichten.

❖ Herkunft und Anbau

Die Eiche mit ihren verschiedenen Arten gehört zu den Buchengewächsen (Fagaceen). Der bis zu 40 Meter hohe Baum ist in ganz Europa heimisch und vor allem in Mischwäldern zu finden.

❖ Verwendete Teile und Inhaltsstoffe

Heute wird in der Heilkunde nur die getrocknete junge Rinde der Eiche verwendet. Sie enthält Gerbstoffe in sehr großen Mengen (je nach Standort und Erntezeit 8 bis 20 Prozent), die entzündungs- und virenhemmend sind. Sie stärken den Darm und wirken stopfend bei Durchfall.

❖ Anwendungsgebiete

Wissenschaftlich anerkannt ist die innerliche Anwendung von Eichenrinde bei Durchfall sowie die äußerliche Anwendung bei entzündlichen Hauterkrankungen und leichten Entzündungen im Mund- und Rachenraum sowie im Genital- und Analbereich.

❖ Anwendungsform und Dosierung

Eichenrinde wird innerlich als Tee und äußerlich in Form von Gurgellösungen, Umschlägen, Sitz- und Vollbädern angewendet. Bei Teezubereitungen beträgt die Tagesdosis 3 g. Für Gurgellösungen nimmt man 20 g Eichenrinde auf 1 Liter Wasser, für Bäder 5 g: Nicht längere Zeit anwenden, da Eichenrinde austrocknend wirkt.

Gegenanzeigen: Äußerlich nicht bei großflächigen Verletzungen und Ekzemen anwenden.

Wechselwirkungen: Bei innerlicher Anwendung kann die Aufnahme von Alkaloiden und anderen basischen Arzneistoffen verzögert oder verhindert werden. Nebenwirkungen sind nicht bekannt.

Verbena officinalis L. Eisenkraut

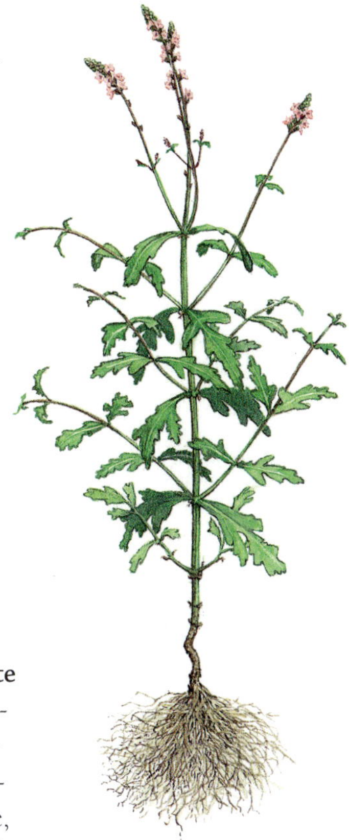

Odo Magdunensis widmet in seinem ›Macer floridus‹ dem Eisenkraut ein ausführliches Kapitel: »Mit Wein oftmals getrunken, nützt die ›Verbene‹ den Gelbsüchtigen. Sie heilt, mit Wein gestampft und aufgelegt, verderbliche Bisse, doch jeden vierten Tag muss dieses Pflaster erneuert werden. Wälzt man den lauen Saft im Mund, reinigt und heilt er Wunden in der Mundhöhle. Und gleiche Wirkung tut die frische Abkochung des Krautes, denn auch durch sie wird jegliche Eiterfäule im Munde vertrieben. (...) Legt man das Kraut gestampft auf eine frische Wunde, verklebt und leimt es diese, und trinkt man es mit Wein, so widersetzt es sich sämtlichen Giften.«

❖ Geschichte

Heute fast völlig in Vergessenheit geraten, genoss das Eisenkraut von der Antike bis zum Mittelalter als Wunder- und Heilpflanze hohes Ansehen. Entsprechend häufig wurde es in kräuterkundlichen Schriften und Rezeptsammlungen bei den verschiedensten Beschwerden empfohlen. Auch Hildegard von Bingen beschreibt das Eisenkraut und ordnet die Pflanze als kühlend ein. Die Äbtissin empfiehlt das gekochte Kraut als Umschlag bei fauligen Wunden und Geschwüren, aber auch bei Entzündungen im Mundraum – eine Anwendung, die sich bei allen Autoren findet.

❖ Herkunft und Anbau

Das Eisenkraut gehört zur Familie der Eisenkrautgewächse (Verbenaceen). Die ein- bis mehrjährige Pflanze, die bis zu 75 Zentimeter hoch werden kann, kommt in fast ganz Europa, Nordafrika und Vorderasien wild wachsend vor. Ein Anbau in Kulturen findet kaum noch statt.

❖ Verwendete Teile und Inhaltsstoffe

In der Heilkunde werden die während der Blütezeit gesammelten oberirdischen Pflanzenteile des Eisenkrauts verwendet. Sie enthalten Bitter-, Schleim- und Gerbstoffe sowie Kieselsäure und etwas ätherisches Öl.

❖ Anwendungsgebiete

Da bislang keine wissenschaftlich belegbare Wirkung nachgewiesen werden konnte, findet das Eisenkraut kaum noch Verwendung. Seine Gerb- und Bitterstoffe können jedoch bei leichten Magenbeschwerden und Durchfall Linderung verschaffen. Auch der schon im Mittelalter empfohlene Einsatz als Gurgelmittel bei Entzündungen im Mund- und Rachenraum ist sinnvoll.

❖ Anwendungsform und Dosierung

Für die innerliche und äußerliche Anwendung eignet sich ein Tee aus dem getrockneten Kraut. Als wichtiger Bestandteil ist das Eisenkraut in Fertigpräparaten enthalten, die bei Nasennebenhöhlenerkrankungen eingesetzt werden.
Gegenanzeigen und Nebenwirkungen sind nicht bekannt.

Gelber Enzian Gentiana lutea L.

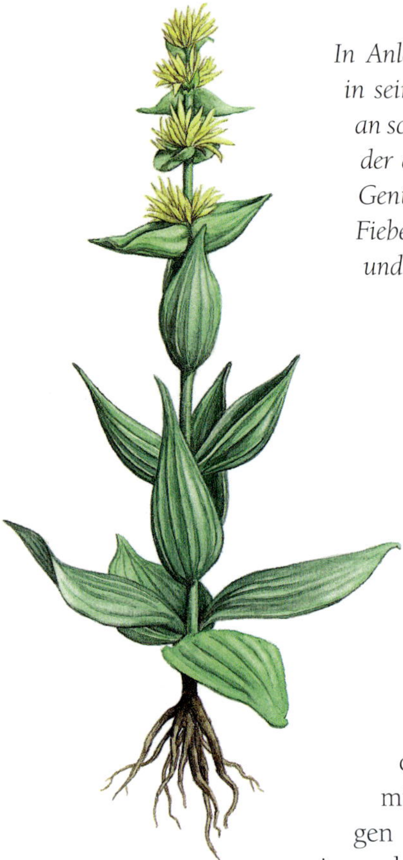

In Anlehnung an die ›Materia medica‹ des Dioskurides schreibt Albertus Magnus in seinem Pflanzenbuch über den Enzian: »Er wächst häufiger in den Bergen und an schattigen und feuchten Orten. Man nennt ihn darum ›Gentiana‹, weil der Erste, der die Wirksamkeit seiner Kräfte entdeckt hat, der sagenhafte (illyrische) König Gentium war.« Über seine Wirkung weiß Hildegard von Bingen zu berichten: »Wer Fieber im Magen hat, der trinke pulverisierten Enzian oft in warmem Wein, (…) und sein Magen wird vom Fieber gereinigt werden.«

❖ Geschichte

Dioskurides und Galen von Pergamon, die beiden großen Ärzte der Antike, zählen die Enzianwurzel zu den stärksten Bittermitteln und bescheinigen ihr eine große Reinigungskraft, die die kranken Säfte »verzehre« und die Verstopfung »öffne«. Von der Klosterheilkunde wurde die Enzianwurzel als wärmend und trocknend im dritten Grad eingestuft. Sie eignete sich damit vor allem zur Behandlung von chronischem Asthma sowie als wohltuendes Mittel für Leber und Magen.

❖ Herkunft und Anbau

Der bis zu 1 Meter hohe Gelbe Enzian gehört zur Familie der Enziangewächse (Gentianaceen) und ist in den Gebirgsregionen Mitteleuropas heimisch. Wild wachsende Pflanzen sind streng geschützt, für medizinische Zwecke wird der Gelbe Enzian kultiviert.

❖ Verwendete Teile und Inhaltsstoffe

In der Heilkunde wird die oft mehrere Kilogramm schwere Wurzel des Gelben Enzians verwendet, die die Bitterstoffe Amarogentin und Gentiobiose enthält. Diese Stoffe wirken anregend auf den Fluss von Speichel- und Magensaft, verbessern die Magen-Darm-Bewegung und fördern die Verdauung.

❖ Anwendungsgebiete

Wissenschaftlich anerkannt ist die Anwendung der Enzianwurzel, die als das stärkste einheimische Bitterstoffmittel gilt, bei Appetitlosigkeit und funktionellen Magen-Darm-Beschwerden. Da Enzian kaum Gerbstoffe enthält, führt er nicht zu unerwünschten Magenreizungen.

❖ Anwendungsform und Dosierung

Die Enzianwurzel ist Bestandteil vieler pflanzlicher Magen-Darm-Mittel, sie kann aber auch allein als Tee zubereitet werden. (Vorsicht: sehr bitter!) Die Tagesdosis beträgt 2 bis 4 g. Man sollte sie nur getrocknet verwenden, da sie frisch z. B. zu Übelkeit führen kann.

Gegenanzeigen: Enzianwurzel nicht bei Magen- und Zwölffingerdarmgeschwüren anwenden. Nebenwirkungen sind nicht bekannt.

Fumaria officinalis L. Erdrauch

Die ›Leipziger Drogenkunde‹ erklärt den Namen der Pflanze folgendermaßen: »Sie heißt deshalb Erdrauch, weil sie – wie einige sagen – in ihrer kleinen Art dasteht wie Rauch, der sich aus der Erde löst, und sie heißt auch deshalb so, weil sie von einer groben Feuchtigkeit entsteht, die sich aus der Erde löst und über der Erde hängt.« Über die Wirkungsweise des Erdrauchs kann man lesen: »Zum Ersten reinigt er die gelbe Galle, die ›Melancolica‹, zum Zweiten den salzigen Rotz, zum Dritten die übrigen cholerischen Säfte, außerdem hat er eine räumende, lösende Wirkung.«

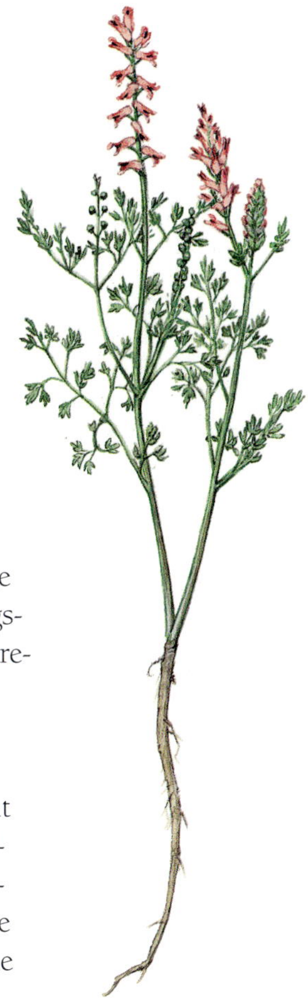

❖ Geschichte

Während die griechischen Ärzte der Antike nur wenig über den Erdrauch wussten, schätzten ihre arabischen Kollegen ihn besonders als Blutreinigungsmittel. Über die Medizinschule von Salerno gelangte dieses Wissen nach Europa, sodass die Pflanze immer wieder in den mittelalterlichen Herbarien auftaucht. Die Klosterheilkunde setzte Erdrauch vor allem bei Hautkrankheiten ein: Aus dem Kraut bereitete man einen Trank, der gegen Juckreiz, Krätze und Schorf helfen sollte. Daneben nutzte man es zur Stärkung von Leber und Magen sowie als harntreibendes Mittel. Lange Zeit in Vergessenheit geraten, steht der Erdrauch neuerdings wieder im Blickpunkt der Forschung.

❖ Herkunft und Anbau

Der Erdrauch zählt zu den Mohngewächsen (Papaveraceen). Er ist in Europa und Asien heimisch und wächst an Wegrändern und auf Ödland.

❖ Verwendete Teile und Inhaltsstoffe

In der Heilkunde wird das Kraut des Erdrauchs verwendet, das Schleim- und Bitterstoffe, Alkaloide und Flavonoide enthält. Der wichtigste Wirkstoff, Fumarin, hat eine leicht krampflösende Wirkung auf die Gallenwege und den oberen Verdauungstrakt und reguliert die Sekretion des Gallensafts.

❖ Anwendungsgebiete

Wissenschaftlich anerkannt ist die Anwendung von Erdrauch bei krampfartigen Beschwerden der Gallenblase und der Gallenwege sowie des Verdauungstrakts.

✦ Der in der Erfahrungsheilkunde propagierte Einsatz von Erdrauch bei Hautproblemen (etwa bei Schuppenflechte) erscheint heute nicht als abwegig, wenngleich es noch keine erprobte Anwendung gibt.

❖ Anwendungsform und Dosierung

Bei Gallenbeschwerden und Verdauungsproblemen wird Erdrauchkraut als Tee zubereitet. Die Tagesdosis beträgt 6 g.

Gegenanzeigen und Nebenwirkungen sind nicht bekannt.

Fenchel Foeniculum vulgare MILL.

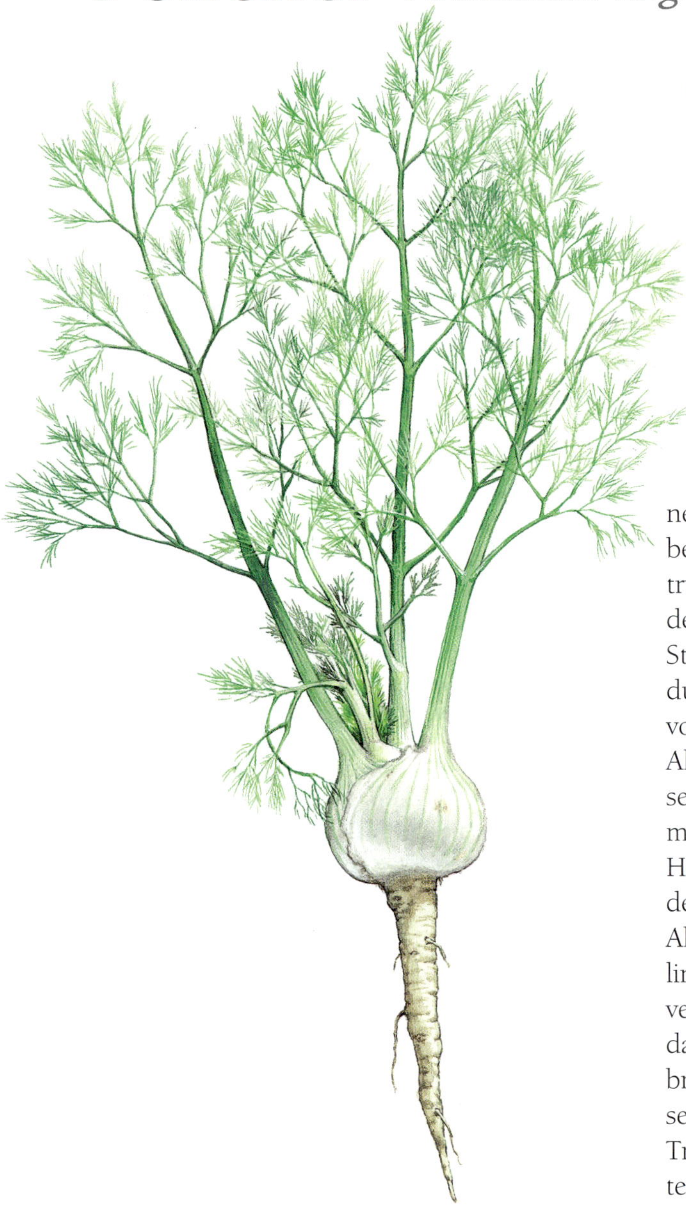

Berühmt ist das Lob auf den Fenchel aus dem ›Hortulus‹ des Walahfrid Strabo: »Nützen soll er den Augen, wenn sie Schatten trügend befallen, und sein Same, mit Milch einer Ziege getrunken, lockere, so sagt man, die Blähung des Magens und fördere lösend den zaudernden Gang der lange verstopften Verdauung. Ferner vertreibt die Wurzel des Fenchels (…) den keuchenden Husten.«

❖ Geschichte

Nicht nur in unseren Breiten, sondern auch in den Hochkulturen Ägyptens, Chinas und Arabiens ist der Fenchel seit dem Altertum eine geschätzte Gewürz- und Heilpflanze. Als typische Anwendungsgebiete in der antiken Medizin nennt Dioskurides in seiner ›Materia medica‹ neben der Förderung der Muttermilch auch Menstruationsbeschwerden, Nieren- und Blasenleiden. In den oben zitierten Versen des Walahfrid Strabo sind bereits die wichtigsten Anwendungen angeführt, die dem Fenchel dann später von der Klosterheilkunde zugesprochen wurden: Als wärmende und trocknende Pflanze bot sich sein Einsatz vor allem bei Magen-Darm-Problemen und bei Erkrankungen der Atemwege an. Hildegard von Bingen kürt den Fenchel, der mit der Klosterkultur vom Mittelmeerraum über die Alpen gebracht wurde, sogar zu einer ihrer Lieblingspflanzen: Er mache den Menschen fröhlich, vermittle angenehme Wärme, fördere die Verdauung, unterdrücke üblen Mundgeruch und bringe auch die Augen zu klarem Sehen. Mit dieser Empfehlung folgt die Äbtissin einer langen Tradition: Bereits Plinius hatte nämlich beobachtet, dass Schlangen nach der Häutung viel Fenchel fraßen, und schloss daraus, dass die Tiere auf diese Weise ihre Augen schärften. Bis heute ist diese Anwendung nicht in Vergessenheit geraten: In der Erfahrungsheilkunde wird Fenchel nach wie vor als Augenwasser bei Sehstörungen eingesetzt.

❖ Herkunft und Anbau

Der Fenchel gehört zur Familie der Doldenblütler (Apiaceen) und zählt damit zahlreiche aromatische Arznei- und Gewürzpflanzen wie Dill, Anis oder Kümmel zu seinen Verwandten. Die zwei- bis mehrjährige Pflanze hat dunkelgrüne, stark gefiederte Blätter und kann bis zu 1,50 Meter hoch wachsen. Da Fenchel warme, feuchte und kalkhaltige Böden bevorzugt, ist er eher im Mittelmeerraum heimisch. Heute wird er weltweit in allen gemäßigten Zonen angebaut.

❖ Verwendete Teile und Inhaltsstoffe

Die Heilkunde nutzt nicht die Knolle des Fenchels, wie sie der Gemüsehandel anbietet, sondern die Früchte, auch Samen genannt. Sie enthalten ätherisches Öl, Flavonoide und Sterole, die krampflösend, entzündungshemmend und harntreibend wirken. Das Öl der Fenchelfrüchte, das zu 70 Prozent aus Anethol besteht, regt die Bewegung der Flimmerhärchen in den Atemwegen an, wirkt schleimlösend und unterstützt die Magen- und Darmtätigkeit (Motilität). Zudem konnte eine keimtötende Wirkung des Öls nachgewiesen werden.

❖ Anwendungsgebiete

Wissenschaftlich anerkannt ist die Anwendung von Fenchelfrüchten bei Katarrhen der oberen Atemwege sowie bei allgemeinen Verdauungsbeschwerden wie Blähungen und Völlegefühl.

✦ In der Erfahrungsheilkunde wird außerdem die bereits seit der Antike überlieferte Anwendung von Fenchelfrüchten zur Förderung der Muttermilch in der Stillzeit empfohlen. Auch die jahrhundertealte Anwendung, Fenchel äußerlich bei Sehstörungen zu verwenden, ist bis heute in Gebrauch.

❖ Anwendungsform und Dosierung

Für die Atemwege empfiehlt sich die Einnahme von Fenchelhonig, man kann aber auch einen Tee mit den getrockneten Früchten zubereiten. Die Tagesdosis beträgt 5 bis 7 g (Früchte) bzw. 10 bis 20 g (Fenchelhonig).

✦ Da bei Fencheltee und -honig keine Nebenwirkungen zu befürchten sind, werden sie besonders gern in der Kinderheilkunde eingesetzt.

Teezubereitung:

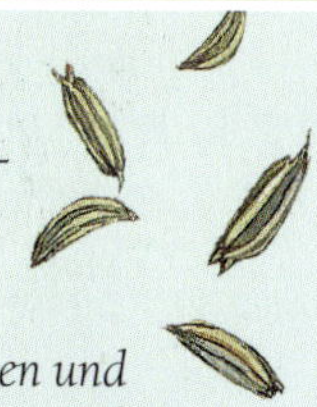

1 Teelöffel Fenchelfrüchte im Mörser zerdrücken, mit 1 Tasse kochendem Wasser übergießen, zugedeckt 10 Minuten ziehen lassen und abseihen. Bei Atemwegskatarrhen täglich 2 bis 5 Tassen trinken, nach Belieben mit Honig süßen. Bei Verdauungsproblemen mehrmals täglich 1 bis 2 Tassen trinken.

Nebenwirkungen: Reines Fenchelöl sollte nicht in der Schwangerschaft und bei Säuglingen und Kleinkindern angewendet werden. In sehr seltenen Fällen wurden allergische Reaktionen der Haut oder der Atemwege beobachtet.
Gegenanzeigen sind nicht bekannt.

Fichte Picea abies (L.) KARST.

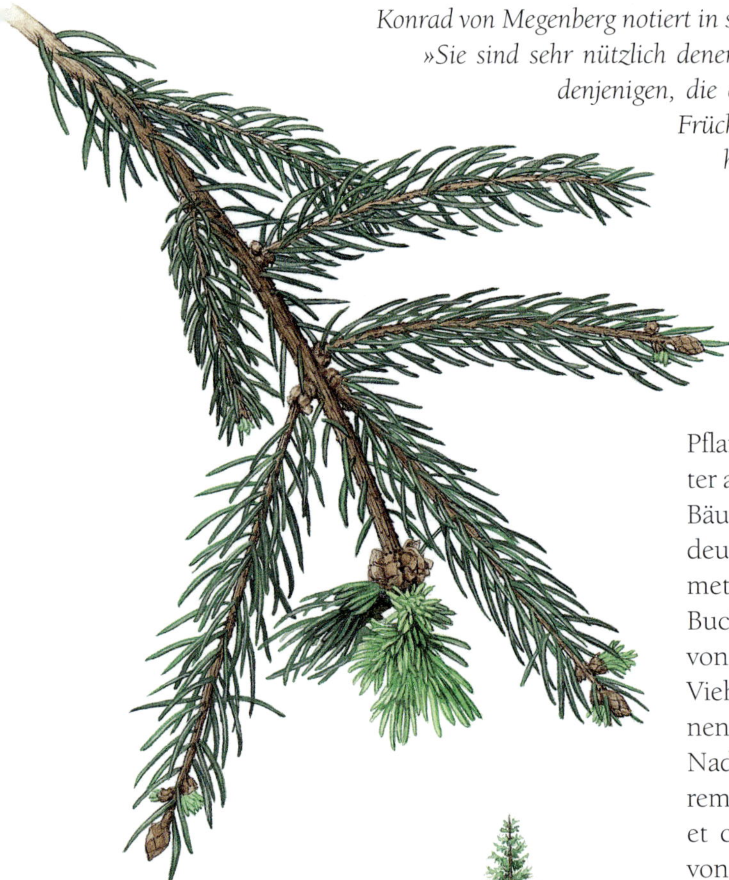

Konrad von Megenberg notiert in seinem ›Buch der Natur‹ über die Fichtenzapfen: »Sie sind sehr nützlich denen, die in den Atemwegen krank sind (...) und denjenigen, die ein trockener Husten quält (...). Man soll die Früchte zunächst auf glühende Kohlen legen, bis sie kurz brennen, danach soll man die Rinde abziehen und die nackten Kerne in Wasser legen und gut kochen. Dann soll man sie auf die Glut legen und den Rauch, der von ihnen aufsteigt, soll der Kranke, der den Husten hat, über die Nase einziehen.«

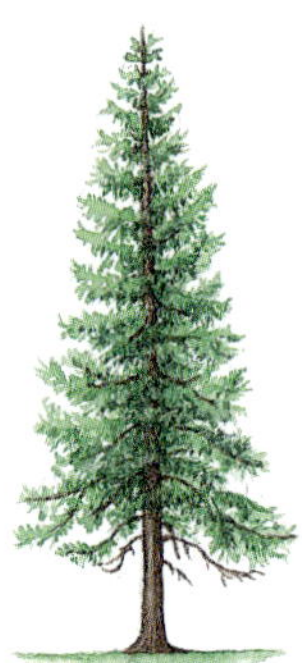

❖ Geschichte

In der alten Medizin war das Harz verschiedener Nadelbäume ein wichtiges Mittel der Heilkunde, das insbesondere zur Behandlung von Wunden diente. Das Harz wurde beispielsweise mit entzündungshemmenden und heilungsfördernden Pflanzen zu einem Brei gekocht und als Pflaster auf die Wunde gelegt. Ansonsten spielten die Bäume in der Klosterheilkunde noch keine bedeutende Rolle. Erst Hildegard von Bingen widmet in ihrer ›Physica‹ den Bäumen ein eigenes Buch von 63 Kapiteln. Von der Fichte wie auch von der Föhre berichtet sie, dass beide Arten bei Viehseuchen eine große Hilfe seien. Anscheinend hat die Äbtissin zwischen den einzelnen Nadelbäumen nicht genau unterschieden. In ihrem zweiten heilkundlichen Werk, den ›Causae et curae‹, empfiehlt sie, mit einer Räucherung von Tannenholz den starken Schnupfen einzudämmen. Im 13. und 14. Jahrhundert waren es die großen Enzyklopädisten wie der Dominikaner Albertus Magnus und Konrad von Megenberg, die sich in ihren Schriften auch mit den Bäumen befassten. Bei Konrad von Megenberg wird das wichtigste aktuelle Anwendungsgebiet der Fichtennadeln, nämlich Erkrankungen der Atemwege, bereits genannt – allerdings empfiehlt er die Zapfen. Adam Lonitzer kennt auch den Einsatz von Fichtenzapfen bei Verdauungsbeschwerden und äußeren Geschwüren. Man schrieb der Fichte wärmende, trocknende und zusammenziehende Wirkungsqualitäten zu.

❖ Herkunft und Anbau

Die immergrüne Fichte gehört zur Familie der Kieferngewächse (Pinaceen) und hat etwa 40 Arten. Sie liebt gemäßigte, nicht zu heiße Regionen und wächst auf der gesamten Nordhalbkugel, von Nordskandinavien bis Südosteuropa. Die jungen, zarten Fichtennadeln werden im Frühjahr geerntet.

❖ Verwendete Teile und Inhaltsstoffe

In der Heilkunde wird vor allem das Fichtennadelöl eingesetzt, das aus den Nadeln, Zweigspitzen oder Ästen durch Wasserdampf-Destillation gewonnen wird. Es enthält natürliches ätherisches Öl, dessen Inhaltsstoffe vor allem im Vollbad über die Haut aufgenommen werden. Das Öl hat einen schleimlösenden Effekt, regt die Durchblutung an und wirkt auch leicht entzündungshemmend. Die getrockneten Fichtennadeln, die meist rötlich braun bis orangerot gefärbt sind, werden außerdem für Extrakte verwendet. Deren Inhaltsstoffe und Wirkungen sind dieselben wie beim Fichtennadelöl.

❖ Anwendungsgebiete

Wissenschaftlich anerkannt ist die innerliche Anwendung von Fichtennadeln und Fichtennadelöl bei katarrhalischen Erkrankungen der Atemwege sowie die äußerliche Anwendung bei rheumatischen Beschwerden und leichten Muskel- und Nervenschmerzen.

❖ Anwendungsform und Dosierung

Zur innerlichen Anwendung bei Katarrh empfiehlt sich eine Teezubereitung aus Fichtennadeln, die auch häufiger Bestandteil von Hustenmitteln sind. Die Tagesdosis beträgt 5 bis 6 g. Am gebräuchlichsten ist die Inhalation von Fichtennadelöl: Dazu werden einige Tropfen des Öls in eine Schüssel mit heißem Wasser gegeben und die aufsteigenden Dämpfe inhaliert.

Fichtennadelbad:
Fichtennadelöl empfiehlt sich besonders für Bäder bei Erkältung und bei rheumatischen Beschwerden. Dabei verwendet man mindestens 2,5 ml Fichtennadelöl pro Bad.

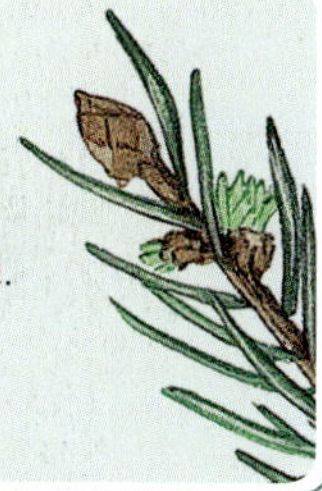

✦ Bei äußerlicher Anwendung reibt man Brust und Rücken mit Fichtennadelöl, alkoholischen Lösungen, Salben oder Gel ein.

Gegenanzeigen: Fichtennadelöl darf nicht bei Keuchhusten und Asthma bronchiale angewendet werden. Für die Fichtennadeln sind keine Gegenanzeigen bekannt.

Nebenwirkungen: Bei sehr hoher Dosierung oder falscher Anwendung kann es durch Fichtennadelöl zu Reizungen der Haut und Schleimhäute kommen, Bronchospasmen können verstärkt werden.

✦ Für die Kiefer (*Pinus sylvestris*), Kiefernnadeln und Kiefernnadelöl gilt übrigens genau dasselbe wie für die Fichte.

Frauenmantel Alchemilla vulgaris L.

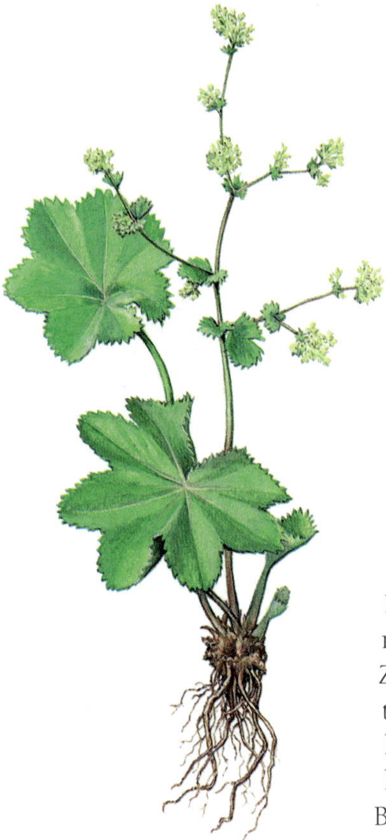

Der ›Gart der Gesundheit‹ bringt für den Frauenmantel, der hier »Alchimilla« und »Sinau« heißt, ein seltsames Wundrezept: »Nimm Sinau, Sanickel (›Sanicula europea‹) und Heidnischwundkraut (›Arabis arenosa‹), koche die in Regenwasser, danach nimm einen langen Regenwurm und zerquetsche den und drücke die Flüssigkeit durch ein Tuch und mische das unter das gekochte Wasser. Dies getrunken stillet alle blutenden Wunden am Leib, welcher Art sie auch sein mögen. Und lege das Kraut äußerlich auf die Wunden wie ein Pflaster, so verheilt die Wunde gut.«

❖ Geschichte

In der Antike wurde Frauenmantel als Heilpflanze nicht genannt. Erst aus der Zeit des frühen Mittelalters sind schriftliche Quellen überliefert. Hildegard von Bingen empfiehlt das Kraut noch gegen Kehlgeschwüre, doch taucht die Pflanze, die von der Klosterheilkunde als stark wärmend und trocknend eingestuft wurde, in späteren Werken dann immer wieder als Mittel zur Behandlung von Wunden und Magen-Darm-Beschwerden auf. Da die Form ihrer Blätter an einen Frauenmantel erinnert, wurde die Pflanze gemäß der Signaturenlehre auch bei Frauenleiden eingesetzt.

❖ Herkunft und Anbau

Der Frauenmantel gehört zur Familie der Rosengewächse (Rosaceen) und kommt überall auf der nördlichen Erdhalbkugel vor. Die Pflanzen für den arzneilichen Gebrauch werden in Kulturen in einigen Ländern Osteuropas angebaut.

❖ Verwendete Teile und Inhaltsstoffe

In der Heilkunde wird das Kraut des Frauenmantels verwendet, das Gerb- und Bitterstoffe, Flavonoide und etwas ätherisches Öl enthält. Für die Wirkung sind vor allem die Gerbstoffe wichtig, die einen leicht zusammenziehenden (adstringierenden) Effekt haben.

❖ Anwendungsgebiete

Wissenschaftlich anerkannt ist die Anwendung von Frauenmantel bei Durchfallerkrankungen.

✦ Die Erfahrungsheilkunde verwendet die Pflanze innerlich bei Husten, Magen-Darm-Beschwerden und Frauenleiden. Äußerlich setzt man sie bei Schleimhautentzündungen im Mund- und Rachenraum, Fluor albus, Wunden und nässenden Ekzemen ein.

❖ Anwendungsform und Dosierung

Frauenmantelkraut wird bei allen genannten Beschwerden als Tee angewendet, der sowohl als Kaltwasserauszug als auch als Absud (überbrühter Tee) hergestellt werden kann. Die Tagesdosis beträgt 5 bis 10 g.

Gegenanzeigen und Nebenwirkungen sind nicht bekannt.

Potentilla anserina L. Gänsefingerkraut

»Die Meister sprechen, dass dies ein Kraut sei, das gern an feuchten Stätten wächst. Das Kraut ähnelt sehr dem ›Tanacetum‹, dem Rainfarn.« So beginnt der Artikel im ›Gart der Gesundheit‹ zu »Grensing« oder »Protentilla«, was ein Druckfehler ist, denn richtig wäre »Potentilla«. Bei den Anwendungen heißt es: »Der Saft dieses Krautes mit Wein getrunken, nimmt das Bauchgrimmen, das von der Kälte herkommt.«

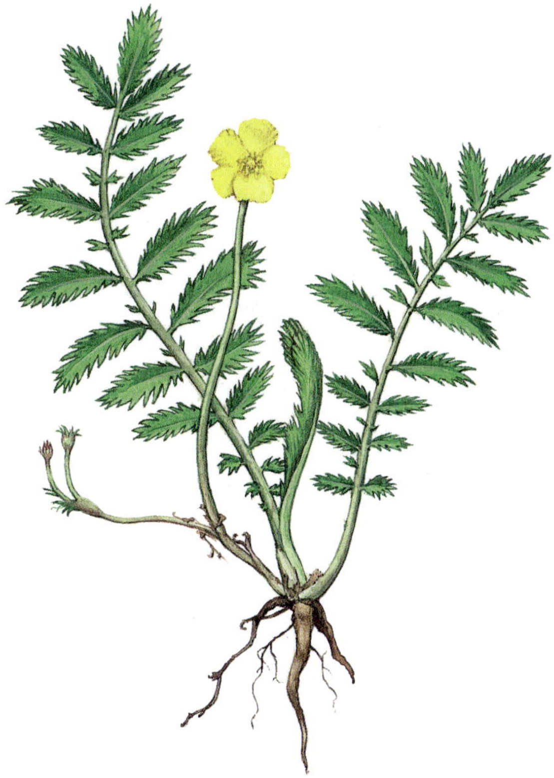

❖ Geschichte

Die Klosterheilkunde des frühen Mittelalters hat sich nur wenig mit dem Gänsefingerkraut befasst. Noch Hildegard von Bingen meint, dass die Pflanze ein Unkraut sei und medizinisch keinen Nutzen bringe. Erst in späteren Kräuterbüchern findet das Gänsefingerkraut auch lobende Erwähnung: Hier wird es innerlich bei Blutungen und Durchfall, äußerlich gegen Entzündungen, Zahn- und Gliederschmerzen eingesetzt.

❖ Herkunft und Anbau

Das Gänsefingerkraut gehört zur Familie der Rosengewächse (Rosaceen). Die kriechende Pflanze mit goldgelben Blüten ist fast weltweit verbreitet.

❖ Verwendete Teile und Inhaltsstoffe

In der Heilkunde werden die oberirdischen Pflanzenteile verwendet, die Flavonoide, Bitter- und vor allem Gerbstoffe enthalten und eine zusammenziehende (adstringierende) Wirkung haben.

❖ Anwendungsgebiete

Wissenschaftlich anerkannt ist die innerliche Anwendung von Gänsefingerkraut bei unspezifischen Durchfallerkrankungen und krampfartigen Menstruationsbeschwerden sowie die äußerliche Anwendung bei leichten Schleimhautentzündungen im Mund- und Rachenraum.

✦ In der Erfahrungsheilkunde wird das Kraut äußerlich auch zur Behandlung von schlecht heilenden Wunden eingesetzt.

❖ Anwendungsform und Dosierung

Zur innerlichen Anwendung wird Gänsefingerkraut als Tee zubereitet, der abgekühlt auch als Lösung zum Gurgeln und Spülen bei Schleimhautentzündungen dient. Die Tagesdosis beträgt 4 bis 6 g.

Nebenwirkungen: Bei Reizmagen können die Beschwerden noch verstärkt werden.

Gegenanzeigen sind nicht bekannt.

Galgant Alpinia officinarum (L.) HANCE

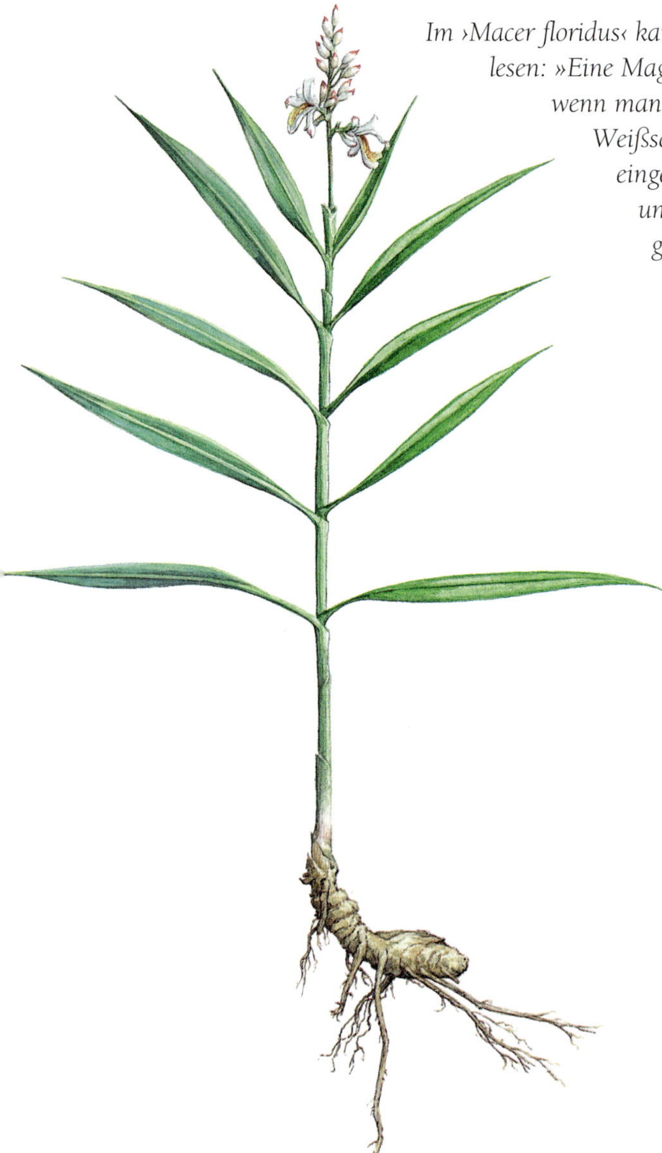

Im ›Macer floridus‹ kann man über die vielfältigen Wirkungen des Galgants lesen: »Eine Magenentzündung oder ein Magengeschwür löst Galgant, wenn man ihn einnimmt. Und wenn der Magen voll von kaltem Weißschleim ist, so stärkt er ihn; auch eine in den Därmen eingeschlossene Windblähung verjagt er, hilft der Verdauungskraft auf und heilt das Bauchgrimmen; einen Mundgeruch, der das Maß überschreitet, bessert er sehr, wenn man ihn isst; zuletzt vermehrt er, wenn man ihn genießt, die Liebeskraft und macht die Nieren warm.«

❖ Geschichte

Der Galgant, der in der indischen Ayurveda-Medizin sehr beliebt war, gelangte durch arabische Kaufleute und Ärzte nach Europa, wo er seit dem 9. Jahrhundert mit Sicherheit bekannt war. Zu seiner Verbreitung als Heilpflanze dürften die Schriften der arabischen Ärzte wesentlich beigetragen haben. Die von ihnen empfohlenen medizinischen Anwendungen tauchten im 11. Jahrhundert erstmals in den Kräuterbüchern der Benediktiner Constantinus Africanus und Odo Magdunensis auf. Kaum 100 Jahre später notiert Hildegard von Bingen in ihrer ›Physica‹, dass Galgant, dem sie ein umfangreiches Kapitel widmet, bei Fieber, schwachem Herzen und bei Schmerzen durch »üble Säfte« im Lungenbereich eingesetzt werden solle. In ihren ›Causae et curae‹ empfiehlt die Äbtissin Galgant gegen schädliche Säfte in den Eingeweiden sowie gegen Schleim in Nase und Rachen – was eher der traditionellen (und heute noch gültigen) Anwendung entspricht. Welch großer Beliebtheit sich die Pflanze erfreute, belegt auch die etwa zeitgleich entstandene Arzneimittelkunde der Medizinschule von Salerno. Hier wird ausführlich von Fälschungen des Galgants berichtet, die in Umlauf waren, und sogar von Methoden, diesen Betrug aufzudecken. Da Galgant über Indien eingeführt werden musste und sehr teuer war, waren Fälschungen ein lukratives Geschäft. Der Galgant wurde in der Klosterheilkunde als wärmend und trocknend eingestuft und eignete sich damit nach dem System der alten Medizin vor allem als verdauungsförderndes Mittel, das auch die Galle anregen sollte. Außerdem wurde ihm – wie allen »heißen« Gewürzen – eine aphrodisierende Wirkung zugeschrieben.

❖ Herkunft und Anbau

Der Galgantstrauch gehört zu den Ingwergewächsen (Zingiberaceen) und stammt ursprünglich wahrscheinlich aus dem südostasiatischen Raum. In China selbst wird er seit langer Zeit in Kulturen angebaut. Von dort gelangte er nach Indien und Thailand, weshalb er manchmal auch Thai-Ingwer genannt wird. Die Wurzel des etwa 1,50 Meter hohen Strauchs kriecht waagrecht unter der Erde und verzweigt sich sehr stark. Nach einer Wachstumszeit von etwa zehn Jahren wird die Wurzel ausgegraben, in kurze Stücke geschnitten und getrocknet.

❖ Verwendete Teile und Inhaltsstoffe

In der Heilkunde wird ausschließlich der Wurzelstock des Galgants verwendet, der ätherisches Öl mit Gingerolen, scharf schmeckende Stoffe wie Galangol, Flavonoide und Gerbstoffe enthält. Diese Inhaltsstoffe wirken krampflösend, bakterien- und entzündungshemmend, und das würzige Aroma regt die Verdauung an. Damit hat der Galgant eine ähnliche Wirkung wie der mit ihm verwandte Ingwer, allerdings schmeckt Galgant etwas schärfer.

❖ Anwendungsgebiete

Wissenschaftlich anerkannt ist die Anwendung der Galgantwurzel bei Appetitlosigkeit und bei Verdauungsbeschwerden wie Blähungen, Völlegefühl und leichten krampfartigen Beschwerden im Magen-Darm-Bereich.

❖ Anwendungsform und Dosierung

Galgantwurzel wird vor allem als Tee zubereitet, aber auch als Tinktur und als Extrakt in Fertigpräparaten verwendet.

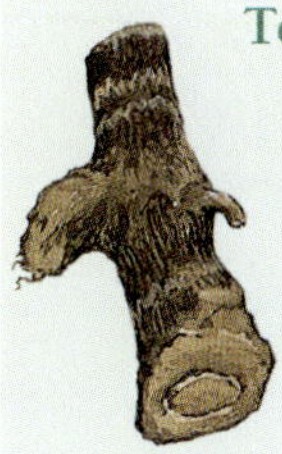

Teezubereitung:

1 Teelöffel fein geschnittene oder gepulverte Galgantwurzel mit 1 Tasse kochendem Wasser übergießen, zugedeckt 5 Minuten ziehen lassen und abseihen. Jeweils 30 Minuten vor den Mahlzeiten 1 Tasse trinken.

✦ Bei der Teezubereitung ist die Kombination mit anderen Pflanzen sinnvoll, etwa mit Kalmuswurzelstock im Verhältnis 1:1.

✦ Als Alternative zum Tee kann man 10 Tropfen Galgant-Tinktur (in einer Verdünnung 1:10) 3-mal täglich in etwas angewärmtem Wasser vor den Mahlzeiten einnehmen. Die Tagesdosis beträgt für Wurzel und Tinktur jeweils 2 bis 3 g.

✦ Galgant findet sich häufig in Likören und Magenbittern. Als Gewürz passt er zu Gemüse, Kartoffeln und Rindfleisch sowie zu Gerichten aus der asiatischen Küche.

Gegenanzeigen: Da Galgant die Sekretion der Magensäure anregt, sollte er nicht bei Magen- oder Zwölffingerdarmgeschwüren angewendet werden.

Nebenwirkungen sind nicht bekannt.

Gewürznelkenbaum

Syzygium aromaticum (L.) MERRILL et L. M. PERRY

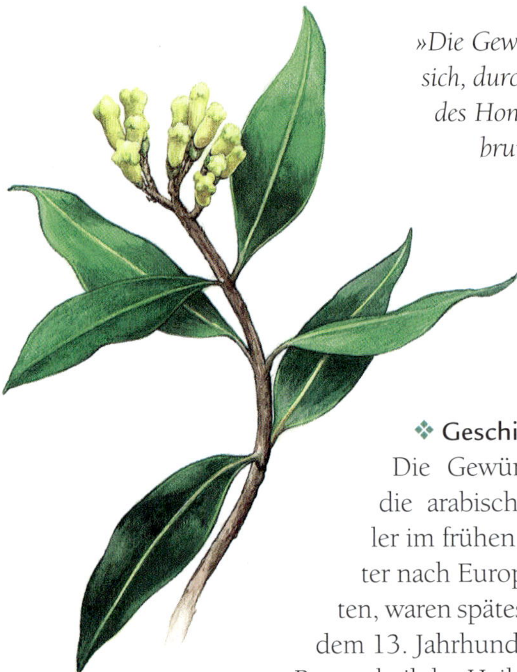

»Die Gewürznelke ist sehr warm und hat auch eine gewisse Feuchtigkeit in sich, durch die sie sich angenehm ausdehnt wie die angenehme Feuchtigkeit des Honigs. Auch wenn jemand Kopfschmerzen hat, sodass ihm der Kopf brummt, wie wenn er taub wäre, esse er oft Nelken, und das mindert das Brummen, das in seinem Kopf ist.« So rühmt Hildegard von Bingen in ihrer ›Physica‹ die Heilkraft der Blütenknospen des Gewürznelkenbaums.

❖ Geschichte

Die Gewürznelken, die arabische Händler im frühen Mittelalter nach Europa brachten, waren spätestens seit dem 13. Jahrhundert fester Bestandteil des Heilpflanzenschatzes. Aber schon im ›Lorscher Arzneibuch‹ spielt die Gewürznelke eine erstaunlich große Rolle. Sie wird hier als probates Mittel bei Magen- und Darmproblemen, gegen Nierensteine und Menstruationsbeschwerden empfohlen. Die Klosterheilkunde stufte sie als wärmend und trocknend ein, womit sie sich nach damaliger Vorstellung vor allem zur Stärkung der Verdauung eignete. Sie galt aber auch als Potenzmittel und sollte wegen ihres angenehmen Geruchs bei Kopfschmerzen helfen.

❖ Herkunft und Anbau

Der Gewürznelkenbaum gehört zur Familie der Myrtengewächse (Myrtaceen). Der immergrüne Baum ist auf den südostasiatischen Inseln und Halbinseln sowie in Sri Lanka, Malaysia, Madagaskar und Indonesien heimisch.

❖ Verwendete Teile und Inhaltsstoffe

In der Heilkunde werden die getrockneten Blütenknospen (Gewürznelken) des Gewürznelkenbaums verwendet, die Gerbstoffe und einen hohen Anteil an ätherischem Öl enthalten. Dieses Öl besteht vor allem aus Eugenol, das keimtötende und betäubende Eigenschaften besitzt, aber auch leicht ätzend wirkt.

❖ Anwendungsgebiete

Wissenschaftlich anerkannt ist die Anwendung von Gewürznelkenöl bei Schleimhautentzündungen im Mund- und Rachenraum sowie zur lokalen Schmerzstillung in der Zahnheilkunde. ✦ In der Erfahrungsheilkunde ist der Einsatz von Gewürznelken und -öl auch bei Insektenstichen, Hauterkrankungen und Akne üblich.

❖ Anwendungsform und Dosierung

Zur Behandlung von Schleimhautentzündungen wird 5- bis 10-prozentiges Nelkenöl z. B. mit Olivenöl verdünnt. In der Zahnheilkunde setzt man Zubereitungen mit bis zu 30-prozentigem Öl ein. **Nebenwirkungen:** In konzentrierter Form kann Gewürznelkenöl zu Gewebereizungen führen. Gegenanzeigen sind nicht bekannt.

Avena sativa L. Hafer

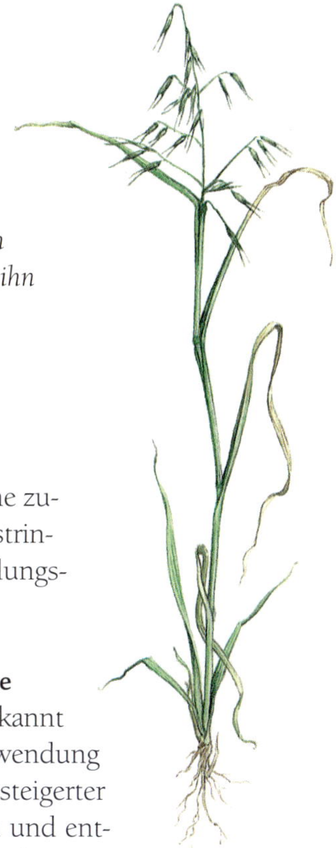

Die ›Leipziger Drogenkunde‹ lobt den Hafer als besonders wirksames Heilmittel bei Hauterkrankungen: »Die Kraft des Hafers besteht darin, dass er in sanfter Weise die harten Eitergeschwüre laxiert und auflöst und die Fisteln, die bei den Augen sind und auch den Schorf. Wenn du dem Patienten ein Pflaster mit dem Mehl von Hafer machst, heilt es den Schorf und löst die harten Geschwüre auf. Man drückt dazu den Saft des Hafers aus und vermengt ihn mit Mehl und lässt das trocknen.«

❖ Geschichte

Zwar war der Hafer den antiken Ärzten schon bekannt, doch schenkte ihm erst die mittelalterliche Klostermedizin größere Beachtung. Schon damals stand – wie heute – die äußerliche Anwendung bei Hautkrankheiten im Vordergrund. In verschiedenen Werken kann man lesen, dass Hafer vor allem für erweichende Umschläge bei Geschwüren genutzt wurde. Bei Hildegard von Bingen genießt der Hafer, dem sie eine wärmende Wirkung zuschreibt, einen besonders hohen Stellenwert: Die Äbtissin empfiehlt ihn über die gängigen Anwendungen hinaus auch als nervenstärkendes Mittel und lobt vor allem den Nutzen der Haferflocken bei Schwächezuständen.

❖ Herkunft und Anbau

Der Hafer zählt zu den Süßgräsern (Poaceen) und stammt vermutlich aus Kleinasien. Heute wird er weltweit in allen gemäßigten Zonen, sogar bis in Höhen von 1600 Metern angebaut.

❖ Verwendete Teile und Inhaltsstoffe

In der Heilkunde wird vor allem das Haferstroh verwendet, das Kieselsäure, Flavonoide, Zink, Saponine und das Alkaloid Avenin enthält. Diese Inhaltsstoffe haben eine zusammenziehende (adstringierende) und entzündungshemmende Wirkung.

❖ Anwendungsgebiete

Wissenschaftlich anerkannt ist die äußerliche Anwendung von Haferstroh bei gesteigerter Talgdrüsenproduktion und entzündlichen Hauterkrankungen, vor allem, wenn sie mit Juckreiz verbunden sind. ✦ In der Erfahrungsheilkunde wird Haferstroh innerlich zur Beruhigung und auch gegen Gicht, äußerlich bei Nervenschmerzen eingesetzt. Haferflocken sollen bei Schwächezuständen und Diabetes nützlich sein.

❖ Anwendungsform und Dosierung

Bei Hauterkrankungen und Nervenschmerzen wird ein Sud aus Haferstroh (100 g Haferstroh auf 2 bis 3 Liter Wasser) als Badezusatz verwendet. ✦ Haferschleim hat sich als bewährtes Mittel bei Magen-Darm-Erkrankungen durchgesetzt. Gegenanzeigen und Nebenwirkungen sind nicht bekannt.

Herbstzeitlose Colchicum autumnale L.

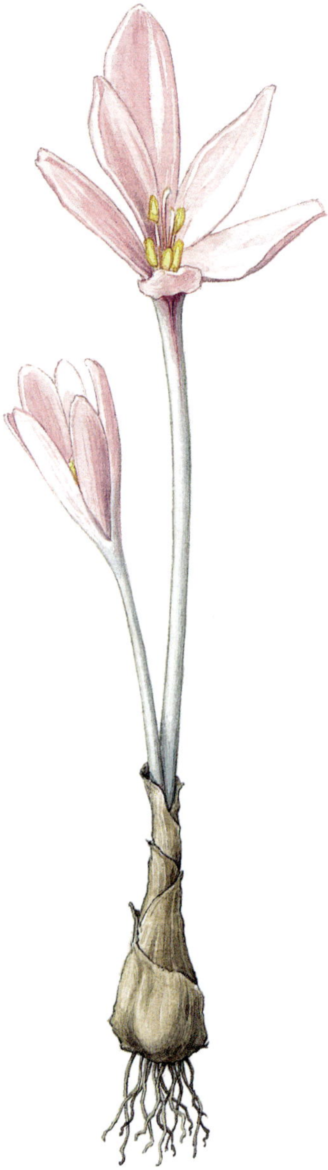

Hildegard von Bingen nimmt die Herbstzeitlose offensichtlich nur deshalb in ihre Pflanzenkunde auf, um vor ihrem innerlichen Gebrauch ausdrücklich zu warnen: »In ihr ist weder Heil noch Gesundheit, und sie taugt keinem Menschen zum Essen, denn wenn er sie äße, würde sie in ihm einen Mangel an guten Werken sowie Trockenheit bewirken. Und wenn ein Mensch sie isst, (...) davon stirbt er oft, weil darin mehr Gift als Gesundheit ist.«

❖ Geschichte

Einem Bericht zufolge soll Karl der Große durch das Samenpulver der Herbstzeitlose von einem Hautkrebs geheilt worden sein. Dieser Bericht ist alles andere als unglaubwürdig, da es noch gar nicht lange her ist, dass Colchicin, das Alkaloid der Herbstzeitlose, in der Krebstherapie eingesetzt wurde. Es behindert tatsächlich massiv die Zellvermehrung, jedoch sind die Nebenwirkungen derart heftig, dass man diese Therapieform wieder aufgegeben hat. Trotzdem ist die Herbstzeitlose als Heilpflanze weiterhin in Gebrauch. Schon im Mittelalter wusste man, welch gefährliches und schädliches Wiesenkraut die Herbstzeitlose ist: Innerlich eingenommen, kann bereits die winzige Menge von 20 Milligramm für einen erwachsenen Menschen tödlich sein. Hildegard von Bingen bezeichnet die Pflanze in ihrer ›Physica‹ als kühlend und trocknend – Wirkungsqualitäten, die man fast allen giftigen Pflanzen zuordnete. Auch das etwa zeitgleich entstandene ›Circa instans‹, die große Arzneimittelkunde der Medizinschule von Salerno, widmet der Herbstzeitlose oder »Hermodactylus«, wie die Pflanze früher hieß, ein großes Kapitel. Man verwendete damals vor allem die unterirdischen Fruchtknoten, die den Samen enthalten. Bereits im Mittelalter wurde als wichtigstes Anwendungsgebiet die Gicht genannt, wofür Colchicin, der Hauptwirkstoff der Herbstzeitlose, auch heute noch eingesetzt wird. Daneben verwendeten die mittelalterlichen Klosterärzte die Pflanze auch bei

»scharfem« Fieber, bei Fisteln und anderen Hautproblemen. Im Volksglauben galt die Herbstzeitlose als giftiges Hexenkraut. Man nahm an, dass die Hexen in der Walpurgisnacht auf die Wiesen gingen, um aus ihren Blüten und Früchten einen Hexensalat zuzubereiten, mit dem sie Tiere und Menschen vergifteten.

❖ Herkunft und Anbau

Die Herbstzeitlose ähnelt in ihrem Aussehen zwar einem Krokus, gehört aber zur Familie der Zeitlosengewächse (Colchicaceen) und wächst in fast ganz Europa auf feuchten Wiesen. Nicht umsonst heißt sie im Volksmund »Giftkrokus« oder »Hennengift«, denn sie ist tödlich giftig.

❖ Verwendete Teile und Inhaltsstoffe

In der Heilkunde werden die Samen, Knollen und Blüten der Herbstzeitlose verwendet. Hauptwirkstoff ist das in allen Pflanzenteilen enthaltene Alkaloid Colchicin – ein Zellgift, das entzündungshemmend und schmerzlindernd wirkt und die Vermehrung rasch wachsender Zellen (etwa Leukozyten) bremst oder zum Stillstand bringt.

❖ Anwendungsgebiete

Wissenschaftlich anerkannt ist die Anwendung der Herbstzeitlose zur Therapie von akuten Gichtanfällen. Dabei blockiert das Colchicin die Vermehrung von Abwehrzellen, welche die für die Gicht verantwortlichen Harnsäurekristalle aufnehmen und entzündungsfördernde Stoffe freisetzen.
✦ Ein weiteres anerkanntes Anwendungsgebiet ist das sogenannte Familiäre Mittelmeerfieber (auch »Maltafieber«), eine schwere Infektionskrankheit, bei der es zu Gefäß- und Gelenkscheidenentzündungen sowie zu schweren Nierenschäden durch Ablagerungen kommt.

❖ Anwendungsform und Dosierung

Als tödlich giftige Pflanze ist die Herbstzeitlose in keinem Fall zur Selbstbehandlung geeignet. Die Dosierung gehört unbedingt in die Hand eines Arztes, der auch entscheidet, ob man bei akuten Gichtanfällen die Herbstzeitlose als Frischpflanzenpresssaft oder zerkleinertes Kraut einnimmt. Die Tagesdosis des enthaltenen Colchicins beträgt 6 bis maximal 8 mg, wobei man zunächst stündlich ungefähr 1 mg, ab der fünften Stunde etwa 0,5 bis 1 mg jede zweite Stunde einnimmt. Sobald die Beschwerden nachlassen, muss Colchicin sofort abgesetzt werden.
Gegenanzeigen: Während der Schwangerschaft und bei älteren Menschen darf man die Herbstzeitlose nur mit größter Vorsicht einsetzen, ebenso bei Herz-, Nieren- und Magen-Darm-Erkrankungen.
Nebenwirkungen: Die Einnahme kann zu Übelkeit, Erbrechen, Durchfall und Bauchkrämpfen führen. Bei längerer Anwendung können Blutarmut (Anämie), Blutungen, Infektionen und Nierenschäden bis hin zu Nierenversagen auftreten.

Hirtentäschel

Capsella bursa-pastoris (L.) MEDICUS

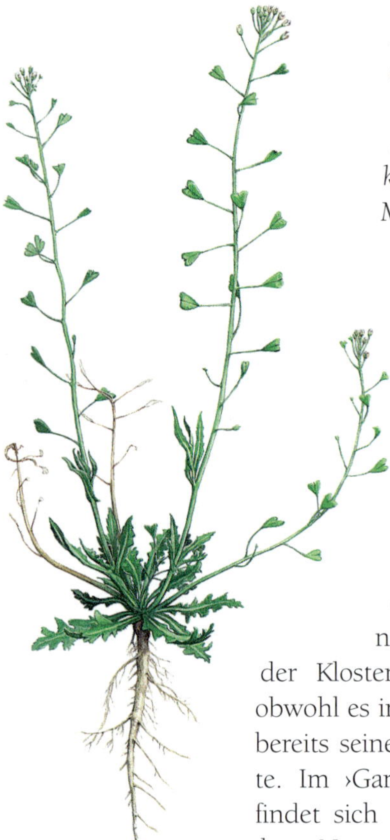

Der Frankfurter Arzt Adam Lonitzer beschreibt Mitte des 16. Jahrhunderts die üblichen Anwendungen des Hirtentäschelkrauts in der Klosterheilkunde: »Welcher aus der Nasen oder sonst am Leib sehr blutet, der nehme dieses Krautes Saft, und streiche den Saft um die Nase, es verstopft das Blut und kühlt die hitzige Ader. (…) Dieses Kraut ist den Frauen gut, die zu starke Monatsblutung haben, wenn man es gestampft hinten auf die Lenden legt.«

❖ Geschichte

Dieses Kraut mit dem ungewöhnlichen Namen wurde weder in der Antike noch in der Frühzeit der Klostermedizin beachtet, obwohl es in der Volksmedizin bereits seinen festen Platz hatte. Im ›Gart der Gesundheit‹ findet sich eine Erklärung für den Namen »Hirtentäschel«: Die Pflanze habe »kleine Schoten, wie Taschen«, an sich hängen; davon leite sich der Name ab. Die Klosterheilkunde betrachtete das Kraut als kühlend und trocknend und verwendete es gegen die unterschiedlichsten »Ausflüsse«: bei blutenden Wunden, Nasenbluten, einer triefenden Nase, eitrigen Hauterkrankungen und gegen zu starke Monatsblutungen.

❖ Herkunft und Anbau

Das Hirtentäschelkraut gehört zur Familie der Kreuzblütler (Brassicaceen) und ist in Europa heimisch. Die anspruchslose zweijährige Pflanze wächst auf Äckern, Schuttplätzen, an Zäunen und Mauern. Für den arzneilichen Gebrauch wird sie vor allem aus Osteuropa importiert.

❖ Verwendete Teile und Inhaltsstoffe

In der Heilkunde werden die oberirdischen Teile des Hirtentäschelkrauts verwendet. Sie enthalten vor allem Flavonoide, Aminosäuren, Proteine und Kalium, außerdem ein Peptid, das eine blutstillende Wirkung hat.

❖ Anwendungsgebiete

Wissenschaftlich anerkannt ist die innerliche Anwendung von Hirtentäschelkraut zur Regulierung von übermäßig starker oder langer Monatsblutung sowie die äußerliche Anwendung bei Nasenbluten und bei blutenden oberflächlichen Hautverletzungen.

❖ Anwendungsform und Dosierung

Bei Wunden und Nasenbluten wird das Kraut in Form einer Teekompresse angewendet. Bei Menstruationsbeschwerden trinkt man den frisch zubereiteten Tee. Die Tagesdosis beträgt 10 bis 15 g. Gegenanzeigen und Nebenwirkungen sind nicht bekannt.

Sambucus nigra L. Schwarzer Holunder

Hildegard von Bingen beschreibt eine interessante Schwitzkur bei Gelbsucht: In einem Dampfbad soll man Holunderblätter auf die erhitzten Steine legen und das Ganze mit Wasser begießen. »Dann lege man Holundersprossen in reinen Wein, damit dieser den Geschmack annimmt, und davon trinke man während dem Bade mäßig. Und wenn man aus dem Bad herauskommt, lege man sich ins Bett, um zu schwitzen. Und dies tue man oft, so wird man geheilt werden.«

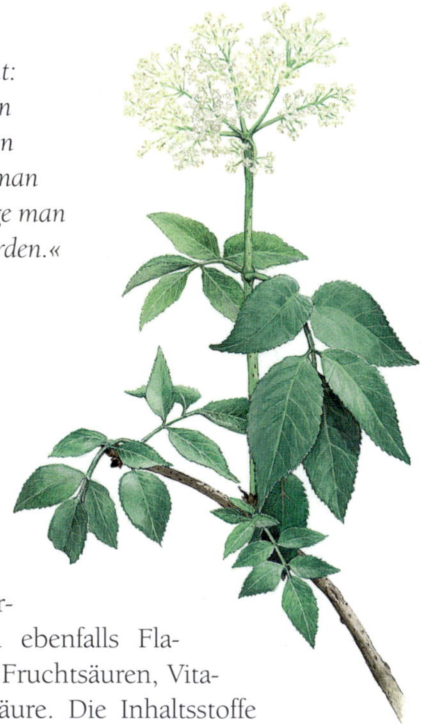

❖ Geschichte

In der Antike wurden Wurzeln, Blätter und Beeren des Holunders therapeutisch vor allem als schleim- und galleabführendes, aber auch als gynäkologisches Mittel eingesetzt. Dioskurides notiert in seiner ›Materia medica‹ weitere interessante Rezepte: Gegen Schlangenbisse empfiehlt er in Wein gekochte Holunderwurzeln, gegen Geschwüre Umschläge aus den Blättern. Die kräuterkundlichen Schriften der Klosterheilkunde lobten den Holunder fast als »Universalmedizin«. Er wurde als wärmend und trocknend beschrieben und galt als abführend, entwässernd, fiebersenkend, schmerzlindernd und magenstärkend.

❖ Herkunft und Anbau

Der bis zu 7 Meter große Schwarze Holunder gehört zur Familie der Moschuskrautgewächse (Adoxaceen). Er ist in fast ganz Europa, Asien und Nordafrika heimisch und wächst an Bachufern, in Auenwäldern und an Waldrändern.

❖ Verwendete Teile und Inhaltsstoffe

In der Heilkunde werden die Holunderblüten und -beeren verwendet. Die Blüten besitzen ätherisches Öl (bis 0,2 Prozent) mit einem hohen Anteil an freien Fettsäuren, Flavonoiden, Gerb- und Schleimstoffen. Die Holunderbeeren enthalten ebenfalls Flavonoide, Zucker, Fruchtsäuren, Vitamin C und Folsäure. Die Inhaltsstoffe wirken schweißtreibend und schleimlösend.

❖ Anwendungsgebiete

Wissenschaftlich anerkannt ist die Anwendung von Holunderblüten und -beeren bei Erkältungskrankheiten als schweißtreibendes Mittel und zur Steigerung der Bronchialsekretion.

❖ Anwendungsform und Dosierung

Holunderblüten werden für eine Schwitzkur als Tee getrunken. Sie sind auch in Teemischungen gegen Erkältungskrankheiten enthalten; oft werden sie mit Lindenblüten kombiniert. Die Tagesdosis beträgt 10 bis 15 g. Zur Vorbeugung und Stärkung trinkt man den Saft aus eingekochten Beeren (täglich 1 bis 2 kleine Gläser).
Gegenanzeigen und Nebenwirkungen sind nicht bekannt.

Hopfen Humulus lupulus L.

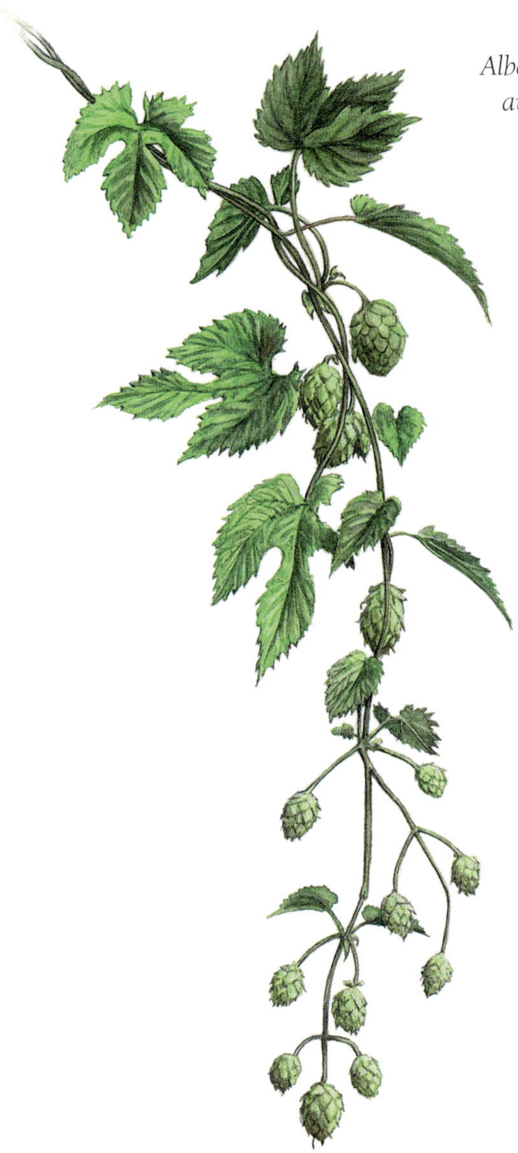

Albertus Magnus führt in seinem Pflanzenbuch ›De vegetabilibus‹ aus: »In der Hopfenblüte entsteht und reift ein winziges Korn. (…) Die Blüte bewahrt die Flüssigkeiten, (…) beschwert aber den Kopf.« Am Übergang zur Neuzeit schreibt Adam Lonitzer: »Der zahme Hopfen wird in Deutschland, Polen und Böhmen mit allem Fleiß gesät, wächst an den dafür gesetzten Stangen in die Höhe, und bekommt im Heumonat (Juni) seine Blüten, die man für das Bier zu verwenden pflegt.« Er meint außerdem: »Hopfen vertreibt die Melancholie und das schwere Gemüt aus dem Leib.«

❖ Geschichte

Als ausgesprochene Weinliebhaber schenkten die Römer dem Bier und damit auch dem Hopfen keine große Beachtung, Plinius erwähnte lediglich, dass er an Weiden hinaufklettere. Der Hopfen gehört zu den jüngeren Kulturpflanzen: Im Frankenreich wurde er nachweislich erst seit dem 8. Jahrhundert angebaut. Zu dieser Zeit kamen Mönche auf die Idee, Hopfen für die Bierzubereitung zu nutzen. Aus der Beobachtung, dass Hopfenzapfen sehr lange haltbar und gegen Fäulnis resistent waren, schlossen sie, dass sie sich zur Konservierung eignen müssten, und setzten sie mit Erfolg beim Bierbrauen ein. Es waren also tatsächlich Mönche, die erstmals Hopfen zum Bier gaben und damit das Reinheitsgebot des bayerischen Herzogs Georg des Reichen von 1497 teilweise vorwegnahmen. Wie mittelalterliche Quellen bezeugen, machte man damals auch den Wein mit Hopfen haltbarer, während der arzneiliche Einsatz zunächst noch keine große Rolle spielte. Im 11. Jahrhundert war es Hildegard von Bingen, die sich auch für die medizinischen Verwendungszwecke interessierte. In ihrer ›Physica‹ betont sie den beruhigenden Effekt des Hopfens, hebt aber gleichzeitig hervor, dass er die Eingeweide beschwere und den Menschen traurig mache. Im Laufe der Jahrhunderte gerieten die Heilanzeigen immer umfangreicher, sodass Adam Lonitzer am Übergang zur Neuzeit für den Hopfen eine breite Palette an Anwendungsgebieten notieren konnte. Er empfiehlt die Pflanze, die von der Klosterheilkunde als wärmend und trocknend beschrieben wurde, bei Asthma, eitrigen Ohren, Gelb- und Wassersucht sowie Milzleiden. Nach der Signaturenlehre galt die Pflanze wegen ihrer haarigen Stängel und Blätter wie die Brennnessel als Haarwuchsmittel.

❖ Herkunft und Anbau

Der bis zu 6 Meter hoch wachsende Hopfen gehört zur Familie der Hanfgewächse (Cannabaceen). Die Pflanze wächst wild, wird aber für das Brauwesen und die Arzneimittelherstellung in fast ganz Europa, Westasien und Nordamerika angebaut. Geerntet wird der Hopfen kurz vor der vollen Reife im Spätsommer, damit die Schuppen nicht abfallen.

❖ Verwendete Teile und Inhaltsstoffe

In der Heilkunde werden die Hopfenzapfen verwendet. Ihre Schuppen tragen die Hopfendrüsen, die die wesentlichen Wirkstoffe enthalten: die Bitterstoffe Humulon und Lupulon. Werden sie bei längerer Lagerung zu alkoholartigen Verbindungen (z. B. Methylbutenol) umgebaut, haben sie einen beruhigenden und schlaffördernden Effekt. Zudem wirken sie bakterienhemmend und regen die Magensaftsekretion an. Daneben finden sich Gerb- und Aromastoffe, Flavonoide und ätherisches Öl sowie Stoffe, die eine ähnliche Wirkung wie das weibliche Geschlechtshormon Östrogen haben.

❖ Anwendungsgebiete

Wissenschaftlich anerkannt ist die Anwendung von Hopfenzapfen bei Unruhe- und Angstzuständen sowie bei Schlaflosigkeit.

✦ In der Erfahrungsheilkunde wurde und wird Hopfen bei Verdauungsstörungen, Blasen- und Nierenleiden angewendet, aber auch bei Menstruationsbeschwerden und im Klimakterium. Nach den Ergebnissen wissenschaftlicher Studien ist auf jeden Fall der Einsatz bei Verdauungsbeschwerden und Blasenleiden sinnvoll.

❖ Anwendungsform und Dosierung

Bei den Darreichungsformen des Hopfens gibt es verschiedene Möglichkeiten: als geschnittene Heilpflanze oder als Pflanzen- bzw. Trockenextraktpulver für Aufgüsse oder Abkochungen. Die Einzeldosis beträgt 0,5 g. Häufig wird Hopfen auch anderen Teemischungen wie Magen- und Schlaftees beigegeben.

Teezubereitung:
1 Teelöffel Hopfenzapfen mit 1 Tasse kochendem Wasser übergießen, zugedeckt 10 Minuten ziehen lassen und abseihen. Mittags und abends je 1 Tasse trinken.

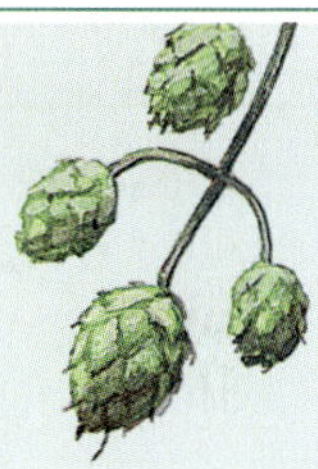

✦ Hopfentee wird bei Schlafstörungen, Unruhe- und Angstzuständen empfohlen. Die Wirkung kann gesteigert werden, wenn man die Hopfenzapfen mit Baldrian oder Melisse mischt.

✦ Da die Wirkstoffe des Hopfens leicht an die Luft abgegeben werden, kann auch ein Schlafkissen – ein mit Hopfenzapfen gefülltes Baumwollkissen – hilfreich sein. Die Wirkung hält ungefähr 1 Woche an, dann muss man die Füllung erneuern.

Gegenanzeigen und Nebenwirkungen sind nicht bekannt.

Huflattich Tussilago farfara L.

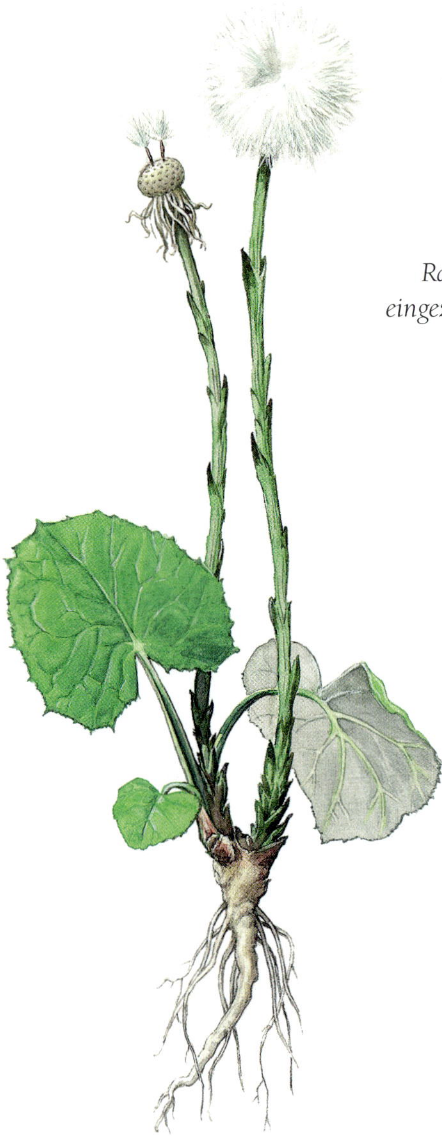

Der Huflattich hieß früher auch »Brandlattich«, »Rosshuf«, »Eselshuf« sowie »Tussilago« im Lateinischen. Adam Lonitzer erklärt in seinem ›Kräuterbuch‹: »Brandlattich hat Blätter, die gleichen einem Rosshuf, gegen der Erden sind sie aschenfarben.« Bei den Wirkungen heißt es: »Löscht alle Hitze der Leber, des Magens und Fieber, je vier Löffel voll getrunken, auch außen als Umschlag. Ein Rauch von den gedörrten Blättern dieses Krauts durch den Hals eingezogen, hilft bei trockenem Husten und Brustbeklemmung.«

❖ Geschichte

Der Huflattich findet seit langer Zeit als Hustenmittel Verwendung, darauf weist schon der lateinische Name hin, der wohl aus einer Verbindung der Wörter *tussis* (Husten) und *ago* (ich vertreibe) entstanden ist, was so viel wie Hustenvertreiber heißt. In seiner ›Materia medica‹ empfiehlt bereits Dioskurides, bei trockenem Husten und Atembeschwerden den Rauch der angezündeten Blätter des Huflattichs zu inhalieren. Darüber hinaus hebt er die kühlende und entzündungshemmende Wirkung der Blätter hervor, die er äußerlich auch als Umschlag bei Hautentzündungen verwendet. In den Hauptwerken der Klosterheilkunde wurde der Huflattich zunächst nur bei Hildegard von Bingen angeführt, und zwar als Lebermittel. Im Laufe des Mittelalters kam ein weiteres Anwendungsgebiet hinzu, das so bedeutend war, dass es sogar im deutschen Namen der Pflanze, »Brandlattich«, seinen Ausdruck fand. Im ›Gart der Gesundheit‹ kann man nachlesen, dass die Wirkung der Huflattichblätter als kühlend und feucht empfunden wurde, weshalb man sie gegen »heiße« Krankheiten einsetzte. Damit waren neben dem Fieber auch alle »brennenden Hautkrankheiten« wie Brandwunden durch Feuer oder Sonne, Insektenstiche, Tierbisse und Schürfwunden gemeint. Noch heute wird der Huflattich bei Entzündungen der Schleimhaut verwendet – und ein Hustenmittel blieben die Huflattichblätter von der Antike bis in die Gegenwart.

❖ Herkunft und Anbau

Der Huflattich gehört zur Familie der Korbblütler (Asteraceen) und ist in fast ganz Europa verbreitet. Seine Blütenköpfe sind leuchtend gelb und duften nach Honig. Die mehrjährige Pflanze, die in hiesigen Breiten zu den ersten Frühlingsboten zählt, bevorzugt Ödland, Bahndämme und Kiesgruben sowie Acker- und Wegränder. Das Kraut für den arzneilichen Gebrauch stammt aus Wildsammlungen in Italien und Osteuropa.

❖ Verwendete Teile und Inhaltsstoffe

In der Heilkunde werden vor allem die Blätter des Huflattichs, ganz selten noch die Blüten verwendet. Die wichtigsten Inhaltsstoffe der Blätter sind Gerb-, Bitter- und Schleimstoffe sowie Flavonoide, die eine bakterienhemmende und reizlindernde Wirkung besitzen. Außerdem aktivieren die Stoffe das Flimmerepithel, das mit seinen vielen Härchen die Schleime aus den Atemwegen abtransportiert. Die Schleimstoffe legen sich wie ein Schutzfilm auf die Schleimhäute. Der zähe Bronchialschleim wird verflüssigt und schneller nach außen transportiert, sodass das Abhusten erleichtert wird. Huflattich enthält – je nach Provenienz – Pyrrolizidinalkaloide, die eine gewisse lebertoxische und krebserregende (kanzerogene) Wirkung haben.

❖ Anwendungsgebiete

Wissenschaftlich anerkannt ist die Anwendung von Huflattichblättern bei Schleimhautentzündungen im Mund- und Rachenraum. Am häufigsten werden die Blätter bei trockenem Husten und allgemein bei Katarrhen der Atemwege eingesetzt. Auch auf gereizte Schleimhäute des Magen-Darm-Trakts hat Huflattich nachweislich eine positive Wirkung.

❖ Anwendungsform und Dosierung

Huflattich kann in verschiedenen Zubereitungen eingenommen werden, bei Husten als Tee aus den Blättern. Außerdem wird Huflattich als Tinktur oder Frischpflanzenpresssaft eingesetzt. Die Tagesdosis liegt bei 4 bis maximal 6 g. Die Anwendungsdauer sollte 4 bis 6 Wochen nicht überschreiten.

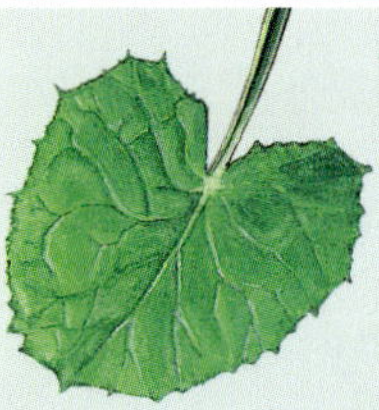

Teezubereitung:

2 Teelöffel Huflattichblätter mit 1 Tasse kochendem Wasser übergießen, 10 Minuten ziehen lassen und abseihen. Täglich 2- bis 3-mal 1 Tasse trinken, die erste am besten unmittelbar nach dem Aufstehen, damit sich der angesammelte Schleim besser lösen kann.

Gegenanzeigen: Nicht während der Schwangerschaft und Stillzeit anwenden.

Nebenwirkungen: Bei Daueranwendung von pyrrolizidinalkaloidhaltigen Pflanzen ist eine krebserregende Wirkung nicht auszuschließen. Neue Züchtungen enthalten keine nachweisbaren Mengen an Pyrrolizidinalkaloiden.

Ingwer Zingiber officinale ROSCOE

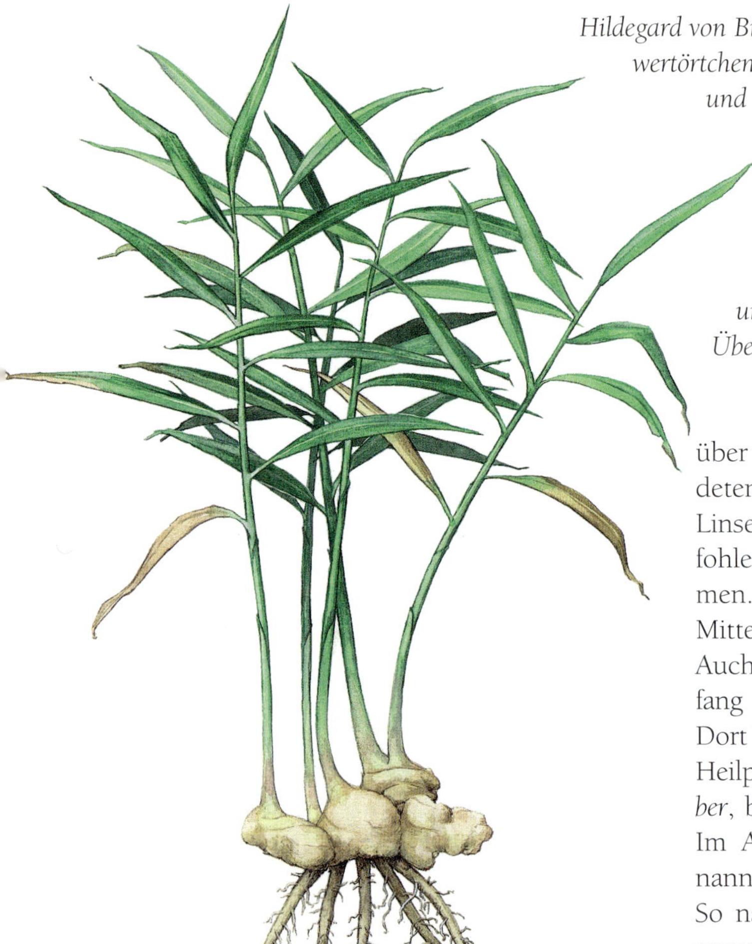

Hildegard von Bingen gibt in ihrer ›Physica‹ ein Rezept für Ingwertörtchen an: »Auch wer unter Verstopfung im Magen und im Bauch leidet, der pulverisiere Ingwer und mische dieses Pulver mit ein wenig Saft von Ochsenzunge. Und aus diesem Pulver und Bohnenmehl mache er Törtchen, und er backe sie in einem Ofen bei leichter Hitze. Und man esse diese Törtchen oft nach dem Essen und auch nüchtern, es mindert das stinkende Übel im Magen und stärkt den Menschen.«

❖ Geschichte

Der in Asien beheimatete Ingwer spielte seit dem Altertum in der chinesischen und indischen Medizin eine wichtige Rolle und war in der Spätantike auch in Europa weit verbreitet. Alle bedeutenden griechischen und römischen Ärzte schrieben über die Heilwirkungen der Wurzel und verwendeten sie gegen Verdauungsbeschwerden und Linsentrübung. Konfuzius soll außerdem empfohlen haben, den Ingwer auf Reisen mitzunehmen. Noch heute ist er das wichtigste pflanzliche Mittel gegen die Symptome der Reisekrankheit. Auch die Klosterheilkunde nutzte Ingwer von Anfang an, wie das ›Lorscher Arzneibuch‹ beweist: Dort gehört er zu den am häufigsten genannten Heilpflanzen. Ingwer kommt von lateinisch *zingiber*, bei den Griechen hieß die Pflanze *ziggiberi*. Im Arabischen wurde der Ingwer *gingebil* genannt, was sich wiederum von *gingi* herleitet. So nannten die Araber Indien. Mit dieser Namenskette kann man auch den Handelsweg des Ingwers nachvollziehen. Die Pflanze kam möglicherweise aus dem südlichen China. Über die alte Hochkultur von Dilmun, dem heutigen Bahrein am Persischen Golf, wurde der Ingwer per Schiff eingeführt und an die antike Welt weitergegeben. Mit den Griechen gelangte er nach Italien, und römische Soldaten brachten ihn schließlich über die Alpen. In der Klosterheilkunde wurde Ingwer als wärmend und feucht klassifiziert und durch die Jahrhunderte als ausgezeichnetes Mittel zur Verdauungsförderung und zur Reinigung von schleimigen Säften bei Husten und anderen Erkrankungen der Atemwege geschätzt. Er sollte darüber hinaus bei Leberleiden, Augentrübung und Halsgeschwüren hilfreich sein. Außerdem galt er – wie alle »heißen« Gewürzpflanzen – als Aphrodisiakum.

❖ Herkunft und Anbau

Ingwer, Galgant und Javanische Gelbwurz sind nahe Verwandte, die als Ingwergewächse (Zingiberaceen) bezeichnet werden. Die ursprüngliche Herkunft ist nicht genau geklärt, auf jeden Fall wird die Pflanze schon seit alters in China, Malaysia und Indien angebaut. Der Ingwer besitzt einen weit verzweigten Wurzelstock, aus dem sich über 1 Meter hohe Triebe bilden. Die in der Heilkunde verwendeten Pflanzen werden in China, Indien, der Karibik und den USA kultiviert.

❖ Verwendete Teile und Inhaltsstoffe

Sowohl in der Heilkunde als auch in der Küche wird der Wurzelstock des Ingwers verwendet. Er enthält ätherisches Öl und Scharfstoffe wie Gingerol und Shogaol. Das ätherische Öl wirkt dämpfend auf die autonomen Zentren des zentralen Nervensystems. Daneben fördern die Inhaltsstoffe die Sekretion des Speichels sowie des Magen- und Gallensafts. Sie sind darüber hinaus entzündungshemmend, fördern die Darmfunktion und lindern die Übelkeit. Die Scharfstoffe regen die Wärmerezeptoren in der Magenschleimhaut an und steigern die Darmtätigkeit.

❖ Anwendungsgebiete

Wissenschaftlich anerkannt ist die Anwendung von Ingwerwurzel bei funktionellen Störungen des Magen-Darm-Trakts sowie zur Behandlung der Symptome bei Reisekrankheit.

✦ In der Erfahrungsheilkunde wird Ingwer auch zur Appetitanregung genutzt. Da er die Speichelsekretion fördert, wird er darüber hinaus auch bei Husten und anderen Erkältungskrankheiten eingesetzt.

❖ Anwendungsform und Dosierung

Bei Brechreiz empfiehlt es sich, 1 g frisch gepulverte Ingwerwurzel mit etwas Flüssigkeit einzunehmen. Die Tagesdosis beträgt 2 bis 4 g. Bei Verdauungsbeschwerden und gegen Brechreiz kann Ingwer auch als Tee getrunken werden.

Teezubereitung:

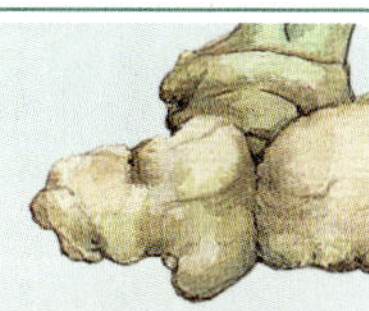

1 Teelöffel grob gepulverte Ingwerwurzel mit 1 Tasse heißem Wasser übergießen, zugedeckt 5 bis 10 Minuten ziehen lassen und abseihen. Vor den Mahlzeiten jeweils 1 Tasse trinken.

✦ Darüber hinaus kann Ingwer als Tinktur gegen Reisekrankheit verwendet werden: 20 Tropfen Ingwer-Tinktur (1:5) in 1 Glas lauwarmem Wasser 30 Minuten vor den Mahlzeiten bzw. vor Reiseantritt einnehmen. Wer zu Blähungen neigt oder unter schwachem Magen leidet, für den ist auch der regelmäßige Einsatz von Ingwer als Gewürz sinnvoll.

Gegenanzeigen und Nebenwirkungen sind nicht bekannt.

Johannisbeere Ribes nigrum L. und Ribes rubrum L.

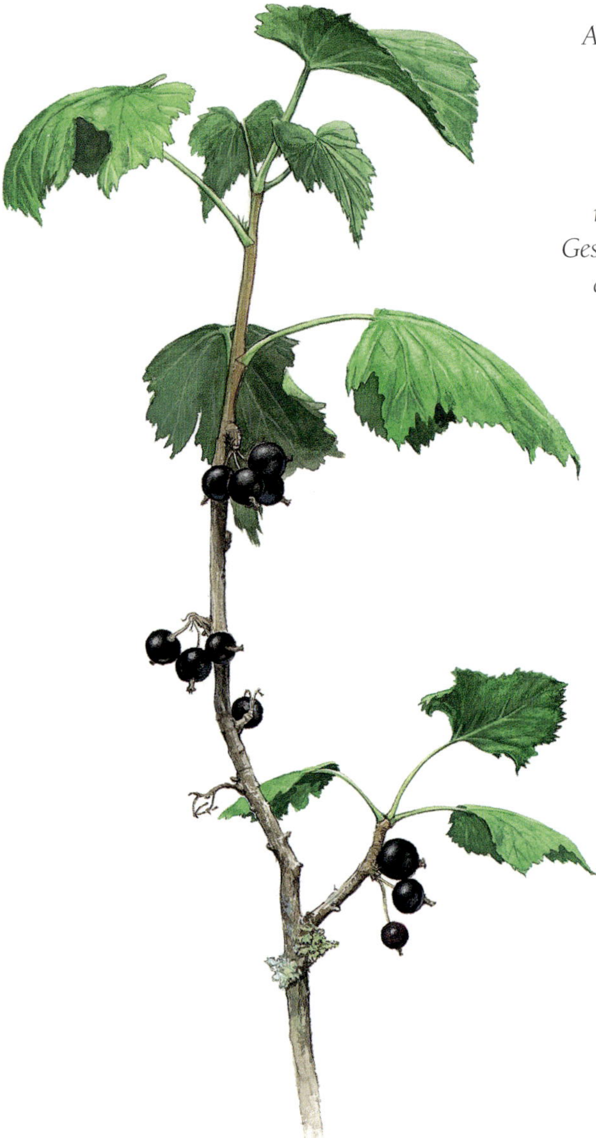

Adam Lonitzer berichtet von den gärtnerischen und medizinischen Erfahrungen mit der Roten Johannisbeere: »Sie wachsen auf wie die Stachelbeeren (...). Ihre bleichgelben gestirnten Blüten bringen sie im Mai, daraus werden erst grüne runde, dann schöne hellrote Beeren, die an dünnen, langen Stielen hängen und einen lieblichen weinsauren Geschmack haben.« Bei den Anwendungen heißt es, dass sie den Durst löschen, und »man macht sie in Zucker ein, für die Kinder, wenn sie die Purpeln oder Röte haben«.

❖ Geschichte

Die Rote Johannisbeere gelangte wahrscheinlich über die Araber in die europäische Heilkunde. In den antiken Schriften finden sich keine Angaben über ihre Heilwirkungen. Den ersten Hinweis auf ihre medizinische Anwendung überliefert der berühmte persische Arzt und Philosoph Avicenna (980–1037), Vorbild für die Hauptfigur des Romans ›Der Medicus‹. Sein umfangreiches Lehrbuch, der ›Canon medicinae‹, der damals grundlegend für das Medizinstudium in Europa war, wurde im 12. Jahrhundert ins Lateinische übersetzt. Die Erfahrungen aus dem Orient mit der Roten Johannisbeere als Heilpflanze konnte man sich außerdem durch die Übersetzung der arabischen Arzneimittellehre ›Aggregator‹ Ende des 13. Jahrhunderts zunutze machen. Der Strauch erlangte den endgültigen Durchbruch in der Klosterheilkunde, als er 1485 im ›Gart der Gesundheit‹ von dem Arzt Johann Wonnecke beschrieben wurde. Dieser übernahm genau jene Anwendungsgebiete, die bereits bei Avicenna oder auch im ›Aggregator‹ zu finden sind. Die Wirkungsqualitäten der Früchte des Johannisbeerstrauchs beschreibt er als kühlend und trocknend mit zusammenziehender Kraft. Neben dem oben zitierten Heileffekt bei Hautkrankheiten, insbesondere bei Kindern, wurden die Johannisbeeren außerdem bei Erbrechen, Herzproblemen und zur besseren Durchblutung empfohlen. Die Kräuterbücher des späten Mittelalters beschreiben zwar auch die

Heilwirkungen der Schwarzen Johannisbeere, doch war diese Sorte, die im Volksmund auch »Stinkwurz« hieß, wegen ihres unangenehmen Geruchs weit weniger verbreitet.

❖ Herkunft und Anbau

Die beiden Arten der Johannisbeere gehören zur Familie der Stachelbeergewächse (Grossulariaceen). Die sommergrünen Sträucher, die bis zu 2 Meter hoch werden können und im Gegensatz zur Stachelbeere gänzlich ohne Stacheln sind, wachsen in feuchten Gebüschen und Auwäldern. Beide Arten werden in Nordasien sowie in Mittel- und Nordeuropa in Kulturen angebaut.

❖ Verwendete Teile und Inhaltsstoffe

In der Heilkunde wird heute – anders als in früheren Zeiten – vorwiegend die Schwarze Johannisbeere verwendet, und zwar sowohl ihre Früchte als auch die Blätter. Die Blätter enthalten vor allem Flavonoide, Gerbstoffe, Vitamin C und etwas ätherisches Öl. Sie wirken harntreibend (diuretisch) und aquaretisch, das heißt, sie erhöhen die Harnmenge. Die Früchte der Schwarzen und der Roten Johannisbeere sind reich an Vitamin C (120 mg pro 100 g), außerdem enthalten sie B-Vitamine, Gerbstoffe und Minerale. In den Kernen der Früchte beider Arten findet sich Gamma-Linolensäure, die für die Bekämpfung von Entzündungen wichtig ist.

❖ Anwendungsgebiete

In der Erfahrungsheilkunde werden die Blätter der Schwarzen Johannisbeere wegen ihrer entwässernden bzw. harntreibenden Wirkung zu Durchspülungstherapien bei entzündlichen Erkrankungen der Harnwege, als Vorbeugung bei Nierengrieß, bei Rheuma und Gicht eingesetzt.

✦ Die Johannisbeerfrüchte gelten als Stärkungsmittel bei fiebrigen Erkrankungen und ihr Saft wird auch häufig vorbeugend gegen Erkältungskrankheiten getrunken.

✦ Johannisbeerkernöl wird durch Pressung und Aufbereitung der Kerne gewonnen. Es enthält Gamma-Linolensäure und wird daher häufig bei Neurodermitis verwendet. Ein Großteil der Neurodermitiker hat einen erblich bedingten Enzymdeffekt, der dazu führt, dass sie keine Gamma-Linolensäure bilden können. Durch die regelmäßige Einnahme von Johannisbeerkernöl als Nahrungsergänzungsmittel kann dieser Enzymdefekt ausgeglichen werden.

❖ Anwendungsform und Dosierung

Zur Durchspülungstherapie haben sich Teezubereitungen mit Schwarzen Johannisbeerblättern bewährt. Bei Wärmezufuhr geht auch der unangenehme Geruch verloren, der Tee ist sehr wohlschmeckend.

Teezubereitung:

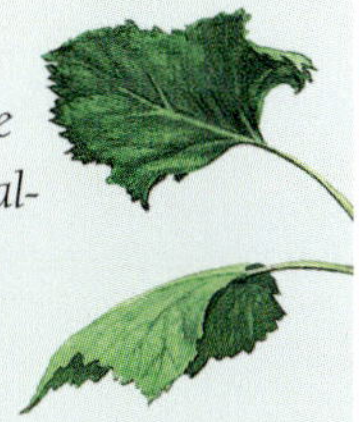

1 bis 2 gehäufte Teelöffel Schwarze Johannisbeerblätter mit 1 Tasse kaltem Wasser übergießen und langsam bis zum Sieden erhitzen. Danach den Tee sofort abseihen und täglich 2- bis 3-mal 1 Tasse trinken.

✦ Die Früchte können auch in Form von Frischpflanzenpresssaft eingenommen werden. Bei Husten, Heiserkeit, akutem und chronischem Durchfall nimmt man mehrmals täglich 1 Esslöffel ein. Gegenanzeigen und Nebenwirkungen sind nicht bekannt.

Johanniskraut Hypericum perforatum L.

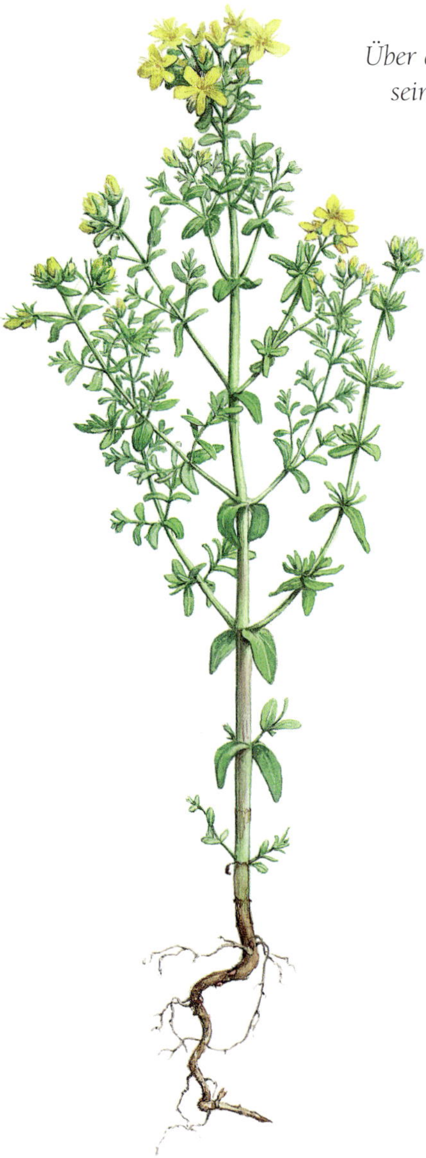

Über die berühmte Heilpflanze äußert sich Konrad von Megenberg in seinem ›Buch der Natur‹: »Corona regis, das heißt Königskrone, ist ein Kraut, das viele Blätter an einem Stängel hat, die haben eine Gestalt wie die Thymianblätter und sind alle durchlöchert mit vielen Löchlein. Deshalb heißen sie auch in Latein ›perforata‹, das heißt: die Durchlöcherte, und in Griechisch heißt es ›hypericon‹. Das Kraut hat die Art, dass es das Herz stärkt und Leber und die Nieren reinigt und die Geschwüre heilt (…). Das Kraut heißt auch Sankt Johannikraut.«

❖ Geschichte

Seit den Anfängen war das Johanniskraut eng mit dem Christentum verbunden – nicht umsonst leitet sich sein Name von Johannes dem Täufer ab. Der Legende nach soll das Blut des geköpften Märtyrers in die gelben Blüten des Johanniskrauts geflossen sein. Wenn man die Blüten zerreibt, tritt ein rötlicher Saft aus, weshalb die Pflanze im Volksmund auch immer noch »Johannisblut« heißt. Das Johanniskraut gehört heute zu den ganz großen Arzneipflanzen, es spielte aber auch in früheren Zeiten keine geringe Rolle. Dabei ist seine Geschichte in der Heilkunde nicht einfach zu verfolgen. Dioskurides überliefert in seiner ›Materia medica‹, dass seine Zeitgenossen die Pflanze bei Brandwunden und Ischias verwendet haben. Überraschenderweise findet sich im ältesten erhaltenen Werk der Klosterheilkunde, dem ›Lorscher Arzneibuch‹, eine ganz andere Indikation: Johanniskraut wird hier gegen die Melancholie empfohlen, was genau dem wichtigsten aktuellen Anwendungsgebiet entspricht. Als Pflanze mit großer christlicher Tradition wurde das Johanniskraut am Übergang vom Mittelalter zur Neuzeit auch als Requisit der Exorzisten zur Teufelsaustreibung verwendet. Man bezeichnete es daher auch als *fuga daemonum*, was so viel wie Dämonenflucht oder Teufelsflucht heißt. Vermutlich hing dies damit zusammen, dass man im Volksglauben hinter bedrückenden Stimmungen und Gedanken den Teufel und böse Geister vermutete.

Daneben schätzte man Johanniskraut vom späten Mittelalter bis heute als besonders wirksame Pflanze bei der Wundbehandlung. Außerdem wurde es gegen Rheuma, Gicht und Menstruationsbeschwerden verwendet.

❖ Herkunft und Anbau

Das Johanniskraut gehört zur Familie der Hartheugewächse (Hypericaceen) und ist in ganz Europa heimisch. Es wächst auf trockenen Böden, an Böschungen, Weg- und Straßenrändern, Heiden und Trockenrasen. Als Arzneipflanze wird Johanniskraut in Ungarn, Südafrika, Neuseeland und im westlichen Asien angebaut.

❖ Verwendete Teile und Inhaltsstoffe

In der Heilkunde werden die oberirdischen Teile des Johanniskrauts verwendet, die zur Hochblütezeit der Pflanze gesammelt werden. Zu den Inhaltsstoffen zählen Hypericine, Flavonoide (2 bis 4 Prozent), Gerbstoffe (6 bis 15 Prozent) und ätherisches Öl. Obwohl das Johanniskraut zu den Heilpflanzen zählt, die von der Wissenschaft am intensivsten untersucht wurden, sind die genauen Wirkmechanismen bis heute unklar. Als sicher gilt, dass das Hypericin für den nervenberuhigenden Effekt verantwortlich ist. Die gesamte Wirkstoffkombination vermindert den Anstieg von Cortisol bei Stress und beeinflusst die Melatonin-Ausschüttung. Das rote Johanniskrautöl besitzt eine entzündungshemmende Wirkung.

❖ Anwendungsgebiete

Die große Bedeutung des Johanniskrauts spiegelt auch die immense Anzahl der wissenschaftlich anerkannten Anwendungen wider: Innerlich hilft es nicht nur bei psychovegetativen Störungen, depressiven Verstimmungen, Angstzuständen und nervöser Unruhe; das Johanniskrautöl wird auch zur Stärkung der Verdauung und bei Verdauungsbeschwerden eingesetzt.

✦ Äußerlich angewendet, wird Johanniskrautöl zur Nachbehandlung von scharfen und stumpfen Verletzungen und Verbrennungen ersten Grades empfohlen sowie zur Nachbehandlung von Muskelschmerzen (Myalgien). Der ölige Auszug aus den Blüten des Johanniskrauts beruhigt die trockene und gereizte Haut, lindert Reizungen und kann Heilungsprozesse beschleunigen.

❖ Anwendungsform und Dosierung

Johanniskraut ist in Form von Tee, Kapseln, Dragees, Tropfen und Saft erhältlich, die Johanniskraut-Extrakt allein oder in Kombination mit anderen Substanzen enthalten. Bei der Auswahl der Präparate sollte man auf eine ausreichende Dosierung des Gesamtextrakts achten.

✦ Zur Beruhigung bei Schlafstörungen, Angstzuständen und Depressionen ist eine Teezubereitung hilfreich. Die Tagesdosis beträgt 2 bis 4 g. Zur äußerlichen Anwendung eignet sich das Öl, bei Wunden Johanniskraut-Tinktur.

Gegenanzeigen: Johanniskraut darf nicht in Verbindung mit den bei schweren endogenen Depressionen verschriebenen Antikoagulanzien eingenommen werden.

Nebenwirkungen: Bei hellhäutigen Menschen ist eine erhöhte Lichtempfindlichkeit möglich. Betroffene sollten deshalb während einer Therapie mit Johanniskraut Sonnenbäder vermeiden.

Wechselwirkungen: Aktuelle Forschungen haben ergeben, dass hoch dosierte Johanniskraut-Extrakte Wechselwirkungen mit anderen Medikamenten haben können, da Johanniskraut den Wirkstoffspiegel verschiedener Medikamente beeinflusst. Deshalb unbedingt den Arzt befragen.

Kalmus Acorus calamus L.

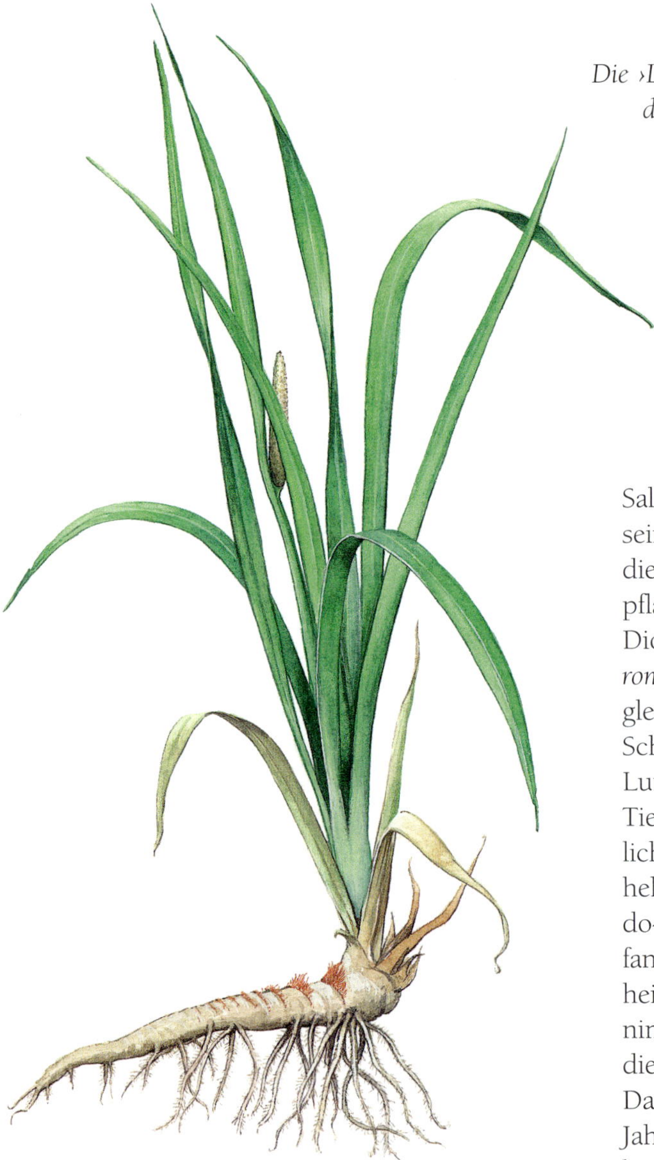

Die ›Leipziger Drogenkunde‹ bietet eine Beschreibung der Pflanze und ihrer Anwendungsgebiete: »Calmus aromaticus ist die Wurzel eines Strauches, der einem Halm gleicht und innen hohl ist. (…) Um die Verdauung zu stärken, gib zu dem Pulver des Calmus Zimtpulver, dieses Pulver ist auch gut gegen Herzkrankheit. Für diese Beschwerden koche Calmus aromaticus in Rosenwasser und läutere damit den Wein des Kranken.«

❖ Geschichte

Es gibt wohl keine andere Heilpflanze, deren Verwendung sich nachweislich so weit zurückverfolgen lässt, wie der Kalmus. Schon die Ägypter kannten und nutzten ihn, und er findet sich auch in der Bibel, wo er als Bestandteil des heiligen Salböls in den Büchern Mose genannt wird. In seiner ursprünglichen Heimat Südchina und Indien wurde er sehr früh als Heil- und Gewürzpflanze geschätzt. In spätantiker Zeit beschreibt Dioskurides in seiner ›Materia medica‹ den *akoron*, wie Kalmus auf Griechisch heißt, und vergleicht seine Wurzel und Blätter mit denen der Schwertlilie. Er empfiehlt ihn als Heilmittel bei Lungen-, Brust- und Leberleiden, aber auch bei Tierbissen. Frauen sollte Kalmus bei entzündlichen Erkrankungen in Form von Sitzbädern helfen. Über das illustrierte Kräuterbuch ›Pseudo-Apuleius‹ aus dem 3. oder 4. Jahrhundert fand die Pflanze Eingang in die frühe Klosterheilkunde. Das ›Lorscher Arzneibuch‹ übernimmt genau diejenigen Anwendungsgebiete, die schon in der Antike beschrieben wurden. Dann verschwand der Kalmus jedoch für einige Jahrhunderte aus den mitteleuropäischen Herbarien und Rezeptsammlungen. Erst mit der Übersetzung arabischer Texte ins Lateinische bekam er im ausgehenden Mittelalter wieder einen Platz in den Arzneibüchern der Klostermedizin. Kalmus wurde allgemein als wärmend und trocknend bezeichnet, er galt als harntreibend, verdauungs- und menstruationsfördernd. Seinen

Rauch zu inhalieren sollte außerdem gegen Husten helfen; ganz im Vordergrund stand jedoch die Stärkung eines »kalten Magens«. Noch im 16. Jahrhundert schreibt Adam Lonitzer, dass Kalmus »in allen Apotheken sehr im Gebrauch sei« und empfiehlt ihn gegen jene Krankheiten, die schon seit der Antike überliefert waren.

❖ Herkunft und Anbau

Der bis zu 1 Meter hohe Kalmus gehört zur Familie der Kalmusgewächse (Acoraceen). Er gedeiht auf sumpfigen oder sehr feuchten Böden an Gräben und Ufern. Die Pflanze stammt ursprünglich aus Ostasien. Für den Arzneimittelgebrauch wird sie aus Indien, Kanada, dem ehemaligen Jugoslawien und Russland importiert.

❖ Verwendete Teile und Inhaltsstoffe

In der Heilkunde wird der Wurzelstock des Kalmus verwendet, der ätherisches Öl, Stärke, Bitter-, Gerb- und Schleimstoffe enthält. Die Inhaltsstoffe wirken krampflösend, sekretanregend, reizlindernd, zusammenziehend (adstringierend) und durchblutungsfördernd. Die meisten Unterarten des Kalmus enthalten jedoch das krebserregende Beta-Asaron. Deshalb sollte auf jeden Fall kanadischer Kalmus verwendet werden, da diese Züchtung beta-asaronfreies Öl enthält.

❖ Anwendungsgebiete

Es gibt keine wissenschaftlich anerkannten Empfehlungen zur medizinischen Verwendung der Kalmuswurzel, obwohl es sich um eine wichtige Arzneipflanze in der Erfahrungsheilkunde handelt. Hier wird Kalmus als Bittermittel *(Amarum aromaticum)* bei Appetitlosigkeit, Gastritis, Völlegefühl und nervösem Reizmagen eingesetzt.

❖ Anwendungsform und Dosierung

Bei Verdauungsbeschwerden wird Kalmus als Tee eingenommen. Die Tagesdosis beträgt maximal 2 Teelöffel geschnittenen oder gepulverten Wurzelstock.

Teezubereitung:

1 Teelöffel fein geschnittene oder gepulverte Kalmuswurzel mit 1 Tasse kochendem Wasser übergießen, 5 bis 10 Minuten ziehen lassen und abseihen. Täglich 2-mal 1 Tasse lauwarm vor den Mahlzeiten trinken.

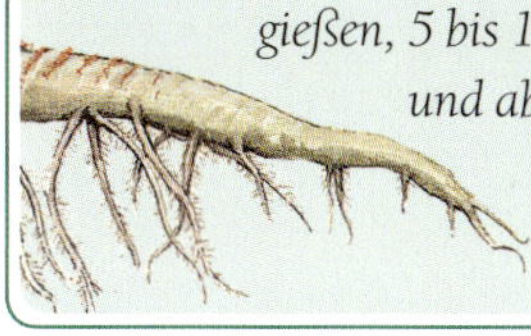

✦ Kalmuswurzel wird auch kandiert als Süßigkeit gehandelt und kann anstelle von Ingwer beim Kochen verwendet werden.

Gegenanzeigen: Der in Europa kultivierte, aus Nordamerika stammende Kalmus *(Acorus calamus var. americanus)* ist frei von krebserregendem Beta-Asaron. Die aus Indien und China stammenden Kalmus-Arten haben dagegen einen sehr hohen Anteil an Beta-Asaron und sollten deshalb auf keinen Fall über längere Zeit eingenommen werden. Während der Schwangerschaft sollte Kalmus nicht verwendet werden.

Kamille Matricaria recutita L.

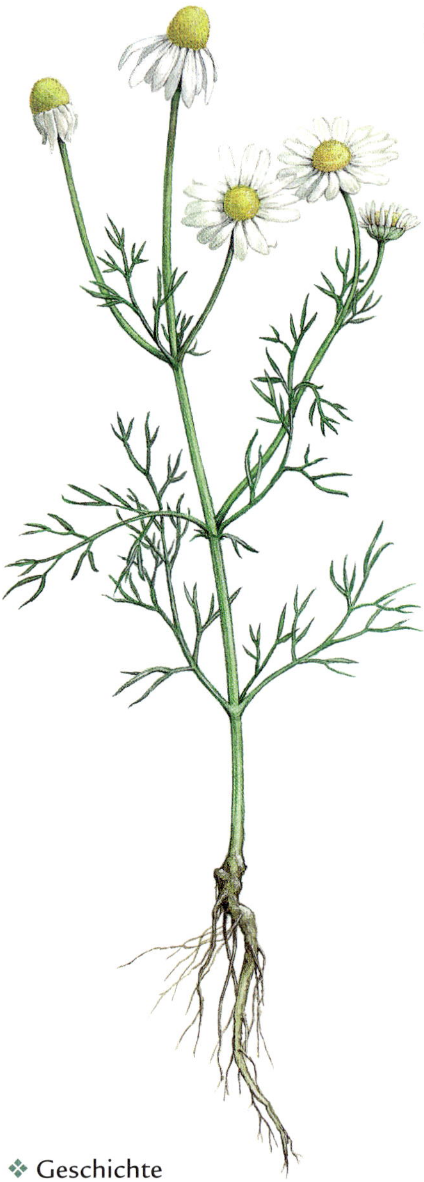

Unter anderem kann man im ›Macer floridus‹ zur Kamille lesen: »Sie treibt den Harn, zerbricht die Blasensteine und sorgt für ordentlichen Monatsfluss, sobald man die Gebärmutter erwärmt mit Abkochung des Krauts oder dies wiederholt mit Wein genießt. Es beruhigt auch das Grimmen, und eine Aufblähung des Magens vertreibt man durch den Trunk. Ferner tilgt es Schuppen und Leberflecken im Gesicht, sofern du es gestampft alleine auflegst oder mit Honig verquickst. Die Abkochung, getrunken, nützt den Gelbsüchtigen und hilft ganz wunderbar bei Beschwerden der Leber, mit Wein getrunken, soll das Kraut die Leibesfrucht austreiben.«

❖ Geschichte

Die Kamille ist eine uralte Heilpflanze. Im alten Ägypten war ihr Ansehen so hoch, dass man sie – wohl wegen ihres gelben Blütenbodens – als Blume des Sonnengottes verehrte. Bei Dioskurides steht sie als unterstützendes Mittel bei der Geburt, bei Blasenentzündung, Blähungen und Leberleiden in medizinischen Diensten. Der »Vater der Kräuterheilkunde« schreibt ihr auch eine urin- und steinaustreibende Wirkung zu. In vielen Rezeptsammlungen und Herbarien der Klosterheilkunde wurde die Kamille zum »Pflanzendoktor« schlechthin erkoren. Bereits zur Zeit Karls des Großen bereiteten die Mönchsärzte ein Kamillenöl zu, mit dem sie Mundspülungen gegen schmerzendes und entzündetes Zahnfleisch vornahmen. Auch in späterer Zeit wurden die heilenden Eigenschaften der Kamille viel gepriesen, wobei die Anwendungsgebiete immer umfangreicher gerieten. So kann man bei Konrad von Megenberg nachlesen, dass die Kamille kräftigend wirke, das Hirn stärke und aus dem Haupt die schlechten Säfte entferne. Die ›Leipziger Drogenkunde‹ lobt die Heilpflanze, die allgemein als wärmend und trocknend eingestuft wurde, geradezu überschwänglich: Sie erweiche die harten Glieder, lindere die Schmerzen und vertreibe das Fieber, das durch die »cholerischen Feuchtigkeiten« entstehe. Strittig ist die Frage, welche der verschiedenen Kamillenarten in den alten Kräuterbüchern gemeint ist. Meist wurde hier zwischen Pflanzen mit weißen, gelben und purpurfarbenen Blättern unterschieden. Es ist jedoch davon auszugehen, dass die immer wieder gelobte Heilpflanze mit unserer Echten Kamille übereinstimmt, die vermutlich erst mit den Benediktinern in hiesige Breiten gelangte.

❖ Herkunft und Anbau

Die Echte Kamille gehört zur Familie der Korbblütler (Asteraceen) und kommt wild wachsend fast in ganz Europa, West- und Mittelasien vor. Für den arzneilichen Gebrauch wird die einjährige, anspruchslose Pflanze in vielen Ländern in Kulturen angebaut.

❖ Verwendete Teile und Inhaltsstoffe

In der Heilkunde werden die Blüten der Kamille verwendet, die als wichtigste Inhaltsstoffe ätherische Öle – vor allem Chamazulen und Bisabolol –, Flavonoide und Schleimstoffe enthalten. Diese Stoffe wirken beruhigend, entzündungshemmend, wundheilungsfördernd und krampflösend. Außerdem schützen sie die Schleimhäute und hemmen einige Bakterien und Pilze in ihrem Wachstum.

❖ Anwendungsgebiete

Wissenschaftlich anerkannt ist die äußerliche Anwendung von Kamillenblüten bei Haut-, Schleimhaut- und Zahnfleischentzündungen sowie die innerliche Anwendung bei Krämpfen und entzündlichen Magen-Darm-Erkrankungen.

✦ In der Erfahrungsheilkunde haben sich Inhalationen und Spülungen bei entzündlichen Erkrankungen der Atemwege und des Anal- und Genitalbereichs bewährt. Auch oberflächliche Hautverletzungen sprechen auf die keimhemmenden und beruhigenden Wirkstoffe der Kamillenblüten an.

✦ Dass die Kamille in der Erfahrungsheilkunde als »Frauenpflanze« zum Beispiel gegen Menstruationsbeschwerden eingesetzt wird, macht schon ihr botanischer Name deutlich: *Matricaria* leitet sich vom lateinischen *mater*, Mutter, ab.

❖ Anwendungsform und Dosierung

Während man für die Teezubereitung Kamillenblüten verwendet, greift man für die äußerliche Anwendung besser auf industriell hergestellte wässrig-alkoholische Auszüge zurück – sie sind effektiver, weil sie wesentlich mehr ätherisches Öl enthalten.

✦ Kamillentee beruhigt den Magen, löst Verkrampfungen und krampfartige Unterleibsbeschwerden. Die Tagesdosis beträgt 9 bis 12 g.

Teezubereitung:

1 gehäuften Esslöffel Kamillenblüten mit 1 Tasse kochendem Wasser übergießen, zugedeckt 10 Minuten ziehen lassen und abseihen. Täglich 3- bis 4-mal 1 Tasse zwischen den Mahlzeiten trinken.

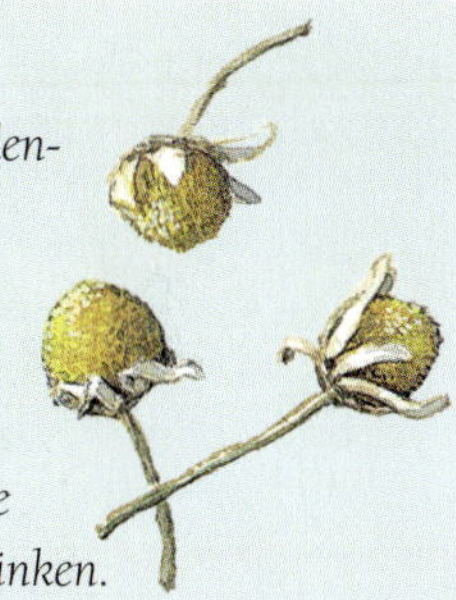

✦ Zum Gurgeln oder Spülen kann man die Teezubereitung durch Zugabe eines wässrig-alkoholischen Auszugs verstärken.

✦ Bei entzündlichen Erkrankungen im Genitalbereich empfiehlt sich ein Sitzbad: Dafür nimmt man etwa 50 g Kamillenblüten und setzt sie mit 1 Liter Wasser an.

Gegenanzeigen und Nebenwirkungen sind nicht bekannt.

Kampferbaum

Cinnamomum camphora (L.) SIEBOLD

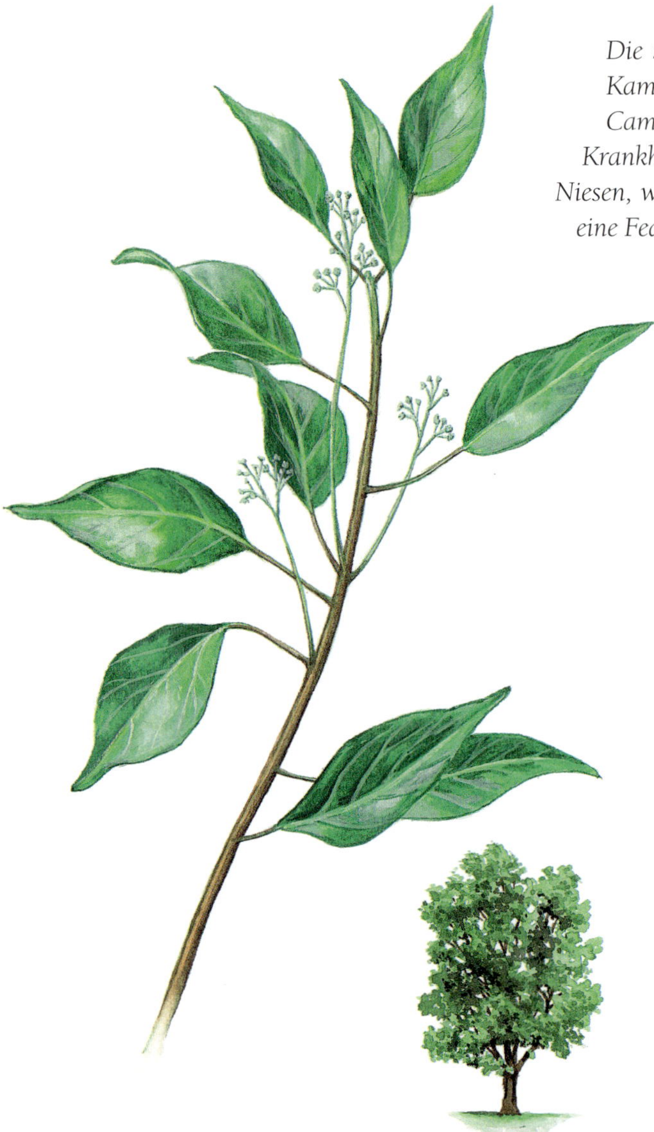

Die ›Leipziger Drogenkunde‹ berichtet über den aus dem Kampferbaum gewonnenen Campher: »Wenn man vom Campher ausreichend in den Sirup gegen die beißenden Krankheiten im Kopf gibt, dann erzeugt es ausreichendes Niesen, wenn man Campherpulver mit Rosenöl vermischt und eine Feder hineintaucht und damit das Gemisch in die Nasenlöcher streicht. Und es ist auch nützlich bei starkem Fieber, denn es vermindert die Hitze und die Schwellungen.«

❖ Geschichte

Wie man den Campher aus dem Harz des mächtigen Kampferbaums gewinnt, war in China schon im Altertum bekannt. Als Heilmittel kam der Campher über Indien auf dem Seeweg zur arabischen Halbinsel und von dort über das Mittelmeer nach Europa. Die ersten schriftlichen Zeugnisse über seine medizinische Nutzung in Europa stammen aus dem 6. Jahrhundert. Zu dieser Zeit setzte man Campher gegen Gicht und Rheuma ein. Für die Klosterheilkunde wurde er von Constantinus Africanus entdeckt, einem Araber, der in das Benediktinerkloster auf dem Monte Cassino eintrat und griechische und arabische Texte zur Medizin ins Lateinische übersetzte. Über die berühmte Medizinschule von Salerno fand dieses therapeutische Wissen weite Verbreitung. Wegen des langen Transportwegs war Campher allerdings sehr teuer. Der Chinareisende Marco Polo berichtet sogar, dass Campher in Gold aufgewogen wurde. Erst im 16. Jahrhundert sank der Preis, weil andere Sorten in den Handel kamen. In der Klosterheilkunde wurde Campher als stark kühlend eingestuft und deshalb gegen »heiße« Krankheiten eingesetzt, wozu im Mittelalter nicht nur Fieber, sondern auch Geschwüre, Durchfall und Schmerzen zählten. Hildegard von Bingen bescheinigt dem Campher eine allgemein stärkende Wirkung: Wer gesund sei, werde durch ihn noch gesünder und stärker. Allerdings empfiehlt die Äbtissin, Campher nur mit anderen Mitteln oder verdünnt einzunehmen.

❖ Herkunft und Anbau

Der Kampferbaum gehört zur Familie der Lorbeerbaumgewächse (Lauraceen). Der knorrig verzweigte, bis zu 40 Meter hohe Baum war ursprünglich in Japan, Südchina und auf Formosa beheimatet. Heute wird er in Sri Lanka und Ostafrika in Kulturen angebaut.

❖ Verwendete Teile und Inhaltsstoffe

In der Heilkunde wird der Campher verwendet, der sich aus dem Campheröl absetzt. Dieses ätherische Öl ist in allen Teilen des Kampferbaums enthalten und wird durch Destillation gewonnen. Der Gehalt an Campheröl steigt mit dem Alter der Bäume, wobei der untere Stamm den höchsten Anteil enthält. Wenn man Campher verdünnt in einer niedrigen Konzentration auf die Haut aufträgt, hat er eine schmerzlindernde Wirkung. In höheren Konzentrationen führt er zu starken Hautreizungen. Durch die Reizung wird die Blutfülle gesteigert und der Kreislauf angeregt. Außerdem wirkt Campher krampflösend an den Bronchien und verflüssigt das Sekret.

❖ Anwendungsgebiete

Wissenschaftlich anerkannt ist die äußerliche Anwendung von Campher bei Muskelrheumatismus, Herzbeschwerden und zur Regulierung des Kreislaufs bei niedrigem Blutdruck (Hypotonie) sowie die innerliche und äußerliche Anwendung bei Katarrhen der Atemwege. Die innerliche Anwendung ist allerdings kaum noch üblich, da die Einnahme von etwa 20 g reinem Campher bei einem Erwachsenen zum Tod führen kann.

✦ In der Erfahrungsheilkunde wird Campher äußerlich auch bei stumpfen Verletzungen wie Prellungen eingesetzt.

❖ Anwendungsform und Dosierung

Zur äußerlichen Einreibung bei Nervenschmerzen, Prellungen, rheumatischen Schmerzen und Erkrankungen der Atemwege wird entweder der Campherspiritus (mit einem Campheranteil von 10 Prozent) genommen oder eine Salbenzubereitung (mit 10- bis 20-prozentigem Campheranteil). Sie werden 2-mal täglich auf die betroffenen Hautpartien aufgetragen.

✦ Camphersalben enthalten meist noch weitere Bestandteile wie Rosmarin- und Thymianöl, Menthol und Latschenkiefernöl.

Gegenanzeigen: Campher darf nicht auf offene Wunden und Verbrennungen aufgetragen werden. Auch bei Säuglingen und Kleinkindern dürfen Campher und campherhaltige Salben nicht im Gesichtsbereich angewendet werden, da die Gefahr eines Kratschmer-Reflexes besteht, einer Atemdepression, die bis zum Ersticken führen kann.

Nebenwirkungen: Brennen und Entzündungen auf der Haut sind möglich.

Kardamom Elettaria cardamomum (L.) MATON

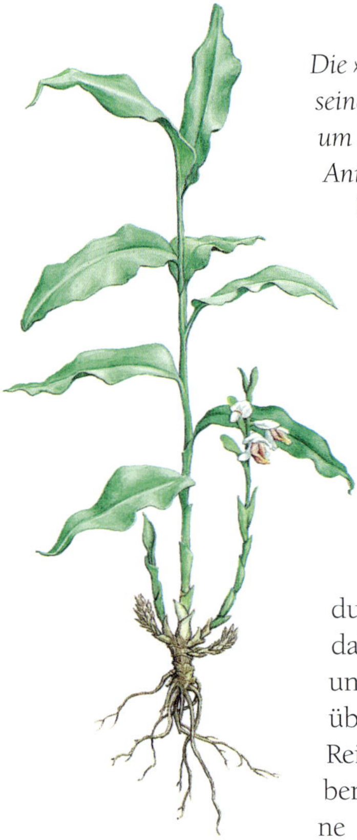

Die ›Leipziger Drogenkunde‹ berichtet über Kardamom: »Es hat Kraft zu stärken durch seinen Wohlgeruch und löst durch seine Qualitäten auf. Zur Krankheit des Magens und um die Verdauung zu stärken, gib das Pulver von Cardamome mit den Früchten von Anis in Trank oder Speise. Um den Appetit zu wecken und gegen das Erbrechen aus kalten Ursachen, vermische das Pulver mit Minzensaft und tauche darin die Speise und gib sie so dem Leidenden. Oder koche Cardamompulver mit frischer oder getrockneter Minze in Essig und tauch einen Schwamm hinein und leg ihn auf den Magenmund (Magengrube).«

❖ Geschichte

In der Antike kam der Kardamom vom Indus über Kabul und Kandahar bis nach Babylon und von dort aus weiter über Syrien ins Römische Reich. Wie Dioskurides berichtet, schätzte man seine Heilkraft bei Husten, Nierenleiden, Magenschmerzen und Bauchkrämpfen. In der Klostermedizin wurde der Kardamom als wärmend und trocknend klassifiziert, weshalb ihn der dominikanische Gelehrte Albertus Magnus im 13. Jahrhundert gegen den »feuchten Kopf«, also gegen Fieber, empfiehlt. Vor allem aber war Kardamom, der in Indien traditionell Bestandteil von Curry-Mischungen ist, ein wichtiges Magenmittel.

❖ Herkunft und Anbau

Der bis zu 4 Meter hoch wachsende Kardamom gehört zur Familie der Ingwergewächse (Zingiberaceen). Der Echte Kardamom wächst an der Malabarküste Westindiens, in Sri Lanka, auf Sumatra und in China.

❖ Verwendete Teile und Inhaltsstoffe

In der Heilkunde werden fast ausschließlich die inhaltsstoffreichen Samen genutzt, die vor allem ätherisches Öl (3 bis 10 Prozent) enthalten. Geruch und Geschmack des Öls stimulieren die Verdauungssäfte und regen darüber hinaus die Magenschleimhaut an.

❖ Anwendungsgebiete

Wissenschaftlich anerkannt ist die Anwendung von Kardamomsamen bei Verdauungsbeschwerden, vor allem bei Blähungen und Völlegefühl.
✦ In der Erfahrungsheilkunde werden zur Beseitigung von Mundgeruch die Samen gekaut oder man spült bzw. gurgelt mit einer Lösung aus verdünnter Kardamom-Tinktur.

❖ Anwendungsform und Dosierung

Als Tee zubereitet, helfen die zerkleinerten Kardamomsamen bei Verdauungsbeschwerden besonders erfolgreich in Kombination mit Kümmel- und Fenchelfrüchten. Die Tagesdosis des Kardamomsamens beträgt 1,5 g.
Gegenanzeigen: Bei Gallenstein Kardamom nur nach Rücksprache mit dem Arzt anwenden. Nebenwirkungen sind nicht bekannt.

Anthriscus cerefolium L. Kerbel

Die heilenden Eigenschaften des Kerbels, der seit der Antike ein beliebtes Küchenkraut war, werden schon von Walahfrid Strabo gepriesen: »Spreitet der Kerbel, dies Kraut Mazedoniens, schwächliche Zweige, mag er in zahlreichen Dolden geringe Samen nur liefern, mildert er doch, jahraus, jahrein, Armut bedürftiger Leute mit seinen reichlichen Gaben, und es fehlt ihm, als leichtes Mittel zur Hand, auch die Kraft nicht, Bächlein des Blutes, rieselnd über den Körper, zu stillen. Auch wenn der Leib von lästigen Schmerzen gequält wird, legt man nicht ohne Erfolg einen Umschlag darüber.«

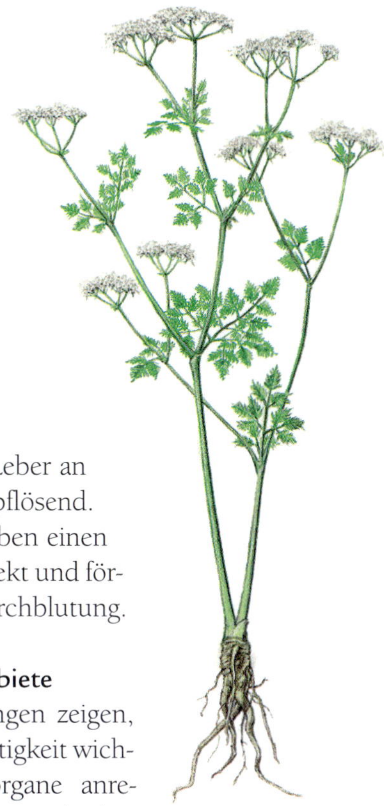

❖ Geschichte
Obwohl die antiken Autoren den Kerbel kaum beachteten, gehörte das Kraut zu den großen Heilpflanzen der Klostermedizin. Bereits in der Karolingerzeit wird es im Inventar der kaiserlichen Hofgüter erwähnt und das ›Lorscher Arzneibuch‹ empfiehlt eine Salbe aus Kerbel und Schweinefett gegen Schwellungen und Geschwüre. Spätere kräuterkundliche Kompendien nennen Fieber, Magenschmerzen, Erbrechen, Verdauungsbeschwerden, Milz- und Leberleiden sowie Hautentzündungen als typische Anwendungsgebiete des Kerbels, der allgemein als wärmend und trocknend eingestuft wurde.

❖ Herkunft und Anbau
Der Kerbel gehört zur Familie der Doldenblütler (Apiaceen) und ist in Südosteuropa und Kleinasien beheimatet. Das Gewürzkraut kann bereits sechs Wochen nach der Aussaat geerntet werden, da er sehr schnell wächst.

❖ Verwendete Teile und Inhaltsstoffe
In der Heilkunde wird das Kraut des Kerbels verwendet, das Flavonoide, Bitterstoffe und ätherisches Öl enthält. Die Bitterstoffe regen die Gallenblase und die Leber an und wirken krampflösend. Die Flavonoide haben einen entwässernden Effekt und fördern die Nierendurchblutung.

❖ Anwendungsgebiete
Wie gute Erfahrungen zeigen, kann Kerbel die Tätigkeit wichtiger Entgiftungsorgane anregen. Deshalb eignet sich das Kraut besonders zu sogenannten Frühjahrskuren für die Entgiftung der Nieren sowie von Leber und Galle. Auch zur Unterstützung der Verdauung kann Kerbel eingesetzt werden.

❖ Anwendungsform und Dosierung
Zur Durchspülungstherapie nimmt man Kerbel am besten mehrmals täglich als Tee ein. Die Tagesdosis des Krauts beträgt 5 g. Um einen noch besseren Durchspülungseffekt zu erzielen, sollte man viel Wasser dazu trinken.
Gegenanzeigen: Nicht während der Schwangerschaft und bei entzündlichen Nierenerkrankungen anwenden.
Nebenwirkungen sind nicht bekannt.

Keuschlamm Vitex agnus-castus L.

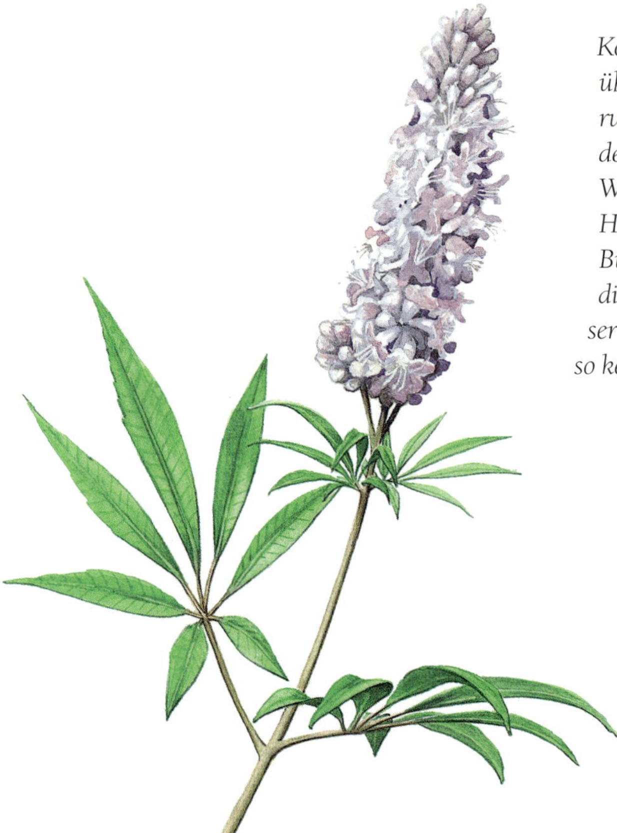

Konrad von Megenberg notiert in seinem ›Buch der Natur‹ über den Keuschlamm: »Er hat den Namen darum, weil er den Mensch keusch macht wie ein Lämmlein, denn er zieht das Unkraut der unkeuschen Lüste mit den Wurzeln aus, indem er die unkeuschen Säfte mit seiner Hitze verzehrt. (…) Das bezeugt Galen, der da von den Bürgern der Stadt Athen in Griechenland schreibt, dass die ehrbaren Damen die Blätter des Baumes in ihren Häusern ausstreuten, deshalb, damit sie und ihre Männer um so keuscher lebten.«

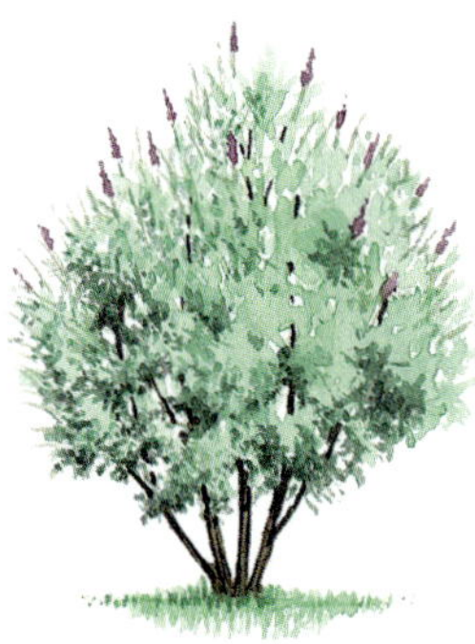

❖ Geschichte

Auch wenn der Keuschlamm heute nicht mehr so bekannt ist, hat der weidenartige Strauch eine lange Kulturgeschichte. Schon in der griechischen Mythologie spielte er eine wesentliche Rolle: So soll die Zeusgattin Hera, die Hüterin der Ehe, unter einem Keuschlammstrauch geboren worden sein. Bei Dioskurides kann man nachlesen, dass die Frauen im antiken Hellas Keuschlamm auf ihren alljährlichen Festen zu Ehren der Fruchtbarkeitsgöttin Demeter nutzten, um während der Feiern jedweden Versuchungen und geschlechtlichen Begierden zu widerstehen. Als Pflanze, die dämpfend auf die sexuellen Gelüste wirkt, war der Keuschlamm von jeher auch aufs Engste mit dem klösterlichen Leben verbunden: Die Ordensleute nutzten ihn als Anaphrodisiakum zur Wahrung ihres Keuschheitsgelübdes, weshalb die Pflanze bis heute auch unter dem Namen »Mönchspfeffer« bekannt ist. Trotz dieser nicht unbedeutenden Rolle sucht man den Keuschlamm in den frühen kräuterkundlichen Werken der Klosterheilkunde vergebens. Erst das ›Circa instans‹, die große Arzneimittellehre der Medizinschule von Salerno, nimmt ihn in ihren Heilpflanzenschatz auf. Neben der anaphrodisierenden Wirkung werden hier Menstruationsbeschwerden, Gebärmuttererkrankungen, die Förderung der Muttermilch sowie Milz- und Wassersucht als typische Anwendungsgebiete angeführt. Als Umschlag sollten Blätter und Blüten des Keuschlamms, der als sehr wärmend und trocknend eingestuft wurde, gegen Kopfschmerz, »Unsinnigkeit« und giftige Tierbisse nützlich sein. Nachdem er lange in Vergessenheit geraten war, findet der Keuschlamm seit Kurzem wieder größere Beachtung. Dabei steht vor allem seine Anwendung bei Frauenleiden, die schon der mittelalterlichen Klosterheilkunde bekannt war und nun von der Forschung bestätigt wird, im Mittelpunkt des Interesses.

❖ Herkunft und Anbau

Der Keuschlamm gehört zur Familie der Lippenblütler (Lamiaceen). Der 3 bis 5 Meter hohe, dicht verästelte Strauch besitzt schmale, lange Fiederblätter und trägt zartblaue Blüten, die lange Blütenstände bilden. Sein Verbreitungsgebiet reicht vom Mittelmeerraum bis nach Indien.

❖ Verwendete Teile und Inhaltsstoffe

In der Heilkunde werden die Früchte des Keuschlamms verwendet. Neben fettem und ätherischem Öl, Flavonoiden und Bitterstoffen enthalten sie Iridoide und Diterpene, die vermutlich eine regulierende Wirkung auf den Prolaktinspiegel haben.

❖ Anwendungsgebiete

Keuschlammfrüchte sind ein recht gebräuchliches Mittel in der Frauenheilkunde. Wissenschaftlich anerkannt ist die Anwendung von Präparaten aus Extrakten der Keuschlammfrüchte bei Menstruationsstörungen, wie z. B. bei verlängerter und verstärkter Monatsblutung, bei ausbleibender Menstruation oder prämenstruellem Syndrom. Auch bei klimakterischen Beschwerden können Keuschlammfrüchte helfen.

✦ In der Erfahrungsheilkunde wird Keuschlamm in der Phase des Abstillens eingesetzt.

✦ Die in Antike und Mittelalter so stark betonte Dämpfung des Sexualtriebs bei Einnahme der Keuschlammfrüchte war keine Legende – die Wirkmechanismen (nämlich eine Beeinflussung der entsprechenden Hormone) lassen sich von der modernen Forschung durchaus erklären.

❖ Anwendungsform und Dosierung

Keuschlammfrüchte werden vor allem als Fertigpräparate in Form von wässrig-alkoholischem Extrakt eingesetzt. Die Tagesdosis beträgt 30 bis 40 mg. Um die richtige Dosierung zu gewährleisten, empfiehlt sich ausschließlich die Einnahme von standardisierten Fertigpräparaten.

Gegenanzeigen: Nicht anwenden während der Schwangerschaft und Stillzeit.

Nebenwirkungen: Gelegentlich kommt es zu juckendem Hautausschlag.

Knoblauch Allium sativum L.

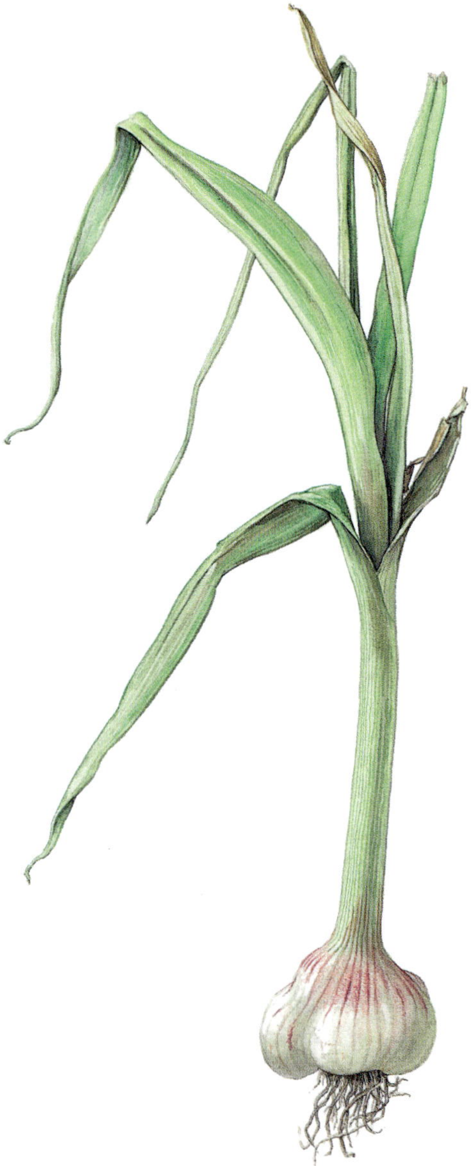

»Knoblauch ist der Theriak der Bauern«, schreibt Konrad von Megenberg in seinem ›Buch der Natur‹. Der Theriak, das berühmteste Arzneimittel der Antike und des Mittelalters, war eine komplizierte und teure Mischung verschiedener Ingredienzien, zu denen das Fleisch giftiger Schlangen, bevorzugt das von Vipern, zählt. Knoblauch galt also als Ersatz für den Theriak: »Gekocht stärkt Knoblauch die Brust und die Stimme, schließt den Leib auf und stärkt die Verkochung der Speise im Magen und verzehrt schlechte Getränke und üble Säfte.«

❖ Geschichte

Der Knoblauch zählt zu den ältesten Heilpflanzen. Bereits im alten Ägypten bekamen die Arbeiter, die zum Bau der Pyramiden herangezogen wurden, eine feste Ration Knoblauch zugeteilt, um gesund und leistungsfähig zu bleiben. Auch in der Antike finden sich bei Hippokrates, Dioskurides und Plinius umfangreiche Beschreibungen zu seinen Heilwirkungen. Dioskurides verschreibt Knoblauch nicht nur zur Stärkung der Verdauung bzw. gegen Verdauungsbeschwerden, sondern auch als Mittel gegen Vergiftungen, die von Tier- und Schlangenbissen, aber auch von verdorbenem Wasser herrühren konnten. Darüber hinaus lobt der griechische Arzt die Pflanze als Mittel bei Erkältungskrankheiten und Hautproblemen. Diese Indikationen wurden im Mittelalter beibehalten. Das Kapitel zum Knoblauch im ›Macer floridus‹ unterscheidet sich nur wenig von den Empfehlungen des Dioskurides. Hildegard von Bingen liefert einen neuen Aspekt: Sie betont, dass nur der roh verzehrte Knoblauch seine Kräfte vollständig weitergeben könne, und empfiehlt, ihn lediglich in geringen Mengen zu essen, »damit das Blut im Menschen nicht übermäßig erwärmt werde«. Knoblauch wurde in der Klosterheilkunde als wärmend und trocknend eingestuft. Des Öfteren kann man in den mittelalterlichen Rezeptbüchern lesen, dass er durchaus auch als Aphrodisiakum verwendet wurde. Wahrscheinlich schon seit Urzeiten rankte sich um den stark riechenden Knoblauch viel Aberglaube: So hängte man ihn über die Türen und in die Fenster, um Dämonen und Vampire fernzuhalten.

❖ Herkunft und Anbau

Der Knoblauch zählt zu den Amaryllisgewächsen (Amaryllidaceen), die wiederum zur Familie der Liliengewächse (Liliaceen) gehören. Im Frühling wächst aus der Zwiebel ein beblätterter, aufrechter Blütenschaft, der bis zu 1 Meter hoch werden kann. Die Hauptzwiebel wird von mehreren Nebenzwiebeln (Zehen) umgeben. Die Pflanze bevorzugt einen sonnigen und humusreichen Boden. Wahrscheinlich stammt der Knoblauch aus Zentral- und Ostasien. Heute wird er auf der ganzen Welt angebaut; größter Produzent ist China, gefolgt von Indien, Thailand, Ägypten, Südkorea, Spanien, der Türkei und den USA.

❖ Verwendete Teile und Inhaltsstoffe

In der Heilkunde wird die Knoblauchzehe verwendet, die als Hauptwirkstoffe Alliin, Saponin, Vitamine und Selen enthält. Diese Inhaltsstoffe können Bakterien und Pilze bekämpfen (antibakterielle und antimykotische Wirkung). Darüber hinaus verdünnen sie das Blut und steigern die Auflösung von Blutgerinnseln. Damit verlängert Knoblauch die Gerinnungszeit des Blutes. Außerdem hat er eine leicht fett- und cholesterinsenkende Wirkung: Mit der Einnahme von Knoblauch kann der Cholesterinwert um bis zu knapp 10 Prozent gesenkt werden.

❖ Anwendungsgebiete

Wissenschaftlich anerkannt ist die Anwendung von Knoblauch zur Unterstützung der Therapie bei erhöhten Blutfettwerten und zur Vorbeugung vor altersbedingten Gefäßveränderungen. Heute wird Knoblauch vor allem als hilfreiches Mittel gegen Bluthochdruck und Arterienverkalkung eingesetzt. Im Zentrum stehen also Vorsorge und Bekämpfung von Alterserscheinungen.

✦ In der Erfahrungsheilkunde nimmt man Knoblauch auch bei infektiösen Darmerkrankungen. Der regelmäßige Verzehr von Knoblauch und den übrigen Alliumgewächsen (wie Zwiebeln) dürfte auch einen gewissen Schutz vor Magen-Darm-Erkrankungen bieten, die durch Viren, Bakterien und Pilze verursacht werden.

✦ Auch die äußerliche Anwendung von Knoblauch bei Warzen und Herpes hat sich bewährt.

❖ Anwendungsform und Dosierung

Die medizinische Dosis liegt bei 4 g frischem Knoblauch, das entspricht etwa 2 bis 3 Zehen pro Tag. Er sollte ohne Erwärmung in kleine Stückchen geschnitten, auf Brot oder in Salaten gegessen werden: So entfalten sich seine Wirkstoffe am besten.

✦ Wem die Ausdünstung unangenehm ist, kann Knoblauchpulver oder -dragees verwenden. Fertigpräparate sollten möglichst 2 g Knoblauchpulver als Tagesdosis enthalten.

✦ Bei äußerlichen Anwendungen gegen Warzen, Herpes und Pilze zerdrückt man die geschälte Knoblauchzehe und trägt den Brei auf die betroffenen Stellen auf.

Nebenwirkungen: Bei der Anwendung mit therapeutischer Dosierung wird der typische Knoblauchgeruch über Haut und Atem freigesetzt. Bisweilen kommt es zu leichten Magen-Darm-Beschwerden.

Gegenanzeigen sind nicht bekannt.

Königskerze Verbascum densiflorum BERTOL.

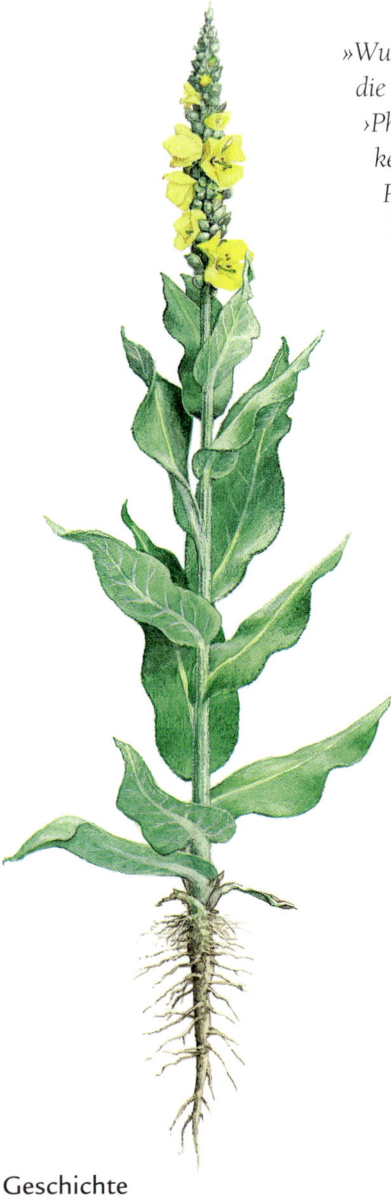

»Wullena«, Wollblume, heißt die Königskerze bei Hildegard von Bingen, die diese Pflanze sowohl in ihren ›Causae et curae‹ als auch in der ›Physica‹ beschreibt. Während die Äbtissin im ersten Werk die Königskerze bei einem Rezept gegen Lungenschmerzen nennt, führt sie die Pflanze im zweiten unter anderem als Mittel gegen Erkältungskrankheiten an: »Aber auch wer in der Stimme und in der Kehle heiser ist und wer in der Brust Schmerzen hat, der koche Königskerze und Fenchel in gleichem Gewicht in gutem Wein, und er seihe das durch ein Tuch und trinke es oft, und er wird die Stimme wieder erlangen, und er heilt die Brust.«

❖ Geschichte

Die Königskerze kann auf eine lange Tradition als Heilpflanze zurückblicken: Mit ihr und ihrer Wirkung befassten sich schon die großen Ärzte der Antike. Vermutlich forderte die Pflanze allein schon wegen ihres auffallenden Aussehens und ihrer besonderen Form zur arzneilichen Verwendung heraus. Ihre Blüten und Wurzeln wurden gegen Durchfall und Krämpfe, bei Quetschungen und chronischem Husten eingesetzt, mit den Blättern stellte man Umschläge für Geschwüre, Verbrennungen, Ödeme und Augenentzündungen her. Mit Harz oder Wachs getränkt, nutzte man den Stängel der Königskerze als Fackel oder Lampendocht, weshalb die Pflanze den griechischen Beinamen *lychnitis*, dem Leuchten dienend, hatte. In den Rezeptsammlungen der Klosterheilkunde taucht die Königskerze eher selten auf, und wenn, wird meist von einem anderen medizinischen Gebrauch als in der Antike berichtet. So empfiehlt Hildegard von Bingen die Pflanze in ihrer ›Physica‹ nicht nur – wie oben zitiert – gegen Heiserkeit und Brustschmerz, sondern lobt sie vor allem als anregendes Mittel: Man solle die Königskerze mit Fleisch, Fisch oder Küchlein essen, das stärke das Herz und mache es fröhlich. Kräuterkundliche Schriften wie das ›Circa instans‹ oder die ›Leipziger Drogenkunde‹ stellen andere Anwendungsgebiete in den Vordergrund. Hier wird die Königskerze als kühlend und trocknend beschrieben und ihre Heilwirkung bei Hämorrhoiden, Stuhlzwang und Durchfall gepriesen.

Herkunft und Anbau

Die Großblütige Königskerze gehört zur Familie der Braunwurzgewächse (Scrophulariaceen). Ihr Hauptverbreitungsgebiet ist Mitteleuropa, sie kommt aber auch in vielen Gegenden Südeuropas und Nordafrikas vor. Im ersten Jahr bildet die Königskerze auf dem Boden eine große Blattrosette mit behaarten Blättern, aus der aufrechte, kräftige Stängel wachsen, die zwischen 1 und 2 Meter hoch werden können. Die Pflanze ist recht anspruchslos: Sie gedeiht auf Schuttplätzen und an Waldrändern auf trockenem, steinigem Boden – am besten in sonnigem Klima. Die Pflanzen für den arzneilichen Gebrauch werden in Kulturen vor allem in Ägypten, Bulgarien, Tschechien und der Slowakei angebaut.

Verwendete Teile und Inhaltsstoffe

In der Heilkunde werden die Blüten der Königskerze verwendet, die Schleimstoffe, Flavonoide, Saponine und Iridoide enthalten. Die wichtigsten Wirkstoffe sind die Schleime und Saponine. Erstere bewirken eine Reizlinderung der entzündeten Schleimhäute, während Letztere den festsitzenden Erkältungsschleim in den Bronchien lösen und damit das Abhusten erleichtern. Die Iridoide haben außerdem eine entzündungshemmende Wirkung.

Anwendungsgebiete

Wissenschaftlich anerkannt ist die Anwendung von Königskerzenblüten bei Katarrhen der oberen Atemwege.

✦ In der Erfahrungsheilkunde wird die Königskerze neben Husten nach wie vor bei Hämorrhoiden und Durchfall eingesetzt, außerdem bei verschiedenen Beschwerden im Bereich des Ohres (wie Ohrenschmerzen, Furunkeln und chronischer Mittelohrentzündung). Außerdem werden Auszüge als Bäder zur Behandlung von juckenden Hautkrankheiten verwendet.

Anwendungsform und Dosierung

Bei Husten und Erkältungskrankheiten empfiehlt sich eine Teezubereitung. Die Tagesdosis beträgt 3 bis 4 g, wobei die Königskerzenblüten meist in Kombination mit anderen Pflanzen in Hustentees üblich sind: Gut passen Eibisch-, Süßholz- oder Veilchenwurzel, Huflattich und Anis.

Teezubereitung:

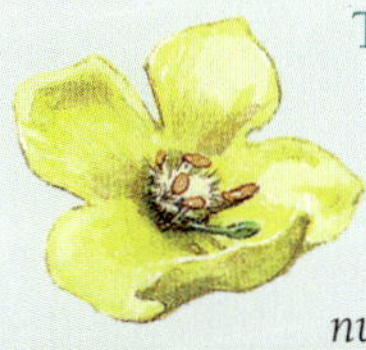

1 Esslöffel Königskerzenblüten mit 1 Tasse kochendem Wasser übergießen, 10 bis 15 Minuten ziehen lassen und abseihen. Mehrmals täglich 1 Tasse trinken.

✦ In der Erfahrungsheilkunde wird gegen Ohrenbeschwerden das Öl eingesetzt: Dazu gibt man 1 Handvoll Königskerzenblüten mit 100 ml Olivenöl in eine Glasflasche. Die Flasche an einen besonders sonnigen Platz im Freien stellen und regelmäßig schütteln. Nach 3 bis 4 Wochen kann man das Öl abseihen und verwenden.

Gegenanzeigen und Nebenwirkungen sind nicht bekannt.

Kohl, Weißkohl Brassica oleracea L.

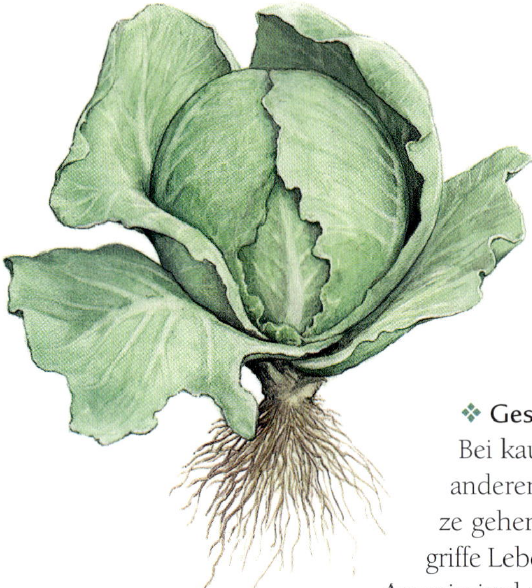

Odo Magdunensis beruft sich auf Cato, wenn er in seinem ›Macer floridus‹ über die große Tradition des Kohls als Heilpflanze schreibt: »Obgleich Kohl weit und breit wächst, ist sein Gebrauch doch heilbringend bei vielen Leiden. Cato überliefert, dass die Römer 600 Jahre lang schon Kohl als Medizin nutzten, lange bevor durch die Ärzte Roms die Anwendung von Kohl als Medizin beschrieben wurde. So bot den Römern in der alten Zeit ihr Garten Speis und Arznei.«

❖ Geschichte

Bei kaum einer anderen Pflanze gehen die Begriffe Lebens- und Arzneimittel so ineinander über wie beim Kohl, vor allem beim Weißkohl. Die Griechen und Römer nutzten die Kohlblätter äußerlich als Wundverband bei Ödemen, Gicht und Karbunkeln, innerlich wurden sie gegen Bauchgrimmen und Durchfall angewendet. Auch bei den mittelalterlichen Autoren findet der Weißkohl, der von der Klosterheilkunde als wärmend und trocknend beschrieben wurde, immer wieder lobende Erwähnung. Innerlich wie äußerlich angewendet, sollte er die »schlechten Säfte« lösen und vertreiben, die nach damaliger Ansicht Entzündungen bedeuteten. Damit eignete sich Kohl vor allem zur Heilung von Geschwüren und Schorf, außerdem empfahl sich sein Einsatz bei Würmern und Menstruationsbeschwerden.

❖ Herkunft und Anbau

Der Kohl gehört zur Familie der Kreuzblütler (Brassicaceen) und gedeiht in Europa von den Mittelmeerküsten bis nach Irland. Als Arzneipflanze besonders geeignet ist der Weißkohl mit seinen großen, saftreichen Blättern.

❖ Verwendete Teile und Inhaltsstoffe

In der Heilkunde werden die Blätter des Weißkohls verwendet. Sie enthalten viele Mineralien und Spurenelemente, Cellulosefasern als Ballaststoffe sowie Vitamine (B-Komplex und C). Ein berühmter Inhaltsstoff ist der sogenannte Anti-Ulkus-Faktor, der wirksam in der Behandlung von Magengeschwüren eingesetzt wird.

❖ Anwendungsgebiete

In der Erfahrungsheilkunde ist eine Kur mit Weißkohlsaft üblich, um den Heilungsprozess bei Schleimhautentzündungen, Zwölffingerdarmgeschwüren und Magenleiden zu unterstützen. Äußerlich werden Kohlblätter zur Behandlung von Hautentzündungen verwendet.

❖ Anwendungsform und Dosierung

Bei einer Saftkur zur unterstützenden Behandlung von Magenleiden wird täglich insgesamt 1 Liter Frischpflanzenpresssaft portionsweise jeweils nach dem Essen über einen Zeitraum von 4 bis 5 Wochen getrunken.

✦ Bei Hautentzündungen werden Kohlblätter direkt auf die betroffenen Hautpartien aufgelegt.

Nebenwirkungen: Bei innerlicher Anwendung können Blutungen auftreten.

Gegenanzeigen sind nicht bekannt.

Coriandrum sativum L. Koriander

Adam Lonitzer schreibt in seinem ›Kräuterbuch‹: »Coriander (...) wächst gern in Gärten und manchmal auch außerhalb der Gärten von selbst. Das Kraut stinkt übel, der Same ist ganz rund, von gutem Geruch, dieser ist der Apotheker Himmelbrot. Seine Kraft und Wirkung: Der Same in Wein oder Essig gebeizt und wieder gedörrt, ist edel für den Magen, um giftige Dämpfe niederzudrücken, gepulvert mit oder ohne Zucker eingenommen. Mit süßem Wein getrunken, tötet er die Würmer und fördert die Monatsblutung der Frauen.«

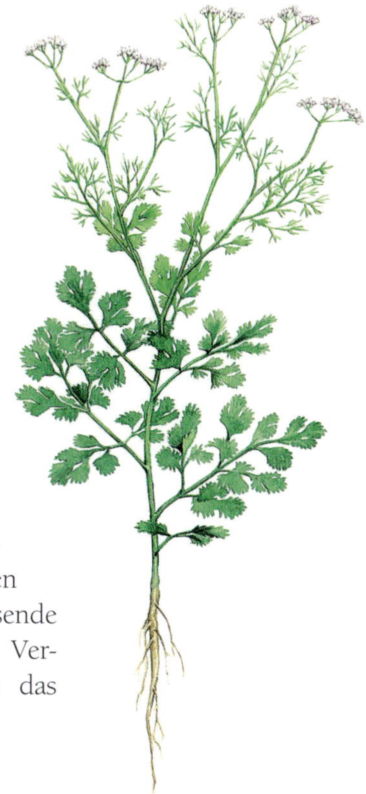

❖ Geschichte
Der Koriander, der im Deutschen auch »Wanzenkraut« oder »Wanzendill« hieß, zählt zu den ältesten Gewürzen. Er wird nicht nur im Alten Testament erwähnt, sondern findet sich auch in ägyptischen Papyrusschriften sowie alten chinesischen und indischen Medizinbüchern. In der Klosterheilkunde herrschte über die Qualitäten des Korianders Unklarheit – man findet ihn leicht wärmend ebenso wie kühlend und feucht. In allen Werken kann man jedoch lesen, dass sein gekochter Saft, in größeren Mengen getrunken, tödlich sei. Koriander wurde vor allem gegen »im Körper aufsteigende Dämpfe«, also heftiges Aufstoßen, eingesetzt.

❖ Herkunft und Anbau
Der Koriander gehört zur Familie der Doldenblütler (Apiaceen) und ist in Nordafrika und Vorderasien heimisch. Die Pflanze wird in vielen Ländern, u. a. in Marokko und Ägypten, in Kulturen angebaut.

❖ Verwendete Teile und Inhaltsstoffe
In der Heilkunde werden die vollständig ausgereiften Früchte des Korianders (im Volksmund auch Samen genannt) verwendet, da sie in unreifem Zustand auch getrocknet noch unangenehm riechen.
Die wichtigsten Inhaltsstoffe sind ätherisches Öl, Gerbstoffe, Eiweiß und Vitamin C. Diese Stoffe haben eine leicht krampflösende Wirkung, fördern die Verdauung und hemmen das Bakterienwachstum.

❖ Anwendungsgebiete
Wissenschaftlich anerkannt ist die Anwendung von Korianderfrüchten bei Appetitlosigkeit und Verdauungsbeschwerden, auch bei krampfartigen Schmerzen in Magen und Darm.

❖ Anwendungsform und Dosierung
Bei Appetitlosigkeit, Magen- und Darmverstimmungen empfiehlt sich eine Teezubereitung aus den frisch zerdrückten Früchten. Sinnvoll ist eine Kombination des aromatischen Korianders in gleichen Teilen mit Kümmel- und Fenchelfrüchten, die stärker krampflösend wirken.
✦ Als Gewürz ist Koriander immer noch fester Bestandteil der orientalischen Küche.
Gegenanzeigen und Nebenwirkungen sind nicht bekannt.

Kümmel Carum carvi L.

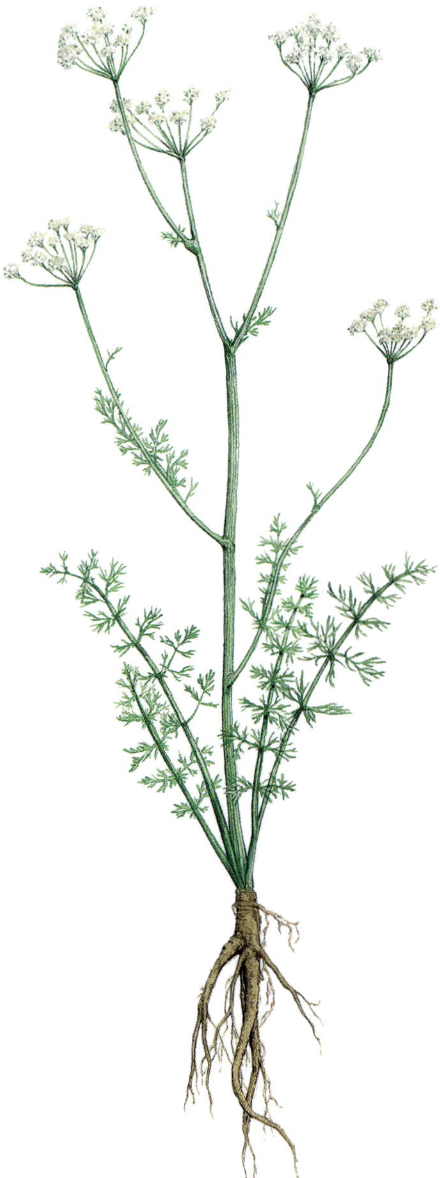

»Carvi« oder »Carwe« nennt die ›Leipziger Drogenkunde‹ den Kümmel: »Er hat die Kraft, dass er ausräumt, zerteilt und beschleunigt und treibt die Blähungen aus, und zwar (...) alle Teile der Pflanze. Und die Früchte treiben den Harn aus und haben einen guten Geruch und erhitzt sind sie dem Magen gut. Man gibt ihn in die Arznei, die die Speise ausführt. Und seine Kraft ist die gleiche wie die des Anis. Man isst seine Wurzel gekocht, wie die Pastinake. Sein Pulver in der Speise genommen, stärkt die Verdauung und führt die Blähung hinaus und in die Suppen gegeben, erweckt es den Appetit.«

❖ Geschichte

Während heute unter Kümmel – *Carum carvi* – die Samen des Wiesenkümmels verstanden werden, bezog sich in der Antike der fast gleich lautende Name *kymion* auf den nahe verwandten Kreuzkümmel. Die antiken Ärzte nutzten diese Kümmelsorte als Mittel gegen Nasenbluten, Oberbauch- und Atembeschwerden. In mittelalterlichen Texten wird nicht immer deutlich unterschieden, welche Kümmelsorte gemeint ist. Das deutsche Wort Kümmel stammt von lateinisch *cuminum* (Kreuzkümmel). Deshalb findet man die Namen »Kümmel« und »Cuminum« für beide Pflanzen. Wenn aber, wie in der ›Leipziger Drogenkunde‹, von »Carvi« oder vom »Feldkümmel« die Rede ist, dann ist sicher unser Echter Kümmel oder Wiesenkümmel gemeint. In der Klosterheilkunde galten Druck- und Völlegefühl, Blähungen, Aufstoßen, Koliken und Erbrechen als seine Hauptanwendungsgebiete. Das ›Elsässische Arzneibuch‹ aus dem 15. Jahrhundert legt die Pflanze vor allem denjenigen ans Herz, die dazu neigen, schnell dick zu werden. Hier wird auch ein Arzt zitiert, der die heilsamen Kräfte des Kümmels so hoch schätzte, dass er annahm, ohne seine Anwendung würde man an Seuchen und Fieber erkranken. Die Wirkungsqualitäten des Samens wurden als sehr wärmend und trocknend beschrieben. Damit beurteilte man Kümmel als das stärkste verdauungsfördernde Gewächs unter den Doldenblütlern – eine Einschätzung, die die moderne Forschung bestätigt hat.

❖ Herkunft und Anbau
Der Kümmel gehört zur Familie der Doldenblütler (Apiaceen) und ist in Mitteleuropa heimisch. Die mehrjährige Pflanze gedeiht auf Wiesen, Weiden und an Wegrändern und bevorzugt sonnige Plätze mit feuchtem, tiefem Boden. Man findet Kümmel zwar häufig wild wachsend, für den arzneilichen Gebrauch wird er aber in Kulturen z. B. in Deutschland, den Niederlanden, Polen und Ägypten angebaut.

❖ Verwendete Teile und Inhaltsstoffe
In der Heilkunde werden die Früchte des Kümmels (im Volksmund auch Samen genannt) verwendet. Ihr Hauptwirkstoff ist das ätherische Öl, das bis zu 60 Prozent aus Carvon besteht. Die übrigen Inhaltsstoffe wie Kohlenhydrate, Monoterpene und Flavonoide spielen kaum eine Rolle. Das ätherische Öl regt die Magensaftsekretion an und hat einen krampflösenden Effekt auf Magen und Darm. Es kann aber auch mit beachtlicher Wirkung Pilze bekämpfen.

❖ Anwendungsgebiete
Wissenschaftlich anerkannt ist die Anwendung von Kümmelfrüchten bei Verdauungsbeschwerden wie Völlegefühl, leichten Krämpfen im Magen-Darm-Bereich und Blähungen. Speziell gegen Blähungen gilt Kümmel als das wichtigste pflanzliche Heilmittel.

✦ In der Erfahrungsheilkunde werden Kümmelfrüchte vor allem zur Förderung der Muttermilch empfohlen. Kümmel ist auch für Säuglinge und Kleinkinder geeignet, wenn sie an Verdauungsbeschwerden leiden.

✦ Darüber hinaus wird Kümmelöl äußerlich zur Förderung der Durchblutung bei rheumatischen Beschwerden eingesetzt.

❖ Anwendungsform und Dosierung
Bei Blähungen und krampfartigen Magen-Darm-Beschwerden empfiehlt sich eine Teezubereitung. Dabei müssen die Kümmelfrüchte unmittelbar vor der Verwendung angestoßen oder zerdrückt werden, damit sich ihr ätherisches Öl im Wasser lösen kann. Eine genaue Tagesdosis muss nicht eingehalten werden. Kümmel-Extrakt ist auch in etlichen Magenmitteln enthalten.

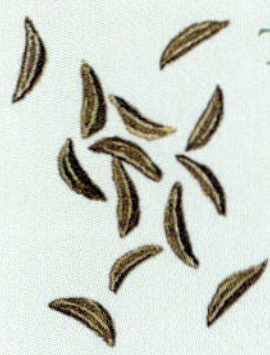

Teezubereitung:
1 bis 2 Teelöffel Kümmelfrüchte im Mörser zerdrücken, mit 1 Tasse kochendem Wasser übergießen, zugedeckt 10 Minuten ziehen lassen und abseihen. Bei Magen- oder Darmbeschwerden täglich 1- bis 3-mal 1 Tasse schluckweise trinken.

✦ Zur Beseitigung von Mundgeruch kaut man einige Kümmelsamen. Es gibt aber auch Mundwässer, die Kümmel enthalten und zum Gurgeln oder Spülen verwendet werden können.

✦ Für den äußerlichen Gebrauch bei rheumatischen Schmerzen sind verschiedene Mittel mit Kümmelöl erhältlich. Damit werden die betroffenen Stellen 2- bis 3-mal täglich eingerieben. Gegenanzeigen und Nebenwirkungen sind nicht bekannt.

Kürbis Cucurbita pepo L.

Adam Lonitzer beschreibt in seinem ›Kräuterbuch‹ die Kürbisse und ihre Wirkung folgendermaßen: »Etliche sind rund, lang, gekrümmt oder gebogen wie Hörner, etliche schlecht, andere kräftig, groß oder klein, je nachdem auf welchem Erdreich er wächst. Er ist eine angenehme Speise in heißen Ländern. Solches Gewächs wird fast in allen Gärten und an den Zäunen gefunden. Kraft und Wirkung: Etliche purgieren sich mit Kürbissen, sie höhlen einen frischen Kürbis aus, trinken am Morgen nüchtern Wein daraus, der die Nacht über darin gestanden hat. Das abgeschälte Fleisch der Kürbisse ist gut für brennende Augen und brennende Lähmungen. Die Kerne zerstoßen und mit Wasser getrunken, sind gut für entzündete Nieren und für den Harn.«

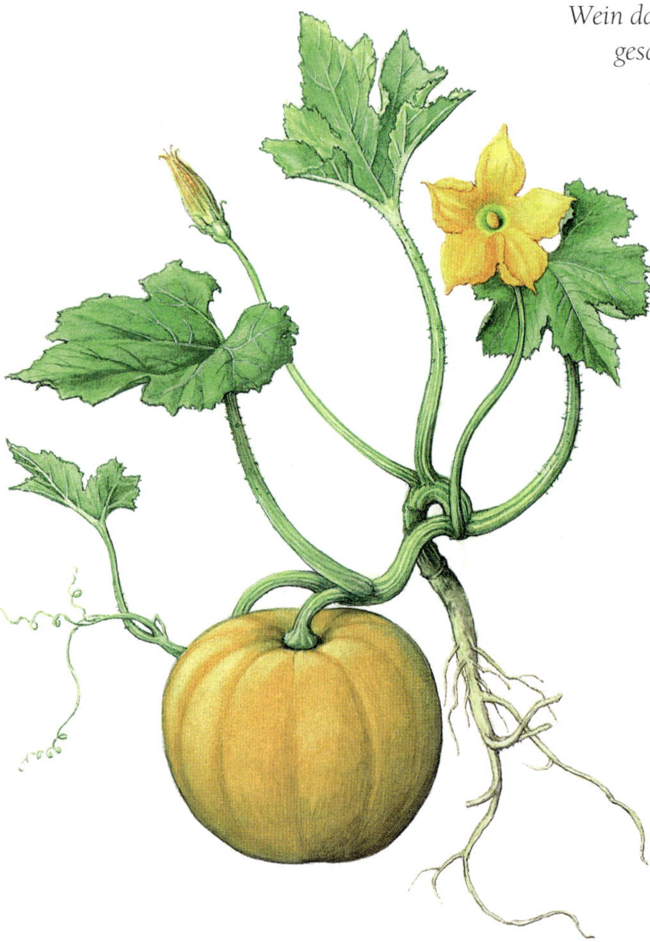

❖ Geschichte

Der Kürbis, den die Heilkunde heute verwendet, kam erst durch Kolumbus in die Alte Welt. Bereits um 800 wurde im Frankenreich auf Anweisung Karls des Großen jedoch der Flaschenkürbis *(Cucurbita lagenaria)* angebaut, der auch einen festen Platz in den heilkundlichen Schriften des Mittelalters hatte. Er zählt sogar zu den 24 ausgewählten Pflanzen, die der Abt Walahfrid Strabo in seinem ›Hortulus‹ behandelt. In der täglichen Praxis der Klosterheilkunde war der Flaschenkürbis allerdings eine der eher selten eingesetzten Heilpflanzen. Er wurde als sanft kühlend und feucht eingestuft und bot sich daher als probates Mittel gegen die »Hitze« innerer Organe, insbesondere der Leber, der Nieren und der Blase, an. Von der Medizinschule von Salerno ist ein damals berühmtes harntreibendes Rezept überliefert: Danach sollte man die Kerne von Melone, Gurke und Flaschenkürbis zu gleichen Teilen zerreiben und mit Rosen- oder Veilchenöl vermischen. Als Trank wurde diese Mischung zum Heilmittel gegen die sogenannten heißen Krankheiten schlechthin, besonders natürlich gegen Fieber.

❖ Herkunft und Anbau

Der Gartenkürbis gehört zur Familie der Kürbisgewächse (Cucurbitaceen) und stammt ursprünglich aus Texas bzw. Mexiko. Bereits im 16. Jahrhundert wurde die Pflanze überall an sonnigen Standorten in Europa angebaut und in den verschiedensten Formen und Farben gezogen. Für die medizinische Verwendung hat sich eine spezielle Variante vom Gartenkürbis, der »Steirische Ölkürbis«, besonders bewährt. Bedingt besitzen auch die Samen von Feigenblatt-, Riesen- und Moschuskürbis die entsprechenden Inhaltsstoffe und werden daher zur Gewinnung des Kürbiskernöls angebaut.

❖ Verwendete Teile und Inhaltsstoffe

In der Heilkunde werden die Kürbissamen, volkstümlich auch Kerne genannt, und deren kalt gepresstes Öl verwendet. Die für den arzneilichen Gebrauch bevorzugte Variante, der »Steirische Ölkürbis«, hat weiche, grün gefärbte Samenschalen. Zu den Inhaltsstoffen zählen fette Öle mit wertvollen Fettsäuren, Pflanzenhormone (Phytosterole), Vitamin E, Carotinoide, Magnesium und das Spurenelement Selen. Einzigartig ist die Aminosäure Cucurbitin, die aktiv gegen Eingeweidewürmer ist. Kürbissamen sind eine gesunde Delikatesse als Oxidationsschutz und Entzündungshemmer für die Zellen. Sie haben sich aber auch als Mittel bei Prostatahyperplasie (gutartige Prostatavergrößerung) bewährt, da die im Kürbissamen enthaltenen Phytosterole regulierend auf den Hormonspiegel wirken. Andere Inhaltsstoffe – vermutlich die essenzielle Fettsäure Linolensäure und Vitamin E – stärken außerdem die Blasenmuskulatur.

❖ Anwendungsgebiete

Wissenschaftlich anerkannt ist die Anwendung von Kürbissamen bei Reizblase (Stärkung der Blasenmuskulatur) und einer gutartigen Vergrößerung der Prostata im frühen Stadium, bei der das Urinieren noch weitgehend beschwerdefrei ist und keine Restharnbildung vorliegt.

✦ In der Erfahrungsheilkunde werden Kürbissamen auch gegen Bettnässen bei Kindern eingesetzt, wenn keine organischen Leiden zugrunde liegen. Auch bei der Bekämpfung von Eingeweidewürmern, vor allem Bandwürmern, sollen die Samen hilfreich sein.

❖ Anwendungsform und Dosierung

Kürbissamen können auch als Granulat oder Kürbiskern-Extrakt eingenommen werden. Bei einer Kuranwendung gegen Prostatabeschwerden beträgt die Tagesdosis der Samen 10 g.

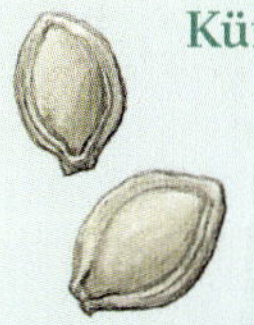

Kürbissamen-Kur:

2 Esslöffel Kürbissamen jeweils morgens und abends zerkaut mit 1 Glas Wasser einnehmen. Die Anwendung kann nur dann erfolgreich sein, wenn sie 3 Monate lang durchgehalten wird.

✦ Zur Bekämpfung von Eingeweidewürmern nimmt man 6 Esslöffel Kürbiskernöl auf einmal ein, dabei kann gutes Kürbiskernöl aus dem Lebensmittelhandel verwendet werden. Alternativ kann man als Kur 2 Wochen lang täglich 1 Handvoll Kürbissamen mit 1 Glas Milch einnehmen. Gegenanzeigen und Nebenwirkungen sind nicht bekannt.

Lavendel Lavandula angustifolia MILL.

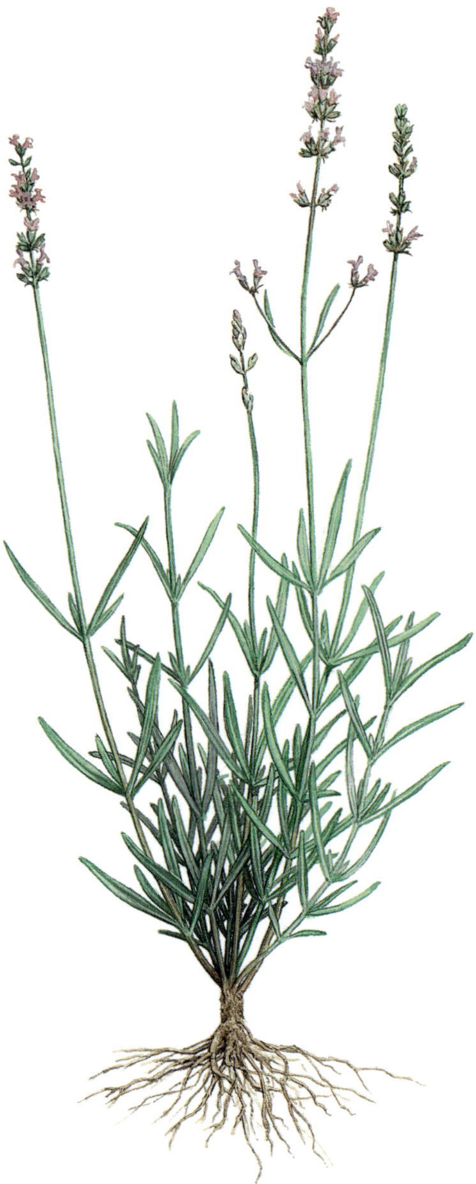

Im ›Macer floridus‹ behandelt Odo Magdunensis mehrere Arten des Lavendels. Zu den Wirkungen der Pflanze heißt es: »Beißenden und stechenden Schmerz in den Eingeweiden behebt sie. Und trinkt man sie, so pflegt sie die Windblähung, die sich im Magen eingeschlossen hat, hinauszutreiben. Auch einen starken Fluss aus der Gebärmutter dämmt sie, mit einem Wollzäpfchen von unten eingeführt. Mit kaltem Wasser gereicht, soll sie das Herzzittern beruhigen, ferner hemmt sie den Brechreiz.«

❖ Geschichte

Obwohl der Lavendel eine Pflanze des Mittelmeerraums ist, wurde er von den antiken Autoren kaum beachtet. Die Entdeckung seiner Heilkräfte scheint ein Verdienst der Klostermedizin gewesen zu sein. Hildegard von Bingen erwähnt in ihrer ›Physica‹ unter dem Namen »Lavandula« den Echten Lavendel, rät jedoch von einer innerlichen Anwendung ausdrücklich ab. Dafür rühmt sie sein starkes Aroma und empfiehlt ihn gegen Läuse. Noch heute hängt man Lavendelsträuße gegen Ungeziefer wie Motten in die Schränke. Die Wirkungsqualitäten des Lavendels wurden in den kräuterkundlichen Schriften der Klosterheilkunde als wärmend und trocknend beschrieben, die mittelalterlichen Ärzte verwendeten ihn gegen Blähungen und starke Monatsblutung. Interessant ist der Hinweis auf die beruhigende und schmerzstillende Wirkung, die sich im oben zitierten Text von Odo Magdunensis findet und die die heute wichtigste Anwendung des Lavendels beschreibt. Im ausgehenden Mittelalter wird der Lavendel im ›Gart der Gesundheit‹ als »Muttergottespflanze« bezeichnet, die die »unkeuschen« Gelüste vertreiben sollte. Auch im Volksglauben spielte die Heilpflanze eine besondere Rolle, da sie wegen ihres schweren Dufts als dämonenabwehrend galt. Einer Modewelle, die im 16. Jahrhundert Mitteleuropa erfasste, ist es zu verdanken, dass Lavendel oft in den Bauerngärten gepflanzt wurde – und dort bis heute zu finden ist.

❖ Herkunft und Anbau

Der Lavendel gehört zur Familie der Lippenblütler (Lamiaceen) und stammt ursprünglich aus dem westlichen Mittelmeergebiet, wo er immer noch in großem Stil angebaut wird. Berühmt sind die Lavendelfelder der französischen Provence, aber auch in Spanien und Südosteuropa gibt es große Kulturen. Geerntet werden die violetten Blüten, wenn sie sich gerade öffnen. Man schneidet sie mit den Stängeln ab und trocknet sie an einem schattigen Ort.

❖ Verwendete Teile und Inhaltsstoffe

In der Heilkunde werden ausschließlich die Lavendelblüten verwendet, die vor allem ätherisches Öl (darunter auch Campher) enthalten. Außerdem besitzen sie milde Lamiaceen-Gerbstoffe (insbesondere Rosmarinsäure) sowie Cumarine und Flavonoide. Innerlich angewendet, wirkt Lavendel beruhigend und entblähend auf den Magen-Darm-Trakt und kann möglicherweise auch die Sekretion des Gallensafts erhöhen. Äußerlich regt Lavendelöl den Kreislauf an und fördert die Durchblutung.

❖ Anwendungsgebiete

Wissenschaftlich anerkannt ist die innerliche Anwendung von Lavendelblüten bei Befindlichkeitsstörungen wie Einschlafstörungen, Nervosität und Unruhezuständen sowie bei funktionellen Oberbauchbeschwerden, Reizmagen, Blähungen und nervösen Darmbeschwerden. Als Badezusatz ist Lavendel auch zur äußerlichen Behandlung von funktionellen Kreislaufstörungen anerkannt.

✦ In der Erfahrungsheilkunde werden Lavendelblüten darüber hinaus als krampflösendes Mittel sowie zur Entwässerung eingesetzt.

❖ Anwendungsform und Dosierung

Zur Nutzung der beruhigenden Wirkung des Lavendels gibt es verschiedene Darreichungsformen: Bei nervösen Unruhezuständen und Schlafstörungen sind Teezubereitungen die gebräuchlichsten Anwendungen. Die Tagesdosis beträgt 3 bis 5 g.

Teezubereitung:

2 Teelöffel Lavendelblüten mit 1 Tasse heißem Wasser übergießen, 5 Minuten ziehen lassen und abseihen. Vor dem Schlafengehen 2 Tassen trinken. Um die beruhigende Wirkung zu verstärken, ist die Kombination mit Baldrianwurzel sinnvoll.

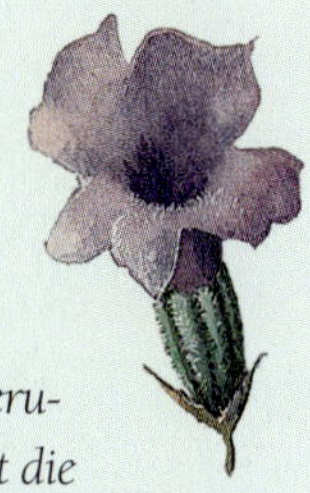

✦ Als Alternative zum Tee kann man auch 1 bis 4 Tropfen Lavendelöl auf 1 Stück Würfelzucker einnehmen. Bei Einschlafstörungen reicht es manchmal schon, 1 Tropfen Lavendelöl auf das Kopfkissen zu geben.

✦ Bei Einschlafproblemen von Säuglingen und Kleinkindern hat es sich bewährt, ein Lavendelsträußchen oder Stoffsäckchen mit Lavendelblüten in der Nähe des Bettchens aufzuhängen.

✦ Bei einem Lavendelbad kann man sich nicht nur den beruhigenden Effekt der Heilpflanze zunutze machen; das Bad kann genauso gut belebend bei Kreislaufstörungen oder heilungsfördernd bei Hautproblemen wirken: 100 g Lavendelblüten mit 2 Liter heißem Wasser übergießen, 5 Minuten ziehen lassen und abseihen. Den Sud ins 37 bis 38 °C warme Badewasser geben.

Gegenanzeigen und Nebenwirkungen sind nicht bekannt.

Lein Linum usitatissimum L.

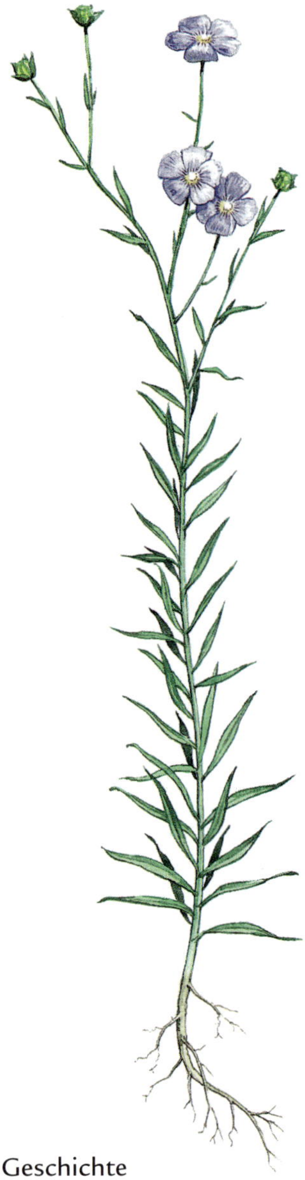

In der ›Physica‹ Hildegards von Bingen finden sich zwei Kapitel zum Leinsamen mit verschiedenen Rezepten zur äußerlichen Anwendung: »Wer in der Lunge Schmerzen hat, der koche Leinsamen in Wasser und tauche ein leinenes Tuch in jenes Wasser ein, und ohne jenen Samen lege er das Tuch auf die schmerzende Seite, und der Schmerz, obwohl er sehr stark ist, wird etwas gemildert und lässt schließlich nach. – Und wer irgendwo an seinem Körper durch Feuer gebrannt wurde, der koche Leinsamen in Wasser bei großer Hitze und tauche ein leinenes Tuch in das Wasser, und lege es warm auf die Stelle, wo er gebrannt wurde, und das Tuch zieht die Verbrennung heraus.«

❖ Geschichte

Schon ungefähr 3000 v. Chr. wurde der Lein, auch als Flachs bekannt, als Nahrungsmittel in Ägypten angebaut, und etwa 1000 Jahre später entwickelten die Menschen am Nil die Leinweberei. So wurde eine der ältesten Kulturpflanzen wohl zunächst zur Herstellung von Geweben genutzt, bevor man ihre heilenden Eigenschaften erkannte. Von den antiken Ärzten erwähnt Dioskurides die medizinischen Qualitäten des Leinsamens und empfiehlt ihn innerlich wie äußerlich zur Erweichung von Geschwüren, als Umschlag zur Linderung von Sonnenbrandflecken, gegen Husten, als Abführmittel und als Sitzbad bei Gebärmutterentzündungen. Im Mittelalter steht in den Texten Hildegards von Bingen die äußerliche Anwendung bei Brustkrankheiten und Wunden ganz im Vordergrund. Leinsamen galt als wärmend und feucht und wurde von der Klosterheilkunde als Arznei kaum innerlich eingesetzt. Erst im 16. Jahrhundert führten Ärzte wie Adam Lonitzer in ihren Schriften die antiken Anwendungen von Dioskurides und die mittelalterlichen von Hildegard von Bingen zusammen.

❖ Herkunft und Anbau

Der Echte Lein (Flachs) gehört zur Familie der Leingewächse (Linaceen) und wird weltweit nur in Kulturen angebaut. Die wichtigsten Anbauländer sind Argentinien, Belgien, Marokko, Indien und Ungarn. Bei der Reife der Pflanze entsteht eine rundliche Kapsel, die etwa zehn flache glänzende Samen enthält, die im September im voll ausgereiften Zustand geerntet werden.

❖ Verwendete Teile und Inhaltsstoffe

In der Heilkunde wird der reife Samen des Leins verwendet. Wichtigster Wirkstoff sind die Ballaststoffe, die etwa 25 Prozent der Inhaltsstoffe enthalten, darunter schwer verdauliche Schleimstoffe (Polysaccharide), Zellulose, Proteine und fettes Öl (30 bis 45 Prozent). 100 g der Schleimstoffe in der Samenschale können bis zu 3 Liter Wasser binden, weshalb Leinsamen vor allem ein Füllstoffmittel ist. Klinische Studien lassen vermuten, dass der Verzehr von Leinsamen einen Schutz vor Darm- und Brustkrebs darstellen könnte. Eine mögliche Erklärung könnte sein, dass die Darmflora aus dem Leinsamen den Stoff Lignan produzieren kann, der für ein gesundes Darmmilieu wichtig ist.

❖ Anwendungsgebiete

Wissenschaftlich anerkannt ist die innerliche Anwendung von Leinsamen bei Reizdarm, Verstopfung und Magenschleimhautentzündung sowie die äußerliche Anwendung bei Entzündungen der Haut.

✦ Dank seiner regulierenden Wirkung auf die Darmtätigkeit kann Leinsamen nicht nur bei Verstopfung, sondern auch bei Durchfall helfen. Die Samen, die unverdaut in den Dickdarm gelangen, verändern dort die Druckverhältnisse, was zu einer Dehnung der Darmwand und einer Förderung des Ausscheidungsvorgangs bei Verstopfung führt. Dieser Effekt kann auch bei Durchfall genutzt werden, weil der Leinsamen gleichzeitig Wasser bindet und dem Stuhl so Flüssigkeit entzogen wird.

✦ In der Erfahrungsheilkunde wird der Schleim innerlich bei Gastritis, Magen- und Zwölffingerdarmgeschwüren angewendet sowie äußerlich bei Schmerzen, Rheuma, Blasen- und Nierenleiden.

❖ Anwendungsform und Dosierung

Bei Verstopfung oder Durchfall empfiehlt sich eine Leinsamen-Kur. Während der Therapie sollten 1 1/2 bis 2 Liter Flüssigkeit getrunken werden, da es bei zu geringer Flüssigkeitszufuhr zu Blähungen kommen kann bzw. sich bei Verstopfung die Beschwerden noch verstärken können.

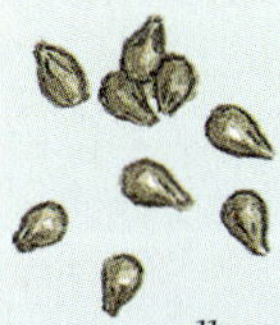

Leinsamen-Kur:
Bei Verstopfung täglich 2- bis 3-mal 1 bis 2 Esslöffel frisch angequetschte Leinsamen einnehmen. Dazu sollten möglichst 1 bis 2 Gläser Flüssigkeit (am besten lauwarmes Wasser) getrunken werden.

✦ Schleimzubereitungen mit Leinsamen wirken beruhigend auf die entzündeten Schleimhäute bei Reizmagen sowie Magen- und Zwölffingerdarmgeschwüren. Im Gegensatz zur Verstopfung wird hier geschroteter oder zerkleinerter Leinsamen genommen und abgekocht: Täglich 2- bis 3-mal 2 bis 3 Esslöffel warm einnehmen.

✦ Für die äußerliche Anwendung bei Schmerzen, Nieren- und Blasenleiden wird mit heißen Auflagen gearbeitet: 50 g gequetschten Leinsamen in ein Leinsäckchen geben, 10 Minuten in heißes Wasser hängen und sehr warm auflegen.

Gegenanzeigen: Nicht anwenden bei drohendem oder bestehendem Darmverschluss und Verengung der Speiseröhre.
Nebenwirkungen sind nicht bekannt.

Liebstöckel *Levisticum officinale* W.D.J. KOCH

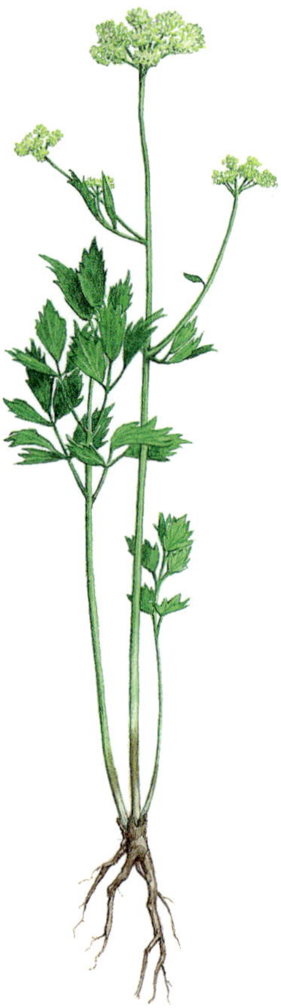

In seinem Lehrgedicht, dem ›Macer floridus‹, lobt Odo Magdunensis Liebstöckel wegen seiner verdauungsfördernden Kräfte: »Mit Wein genossen, heilt das Liebstöckel einen geblähten Magen, unterstützt die Verdauungskraft und hilft auch allen Leiden der Gedärme, treibt ferner den Harn und sorgt für geordnete Monatsblutung.« An anderer Stelle heißt es: »Gegessen und getrunken nützt es sehr, wenn man an Bauchgrimmen leidet; nicht weniger, wenn man die Abkochung der Wurzel trinkt. Doch heilt die Abkochung (der Tee) nicht nur das Grimmen, sondern allen bereits genannten Leiden hilft der Trunk.«

❖ Geschichte

Liebstöckel ist nicht nur ein Küchengewürz, sondern eine alte und immer noch aktuelle Arzneipflanze. Allerdings wurde sie nicht als Aphrodisiakum eingesetzt, wie mancher aufgrund des Namens »Liebstöckel« fälschlich vermuten könnte. Vielmehr setzte die Klosterheilkunde die Pflanze, die allgemein als wärmend und trocknend beschrieben wurde, als Mittel bei Verdauungsschwäche und Erkältungen ein. Hildegard von Bingen empfiehlt Liebstöckel bei Schmerzen der Halsdrüsen und gegen Husten.

❖ Herkunft und Anbau

Der Liebstöckel gehört zur Familie der Doldenblütler (Apiaceen) und war ursprünglich in Westasien, Südeuropa und Kleinasien heimisch. Seit dem Mittelalter wurde er in ganz Europa angebaut und auch nach Nordamerika gebracht. In Deutschland ist das Hauptanbaugebiet heute Thüringen, außerdem wird er aus den Niederlanden und Osteuropa eingeführt.

❖ Verwendete Teile und Inhaltsstoffe

In der Heilkunde wird heute nur noch die Liebstöckelwurzel verwendet, mit dem würzigen Kraut aromatisiert man lediglich Tees und Magenbitter. Der wichtigste Inhaltsstoff der Wurzel ist das ätherische Öl, das eine harntreibende, entwässernde und krampflösende Wirkung hat.

❖ Anwendungsgebiete

Wissenschaftlich anerkannt ist die Anwendung der Liebstöckelwurzel zur Durchspülungstherapie bei entzündlichen Erkrankungen der Harnwege und zur Vorbeugung von Nierengrieß.

✦ In der Erfahrungsheilkunde nutzt man Liebstöckel zudem bei Verdauungsbeschwerden sowie bei Katarrhen der Atemwege.

❖ Anwendungsform und Dosierung

Zur Durchspülungstherapie trinkt man Teezubereitungen aus der Liebstöckelwurzel. Die Tagesdosis beträgt 4 bis 8 g.

Gegenanzeigen: Nicht anwenden bei Entzündungen der Nieren oder eingeschränkter Nierentätigkeit sowie während der Schwangerschaft.

Nebenwirkungen: Bei längerer Anwendung kann es zu Lichtempfindlichkeit kommen.

Tilia cordata MILL. und Tilia platyphyllos SCOP. Linde

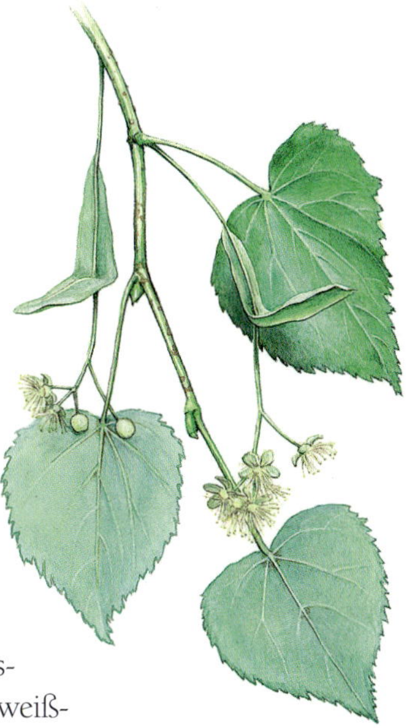

Hildegard von Bingen schreibt der Linde eine sehr große erwärmende Kraft zu, die von den Wurzeln ausgehen soll und sich bis in die Blätter hinein ausbreitet: »Die Linde hat große Wärme, und jene Wärme ist ganz in der Wurzel, und sie steigt in die Zweige und in die Blätter auf. (…) Und wer Gicht hat, der nehme von der Erde, welche um die Wurzel der Linde liegt, und bring sie ins Feuer und mach sie glühend. Und im Dampfbad gieße man Wasser darüber und bade so. Er tue dies über neun Tage, und er wird geheilt werden.«

❖ Geschichte

Zur arzneilichen Verwendung der Linde finden sich nur wenige schriftliche Überlieferungen aus Antike und Mittelalter. Die große Ausnahme ist Hildegard von Bingen, die in den Wurzeln und dem Holz die eigentlichen Heilkräfte vermutet, wobei sie dem Holz geradezu magische Kräfte zuschreibt. So empfiehlt sie die verschiedenen Pflanzenteile nicht nur als Mittel gegen Gicht; ein Ring aus Lindenholz sollte ihrer Ansicht nach vor vielen gefährlichen Krankheiten schützen.

❖ Herkunft und Anbau

Man unterscheidet zwei verschiedene Arten, die Winter- und die Sommerlinde, die beide in ganz Europa beheimatet sind und zur Familie der Lindengewächse (Tiliaceen) gehören. Im Gegensatz zur Sommer- hat die Winterlinde kleinere Blätter und reichere Blüten. Der Baum wächst in sommerwarmen Laubmischwäldern in fast ganz Europa, Kleinasien und China.

❖ Verwendete Teile und Inhaltsstoffe

In der Heilkunde werden von beiden Linden-Arten die Blütenstände (einschließlich des Hochblatts) verwendet. Sie enthalten Flavonoide, Schleim- und Gerbstoffe sowie ätherische Öle. Die Inhaltsstoffe haben einen schweißtreibenden Effekt. Aufgrund des Gerbstoff- und Schleimstoffgehalts wirken Lindenblüten auswurffördernd und reizlindernd.

❖ Anwendungsgebiete

Wissenschaftlich anerkannt ist die Anwendung von Lindenblüten für Schwitzkuren, zur Vorbeugung und Frühbehandlung von Erkältungskrankheiten und gegen trockenen Reizhusten.

✦ In der Erfahrungsheilkunde werden die Lindenblüten auch bei Blasen- und Nierenleiden sowie zur Beruhigung verwendet.

❖ Anwendungsform und Dosierung

Eine Teezubereitung mit Lindenblüten ist die gebräuchlichste Anwendung. Die Tagesdosis beträgt 2 bis 4 g.

✦ Für eine Schwitzkur bei fiebrigen Erkältungskrankheiten werden 1 bis 2 Tassen Tee eingenommen und dann Wärme zugeführt.

Gegenanzeigen und Nebenwirkungen sind nicht bekannt.

Löwenzahn Taraxacum officinale WEBER ex WIGGERS

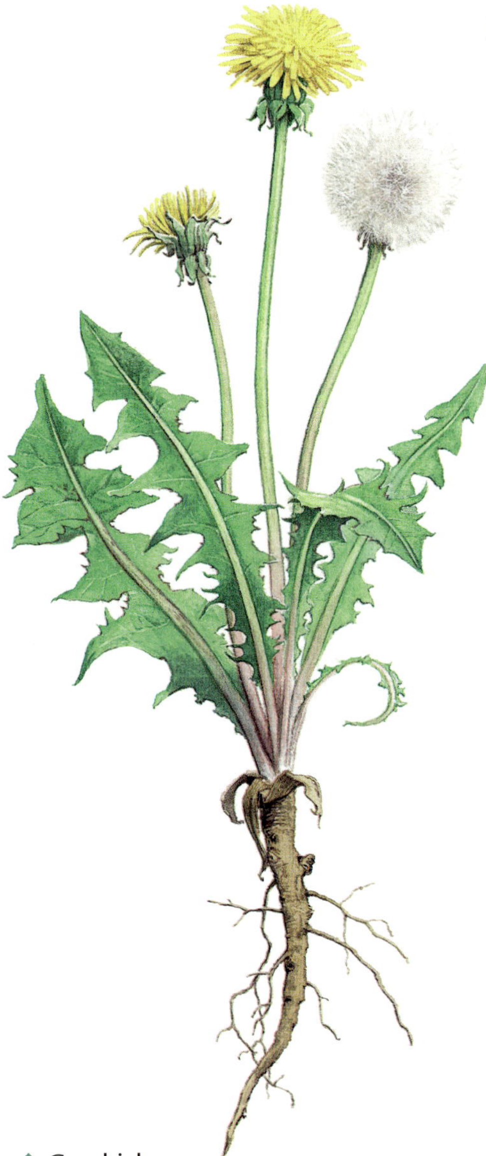

Der Arzt und Botaniker Leonhart Fuchs beschreibt den Löwenzahn, der bei ihm »Pfaffenröhrlein« heißt, botanisch korrekt als eine spezielle Art der Wegwarte: »Das Pfaffenröhrlein breitet sich mit seinen vielen Blättern in Kreisform auf der Erde aus. (...) Seine zerkerbten Zähne ähneln den großen Zähnen der Säge. Pfaffenröhrlein gekocht und getrunken, stopfen den Bauchfluss. Mit Linsen gekocht und getrunken, sind sie gut denjenigen, die die rote Ruhr haben. Wenn der männliche Same ausbleibt, dann soll er von den Pfaffenröhrlein trinken. Sie sind auch gut für diejenigen, die Blut speien.«

❖ Geschichte

Die mittelalterliche Frühlingswiese war wohl nicht übersät von gelben Löwenzahnblüten. Zumindest schweigen sich die alten Texte darüber völlig aus. Fast scheint es so, als hätte es den Löwenzahn damals in Europa noch nicht gegeben. Seine Geschichte als Heilpflanze lässt sich in den arabischen Raum zurückverfolgen: Der botanische Name *Taraxacum*, der heute in der Wissenschaft gültig ist, findet sich bereits in der lateinischen Übersetzung des ›Canon medicinae‹, den im 11. Jahrhundert der persische Arzt Avicenna verfasste. Taraxacum wurde möglicherweise aus den arabischen Wörtern *tarak* und *sahha* gebildet, was so viel wie »pissen lassen« bedeutet. Tatsächlich wird Löwenzahn heute vor allem als abführendes und entwässerndes Mittel zur Entschlackung eingesetzt. Der Name könnte also darauf hindeuten, dass die großen arabischen Ärzte den Löwenzahn schon als Heilpflanze verwendeten. Erst im Spätmittelalter wird die Pflanze dann auch in den deutschsprachigen Kräuterbüchern behandelt. Man empfahl seine Anwendungen bei Fieber, Durchfall, Gallen- und Leberleiden und Seitenstechen.

❖ Herkunft und Anbau

Der mehrjährige, bis zu 40 Zentimeter hohe Löwenzahn gehört zur Familie der Korbblütler (Asteraceen). Die leuchtend gelben Blütenköpfe sitzen am Ende eines hohlen Stängels, der – wie auch Blätter und Wurzel – einen weißen Milchsaft enthält. Die Pflanze wächst in allen gemäßigten Gebieten der nördlichen Erdhalbkugel, man findet sie auf Wiesen und Weiden, in Gärten und Parkanlagen. Erntezeit ist vor der Blüte im Frühjahr von April bis Mai. Die ausgegrabenen Wurzeln, an der sich noch die Blattrosette befindet, werden der Länge nach gespalten und an einem luftigen Ort zum Trocknen aufgehängt.

❖ Verwendete Teile und Inhaltsstoffe

In der Heilkunde werden alle Pflanzenteile des Löwenzahns verwendet, wobei Wurzel und Kraut besonders reich an Inhaltsstoffen sind. Heute wird bevorzugt das Kraut allein geerntet, während früher der Löwenzahn samt Wurzel gestochen wurde. Das Kraut enthält Sesquiterpen-Bitterstoffe, Flavonoide, Aminosäuren, Mineralstoffe und Spurenelemente wie Zink und Kupfer. Die Wurzel enthält zudem Kohlenhydrate (z. B. Inulin), Carotinoide, Vitamin C und E sowie einen Vitamin-B-Komplex. Löwenzahn wirkt galletreibend, entwässernd, nierenanregend und leicht abführend.

❖ Anwendungsgebiete

Wissenschaftlich anerkannt ist die Anwendung von Löwenzahnwurzel und -kraut bei Appetitlosigkeit, Verdauungsbeschwerden und zur Förderung des Gallenflusses in Form einer besseren Gallenblasenentleerung. Möglicherweise könnte so auch der Bildung von Gallensteinen entgegengewirkt werden.

✦ Die Erfahrungsheilkunde macht sich die nieren- und stoffwechselanregende Wirkung des Löwenzahns zunutze und empfiehlt ihn für Frühjahrs- und Herbstkuren. In diesem Sinne wird Löwenzahn auch bei Rheuma, Gicht und Diabetes mellitus eingesetzt.

❖ Anwendungsform und Dosierung

Zur Anregung der Verdauung, aber auch bei Entwässerungskuren sind Teezubereitungen mit Löwenzahnkraut (samt Wurzel) die gebräuchlichste Anwendung. Die Tagesdosis beträgt 3 bis 4 g. Löwenzahn ist darüber hinaus als Frischpflanzenpresssaft erhältlich und auch Bestandteil von sogenannten »Blutreinigungstees« und vieler Präparate aus der Gruppe der Gallenwegstherapeutika, Magen- und Darmmittel. Wegen der entwässernden Wirkung empfiehlt es sich, Löwenzahn-Präparate und -Tee nicht am Abend einzunehmen.

Teezubereitung:

Zur Anregung der Verdauung und zum leichten Entwässern
2 Teelöffel Löwenzahnkraut und -wurzel mit 1 Tasse kaltem Wasser übergießen, kurz aufkochen, 10 Minuten ziehen lassen und abseihen. Täglich 2- bis 3-mal 1 Tasse vor den Mahlzeiten trinken, jeweils 1 Glas Wasser nachtrinken.

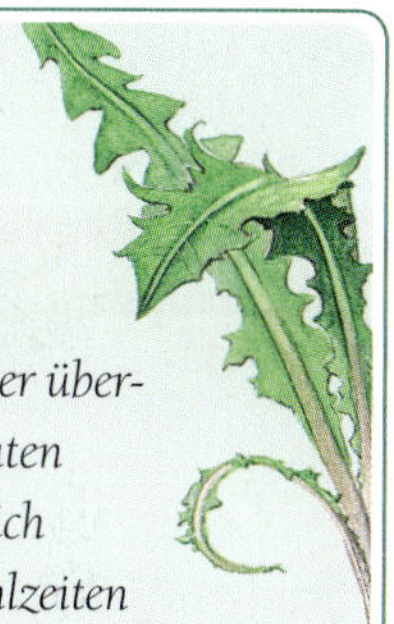

Gegenanzeigen: Liegt eine Entzündung der Galle, ein Gallensteinleiden oder ein Gallengangs- oder Darmverschluss vor, ist die Anwendung mit dem Arzt abzuklären.

Nebenwirkungen: Bei frischen Pflanzen kommen ganz selten Kontaktallergien durch den Milchsaft vor. Sehr empfindliche Personen reagieren mit saurem Aufstoßen.

Mädesüß Filipendula ulmaria L.

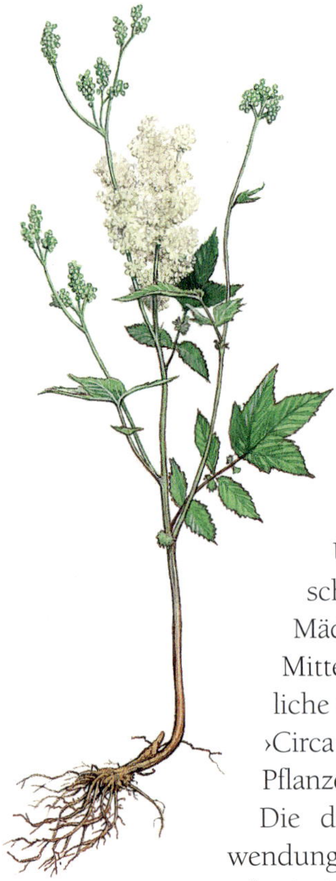

Adam Lonitzer beschreibt in seinem ›Kräuterbuch‹ Mädesüß unter den Namen »Filipendula« oder »Roter Steinbrech«: »Dieses Krauts Wurzel ist gut für den Stein, desgleichen denjenigen, die mit Mühe harnen und die Lendensucht haben. Das Pulver der Wurzel dient denjenigen, die einen kalten Magen haben und nicht gut verdauen können. Gegen Asthma nimm das Pulver und Enzian im gleichen Gewicht und gebrauche es in der Speise, es hilft ohne Zweifel.«

❖ Geschichte

Über den medizinischen Gebrauch von Mädesüß in Antike und Mittelalter gibt es nur spärliche Quellen. Lediglich das ›Circa instans‹ widmet der Pflanze ein eigenes Kapitel. Die dort empfohlenen Anwendungsgebiete entsprechen genau denjenigen, die Adam Lonitzer im oben zitierten Text aufzählt. Der Name »Mädesüß« hat übrigens keine Beziehung zu »Mädchen«, sondern weist darauf hin, dass die Blüten früher zum Aromatisieren und Süßen des Mets verwendet wurden.

❖ Herkunft und Anbau

Das bis zu 2 Meter hoch wachsende Mädesüß gehört zur Familie der Rosengewächse (Rosaceen). Es gedeiht auf nährstoffreichen, feuchten Wiesen, an Bachufern und in Gräben und ist in fast ganz Europa und von Sibirien bis Kleinasien beheimatet. Geerntet werden Blätter, Blüten und Sprossspitzen zur Blütezeit (Juli bis August), bevor sich zu viele Früchte ausgebildet haben.

❖ Verwendete Teile und Inhaltsstoffe

In der Heilkunde werden vor allem die Blüten, selten auch das Kraut des Mädesüß verwendet. Diese Pflanzenteile enthalten Flavonoide, Gerbstoffe und Salicylsäure-Verbindungen, die fiebersenkend, schweißtreibend und entzündungshemmend wirken.

❖ Anwendungsgebiete

Wissenschaftlich anerkannt ist die Anwendung von Mädesüßblüten und -kraut zur unterstützenden Behandlung von Erkältungskrankheiten.
✦ In der Erfahrungsheilkunde verwendet man die Pflanze wegen ihrer harntreibenden Wirkung auch bei Gicht, Blasen- und Nierenleiden.

❖ Anwendungsform und Dosierung

Mädesüßblüten oder -kraut werden meist in Kombination mit anderen Pflanzen in Erkältungs-, Blasen- und Nierentees eingesetzt. Die Tagesdosis der Blüten beträgt 2,5 bis 3,5 g, die des Krauts 4 bis 5 g.

Gegenanzeigen: Nicht anwenden bei Salicylsäure-Empfindlichkeit.

Nebenwirkungen: Bei Überdosierung kann es zu Magenbeschwerden und Übelkeit kommen.

Ruscus aculeatus L. Mäusedorn

Adam Lonitzer fasst die kulinarischen und medizinischen Verwendungen des Mäusedorns so zusammen: »Mäusedornsamen und -blätter werden gebraucht für den Stein, die Harnwinde und die Menstruation. Sie vertreiben die Gelbsucht und das Kopfweh, wenn man sie mit Wein gekocht trinkt. Seine jungen Triebe werden auch zur Speise bereitet, ebenso wie der Spargel. Die Weiber wissen den Mäusedorn in der Küche zu gebrauchen und machen Kehrbesen daraus. Hängen ihn auch neben das Fleisch, denn er vertreibt und hält mit seiner scheußlichen Gestalt die Fledermäuse davon ab.«

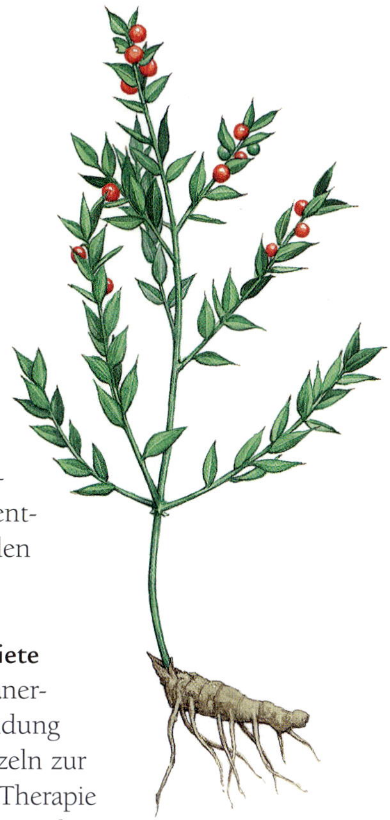

❖ Geschichte

Schon die antiken Ärzte nutzten die jungen unterirdischen Sprossen des Mäusedorns, ein Verwandter des Spargels, als Gemüse. Auch die Blütenknospen, die wie Kapern verwendet wurden, landeten in der Küche. Im Mittelalter wurde dann vor allem die Wurzel bei Leberleiden, Menstruationsproblemen und Erkrankungen der Harnwege eingesetzt, wie man bei Lonitzer nachlesen kann.

❖ Herkunft und Anbau

Der Mäusedorn gehört zur Familie der Spargelgewächse (Asparagaceen) und gedeiht im Mittelmeerraum, in Frankreich und Nordafrika bis nach Vorderasien. Die Pflanze besitzt kleine Laubblätter und spitz zulaufende Kurztriebe. Die kleinen, grünlich weißen Blüten bilden als Frucht rote Beeren, die auf einem Blatt zu sitzen scheinen.

❖ Verwendete Teile und Inhaltsstoffe

In der Heilkunde wird der Wurzelstock mit den anhängenden Wurzeln verwendet. Bislang gibt es noch keine umfassende Aufstellung aller Inhaltsstoffe. Für die Wirkung sind Steroidsapogenine wie Ruscin und Ruscosid maßgebend. Sie haben einen venentonisierenden und entzündungshemmenden Effekt.

❖ Anwendungsgebiete

Wissenschaftlich anerkannt ist die Anwendung von Mäusedornwurzeln zur Unterstützung der Therapie bei Venenleiden, die sich in Schmerzen und Schweregefühl in den Beinen sowie in Wadenkrämpfen, Schwellungen und Juckreiz äußern. Daneben hat sich auch der Einsatz bei Hämorrhoiden als sinnvoll erwiesen.

❖ Anwendungsform und Dosierung

Um die richtige Dosierung zu gewährleisten, sollte man ausschließlich Fertigpräparate verwenden. Je nach Präparat und Schwere der Erkrankung nimmt man täglich 2 bis 3 Kapseln ein. Die Therapie hat nur dann Erfolg, wenn sie über mehrere Monate erfolgt.

Nebenwirkungen: In seltenen Fällen wurden Magenbeschwerden sowie Übelkeit beobachtet. Gegenanzeigen sind nicht bekannt.

Malve Malva sylvestris L. und Malva neglecta WALLR.

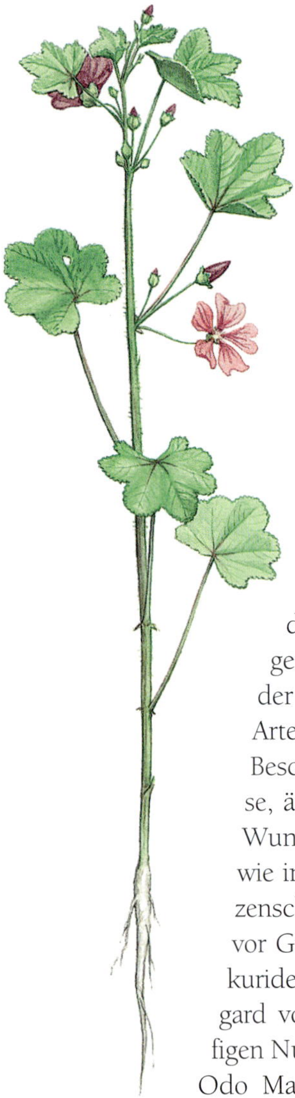

Bei Hildegard von Bingen heißt die Malve »Babbela« (Pappel): »Die Babbela hat mäßige Kälte in sich, wie die Luft und der Tau am Morgen gemäßigt sind, sie hat jedoch mehr Kälte als Wärme. Aber kein Mensch soll sie roh essen, denn wenn ein Mensch sie roh essen würde, wirkt sie wie ein Gift, weil sie schleimig ist und weil sie dickflüssige und giftige Säfte im Menschen erzeugen würde. Demjenigen aber, der einen schwachen Magen hat, ist sie nützlich, gekocht und frisch eingenommen, wenn sie gerade erst zu wachsen beginnt. Der Kranke bereite einen Brei mit Fett zu und esse den, weil er einigermaßen die Verdauung fördert. Nur aus diesem Grund soll der Magenkranke die Malve essen, aber in Maßen, um nicht Schaden zu nehmen (...).«

❖ Geschichte

Die Malve war im Altertum nicht nur eine geschätzte Heilpflanze, sondern wurde auch als Gemüse genutzt. Die griechischen Ärzte der Antike nutzten verschiedene Arten der Malve innerlich gegen Beschwerden von Darm und Blase, äußerlich bei Hautproblemen, Wunden und Insektenstichen sowie in der Gynäkologie. Der Pflanzenschleim galt als innerer Schutz vor Giften. Dennoch warnen Dioskurides und im Mittelalter Hildegard von Bingen vor einer zu häufigen Nutzung, vor allem als Gemüse. Odo Magdunensis erklärt in seinem ›Macer floridus‹ den Namen Malve als eine Verbindung der lateinischen Wörter *molliere* (erweichen) und *alvus* (Bauch) und kennzeichnet sie damit als ein abführendes Mittel. Entsprechend standen in der Klosterheilkunde Magen und Darm im Zentrum der Anwendungen, wie auch Hildegard von Bingen die junge, gekochte Malve als Mittel für Magenkranke empfiehlt.

Das unter arabischem Einfluss entstandene ›Circa instans‹ aus Salerno nennt schließlich Husten als eine weitere, heute noch aktuelle Anwendung der Malve.

Darüber hinaus wurde die Malve bei Schwindsucht, Milchmangel beim Stillen, bei Fieber und Augengeschwüren eingesetzt. Im Gegensatz zur modernen Pflanzenheilkunde nutzte die Klosterheilkunde allerdings nicht nur Blüten und Blätter, sondern schätzte ganz besonders Wurzel und Früchte der Pflanze.

In der Klosterheilkunde galt die Pflanze als kühlend und befeuchtend. Als befeuchtend bezeichnete man nach damaligem Verständnis alle Pflanzen, die durch ihre Schleimstoffe wirksam sind, während als kühlend reizlindernde, schmerzstillende Effekte bezeichnet wurden.

Der alte deutsche Name der Wilden Malve lautet »Pappel« oder »Käsepappel«, was manchmal zu Verwechslungen führt. Der Name hat jedoch nichts mit der ähnlich lautenden Baumart (*Populus* aus der Familie der Weidengewächse) zu tun, er bezieht sich vielmehr auf die Früchte, welche die Form eines Käselaibs besitzen und die in früheren Zeiten von den Kindern als Brei (Papp) gegessen wurden.

Herkunft und Anbau

Unter den Malvenarten werden die rosa bis weiß blühende Weg-Malve *(Malva neglecta)* und die größere Wilde Malve *(Malva sylvestris)* in der Heilkunde verwendet. Sie gehören zur Familie der Malvengewächse (Malvaceen) und sind vorwiegend zweijährig oder ausdauernd. Die Wilde Malve kann bis 1,25 Meter hoch wachsen. Ursprünglich stammt sie aus Asien und Südeuropa; heute wächst sie von Südskandinavien bis Nordafrika sowie in den gemäßigteren Zonen Asiens. In Nordamerika ist sie ein Neophyt, wurde also von den Menschen dort eingeführt. Importe kommen aus Tschechien, Ungarn und einigen Balkanländern. Die Pflanze kann leicht mit dem Eibisch *(Althaea officinalis)* verwechselt werden, der allerdings ganz ähnliche Inhaltsstoffe und Wirkungen aufweist.

Verwendete Teile und Inhaltsstoffe

In der Heilkunde werden die Blüten und Blätter der Wilden Malve und die Blätter der Weg-Malve verwendet. Für ihre Heilwirkung sind Schleimstoffe entscheidend. Diese bilden einen schützenden Film auf Schleimhäuten im Körper, der eine beruhigende Wirkung hat und vor weiteren Reizungen schützen soll. Die Malvenblüten besitzen neben 5 bis 10 Prozent Schleimstoffen auch Anthocyane, die eine hemmende Wirkung auf verschiedene Bakterienstämme haben.

Anwendungsgebiete

Wissenschaftlich anerkannt ist die Anwendung von Malvenblättern und -blüten bei Schleimhautreizungen im Mund- und Rachenraum sowie bei trockenem Reizhusten.

✦ In der Erfahrungsmedizin wird die Wilde Malve innerlich zur Behandlung von Gastritis, Reizmagen sowie gegen leichten Durchfall eingesetzt. Äußerlich wird die Wilde Malve zur Wundbehandlung verwendet.

Anwendungsform und Dosierung

Bei Schleimhautreizung im Mund- und Rachenraum sowie Reizhusten empfiehlt sich eine Teezubereitung (siehe Kasten). Anstelle der unten beschriebenen Malvenblätter können auch Malvenblüten verwendet werden. Im Handel erhältlich sind außerdem Mischungen mit Malvenblättern und -blüten, die man wie die Blätter allein mindestens 5 Stunden ziehen lässt (siehe auch Kasten unten).

Teezubereitung:

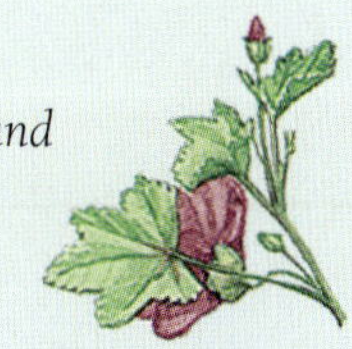

Bei Entzündungen im Mund- und Rachenraum oder Reizhusten 2 Esslöffel Malvenblätter mit 1/4 Liter kaltem Wasser übergießen, 5 bis 10 Stunden ziehen lassen, abseihen und damit gurgeln oder den Mund spülen. Vor dem Trinken kurz aufkochen. Schluckweise, nicht zu heiß trinken.

Die Tagesdosis der Blätter und der Blüten beträgt 5 g. Als Hustentee empfiehlt sich auch eine Mischung aus gleichen Teilen Malvenblättern oder -blüten mit Schlüsselblumenwurzel. Diese wohlschmeckende und mild wirkende Teemischung ist auch für Kinder sehr gut geeignet.
Gegenanzeigen und Nebenwirkungen sind nicht bekannt.

Mariendistel Silybum marianum (L.) GAERT.

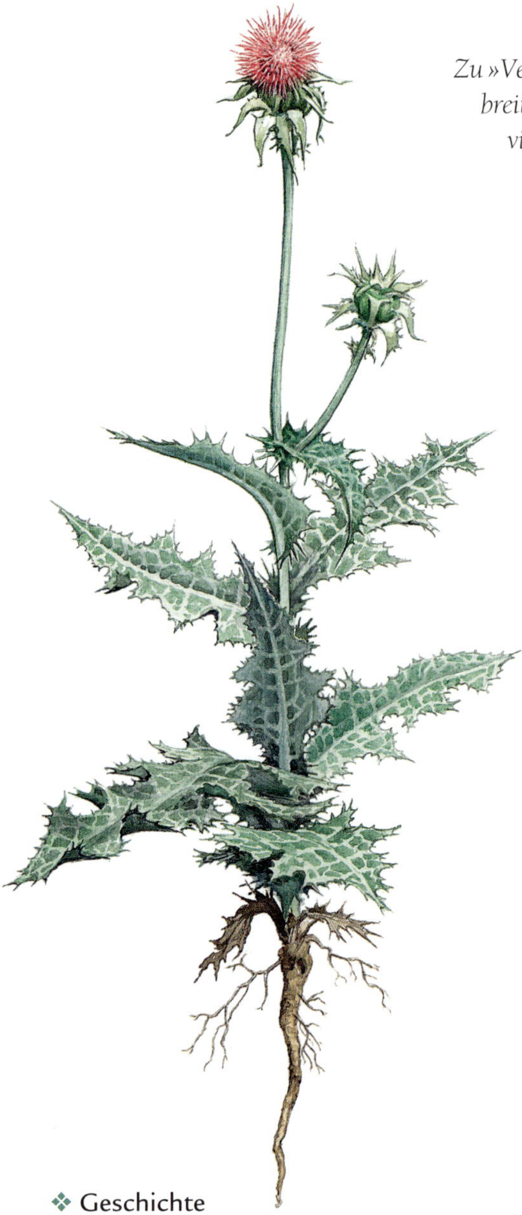

Zu »Vehedistel« schreibt Adam Lonitzer: »Sie hält stets Wasser auf den breiten Blättern am Stängel. Die Blätter sind scharf, stachlig mit vielen weißen Flecklein besprengt. Die Pflanze trägt auf allen Ästlein stachlige, rosenrote Köpfe, ringsherum mit langen Dornen besetzt. Kraft und Wirkung: Wurzel und Same von diesen Disteln sind warm und trocken, haben etwas zusammenziehende Natur. Ein Wasser von den Blättern gebrannt, davon getrunken, legt das Seitenstechen. (…) Ist gut für alles Gift im Leib, gegen Pestilenz und anderes.«

❖ Geschichte

Die Mariendistel wird zwar von den Botanikern und Ärzten der Antike genannt, viel erfährt man allerdings nicht über sie. So weiß der griechische Arzt Dioskurides über *silybon* nur, dass die Pflanze ein Dornengewächs ist, das noch jung gekocht mit Öl und Salz als Gemüse dient, und die Wurzel mit Honigmet als Brechmittel verwendet wird. Plinius erwähnt darüber hinaus ihre galletreibende Wirkung, weist aber darauf hin, dass sie in der Heilkunde nicht häufig verwendet wird. Das in der Antike genannte *silybon* wurde wahrscheinlich von heilkundigen Mönchen im Mittelalter über die Alpen gebracht und hatte bald einen festen Platz im klösterlichen Heilmittelschatz. Den Namen »Mariendistel« erhielt die Pflanze wegen ihrer milchweißen Streifen, die einer Legende zufolge von der Milch der heiligen Maria stammen: Beim Stillen des Jesuskinds sollen einige Milchtropfen auf die Blätter der Pflanze gefallen sein. Hildegard von Bingen bezeichnet die Mariendistel wie Adam Lonitzer als »Vehedistel« und empfiehlt sie bei Seitenstechen, womit früher meist Lungen- oder Rippenfellentzündung gemeint war. Die Wurzel galt als entwässernd und milchfördernd. Wichtiges Prinzip für die Anwendung der Mariendistel war zweifellos die Signaturenlehre, die auf dem Analogieschluss beruhte, dass Ähnliches durch Ähnliches geheilt werde, dass also die stechende Distel das Stechen im Leib heilen könne. Im 18. Jahrhundert verwendete man die Mariendistel auch als Mittel bei Lebererkrankungen. Noch Mitte des 19. Jahrhunderts befassten sich verschiedene Mediziner mit ihrer Wirkung bei Leberleiden und berichteten von sehr positiven Ergebnissen. Daneben setzte man die Pflanze auch gegen Blähungen, Verstopfungen und bei Hämorrhoiden ein. Die leberschützende Wirkung der Mariendistel hat sich heute in zahlreichen wissenschaftlichen Untersuchungen bestätigt.

❖ Herkunft und Anbau

Die Mariendistel gehört zur Familie der Korbblütler (Asteraceen) und ist in Südeuropa, Südrussland, Nordafrika und Kleinasien heimisch. Hierzulande wird sie in erster Linie kultiviert, wächst aber auch verwildert an warmen und trockenen Plätzen. Die Mariendistel ist eine stattliche Distel – sie kann bis zu 1,50 Meter hoch werden – mit grün-weiß marmorierten, dornig gezähnten Blättern und purpur blühenden, kugelförmigen Körbchenblüten. Aus dem befruchteten Blütenstand entwickeln sich die hartschaligen Früchte mit einer seidigen, weiß glänzenden Haarkrone. Die Blütezeit der Pflanze reicht von Juli bis August.

❖ Verwendete Teile und Inhaltsstoffe

In der Heilkunde werden die Früchte der Mariendistel verwendet, die den wichtigsten Wirkstoff, das Silymarin – ein Flavonoidgemisch –, darüber hinaus Bitterstoffe, etwas ätherisches Öl und Vitamin E enthalten. Silymarin schützt die Leber vor Giften, indem es die Reparaturmechanismen in den Leberzellen und die Bildung von neuen Leberzellen aktiviert. Zusammen mit dem Vitamin E fängt es schädigende freie Radikale ab.

❖ Anwendungsgebiete

Wissenschaftlich anerkannt ist die Anwendung von standardisierten Zubereitungen der Mariendistelfrüchte bei chronisch-entzündlichen Lebererkrankungen (z. B. Hepatitis) und degenerativen Prozessen wie Leberzirrhose. Bei alkoholbedingten Leberschädigungen normalisieren sich die Leberwerte schneller. Darüber hinaus lindert die Mariendistel in jeder Zubereitungsform Verdauungsbeschwerden.

✦ Selbst bei einer lebensgefährlichen Vergiftung durch den Grünen Knollenblätterpilz kann der Extrakt aus Mariendistel als intravenöse Infusion die Lebergifte des Pilzes verdrängen und so den Zelltod verhindern.

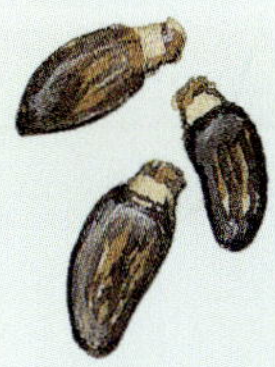

Teezubereitung:

Der Tee aus den Früchten der Mariendistel schmeckt fettig, daher empfiehlt sich eine Mischung mit Fenchelfrüchten. Je 1 Teelöffel Fenchel- und Mariendistelfrüchte im Mörser zerdrücken, mit 1/8 Liter heißem Wasser übergießen, zugedeckt 10 Minuten ziehen lassen und abseihen. Jeweils nach dem Essen 1 Tasse trinken.

❖ Anwendungsform und Dosierung

Ein Tee aus Mariendistelfrüchten lindert zwar Verdauungs- und Gallenblasebeschwerden, aber nur für die konzentrierten Zubereitungen ist die leberregenerierende und -schützende Wirkung wissenschaftlich belegt. Die Tagesdosis der Extrakte liegt anfangs bei 400 mg, im weiteren Verlauf der Behandlung bei 200 mg.

Gegenanzeigen und Nebenwirkungen sind nicht bekannt.

Melisse Melissa officinalis L.

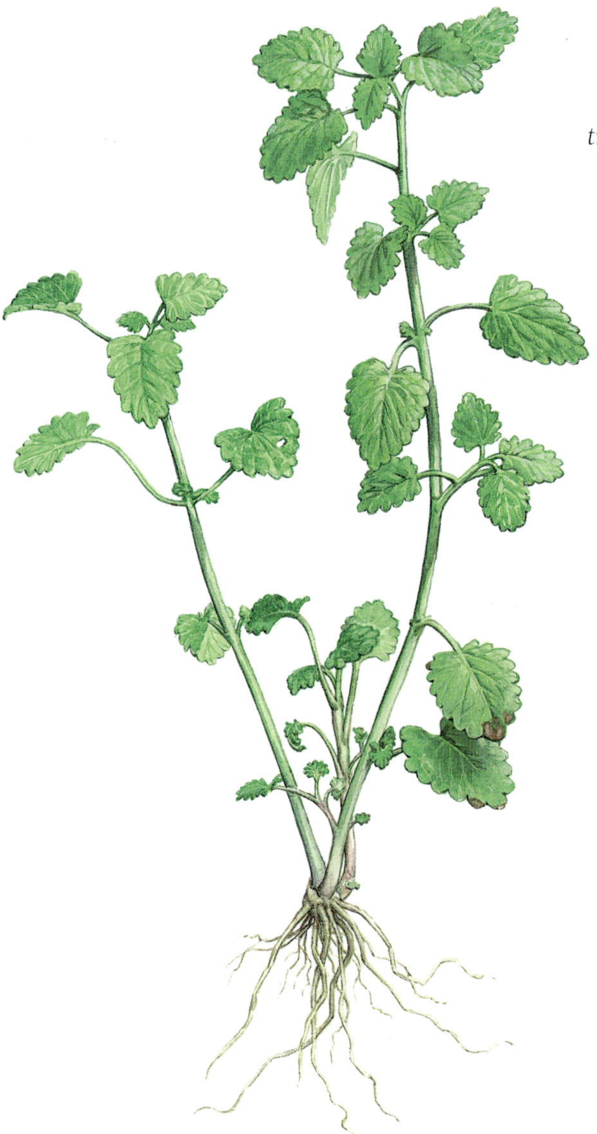

In Europa wird die Melisse erstmals sicher im ›Circa instans‹ behandelt. Dort heißt es: »Sie hat die Fähigkeit zu stärken, Säfte aufzulösen, zu verzehren und auszutrocknen. Dazu kommt aber noch, dass ihre Abkochung den Monatsfluss stärker erregt, die Gebärmutter reinigt und stärkt und die Empfängnisfähigkeit fördert. Gegen Ohnmacht aus kalter Ursache hilft Wein, in dem Melisse abgekocht worden ist.«

❖ Geschichte

Gerade bei der Melisse, die oft als Symbol für die Klostermedizin herangezogen wurde, liegt die Geschichte noch etwas im Dunklen. Vermutlich kam sie mit den Arabern nach Spanien und von dort im 11. Jahrhundert nach Mitteleuropa, wo sie in den Klostergärten von den Mönchen als Heil-, Gewürz- und Duftkraut angebaut wurde. Das erste Werk, das die Melisse ganz sicher nennt, ist das ›Circa instans‹ aus Salerno (erste Hälfte 12. Jahrhundert). Ob das *Melissophyllum* oder *Barrotum* im ›Macer floridus‹ oder *Binsuga* in der ›Physica‹ der Hildegard von Bingen die Melisse bezeichnet, ist unsicher. Es dürfte sich bei *Melissophyllum* um das Immenblatt handeln, bei *Binsuga* käme zudem die Taubnessel infrage. Nach dem ›Circa instans‹ wurde die Melisse wie Majoran eingesetzt, das heißt vor allem zur Stärkung des Gehirns, gegen Schnupfen und Magenbeschwerden.

Ab dem Spätmittelalter hieß die Melisse auch »Mutterkraut«, weil die Frauenheilkunde sie als Arzneipflanze besonders schätzte. Die Bezeichnungen »Herzkraut« oder »Herzenstrost«, die man in späteren Werken der Klosterheilkunde findet, deuten darauf hin, dass Melissezubereitungen zudem bei Herzbeschwerden und Herzklopfen eingesetzt wurden. Dieses Anwendungsgebiet lässt sich durch die Signaturenlehre erklären, wonach Heilmittel bei in Aussehen oder Auftreten ähnlichen Beschwerden hilfreich sind: Bei der Melisse ist dies die herzähnliche Form ihrer Blätter. Tatsächlich wirkt das ätherische Melissenöl beruhigend bei Herzproblemen. In erster Linie wurde die Melisse damals als Destillat eingenommen – heute noch ein klassisches Mittel der Klosterheilkunde, nicht zuletzt durch den 1611 durch die Karmeliter von Paris auf den Markt gebrachten »Melissengeist«.

❖ Herkunft und Anbau

Die Melisse gehört zur Familie der Lippenblütler (Lamiaceen). Sie stammt aus Westasien und dem östlichen Mittelmeerraum; in Mitteleuropa wächst sie nicht wild in der freien Natur, sondern wird in Kulturen angebaut. Die ausdauernde, bis zu 90 Zentimeter hohe Pflanze hat weißlich gelbe oder weiße Blüten; ihre Blätter riechen vor der Blütezeit, die von Juli bis August dauert, zitronenartig. Die jungen Blätter können laufend geerntet werden; zum Trocknen schneidet man die Stängel kurz vor der Blüte.

❖ Verwendete Teile und Inhaltsstoffe

In der Heilkunde werden die Blätter der Melisse verwendet. Ihr wichtigster Inhaltsstoff ist das ätherische Öl, in dem zahlreiche Bestandteile gefunden wurden, u.a. Citronellal und Citral. Leider ist das Öl nur in sehr geringen Mengen (0,05 bis 0,8 Prozent) in den Blättern enthalten, weshalb Melissenöl sehr teuer ist – 1 Liter kostet auf dem Weltmarkt etwa 3000 Euro. Deshalb ist in vielen Produkten nur sehr wenig (oder auch gar kein) Öl von *Melissa officinalis* enthalten, sondern ein zugelassener Ersatz, das Citronellöl oder »Indische Melissenöl«, das aus dem Citronellgras gewonnen wird. Außerdem besitzt die Melisse milde Gerbstoffe, Bitterstoffe und Flavonoide. Sie hat eine krampflösende und beruhigende Wirkung sowie einen schwach bakterien- und virenhemmenden Effekt.

❖ Anwendungsgebiete

Wissenschaftlich anerkannt ist die Anwendung von Melissenblättern bei Magen-Darm-Beschwerden, die nicht durch organische Krankheiten hervorgerufen sind, und bei nervös bedingten Einschlafstörungen.

✦ In der Erfahrungsheilkunde wird Melisse auch bei nervösen Herzbeschwerden und als Stärkungsmittel in Erkältungszeiten empfohlen. Die ausgleichende Wirkung des Melissenöls nutzt man außerdem in Badezusätzen und Salben.

Teezubereitung:

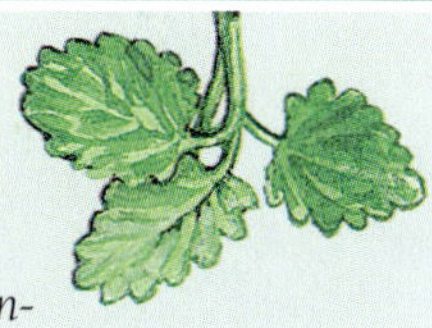

Bei Magen-Darm-Beschwerden 2 Teelöffel Melissenblätter mit 1 Tasse kochendem Wasser übergießen, zugedeckt 5 Minuten ziehen lassen und abseihen. Mehrmals täglich zu und nach den Mahlzeiten 1 Tasse trinken.

❖ Anwendungsform und Dosierung

Um die beruhigende Wirkung der Melisse zu nutzen, sind Teezubereitungen die gebräuchlichste Anwendung. Die Tagesdosis beträgt 4 g. Melissenblätter werden ebenfalls in Form von Frischpflanzenpresssaft angeboten, von dem man 2 bis 4 Esslöffel täglich einnimmt (Kinder 2 bis 3 Teelöffel).

✦ Melissenblätter können auch als Zusatz für ein Vollbad genommen werden: 50 bis 60 g Melissenblätter in 1 Liter Wasser zum Kochen bringen, 10 Minuten ziehen lassen und abseihen. Den Sud ins 38 °C warme Badewasser geben.

Gegenanzeigen und Nebenwirkungen sind nicht bekannt.

Minze Mentha arvensis L. und Mentha piperita L.

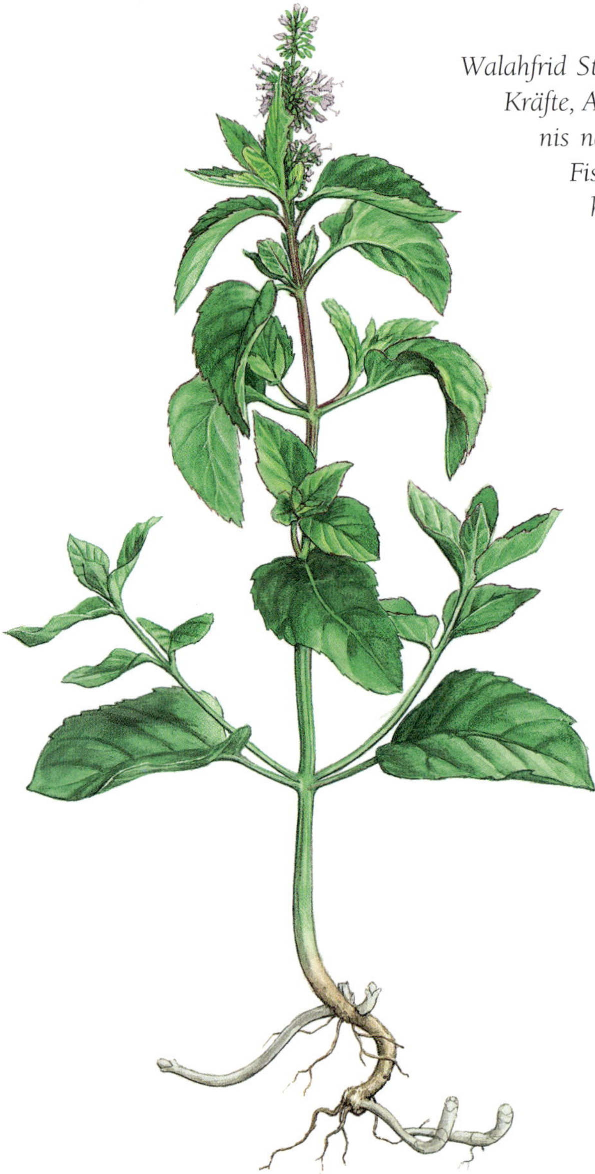

Walahfrid Strabo dichtet zu den Minze-Arten: »Wenn aber einer die Kräfte, Arten und Namen der Minze vollständig aus dem Gedächtnis nennen könnte, der müsste auch sagen können, wie viele Fische im Roten Meer wohl schwimmen.« Zu den Heilwirkungen heißt es: »Eine nützliche Art soll die raue Stimme, so sagt man, wieder zu klarem Klang zurückzuführen vermögen, wenn ein Kranker, den häufig Heiserkeit quälend belästigt, trinkend einnimmt als Tee ihren Saft auf nüchternen Magen.«

❖ Geschichte

Die zahlreichen Arten der Minze sind tatsächlich kaum aufzuzählen – wie Walahfrid meint –, und schon gar nicht im Verlauf der Geschichte auseinanderzuhalten. Sicher ist nur eins: Die Echte Pfefferminze hat es im Mittelalter noch nicht gegeben. Sie wurde zum ersten Mal im Jahr 1696 auf einem Feld in England gefunden, auf dem *Mentha spicata* (Krauseminze) angebaut wurde. Andere Minze-Arten nutzte schon die Antike. Dioskurides empfiehlt eine Kulturform der Minze *(Mintha)* als wirksam gegen Blutspucken und Brechreiz. Er verwendet sie außerdem als Aphrodisiakum, aber auch als Umschlag bei Abszessen. Plinius fügt noch eine Reihe weiterer Anwendungsbereiche hinzu: Kopfgrind, Brüche, Verstauchungen, Atemnot, Durchfall und Gicht. In der Klosterheilkunde spielte Minze ebenfalls eine wichtige Rolle. Unterschiedliche Minze-Arten wurden nicht nur im ›Capitulare de villis‹ Karls des Großen erwähnt, sondern auch im St. Gallener Klosterplan angeführt – was ihren Status als beliebtes Arzneimittel belegt. Es scheint kaum eine Krankheit gegeben zu haben, bei der die Pflanze nicht hilfreich sein sollte. Minze wurde als wärmend und trocknend betrachtet, womit sie sich nach mittelalterlicher Ansicht vor allem zur Stärkung der Verdauung eignete. Die Anzahl der Anwendungen stieg im Laufe der Jahrhunderte stetig an. Häufig wird Minze in den Quellen bei Zahnfleischproblemen empfohlen, aber auch bei verstopfter Leber und Milz sowie verhärteten Brüsten beim Stillen. Mit dem Auftauchen der Echten Pfefferminze gewann diese rasch an Bedeutung: Man nutzte sie zunächst ebenso wie die Ackerminze gegen Magenkrämpfe, Blähungen, Halsschmerzen und Husten und setzte sie äußerlich bei Kopfschmerzen und Geschwüren ein.

❖ Herkunft und Anbau

Die Minze-Arten gehören zur Familie der Lippenblütler (Lamiaceen). Die Ackerminze ist in fast ganz Europa verbreitet, die Echte Pfefferminze wächst ausschließlich in Kulturen. Auch die Krauseminze oder Spearmint-Minze wird in Kulturen angebaut.

❖ Verwendete Teile und Inhaltsstoffe

In der Heilkunde werden von allen Minze-Arten die Blätter bzw. das daraus gewonnene Öl verwendet. Das ätherische Öl der Ackerminze besteht zu 42 Prozent aus freien Alkoholen (vor allem Menthol) sowie Gerbstoffen und Flavonoiden. Das ätherische Öl der Echten Pfefferminze hat einen noch höheren Anteil an Menthol, das kühlend, krampflösend, durchblutungsfördernd und desinfizierend wirkt.

❖ Anwendungsgebiete

Wissenschaftlich anerkannt ist die innerliche Anwendung von Ackerminze bei Magen-, Darm- und Gallenbeschwerden und bei Katarrhen der oberen Atemwege sowie die äußerliche Anwendung bei Schmerzen. Die Wirksamkeit der Echten Pfefferminze ist bei krampfartigen Beschwerden im oberen Verdauungstrakt und in den Gallenwegen, bei Reizmagen, Erkältungskrankheiten und Entzündungen der Mundschleimhaut nachgewiesen.

✦ In der Erfahrungsheilkunde wird die Pfefferminze auch bei juckenden Hauterkrankungen angewendet. Die Krauseminze wird nur bei Magenbeschwerden und Blähungen empfohlen, das Öl auch bei Erkältungskrankheiten.

❖ Anwendungsform und Dosierung

Bei Problemen im Magen-Darm-Bereich empfiehlt sich eine Teezubereitung mit Pfefferminzblättern. Die Tagesdosis beträgt 3 bis 6 g.

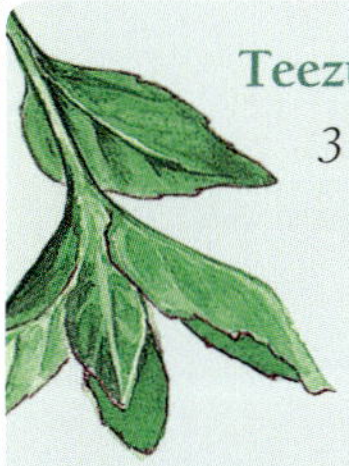

Teezubereitung:
3 Teelöffel Pfefferminzblätter mit 1 Tasse kochendem Wasser übergießen, zugedeckt 10 Minuten ziehen lassen und abseihen. Täglich 2- bis 4-mal 1 Tasse trinken.

✦ Zur innerlichen Anwendung bei Verdauungsbeschwerden werden 3 Tropfen ätherisches Öl der Acker- oder Pfefferminze in 1 Glas Wasser eingenommen. Die Tagesdosis beträgt 6 Tropfen.
✦ Bei Erkältungskrankheiten haben sich Inhalationen mit dem ätherischen Öl bewährt.
✦ Bei Kopfschmerzen reibt man die Schläfen mit 3 bis 4 Tropfen Pfefferminz- oder Minzöl ein.

Gegenanzeigen: Bei Gallensteinleiden die Anwendung mit dem Arzt abklären. Das ätherische Öl darf nicht auf verletzte Haut oder Schleimhäute aufgetragen werden. Bei Säuglingen und Kleinkindern darf es nicht im Gesichtsbereich angewendet werden, da es unter Umständen den Kratschmer-Reflex auslöst, eine Atemdepression, die zum Ersticken führen kann.

Nebenwirkungen: Bei empfindlichem Magen können Magenbeschwerden auftreten.

Wilde Möhre Daucus carota L.

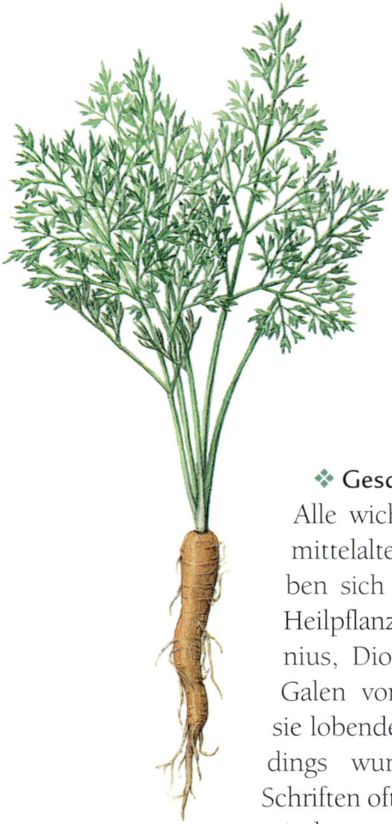

Im ›Macer floridus‹ werden der Möhre zahlreiche Heilwirkungen zugeschrieben: »Kochst du die Wurzel in Met, wird die Abkochung viel Nutzen bringen: Trinkt man sie, lindert sie die Beschwerden von Milz und Leber, behebt auch die Schmerzen der Lendenleidenden. Kochst du diese Wurzel in Milch, hilft ihre Abkochung Asthmatikern, seien sie noch so chronisch leidend, und auch Durchfallkranken. (...) Reichlich genossen, entzündet sie sogar den Liebestrieb.«

❖ Geschichte

Alle wichtigen antiken und mittelalterlichen Autoren haben sich mit der Möhre als Heilpflanze befasst. Bei Plinius, Dioskurides und auch Galen von Pergamon findet sie lobende Erwähnung. Allerdings wurde in den alten Schriften oftmals nicht deutlich zwischen *pastinaka* (Pastinake) und *daucus* (Möhre) unterschieden. Auch Pietro Andrea Matthioli, der Leibarzt Kaiser Maximilians II., stellt der Möhre ein gutes Zeugnis aus: Sie sei eine »anmutige Speiß«, die gut verdaut werden könne, den Stuhlgang erleichtere und den Ehemann lustig mache. Dass man der Möhre allgemein eine aphrodisierende Wirkung zusprach, hing mit der Form, der »Signatur«, zusammen.

❖ Herkunft und Anbau

Die Wilde Möhre, aus der die verschiedenen Gartenformen hervorgegangen sind, ist einer der vielen auf feuchten Wiesen wachsenden weißen Doldenblütler (Apiaceen). Sie ist in fast ganz Europa heimisch.

❖ Verwendete Teile und Inhaltsstoffe

In der Heilkunde wird die Wurzel (Rübe) verwendet, deren Carotinoide die Zellen vor freien Radikalen schützen. Möhren enthalten viel Pektin, weshalb sie den überreizten Magen beruhigen, den Aufbau der Darmflora unterstützen und Durchfall stoppen können. Außerdem enthält die Rübe ätherisches Öl, Flavonoide, Vitamin B_1, B_2 und C sowie Mineralien.

❖ Anwendungsgebiete

Wissenschaftlich anerkannt ist die Möhre als therapeutisches Nahrungsmittel bei Essstörungen von Säuglingen und Kindern sowie bei Vitamin-A-Mangel. Bei regelmäßigem Verzehr sollen Möhren auch die Lernfähigkeit verbessern. ✦ Die Erfahrungsheilkunde setzt Möhren bei überreiztem Magen-Darm-Trakt ein.

❖ Anwendungsform und Dosierung

Kinder sollten frisch gepressten Möhrensaft esslöffelweise einnehmen. Durch die Zugabe von 1 Teelöffel Vitamin C und 1 Esslöffel Weizenkeimöl wird die Haltbarkeit des luft- und lichtempfindlichen Carotinoids, aber auch seine Aufnahme und Wirkung gesteigert.

Agrimonia eupatoria L. Odermennig

Walahfrid Strabo beschreibt in seinem ›Hortulus‹ ein Odermennig-Beet: »Leicht erkennt man hier auch, in Reihen zierlich geordnet, Odermennig, der zahlreich die Fluren ringsum bekleidet und in dem kargen Schatten der Wälder gedeiht und sich findet. Mannigfach ehrt ihn der Ruf seiner heilsamen Kräfte, besonders zähmt er, zerrieben getrunken, die scheußlichen Schmerzen des Magens. Hat ein feindliches Messer uns einmal am Körper verwundet, rät man uns wohl, zu seiner Hilfe Zuflucht zu nehmen.«

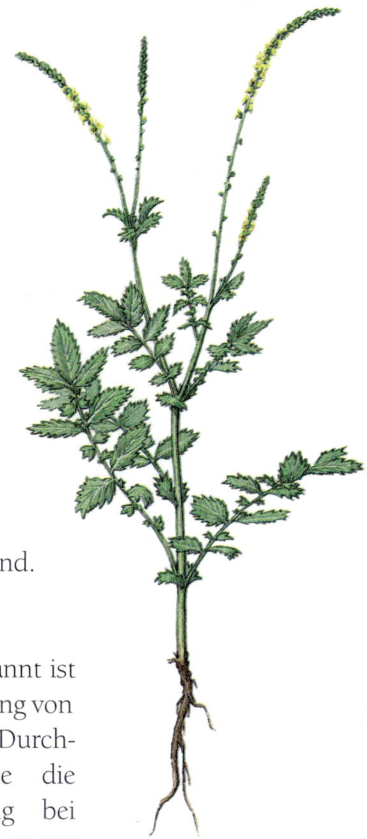

❖ Geschichte

Der Odermennig ist eine Arzneipflanze mit langer Tradition: Er wurde bereits von den griechischen Ärzten als Mittel gegen schwer heilende Geschwüre verwendet. Im Zeitalter der Klostermedizin war es vor allem Hildegard von Bingen, die sich ausführlich mit dem Odermennig befasste. Sie empfiehlt die Heilpflanze – wie vorher schon Walahfrid Strabo – bei Magenbeschwerden, zu viel Schleim und Hautkrankheiten, besonders bei schlechter Wundheilung. Zwar brachte die frühe Neuzeit viele andere Indikationen, aber die beiden traditionellen Hauptanwendungsgebiete Magen und Haut haben bis heute Gültigkeit.

❖ Herkunft und Anbau

Odermennig gehört zur Familie der Rosengewächse (Rosaceen) und wächst in fast ganz Europa. Von der ausdauernden, bis zu 1 Meter hoch wachsenden Pflanze wird das blühende Kraut etwa im Juli geerntet.

❖ Verwendete Teile und Inhaltsstoffe

In der Heilkunde wird das Kraut des Odermennigs verwendet, das Gerb- und Bitterstoffe und etwas ätherisches Öl enthält. Die Inhaltsstoffe wirken schleimhautschützend, wundheilend und schmerzlindernd.

❖ Anwendungsgebiete

Wissenschaftlich anerkannt ist die innerliche Anwendung von Odermennigkraut bei Durchfallerkrankungen sowie die äußerliche Anwendung bei Schleimhautentzündungen vor allem im Mund- und Rachenraum und bei leichten oberflächlichen Hautentzündungen.

✦ In der Erfahrungsheilkunde hat sich Odermennig-Tee bei Gallenleiden bewährt.

❖ Anwendungsform und Dosierung

Bei Haut- oder Schleimhautentzündungen bereitet man einen Aufguss zur äußerlichen Anwendung und behandelt die betroffenen Stellen mit der lauwarmen bis kühlen Abkochung. Bei Magen- und Durchfallerkrankungen wird Odermennigkraut als Tee zubereitet. Die Tagesdosis beträgt 3 bis 6 g.

Gegenanzeigen und Nebenwirkungen sind nicht bekannt.

Petersilie Petroselinum crispum (MILL.) NYMAN ex HILL

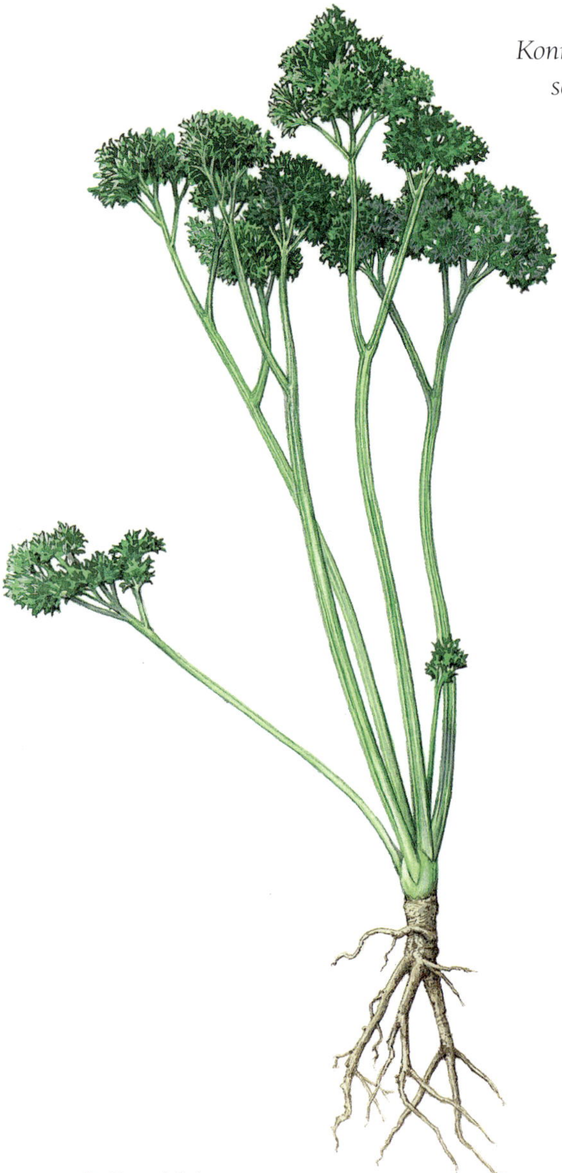

Konrad von Megenberg, Rektor der Wiener Domschule, schreibt in seinem ›Buch von der Natur‹: »Petrosilium heißt Petersilie. Das Kraut hat die Kraft zu erhitzen und zu trocknen wie das ›Circa instans‹ sagt, und hat zwei Arten, die wilde und die Gartenart. Die Gartenart eignet sich besser zur Arznei und hat die Kraft, den Harn auszuscheiden und ist gut für den Harnstein, sowohl das Kraut als auch die Wurzel. Und wer das Kraut in anderen Speisen isst, dem stärkt es die Verkochung des Essens im Magen.«

❖ Geschichte

Anders als heute war die Petersilie in antiker Zeit mehr eine Arznei- als eine Küchenpflanze. Im alten Rom gab man sie den Gladiatoren vor dem Kampf, da man glaubte, dass sie nicht nur ihren Mut, sondern auch das Volumen ihres Bizepsmuskels verdoppeln würde. Für die griechischen Ärzte war sie das Heilkraut mit der stärksten harntreibenden Wirkung. Daraus leitete man ab, dass sie auch bei Harnsteinen und gegen Wassersucht hilfreich sei. Dioskurides empfiehlt sie in seiner ›Materia medica‹ als menstruationsförderndes und blähungstreibendes Mittel, außerdem gegen Seiten-, Nieren- und Blasenschmerzen. In Deutschland wurde das Kraut schon sehr früh angebaut: Im ›Capitulare de villis‹ Karls des Großen wird die Petersilie als Kulturpflanze für den Gemüsegarten erwähnt und auch im Kräutergarten des St. Gallener Klosterplans ist sie vertreten. Die Klosterheilkunde übernahm zunächst die antiken Anwendungen. Erst durch die Einflüsse der Medizinschule von Salerno kamen Mitte des 12. Jahrhunderts weitere Heilgebiete hinzu, nämlich Leberbeschwerden und eine Vielzahl verschiedener Hautkrankheiten: So legte man frisch zerdrückte Petersilie auf Geschwüre und Mückenstiche. Im 16. Jahrhundert war die Petersilie bereits ein beliebtes Küchenkraut, wie die ersten gedruckten Kräuterbücher und Herbarien bezeugen. In der Volksmedizin galten die Samen als sehr wirksames Abtreibungsmittel für die Frauen und als Potenzmittel für die Männer.

❖ Herkunft und Anbau

Die Petersilie gehört zur Familie der Doldenblütler (Apiaceen). Sie stammt aus dem südöstlichen Mittelmeergebiet und wird heute weltweit angebaut. Man unterscheidet zwei Unterarten: die Blattpetersilie mit einer glatten oder krausen Blattform und die Wurzelpetersilie. Die Blätter können laufend geerntet werden, die Wurzeln werden im Herbst ausgegraben.

❖ Verwendete Teile und Inhaltsstoffe

In der Heilkunde werden vor allem die Wurzeln und das Kraut der Petersilie verwendet. In allen Pflanzenteilen speichert die Petersilie während sämtlicher Wachstumsphasen ätherisches Öl mit harntreibender und verdauungsanregender Wirkung. In diesem Öl ist Phenylpropan, »Petersilien-Apiol«, enthalten, das in hohen Dosen giftig ist: Es löst Krämpfe im Uterus aus und schädigt Leber, Nieren und Herz. Angesichts dieser Risiken kann die therapeutische Anwendung von Petersilienfrüchten, die einen besonders hohen Gehalt an ätherischem Öl besitzen, heute nicht mehr vertreten werden.

❖ Anwendungsgebiete

Wissenschaftlich anerkannt ist die Anwendung von Petersilienkraut und -wurzel zur Durchspülungstherapie der Nieren bei Harnwegserkrankungen und zur Vorbeugung und Behandlung von Nierengrieß. Auch bei Magen-Darm-Beschwerden sowie zur Förderung der Verdauung hat sich Petersilie als nützlich erwiesen.

❖ Anwendungsform und Dosierung

Die Pflanze ist zerkleinert als Kraut oder Wurzel für Aufgüsse und als Extrakt erhältlich. Als Teezubereitung eignet sie sich gut als entwässerndes Heilmittel zur Durchspülungstherapie bei Nierenerkrankungen. Die Tagesdosis beträgt 6 g.

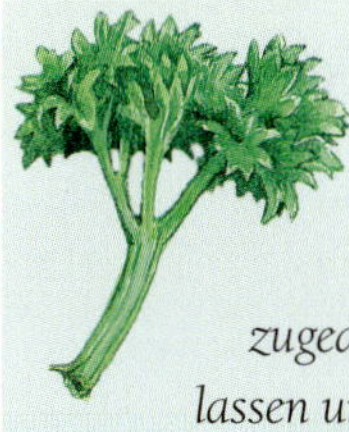

Teezubereitung:
1 Esslöffel Petersilienkraut und -wurzel mit 1 Tasse kochendem Wasser übergießen, zugedeckt 10 bis 15 Minuten ziehen lassen und abseihen. Bei einer Entwässerungskur 3-mal täglich 1 Tasse trinken und jeweils 2 Gläser Wasser nachtrinken.

Gegenanzeigen: Zubereitungen aus Petersilienwurzel oder -kraut sollte man während der Schwangerschaft nicht übermäßig verwenden, da ein Abort ausgelöst werden kann. Nicht anwenden bei durch Herz- oder Nierenerkrankungen hervorgerufenen Ödemen.
Nebenwirkungen: Wer lichtempfindlich ist, sollte auf einen guten Sonnenschutz achten, da die in der Petersilie enthaltenen Furanocumarine die Hautempfindlichkeit erhöhen können.

Quendel Thymus serpyllum L.

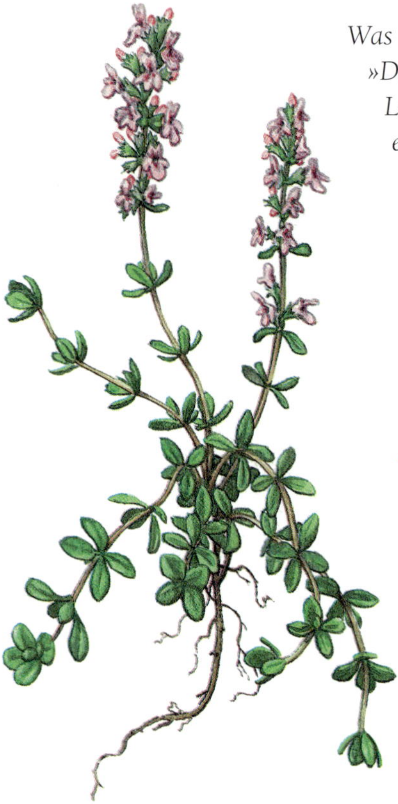

Was Hildegard von Bingen über den Quendel schreibt, hat bis heute Gültigkeit: »Der Quendel ist warm und gemäßigt, und ein Mensch, der krankes Fleisch am Leibe hat, sodass sein Fleisch wie die Krätze ausblüht, der esse oft Quendel, entweder mit Fleisch oder im Mus gekocht, und das Fleisch seines Körpers wird innerlich geheilt und gereinigt werden. Aber wer die kleine Krätze (…) hat, der zerstoße Quendel mit frischem Fett, und mache daraus eine Salbe, und er salbe sich damit, und er wird die Gesundheit erlangen.«

❖ Geschichte

Die Quellen über die Verwendung des Quendels in antiker Zeit sind widersprüchlich. Gesicherte Zeugnisse liegen erst aus der Zeit der Klosterheilkunde von Hildegard von Bingen und Odo Magdunensis vor. Verwendet wurde die als wärmend und trocknend eingestufte Pflanze bei Hautkrankheiten, Bisswunden und Kopfschmerzen, später sogar bei Epilepsie. Seit dem 15. Jahrhundert setzte man Quendel verstärkt in der Frauenheilkunde ein, weshalb er auch als Marienpflanze galt.

❖ Herkunft und Anbau

Der Quendel gehört zur Familie der Lippenblütler (Lamiaceen) und wird als naher Verwandter des Thymians auch »Sandthymian« genannt. Die niedrige Staude wächst an warmen, sonnigen Böschungen, Mauern und Wegrändern und ist in fast ganz Europa und Asien heimisch.

❖ Verwendete Teile und Inhaltsstoffe

In der Heilkunde wird – wie beim Thymian – das Kraut des Quendels verwendet. Es enthält neben Gerbstoffen und Flavonoiden vor allem ätherisches Öl, das auch für den aromatischen, mitunter strengen Geruch der Pflanze verantwortlich ist. Die Inhaltsstoffe wirken verdauungsfördernd, harntreibend und krampflösend.

❖ Anwendungsgebiete

Wissenschaftlich anerkannt ist die Anwendung bei Katarrhen der oberen Atemwege, besonders in der Kinderheilkunde als Ersatz für Thymian.
✦ In der Erfahrungsheilkunde wird er innerlich bei entzündlichen Erkrankungen der Harnwege, des Darms und zur Anregung der Verdauung eingesetzt. Äußerlich wendet man ihn bei Abszessen, Juckreiz und Rheumaschmerzen an.

❖ Anwendungsform und Dosierung

Bei Katarrhen empfiehlt sich eine Teezubereitung mit Quendelkraut. Die Tagesdosis beträgt 4 bis 6 g. Einen Auszug aus dem Kraut oder das ätherische Öl nutzt man für Umschläge und Bäder. Gegenanzeigen und Nebenwirkungen sind nicht bekannt.

Raphanus sativus L. Schwarzer Rettich

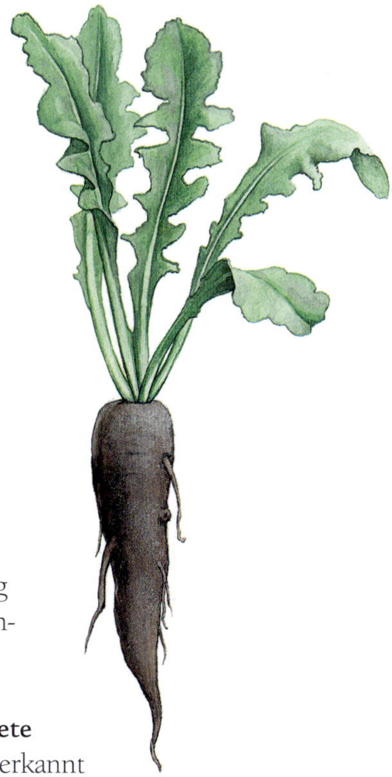

Hildegard von Bingen notiert in ihrer ›Physica‹: »Der Rettich ist mehr warm als kalt. Nachdem er ausgegraben ist, soll man ihn unter der Erde an einem feuchten Ort für zwei oder drei Tage liegen lassen, damit sein Grün gemäßigt werde, auf dass es umso besser sei zu essen. Und gegessen reinigt er das Gehirn und vermindert die schädlichen Säfte der Eingeweide. (…) Wer viel Schleim in sich hat, pulverisiere den Rettich, und koche Honig in Wein und schütte dieses Pulver hinein, und etwas abgekühlt trinke er es nach dem Essen, und dieses Pulver wird ihn vom Schleim reinigen.«

❖ Geschichte

Der Rettich war schon in der Antike eine verbreitete Nutzpflanze. In den mittelalterlichen Klostergärten wurde er sowohl als Gemüse wie auch als Heilpflanze angebaut. In seinem ›Hortulus‹ lobt Walahfrid Strabo die mächtige Wurzel, die ausgezeichnet gegen Husten helfen sollte. Hildegard von Bingen empfiehlt Rettich bei Erkältungskrankheiten und zur Förderung der Verdauung. Dabei merkt sie an, dass man durch häufigen Genuss abnehmen würde.

❖ Herkunft und Anbau

Der Rettich gehört zur Familie der Kreuzblütler (Brassicaceen). Er ist ursprünglich keine einheimische Pflanze, sondern gelangte von Vorderasien über den Mittelmeerraum in hiesige Breiten. Er wird in verschiedenen Arten angebaut, wobei der Schwarze Rettich schärfer ist als der Weiße.

❖ Verwendete Teile und Inhaltsstoffe

In der Heilkunde wird die Rettichwurzel verwendet, die vor allem Senfölglykoside enthält, aus denen Senföl gewonnen wird. Daneben finden sich geringe Mengen an ätherischem Senföl. Die Öle haben einen schleimlösenden Effekt und regen die Verdauungssäfte in Mund und Magen an. Eine bakterienhemmende Wirkung konnte ebenfalls nachgewiesen werden.

❖ Anwendungsgebiete

Wissenschaftlich anerkannt ist die Anwendung der Rettichwurzel bei Verdauungsbeschwerden und bei Katarrhen der oberen Atemwege.

✦ In der Erfahrungsheilkunde wird Rettich nach wie vor bei Husten (auch Keuchhusten) sowie bei Gallen- und Leberbeschwerden eingesetzt.

❖ Anwendungsform und Dosierung

Rettich wird zur Förderung der Verdauung und bei Gallenbeschwerden als Frischpflanzenpresssaft getrunken, wobei die durchschnittliche Tagesdosis 50 bis 100 ml beträgt.

Gegenanzeigen: Man sollte die Pflanze nicht bei Gallensteinen einsetzen. Da das Senföl die Magenschleimhäute reizen kann, sollte man es nicht länger als 4 Wochen täglich anwenden. Nebenwirkungen sind nicht bekannt.

Ringelblume Calendula officinalis L.

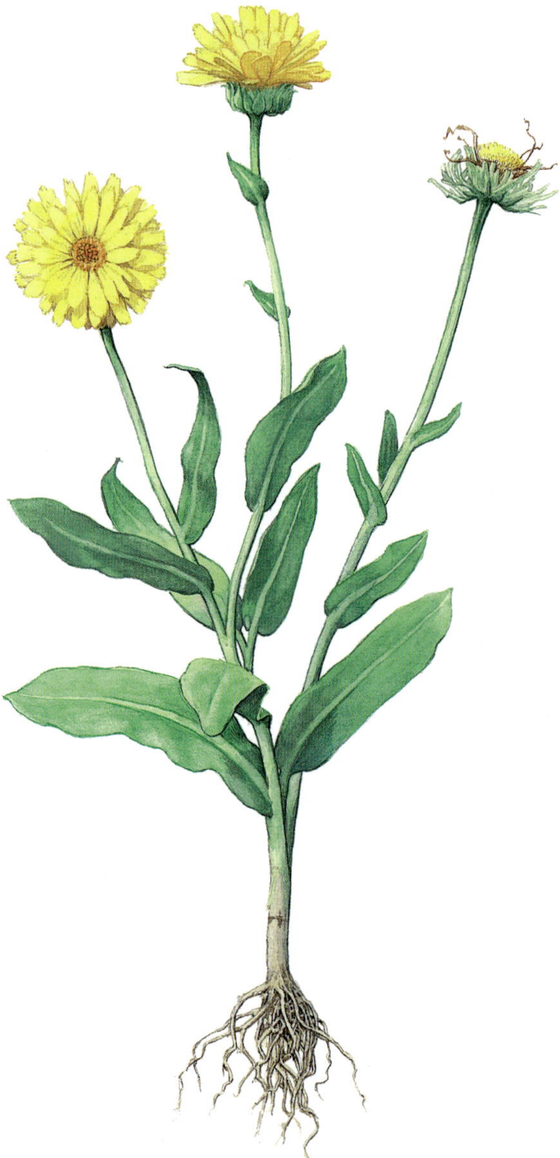

Hildegard von Bingen empfiehlt die Ringelblume als Arzneipflanze innerlich gegen Vergiftungen, äußerlich bei Hautproblemen: »Und wer den Grind am Kopf hat, der nehme Blüten und Blätter der Ringelblume und drücke den Saft davon aus, und dann bereite mit diesem Saft und etwas Wasser und mit Semmelmehl oder mit Roggenmehl einen Teig. Dann lasse er damit seinen ganzen Kopf mit Tuch und Mütze verbunden, bis er sich erwärme und bis der Teig aufbricht, danach nehme er ihn weg.«

❖ Geschichte

Obwohl die Ringelblume im Mittelmeerraum häufig vorkommt, wurde sie anscheinend von der antiken Medizin nicht genutzt. Möglicherweise ist das *klymenon*, dessen Saft Dioskurides wegen seiner zusammenziehenden Eigenschaften bei Nasenbluten, Magenleiden und als Wundmittel empfiehlt, identisch mit *Calendula officinalis*. In den Klostergärten spielte die Ringelblume zunächst keine große Rolle. Das erste medizinische Werk, das eindeutig diese Heilpflanze meint, ist wieder einmal die ›Physica‹ Hildegards von Bingen. Die Äbtissin bezeichnet die Pflanze als »Ringele« und verwendet sie gegen Verdauungsstörungen und Ekzeme. Das oben zitierte Rezept bei Grind erweitert Hildegard noch um die Zugabe von Speck – dies gilt übrigens noch heute als äußerst hilfreich, denn Schweinefett hat sich als sehr gutes Auszugsmittel für die Ringelblume erwiesen. Der berühmteste Gelehrte des Dominikanerordens, Albertus Magnus, behandelt die Ringelblume in seinem Kräuterbuch. Er verwendet sie äußerlich – wie schon vor ihm die Äbtissin – bei Wunden und innerlich als Saft gegen Milz- und Leberbeschwerden. Sowohl bei Hildegard von Bingen als auch bei Albertus Magnus wird die Ringelblume als kühlend und feucht bezeichnet, weshalb sie gerade bei Brandwunden als besonders geeignet galt. Bis heute haben sich diese Anwendungsgebiete bei Entzündungen und zur Förderung der Verdauung bewährt.

❖ Herkunft und Anbau

Die Ringelblume gehört zur Familie der Korbblütler (Asteraceen). Der deutsche Name Ringelblume ist wahrscheinlich von den teilweise geringelten Früchten der Pflanze abgeleitet. In den Blütenkörbchen entwickeln sich bei der Reife verschiedene Fruchtformen, vor allem die inneren sind einer zusammengerollten Raupe ähnlich. In Europa gibt es zwei Calendula-Arten: Angebaut wird vor allem die Garten-Ringelblume *(Calendula officinalis)*, die bei uns nur sehr selten wild vorkommt. Die Garten-Ringelblume und die Acker-Ringelblume (*Calendula arvensis*) sind auch im gesamten Mittelmeerraum zu finden. Der Anbau in Kulturen für die arzneiliche Verwendung erfolgt in Ägypten, Ungarn und der Slowakei, in kleinen Mengen auch in Deutschland.

❖ Verwendete Teile und Inhaltsstoffe

In der Heilkunde werden ausschließlich die Ringelblumenblüten verwendet, die vor allem fettes und ätherisches Öl, Carotinoide, Flavonoide, Saponine und Polysaccharide enthalten. Ringelblumenblüten bieten ein kompliziertes Vielstoffgemisch, dessen Wirkmechanismen bis heute nicht vollständig geklärt werden konnten. Wegen ihrer entzündungshemmenden und granulationsfördernden Eigenschaften können sie die Wundheilung unterstützen und beschleunigen.

❖ Anwendungsgebiete

In der Kräuterheilkunde hat die Ringelblume einen festen Platz. Wissenschaftlich anerkannt ist die äußerliche Anwendung von Ringelblumenblüten bei entzündlichen Veränderungen der Mund- und Rachenschleimhaut. Außerdem wird die Anwendung bei Wunden mit schlechter Heilungstendenz empfohlen.

✦ In der Erfahrungsheilkunde finden sich – bei äußerlicher Anwendung – ebenfalls alle Arten von Haut-, besonders Wundbehandlungen, einschließlich Sonnenbrand, Flechten und Akne. Innerlich angewendet, sollen Ringelblumenblüten eine leicht krampflösende Wirkung haben und den Gallenfluss fördern.

❖ Anwendungsform und Dosierung

Ringelblumenblüten werden in erster Linie als Zusatzstoff in Cremes verwendet. Sie finden sich nicht nur in Salben (vor allem zur Babypflege), sondern auch in Seifen, Shampoos, Badeölen und Sonnenschutzmitteln.

✦ Bei Entzündungen im Mund- und Rachenraum hat sich eine Gurgellösung mit Ringelblumenblüten bewährt.

Gurgellösung:

1 bis 2 Teelöffel Ringelblumenblüten mit 1 Tasse kochendem Wasser übergießen, 10 Minuten ziehen lassen und abseihen. Mehrmals täglich gurgeln oder spülen.

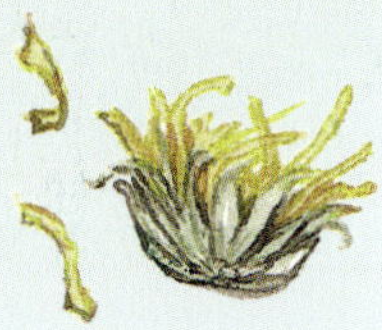

✦ Die Ringelblumenabkochung ist nicht nur als Gurgellösung, sondern auch zur Reinigung von verschmutzten Wunden sehr gut geeignet.

Gegenanzeigen: Allergiker sollten Ringelblume nur mit Vorsicht anwenden.

Nebenwirkungen sind nicht bekannt.

Rizinus Ricinus communis L.

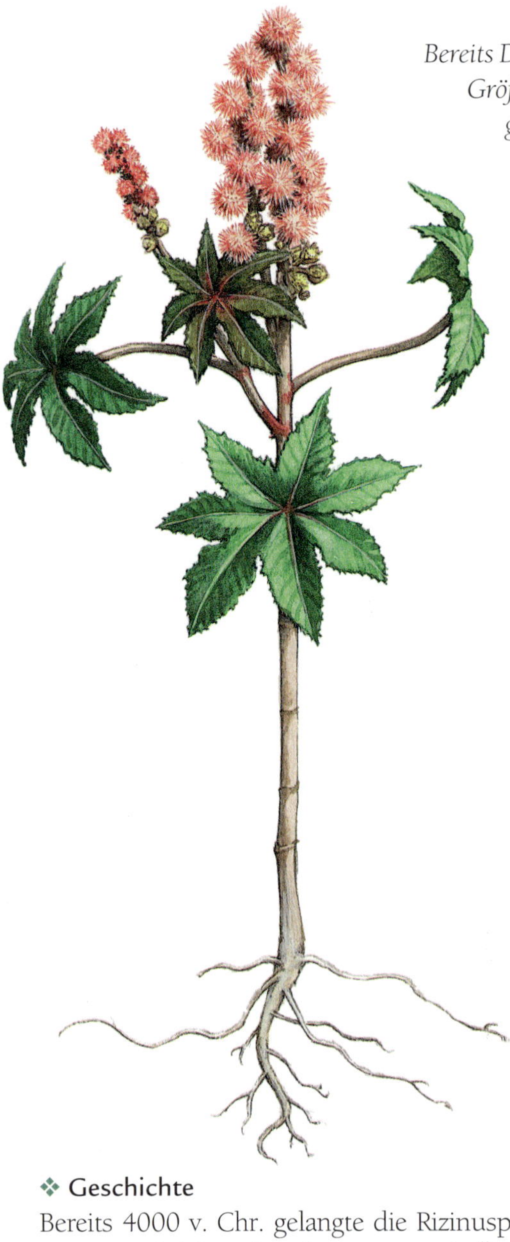

Bereits Dioskurides kannte die Rizinuspflanze: »Es ist ein Baum von der Größe einer kleinen Feige, hat der Platane ähnliche, aber größere, glattere und schwärzere Blätter. Stamm und Zweige sind hohl wie beim Rohr, der Same steckt in rauhen Trauben, ausgeschält gleicht er der Zecke. Aus diesem wird das sogenannte Rizinusöl gepresst; es ist ungenießbar, sonst aber für Lampen und Pflaster gut zu verwenden. Werden 30 Stück Samen gereinigt, fein gestoßen und genossen, so führen sie Schleim, Galle und Wasser durch den Bauch ab, sie bewirken aber auch Erbrechen.«

❖ Geschichte

Bereits 4000 v. Chr. gelangte die Rizinuspflanze aus Zentralafrika oder Kleinasien nach Ägypten, wo man sie später in Kulturen anbaute. Das Öl des Rizinus wurde zur Beleuchtung der Lampen in den Tempelanlagen verwendet. In dem ältesten altägyptischen Arzneibuch, dem 1500 v. Chr. entstandenen ›Papyrus Ebers‹, ist überliefert, dass Rizinus auch als Mittel gegen Verstopfung bekannt war. Er wird mehrfach zur »Entleerung des Bauches« und zur Behandlung von Bauchschmerzen empfohlen. In antiker Zeit verwendet Dioskurides die Pflanze immer noch gegen genau diese Beschwerden.

In den mittelalterlichen Rezeptsammlungen und Kräuterbüchern taucht als Synonym für Rizinus immer wieder »Wunderbaum« auf, ein Hinweis auf das schnelle Wachstum der Pflanze. Medizinisch wurde das Rizinusöl weiterhin als Abführmittel verwendet. Die Ärzte und Mönche der Klosterheilkunde bezeichneten es als starkes »Purgiermittel«, also ein Mittel zur inneren Reinigung. Diese hatten in der Heilkunde des Hochmittelalters und der frühen Neuzeit einen besonderen Stellenwert, da man hoffte, durch die Reinigung mit starken Abführmitteln den Körper von Krankheitsstoffen zu befreien. Im 16. Jahrhundert lobt Adam Lonitzer das Rizinusöl außerdem als Heilmittel gegen Flechten und andere Hauterkrankungen. Rizinus ist übrigens der lateinische Name für Zecke, da der Samen der Pflanze diesem Tier sehr ähnlich sieht.

Herkunft und Anbau
Rizinus gehört zur Familie der Wolfsmilchgewächse (Euphorbiaceen) und wächst in Indien in kurzer Zeit zu einem über 10 Meter hohen Baum heran. Da es vom Standort abhängt, wie sich die Pflanze entwickelt, wächst sie in Südeuropa nur als Strauch und im gemäßigten Mitteleuropa mit Frost im Winter nur als einjähriges Kraut. Es gibt über 20 Varietäten, die sich im Aussehen ihrer Fruchtkapseln unterscheiden. Sind die Früchte reif, werden die ölhaltigen Samen aus den Fächern der Fruchtkapsel geschleudert. Die Herkunft des Rizinusbaums ist nicht genau bekannt, entweder stammt er aus Afrika oder aus Indien. Heute wird er – meist in Kulturen – in allen wärmeren Ländern angebaut.

Verwendete Teile und Inhaltsstoffe
In der Heilkunde wird das Öl verwendet, das aus den Samen der Rizinusfrüchte gepresst wird. Der Samen enthält fettes Öl und hochgiftige Lektine, weshalb etwa 10 Samen für einen Menschen tödlich sind. Bei kalter Pressung bleibt das Gift im Samenrückstand, beim Abkochen werden die gefährlichen Giftstoffe beseitigt. Das gewonnene Öl besteht zu 85 bis 90 Prozent aus Rizinolsäure, die eine abführende Wirkung hat.

Anwendungsgebiete
Wissenschaftlich anerkannt ist die seit der Antike überlieferte abführende Wirkung des Rizinusöls. Es wird auch bei Nahrungsmittelvergiftungen verwendet.

✦ In der Kosmetik wird das Öl bei sehr trockener Kopfhaut eingesetzt, da es besser als anderes Öl in die Zwischenräume der Hornschicht eindringt. Es ist deshalb ebenfalls gut geeignet für die Körperpflege, die Haut und die Haare werden weich und geschmeidig, zudem hat es – wie alle Öle – eine schützende und abdeckende Wirkung.

Anwendungsform und Dosierung
Um unerwünschte Nebenwirkungen wie Krämpfe zu vermeiden, wird Rizinusöl bei akuter Verstopfung zunächst in niedrigen Dosen verabreicht: Man beginnt am ersten Tag mit 2 ml Rizinusöl; tritt keine Wirkung ein, werden am nächsten Tag 3 ml eingenommen. Die maximale Tagesdosis beträgt 5 ml. Bei stärkerer Dosierung tritt die Wirkung nach 2 bis 4 Stunden ein, bei niedrigerer Dosierung kann es verzögert nach 8 Stunden zu einer Darmentleerung kommen.

Gegenanzeigen: Rizinusöl darf nicht bei chronischer Verstopfung und Darmverschluss angewendet werden. Schwangere und Kinder unter 12 Jahren sollten auf jeden Fall auf die Einnahme von Rizinusöl verzichten.

Nebenwirkungen: Bei hoher Dosierung kann es zu einer Schädigung der Darmschleimhaut kommen. Bei äußerlicher Anwendung wurden in seltenen Fällen Hautausschläge beobachtet.

Rosen Rosa gallica L. und Rosa centifolia L.

Hildegard von Bingen bemerkt zur Rose: »Die Rose ist kalt, und diese Kälte hat eine nützliche Mischung in sich. Am frühen Morgen oder wenn der Tag schon angebrochen ist, nimm ein Rosenblatt, lege es auf deine Augen. Es zieht den Saft, das ist das Triefen, heraus und macht sie klar. Aber auch wer etwas Geschwüre an seinem Körper hat, lege Rosenblätter darauf und es zieht ihnen den Schleim heraus. Und wer jähzornig ist, der nehme die Rose und weniger Salbei und zerreibe es zu Pulver. Und in jener Stunde, wenn der Zorn ihm aufsteigt, halte er es an seine Nase.«

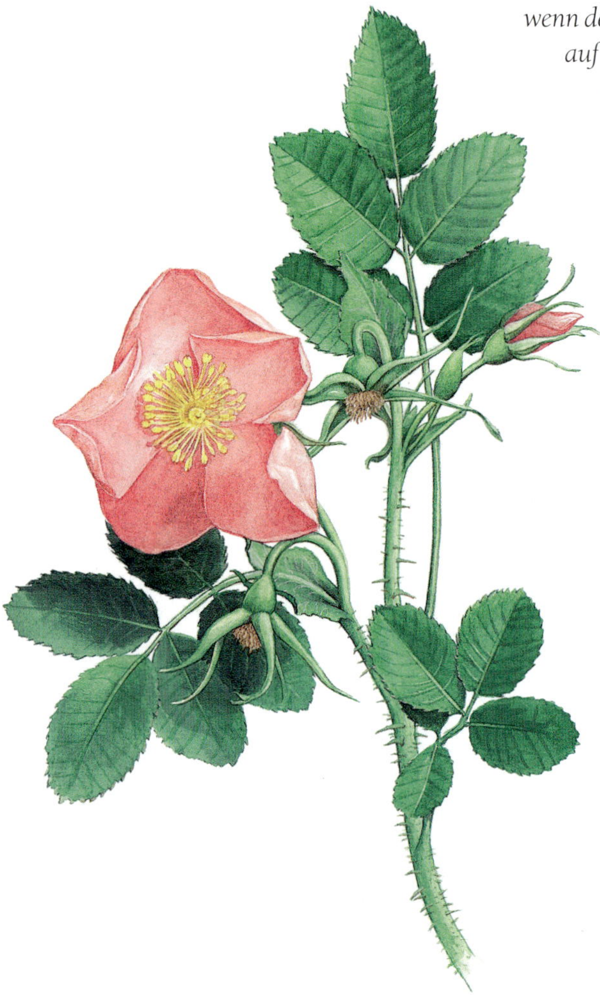

❖ Geschichte

Von der Rose gab es bereits in der Antike viele Züchtungen. Die griechischen Ärzte wie Dioskurides und Galen bevorzugten die wilden Formen. Sie nutzten vorwiegend die Essigrose *(Rosa gallica)*, die Hundertblättrige Rose *(Rosa centifolia)* und die Heckenrose *(Rosa corymbifera)*. Besonders wichtig war und ist die Essigrose, eine uralte Rosenart, die über den Handelsweg aus dem Morgenland nach Mitteleuropa gelangte.

Auch in der Klosterheilkunde war die Rose eine beliebte Arzneipflanze. Aus ihren Blättern wurden Salben für die Augen zubereitet und, in Wein gekocht, verwendete man sie bei Ohren- und Kopfschmerzen sowie bei Magenfäule, Haut- und Zahnfleischentzündungen. Weil der Rose kühlende und trocknende Kräfte zugeschrieben wurden, setzte man sie im Mittelalter vor allem gegen Fieber, »erhitzte Verdauungsorgane« (Durchfall), Brandwunden und eiternde Verletzungen ein, wie man beispielsweise im ›Macer floridus‹ nachlesen kann. Ein bedeutendes Heilmittel vom Mittelalter bis ins 20. Jahrhundert war das Rosenöl, das die Grundlage für eine große Anzahl von Rezepten zur äußerlichen und innerlichen Anwendung war. Aus Rosenblüten und Olivenöl hergestellt, wurde Rosenöl zwar auch allein aufgetragen, bevorzugt aber zusammen mit Veilchenöl und anderen Pflanzen eingenommen. In dieser Zubereitung setzte man es vor allem bei Fieber ein, doch auch zur Wundbehandlung war es ein geschätztes Mittel.

❖ Herkunft und Anbau

Die Rose ist in fast ganz Europa, Westasien und Nordafrika zu Hause. Die Essigrose *(Rosa gallica)* ist in Süd- und Mitteleuropa bis nach Kleinasien heimisch. Der Strauch wird bis zu 1,50 Meter hoch, liebt lichte Laubwälder, Wegränder und gedeiht besonders auf Kalkböden. Bis in eine Höhe von 1300 Metern ist die Essigrose in den Alpen zu finden. Außerdem war sie die Stammpflanze der meisten orientalischen Gartenrosen. Die Hundertblättrige Rose *(Rosa centifolia)* ist eine Kulturform der Essigrose aus dem Altertum und kommt heute in warmen Gegenden noch wild wachsend vor.

❖ Verwendete Teile und Inhaltsstoffe

In der Heilkunde verwendet man die Blütenblätter beider Rosenarten, die kurz vor dem völligen Aufblühen sorgfältig gesammelt werden. Zu den wichtigen Inhaltsstoffen der Blätter gehören die Anthocyane, die auch für die Rotfärbung der Blütenblätter verantwortlich sind. Sie besitzen eine antioxidative, zellschützende Wirkung. Wirksam ist das ätherische Öl, das Geraniol, Nerol und Citronellol enthält (in den frischen Blättern aber nur etwa 0,2 Prozent) und einen leicht entzündungshemmenden Effekt hat. Außerdem besitzt die Rose heilende Gerbstoffe, die trocknend und zusammenziehend (adstringierend) wirken.

❖ Anwendungsgebiete

Wissenschaftlich anerkannt ist die Anwendung von Rosenblütenblättern bei leichten Schleimhautentzündungen im Mund- und Rachenraum.

✦ In der Erfahrungsheilkunde werden die Blütenblätter wegen ihrer Gerbstoffe bei Durchfall, aber auch bei Erkältungskrankheiten verwendet. Äußerlich setzt man sie bei Schmerzen und leichten Wunden ein.

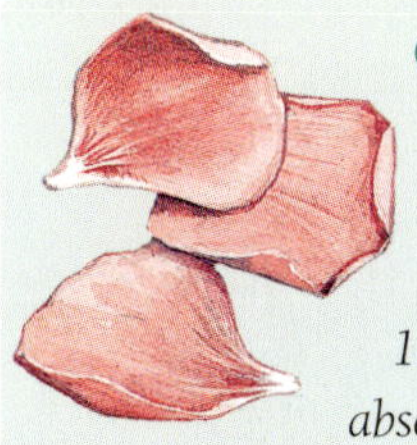

Gurgellösung:

1 Teelöffel Rosenblütenblätter mit 1 Tasse heißem Wasser übergießen, zugedeckt 10 Minuten ziehen lassen und abseihen. Mehrmals täglich gurgeln oder spülen.

❖ Anwendungsform und Dosierung

Zur Behandlung von Entzündungen kann Rosenblütentee zum Gurgeln und Spülen oder zu Waschungen eingesetzt werden.

✦ Rosenblütenblätter dienen auch zur optischen und geschmacklichen Verbesserung einiger Teemischungen.

✦ Zur Kühlung (etwa bei Fieber), bei leichten Verletzungen und zur Hautpflege ist Rosenöl ein wunderbares, wenn auch teures Mittel: Wegen des geringen Anteils an ätherischem Öl werden für 1 kg Rosenöl etwa 5000 kg Blütenblätter benötigt.

✦ Wie man Rosenöl selbst herstellen kann, wird bereits von Odo Magdunensis im ›Macer floridus‹ beschrieben. Er rät, 30 g gereinigte Blütenblätter mit etwa 330 ml Olivenöl zu vermischen und in einem Gefäß gut verschlossen etwa 1 Woche in die Sonne zu stellen.

Gegenanzeigen und Nebenwirkungen sind nicht bekannt.

Rosmarin Rosmarinus officinalis L.

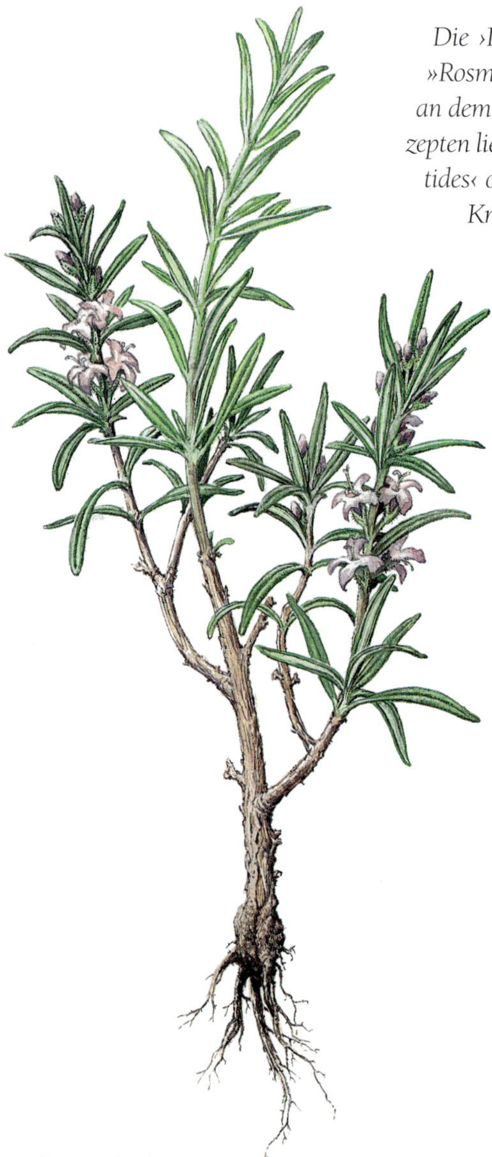

Die ›Leipziger Drogenkunde‹ hat ein großes Kapitel zum Rosmarin: »Rosmarinus heißt meerische Rose, ist heiß und trocken (...) und wächst an dem Meere und an Bergen. Und wenn man vom Rosmarin in den Rezepten liest, so soll man die Blüten nehmen. Aber wenn man findet ›libanotides‹ oder ›dentrolibanum‹, so nimmt man die Blätter. Und sie haben Kraft zu stärken durch ihren Wohlgeruch und lösen auf durch ihre Wärme, trocknen, reinigen und verzehren. (...) Und haben die Kraft, die Schweißporen zu öffnen durch ihre Wärme. Gegen die Ohnmacht und die Herzschwäche gib die Blüten mit Wein.«

❖ Geschichte

Obwohl Rosmarin aus dem Mittelmeerraum stammt, scheint er in der Medizin der Antike keine besondere Rolle gespielt zu haben. Dioskurides erwähnt die Pflanze in seinen heilkundlichen Schriften nur beiläufig. Es ist ein Verdienst der Klosterheilkunde, Rosmarin als Arzneipflanze entdeckt zu haben. Bereits das ›Lorscher Arzneibuch‹ nennt die Pflanze in einem Rezept gegen Erschöpfung und Schmerzen. Den Erfolg des Rosmarins zu Heilzwecken bestätigt nicht nur der Befehl Karls des Großen, dieses Kraut auf seinen Krongütern anbauen zu lassen; auch im berühmten St. Gallener Klosterplan aus dem Jahr 830 wird Rosmarin mit angeführt. Das Kraut avancierte zu einer der beliebtesten Arzneipflanzen, wie noch im 15. Jahrhundert die oben zitierte ›Leipziger Drogenkunde‹ bezeugt. Es entstanden viele kleine medizinische Traktate, die mit den Wunderkräften des Rosmarins fast alle Beschwerden heilen wollten: Er wurde als Anregungs- und Stärkungsmittel gepriesen, galt aber auch bei Magenverstimmungen, Appetitlosigkeit, Blähungen, Leberleiden, Asthma und Rheuma als hilfreich.

❖ Herkunft und Anbau

Der Rosmarin gehört zur Familie der Lippenblütler (Lamiaceen). Der immergrüne Strauch kann bis zu 1 Meter hoch werden und wächst an warmen, sonnigen Standorten. Er wird z. B. in Italien, Südfrankreich und Spanien angebaut, das beste Rosmarinöl soll aus Südfrankreich kommen.

Verwendete Teile und Inhaltsstoffe

In der Heilkunde werden die nadelförmigen Rosmarinblätter und das aus ihnen gewonnene Öl verwendet. Die Blätter enthalten ätherisches Öl, Gerb- und Bitterstoffe, Flavonoide, Triterpensäuren sowie Triterpenalkohole. Das Rosmarinöl besteht fast ausschließlich aus Terpenen, eine Hauptkomponente ist Campher (bis zu 25 Prozent). Die Blätter haben eine schwache bakterien- und virenhemmende Wirkung und einen krampflösenden Effekt. Das Öl regt zusätzlich das zentrale Nervensystem an und hat eine leicht durchblutungsfördernde Wirkung.

Anwendungsgebiete

Wissenschaftlich anerkannt ist die innerliche Anwendung von Rosmarinblättern und -öl bei Verdauungsbeschwerden und krampfartigen Magen-, Darm- und Gallestörungen. Äußerlich wird es zur unterstützenden Behandlung rheumatischer Schmerzen und bei Kreislaufbeschwerden empfohlen. Das Öl wird bei Erschöpfungszuständen, zur Förderung der Hautdurchblutung und zur unterstützenden Therapie von Zerrungen und Verstauchungen genutzt.

- In der Erfahrungsheilkunde wird Rosmarin bei Frauenleiden wie Ausfluss (»Fluor albus«), nervösen Wechseljahres- und Menstruationsbeschwerden sowie Pilzbefall eingesetzt.

Anwendungsform und Dosierung

Die Rosmarinblätter kann man als Teezubereitung, aber auch als ätherisches Öl verwenden. Bei den Blättern beträgt die Tagesdosis 4 bis 6 g. Bei innerlichem Gebrauch nimmt man 3- bis 4-mal täglich 3 bis 4 Tropfen auf Zucker, in Honig oder in einem warmen Getränk ein. Die Tagesdosis beträgt 10 bis 20 Tropfen.

- Bei Rheuma und Kreislaufbeschwerden hat sich ein Bad mit Rosmarinöl bewährt: 10 bis 15 Tropfen Rosmarinöl mit 1 Becher Sahne mischen und in das 38 °C warme Badewasser geben. 20 bis 30 Minuten baden. Aber: Rosmarinbäder wegen der anregenden Wirkung nicht am Abend vor dem Schlafengehen nehmen.
- Zur Anregung bei Kreislaufschwäche empfiehlt sich auch eine Aromatherapie mit Rosmarinöl.
- Bei Verdauungsbeschwerden und Erschöpfungszuständen ist Rosmarinwein beliebt, den man fertig beziehen oder selbst herstellen kann: 20 g Rosmarinblätter in 1 Liter Weißwein 1 Woche ziehen lassen und abseihen. Täglich 2- bis 3-mal 20 ml einnehmen.
- Bei Fußpilzen einige Tropfen Rosmarinöl auf einen Wattebausch geben und die betroffenen Stellen betupfen.

Teezubereitung:

1 Teelöffel Rosmarinblätter mit 1 Tasse kochendem Wasser übergießen, zugedeckt 10 Minuten ziehen lassen und abseihen. Bei Erschöpfung nach grippalen Infekten täglich 3 bis 4 Tassen trinken.

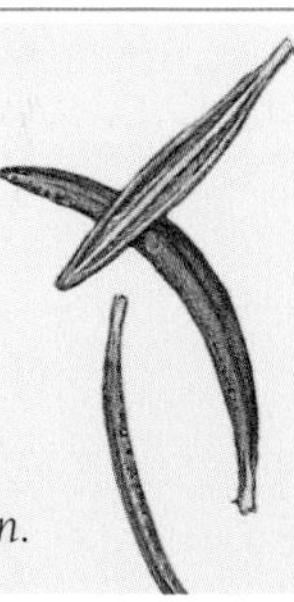

Gegenanzeigen: Rosmarinöl und -wein sollten nicht während der Schwangerschaft eingenommen werden. Ebenso ist von einer hoch dosierten Daueranwendung abzuraten.
Nebenwirkungen sind nicht bekannt.

Salbei Salvia officinalis L.

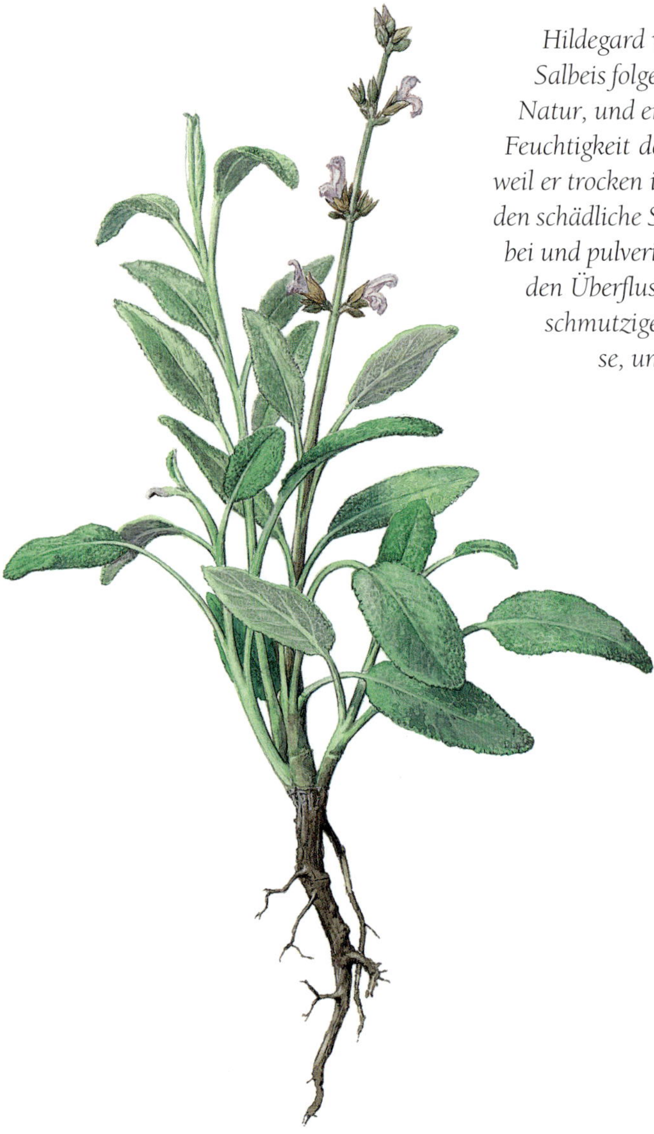

Hildegard von Bingen beschreibt in ihrer ›Physica‹ die Kräfte des Salbeis folgendermaßen: »Der Salbei ist von warmer und trockener Natur, und er wächst mehr infolge der Sonnenwärme als infolge der Feuchtigkeit der Erde. Und er ist nützlich gegen die kranken Säfte, weil er trocken ist. Denn roh und gekocht ist er gut für jenen zu essen, den schädliche Säfte plagen, weil er diese unterdrückt. Nimm aber Salbei und pulverisiere ihn, iss dieses Pulver mit Brot, und es vermindert den Überfluss der schlechten Säfte in dir. Und wer von irgendeiner schmutzigen Sache Gestank erleidet, der stecke Salbei in die Nase, und es nützt ihm.«

❖ Geschichte

Seit der Antike galten die Blätter des Salbeis als Sinnbild für das ewige Leben und wurden entsprechend vielseitig eingesetzt. Die umfassende Heilkraft der Pflanze als Universalmedizin klingt schon in ihrem botanischen Namen an, denn *salvia* lässt sich von *salvare*, heilen, ableiten. Dioskurides lobt die harntreibende, menstruationsfördernde, wundheilende und blutstillende Kraft der Pflanze. Auch in der Klosterheilkunde blieb der Salbei als Arzneipflanze sehr beliebt: Karl der Große befahl seinen Anbau im ›Capitulare de villis‹ und auch im Kräutergarten des berühmten St. Gallener Klosterplans war er vertreten. Walahfrid Strabo war so begeistert von den Heilkräften des Salbeis, dass er ihn in seinem ›Hortulus‹ gleich an erster Stelle behandelt und ihm sogar zutraut, die meisten Gebrechen der Menschen heilen zu können. Im ›Macer floridus‹ sind die Hauptindikationen Schwindel, Verdauungsbeschwerden, Husten, Epilepsie, Magenschmerzen und schlecht heilende Geschwüre. In der Folgezeit wurden in den mittelalterlichen Herbarien und Rezeptsammlungen seitenlange Aufzählungen der Heilgebiete des Salbeis angegeben. Welch großes Ansehen die Pflanze genoss, belegt auch das ›Regimen sanitatis salernitanum‹, dessen Lob auf den Salbei in der Frage gipfelt: »Warum stirbt denn überhaupt der Mensch, dem Salbei im Garten wächst? Salbei schafft Remedur, Salbei, der Rat der Natur!« Spätestens seit dem 16. Jahrhundert ist auch eine kosmetische

Anwendung belegt: Damals nutzte man Salbeiblätter gern als »Zahnbürste«, was nach heutiger Kenntnis der entzündungs- und bakterienhemmenden Wirkstoffe durchaus sinnvoll scheint.

❖ Herkunft und Anbau

Der Salbei gehört zur Familie der Lippenblütler (Lamiaceen) und ist im gesamten Mittelmeerraum heimisch. Der nach unten verholzende Halbstrauch bevorzugt sonnige Standorte mit trockenem Boden. Seine grünlich grauen Blätter sind länglich, die Blüten violettblau.

❖ Verwendete Teile und Inhaltsstoffe

In der Heilkunde werden vor allem die Salbeiblätter, selten auch die -blüten verwendet. Die Blätter enthalten ätherisches Öl, Gerb- und Bitterstoffe sowie Flavonoide, die bakterien- und virenhemmend, zusammenziehend (adstringierend), verdauungsfördernd und schweißhemmend wirken.

❖ Anwendungsgebiete

Wissenschaftlich anerkannt ist die äußerliche Anwendung von Salbeiblättern bei Schleimhautentzündungen im Mund- und Rachenraum und bei Verdauungsbeschwerden sowie die innerliche Anwendung bei vermehrter Schweißsekretion.

✦ In der Erfahrungsheilkunde wird Salbei auch als Hilfe zum Abstillen empfohlen, weil er die Milchsekretion hemmen soll. Darüber hinaus wird er bei Asthma, Bronchialkatarrhen, Diabetes, Herzschwäche und Kopfschmerz eingesetzt.

❖ Anwendungsform und Dosierung

Salbeiblätter können als Tee (Tagesdosis 4 bis 6 g), ätherisches Öl (Tagesdosis 0,1 bis 0,3 g) und Tinktur (Tagesdosis 2,5 bis 7,5 g) eingenommen werden.

✦ Bei Entzündungen im Hals- und Rachenraum haben sich Spülungen mit Salbeitee bewährt, mit dem man mehrmals täglich gurgeln sollte. Die Tagesdosis beträgt 4 bis 6 g.

Teezubereitung:

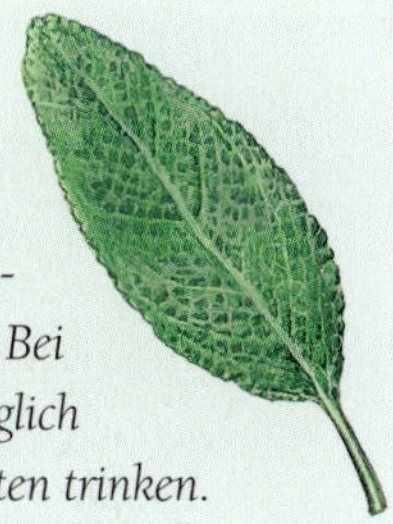

2 Teelöffel Salbeiblätter mit 1 Tasse kochendem Wasser übergießen, zugedeckt 10 Minuten ziehen lassen und abseihen. Bei Verdauungsstörungen 3-mal täglich 1 Tasse jeweils vor den Mahlzeiten trinken.

✦ Gegen übermäßige Schweißsekretion nimmt man bei der Teezubereitung 2 bis 3 Teelöffel Salbeiblätter pro Tasse. Diese recht hohe Dosierung, die für den gewünschten Effekt erforderlich ist, wird jedoch bei empfindlichem Magen nur schlecht vertragen.

Gegenanzeigen: Das reine ätherische Öl und alkoholische Extrakte sollte man nicht während der Schwangerschaft einnehmen. Es empfiehlt sich, Salbei nicht länger als 4 Wochen ohne Unterbrechung anzuwenden.

Nebenwirkungen: Bei Überdosierung (15 g) und Daueranwendung können Begleiterscheinungen wie Krämpfe, Hitze- und Schwindelgefühl auftreten.

Sandwegerich Plantago ovato FORSSK.

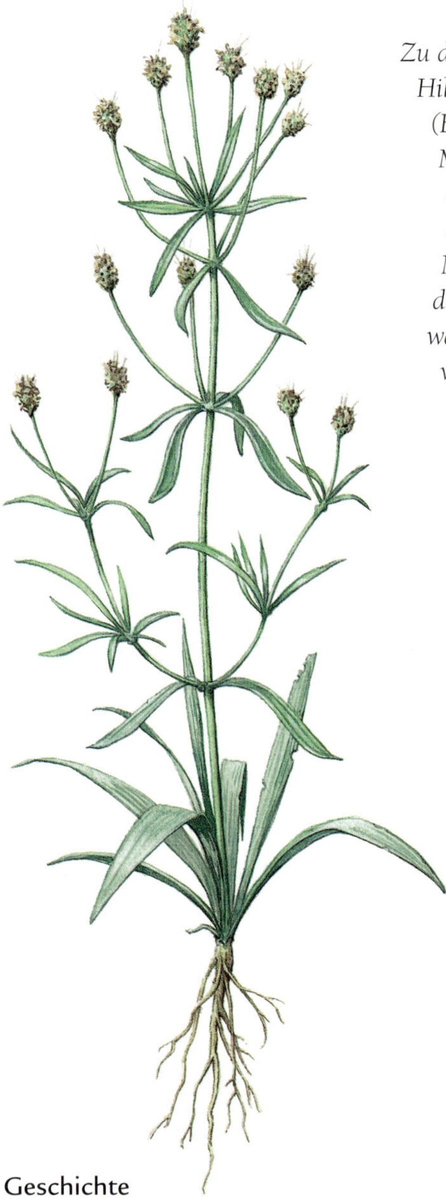

Zu den fast überschwänglich gepriesenen Pflanzen in der ›Physica‹ Hildegards von Bingen gehört das »Psillium«, der Flohsamen (Flohkraut), von dem sie meint: »Den bedrückten Geist eines Menschen macht es durch seine angenehme Mischung froh, und es fördert und stärkt sein Gehirn, sowohl durch Kälte als auch durch seine Mischung zur Gesundung. Aber auch wer Fieber im Magen hat, koche Flohkraut in Wein, und, nach dem Abgießen des Weins, gebe er das Flohkraut in ein Tuch und binde es so warm auf seinen Magen, und er wird die Fieber in seinem Magen vertreiben.«

❖ Geschichte

Schon in der Antike nutzte man die Samen des Sandwegerichs, die auch als Flohsamen bekannt sind, in der Heilkunde. Dioskurides empfiehlt in seiner ›Materia medica‹, dem wichtigsten pharmazeutischen Werk der damaligen Zeit, einen breiigen Umschlag aus Flohsamen wegen der kühlenden Wirkung bei Hautkrankheiten. Von einem Heileffekt bei Durchfall ist hier noch nicht die Rede. Im 12. Jahrhundert sorgte das ›Circa instans‹, die Standarddrogenkunde des Mittelalters, dafür, dass die Flohsamen in ganz Europa bekannt wurden. Die Klosterheilkunde betrachtete sie als feucht und kühlend. Wegen dieser Wirkungsqualitäten wurden sie innerlich besonders bei Fieber empfohlen, äußerlich bei Durchfall und Nasenbluten. Die Ausführungen des ›Circa instans‹ aufgreifend, beschreibt Albertus Magnus gegen Ende des 13. Jahrhunderts den in seinen Augen erstaunlichen Effekt, dass geröstete Flohsamen, mit Rosenöl vermischt, den Bauch bei Durchfall zusammenziehen, während der Schleim der Samen, vermischt mit Veilchenöl, abführend wirkt. Auch nach heutigem Wissen sind Flohsamen tatsächlich sowohl bei Durchfall als auch bei Verstopfung hilfreich. Adam Lonitzer steht in seinem ›Kräuterbuch‹ der innerlichen Anwendung von Flohsamen kritisch gegenüber. Er empfiehlt lediglich, den Schleim, der beim Auskochen der Flohsamen entsteht, äußerlich als eine Art Pflaster aufzulegen, um Schmerzen zu stillen oder Blasen zu behandeln.

❖ Herkunft und Anbau

Verschiedene Wegerich-Arten (Plantaginaceen) sind die Stammpflanzen der Flohsamen. In Mitteleuropa wächst der früher verwendete Sandwegerich, heute werden jedoch für den arzneilichen Gebrauch fast ausschließlich die Samen des Indischen Sandwegerichs (*Plantago ovato*), die sogenannten Indischen Flohsamen, verwendet, die aus Mittelasien importiert werden.

❖ Verwendete Teile und Inhaltsstoffe

So wie man im Mittelalter die Samen des Sandwegerichs in der Heilkunde verwendete, setzt man heute analog den Samen und die Samenschalen des Indischen Sandwegerichs ein. Verantwortlich für den therapeutischen Effekt sind die Schleimstoffe (Polysaccharide), die vor allem in den Samenschalen gespeichert sind. Deshalb werden in der Heilkunde inzwischen fast nur noch diese genutzt. Die Schleimstoffe des Indischen Flohsamens zeichnen sich durch ein besonders hohes Quellvermögen aus: Sie können bis auf das 15-fache Volumen aufquellen, ihre Schalen sogar auf das 40- bis 100-fache. Flohsamen und -schalen regen nicht nur die Darmtätigkeit an, sondern wirken auch auf zweifache Weise darmschützend: Die Quellstoffe binden Cholesterin und zahlreiche Darmabfälle bis hin zu Giften an sich, darüber hinaus verkürzen sie die Verweildauer des Speisebreis und damit auch die Kontaktzeit mit krebserregenden Stoffen. Das Darmmilieu wird saniert, was zu einer Verbesserung der Darmflora führt.

❖ Anwendungsgebiete

Wissenschaftlich anerkannt ist die Anwendung von Indischen Flohsamen und -schalen bei chronischer Darmträgheit (habituelle Obstipation), da sie eine sehr milde, aber wirkungsvolle Verdauungshilfe sind. Darüber hinaus unterstützen sie die Funktionsfähigkeit des Darms bei Analfisteln und Hämorrhoiden und während der Schwangerschaft. Gut erprobt ist der Einsatz der Samenschalen auch bei Reizdarm und Durchfall.

❖ Anwendungsform und Dosierung

Flohsamen und -schalen sind ein idealer Ballaststoff, da sie im Gegensatz zu Weizen- oder Haferkleie nicht zu einer Gewichtszunahme führen. Die Wirkung kann sich anfangs allerdings erst nach 12 bis 24 Stunden einstellen, in seltenen Fällen sogar erst nach 2 Tagen. Andere Medikamente sollte man erst 1 Stunde später einnehmen, da die Aufnahme ihrer Wirkstoffe durch die Flohsamen bzw. -schalen verhindert werden kann. Die Einzeldosis der Indischen Flohsamen beträgt 10 g, die der Flohsamenschalen 5 g.

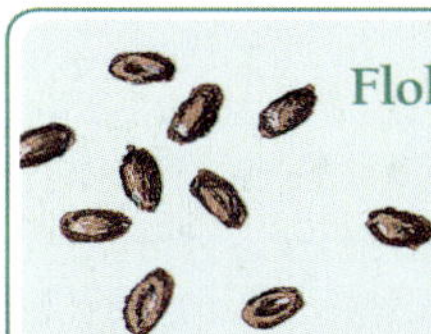

Flohsamen-Kur:

2 Esslöffel grob zerkleinerte Indische Flohsamen in 1 Glas Wasser geben und sofort trinken. Täglich 3-mal zu den Mahlzeiten einnehmen. Dazu muss viel getrunken werden, wenigstens 1/4 bis 1/2 Liter, jedoch keine Milch, da diese nicht zur Quellung führt.

Gegenanzeigen: Nicht anwenden bei Verengungen von Speiseröhre, Magen- und Darmtrakt sowie bei drohendem oder vorliegendem Darmverschluss.

Nebenwirkungen: In seltenen Fällen kann es zu allergischen Reaktionen kommen.

Schafgarbe Achillea millefolium L.

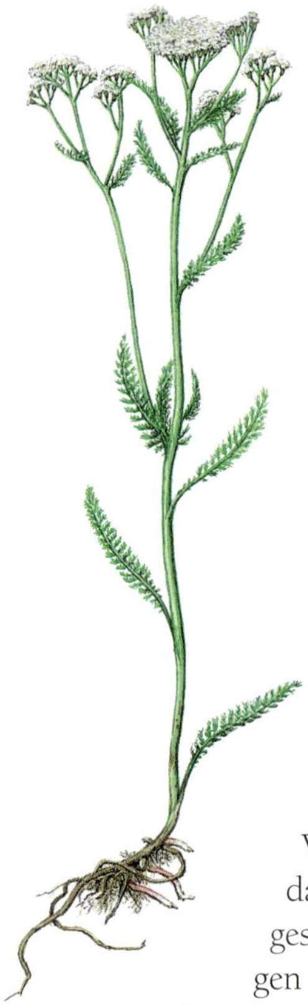

Adam Lonitzer nennt die Schafgarbe in seinem ›Kräuterbuch‹ einfach »Garbe«: »Die Garbe ist von trocknender Qualität, zieht zusammen, trocknet und heilt, äußerlich und innerlich ist sie für alle Wunden dienlich. Gequetscht und auf die Wunden gelegt, bewahrt sie diese vor Geschwulst. Mit Butter gebeizt und auf den Backen gelegt, nimmt sie das Zahnweh hinweg. Wer nur mit Mühe harnen kann, der trinke die Garbe mit Essig. Garbe ist auch gut gegen den Stein, wenn man sie trinkt.«

❖ Geschichte

Bereits bei Dioskurides taucht die Schafgarbe als »Tausendblättriges Soldatenkraut« auf, wohl weil sie wegen ihrer blutstillenden Wirkung bei Kriegern und Soldaten zur Wundheilung eingesetzt wurde. Hildegard von Bingen führt die Pflanze als Mittel bei äußerlichen und innerlichen Verletzungen sowie bei Augenentzündungen an. In mittelalterlichen Kräuterbüchern wird sie außerdem gegen Koliken, Zahnschmerzen, Frauenleiden und Verdauungsbeschwerden empfohlen.

❖ Herkunft und Anbau

Die Schafgarbe (auch »Tausendblatt«) gehört zur Familie der Korbblütler (Asteraceen) und ist in Europa, Nordasien und Nordamerika heimisch. Die bis zu 80 Zentimeter hohe Pflanze wächst an Wegrändern zwischen Wiesenblumen und an Böschungen. Die Scharfgarbe ist in ihrer Wirkung mit der Kamille vergleichbar. Ein Anbau arzneilich hochwertiger Pflanzen ist jedoch noch nicht gelungen.

❖ Verwendete Teile und Inhaltsstoffe

In der Heilkunde werden das Kraut und die an Wirkstoffen reicheren Blüten der Schafgarbe verwendet. Diese Pflanzenteile enthalten neben Bitter-, Gerb- und Mineralstoffen vor allem ätherisches Öl, das krampflösend, entzündungs- und keimhemmend wirkt.

❖ Anwendungsgebiete

Wissenschaftlich anerkannt ist die innerliche Anwendung von Schafgarbe bei Appetitlosigkeit und krampfartigen Verdauungsbeschwerden. Äußerlich wird sie bei Menstruationsstörungen und bei entzündlichen Erkrankungen der Haut und Schleimhäute eingesetzt.

❖ Anwendungsform und Dosierung

Bei Verdauungsbeschwerden wird Schafgarbenkraut als Tee eingenommen. Die Tagesdosis beträgt 4,5 g. Für entzündungshemmende Sitzbäder und Spülungen sollte man den wässrig-alkoholischen Extrakt verwenden.

Gegenanzeigen: Die äußerliche Anwendung kann bei empfindlichen Personen allergische Hautreaktionen auslösen.

Nebenwirkungen sind nicht bekannt.

Prunus spinosa L. Schlehdorn

Hildegard von Bingen behandelt den Schlehdornstrauch in ihrer ›Physica‹ im Kapitel Bäume: »Und die Frucht des Schlehdorns, nämlich die Schlehen, süße mit Honig und iss sie oft auf diese Weise, dann wird die Gicht in dir weichen. Aber wer im Magen schwach ist, der brate Schlehen (...) oder er koche sie in Wasser und esse sie oft, dies führt den Unrat und den Schleim vom Magen ab. Und wenn er ihre Kerne mitisst, wird es ihm nicht schaden.«

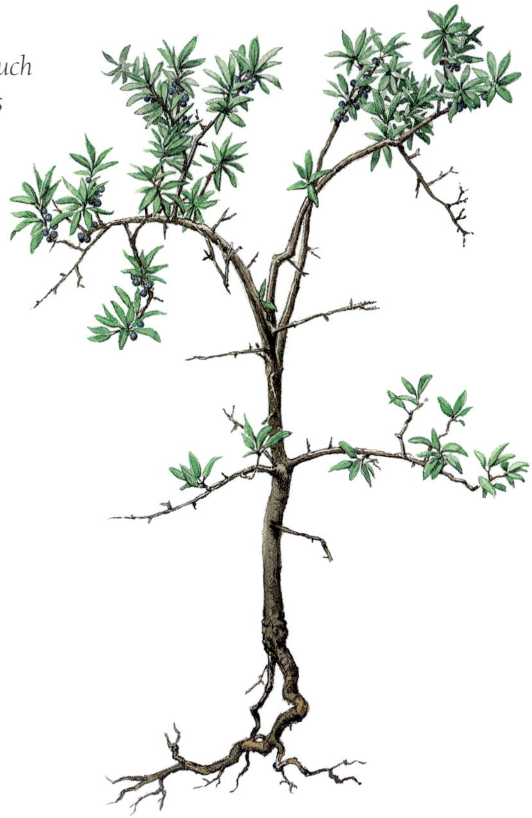

❖ Geschichte

Schlehen als Heilmittel finden sich erst in mittelalterlichen Kräuterbüchern. Neben Hildegard von Bingen hat sich auch Konrad von Megenberg mit dem Strauch befasst. Von ihm ist ein Mittel gegen Durchfall überliefert. Die Blüten wurden allgemein bei Herz- und Magendrücken, der Beerensaft bei Zahnfleischentzündungen verwendet.

❖ Herkunft und Anbau

Der Schlehdorn gehört zur Familie der Rosengewächse (Rosaceen) und ist in ganz Süd- und Mitteleuropa sowie in Nordafrika und Vorderasien zu finden. Der Strauch wird bis zu 3 Meter hoch und trägt zahlreiche Seitenzweige, die in spitzen Dornen auslaufen. Die dunkelblauen Früchte sind erst nach Frostnächten im Herbst genießbar.

❖ Verwendete Teile und Inhaltsstoffe

In der Heilkunde werden die Früchte und Blüten des Schlehdorns verwendet. Die Blüten enthalten Amygdalin, Cumarin und Flavonglykoside, die harntreibend und abführend wirken. In den Früchten finden sich Gerbstoffe, Amygdalin, Säuren und Vitamin C, die eine zusammenziehende (adstringierende) Wirkung haben.

❖ Anwendungsgebiete

Wissenschaftlich anerkannt ist die äußerliche Anwendung der Früchte bei leichten Schleimhautentzündungen im Mund- und Rachenraum. ✦ In der Erfahrungsheilkunde wird die innerliche Anwendung der Blüten bei Erkältungskrankheiten und Magen-Darm-Beschwerden empfohlen.

❖ Anwendungsform und Dosierung

Für Mundspülungen mit einer Abkochung von Schlehdornfrüchten beträgt die Tagesdosis 2 bis 4 g. Bei der Teezubereitung aus den Blüten gegen Magen-Darm-Beschwerden sollte die Tagesdosis 4 gehäufte Teelöffel nicht überschreiten. Gegenanzeigen und Nebenwirkungen sind nicht bekannt.

Schlüsselblume Primula veris L.

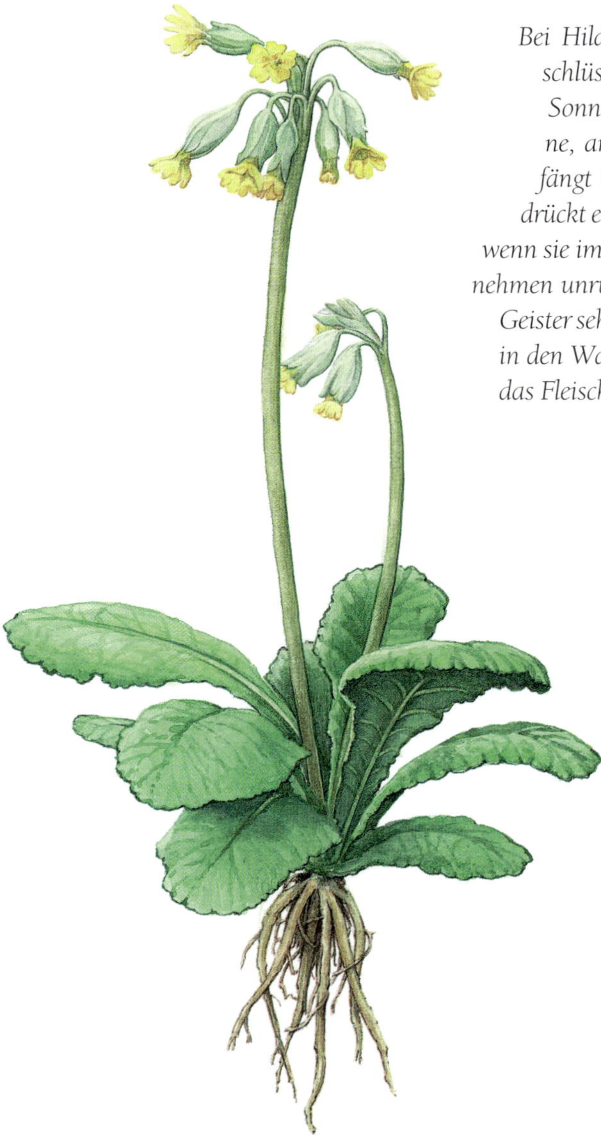

Bei Hildegard von Bingen heißt die Schlüsselblume »Himmelsschlüssel«: »Sie hat ihre ganze Grünkraft vom Scheitelstand der Sonne. Denn gewisse Kräuter werden vornehmlich von der Sonne, andere aber vom Mond (…) gestärkt. Dieses Kraut empfängt hauptsächlich von der Sonne seine Kräfte. Daher unterdrückt es die Melancholie im Menschen. Die Melancholie nämlich, wenn sie im Menschen aufsteigt, macht ihn traurig und in seinem Benehmen unruhig und lässt ihn Wort gegen Gott aussprechen, was die Geister sehen und zu ihm eilen und ihn oft durch ihre Einflüsterungen in den Wahnsinn bringen. Daher lege dieser Mensch das Kraut auf das Fleisch und an sein Herz, damit es davon warm werde.«

❖ Geschichte

Die Schlüsselblume ist eine nordische Pflanze und war deshalb der antiken Literatur und Medizin nicht bekannt. Schon in ihrem botanischen Namen *Primula veris*, die Frühlingsbotin, klingt an, dass sie in früheren Zeiten im Volksglauben als Schutz- und Fruchtbarkeitsmittel galt. In ihrer ›Physica‹ verwendet Hildegard von Bingen die Schlüsselblume – wie aus dem oben zitierten Anwendungsbeispiel deutlich wird – nur äußerlich. Ein nächstes wichtiges Zeugnis für den arzneilichen Einsatz der Heilpflanze ist der ›Gart der Gesundheit‹, das erste gedruckte deutsche Kräuterbuch mit Abbildungen. Hier wird empfohlen, die Schlüsselblume bei Lähmungen und Gicht zu verwenden. In den späteren Schriften der Klosterheilkunde wird sie unter verschiedenen Namen gegen unterschiedliche Beschwerden aufgeführt. Bei Otto Brunfels heißt sie in seinem ›Kräuterbuch‹ »Herba paralysis«, weil sie gegen Schlaganfall verwendet wurde, und »Arthica«, weil sie zudem eines der wichtigsten Mittel gegen die Gicht war. Häufig setzten die Ärzte und Mönche der frühen Neuzeit sie auch als herzstärkendes Mittel, bei Erkältungskrankheiten, gegen Harnsteine und zur Wundbehandlung ein. Das Destillat aus ihren Blüten erfreute sich als Gesichtswasser großer Beliebtheit. Aberglaube spielte bei der Anwendung der Schlüsselblume in der Volksheilkunde mit: Das Einnehmen von drei Blüten galt nämlich als Schutz gegen Fieber und Dämonen.

❖ Herkunft und Anbau

Die Schlüsselblume gehört zur Familie der Primelgewächse (Primulaceen) und ist in fast ganz Europa sowie in Vorder- und Zentralasien verbreitet. Die beliebte Frühlingsblume, die sonnige Hänge bevorzugt, steht unter Schutz. Die Pflanzen für den arzneilichen Gebrauch werden u. a. in der Türkei und in Bulgarien in Kulturen angebaut.

❖ Verwendete Teile und Inhaltsstoffe

In der Heilkunde werden kaum noch die Blüten, sondern vor allem die Wurzel der Schlüsselblume verwendet. Ihre Hauptwirkstoffe sind die Saponine, es finden sich aber auch Flavonoide, ätherisches Öl sowie Gerbstoffe und Kieselsäure. Die Saponine reizen den Nervus vagus, wodurch als Reflex das unwillkürliche Nervensystem angeregt wird. Es kommt zu einer Steigerung des Bronchialsekrets und zur Förderung des Auswurfs. Die Blüten enthalten Flavonoide und Saponine und haben ebenfalls eine auswurffördernde Wirkung.

❖ Anwendungsgebiete

Wissenschaftlich anerkannt ist die Anwendung von Schlüsselblumenwurzel und -blüten bei Katarrhen der Atemwege.

✦ In der Erfahrungsheilkunde wird die Schlüsselblumenwurzel auch bei Gicht, Rheuma, Keuchhusten und Asthma sowie bei nervösen Beschwerden (z. B. Zittern und Magenkrämpfe) eingesetzt. Darüber hinaus wird sie bei Migräne und Herzschwäche empfohlen. Ähnliche Anwendungsbereiche kennt die Erfahrungsheilkunde auch für die Blätter, hinzu kommen jedoch noch Schlaflosigkeit und Angstzustände. Das Tonikum soll bei Schwindelgefühl hilfreich sein.

❖ Anwendungsform und Dosierung

Schlüsselblumenwurzel kann gepulvert oder zerkleinert bei Erkältungskrankheiten als Tee eingenommen werden. Die mittlere Tagesdosis beträgt 1 g, in akuten Fällen kurzzeitig 2 bis 4 g. Man kann sie aber auch als Extrakt (Tagesdosis 0,5 g), Sirup (Tagesdosis 0,5 bis 1 g) oder Tinktur (Tagesdosis 0,5 bis 1 g) verwenden. Um die Wirkung der Teezubereitung zu verstärken, empfiehlt sich eine Mischung mit anderen Heilpflanzen, z. B. Anis- oder Fenchelfrüchten.

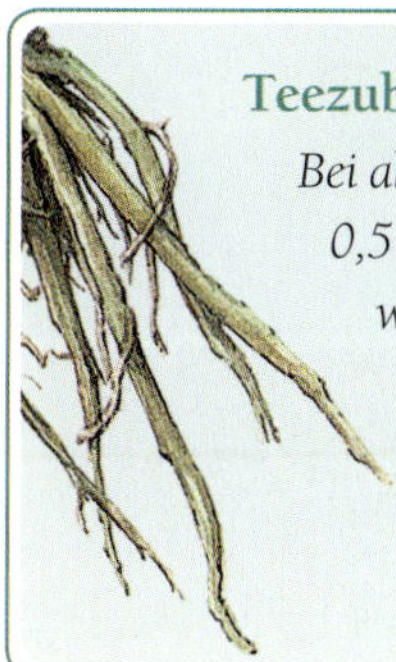

Teezubereitung:

Bei akuten Katarrhen der Atemwege 0,5 g gepulverte Schlüsselblumenwurzel mit 1/4 Liter kaltem Wasser übergießen, aufkochen, 5 Minuten ziehen lassen und abseihen. Alle 2 Stunden 1 Tasse trinken.

✦ Für Kinder ist der Tee von Schlüsselblumenblüten wegen seiner milden Wirkung besonders gut verträglich: 2 Teelöffel Blüten mit 1/4 Liter kochendem Wasser übergießen, 5 Minuten ziehen lassen und abseihen. Mit Honig süßen und mehrmals täglich 1 Tasse trinken.

Nebenwirkungen: Schlüsselblumenblüten können bei empfindlichen Personen bereits durch Berühren allergische Reaktionen wie Hautrötung und Bläschenbildung hervorrufen. Bei einer Überdosierung kann es zu Übelkeit, Brechreiz und Durchfall kommen.

Gegenanzeigen sind nicht bekannt.

Schöllkraut Chelidonium majus L.

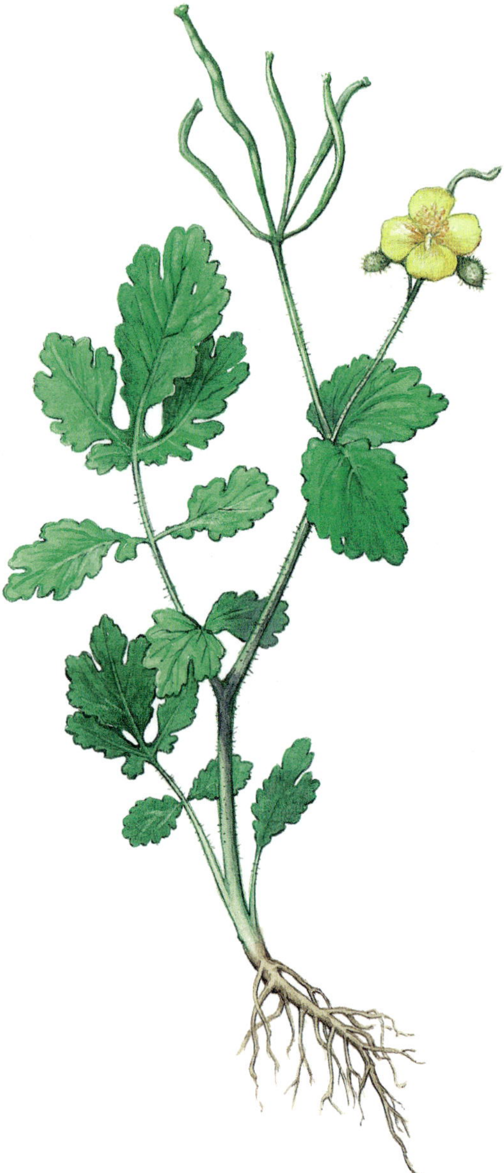

»Wer etwas Unreines isst, trinkt oder berührt, wovon er geschwürig im Körper wird, der nehme altes Fett, gebe genug Saft von Schöllkraut bei und zerstoße es mit dem Fett und zerlasse es zusammen in einer Schüssel, und damit salbe man sich mit Talg.« Dies schreibt Hildegard von Bingen über die Heilpflanze, die bei ihr »Grindkraut« heißt. Im berühmten ›Macer floridus‹ heißt es: »Bereitet man aus Schöllkrautblättern, zerstoßen und gestampft, mit Wein ein Pflaster, soll es die Male auf der Haut beseitigen.«

❖ Geschichte

Das Schöllkraut wird bereits bei Dioskurides erwähnt, auf den auch der heute in der Wissenschaft gebräuchliche botanische Name der Pflanze zurückgeht. Der griechische Arzt berichtet nämlich in seiner ›Materia medica‹, dass die Pflanze mit dem Eintreffen der Schwalben zu blühen beginne und mit ihrem Abzug verwelke. So erklärt es sich, warum sich *Chelidonium* vom griechischen *chelidon* (Schwalbe) ableitet. Dioskurides selbst empfiehlt Schöllkraut bei Sehschwäche, Gelbsucht und Hautausschlägen. Auch in der Klosterheilkunde war die Heilpflanze geschätzt und beliebt. Wie schon Dioskurides nennt Odo Magdunensis in seinem ›Macer floridus‹ die Sehschwäche als erste Anwendung und gibt darüber hinaus ein Rezept für Leberkranke. Schöllkraut wurde von den mittelalterlichen Mönchen und Ärzten aber auch als Gurgelmittel, zu Kopfwaschungen, zur Behandlung von Hautausschlägen und krebsartigen Geschwüren, bei Koliken und Gelbsucht verwendet. Trotz zahlreicher anderer Anwendungsbereiche stand noch im 16. und 17. Jahrhundert der Einsatz des Schöllkrauts bei Augenkrankheiten bis zum Glaukom (»Star«) ganz im Vordergrund – so etwa in Adam Lonitzers ›Kräuterbuch‹. Dieser führt aber auch ein interessantes Rezept bei Hautkrankheiten, speziell bei »Aussatz« an: Danach sollte der Saft der Wurzel auf die Haut gestrichen und zudem neun Tage lang zusammen mit einem Sirup von Erdrauch jeden Morgen und Abend getrunken werden. Mit »Aussatz« wurden damals unterschiedliche Hautkrankheiten bezeichnet, so auch Akne oder Neurodermitis.

❖ Herkunft und Anbau

Schöllkraut ist eine Verwandte des Mohns und gehört zur Familie der Mohngewächse (Papaveraceen). Es wächst vorzugsweise an Mauern, Wegrändern und Zäunen. Die je nach Standort bis zu 1 Meter hohe Pflanze ist in Europa, Mittel- und Nordasien verbreitet, auch in Nordamerika wurde sie inzwischen eingebürgert. Die im Handel befindlichen Pflanzen für den arzneilichen Gebrauch kommen vorwiegend aus Osteuropa.

❖ Verwendete Teile und Inhaltsstoffe

In der Heilkunde werden die oberirdischen Pflanzenteile des Schöllkrauts verwendet. Früher nutzte man auch die Wurzel, die heute noch bei industriell hergestellten Extrakten eine Rolle spielt. Die wichtigsten Inhaltsstoffe des Schöllkrauts sind seine Alkaloide, insbesondere Copsicin. Diese Stoffe haben einen krampflösenden Effekt auf die Verdauungsorgane, außerdem werden entzündungshemmende, den Gallenfluss anregende sowie leicht schmerzlindernde und beruhigende Eigenschaften vermutet. Der gelbliche Milchsaft des Schöllkrauts enthält auch proteolytische Enzyme, die Eiweiß spalten können.

❖ Anwendungsgebiete

Wissenschaftlich anerkannt ist die Anwendung von Schöllkraut bei krampfartigen Beschwerden im Bereich der Gallenwege sowie von Magen und Darm.

✦ Recht bekannt ist der in der Erfahrungsheilkunde übliche äußerliche Einsatz des Milchsafts der Pflanze gegen Warzen – sie hieß deshalb in manchen Gegenden früher auch »Warzenkraut«. Die Wirkung lässt sich sogar naturwissenschaftlich erklären: Eines der Alkaloide, das Chelidonin, hemmt das Zellwachstum, andere Stoffe reizen die Haut. Darüber hinaus könnte bei der Virenhemmung auch die eiweißspaltende Wirkung der Enzyme eine Rolle spielen.

❖ Anwendungsform und Dosierung

Schöllkraut war lange Zeit Bestandteil von Leber- und Gallentees. Da die getrocknete Pflanze schnell ihre Wirkstoffe verliert, ist der Einsatz von Fertigpräparaten notwendig. Es sind Kapseln, Dragees, Tabletten und Tropfen erhältlich.

✦ Zur Behandlung von Warzen wird der frische gelbliche Milchsaft aus den Stängeln direkt auf die Warze getupft.

Gegenanzeigen: Nicht innerlich anwenden bei Leber- oder Gallenentzündung. Außerdem sollte Schöllkraut nicht länger als 4 Wochen ohne Unterbrechung verwendet werden.

Nebenwirkungen: Bei starker Überdosierung kann es zu einer arzneimittelbedingten Gelbsucht kommen.

Sellerie Apium graveolens L.

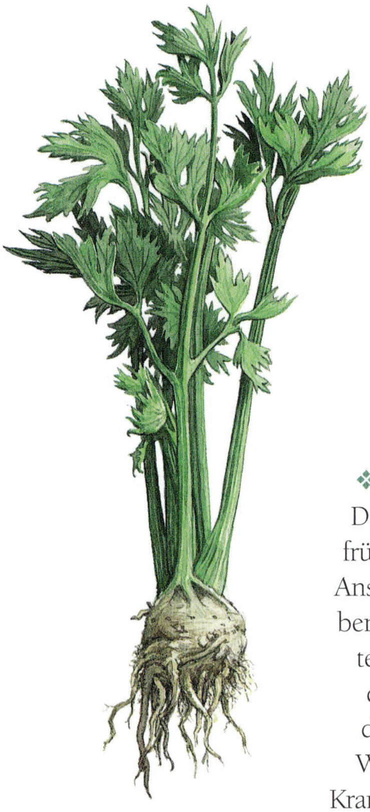

Walahfrid Strabo zählt den Sellerie zu den Gemüse- und Heilpflanzen: »Zwar ist in unseren Gärten die Sellerie billig geworden. (...) Dennoch bietet sie aus eigener Kraft zahlreiche Mittel wirksamer Hilfe. Denn wenn ihre Samen zerrieben du einnimmst, soll dies die quälenden Leiden der Blase beheben. Isst man sie jedoch selbst mit dem zarten Trieb, so verdaut sie Reste von Speisen, die noch im Innern des Magens rumoren. Wenn den Tyrannen des Körpers würgender Brechreiz belästigt, trinke man Sellerie gleich mit herbem Essig und Wasser, dann wird die Übelkeit weichen.«

❖ Geschichte

Der Sellerie genoss in früheren Zeiten hohes Ansehen: Die Ägypter gaben die Pflanze ihren Toten mit ins Grab, bei den Griechen wurden die Sieger sportlicher Wettkämpfe mit einem Kranz aus Sellerielaub geehrt. Hippokrates preist die Pflanze für Fälle, »in denen die Nerven flattern«, als besonders heilsame Nahrung. Erst im Mittelalter wurde der Sellerie über die Alpen gebracht und fand alsbald Eingang in den klösterlichen Heilpflanzenschatz. Er wurde als stark wärmend und trocknend eingestuft und allgemein als Mittel zur inneren Reinigung, gegen Blähungen, für geschwollene Brüste und als Aphrodisiakum eingesetzt.

❖ Herkunft und Anbau

Der Sellerie gehört zur Familie der Doldenblütler (Apiaceen). Die Gemüsepflanze, die bis zu 1 Meter hoch werden kann, wird in fast ganz Europa, Westasien und auf dem amerikanischen Kontinent angebaut.

❖ Verwendete Teile und Inhaltsstoffe

In der Heilkunde werden alle Pflanzenteile verwendet: Knolle, Kraut und Früchte. Sie enthalten ätherisches Öl, Flavonoide und Cumarine in unterschiedlicher Menge und Zusammensetzung, die das Verdauungs- und das Nervensystem anregen und harntreibend wirken sollen.

❖ Anwendungsgebiete

Obwohl die Wirkungsweise des Selleries wissenschaftlich nicht erwiesen ist, kennt die Erfahrungsheilkunde viele Anwendungsgebiete, bei denen eine innere Reinigung erwünscht ist. Dazu gehören Bluthochdruck, Gallenstauungen, Diabetes, Fettsucht, Verstopfung, rheumatische Beschwerden, Arthritis und Ödeme.

❖ Anwendungsform und Dosierung

Sellerie wirkt am besten als frisch gepresster Saft: Dafür die geschälten Knollenstücke im Mixer zerkleinern, auspressen und täglich 4 Esslöffel vor dem Essen einnehmen. Eine Teezubereitung aus Selleriegrün hilft bei Magenschmerzen.

Gegenanzeigen: Nierenkranke sollten Sellerie nicht in großen Mengen zu sich nehmen. Nebenwirkungen sind nicht bekannt.

Schwarzer und Weißer Senf

Brassica nigra L. und Sinapis alba L.

Odo Magdunensis rühmt die Wirkungen des Senfs ganz besonders: »Unter den Kräutern, welche Pythagoras lobte, soll er ›Sinapis‹, dem Senf, den ersten Rang zugewiesen haben. Wärmend und trocknend ist Senf im vierten Grad. Deshalb verdünnt er zähklebrige Säfte und zieht sie ab. Ja, er verbrennt sogar die Haut, so groß ist die Macht seiner Wärme; und zwar soll seine größte Wirkungskraft im Samen stecken. (…) Verzehrt man ihn, stärkt er den Magen und beruhigt das Keuchen; gestampft, in Essig eingeweicht und aufgelegt, heilt er den Schlangenbiss (…).«

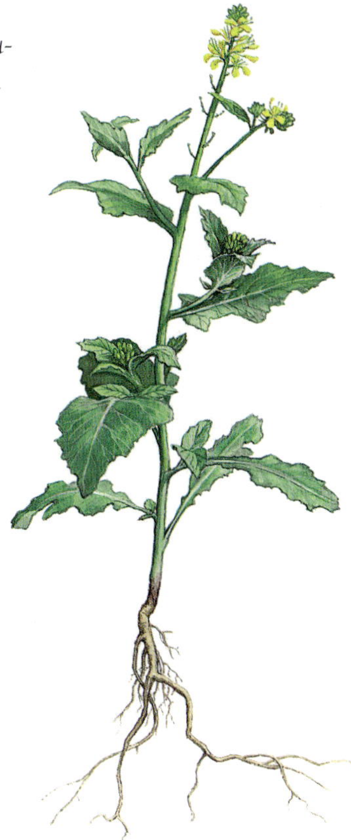

❖ Geschichte

Die Geschichte des Senfs als Arzneipflanze lässt sich bis in die Antike zurückverfolgen. Dioskurides empfiehlt ihn bei Milz- und Leberleiden, Epilepsie und Haarausfall, Galen von Pergamon nennt Lungenentzündung, Lähmungen und Erfrierungen als typische Einsatzgebiete. Mit dem Beginn der Klosterkultur wird der Schwarze Senf auch nördlich der Alpen angebaut. Seine Wirksamkeit wird in fast allen mittelalterlichen Kräuterbüchern in langen Abhandlungen gepriesen. Hieronymus Bock bescheinigt dem Senf in seinem ›Kräuterbuch‹ eine hirnreinigende und magenstärkende Wirkung.

❖ Herkunft und Anbau

Man unterscheidet den Schwarzen und den Weißen Senf, die beide zur Familie der Kreuzblütler (Brassicaceen) gehören. Der bekanntere Schwarze Senf wächst bis zu 1 Meter hoch und wird in Deutschland in Kulturen angebaut.

❖ Verwendete Teile und Inhaltsstoffe

In der Heilkunde werden sowohl die schwarzen als auch die weißen Senfsamen verwendet. Sie enthalten neben fettem Öl und Schleimstoffen vor allem Senfölglykoside, die durch Enzyme zu Senföl aufgespalten werden. Das Öl regt die lokale Durchblutung an und wirkt hautreizend und -reinigend.

❖ Anwendungsgebiete

Wissenschaftlich anerkannt ist die äußerliche Anwendung von Senfsamen bei chronisch degenerativen Gelenkerkrankungen, Katarrhen der Atemwege und Weichteilrheumatismus.
✦ In der Erfahrungsheilkunde werden Senfsamen auch bei Neuralgien eingesetzt.

❖ Anwendungsform und Dosierung

Senfsamen wird ausschließlich äußerlich in Form von Umschlägen oder Fußbädern angewendet. Man benötigt 60 bis 240 g.

Gegenanzeigen: Nicht anwenden bei Kindern unter 6 Jahren und bei Nierenerkrankungen.

Nebenwirkungen: Bei längerer Anwendung kann es zu Haut- und Nervenschäden kommen.

Sennespflanze Cassia angustifolia VAHL

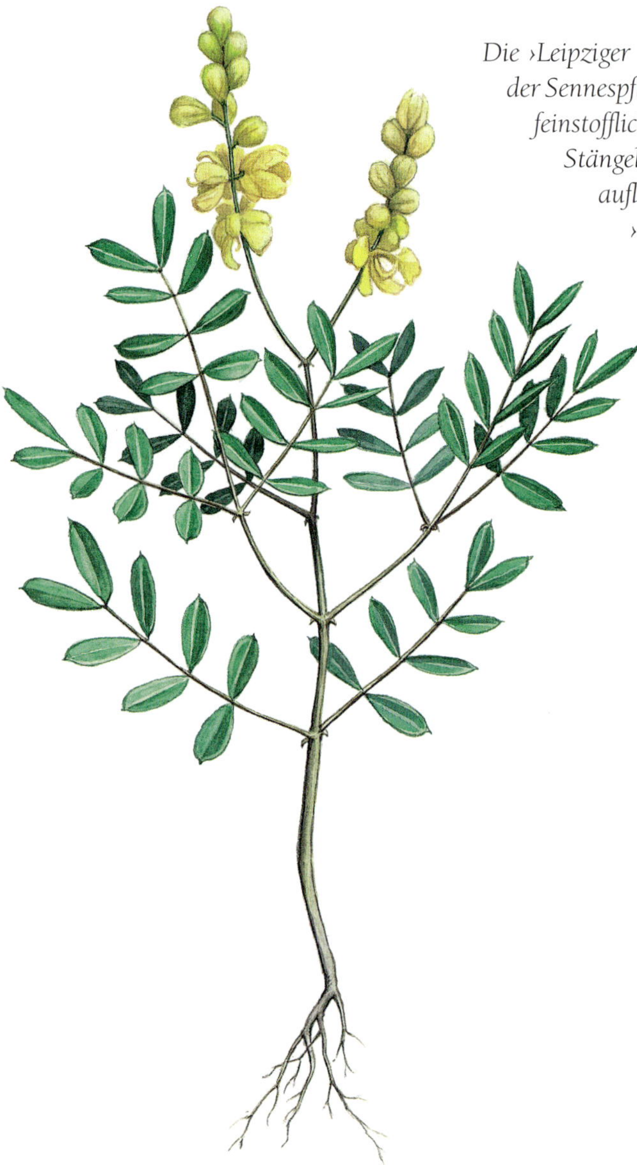

Die ›Leipziger Drogenkunde‹ nennt zahlreiche Anwendungsgebiete der Sennespflanze: »Senna ist wärmend und trocknend (...). Es ist feinstofflich und räumend. Die Blätter tut man in die Arznei, Stängel und Blüten wirft man weg. Sie hat die Kraft, dass sie auflöst, zusammenzieht und reinigt, vornehmlich die ›Melancholia‹ und die ›Cholera‹, sodann die anderen Säfte. Auch ist Sennes ein wenig abführend, wenn man es alleine als Tee verabreicht.«

❖ Geschichte

In den Schriften der antiken Ärzte wird die Sennespflanze nicht erwähnt. Erst ihre arabischen Kollegen berichten im 9. und 10. Jahrhundert von ihren Wirkungen – so etwa Isaak Judaeus, ein jüdischer Arzt in Ägypten, dessen Schriften im Mittelalter auch in Europa in höchster Achtung standen. Die Araber verwendeten die Hülsen der Früchte bei Augenleiden und Lepra. Durch Mönche wie den aus Nordafrika stammenden Constantinus Africanus fand die Pflanze Eingang in die Klosterheilkunde. Auf die arabische Herkunft deutet noch der Name hin, denn »Senna« oder »Sennes« leitet sich von arabisch *sanâ* ab. Die berühmte Medizinschule von Salerno führt in ihrer großen Arzneimittelkunde ›Circa instans‹ bereits genau jene Anwendungsgebiete an, die später auch in der ›Leipziger Drogenkunde‹ oder bei Adam Lonitzer zu finden sind. Der therapeutische Einsatz der Sennespflanze, die von der Klosterheilkunde als wärmend und trocknend eingestuft wurde, blieb also jahrhundertelang unverändert: Es war vor allem ihre reinigende Wirkung, die von Ärzten und Mönchen immer wieder geschätzt wurde. Was sich jedoch änderte, waren die Säfte: Wollte man den Körper mithilfe der Sennesblätter zunächst von gelber und schwarzer Galle reinigen, so waren es später Schleim und Galle. Nach damaliger Vorstellung galt die Ausgewogenheit der vier Säfte als Grundvoraussetzung für Gesundheit, ein Ungleichgewicht machte den Körper anfällig für Krankheiten. Im 16. Jahrhundert wurden die Sennesblätter auch bei Lungen- und Leberleiden und bei Grind eingesetzt. Zur gleichen Zeit begann man, die Pflanze in Italien anzubauen. Der Versuch erbrachte jedoch nicht die gewünschte Qualität, sodass man weiterhin auf den Fernhandel aus Arabien angewiesen war. Auch im 19. Jahrhundert stand die Reinigung, die *purgans*, wie sie beim Heilfasten erreicht werden sollte, immer noch ganz im Vordergrund der Anwendungen.

❖ Herkunft und Anbau

Bei »Sennes« oder »Senna« handelt es sich um zwei verschiedene Ausgangspflanzen, nämlich Alexandrina-Senna *(Cassia senna)* und Tinnevelly-Senna *(Cassia angustifolia)*. Beide sind Sträucher aus der Familie der Schmetterlingsblütler (Fabaceen). Die Heimat von Tinnevelly-Senna ist die arabische Halbinsel und Somalia, sie wird in Südindien in Kulturen angebaut. Alexandrina-Senna ist vor allem in Ostafrika zu finden und wird im Sudan und Oberägypten als Kulturpflanze angebaut.

❖ Verwendete Teile und Inhaltsstoffe

Von beiden Pflanzenarten werden in der Heilkunde sowohl die Blätter als auch die Früchte verwendet. In der Wirkweise besteht zwischen den Pflanzen kein Unterschied. Die wichtigen Inhaltsstoffe sind die Anthranoide, die man auch in der Aloe findet und die die Sekretion von Wasser in den Darm erhöhen. Die Sennesfrüchte enthalten dieselben Inhaltsstoffe wie die Blätter, allerdings in einer etwas anderen Zusammensetzung. Obwohl der Anthranoid-Gehalt höher ist als bei den Blättern, sind sie in der Wirkung milder und zeigen weniger Nebenwirkungen.

❖ Anwendungsgebiete

Wissenschaftlich anerkannt ist die Anwendung von Sennesblättern und -früchten bei Verstopfung und zur Reinigung des Darms bei diagnostischen oder operativen Maßnahmen.

❖ Anwendungsform und Dosierung

Zur Linderung von Verdauungsbeschwerden können Sennesblätter als Tee (am besten als Kaltwasserauszug) zubereitet werden. Die Tagesdosis beträgt 2 bis 4 g. Auch in Form von Trockenpulver oder -extrakt sind die Blätter für die Teezubereitung geeignet.

✦ Wegen der milderen Wirkung sind die Sennesfrüchte allerdings den -blättern vorzuziehen. Die Früchte werden auch in Form von Flüssigextrakt und Tabletten angeboten.

Gegenanzeigen: Nicht anwenden während der Schwangerschaft, bei Darmverschluss und akuten entzündlichen Erkrankungen des Darms. Sennesblätter und -früchte dürfen nicht länger als 1 bis 2 Wochen eingenommen werden. Daueranwendung kann zu einer Verstärkung der Darmträgheit führen.

Nebenwirkungen: Es kann zu allergischen Reaktionen, krampfartigen Magen-Darm-Beschwerden und kolikartigen Magenschmerzen kommen. Zu hohe Dosierungen können Durchfall verursachen.

Spargel Asparagus officinalis L.

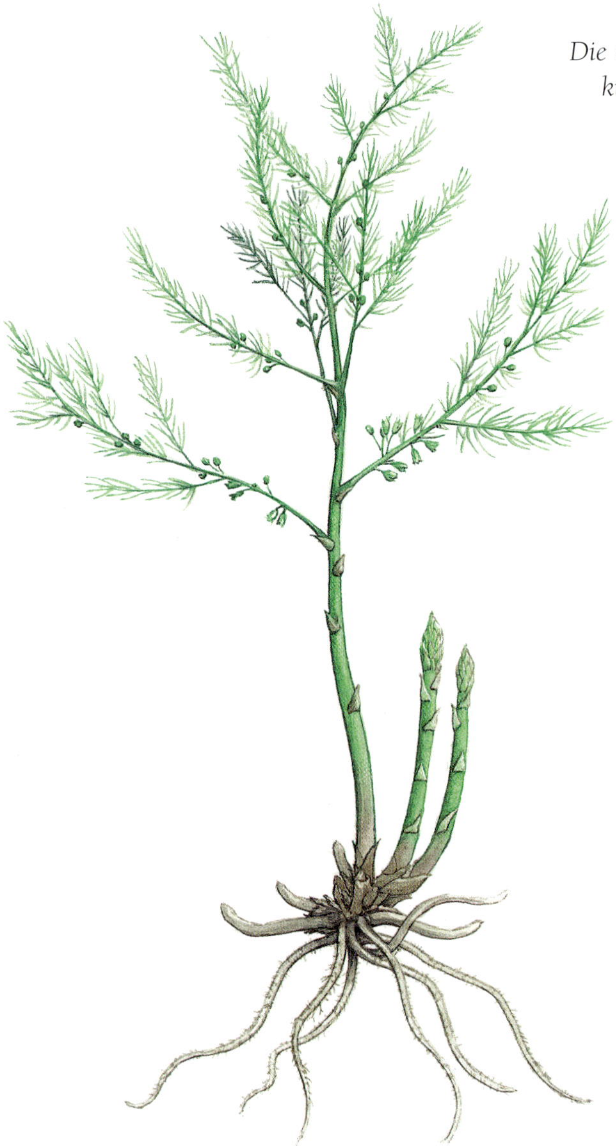

Die ›Leipziger Drogenkunde‹ erläutert Aussehen und Wirkung des Spargels in einem kürzeren Kapitel: »Der Spargel ist ein Strauch und ist wärmend und trocknend, und seine Blätter sind sehr klein und prickeln wie der Dornstrauch und er hat räumende Kraft. Seine Frucht und der Same sind für die Arznei geeignet. Seine Frucht (…) ist gut gegen die Verstopfung der Milz und der Leber, und gegen Harnzwang und Harnverhalten und gegen Magen- und Darmschmerzen.«

❖ Geschichte

Im alten China wurde Spargel bereits vor 5000 Jahren gegen Husten, Geschwüre und bei Harnproblemen verordnet. Der Römer Cato nannte Spargel, der in der Antike rund ums Mittelmeer als Gemüse- und Arzneipflanze gezogen wurde, »eine Schmeichelei des Gaumens«, und laut Plinius war er »die zuträglichste Speise für den Magen«. Wie Dioskurides berichtet, nutzten die griechischen Ärzte die Spargelwurzel als Heilmittel bei Erkrankungen der Harnwege, der Milz und der Leber. Erst im Mittelalter gelangte der Spargel über die Alpen und wurde bald von der Klosterheilkunde entdeckt. Im 12. Jahrhundert war das ›Circa instans‹ der Medizinschule von Salerno für die Anwendungen des Spargels maßgeblich, dessen Anweisungen auch die oben zitierte ›Leipziger Drogenkunde‹ übernommen hat. Verwunderlich ist die Tatsache, dass nunmehr die Früchte verwendet werden und von der Wurzel überhaupt nicht mehr die Rede ist, obwohl die Früchte giftig sind. Im 16. Jahrhundert finden sich Hinweise, dass Spargelsprosse in Kulturen angebaut wurden und sowohl als Gemüse wie auch als Arzneimittel Verwendung fanden. Man kochte Spargelstangen in Wein, die den Bauch erweichen und den Harn treiben sollten. In der Goethezeit entdeckte man den Spargel auch als »Blutreinigungsmittel« und verwendete ihn besonders zur Erleichterung bei rheumatischen Erkrankungen. Man empfahl den Patienten, täglich ein Pfund Spargelgemüse zu essen.

❖ Herkunft und Anbau

Der Spargel gehört zur Familie der Spargelgewächse (Asparagaceen). Das Gemüse besteht aus einem holzigen Wurzelstock, aus dem im Frühjahr fingerdicke Sprosse an die Oberfläche treiben. Sobald sie aus dem Boden herausragen, beginnen sie zu grünen. Die über 1 Meter hohen Stängel verzweigen sich und sind mit ganz feinen Blättchen versehen, die an Fenchel oder Dill erinnern. Aus den grün-weißen Blüten entwickeln sich rote Beeren, ähnlich den Preiselbeeren, die schwarze Samen haben.

❖ Verwendete Teile und Inhaltsstoffe

In der Heilkunde wird der Wurzelstock des Spargels verwendet. Er enthält Flavonoide, Saponine, Vitamine und Mineralstoffe (insbesondere Kaliumsalze) sowie fettes und ätherisches Öl, die eine harntreibende Wirkung haben. Der nach Spargelgenuss auftretende typische Geruch des Harns wird durch schwefelhaltige Verbindungen hervorgerufen, die im Stoffwechselprozess entstehen. Spargelsprosse (Spargelgemüse) enthalten wenig Nährstoffe, dafür aber faserige Ballaststoffe und reichlich Vitamine und Mineralien.

❖ Anwendungsgebiete

Wissenschaftlich anerkannt ist die Anwendung des Spargelwurzelstocks zur Durchspülungstherapie bei entzündlichen Erkrankungen der ableitenden Harnwege und zur Vorbeugung vor Nierengrieß.

✦ In der Erfahrungsheilkunde wird Spargelwurzelstock bei Frühjahrskuren zum Abnehmen und Entwässern sowie zur »Blutreinigung« eingesetzt. Zudem wird er als Potenzmittel empfohlen und bei Ödemen, Verstopfung, Leber- und Milzleiden, Gicht, rheumatischen Beschwerden und Gelbsucht verwendet. In der Erfahrungsheilkunde gilt neben dem Wurzelstock auch das Spargelkraut als Mittel zur »Blutreinigung« und zum Entwässern.

❖ Anwendungsform und Dosierung

Die innerliche Anwendung des Spargelwurzelstocks als Tee ist zwar üblich, aber kaum sinnvoll, da sich die für einen therapeutischen Effekt empfohlene Tagesdosis von 45 bis 60 g mit der üblichen Teedosierung nicht erreichen lässt. Daher sollte man Spargelwurzel bei der Teezubereitung möglichst mit stärker entwässernden Pflanzen (wie etwa Petersilien- oder Brennnesselwurzel) mischen.

✦ Aus Dosisgründen ist auch von Fertipräparaten, die Spargelwurzel allein enthalten, abzuraten. Auch hier empfiehlt es sich, auf Mittel zurückzugreifen, die Spargelwurzel mit stärker wirksamen Pflanzen kombinieren.

✦ Eine Kur mit dem kalorienarmen Spargelgemüse ist wegen der schwach abführenden Wirkung sinnvoll, sollte aber auf die Dauer von 10 Tage beschränkt bleiben.

Gegenanzeigen: Nicht anwenden bei entzündlicher Nierenerkrankung.

Nebenwirkungen: In sehr seltenen Fällen kann es zu allergischen Hautreaktionen kommen.

Spitzwegerich Plantago lanceolata L.

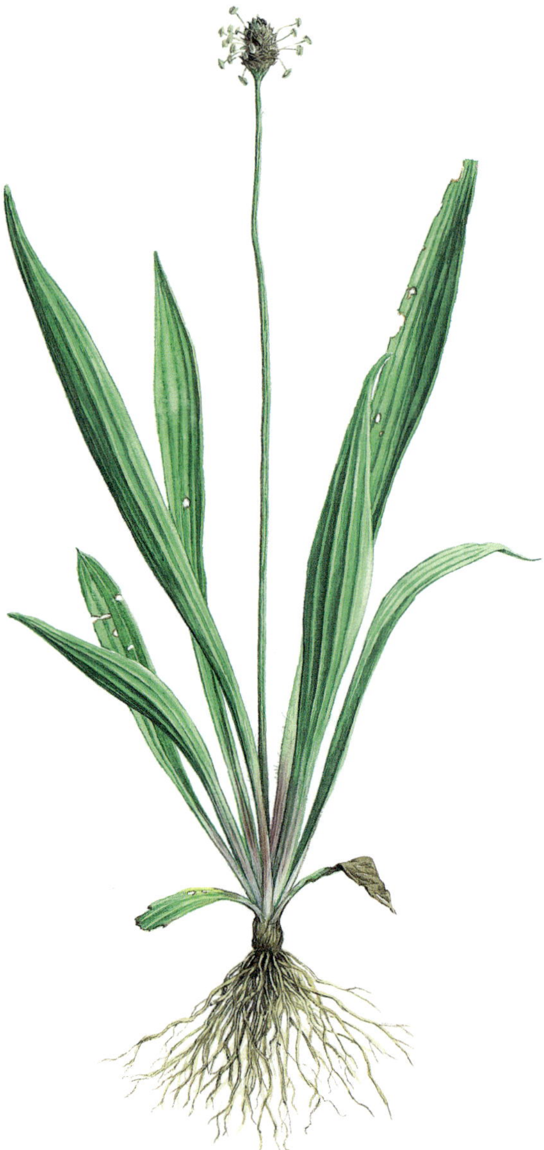

Im ›Macer floridus‹ wird der Wegerich so vorgestellt: »Das Kraut (...) nennen die Griechen ›Arnoglossa‹. Davon gibt es zwei Arten: die größere nennt man Breitwegerich, die andere Klein- oder Spitzwegerich, denn sie reckt sich mit spitzen Blättern hoch. Als kühlend und trocknend ordnet man Spitzwegerich im dritten Grade ein. Mit Honig vermischt, trocknet der Wegerich nässende und reinigt eiternde Wunden. Mit Essig und Salz wie Gemüse gekocht und gegessen, zähmt er den übergroßen Durchfall.«

❖ Geschichte

Erste schriftliche Überlieferungen zur Verwendung des Spitzwegerichs als Arzneipflanze stammen aus der assyrischen Medizin. Auch in antiker Zeit war er eine sehr geschätzte Heilpflanze. Dioskurides unterscheidet in seiner ›Materia medica‹ zwei unterschiedliche Arten und beschreibt ausführlich deren Heilwirkungen, wobei er Spitzwegerichblätter vor allem als Auflage bei Hautkrankheiten empfiehlt. Der vermutete Heileffekt bei Hautproblemen rührt vermutlich daher, dass Wegerich selbst auf viel benutzten Wegen durch Hufe und eisenbeschlagene Räder nicht zu vertreiben war. Daraus schloss man, dass die robuste Pflanze auch wirksam bei Verletzungen sein müsste. Als Gemüse mit Salz und Essig gekocht, sollte Wegerich bei Magenkrankheiten und sogar gegen die Ruhr helfen. Dioskurides' Zeitgenosse Plinius empfiehlt den Saft des Wegerichs gegen Skorpionstiche und Schlangenbisse. Auch die Klosterheilkunde unterschied den Breit- und den Spitzwegerich, wobei Letzterem im ›Macer floridus‹ größere Heilkräfte eingeräumt werden. Bei Hildegard von Bingen hilft Wegerich bei Gicht, geschwollenen Drüsen und Knochenbrüchen und sollte sogar als starker Einlauf ein Gegenmittel bei Liebeszauber sein. Die Kräfte der Pflanze wurden in den Kräuterbüchern der Klostermedizin als kühlend, trocknend und zusammenziehend beschrieben. In der Erfahrungsheilkunde waren die Blätter des Wegerichs fast weltweit das wichtigste Mittel bei Wunden, Geschwüren und Entzündungen. Doch auch Schwindsucht, Husten, Fieber, Durchfall und Blutarmut zählten zu den oft angeführten Anwendungsgebieten.

❖ Herkunft und Anbau

Die Wegerichgewächse bilden eine eigene Familie (Plantaginaceen), zu der neben dem Spitz- und dem Breitwegerich auch der Sandwegerich gehört. Ursprünglich wohl auf der nördlichen Erdhalbkugel heimisch, sind sie heute weltweit verbreitet. Der Spitzwegerich unterscheidet sich von den anderen Wegerich-Arten durch seine langen, schmalen Blätter, deren Blattnerven deutlich zu sehen sind. Sie stehen in einer Blattrosette, aus der sich blattlose Stängel erheben. Obwohl die Pflanze häufig vorkommt, wird sie für die Arzneimittelherstellung in Kulturen angebaut, um einen hohen Wirkstoffgehalt zu gewährleisten.

❖ Verwendete Teile und Inhaltsstoffe

In der Heilkunde werden ausschließlich die Blätter des Spitzwegerichs verwendet. Zu den wichtigen Inhaltsstoffen gehören Iridoidglykoside, Schleim- und Gerbstoffe, Flavonoide und Kieselsäure. Die Schleimstoffe haben einen reizlindernden Effekt, während die Gerbstoffe zusammenziehend (adstringierend) und die Iridoide bakterienhemmend wirken.

❖ Anwendungsgebiete

Wissenschaftlich anerkannt ist die innerliche Anwendung von Spitzwegerichblättern bei Katarrhen der Atemwege sowie die äußerliche Anwendung bei Schleimhautentzündungen im Mund- und Rachenraum und bei entzündlichen Veränderungen der Haut.

✦ In der Erfahrungsheilkunde werden Spitzwegerichblätter auch gegen Husten, Asthma, Hämorrhoiden, Furunkeln und Durchfall sowie zur ersten Wundversorgung bei Hautverletzungen eingesetzt.

❖ Anwendungsform und Dosierung

Spitzwegerichblätter können bei Erkältungskrankheiten und Durchfall als Tee, Sirup oder Frischpflanzenpresssaft eingenommen werden. Die Tagesdosis beträgt 6 g (Blätter) bzw. 3 Esslöffel (Saft und Sirup).

Teezubereitung:
2 gehäufte Teelöffel Spitzwegerichblätter mit 1 Tasse kaltem Wasser übergießen, 1 bis 2 Stunden ziehen lassen, abseihen und leicht erwärmen. Mehrmals täglich 1 Tasse trinken.

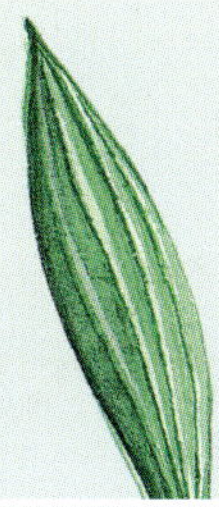

✦ Bei Entzündungen der Mund- und Rachenschleimhaut wird der Tee als Gurgellösung, bei Furunkeln und Hämorrhoiden zu Waschungen der betroffenen Hautpartien verwendet.
✦ Zur ersten Wundversorgung und bei Insektenstichen können Spitzwegerichblätter – zerrieben oder gekaut – auch direkt aufgelegt werden.
Gegenanzeigen und Nebenwirkungen sind nicht bekannt.

Steinklee Melilotus officinalis (L.) PALL.

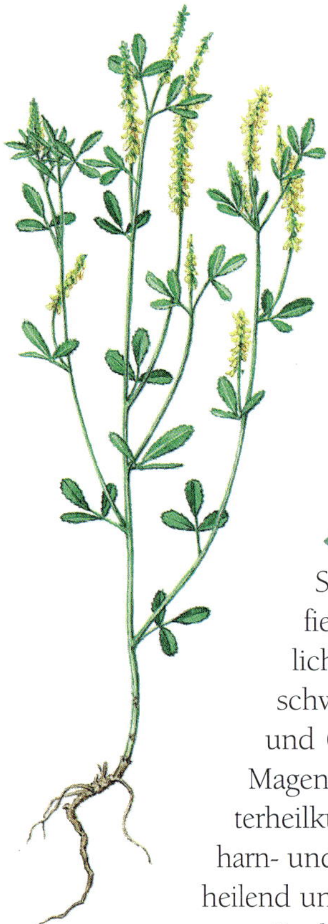

In der ›Leipziger Drogenkunde‹ kann man Folgendes über den Steinklee und seine Wirkung erfahren: »Melilotum ist wärmend und trocknend in dem ersten Grad, und ist eine Art des Klees, der sehr angenehm riecht. (...) Und er hat die Kraft zu stärken wegen seines Wohlgeruchs und räumt durch seine feine Substanz, und deshalb stärkt der Wein, in dem er gekocht wurde, die Verdauung, vertreibt die Blähung und öffnet die Verstopfung der Nieren und der Blase. Der Same in Suppe, Speise oder Trank gegeben, macht einen guten Geschmack und Duft.«

❖ Geschichte

Schon Dioskurides empfiehlt den Steinklee äußerlich zur Erweichung von Geschwüren, bei Ausschlägen und Grind sowie innerlich bei Magenschmerzen. In der Klosterheilkunde galt die Pflanze als harn- und schweißtreibend, wundheilend und schmerzstillend. Hieronymus Bock führt in seinem ›Neuen Kräuterbuch‹ Ohrenschmerzen, »hitzige Augen«, Uterusverhärtungen und Geschwüre als typische Anwendungsgebiete an. Beim einfachen Volk war Steinklee eines der am häufigsten verwendeten Mittel gegen Hämorrhoiden und Krampfadern.

❖ Herkunft und Anbau

Steinklee zählt zur Familie der Schmetterlingsblütler (Fabaceen) und kann bis zu 1,50 Meter hoch werden. Man unterscheidet den Echten Steinklee *(Melilotus officinalis)* und den Hohen Steinklee *(Melilotus altissimus)*. Beide Arten sind in Europa und Asien verbreitet. Der botanische Name *Melilotus* bedeutet Honigklee und bezieht sich auf die hellgelben Blüten.

❖ Verwendete Teile und Inhaltsstoffe

In der Heilkunde wird das blühende Kraut des Steinklees verwendet, dessen Hauptwirkstoff Cumarin durch Trocknung freigesetzt wird. Außerdem enthält das Kraut Flavonoide und Saponine, die eine entzündungshemmende und venenabdichtende Wirkung haben.

❖ Anwendungsgebiete

Wissenschaftlich anerkannt ist die innerliche Anwendung des Krauts bei Beschwerden der chronisch venösen Insuffizienz (Schweregefühl und Schmerzen in den Beinen) und zur unterstützenden Behandlung bei Lymphstauungen und Hämorrhoiden. Äußerlich wird es bei Prellungen, Verstauchungen und Blutergüssen angewendet.

❖ Anwendungsform und Dosierung

Empfehlenswert ist die Einnahme von Fertigpräparaten mit einem Mindestgehalt an Cumarin von 3 bis 30 mg. Zur äußerlichen Anwendung helfen Salben mit Steinklee oder ein Breiumschlag, der auf die betroffenen Stellen gelegt wird.
Nebenwirkungen: In seltenen Fällen können Kopfschmerzen auftreten.
Gegenanzeigen sind nicht bekannt.

Viola tricolor L. Stiefmütterchen

Odo Magdunensis preist in seinem ›Macer floridus‹ das Veilchen ganz besonders: »Weder die Pracht der Rose noch die Lilie kann die duftenden Veilchen übertreffen in Gestalt, Geruch und Wirkungsmacht. Ihre Tugend wird als kühlend und befeuchtend im ersten Grad eingestuft. (…) Stampft man die Veilchen und legt sie auf, lindern sie entzündete Körperstellen. Dem, der getrunken hat und nun am Rausch leidet sowie an schwerem Kopf, dem verjagt diese Qual der Duft von Veilchen: Er braucht nur an ihnen zu riechen oder sein Haupt mit ihnen zu bekränzen.«

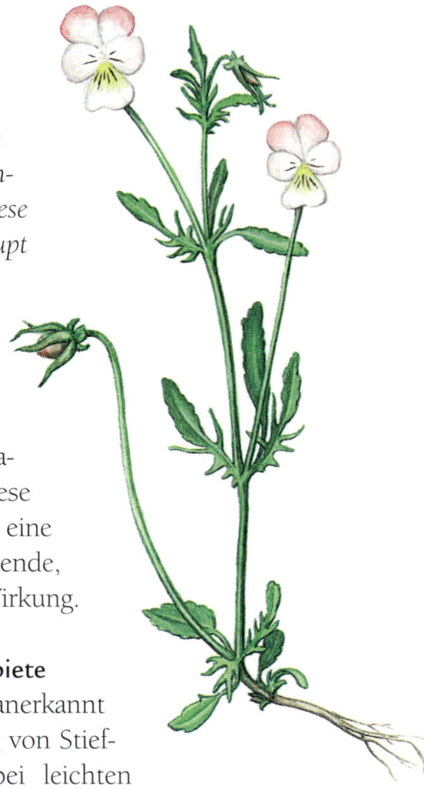

❖ Geschichte

Im Mittelalter zählten die Veilchen-Arten zum Kreis der großen Arzneipflanzen: Sie wurden bei Kinderkrankheiten, gegen Kopfschmerzen, Epilepsie und Husten empfohlen. Von überragender Bedeutung war auch das Veilchenöl, das allein oder zusammen mit Rosenöl eine wichtige Grundlage für die Herstellung von komplexen Arzneimitteln war. Es kam bei fast allen äußerlichen Krankheiten und Verletzungen zum Einsatz und war wegen seiner kühlenden Wirkung auch hilfreich bei Fieber. Erst im ›Kräuterbuch‹ des Leonhart Fuchs wird das Stiefmütterchen klar von den übrigen Veilchen-Arten unterschieden.

❖ Herkunft und Anbau

Das Wilde Stiefmütterchen gehört zur Familie der Veilchengewächse (Violaceen) und ist in allen gemäßigten Zonen Europas und Asiens heimisch. In Kulturen wird die Pflanze vor allem in Frankreich und in den Niederlanden angebaut.

❖ Verwendete Teile und Inhaltsstoffe

In der Heilkunde wird das blühende Kraut des Stiefmütterchens verwendet, das vor allem Flavonoide, Schleimstoffe, Saponine, Salicylsäure-Derivate und Vitamin C enthält. Diese Inhaltsstoffe haben eine entzündungshemmende, kortisonähnliche Wirkung.

❖ Anwendungsgebiete

Wissenschaftlich anerkannt ist die Anwendung von Stiefmütterchenkraut bei leichten seborrhoischen Hauterkrankungen (wie Grindflechte, Akne, Ekzeme) und Milchschorf bei Kleinkindern.

✦ In der Erfahrungsheilkunde wird das Kraut auch bei Windeldermatitis genutzt. Außerdem hat es sich bei Husten, Fieber, Rheuma, Gicht und Arteriosklerose bewährt.

❖ Anwendungsform und Dosierung

Bei Hautkrankheiten sind entweder Teeaufgüsse, Umschläge oder Sitzbäder mit Stiefmütterchenkraut hilfreich. Bei Erkältungskrankheiten trinkt man den Stiefmütterchentee allein oder mit anderen Pflanzen gemischt.

Gegenanzeigen und Nebenwirkungen sind nicht bekannt.

Süßholz Glycyrrhiza glabra L.

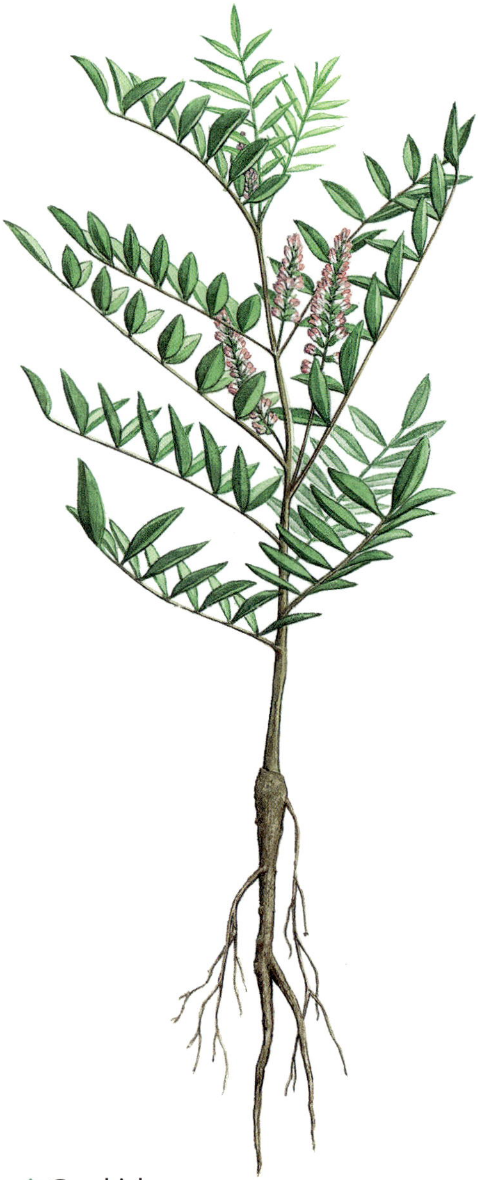

Die ›Leipziger Drogenkunde‹ vermerkt zum Süßholz: »Liquiritia oder Lakritze ist in ausgeglichener Weise wärmend und befeuchtend. Einige sagen, es sei eine Wurzel, einige, es sei ein Strauch oder ein Zweig. Aber es ist die Wurzel eines kleinen Krautes oder Baumes. (...) Ihre Kochung in Wasser ist gut gegen alle Gebrechen der Brust, und ganz besonderes denjenigen, die an der Rippen- oder Brustfellentzündung leiden. Der Wein, in dem sie gekocht wurde, ist gut gegen den Husten.«

❖ Geschichte

Die Süßholzwurzel, deren Saft für das wohl bekannte Lakritz verantwortlich ist, war schon den Schriftstellern der Antike geläufig. Sie gaben ihr den Namen *Glycyrrhiza* (*glykys* = süß, *rhiza* = die Wurzel), aus dem sich im Mittelalter das lateinische *liquiritia* entwickelte. Bereits Dioskurides beschreibt die Heileffekte der Pflanze recht ausführlich: Ihre Anwendungsgebiete waren Husten, Heiserkeit, Asthma und Brustbeschwerden. Zudem nennt er noch Leber-, Blasen- und Nierenleiden. In der frühen Phase der Klosterheilkunde wurde Süßholz kaum beachtet, wahrscheinlich weil es – besonders nördlich der Alpen – nur schwer zu bekommen war. Erst mit Constantinus Africanus, der das mittelalterliche Heilwissen durch Übersetzungen aus dem Arabischen bereicherte, mit dem ›Circa instans‹ und der ›Physica‹ Hildegards von Bingen wurde es in der Heilkunde wieder stärker präsent. Heiserkeit, Husten, Brustschmerzen, Lungenleiden, Seitenstechen, Verdauungsbeschwerden sowie Nieren- und Blasenleiden blieben auch im Mittelalter die bevorzugten Anwendungsgebiete der Wurzel. Bemerkenswert ist, dass Hildegard von Bingen Süßholz auch für eine auf die Psyche wirkende Pflanze hält. Nach Meinung der Äbtissin sollte es mild stimmen und Tobsucht unterdrücken – vermutlich, weil die Wurzel von jeher als Mittel gegen die Tollwut galt. Vom einfachen Volk wurde Süßholz seit dem Spätmittelalter auch als Pulver zur Wundbehandlung geschätzt.

❖ Herkunft und Anbau
Süßholz ist eine mehrjährige, verholzende Staude aus der Familie der Schmetterlingsblütler (Fabaceen). Neben einer Pfahlwurzel entwickelt die Pflanze ein weitverzweigtes Wurzelsystem. Die Staude erreicht eine Höhe von über 1 Meter. Süßholz war ursprünglich im Mittelmeergebiet, in Kleinasien und Russland heimisch. Für den arzneilichen Gebrauch erfolgt der Anbau in Kulturen: Man unterscheidet zwischen Süßholz aus Spanien, Südfrankreich und Italien und der sogenannten Russischen Ware aus dem Wolgagebiet, dem Irak sowie aus China.

❖ Verwendete Teile und Inhaltsstoffe
Von der Süßholzstaude wird in der Heilkunde nur die Wurzel verwendet. Zu ihren wirksamen Inhaltsstoffen zählen vor allem Saponine, darunter Glycyrrhizinsäure (2 bis 15 Prozent), Flavonoide (Liquiritin), Cumarine, Phytosterole und Schleimstoffe (etwa 10 Prozent). Das Glycyrrhizin hat eine entzündungshemmende und schleimhautschützende Wirkung. Eine Erhöhung der Schleimhautsekretion kann ebenso beobachtet werden wie eine auswurffördernde und krampflösende Wirkung. Auch die gestörte Magenschleimhaut wird normalisiert.

❖ Anwendungsgebiete
Wissenschaftlich anerkannt ist die Anwendung von Süßholzwurzel bei Katarrhen der Atemwege. Außerdem ist sie eines der wenigen hilfreichen Mittel bei Magen- und Darmgeschwüren, da sie eine Abheilung der Geschwüre beschleunigen kann.

✦ In der Erfahrungsheilkunde wird der Saft der Süßholzwurzel bei Sodbrennen und säurebedingten Magenbeschwerden verwendet.

❖ Anwendungsform und Dosierung
Süßholzwurzel ist in zahlreichen Teemischungen enthalten und kann bei Magen- und Darmgeschwüren sowie bei Erkältungskrankheiten auch allein als Tee zubereitet werden. Aus geschmacklichen Gründen empfiehlt es sich, geschälte Wurzelstücke zu verwenden. Die Tagesdosis beträgt 5 bis 15 g, die Anwendung sollte auf 6 Wochen beschränkt bleiben.

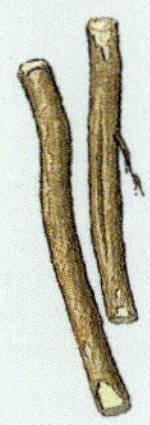

Teezubereitung:
1 knappen Teelöffel zerkleinerte Süßholzwurzel mit 1 Tasse kochendem Wasser übergießen, 15 bis 20 Minuten ziehen lassen und abseihen. Täglich 3- bis 5-mal 1 Tasse trinken.

✦ Gegen Gastritis und Magengeschwüre nimmt man Süßholz auch als Sirup oder Saft ein: Dabei wird 1 g Süßholzsaft in 100 ml heißem Wasser aufgelöst und 2- bis 3-mal täglich eingenommen.

✦ Während der Anwendung von Süßholz auf möglichst kaliumreiche Kost achten (z. B. getrocknete Aprikosen oder Brennnesseltee).

Gegenanzeigen: Nicht anwenden bei chronischer Leberentzündung, Leberzirrhose, Diabetes, Bluthochdruck und Kaliummangel sowie während der Schwangerschaft und Stillzeit.

Nebenwirkungen: Bei hoch dosierter Anwendung über einen Zeitraum von 6 Wochen kommt es zu Ödembildung und Bluthochdruck.

Wechselwirkungen: Nicht anwenden, wenn Digitalis-Präparate oder Saluretika eingenommen werden.

Taubnessel Lamium album L.

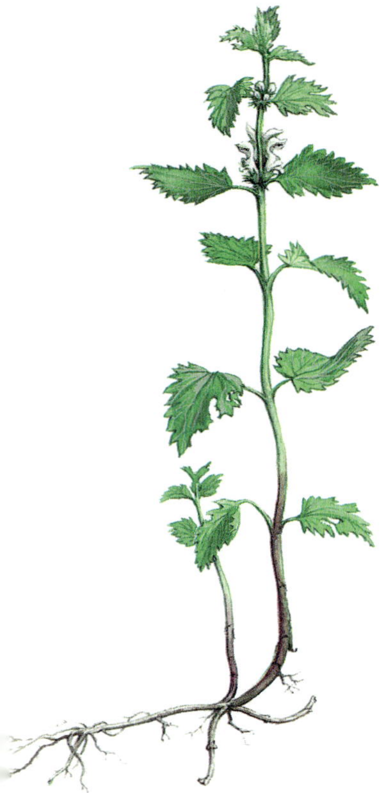

Albertus Magnus beschreibt in seinem berühmten botanischen Werk ›De vegetabilibus‹ auch die Taubnessel: »Die tote Urtica ist in allem, in Gestalt und Farbe, der größeren Brennnessel ähnlich, nur, dass sie nicht brennt und nicht so groß ist. Die tote Urtica hat einen viereckigen Stängel und eine weiße Blüte, diese bringt sie an beliebiger Stelle ihres Stängels hervor, aber unter der Blüte sind immer zwei Blätter oder auch zwei Zweige (...). Sie hat einen trocknenden, zusammenziehenden Geruch, der sich zum Herben hinzieht.«

❖ Geschichte

Bei den antiken Autoren und in den meisten Werken der Klostermedizin fand die Taubnessel keine Beachtung. Konrad von Megenberg führt sie zwar in seinem weitverbreiteten ›Buch der Natur‹ an, jedoch nur im Zusammenhang mit der Großen und Kleinen Brennnessel und ohne Angabe eines eigenen medizinischen Anwendungsgebiets. Beim einfachen Volk hingegen erfreute sich die Pflanze großer Beliebtheit. Sie galt als Heilmittel gegen den »weißen Fluss« der Frauen und wurde bei Blutarmut, Hautunreinheiten und Lungenkrankheiten verwendet.

❖ Herkunft und Anbau

Die Taubnessel ähnelt zwar den Nesseln, gehört jedoch zur Familie der Lippenblütler (Lamiaceen). Sie ist in Europa und Nordasien heimisch und wird für den arzneilichen Gebrauch aus Osteuropa importiert.

❖ Verwendete Teile und Inhaltsstoffe

In der Heilkunde werden die weißen Blüten der Taubnessel verwendet, die vor allem Gerbstoffe, Iridoide, verschiedene Säuren (z. B. Rosmarinsäure), Flavonoide und Schleimstoffe enthalten. Die Inhaltsstoffe wirken entzündungshemmend, zusammenziehend (adstringierend), sekretionshemmend und gewebeverdichtend.

❖ Anwendungsgebiete

Wissenschaftlich anerkannt ist die innerliche Anwendung von Taubnesselblüten bei Katarrhen der oberen Atemwege sowie die äußerliche Anwendung bei leichten Schleimhautentzündungen im Mund- und Rachenraum und bei oberflächlichen Entzündungen der Haut. Darüber hinaus sind sie bei Magen-Darm-Beschwerden hilfreich.

❖ Anwendungsform und Dosierung

Bei Magen-Darm-Beschwerden und Atemwegserkrankungen empfiehlt sich eine Teezubereitung. Bei innerlicher Anwendung beträgt die Tagesdosis 3 g, bei äußerlichem Gebrauch 5 g. Gegenanzeigen und Nebenwirkungen sind nicht bekannt.

Tausendgüldenkraut

Centaurium erythraea (L.) PERS.

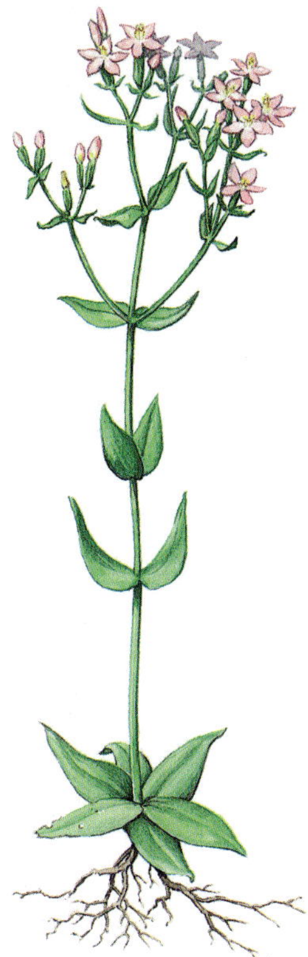

Albertus Magnus erläutert in seinem Pflanzenbuch, dass es mehrere Arten des Tausendgüldenkrauts, das bei ihm »Centaurea« heißt, gibt: »Jede Art von ihr jedoch ist wärmend und trocknend: In jeder ist abwischende und zusammenziehende Wirkung, große Schärfe und austrocknende Wirkung. (...) In frischem Zustand macht sie Wunden rein und verschließt alte Geschwüre, in trockenem Zustand zerrieben und als Pflaster aufgelegt, festigt sie Fisteln und alte Geschwüre. Sie hilft auch bei Verstopfung der Leber und bei Verhärtung der Milz.«

❖ Geschichte

In der Antike hieß das Tausendgüldenkraut *Centaurion*, weil es mit dem heilkundigen Kentaur Chiron in Verbindung gebracht wurde. Auch sein deutscher Name deutet auf das hohe Ansehen als Arzneipflanze hin: Darin klingt noch an, dass man seine Heilkraft für so groß erachtete, dass sie mit 1000 Gulden nicht zu bezahlen sei. In der Antike wurde das Kraut vor allem als wundreinigendes und -heilendes Mittel, aber auch gegen Nervenleiden, Sehschwäche, Fieber und Verstopfung eingesetzt. Diese Indikationen findet man auch in den mittelalterlichen Herbarien und Rezeptbüchern wieder.

❖ Herkunft und Anbau

Das Tausendgüldenkraut gehört zur Familie der Enziangewächse (Gentianaceen). Die zweijährige Pflanze wächst auf Wiesen und an trockenen Hängen und ist in fast ganz Europa, Nordafrika und -amerika heimisch.

❖ Verwendete Teile und Inhaltsstoffe

In der Heilkunde wird das blühende Tausendgüldenkraut verwendet, das Bitter- und Gerbstoffe sowie Flavonoide enthält. Die Bitterstoffe wirken verdauungsanregend auf Magen, Pankreas, Galle und Darm, stimulieren den Appetit und haben einen anregenden Effekt bei Schwächezuständen.

❖ Anwendungsgebiete

Wissenschaftlich anerkannt ist die Anwendung des Krauts bei Verdauungsbeschwerden, vor allem, wenn sie auf einem Mangel an Verdauungssäften beruhen. Als Bitterstoffmittel *(Amarum aromaticum)* regt Tausendgüldenkraut nachweislich den Appetit an und stärkt den Magen.
✦ In der Erfahrungsheilkunde wird Tausendgüldenkraut auch als allgemein stärkende Pflanze empfohlen.

❖ Anwendungsform und Dosierung

Üblicherweise wird das mild wirkende Bitterkraut mit stärkeren verdauungsfördernden Heilkräutern kombiniert. Die Tagesdosis beträgt 6 g. Gegenanzeigen und Nebenwirkungen sind nicht bekannt.

Thymian Thymus vulgaris L.

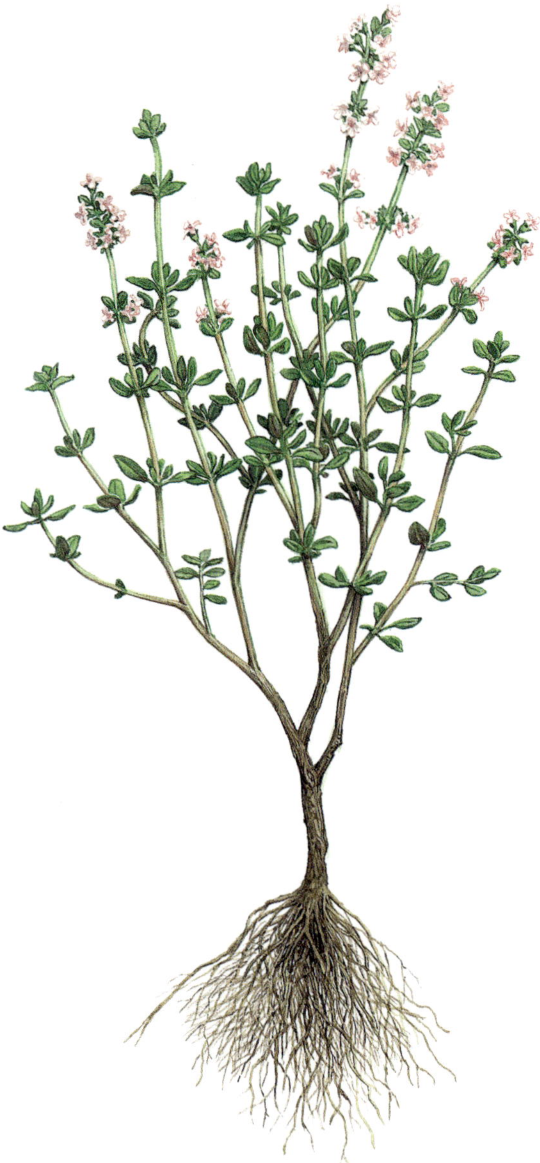

Über die heilenden Kräfte des Thymians kann man bei Hildegard von Bingen lesen: »Thymian ist wärmend und trocknend, und wenn jemand gute Kräuter und Gewürze beifügt, nimmt er durch seine Wärme und seine Stärke die Fäulnis der schmerzenden Geschwüre weg. (…) Man nehme Thymian, die ganze Pflanze mit der daran hängenden Erde, koche sie und bereite sich damit ein Schwitzbad, und dies gebrauche man oft, und die Wärme und Trockenheit des Krauts mit der trockenen erhitzten vorgenannten Erde, mindert die schlechten Säfte, außer es missfällt Gott.«

❖ Geschichte

Seit mehr als 4000 Jahren wird das stark duftende Kraut als Gewürz- und Arzneipflanze verwendet. Dem intensiven Aroma verdankt es wahrscheinlich auch seinen Namen, denn Thymian leitet sich vermutlich von griechisch *thyein*, räuchern oder Rauchopfer darbringen, bzw. von *thymíama*, Räucherwerk, ab. Nach Dioskurides hilft Thymian bei Asthma, löst den Schleim in Rachen und Magen, vertreibt den Bandwurm und fördert Harn und Menstruation. Äußerlich wurde Thymian in der antiken Medizin bei Warzen, Hämorrhoiden, Ödemen und Ischias aufgelegt. Im frühen Mittelalter wurde das Kraut, abgesehen vom ›Lorscher Arzneibuch‹, kaum genannt. Dafür wird es hier fast als Allheilmittel für die unterschiedlichsten Krankheiten beschrieben: zur Förderung der Verdauung, bei Leber- und Milzproblemen und gegen Magenschmerzen. Vor allem wegen seiner Heilkräfte bei Keuchhusten rühmte Hildegard von Bingen den Thymian. Ihre mittelalterlichen Kollegen empfahlen ihn bei Asthma, Atemnot, gegen Würmer, bei Vergiftungen und zur »Austreibung der toten Geburt«. Einen noch höheren Stellenwert erhielt der Thymian in der Heilkunde, als man zu Beginn des 18. Jahrhunderts seinen wichtigsten Wirkstoff, das Thymol, entdeckte, das man zunächst für Campher hielt. Aus dem frühen 20. Jahrhundert liegen sogar Berichte über Erfolge bei der Bekämpfung von Lepra mit Thymol in Sesamöl vor.

❖ Herkunft und Anbau

Der mehrjährige Thymian gehört zur Familie der Lippenblütler (Lamiaceen). Er braucht einen trockenen, sonnigen Platz und ist im Mittelmeerraum beheimatet. Den ganzen Sommer über können frische Zweige gepflückt werden, wobei sie kurz vor der Blüte am aromatischsten sind.

❖ Verwendete Teile und Inhaltsstoffe

In der Heilkunde wird das Thymiankraut verwendet, das reich an ätherischen Ölen, Gerbstoffen und Flavonoiden ist. Das ätherische Öl mit dem wirkungsvollen Thymol aktiviert direkt die Schleim abtransportierenden Härchen in den Bronchien, löst Hustenkrämpfe, ist wirksam gegen Bakterien und Viren und fördert die Durchblutung der Haut.

❖ Anwendungsgebiete

Wissenschaftlich anerkannt ist die innerliche Anwendung von Thymiankraut bei Katarrhen der oberen Atemwege, Bronchitis und Keuchhusten.

✦ Die Erfahrungsheilkunde empfiehlt es zudem äußerlich zur Unterstützung bei rheumatischen Beschwerden, Hautproblemen und bei entzündlichen Erkrankungen im Mund- und Rachenraum. Innerlich angewendet, soll Thymiankraut zur Durchspülung der Harnwege, bei Appetitlosigkeit und Völlegefühl nützlich sein.

❖ Anwendungsform und Dosierung

Bei Erkrankungen der Atemwege wird Thymiankraut gern allein als Tee oder in Mischungen von sogenannten Brust- und Hustentees verwendet. Fluidextrakte können als Fertigpräparate ebenfalls mehrmals täglich eingenommen werden. Die Tagesdosis beträgt 10 g.

Teezubereitung:

2 Teelöffel Thymiankraut mit 1 Tasse kochendem Wasser übergießen, zugedeckt 5 Minuten ziehen lassen und abseihen. Mehrmals täglich 1 Tasse möglichst heiß trinken.

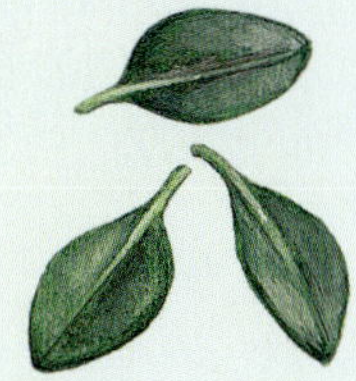

✦ Zum Inhalieren oder Spülen bei Entzündungen im Mund- und Rachenraum nicht mehr als 2 Tropfen Thymianöl in heißes Wasser geben und einatmen oder mit einem Aufguss aus 5 g Thymiankraut in 100 ml warmem Wasser gurgeln. Alternativ kann man für die Gurgellösung auch 10-fach verdünnte Thymian-Tinktur verwenden.

✦ Zur Förderung der Durchblutung bei rheumatischen Beschwerden kann man 10 ml Thymianöl mit 90 ml Weizenkeimöl oder 40-prozentigem Alkohol mischen und die betroffenen Körperstellen damit einreiben.

✦ Bei Hautproblemen, die durch Viren, Pilze oder Bakterien ausgelöst sind, ist es ratsam, eine 5-prozentige Verdünnung mit einer Alkohol-Wasser-Lösung zur Reinigung 2-mal täglich, bei Warzen mehrmals täglich anzuwenden.

Gegenanzeigen: Das ätherische Öl nicht während der Schwangerschaft anwenden.

Nebenwirkungen: Von einer dauerhaften Anwendung des ätherischen Öls in Form von Bädern oder großflächigen Einreibungen ist dringend abzuraten, da das hochwirksame Thymol die Hautbarriere gut passiert.

Vogelknöterich Polygonum aviculare L.

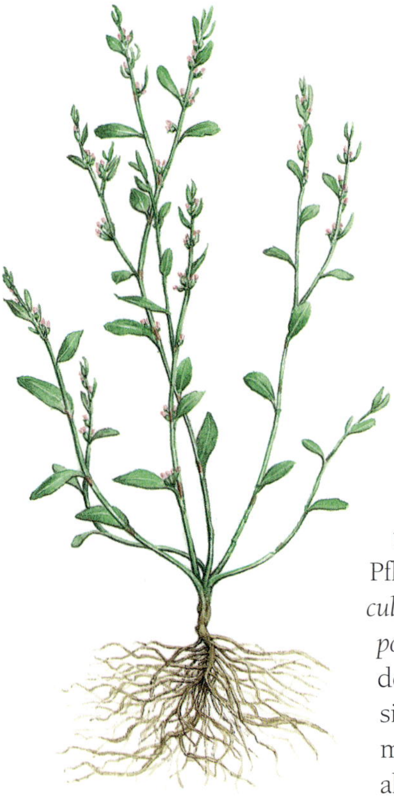

Adam Lonitzer nennt den Vogelknöterich »Weggras« und »Wegtritt«: »Verirrt sich auf der Erden, sodass man einmal darüber fällt. Weggras ist trocken und kalt, stopft Blut- und Bauchfluss, wenn man den roten Wein trinkt, in dem es gekocht wurde. Von seinem Saft trinken ist gut bei Blutspeien, stillt die Durchläufe des Bauches (Durchfall) zusammen mit dem Erbrechen. Der Saft getrunken und äußerlich auf den Bauch geschmiert, ist gut für den Harnzwang und heilt giftige Bisse. Der Saft mit Wein und Honig gekocht und aufgelegt, heilt neue Wunden.«

❖ Geschichte

Bei dem botanischen Namen der Pflanze *Polygonum aviculare* ist vor allem an *poly*, viel, zu denken, denn schier zahllos sind die Namen, die man dem Knöterich allein schon in Antike und Mittelalter gegeben hat. Dioskurides lobt ihn in seiner ›Materia medica‹ bei Blutspeien, Bauchfluss und Cholera. Hildegard von Bingen nennt die Pflanze »Erdpfeffer«. Sie empfiehlt, ihn über Nacht in Wein einzulegen und dann als Fiebermittel zu verwenden. Die mittelalterlichen Kräuterbuchautoren beschreiben die Heilkraft des Vogelknöterichs als stopfend, zusammenziehend, wundheilend, stein- und grießtreibend.

❖ Herkunft und Anbau

Die zur Familie der Knöterichgewächse (Polygonaceen) gehörende Pflanze ist in fast ganz Europa verbreitet. Sie wächst zwischen grobem Kies genauso wie auf fruchtbaren Ackerböden.

❖ Verwendete Teile und Inhaltsstoffe

In der Heilkunde wird das Kraut des Vogelknöterichs verwendet, das Flavonoide, Cumarine, Kieselsäure, Schleim- und Gerbstoffe enthält. Die Inhaltsstoffe wirken zusammenziehend (adstringierend), wobei vermutlich vor allem die Gerb- und Schleimstoffe dafür verantwortlich sind, dass Entzündungen im Mund- und Rachenraum schneller abklingen.

❖ Anwendungsgebiete

Wissenschaftlich anerkannt ist die innerliche Anwendung von Vogelknöterichkraut bei leichten Katarrhen der Atemwege sowie die äußerliche Anwendung bei Schleimhautentzündungen im Mund- und Rachenraum.

✦ Die Erfahrungsheilkunde nutzt das Kraut u. a. als Blutstiller und zum Entwässern.

❖ Anwendungsform und Dosierung

Das Kraut ist nur noch selten Bestandteil von Hustentees. Dennoch ist es sinnvoll, eine Teezubereitung zur Unterstützung bei Bronchialkatarrhen zu trinken. Die Tagesdosis beträgt 4 bis 6 g. Gegenanzeigen und Nebenwirkungen sind nicht bekannt.

Juniperus communis L. Wacholder

Die ›Leipziger Drogenkunde‹ beschreibt vor allem die Heilwirkung des Wacholders bei Durchfall: »Der Wacholderbaum ist wärmend und trocknend in dem dritten Grad, und wenn man es in den Rezepten findet, so soll man die Frucht nehmen. In dem Maien soll man sie sammeln und zwei Jahre behalten sie ihre Wirksamkeit. Und ihre Kraft ist, dass sie auflösen und verzehren. Gegen den Bauchfluss der von dem Durchfall kommt, der im Magen und den Därmen haftet, koche die Frucht in Regenwasser, und der Leidende soll sich bis zum Nabel in diese Abkochung setzen und den Unterleib mit dem Wasser abreiben.«

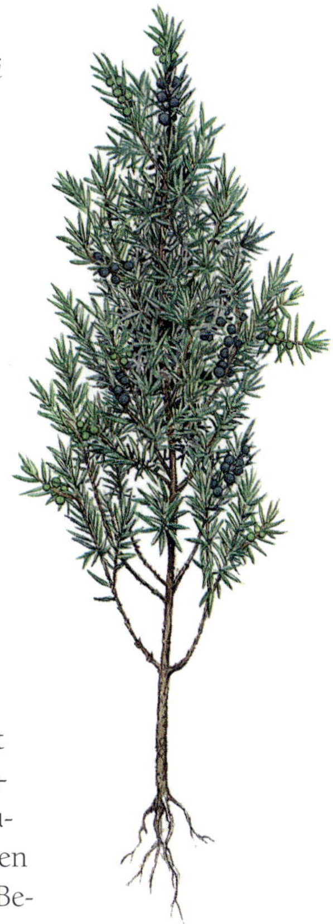

❖ Geschichte

Die Wacholderbeeren waren bereits den Ärzten der Antike bekannt. Hippokrates verwendet sie äußerlich zur Behandlung von Fisteln und Wunden und innerlich zur Geburtsbeschleunigung. Im Mittelalter empfiehlt Hildegard von Bingen die Beeren gegen Lungenleiden, Fieber und als harntreibendes Mittel. Vor allem aber galten Räucherungen mit dem aromatischen Holz als wirksamer Schutz vor der Pest.

❖ Herkunft und Anbau

Der Wacholder gehört zur Familie der Zypressengewächse (Cupressaceen) und ist in Europa, Nordasien und -amerika heimisch. Heute stammen die Beeren vor allem aus dem Anbau in Italien und Kroatien. Wacholder wächst an sonnigen Hängen und in lichten Nadelwäldern. Die Beeren benötigen 2 bis 3 Jahre zur Reife.

❖ Verwendete Teile und Inhaltsstoffe

In der Heilkunde werden die Beeren verwendet, die viel ätherisches Öl enthalten. Es stärkt die Verdauungsorgane und fördert die Durchspülung von Niere und Harnwegen. Zusammen mit Flavonoiden sorgt es für eine krampflösende Wirkung. Gerbstoffe unterstützen den positiven Effekt auf Magen und Darm.

❖ Anwendungsgebiete

Wissenschaftlich anerkannt ist die Anwendung von Wacholderbeeren bei Verdauungsbeschwerden mit leichten Krämpfen im Magen-Darm-Bereich sowie bei Blähungen.

❖ Anwendungsform und Dosierung

Zur Förderung der Verdauung kann man 10 Wacholderbeeren über den Tag verteilt kauen, jedoch nicht als Daueranwendung, sondern kurmäßig über einige Tage. Die Beeren sind ansonsten nur noch in wenigen Blasen- und Nierentees enthalten, da ihre nierenanregende Wirkung bei hohen Dosierungen heute als bedenklich eingestuft wird.

Gegenanzeigen: Nicht anwenden bei entzündlichen Nierenerkrankungen und während der Schwangerschaft.

Nebenwirkungen: Eine Daueranwendung in hoher Dosierung kann selbst gesunde Nieren schädigen und auch Magen und Darm reizen.

Wegwarte Cichorium intybus L.

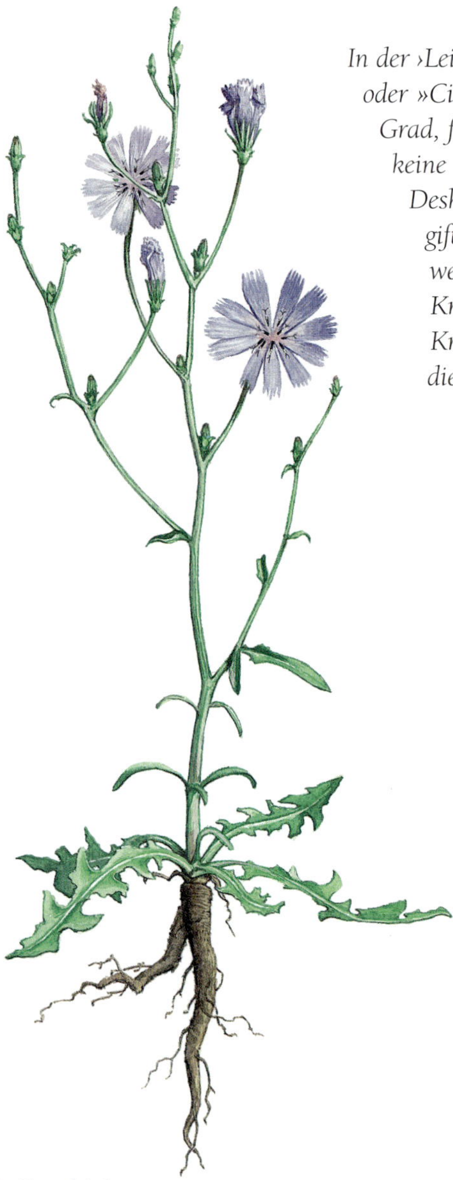

In der ›Leipziger Drogenkunde‹ ist unter »Sponsa solis«, »Sonnenbraut« oder »Cichorea« nachzulesen: »Es ist kalt und feucht in dem zweiten Grad, frisch hat es die größte Kraft, getrocknet hat es weniger bis gar keine Wirkung. Und es hat die Kraft, dass es den Giften widersteht. Deshalb reiben die Wiesel und andere Tiere, wenn sie von einem giftigen Tier verwundet wurden, die Wunde an dem Kraut und werden so bald gesund. Gegen den Biss giftiger Tiere lege das Kraut zerrieben auf die Wunde und trinke auch den Saft. Das Kraut gekocht und gegessen oder den Saft getrunken, ist gut gegen die Verstopfung der Milz und der Leber aus heißen Ursachen.«

❖ Geschichte

Von Dioskurides und Plinius ist überliefert, dass die Ägypter die Wegwarte, die damals auch als »Zichorie« bezeichnet wurde, als ein magenstärkendes Gemüse genutzt haben sollen. Dioskurides selbst beschreibt die Wirkungen als kühlend, zusammenziehend und verdauungsstärkend. In den ersten Jahrhunderten der Klosterheilkunde fand die Pflanze keine besondere Beachtung. Erst Hildegard von Bingen befasst sich ausführlicher mit der Wegwarte. Als Heilpflanze empfiehlt die Äbtissin sie bei Heiserkeit und für eine gute Verdauung. Sie nennt aber auch einen magischen Aspekt: Wer die Wegwarte bei sich trage, sei auf Herrschaft aus und ziehe sich deshalb den Hass anderer Menschen zu. Die weitere Geschichte der Pflanze ist schwierig zu verfolgen, da nahezu alle Namen, die das Mittelalter für die Wegwarte kannte, auch für die Ringelblume benutzt wurden. Zusätzlich waren auch »Sonnenwirbel«, »Cichorea« oder »Ringelkraut« geläufig. Sogar die Beschreibungen gehen ineinander über. Dass Ringelblume und Wegwarte im Mittelalter kaum auseinandergehalten wurden, ist erstaunlich, da sie sich nicht nur in der Farbe ihrer Blüten deutlich unterscheiden. Bis weit in die Neuzeit hinein galt die Wegwarte als ein gesundes Lebensmittel, sowohl gekocht als Gemüse wie auch geröstet als Kaffee-Ersatz. Darüber hinaus war sie als Magen- und Lebermittel geschätzt, dem auch positive Wirkungen auf die Blutgefäße, gegen Hämorrhoiden und für die Haut zugesprochen wurden.

Herkunft und Anbau

Wie der Löwenzahn gehört die Wegwarte zur Familie der Korbblütler (Asteraceen). Die ein- bis zweijährige Pflanze wird bis zu 60 Zentimeter hoch und ist in Europa, Afrika, Amerika, Vorderasien, Australien und Neuseeland heimisch. Sie wächst auf Getreideäckern, Schuttplätzen und an Wegrändern. Die Wegwarte blüht von Juli bis September. Erntezeit für das Kraut ist schon im Juli, für die Wurzel erst im Spätherbst. Geerntet wird das oberirdische Kraut während der Blüte. Pflückt man einen Zweig ab, so tropft weißer Milchsaft (Latex) heraus, die meist zartblauen Blüten sind alle wie eine Zunge geformt (Zungenblüten).

Verwendete Teile und Inhaltsstoffe

In der Heilkunde werden die Wurzeln und Blätter der Wegwarte verwendet, die vor allem Bitterstoffe enthalten und verdauungsfördernd wirken. Die Wurzel enthält zudem Gerbstoffe und Kohlenhydrate, die Blätter Flavonoide. Aufgrund ihrer Inhaltsstoffe gilt die Wegwarte als bitteres Anregungs- und Kräftigungsmittel (*Tonikum amarum*).

✦ Der in der Küche als Salat oder Gemüse bekannte Chicorée sind die während des Winters aus den Rüben ausgetriebenen Knospen.

Anwendungsgebiete

Wissenschaftlich anerkannt ist die Anwendung von Wegwartenwurzeln und -blättern als bitteres Anregungsmittel, das bei Appetitlosigkeit, mangelndem Gallenfluss, Blähungen, Magen- und Verdauungsbeschwerden hilft.

✦ In der Erfahrungsheilkunde wird die Wegwarte bei allgemeinen Schwächezuständen, Hautunreinheiten und Leberstörungen verwendet.

Anwendungsform und Dosierung

Wegwartenkraut ist häufiger Bestandteil in verdauungsstärkenden Teemischungen, kann aber auch allein verwendet werden. Die Tagesdosis beträgt 3 g.

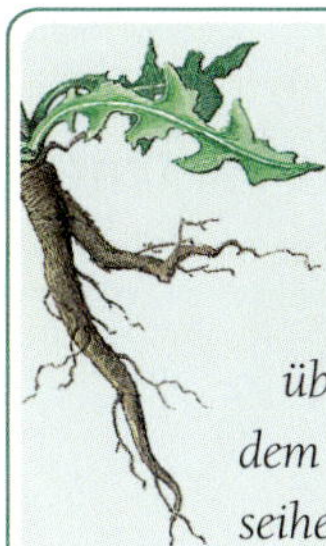

Teezubereitung:
1 Teelöffel Wegwartenkraut (mit oder ohne Wurzelstücke) mit 1 Tasse kochendem Wasser übergießen, 20 Minuten knapp unter dem Siedepunkt kochen lassen und abseihen. Täglich 2- bis 3-mal jeweils vor den Mahlzeiten 1 Tasse schluckweise trinken.

✦ Die Teemischung für eine entlastende Frühjahrskur besteht zu gleichen Teilen aus Wegwarten- und Löwenzahnkraut mit Wurzel und Pfefferminzblättern. Die Kur sollte 2 bis 3 Wochen dauern, wobei täglich 2 Tassen ungesüßter Tee getrunken werden. Für die reinigende Wirkung ist es nötig, zusätzlich viel Wasser zu trinken, damit der Körper noch stärker entgiftet wird.

Gegenanzeigen: Bei Gallensteinleiden sollte die Anwendung nur nach Rücksprache mit dem Arzt erfolgen. Nicht einnehmen bei Allergien gegen Korbblütler.

Nebenwirkungen: In seltenen Fällen kann es zu allergischen Hautreaktionen kommen.

Weiden Salix-Arten

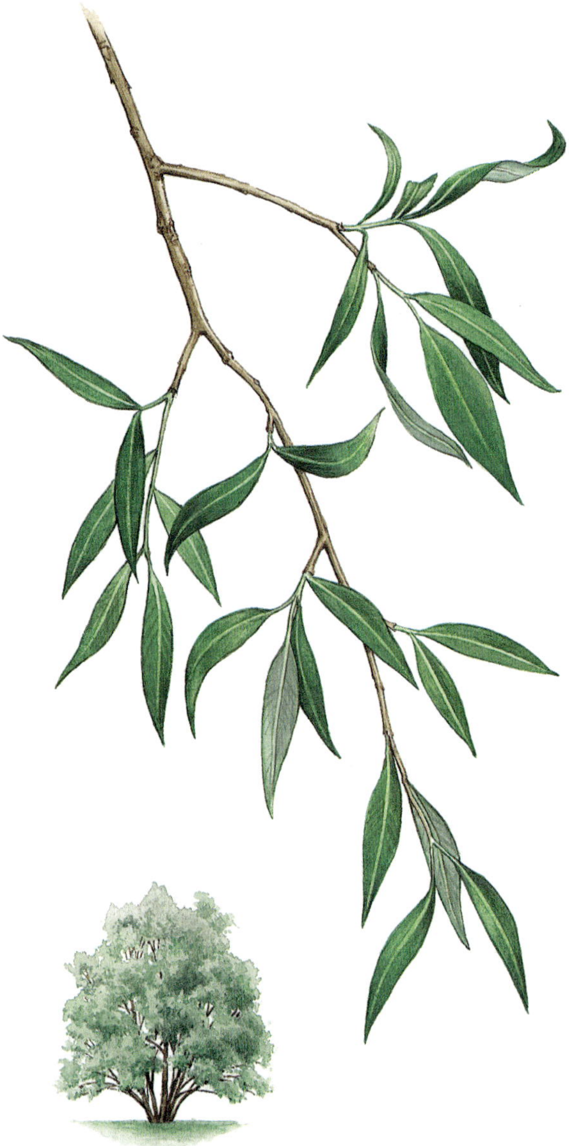

Konrad von Megenberg berichtet in seinem ›Buch der Natur‹ über die Weide: »Salix heißt die Weide, und das bedeutet so viel wie Springerin, weil der Baum schnell hochschießt und wächst (von lat. ›saltare‹, springen). Er wächst auch gern an feuchten Orten. (...) Die Rinde und die Blätter haben die Kraft, dass sie zusammenziehen und stark machen. Den Saft, den man aus den Blüten dieser Bäume drückt, gibt man demjenigen zu trinken, der vom Fieber hitzig ist, das hilft ihm.«

❖ Geschichte

Anders als Konrad von Megenberg im oben zitierten Text ausführt, kommt *Salix* nicht von lateinisch *saltare*, sondern leitet sich von dem indogermanischen Wort *sal*, grau, ab. Aber nicht nur der Name, auch die Verwendung des Baumes in der Heilkunde reicht bis ins Altertum zurück. Dioskurides führt aus, dass die Rinde, Blätter und Früchte der Weide eine zusammenziehende Wirkung besitzen. Der Saft der Blätter wird von dem griechischen Arzt bei Ohrenleiden empfohlen, die Rinde bei Hautverhärtungen und Grind. Die mittelalterlichen Mönche und Ärzte verwendeten die Weide nicht nur als Mittel gegen Fieber, sondern auch bei Schmerzen. Bei Adam Lonitzer liest man, dass ihr Einsatz sogar bei schweren, sehr schmerzhaften Gichtanfällen, die man früher »Podagra« nannte, als schmerzlindernd empfunden wurde. Somit waren bereits im Mittelalter die beiden wichtigsten heute noch gebräuchlichen Anwendungsgebiete bekannt. Ähnlich wie dem Keuschlamm sprach man auch der Weide eine dämpfende Wirkung auf die sexuelle Erregbarkeit zu. Die Frage, ob sie tatsächlich diesen Effekt hat, beschäftigte selbst die moderne Wissenschaft. Noch im 20. Jahrhundert gab es Wissenschaftler, die die anaphrodisierende Wirkung für stärker als die fiebersenkende hielten. In den letzten Jahrzehnten steht jedoch wieder die alte Anwendung zur Schmerzbekämpfung und Fiebersenkung ganz im Vordergrund der Anwendungen.

❖ Herkunft und Anbau

Für die Verwendung in der Heilkunde eignen sich verschiedene der zahlreichen Arten der Weidengewächse (Saliciaceen). Allein in Deutschland gibt es über 25 Arten und viele Bastarde. Der Formenreichtum ist außerordentlich, manche Arten kriechen, kaum 10 Zentimeter hoch, über den Boden oder über Felsen, andere wachsen zu stattlichen Bäumen heran. Gemeinsames Kennzeichen ist das Erscheinen der Blüten, der Weidenkätzchen, im zeitigen Frühjahr vor den Blättern. Die Weiden sind zweiständig, die männlichen Bäume erkennt man an den gelblichen Blüten. Die Weiden sind in Europa bis auf die ganz nördlichen Bereiche sowie in Asien und teilweise auch in Nordamerika heimisch.

❖ Verwendete Teile und Inhaltsstoffe

In der Heilkunde wird die Rinde von zwei- bis dreijährigen Weidenzweigen verwendet, die im Frühjahr ganz leicht von den Ästen abgezogen werden kann. Sie wird geschnitten, gepulvert und getrocknet. Ihr wichtigster Wirkstoff ist das Salicin, das in der Leber zu Salicylsäure umgewandelt wird. Diese Säure hemmt Entzündungen, kann Kopfschmerzen lindern und das Fieber senken, da sie eine schweißtreibende Wirkung hat. Außerdem lindert sie die Schmerzen bei rheumatischen Beschwerden. Bereits im 19. Jahrhundert gelang die synthetische Herstellung der Salicylsäure, die dann zur Acetylsalicylsäure weiterentwickelt wurde. Da die Einnahme von Acetylsalicylsäure bei empfindlichem Magen zu starken Beschwerden bis hin zu Magenbluten führen kann, empfiehlt sich in solchen Fällen alternativ eine Zubereitung aus Weidenrinden-Extrakt, der diese Nebenwirkungen nicht hervorruft.

❖ Anwendungsgebiete

Wissenschaftlich anerkannt ist die Anwendung von Weidenrinde bei vielen fiebrigen Erkrankungen. Sie eignet sich besonders für die längere Einnahme als Schmerzmittel bei rheumatischen Beschwerden. Da außerdem eine entwässernde Wirkung festgestellt wurde, erscheint auch ihre Anwendung bei Gicht sinnvoll.

❖ Anwendungsform und Dosierung

Zur Linderung von Schmerzen und bei fiebrigen Erkrankungen ist vor allem ein Tee aus Weidenrinden empfehlenswert. Die Tagesdosis beträgt 6 bis 12 g.

Teezubereitung:

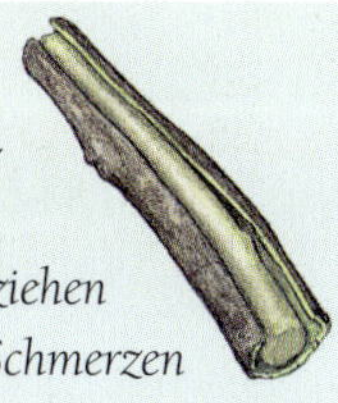

1 Teelöffel klein geschnittene Weidenrinde mit 1 Tasse kochendem Wasser übergießen, 20 Minuten ziehen lassen und abseihen. Bei akuten Schmerzen 5 bis 9 Tassen über den Tag verteilt trinken.

Gegenanzeigen: Bei spastischer Bronchitis und Asthma bronchiale sollte auf Weidenrinde verzichtet werden, da es durch die Salicylate zu einer Verstärkung kommen kann. Weidenrindentee nicht während der Schwangerschaft trinken. Nebenwirkungen sind nicht bekannt.

Weihrauchbaum

Boswellia serrata ROXB. ex COLEBR.

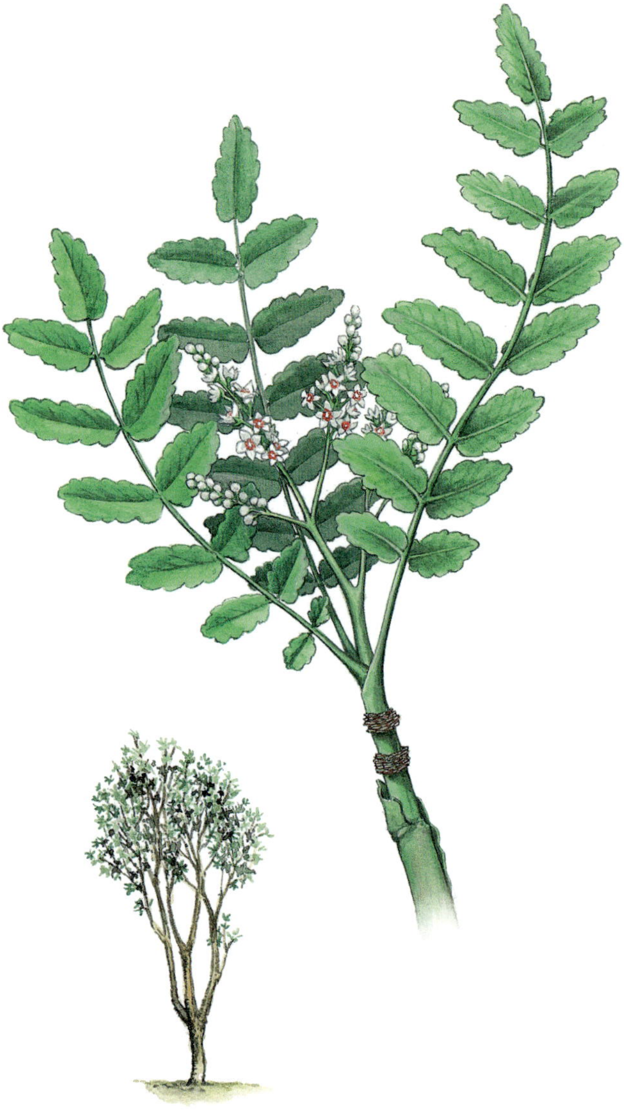

Den Weihrauch verwendet Hildegard von Bingen als Törtchen: »Der Weihrauch ist mehr warm als kalt, und sein Geruch steigt ohne Feuer empor (…). Nimm daher Weihrauch und pulverisiere ihn, gib dem etwas Feinmehl bei und Eiweiß, und mache so Törtchen. (…) Bringe sie oft an deine Nase, und ihr Geruch stärkt dich, erhellt deine Augen und füllt dein Gehirn.«

❖ Geschichte

Weihrauch gehörte zu den kostbarsten Gütern des Altertums, gerade deshalb wurde er in den kultischen Handlungen nahezu aller Religionen den Göttern geopfert. Bereits im ›Papyrus Ebers‹ aus der Zeit um 1500 v. Chr. beschrieben Priester im alten Ägypten die segensreichen Wirkungen der Harze, die aus Weihrauch gewonnen und bei der Behandlung von Wunden und Hautausschlägen genutzt wurden. Die antiken Ärzte beschrieben Weihrauch als wärmend, trocknend, betäubend und zusammenziehend und setzen ihn vor allem zur Blutstillung und Wundheilung ein. Auch in der mittelalterlichen Klosterheilkunde war Weihrauch ein begehrtes Mittel zur Wundbehandlung. Er galt als wärmend und trocknend im dritten Grad. Man verwendete ihn zusätzlich bei Husten, Erbrechen, Ruhr und zahlreichen Hauterkrankungen. Odo Magdunensis notiert im ›Macer floridus‹ außerdem, dass der Duft von Weihrauch die Gedächtnisstärke steigere. Da Weihrauch zur damaligen Zeit sehr teuer war, wurde er auch häufig gefälscht: Dazu sammelte man Fichtenharz und lagerte es über längere Zeit in Ameisenhaufen. Durch die Verbindung mit Ameisensäure erhielt es eine gewisse Ähnlichkeit mit dem Weihrauchharz. Erst im Laufe des 19. Jahrhunderts ging die Beliebtheit des Weihrauchs allmählich zurück. Zwar waren noch um die Wende zum 20. Jahrhundert »Lebenselixiere« mit Weihrauch im Handel, dennoch verschwand er beinahe völlig aus der Heilkunde.

❖ Herkunft und Anbau
Die wichtigsten Stammpflanzen des Weihrauchs bzw. des Olibanumharzes sind drei Bäume aus der Familie der Balsamstrauchgewächse (Burseraceen): der arabische Weihrauchbaum und zwei weitere Boswellia-Arten aus Somalia. Bevorzugt wird mittlerweile *Boswellia serata Roxb. ex Colebr.*, ein kleiner Baum, der in Indien heimisch ist und den heute verwendeten »Indischen Weihrauch« liefert. Neueste Studien zeigen allerdings, dass der afrikanische Weihrauch *Boswellia papyrifera* einen höheren Anteil an Wirkstoffen besitzt. Zur Gewinnung des Harzes werden im Frühjahr die Stämme eingeschnitten. Der in den Zellzwischenräumen befindliche Saft erhärtet sich an der Luft zu einem Gummiharz.

❖ Verwendete Teile und Inhaltsstoffe
In der Heilkunde wird der Weihrauch, das aus dem Stamm der Boswellia-Art gewonnene Harz, verwendet. Er enthält Boswelliasäuren und ätherisches Öl. Die Inhaltsstoffe haben eine schmerzlindernde, entzündungs- und bakterienhemmende Wirkung und können bei der Behandlung verschiedener chronischer Erkrankungen helfen.

❖ Anwendungsgebiete
Obwohl der Weihrauch eine sehr alte Arzneipflanze ist, wird er erst seit kurzer Zeit wissenschaftlich erforscht. Untersuchungen, die sich an den Empfehlungen der ayurvedischen Medizin orientierten, haben gezeigt, dass die Einnahme von Weihrauch-Extrakt bei chronisch entzündlichen Magen-Darm-Erkrankungen empfehlenswert ist. Auch zur unterstützenden Behandlung bei chronisch-entzündlichen Gelenkerkrankungen (Polyarthritis) ist die Anwendung von Weihrauch-Extrakt angeraten. Wie aktuelle Studien zeigen, hat der Extrakt außerdem einen positiven Heileffekt bei Asthma bronchiale.

❖ Anwendungsform und Dosierung
Um die Dosissicherheit zu gewährleisten, stehen Fertigpräparate zur Verfügung. Weitere sinnvolle Anwendungsformen sind derzeit nicht bekannt. Von den auf die Boswelliasäuren eingestellten Weihrauch-Trockenextrakten nimmt man bei entzündlichen Erkrankungen der Gelenke bis zu 3-mal täglich 400 mg ein.

Nebenwirkungen: In seltenen Fällen können Magen-Darm-Beschwerden und allergische Reaktionen auftreten. Durch einige im Weihrauch enthaltene Stoffe kann es auch zu gesteigerten Entzündungsreaktionen kommen, weshalb die Wirkung der Einnahme ärztlich kontrolliert werden muss.

Gegenanzeigen sind nicht bekannt.

Weißdorn Crataegus monogyna JACQ.

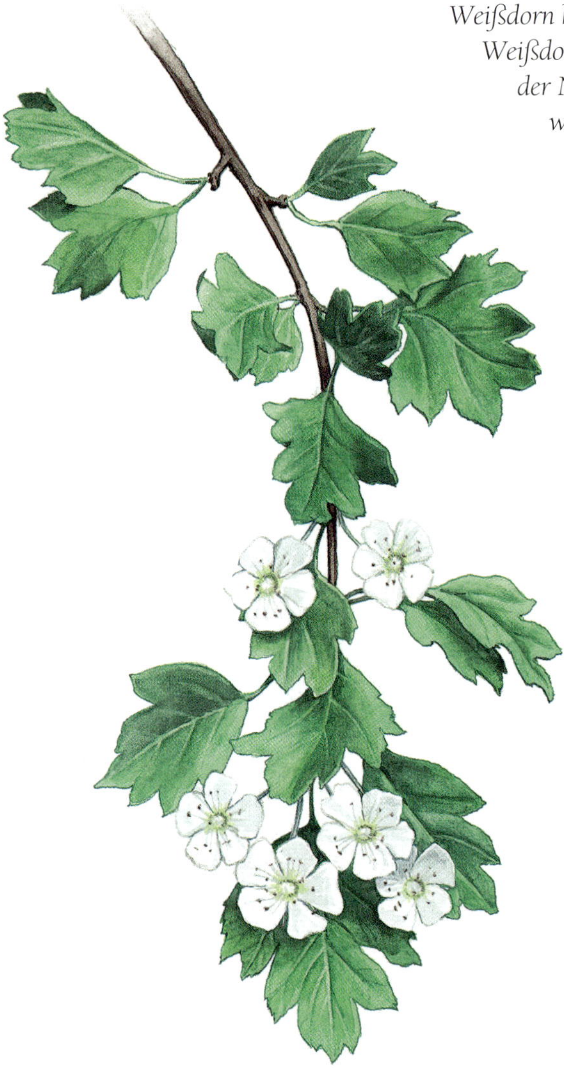

Weißdorn hieß im Mittelalter »Bedegar«, »Hagedorn« oder auch schon Weißdorn. Kornrad von Megenberg bezeichnet ihn in seinem ›Buch der Natur‹ als Baum: »Der Baum hat seinen Stamm voll kurzer weißer oder rötlicher Dornen und trägt Blätter wie der Rosendorn. Die Blätter des Hagedorns haben einen Weingeschmack, besonders im Frühjahr, wenn sie noch ganz jung sind. Sein Same ist von heißer feiner Kraft.«

❖ Geschichte

Der Weißdorn durchlief in den letzten 2000 Jahren eine sehr wechselhafte Geschichte innerhalb der medizinischen Epochen. Die großen Ärzte der Spätantike kannten und nutzten seine Heilkräfte. Nach Plinius sollten die Beeren bei Schlangenbissen helfen, Dioskurides nennt vor allem die Früchte als hilfreich gegen Durchfall. Die fein gestoßene Wurzel sollte – äußerlich als Umschlag angewendet – Splitter und Dornen herausziehen. Die mittelalterliche Klosterheilkunde scheint dem Weißdorn zunächst keine besondere Beachtung geschenkt zu haben. Hildegard von Bingen widmet ihm in ihrer ›Physica‹ nur ein ganz kurzes Kapitel, worin sie behauptet, dass der Strauch bei keiner Krankheit helfe. Es ist der Medizinschule von Salerno zu verdanken, dass der Weißdorn wieder in die abendländische Heilkunde zurückkehrte, wobei man sich vollständig an den aus der Antike überlieferten Anwendungsgebieten orientierte. Die ›Leipziger Drogenkunde‹ und auch spätere Werke der Klosterheilkunde bezeichnen den Weißdorn als kühlend und von mittelmäßiger Feuchtigkeit, seine Kraft wird als zusammenziehend und stärkend beschrieben. Nach mittelalterlicher Vorstellung vertrieb er zusammenfließende Säfte und Geschwüre, die durch überflüssige Säfte entstanden: Innerlich angewendet, sollte er daher bei Durchfall und Magenkrämpfen wirken, äußerlich bei Geschwüren und als blutstillendes Mittel.

❖ Herkunft und Anbau

Die Weißdorn-Arten gehören zur Familie der Rosengewächse (Rosaceen). Sie gedeihen in ganz Europa und im östlichen Mittelmeerraum. Im Frühjahr werden die Blüten und Blätter gesammelt, die rasch bei milder Wärme getrocknet werden. Für die Verwendung in der Heilkunde eignen sich viele Arten, zumal der Weißdorn leicht bastardisiert, sodass eine exakte Bestimmung sehr schwierig oder gar unmöglich ist.

❖ Verwendete Teile und Inhaltsstoffe

In der Heilkunde werden die Blätter, Blüten und Früchte des Weißdorns verwendet. Die genaue Zusammensetzung der Inhaltsstoffe ist selbst in der gleichen Pflanzenart unterschiedlich. Es sind vor allem Procyanidine und Flavonoide, die für die Wirkung verantwortlich sind. Diese Inhaltsstoffe führen zu einem gesteigerten Koronardurchfluss und einer verbesserten Durchblutung des Herzmuskels. Außerdem nimmt der Gefäßwiderstand in den peripheren Arterien ab, wodurch insgesamt eine bessere Durchblutung entsteht.

❖ Anwendungsgebiete

Wissenschaftlich anerkannt ist die innerliche Anwendung von Weißdorn zur unterstützenden Behandlung bei Herzinsuffizienz im Stadium II (Beschwerden wie Herzrasen und Atemnot nur bei stärkerer körperlicher Belastung). Vermutlich ist Weißdorn aber auch bei fortgeschrittenen Formen der Herzinsuffizienz nützlich – unter Umständen auch in Verbindung mit chemischen Herzmitteln. Es läuft eine sehr aufwendige, über einen langen Zeitraum angelegte Studie, die überprüfen soll, ob Weißdorn die Lebenszeit günstig beeinflusst.

✦ In der Erfahrungsheilkunde wird Weißdorn bei funktionellen Herzbeschwerden, koronarer Herzkrankheit sowie Herzrhythmusstörungen empfohlen.

❖ Anwendungsform und Dosierung

Zur Stärkung der Herz-Kreislauf-Funktion ist eine Teezubereitung aus Weißdornblättern und -blüten ratsam. Die Tagesdosis beträgt 5 g.

Teezubereitung:

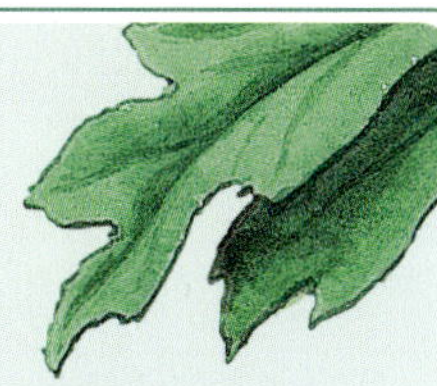

2 Teelöffel Weißdornblätter mit 1 Tasse kochendem Wasser übergießen, 15 Minuten ziehen lassen und abseihen. Täglich 3- bis 4-mal 1 Tasse trinken.

✦ Zur Erhöhung der Schlagkraft des Herzens, zur Linderung von Herzrasen und zur besseren Versorgung des Herzens mit Sauerstoff sind Fertigpräparate (Kapseln, Tabletten oder Tropfen) aus Dosisgründen die sicherste Lösung. Die Weißdornfrüchte werden als Saft eingenommen. Gegenanzeigen und Nebenwirkungen sind nicht bekannt.

Wermut *Artemisia absinthium L.*

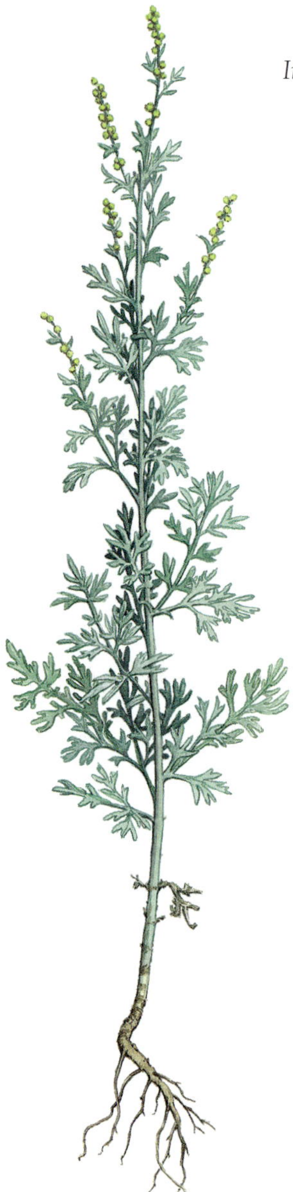

In seinem ›Hortulus‹ preist Walahfrid Strabo die Heilkraft des Wermuts: »Brennenden Durst zu bezwingen und Fieberglut zu vertreiben, diese Wirkung durch rühmliche Kraft kennt man lang aus Erfahrung. Auch wenn plötzlich vielleicht der Kopf dir hämmert (…), wende an ihn dich um Hilfe und koche des laubigen Wermuts bitteres Grün; dann gieße den Saft aus geräumigem Becken und überspüle damit den höchsten Scheitel des Hauptes. Hast du mit dieser Brühe die feinen Haare gewaschen, lege dir auf, daran denke, zusammengebundene Blätter, und eine mollige Binde umschlinge das Haar nach dem Bade. Ehe noch zahlreiche Stunden im Laufe der Zeiten verrinnen, wirst du dies Mittel bewundern.«

❖ Geschichte

Kaum eine andere Heilpflanze hat eine so wechselhafte Rolle in der Kulturgeschichte gespielt wie der Wermut. Wie die anderen bekannten Arten der *Artemisia*, Beifuß und Eberraute, gehörte er zu den bedeutendsten Pflanzen der antiken Medizin. Die damaligen Schriftsteller, die den Wermut beinahe als Universalheilmittel betrachteten, empfehlen ihn als appetitanregend, verdauungsfördernd, blähungs- und harntreibend sowie menstruationsfördernd. Darüber hinaus loben sie seine Wirkung gegen Kopfschmerzen, Gelbsucht, Mittelohrentzündung, Augenleiden und Zahnschmerzen. Das breite Spektrum an Anwendungsgebieten blieb auch im Mittelalter bestehen. Hildegard von Bingen beschreibt die vielseitigen Heilkräfte des Wermuts sehr ausführlich. Ihre Angaben entsprechen den Empfehlungen der antiken Ärzte, wobei sie aber vor allem die äußerlichen Anwendungen betont. Besonders beliebt war Wermut als Bestandteil von Kräutermützen, die bei Schlaflosigkeit helfen sollten. Außerdem hängte man die Pflanze gegen Motten in die Kleiderschränke und mischte Wermutsaft in die Tinte, um Schriftstücke vor Mäusefraß zu schützen. Zu zweifelhaftem Ruhm kam der Wermut im 19. Jahrhundert: Ein Getränk, das im Wesentlichen aus einer Mischung der alkoholischen Auszüge aus Fenchel, Anis, Melisse und Wermut bestand, der Absinth, wurde zu einer Modedroge, der Künstler wie Oscar Wilde und Vincent van Gogh verfielen.

❖ Herkunft und Anbau

Der Wermut gehört zur Familie der Korbblütler (Asteraceen) und ist in den trockeneren Gebieten Europas, Nordasiens und -afrikas heimisch. Die widerstandsfähige Pflanze kann über 1 Meter hoch werden, ist ansonsten aber ein eher unscheinbares Gewächs mit mattgrünen, silbergrauen Blättern und kleinen gelben Blüten, die in Rispen zusammenstehen.

❖ Verwendete Teile und Inhaltsstoffe

In der Heilkunde wird das Kraut des Wermuts verwendet, das neben ätherischem Öl vor allem Bitter- und Gerbstoffe enthält. Dank seiner Inhaltsstoffe ist Wermut ein typisches Bittermittel *(Amarum aromaticum)*, das die Verdauung stärkt und den Gallenfluss anregt.

❖ Anwendungsgebiete

Wissenschaftlich anerkannt ist die Anwendung von Wermutkraut bei Appetitlosigkeit und Verdauungsbeschwerden – besonders, wenn die Leber schwach ist und funktionelle Störungen der Galle vorliegen. Bei Völlegefühl, Blähungen und Krämpfen im Magen- und Darmbereich hat sich die Einnahme der Heilpflanze nach dem Essen bewährt.

✦ Die Erfahrungsheilkunde betont darüber hinaus den Nutzen des Wermuts bei allgemeinem Mangel an Verdauungssäften (Achylie) und Magenträgheit.

✦ Als Gewürz gibt man Wermut gern fetten Speisen bei, um deren Verdauung zu erleichtern.

❖ Anwendungsform und Dosierung

Als Wermut-Zubereitungen sind wässrige und wässrig-alkoholische Auszüge (Liköre, Tinkturen) erhältlich. Da das reine ätherische Öl zu einem hohen Anteil (40 Prozent) das Nervengift Thujon enthält, darf es nicht eingenommen werden. Die Tagesdosis für den Tee bzw. die Tinktur, die relativ arm an Thujon und damit unbedenklich sind, beträgt 3 g (Kraut) bzw. 50 Tropfen (Tinktur).

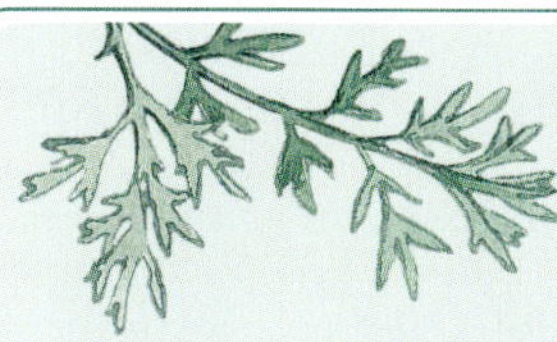

Teezubereitung:
1 knappen Teelöffel Wermutkraut mit 1/8 Liter kochendem Wasser übergießen, zugedeckt 10 Minuten ziehen lassen und abseihen. Bei Appetitlosigkeit jeweils 30 Minuten vor den Mahlzeiten, bei Verdauungsbeschwerden dagegen nach dem Essen 2-mal täglich 1 Tasse trinken.

✦ Alternativ kann man anstelle des Tees 15 Tropfen Tinktur auf 1 Glas Wasser einnehmen.

✦ Aufgrund der keimmindernden Wirkung des ätherischen Öls empfiehlt sich die äußerliche Anwendung des Tees zur Wundreinigung und bei Insektenstichen.

Gegenanzeigen: Alkoholische Zubereitungen sind für Patienten mit Lebererkrankungen und Suchtproblemen durch Tee zu ersetzen.

Nebenwirkungen: Werden die oben genannten Dosierungen überschritten oder länger als 4 Wochen angewendet, sind Vergiftungssymptome wie Benommenheit, Erbrechen, Magenkrämpfe oder Kopfschmerzen möglich, die durch das Thujon ausgelöst werden.

Zimtbaum Cinnamomum verum J. PRESL

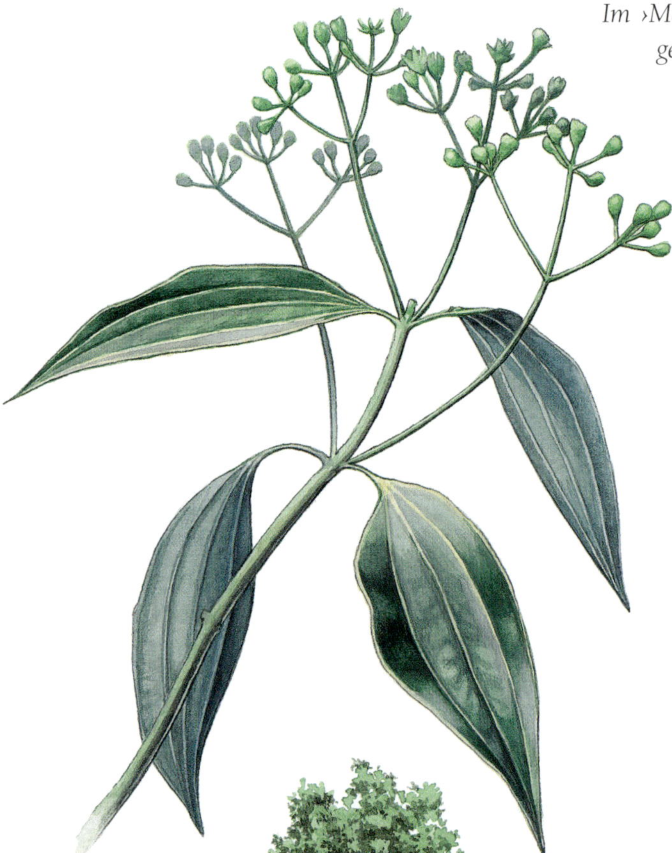

Im ›Macer floridus‹ werden die Wirkungen des Zimts folgendermaßen beschrieben: »Zimt trocknet überflüssige Säfte im Magen, stärkt ihn und bewirkt dadurch, dass er aufgenommene Speise geschwinder verdaut. Ferner heilt Zimt die Leber und reinigt die Säfteverfassung des Körpers, indem er für reichlichen Harnfluss und Monatsfluss sorgt. Weiters beruhigt er den feuchten Husten wie auch den Katarrh. (...) Ferner heilt er die Schlangenbisse.«

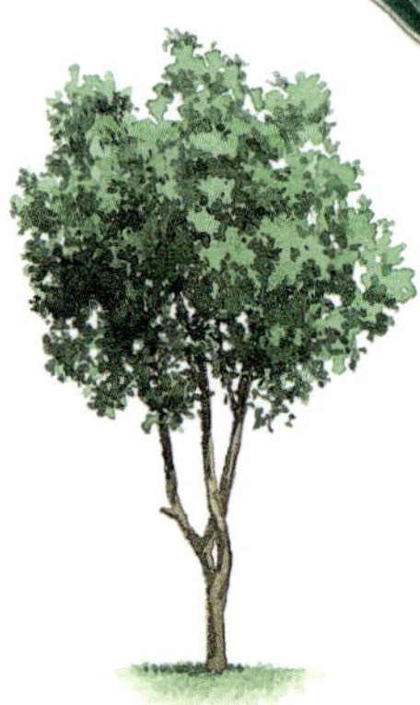

❖ Geschichte

Der Zimt gehört zu den ältesten bekannten Gewürzen, die gleichzeitig auch in der Heilkunde verwendet wurden. Schon Dioskurides unterschied zwischen der Zimt- und der nahe verwandten Kassienrinde. Er nennt Zimt als probate Arznei gegen Husten und Katarrhe, aber auch gegen Schlangenbisse und Skorpionstiche. Zimt galt als ein erweichendes Mittel, das harntreibend, verdauungs- und menstruationsfördernd wirken sollte. Als kostbares Heil- und Gewürzmittel wurde Zimt von der Klosterheilkunde nicht minder geschätzt. Im ›Lorscher Arzneibuch‹ gehören Zimt und Kassie zu den am häufigsten genannten Heilmitteln. Dabei war Zimt so wertvoll, dass er im Frühmittelalter sogar als Geschenk für Fürsten und Päpste diente. Hildegard von Bingen empfiehlt Zimt bei Fieber, Malaria und erkältungsbedingten Beschwerden, aber auch bei Lähmungen. In der späteren Rezept- und Kräuterliteratur des Mittelalters reichen seine Anwendungsgebiete von Sehschwäche und Schlaflosigkeit über Husten, Fieber, Herz-, Atem- und Magenbeschwerden bis hin zu Nieren-, Blasen- und Gebärmutterleiden. Von beinahe allen Autoren wird die »jede Fäulnis aus den Säften vertreibende«, reinigende Kraft des Zimts hervorgehoben. Die ersten gedruckten Kräuterbücher des 16. Jahrhunderts preisen den Zimt sogar als Allheilmittel bei allen Erkältungskrankheiten und Frauenleiden, während die Ärzte der Goethezeit ihn auch zur Stärkung der Nerven empfahlen.

❖ Herkunft und Anbau
Zimt gehört zur Familie der Lorbeerbaumgewächse (Lauraceen). Vorzugsweise genutzt wird der Zimtbaum aus Ceylon *(Cinnamomum ceylanicum)*, ein etwa 10 Meter hoher, immergrüner Baum, dessen ovale Blätter nach Nelken duften, daneben auch der Chinazimtbaum oder die Kassie *(Cinnamomum aromaticum)*. Die Bäume werden in der Nähe von Gewässern angepflanzt. Nach einigen Jahren fällt man die kleinen Stämme, auf deren Stümpfen sich Schösslinge bilden. Diese können nach zwei weiteren Jahren geerntet werden. Von den Schösslingen schält man dann die Rinden ab. Um die handelsüblichen Zimtstangen zu erhalten, werden mehrere Rindenstücke ineinander gesteckt und in der Sonne getrocknet.

❖ Verwendete Teile und Inhaltsstoffe
In der Heilkunde wird die Zimtrinde verwendet, die der Träger der Wirk- und Inhaltsstoffe ist. Vom Chinazimtbaum werden außerdem die Blüten genutzt. Ceylonzimt enthält ätherisches Öl, Eugenol, Thymol, Cumarin sowie Schleim- und Gerbstoffe. Chinazimt besitzt sogar einen noch höheren Anteil an ätherischem Öl, das eine bakterienhemmende Wirkung hat. Zimt und das aus der Rinde gewonnene Zimtöl hemmen das Wachstum und die Sporenbildung von Pilzen und regen die Muskeltätigkeit im Magen-Darm-Bereich an. Zudem vermögen sie wahrscheinlich die Magensaftsekretion zu steigern.

❖ Anwendungsgebiete
Wissenschaftlich anerkannt ist die Anwendung von Zimtrinde bei Appetitlosigkeit und Verdauungsbeschwerden wie Blähungen, Völlegefühl und leichten krampfartigen Beschwerden im Magen-Darm-Bereich und zur symptomatischen Behandlung von Oberbauchblähungen, Darmträgheit und Aufstoßen. Auch bei vorübergehenden Erschöpfungszuständen sowie zur Förderung der Gewichtszunahme ist die Einnahme von Zimt sinnvoll.

✦ In der Erfahrungsheilkunde wird Zimt innerlich auch bei Durchfall und Erbrechen, Erkältungskrankheiten und Wurmbefall und äußerlich zur Wundreinigung eingesetzt.

❖ Anwendungsform und Dosierung
Die Zimtrinde kann bei allen genannten Anwendungsgebieten als Tee zubereitet werden. Die Tagesdosis beträgt 2 bis 4 g.

Teezubereitung:
1 Teelöffel klein geschnittene Zimtrinde mit 1/4 Liter kochendem Wasser übergießen, zugedeckt 10 Minuten ziehen lassen und abseihen. Täglich 2- bis 3-mal 1 Tasse jeweils zu den Mahlzeiten trinken.

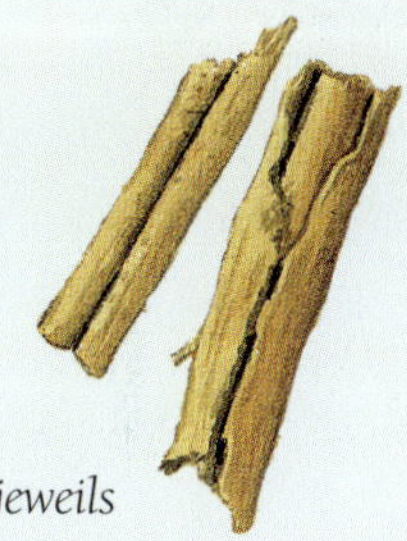

✦ Zimt wird auch in Salben, Zahnpasta und insbesondere in Kaugummis sowie bei Süßwaren verwendet.

Gegenanzeigen: Nicht anwenden bei Magen-Darm-Geschwüren, bei Überempfindlichkeit gegen Zimt und während der Schwangerschaft.

Nebenwirkungen: Zimt hat wegen der Inhaltsstoffe Zimtaldehyd und Eugenol eine mittlere allergische Potenz. Es kann zu allergischen Reaktionen der Haut und der Schleimhäute kommen.

Zwiebel Allium cepa L.

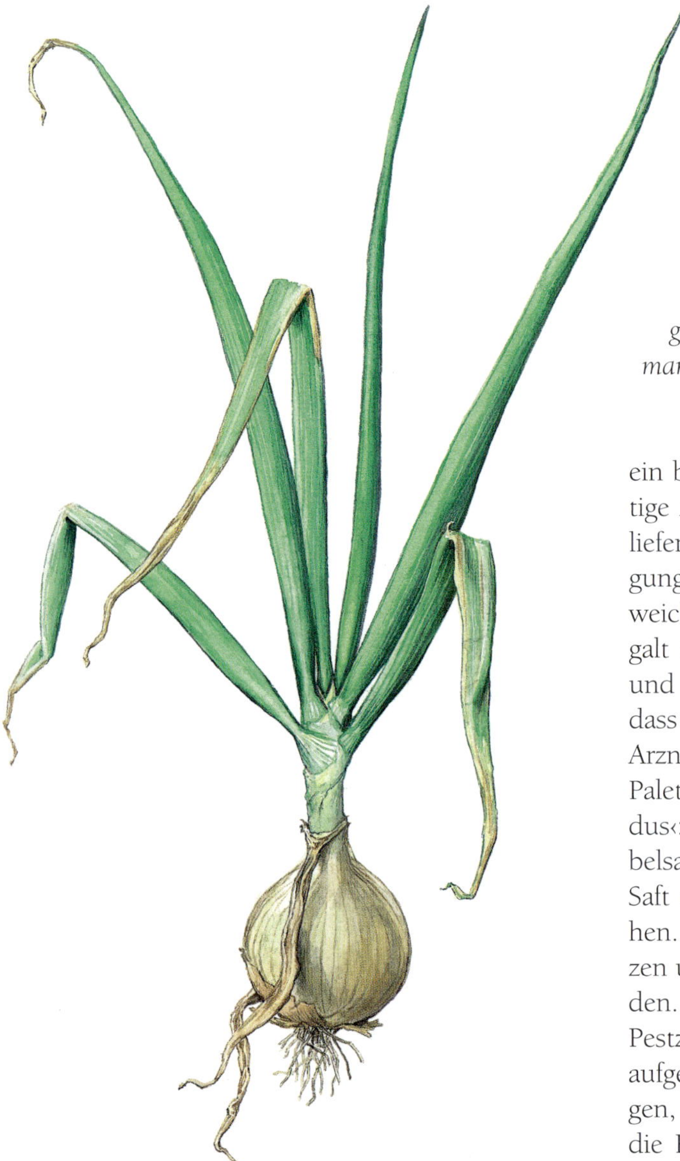

In seinen Ausführungen zur Zwiebel zitiert Odo Magdunensis den griechischen Arzt Askleopius: »Askleopius gibt bekannt, dass sie dem Magen überaus gut tut; ferner bringt sie schöne Hautfarbe, sofern man sie nur anblickt. Wer jeden Morgen nüchtern Zwiebeln isst, der lernt sein Leben lang den Schmerz nicht kennen. Alle großen Ärzte geben kund, dass die Zwiebel, wenn man sie isst, den Schlummer bringt.«

❖ Geschichte

Bereits in Keilschrift findet sich ein altes Sprichwort zur Zwiebel, in dem es sinngemäß heißt, dass, wer Zwiebel im Frühherbst isst, vor dem Winter keine Leibschmerzen bekommen wird. Die Zwiebel war in der Vergangenheit nicht nur ein beliebtes Gemüse, sondern auch eine wichtige Arzneipflanze. Durch Dioskurides ist überliefert, dass die Zwiebel in der Antike zur Anregung des Appetits sowie zur Reinigung und Erweichung des Bauches genommen wurde. Sie galt aber auch als hilfreiches Mittel bei Ohren- und Augenleiden. So ist es nicht erstaunlich, dass auch die Klosterheilkunde das Gemüse als Arzneipflanze nutzte. Ein Beispiel für die breite Palette der Anwendungen liefert der ›Macer floridus‹: Bei Ohrenschmerzen solle man den Zwiebelsaft ins Ohr träufeln und bei Schnupfen den Saft der Zwiebel durch die Nasenlöcher einziehen. Außerdem lindere die Zwiebel Zahnschmerzen und heile Mundgeschwüre und Hämorrhoiden. Auch als Hautmittel wird sie empfohlen. In Pestzeiten wurden Zwiebeln in den Zimmern aufgehängt, um die »verdorbene Luft« zu reinigen, durch die sich nach damaliger Auffassung die Pest verbreitete. In der Neuzeit wurde die Zwiebel auch als Hustenmittel eingesetzt. Die Volksmedizim empfahl sie außerdem bei Blasenleiden und Impotenz. Selbst wenn die Vielzahl der Anwendungen als eher übertrieben erscheint, zeigen gerade neuere Erkenntnisse, dass die meisten keineswegs als abwegig zu bezeichnen sind.

❖ Herkunft und Anbau

Die Zwiebel gehört zur Familie der Amaryllisgewächse (Amaryllidaceen) und gedeiht am besten auf trockenen Böden. Die unterirdische Zwiebel besteht aus Häuten, aus denen ein hohler Stängel tritt, der bis zu 1 Meter hoch wächst und eine Scheindolde mit grünweißlichen Blüten hervorbringt. Ursprünglich stammt sie aus dem westlichen Asien. Heute werden zahlreiche unterschiedliche Sorten weltweit angebaut.

❖ Verwendete Teile und Inhaltsstoffe

Ebenso wie für die Küche ist auch der für die Heilkunde interessante Teil die Zwiebel selbst. Sie besitzt schwefelhaltige Verbindungen wie Alliin, Methylalliin, Propylalliin und Propylensulfonsäuren (die übrigens das Augentränen beim Zwiebelschneiden bewirken). Außerdem enthält sie ätherisches Öl, Peptide, Flavonoide, Vitamine, Mineralien wie Kalium, Kalzium, Phosphor, Eisen, Jod und Selen. Die Inhaltsstoffe wirken stimulierend auf die Abwehrzellen, gefäßstärkend, blutdrucksenkend, appetitanregend und vorbeugend gegen grippale Infekte. Außerdem haben sie einen bakterienhemmen-,den und fettsenkenden Effekt.

❖ Anwendungsgebiete

Wissenschaftlich anerkannt ist die Anwendung der Zwiebel bei Appetitlosigkeit und zur Vorbeugung von altersbedingten Gefäßveränderungen (Arteriosklerose). Die Wirkung ist zwar nicht so stark wie beim Knoblauch, dafür ist die Geruchsbelästigung geringer.

✦ In der Erfahrungsheilkunde wird die Zwiebel immer noch bei Husten und Mittelohrentzündung sowie bei Insektenstichen und leichten Hautentzündungen eingesetzt.

❖ Anwendungsform und Dosierung

Für alle Anwendungen ist es entscheidend, dass die Zwiebel zunächst zerkleinert wird, damit möglichst viele Wirkstoffe frei werden.

✦ Bei Husten und beginnenden Erkältungskrankheiten nimmt man am besten einen Zwiebel-Sirup ein.

Hustensirup:

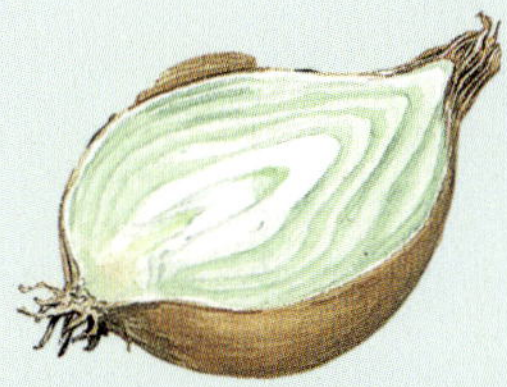

1/8 Liter Wasser und 3 Esslöffel Zucker verrühren und aufkochen. Anschließend abkühlen lassen und die Zwiebel dazugeben. Von dem Saft 3- bis 5-mal täglich 1 bis 2 Teelöffel als linderndes Mittel bei Erkältungskrankheiten einnehmen.

✦ Bei Insektenstichen und anderen äußerlichen Anwendungen wird eine Zwiebel in der Mitte durchgeschnitten und die Schnittfläche auf die Einstichstelle gelegt und verrieben.

Gegenanzeigen und Nebenwirkungen sind nicht bekannt.

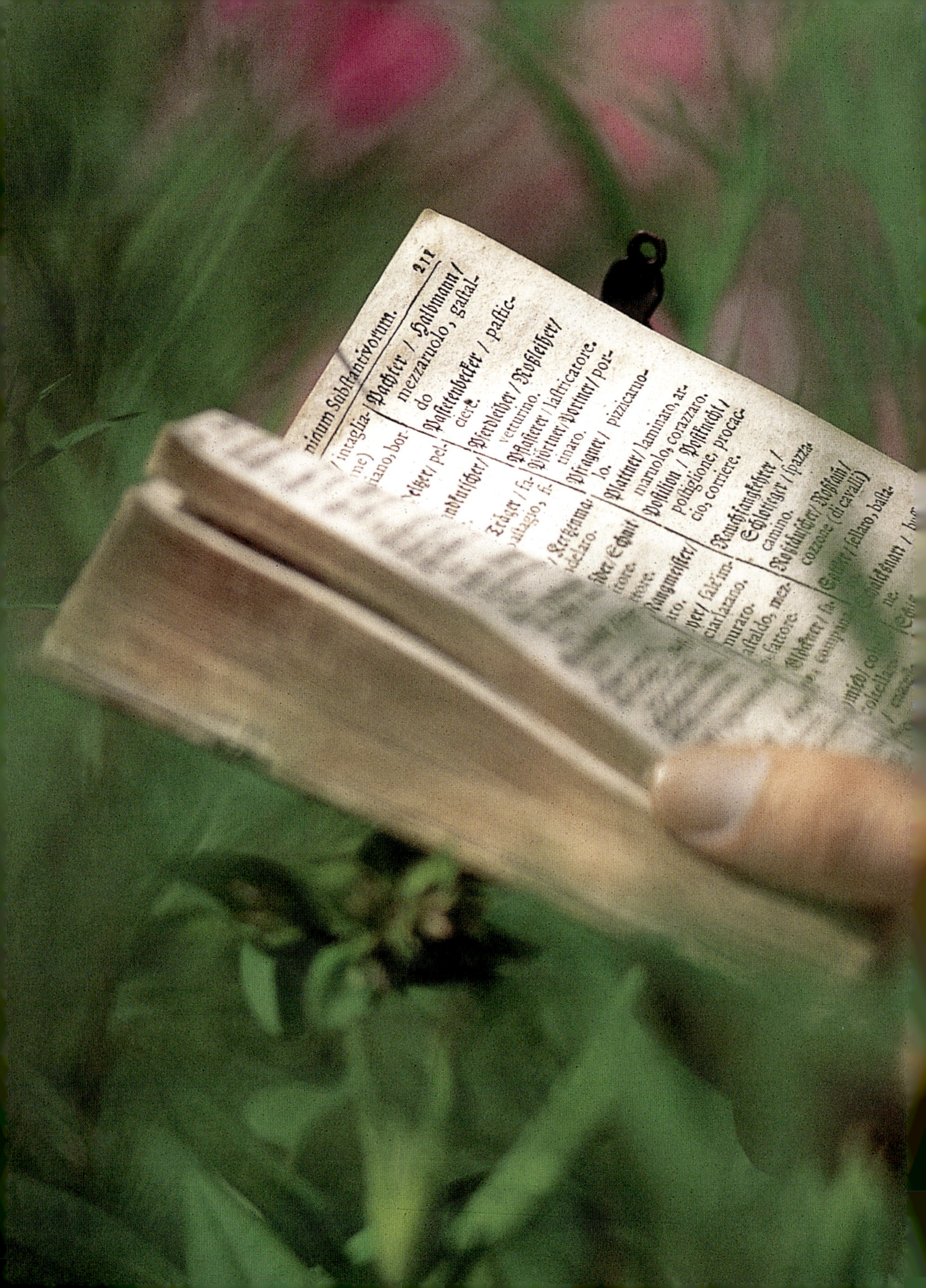
211
Pachter / Halbmann /
mezzaruolo, gastal-
do
Pastetenbecker / pastic-
ciere.
Pferdleiher / Roßleiher /
vetturino.
Pflasterer / lastricatore.
tinaro.
Plattner / laminaro, ar-
mariuolo, corazzaro.
Posthalter / Postknecht /
postiglione, procac-
cio, corriere.
Rauchfangkehrer /
camino.
cozzone (di cavalli)

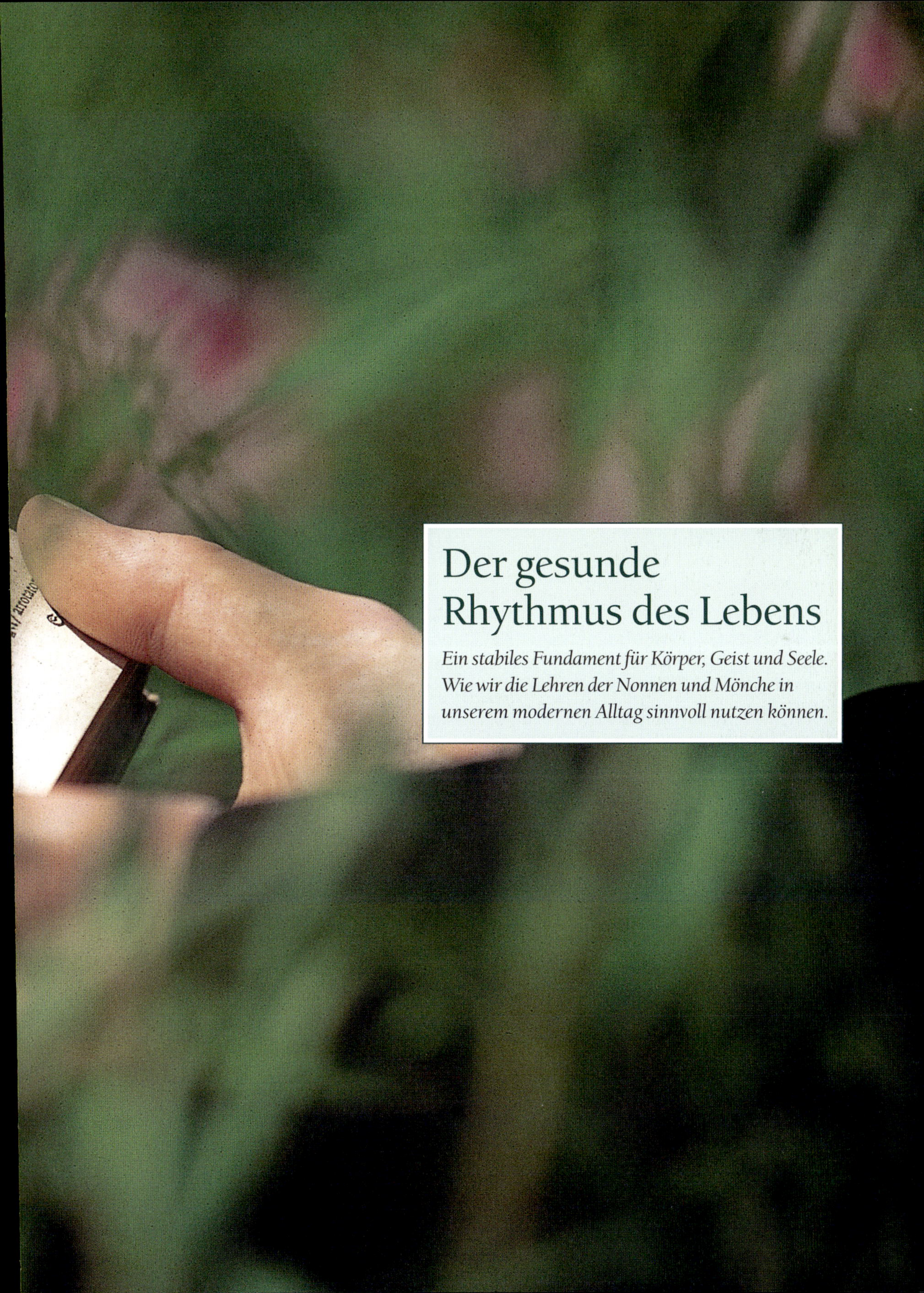

Der gesunde Rhythmus des Lebens

Ein stabiles Fundament für Körper, Geist und Seele. Wie wir die Lehren der Nonnen und Mönche in unserem modernen Alltag sinnvoll nutzen können.

Gesunderhaltung von Körper, Geist und Seele

Bereits in der frühen abendländischen Medizin wusste man um den Zusammenhang von Gesundheit und Harmonie: »Wenn alle Glieder, alle Körpersäfte, wenn weder Hitze noch Kälte, weder Feuchtigkeit noch Trockenheit vorherrschen, dann ist der Mensch gesund.« Dazu gehörte auch ein ausgewogenes Maß an Bewegung und Ruhe, an Konzentration und Entspannung, an Essen und Fasten sowie die Beachtung der klimatischen Verhältnisse. Das Prinzip der Gegensätze, von Yin und Yang aus der traditionellen chinesischen Medizin, war also bereits weit verbreitet in der antiken griechischen Welt.

Die Lehre der Harmonie als Ausdruck für die Gesundheit des Körpers entwickelte der Arzt Alkmaion im 6. vorchristlichen Jahrhundert in Kroton (dem heutigen Krotone in Kalabrien).

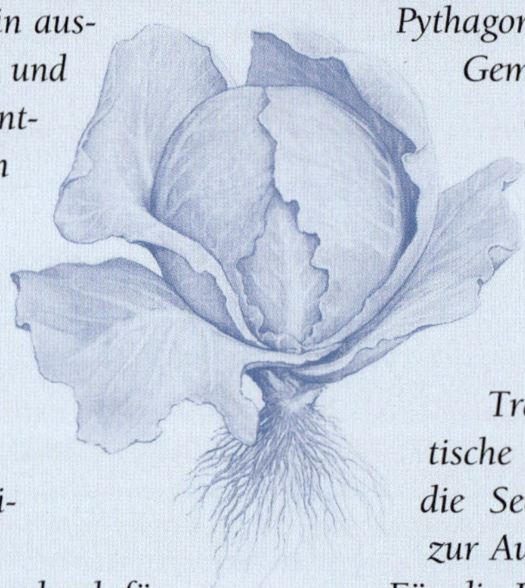

Alkmaion gehörte der philosophischen Schule des Pythagoras an, die im gesamten Kosmos ein harmonisches, musikalisches Konzept sah, das sie mit mathematischen Überlegungen erforschen und mit Formeln ausdrücken zu können glaubte. Die strengen Vorschriften der Pythagoreer, die in klosterähnlichen Gemeinschaften lebten, beruhten auf der Annahme, dass das Ziel des Menschen im Nachvollzug der göttlichen Weltordnung bestehe und dass man diese Ordnung nur erkennen könne, wenn man der Trägheit des Körpers durch asketische Übungen entgegenwirke und die Seele durch Reinigungsübungen zur Aufnahme der Weisheit befähige. Für die Pythagoreer waren Astronomie, Physik und auch Musikwissenschaft eine einzige Wissenschaft, die zum Verständnis der ganzen Welt einschließlich des Kosmos führen sollte.

Die sechs notwendigen Dinge (sex res naturales)

Alkmaion übertrug die Anschauung der Pythagoreer auf die Medizin und verband sie mit dem Denken in Gegensätzen. Entscheidende Impulse für die heutige Medizin gaben auch die Hippokratiker (5. Jh. v. Chr). Sie verstanden Gesundheit und Krankheit als Gleichgewicht bzw. Ungleichgewicht von Körpersäften und Elementarqualitäten. Sechs Dinge seien zu beachten, damit man nicht erkranke oder schnell gesunde:

1. Richtige Behandlung der Luft *(aer)*, die ans Herz dringt durch die Atmung.
2. Richtige Anwendung von Speise und Trank *(cibua et potus)*.
3. Richtige Anwendung von Bewegung und von Ruhe *(motus et quies)*.
4. Richtiges Verhältnis von Schlafen sowie von Wachen *(somnus et vigilia)*.
5. Richtige Behandlung von Ausscheidung und Verflüssigung *(excreta et secreta)*.
6. Richtiger Umgang mit Empfindungen wie Freude, Zorn und Angst *(affectus animi)*.

Es geht bei diesen Regeln also grundsätzlich um die lebensnotwendige Aufnahme von Sauerstoff, Nahrung und Flüssigkeit sowie um die ebenso wichtige Abgabe von verbrauchter Luft (Kohlendioxid) durch die Atmung sowie von Schlackenstoffen durch Nieren und Darm. Auch den auf Dauer unentbehrlichen Schlaf beschreibt die Regel, der nur im harmonischen Wechsel mit dem Wachzustand gesund, tief und angenehm ist. Ferner beschäftigt sich die Regel mit körperlicher Aktivität im Wechsel mit Ruhe und Entspannung. Die letzte Regel von der psychischen Verarbeitung von Gefühlen unterscheidet den Mensch vom Tier.
Im Laufe der Jahrhunderte wurden diese sechs notwendigen Dinge geringfügig modifiziert und stellen sich heute etwa folgendermaßen dar:

1. Umgang mit Luft und Licht, Berücksichtigung der konkreten Umgebung: natürliches Klima und Jahreszeiten.
2. Kult des Essens und Trinkens, einschließlich Genussmitel und Drogen.
3. Bewegung und Ruhe: Stressabbau, Spannung und Entspannung im richtigen Rhythmus.
4. Wachen und Schlafen: Schlafhygiene, Berücksichtigung der Tageszeiten.
5. Ausscheidung und Flüssigkeitshaushalt: Wasserlassen, Darmentleerung, aber auch sexuelle Aktivität, Trinken und Baden.
6. Beherrschung der Leidenschaften: Sie zulassen, aber nicht von ihnen beherrscht werden.

Die sechs Säulen der heutigen Naturheilkunde

Die gesamte alte Medizin und die Lehre von der Erhaltung der Gesundheit in der Klosterheilkunde baut sowohl auf den Anschauungen der Pythagoreer als auch auf den Ansätzen der Hippokratiker auf. So bestehen deutliche Parallelen zwischen den »sechs notwendigen Dingen« und den sechs Prinzipien der heutigen Naturheilkunde: Hydrotherapie (Wasseranwendungen einschließlich Klimatherapie), Heliotherapie (Sonnentherapie), Bewegungstherapie (Sport), Ernährungstherapie, Ordnungstherapie und Heilkräutertherapie. Bei der Ordnungstherapie geht es um den Umgang mit Wachen und Schlafen sowie um den Tages-, Wochen-, Monats-, Jahres- und Lebenslauf, aber auch um den psychischen Bereich, das heißt um den Umgang mit den eigenen Emotionen einschließlich der allgemeinen Lebensphilosophie.

Gesunderhaltung und Lebenseinstellung

Das zentrale Anliegen der klassischen Naturheilverfahren, deren Wurzeln auf die *sex res naturales* zurückgehen, liegt in der Erhaltung der Gesundheit. Erst in zweiter Linie geht es um die Behandlung von Erkrankungen. Heute wird die Rolle von krankheitsvorbeugenden Maßnahmen zur Gesunderhaltung von Politikern und Medizinern immer wieder betont. Dennoch fließen die Mittel des Sozialsystems fast ausschließlich in die Behandlung und – schon deutlich weniger – in die sekundäre und tertiäre Prävention, etwa in die Rehabilitation.
Eine wirkungsvolle Lehre zur Erhaltung der Gesundheit beginnt jedoch schon viel früher. Im Grunde setzt sie bereits in der Kindheit an, in der die späteren Verhaltensweisen festgelegt werden: Denn wer frühzeitig die richtige Lebenseinstellung gewinnt, wird auch im Alter seltener krank.

Regeln für die Gesunderhaltung

Die nachfolgend vorgestellten Regeln für die Erhaltung der Gesundheit basieren grundsätzlich zwar auf den Ansätzen der Klosterheilkunde. Sie wurden jedoch mit den Erkenntnissen aus unserer Zeit ergänzt und weiterentwickelt.

Ordnung und Rhythmus – Bewegung und Ruhe

Benedikt von Nursia untergliederte mit seiner Ordensregel den Tag und das ganze Jahr in festgelegte Abschnitte. Vielen mag dies als Zumutung erscheinen, ein Ziel war jedoch, die Zeit optimal auszunutzen, ohne den Einzelnen zu überfordern. So entstand ein fester Wechsel von Besinnung und Gebet, von Arbeit, Mahlzeiten und Ruhephasen. Die sieben Stundengebete (Vigilien, Prim, Terz, Sext, Non, Vesper und Komplet) gaben dem Tag ein festes Gerüst, ließen aber auch ungefähr acht Stunden Schlaf zu, sieben Stunden während der Nacht und eine mittags. Die übrige Zeit verbrachten die Mönche nicht nur in ihrer Zelle oder in der Schreibstube. Vielmehr war körperliche Arbeit ursprünglich ein fester Bestandteil des Tages, da die alten Orden sich – im Gegensatz zu den späteren Bettelorden – selbst versorgen wollten.

Festgelegte Rituale und Zeremonien wie in der Liturgie der Kirche finden sich nicht nur in allen Religionen, sie spielen auch in der Medizin – sogar in der akademischen Medizin – eine nicht zu unterschätzende Rolle.
Die Medizinmänner und Zauberer einiger südamerikanischer Indianerstämme arbeiteten – und arbeiten bis heute – ausschließlich mit Ritualen, in die der Patient gar nicht integriert wird. Der Kranke bleibt dabei in seiner Hütte liegen, während der Heiler an einem anderen Ort mit den Krankheitsgeistern kämpft. Deutsche Anthropologen und Ärzte konnten beobachten, dass schwere Erkrankungen wie Lungenentzündung dennoch innerhalb von ein bis drei Tagen geheilt wurden.

Die Ergebnisse moderner Schlafforschung und Chronobiologie

Wenn durch die Regel Benedikts von Nursia etwa sieben bis acht Stunden Schlaf oder zumindest körperliche Ruhe verordnet wurde, so deckt sich das genau mit unserem heutigen Wissensstand: Der Mensch benötigt im Durchschnitt wenigstens sieben Stunden Schlaf, um leistungsfähig zu sein. Es ist ebenfalls erwiesen, dass feste Schlafenszeiten, auf die man sich durch entsprechende Rituale vorbereitet (z. B. ein Abendgebet, Lektüre) am gesündesten sind. Ständige Wechsel der Schlafenszeiten schwächen dagegen den Körper und können letztlich sogar zu schweren Erkrankungen führen.
Die Chronobiologie zeigt, dass unser Leben ebenso wie das der Tiere und Pflanzen von Rhythmen beeinflusst wird, die tief im Organismus verankert sind. Neben dem Tagesrhythmus spielt für den menschlichen Körper auch der Wochen-, Monats- und Jahresrhythmus eine wichtige Rolle. Doch unsere Zivilisation hat uns von diesen Rhythmen entfremdet: Durch künstliches Licht machen wir die Nacht zum Tag, ein striktes Ausruhen am Sonntag unterbleibt, und die jahreszeitliche Abhängigkeit wird durch Klimatisierung von Wohnung und Auto oder die Ignoranz gegenüber einem erhöhten Schlafbedürfnis im Winter übergangen. Dabei führt stetes unstrukturiertes Erstreben von (äußerlichen und innerlichen) Zielen zu Stress, Unlust und schließlich zum sogenannten Burn-out-Syndrom. Für den bewussten Umgang mit Gefühlen und für die emotionale Verarbeitung unserer Erlebnisse bleibt dann keine Zeit.

Ruhe, um zu sich selber zu finden

Um sich wieder mehr sich selber und seiner Gesundheit zu widmen, hat es sich als sinnvoll erwiesen, jeden Tag vorzuplanen und zu struk-

Klösterliche Tagesgestaltung

Der Tag in einem Kloster beginnt kurz nach 3.00 Uhr mit den Nachtwachen (Vigilien), den Lobgesängen (Laudes) und Betrachtungen. Von 5.15 bis 6.30 Uhr schließt sich die stille Messe an. 6.30 bis 7.00 Uhr folgt die Prim, das Morgengebet zur ersten Stunde, denn diese Zeit galt als erste Stunde des Tages. Dann ist eine Stunde der Arbeit angesagt (7.00 bis 8.00 Uhr), danach die Terz (dritte Stunde) und das Konvent-Amt. Zwischen 9.00 und 11.00 Uhr wird wiederum gearbeitet. Es schließt sich die Sext an (sechste Stunde). Die Zeit von 11.30 bis 12.00 Uhr ist dann dem Mittagessen vorbehalten, dem eine Stunde der Ruhe folgt. Um 14.00 Uhr wird das Stundengebet zur neunten Stunde (Non) abgehalten und wieder folgt dem Gebet eine Arbeitszeit, die um 17.30 Uhr mit der Vesper, dem Abendgebet abgeschlossen wird. Um 18.00 Uhr gibt es Abendessen. Der gemeinsame Teil des Tages wird um 19.00 Uhr mit dem Nachtgebet (Komplet) abgeschlossen. Nach diesem Gebet stimmt man sich auf den Schlaf ein. (aus einem Zisterzienserkloster)

turieren. Eine gute Organisation ist nicht nur wichtig, damit man genügend Zeit findet, um die anfallenden Arbeiten zu erledigen. Vielmehr geht es auch darum, genügend Ruhe für den Abend vorzusehen, die man beispielsweise durch Lesen oder ein angenehmes Gespräch finden kann. Beruhigend wirkt auch eine Tasse Melissentee oder das Einatmen von Lavendelöl, das man in einer Duftlampe verdampfen lässt. Da der Mensch von Natur aus ein »Bewegungswesen« ist, gehört eine ausreichende und zudem sinnvolle Bewegung ebenso zu den Grundprinzipien der Gesundheit wie das Ruhen.

Sport – ein wesentlicher Faktor der Gesunderhaltung

Trotz Fitness-Bewegung steigt die Zahl der Menschen mit körperlichen Problemen (z.B. mit Haltungsschäden), ganz besonders unter den Kindern. Dieser Mangel an Bewegung bei vielen Menschen stellt einen Risikofaktor dar, der zu gefährlichen Gefäßablagerungen und zu Durchblutungsstörungen, Herzinfarkt oder Schlaganfall führen kann. Die technisierte und bewegungsarme Arbeitswelt lässt Sport zu einem wesentlichen Faktor der Gesunderhaltung werden.

Doch Sport ist nicht gleich Sport. Das Motto: »Erst wenn es richtig schmerzt, bringt es vorwärts« ist zum Glück eine längst überholte Haltung. Heute weiß man, dass es gesünder ist, langsamer und länger Sport zu betreiben, als kurz und zu intensiv zu trainieren. Jeder zu ehrgeizige Versuch, eine Leistungssteigerung zu erreichen, führt zur endgültigen Überlastung. Zur optimalen Stabilisierung der Gesundheit gehört also ein Ausdauertraining: Erst wenn man die Anforderungen langsam steigert, besteht die Chance, das eigene Körpergefühl zu schulen.

Dann erreicht man auch, dass man sich immer wieder auf den Sport freut und dieses Gefühl nie mehr missen möchte. Dabei ist es keine Frage des Geldbeutels, eine passende sportliche Betätigung und genügend Zeit zu finden. Sport sollte in erster Linie Freude bereiten. Bei der Auswahl der individuell geeigneten Sportart ist außerdem zu bedenken, dass anfällige Teile des Bewegungsapparats zwar gestärkt, aber in keinem Fall überlastet werden dürfen.

Zum Sport gehört auch immer Entlastung: Regeneration und Erholung sind keine Zeitverschwendung, sondern ebenso entscheidend wie die aktive Phase. Hier werden beispielsweise die im Körper durch den aktivierten Stoffwechsel gebildeten Stoffwechselzwischenprodukte neutralisiert und abtransportiert.

Körperliche Betätigung ist also eine ganzheitliche Gesundheitsprävention:

- Sie regt die Festigung der Knochen an.
- Sie stärkt die Lunge. Mit jedem Atemzug gelangt auch nach dem Sport mehr Sauerstoff in den Körper.
- Sie kräftigt das Herz. Es wird darauf trainiert, bei gleicher Leistung langsamer zu schlagen.
- Die Stresshormone werden in ihrer Ausschüttung begrenzt und schneller abgebaut.
- Sie schult die Koordination der Muskeln und trainiert dabei gleichzeitig das Gehirn und fördert die Konzentration.
- Sie regt die körpereigene »Müllabfuhr« des Körpers an. Da während der sportlichen Betätigung mehr Stoffwechselprodukte entstehen, die der Körper nicht verwerten kann oder die gar giftig sind, bekommen die Ausscheidungs- und Entgiftungsorgane (wie Nieren oder Leber) vermehrt zu tun. In den übrigen Zeiten steht dann eine vergrößerte, leistungsfähigere »Müllabfuhr« zur Verfügung.

Auswahl der geeigneten Sportart

Regelmäßiger Ausdauersport drei- oder, wenn möglich, viermal in der Woche für 30 Minuten im optimalen Pulsbereich ist eine wichtige Säule für die körperliche und geistige Gesundheit. Sinnvoll sind vor allem solche Übungsformen, bei denen die gleichen Bewegungsabläufe über längere Zeit hinweg verfolgt werden, wie etwa beim Laufen, Walking, Radfahren oder Bergwandern. Laufen ist das »billigste« und wohl auch beste Fitness-Programm, das es gibt.

Alles, was man hierzu braucht, ist ein Paar guter Schuhe. Doch Laufen muss nicht immer Rennen oder Joggen bedeuten. Auch kürzere und weniger intensive körperliche Bewegung wie ein – allerdings nicht zu langsamer – Spaziergang tut bereits dem Körper und der Seele gut und schafft physische und psychische Harmonie.

Wärme und Kälte – Baden und Wasseranwendungen

Schon Benedikt von Nursia empfahl in seiner Regel das Baden als therapeutisches Mittel – allerdings vor allem den Kranken. Im Mittelalter entwickelte sich eine ganze Kultur des Badens mit einem eigenen Berufszweig, dem des Baders. Dabei bestand ein Bad nicht in einem kurzen Sprung in die Badewanne, denn die gab es nicht einmal in den größten Burgen. Baden war vielmehr eine Zeremonie, ein Ritual. Man muss sich eine Badestube ähnlich wie ein heutiges Dampfbad oder eine Sauna vorstellen: In großen Holztrögen saßen mehrere Besucher bis zum Hals im Wasser. Darüber war oft eine Art Zelt gespannt, um den Dampf und wohlriechende Badezusätze im Bereich des Zubers zu halten. Hier verbrachte man mehrere Stunden und ließ sich mit dem Nachgießen von heißem Wasser, mit Dämpfen und Güssen pflegen. Gelegentlich setzte man dem Badewasser aromatische Essenzen oder Kräuterabkochungen zu und verwendete spezielle Heilwasser, für deren Erwerb man aufwendige Reisen in Kauf nahm.

Man kannte verschiedene Formen des Badens, wie beispielsweise im ›Elsässischen Arzneibuch‹ nachzulesen ist: Das Baden diente zunächst der Reinigung und dem Erwärmen, aber es wurde auch im Zusammenhang mit Gesundheit gesehen. Es wurden temperaturansteigende Bäder ebenso empfohlen wie Kalt- oder Wechselbäder. Zusätzlich gab der Bader Massagen oder führte Aderlässe und Schröpfkuren durch. Auch die Klöster hatten im Bereich des Spitals eine Bademöglichkeit und einen Raum für das Schröpfen und den Aderlass.

Die Qualitätenlehre

In der Klosterheilkunde spielte der Gegensatz von warm und kalt eine ganz zentrale Rolle. Grundlage dafür war die in der Antike von Galen von Pergamon begründete Qualitätenlehre. Nach dieser Lehre sind den Elementen Luft, Wasser, Feuer und Erde verschiedene Qualitäten zugeordnet, etwa »warm«, »trocken«, »kalt« oder »feucht« (siehe Seite 13). Diese Elementenlehre wurde auf den menschlichen Organismus übertragen: So entsprechen den vier Grundbausteinen Feuer, Wasser, Erde und Luft vier Säfte im menschlichen Körper: Blut, Schleim, schwarze Galle und gelbe Galle. Schleim etwa wurde als feucht und kalt bezeichnet. Warm steht für die Tätigkeit des Organismus, für Atmung, Bewegung oder Verdauung.

Auch jeder Heilpflanze ordnete man nach diesem Prinzip Qualitäten zu, unterschied dabei aber verschiedene Übergänge, also etwa feuchtwarme Qualitäten.

Eine Krankheit, die durch ein Übermaß an Kälte hervorgerufen wurde, musste demnach mit einer Heilpflanze behandelt werden, die im Körper für Wärme sorgt. Ein Zuviel an Flüssigkeit, wie es etwa bei Erkältungen auftritt, sollte ein Heilmittel dämmen, das trocknende Eigenschaften besitzt. Wärmende und trocknende Qualitäten schrieb man beispielsweise der Melisse zu.

Kalte und warme Wasseranwendungen

Heute ist die Notwendigkeit von Temperaturreizen zur Gesunderhaltung anerkannt. Bei den verschiedenen Heilbehandlungen, aber auch zur Vorbeugung von Krankheiten bzw. für ein allgemeines Wohlergehen wird Wasser sowohl kalt als auch warm, wechselwarm, heiß oder dampfförmig eingesetzt – man spricht von der sogenannten Hydrotherapie. Dabei unterscheidet man Anwendungen mit einem Tuch (beispielsweise Wickel oder Umschläge), mit fließendem Wasser (beispielsweise Güsse und Duschen), mit hydrostatischem Druck (Teil- oder Vollbäder) und Behandlungen ohne hydrostatischen Druck (Sauna und Dampfbäder).

Ein kalter Reiz auf der Haut führt zunächst zu einer Verengung der Hautgefäße und zu einer Verminderung der Hautdurchblutung. Nach kurzer Zeit erhöht sich die Durchblutung wieder, was mit einem angenehmen Wärmegefühl verbunden ist. Regelmäßige Kaltwasseranwendungen haben folgende Wirkungen:

- Sie verbessern die Durchblutung des Körpers und wirken dadurch der Neigung zu kalten Händen und Füßen entgegen.
- Die auf Dauer erhöhte Durchblutung stärkt das Immunsystem und fördert den Lymphabfluss und auf diese Weise die Ausscheidung von Schlacken aus dem Körper.
- Zugleich verbessern sie die Nährstoffversorgung der Zellen. So kann man die Erkältungshäufigkeit auf die Hälfte verringern, indem man regelmäßig nach dem Duschen die Beine für je etwa 20 Sekunden ganz kalt abduscht.
- Darüber hinaus werden bei einem Kaltreiz auch Stresshormone im Körper freigesetzt, beispielsweise Adrenalin. Durch häufigere Kaltanwendungen gewöhnt sich der Körper an den wiederholten Stressreiz und reagiert dann ökonomischer als bei der ersten Anwendung; es wird weniger Adrenalin ausgeschüttet. Abhärten kann man den Körper ganz einfach auch, indem man täglich mindestens eine Stunde nach draußen geht – selbst bei schlechtem Wetter (dabei sollte man natürlich wasserfeste Kleidung tragen).

Wasseranwendungen können aber noch viel mehr: Warme Bäder verbessern den Stoffwechsel und wirken muskelentspannend, was besonders nach Bewegung, aber auch gegen Stress oder rheumatische Beschwerden sehr nützlich ist.

Gleichzeitig erreicht man mit einer körperlichen Entspannung auch eine psychische Erholung und Beruhigung.
Bei allen Wasseranwendungen ist es wichtig, den Wärmehaushalt des Körpers zu beachten. Kalte Wasseranwendungen sind wenig sinnvoll, wenn man kalte Füße oder Hände hat oder insgesamt friert. Die Füße sollten mindestens so warm wie die Stirn sein. Keinesfalls empfiehlt es sich, kalte Körperteile mit heißen Anwendungen zu behandeln. Warme oder heiße Körperteile vertragen dagegen kalte Güsse oder Wickel ausgezeichnet. Heiße oder auch warme Anwendungen sind grundsätzlich nicht empfehlenswert bei erhitztem Körper oder bei Fieber.

Feucht und trocken – Trinken und Entwässern

In der Ordensregel Benedikts von Nursia war auch festgelegt, was und wie viel man trinken sollte. Darin wurde der Verzicht auf alkoholische Getränke zwar grundsätzlich empfohlen, doch selbst Benedikt war der Meinung, dass diese Empfehlung nur von wenigen eingehalten würde. Deshalb sollte für jeden Mönch ein guter viertel Liter Wein zur Verfügung stehen. In Gegenden, in denen Wein nicht gedieh, war stattdessen ein halber Liter Bier erlaubt. Wir wissen heute, dass dies genau die Mengen sind, die der Gesundheit nicht schaden, in manchen Fällen vielleicht sogar förderlich sind.
Auf der anderen Seite wurde in der Klosterheilkunde auch sehr großer Wert auf das Entleeren, also das Entwässern gelegt. Die durchspülende, harntreibende Wirkung von vielen Pflanzen war bereits bekannt. Man nutzte die Kräutertees, um sich vor einer Steinbildung in den Harnwegen zu schützen.

Ein gesunder Körper benötigt reichlich Wasser

Auch in der heutigen Medizin gilt, dass reichliches Trinken wichtig für die Gesunderhaltung ist. Über Nieren, Haut, Darm und Atemluft verlieren wir täglich etwa 2 bis 2,5 Liter Flüssigkeit. Um diesen Verlust auszugleichen, meldet der Körper »Durst«. Ein Erwachsener braucht täglich ungefähr 20 bis 40 ml Wasser pro Kilogramm Körpergewicht. So liegt unser täglicher Flüssigkeitsbedarf im Durchschnitt bei etwa 2 bis 3 Litern. In häufigen Fällen gibt unser Durstgefühl allerdings durch zu viel Alkohol oder Kaffee nicht mehr ausreichend Signale. Dennoch ist es wichtig, über den ganzen Tag verteilt viel Flüssigkeit aufzunehmen. Zu jeder Mahlzeit sollte ein Getränk gehören, wobei alkoholische Getränke sowie Kaffee und schwarzer Tee kaum zählen – sie bewirken das Gegenteil und ziehen Wasser aus dem Körper. Am besten geeignet sind Mineralwasser oder Säfte mit Wasser gemischt sowie Kräutertees. Aber nicht nur das Trinken, auch das Entwässern, das Ausspülen, ist für die Erhaltung der Gesundheit von großer Bedeutung.

Entwässern zur Steigerung des Wohlbefindens

Zu viel Wasser lässt nicht nur die Beine anschwellen, sondern belastet vor allem Herz und Kreislauf. Man kommt sich »aufgeschwemmt« vor, der Blutdruck ist leicht erhöht, die Beine fühlen sich schwer und angespannt an. Die Klostermedizin hat eine Fülle von nierenanregenden, harntreibenden Pflanzen entdeckt und immer wieder auf diesen Aspekt großen Wert gelegt. Schwimmen oder ein Vollbad bewirken durch den Wasserdruck auf den Körper eine natürliche Anregung der Nierentätigkeit und sollten bei Neigung zur Wassereinlagerung unbedingt neben Entwässerungstees eingesetzt werden.

Fülle und Leere – Essen und Fasten

Gemüse- und Getreidebreis bildeten für Jahrtausende die Grundnahrung der Bevölkerung. Gerade die Mönche des Mittelalters behielten diese Tradition bei. Ein fester Bestandteil der Mahlzeiten war auch der Käse. Daneben gehörten Kräuter zum täglichen Speiseplan – als Lebensmittel und zur Stärkung und Vorbeugung gegen Krankheiten. So ist z. B. der oft als »Arme-Leute-Essen« belächelte Buchweizen reich an vielen wichtigen Mineralstoffen und ungesättigten Fettsäuren.

Fleisch blieb über einen langen Zeitraum eine Ausnahme im klösterlichen Speiseplan. Stattdessen gab es Fisch. Nur in den Krankenstationen wurde zur schnelleren Regeneration der Kranken Fleisch gereicht.

Untrennbar mit dem Essen war in den Klöstern das Fasten verbunden. Dabei war das Abnehmen, der Gewichtsverlust, ohne Bedeutung. Ziel war vielmehr eine seelische Reinigung – das Abwerfen von Ballast. Jedes Fasten war zugleich eine Vorbereitung auf ein großes mehrtägiges Fest. Zum Fasten gehörte also auch die Vorfreude auf den Genuss. So war die Adventszeit eine Fastenzeit im Vorfeld von Weihnachten. Die eigentliche Fastenzeit lag jedoch im Frühjahr zwischen dem Aschermittwoch und der Nacht zum Ostersonntag.

Mit Fasten war nicht unbedingt Hungern gemeint, sondern eine qualitative Einschränkung der zur Speise herangezogenen Nahrungsmittel. So verzichteten die klösterlichen Gemeinschaften in der Fastenzeit auf das Zubereiten vierfüßiger Tiere; Geflügel galt hingegen als erlaubt, ebenso Fisch.

Ernährung als Gesundheitsfaktor

Während über Jahrhunderte Hungersnöte den Menschen zusetzten, ist heute in den Industrieländern die permanente Verfügbarkeit von üppigen und wohlschmeckenden Speisen und Genussmitteln zu einer Bedrohung für unsere Gesundheit geworden. So haben in den letzten 50 Jahren ernährungsabhängige Zivilisationskrankheiten um ein Vielfaches zugenommen. Jeder Dritte ist davon betroffen: Krankhaftes Übergewicht, zu hohe Fett- und Cholesterinwerte im Blut und ernährungsabhängige Zuckerkrankheit sind die häufigsten Krankheiten. Wenn mehrere solcher Beeinträchtigungen gleichzeitig vorliegen, steigt zudem das Risiko von schweren Erkrankungen wie Herzinfarkt oder Schlaganfall. Heute weiß man, dass auch einige Krebsarten von der Ernährung abhängig sind. So sind Vegetarier wesentlich seltener von Dickdarmkrebs betroffen, wahrscheinlich auch weniger von Brust-, Gebärmutter- oder Prostatakrebs.

Speisen mit Heilpflanzen und Heilkräutern

Als gesund erwiesen hat sich eine überwiegend vegetarische Ernährung, da sie mit ihren Ballaststoffen für eine sehr gute Darmfüllung und automatisch für einen regelmäßigen Stuhlgang sorgt. Weil Obst und Gemüse weniger Kalorien, Fett und Cholesterin enthalten, beugt man mit einer fleischlosen Ernährung Fettstoffwechselstörungen und Übergewicht vor.

Heilpflanzen und -kräuter spielen eine überaus wichtige Rolle bei der Erhaltung der Gesundheit. So machen Lauch, Knoblauch, Schnittlauch oder auch Bärlauch nicht nur viele Speisen richtig schmackhaft, sie schützen darüber hinaus vor krank machenden Pilzen oder Arteriosklerose. Außerdem wirken sie keimhemmend, fett- und blutdrucksenkend.

Bei welchen Beschwerden Fasten hilft

Fasten ist nicht nur ein gutes Mittel, um innerlich zur Ruhe zu kommen, es wirkt sich auch positiv auf viele körperliche Beschwerden aus. Bei schweren chronischen Erkrankungen sollte jedoch nicht oder nur in Absprache mit einem Fastenarzt gefastet werden.

Übergewicht

Heilfasten zur Behandlung von Übergewicht kann ein Einstieg in eine langfristige Ernährungsumstellung sein – hin zu einem normalen Gewicht. Es wäre aber völlig unnatürlich, die über Jahre angelegten Fettreserven innerhalb weniger Wochen abzubauen. Zudem stellt der Organismus nach einer Fastenkur auf »Sparprogramm« um und lagert schneller Energiereserven ein, leider oft weit über das Ausgangsgewicht vor dem Fasten hinaus.

Entzündliche Erkrankungen

Bei entzündlichen Erkrankungen, wie rheumatische Erkrankungen, allergisches Asthma, allergische Hauterkrankungen (Neurodermitis) und chronisch entzündliche Darmerkrankungen, kann durch Fasten die allgemeine Allergie- und Entzündungsbereitschaft im Körper gedämpft werden: Zum einen werden durch die Entlastung des Darms keine weiteren »Allergiestoffe« mehr in den Darm geführt; dies und die Ruhigstellung fördern die Regeneration des darmassoziierten Immunsystems. Zum anderen sinkt der Arachidonsäurespiegel im Blut, der die Bildung entzündungsfördernder Stoffe (Prostaglandine) fördert. Das wirkt sich auch positiv auf entzündliche Schübe von degenerativen Gelenkerkrankungen (Arthrose, Arthritis) aus.

Bluthochdruck

Eine stressreiche Lebensweise mit wenig Bewegung sowie eine einseitige Ernährung mit zu viel Salz, Kaffee und Nikotin zählen zu den Hauptursachen von Bluthochdruck. Bei der Behandlung fängt man am besten bei den Ursachen an: Mit Gewichtsreduktion, Fett- und Cholesterinbeschränkung, ausreichend Bewegung und einer weitgehend stressfreien Lebensweise. Das Fasten kann somit auf vielfältige Weise zu einer Besserung der Blutdruckwerte beitragen.
Bei Bluthochdruck, der einer Behandlung mit Medikamenten bedarf, ist unbedingt ein im Fasten erfahrener Arzt hinzuzuziehen; nur er kann die richtigen Entscheidungen hinsichtlich der Dosisanpassung oder Umstellung der Medikamente treffen.

Hoher Cholesterinspiegel

Wenn der Cholesterinspiegel zu hoch ist, liegt dies in den meisten Fällen an der Ernährung. Zu hohe Cholesterinspiegel (insbesondere des schädlichen LDL-Cholesterins) und zu hohe Fettwerte im Blut fördern die Gefäßverkalkung (Arteriosklerose), verringern die Elastizität der größeren Gefäße und führen zu Bluthochdruck. Beim Fasten stellt der Körper auf die innere Ernährung um und verwendet im Blut befindliche Cholesterine und Fette.

Durchblutungsstörungen

Haben Durchblutungsstörungen keine organische Ursache, sind sie meist durch zu viele Stresshormone im Blut bedingt. Die erhöhte Konzentration an Stresshormonen hat eine Gefäßverengung zur Folge und führt häufig zu kalten Händen und Füßen. Nach dem Fasten werden Stresshormone nicht mehr so schnell gebildet, die Durchblutung wird besser.

Diabetes Typ 2

Bei »Altersdiabetes« ist die Bauchspeicheldrüse nicht mehr in der Lage, ausreichende Mengen des blutzuckersenkenden Hormons Insulin zu bilden. Bei manchen Menschen kann auch eine Unempfindlichkeit der Insulinrezeptoren vorliegen. Da bei Fasten über einige Tage kaum Insulin ausgeschüttet wird, erholen sich die Insulinrezeptoren und die insulinproduzierenden Zellen der Bauchspeicheldrüse. Achten Diabetiker nach einer Fastenkur verstärkt auf eine gemäßigte Kalorienzufuhr, kann die Weiterbehandlung des Diabetes durch den Arzt auf einem stabileren Niveau fortgeführt werden.

Gicht

Bei Gicht wird die Harnsäure, die durch tierische Nahrung in den Körper gelangt, nicht ausreichend über die Nieren ausgeschieden, sondern in Bindegewebe, Fett und Gelenken abgelagert. Beim Fasten wird in starkem Maße Harnsäure aus den Fettdepots ausgeschwemmt, der Harnsäurespiegel steigt. Daher kann es bei Gichtpatienten während des Fastens manchmal zu Anfällen kommen. Gichtpatienten sollten während der Fastenkur unbedingt viel trinken und außerdem ein Mittel zur Senkung des Harnsäurespiegels einnehmen. Nach derm Fasten sinkt der Harnsäurespiegel wieder.

Kopfschmerzen und Migräne

Welche Mechanismen dafür verantwortlich sind, dass nach einer Fastenkur chronische Kopfschmerzen und Migräne seltener auftreten, ist noch nicht genau geklärt. Eine Rolle spielen aber die tief greifenden Umstimmungsvorgänge im Körper und auch die verringerte Entzündungsneigung.

Depressive Verstimmungen

Fasten wirkt in vielfältiger Weise auf die Psyche: Ein erfolgreiches Fasten wird meist als beglückend erlebt. Auch die verbesserten Körperfunktionen von Atmung und Kreislauf leisten einen Beitrag zur Aufhellung der Stimmung. Hinzu kommt, dass etwa ab dem dritten Fastentag vermehrt »Glückshormone« wie Serotonin ausgeschüttet werden.

Zahlreiche Kräuter stärken die Verdauung, was sich auch positiv auf das gesamte Wohlbefinden auswirkt. Die verdauungsfördernden Heilkräuter müssen nicht immer als Tee zubereitet werden. Sie können auch direkt im Salat, in der Soße oder in Süßspeisen ihre Wirkung entfalten. Aus der Dessertküche sind beispielsweise Anis, Ingwer, Minze, Süßholz oder Zimt nicht mehr wegzudenken. Ansonsten eignen sich z. B. Beifuß, Brunnenkresse, Fenchelfrüchte, Kümmel, Löwenzahn, Rosmarin, Salbei oder auch Wacholderbeeren zum Verfeinern von Speisen.

Keineswegs soll Gesunden von gelegentlichem Fleischgenuss abgeraten werden, doch erhöhen viel Fleisch und Wurst die Entzündungsbereitschaft des Körpers. Die in Fisch enthaltenen Omega-Fettsäuren wirken dieser Entzündungsbereitschaft entgegen, indem sie den Stoffwechsel in eine andere Richtung lenken (siehe Rheuma, Seite 356). In vielerlei Hinsicht wertvoll und gesundheitsfördernd sind pflanzliche Öle mit ungesättigten Fettsäuren.

Entlastung durch Heilfasten

Heilfasten wird heute von denjenigen, die es regelmäßig betreiben, als Entlastung empfunden. Es geht dabei nicht nur um eine Gewichtsreduktion, sondern um eine Umstimmung des gesamten Organismus – auch des Immunsystems. Daher spielt Heilfasten als Therapie vor allem bei entzündlichen und allergischen Erkrankungen eine große Rolle.

Sehr wichtig ist bei längerem Fasten die ärztliche Begleitung. Ein vorsichtiger Übergang auf die normale Ernährung (»Aufbau«) ist notwendig, um den Darm nicht zu überfordern. Auf jeden Fall ist es sinnvoll, die ersten Fastenkuren nicht auf eigene Faust zu beginnen, sondern sich einer Fastengruppe mit erfahrener Leitung anzuvertrauen, vorzugsweise außerhalb der gewohnten Umgebung.

Einlassen und Auslassen

Die sogenannten Stundengebete in den Klöstern bestehen zu einem großen Teil aus dem Singen von Psalmen. Auch das dient der Gesunderhaltung. Denn was die Mönche im Mittelalter sicher nicht wussten, ist, dass das lang anhaltende freie Modulieren von Vokalen am Morgen eine gute Methode ist, um die inneren Organe »zu massieren« und den Körper mit Sauerstoff anzureichern. Zudem erhöht Musizieren die Intelligenz und wirkt lebensverlängernd.

Atmen ist die allerwichtigste Tätigkeit zur Erhaltung des Lebens. Wir können über viele Tage hin ohne Nahrung bleiben und auch etliche Stunden ohne zu trinken unbeschadet überstehen, aber ohne zu atmen können wir nur für wenige Augenblicke weiterexistieren.

In der Regel atmen wir, ohne darüber nachzudenken, und dennoch kann sich die Atmung rasch verändern. Bei Anstrengungen und seelischer Erregung geht der Atem schnell und hastig, bei Entspannung läuft er ruhig.

Wie aber sieht die richtige Atmung aus? Tatsächlich ist das richtige Atmen gar nicht selbstverständlich. Eine einfache Grundregel ist Folgende: Man atmet länger aus als ein, dazwischen liegt eine kurze Pause. Um dies zu praktizieren, haben sich die Mönche in den christlichen Klöstern eine kurze Gebetsformel eingeprägt, die mit den einzelnen Phasen des Atmens zusammengeht. Etwa in der sehr langsam auszusprechenden Formel: »Gelobt sei – (Pause) – Jesus Christus.« So wurden meditative Gedanken mit dem Atmen verbunden.

Die beste Form der Atmung ist die Zwerchfellatmung. Das Zwerchfell ist ein Muskel, der sich über dem Magen befindet. Beim Einatmen senkt er sich, beim Ausatmen geht er wieder in die Ruhelage zurück. Die Zwerchfellatmung ist die natürliche Form der Atmung, die den eigenen Mittelpunkt erfahren lässt und so eine eigene Stabilität erzeugt. Das entkrampft, der ganze Körper wird besser mit Sauerstoff versorgt. Es lohnt sich also, das Atmen bewusst zu üben und wahrzunehmen: Man stelle sich vor, einen schweren Gegenstand zu heben. Zuvor atmet man tief ein, dabei wird man unbewusst in die Hüften atmen (und nicht die Brust mit Luft füllen).

Kommunikation und Schweigen

Die ersten christlichen Klöster waren Vereinigungen von Menschen, die zurückgezogen ein besonderes Leben führen wollten. Doch auf Dauer hatte sich die völlige Einsamkeit nicht bewährt: Es fehlte Hilfe in Not- und Krankheitsfällen, in persönlichen Krisen war niemand da, der Rat geben konnte. Das Klosterleben, wie es Benedikt von Nursia mit seiner Regel entwickelte, war eine Zwischenlösung aus dem abgeschiedenen Eremitenleben und dem Leben in einer Gemeinschaft, die eine gewisse Sicherheit, aber auch Kontrolle ergab. Ein Kloster stellte im Idealfall einen Ort dar, an dem Menschen mit ähnlichen Zielen zusammenleben wollten und gemeinsam wichtige Grundlagen schufen. Die Mönche widmeten sich großen kulturellen Aufgaben, der Architektur, der Wissensvermittlung und dem Gartenbau.

Daneben gehören Stille und Schweigen zu den Grundprinzipien der Regel. In manchen Klöstern war und ist auch heute Reden nur zu ganz wenigen Zeiten erlaubt oder nur im Notfall. Das ist sicherlich extrem. Aber es braucht auch die Stille, um hören zu können.

Ruhe und Kommunikation im Alltag

Längst ist erwiesen, wie gut es tut, einmal komplett abzuschalten, durchaus im doppelten Sinne des Wortes, also auch den Fernseher, das Radio, das Telefon. Ohne solche Ruhepausen geht allmählich das Wissen darüber verloren, was einem eigentlich wichtig ist. Plötzlich hat man keine Zeit mehr, z. B. für gute Freunde, für neue Gedanken.

Heute wissen wir aber auch, dass Menschen, die allein leben, im Durchschnitt eine geringere Lebenserwartung haben als jene, die in einer Beziehung leben. Das sehr weit verbreitete Single-Dasein als vermeintliches Ideal für Mobilität und Selbstverwirklichung ist keineswegs so gesund und frei, wie es häufig propagiert wird, sondern führt nicht selten zu Antriebslosigkeit oder Suchtverhalten. Einsamkeit kann regelrecht krank machen. In unserer Gesellschaft scheint es an einem höheren Wertesystem zu fehlen, und viele Menschen geraten in einen Zustand der Isolation, da sie kaum noch jemanden haben, dem sie ihre Sorgen anvertrauen können. Umgekehrt ist auch ihre Unterstützung und Hilfe nicht mehr gefragt, was ihr Selbstwertgefühl stärken würde. Regelmäßige Kommunikation gehört also zur Gesundheit. »Der Mensch ist ein Gemeinschaftswesen«, sagte schon Aristoteles.

Das Gehirn im Training halten

Kommunikation schließt auch das Nachdenken über sich und seine Umwelt mit ein. So arbeiteten die Mönche und Nonnen nicht nur körperlich, sondern auch geistig. Benedikt von Nursia hatte die Regel ausgegeben, jedes Jahr wenigstens ein Buch zu lesen, außerdem fanden während des Essens immer Lesungen statt. Auf diese Weise hatten auch Verstand und Seele immer etwas zu tun.

Die wichtigsten Regeln für ein gesundes Leben

1. *Ausreichend Schlaf von 7 bis 8 Stunden zu festen Zeiten.*
2. *Ausreichend Bewegung: Wenigstens zweimal in der Woche ins Schwitzen kommen und mehrfach täglich gehen, strecken usw.*
3. *Gesunde Ernährung, die der Verdauungskraft des Einzelnen entspricht: vorwiegend vegetarisch.*
4. *Ausreichend trinken: 2 bis 3 Liter täglich (Kaffee, schwarzer Tee und alkoholische Getränke nicht einberechnet).*
5. *Das Gehirn will trainiert werden: Um auf neue Gedanken zu kommen, hilft Reisen oder das Anstreben von festen Zielen.*
6. *Gesundheitskuren sowie Gesundheitstage einplanen, am besten im Frühjahr und im Herbst.*
7. *Ruhe zulassen (das Radio und den Fernseher abstellen) und Gelassenheit gewinnen (Meditation).*
8. *Nicht zu lange allein leben: Kommunikation fördert das Wohlbefinden.*

Heute ist es wissenschaftlich erwiesen, dass das Gehirn trainiert werden will: Das Gehirntraining schützt nachweislich vor Altersdemenz. Bei Anspannung und Konzentration wird das Gehirn besser durchblutet und erhält somit mehr Nährstoffe. Es lohnt sich also, sich bis ins hohe Alter hinein mit neuen Gedanken auseinanderzusetzen, z. B. kleine mathematische Probleme oder knifflige Fragen zu lösen. Durchblutungsfördernde und damit der Arteriosklerose vorbeugende Heilkräuter (z. B. Knoblauch und Weißdorn) unterstützen diese Maßnahmen. Denn wer körperlich und geistig lange fit bleibt, ist mit sich und der Welt eher zufrieden.

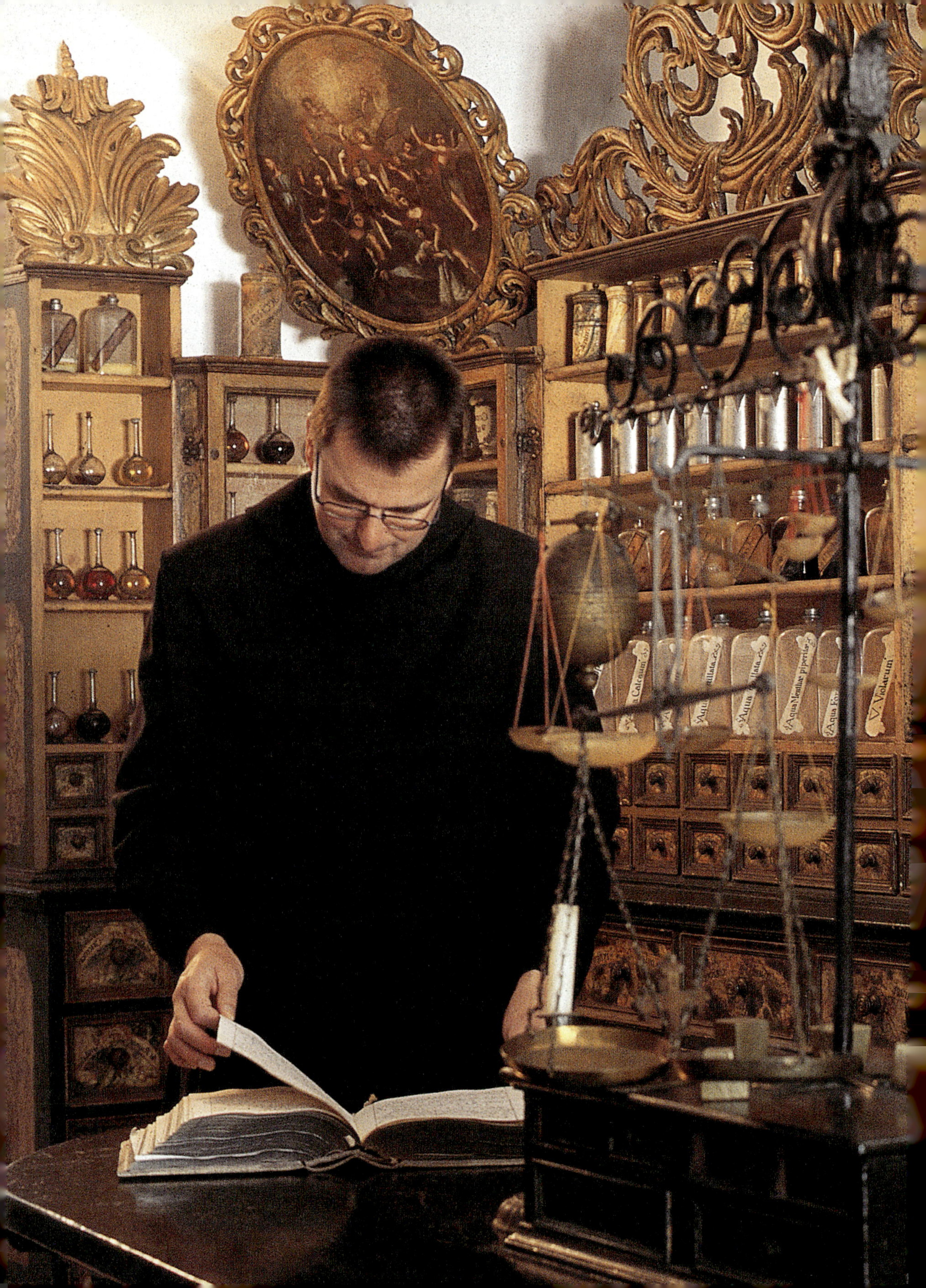
Aqua Menthae piperitae
Violarum

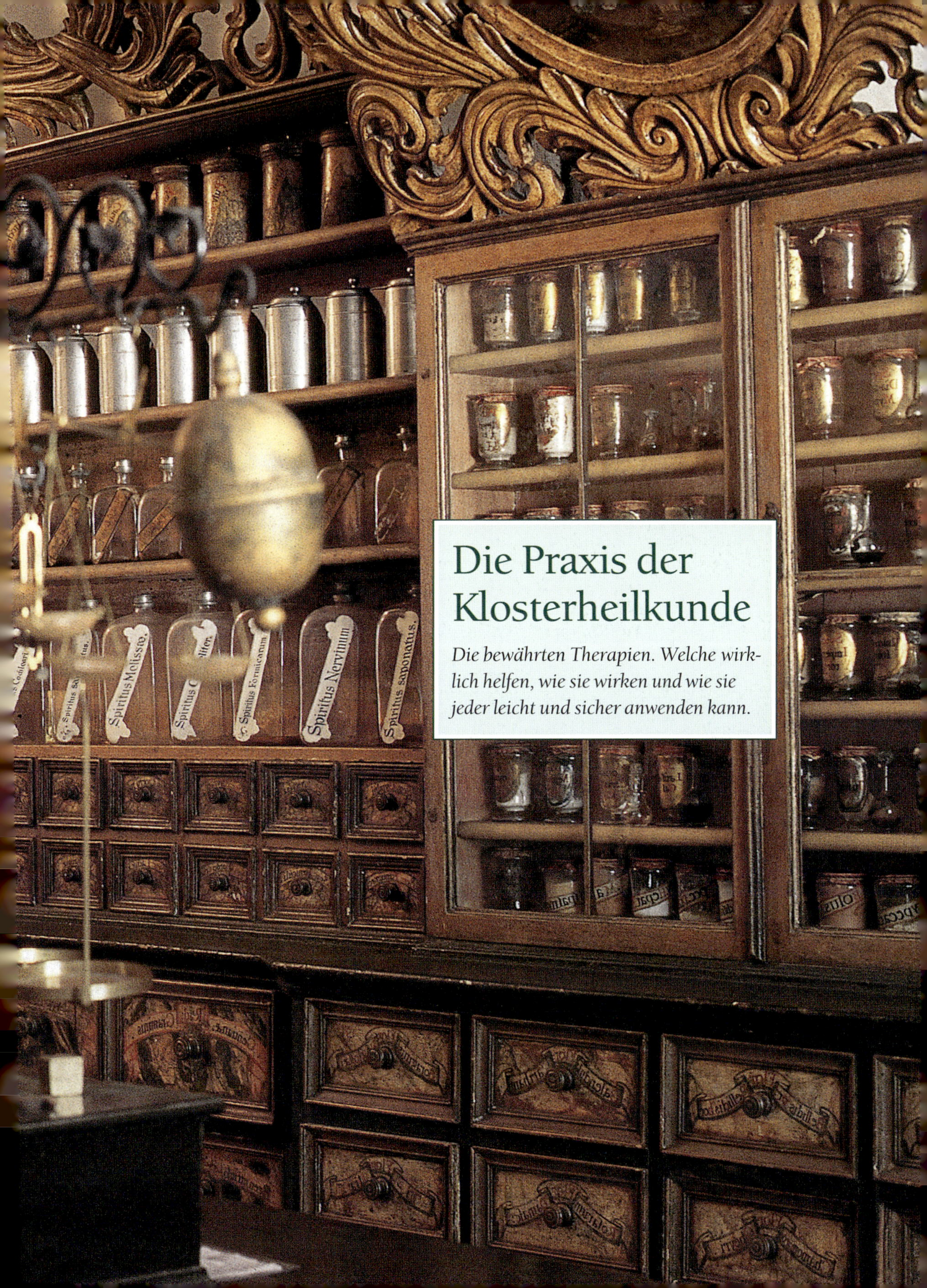

Die Praxis der Klosterheilkunde

Die bewährten Therapien. Welche wirklich helfen, wie sie wirken und wie sie jeder leicht und sicher anwenden kann.

Für Psyche und Nerven

Der Sitz der Seele, des »Gemütes«, wurde in früheren Zeiten mal im Herzen, mal im Magen-Darm-Bereich gesehen. Aus diesem Grunde sagt man noch heute: »Das liegt mir sehr am Herzen« oder »Es schlägt mir auf den Magen«. Die Psyche des Einzelnen, seinen Charakter, sein Temperament erklärte man sich im Mittelalter aus einer individuellen Mischung der vier Körpersäfte. Somit bezeichnete die Vier-Säfte-Lehre nicht nur allein die rein körperliche Verfassung, sie schloss darüber hinaus auch das Gebiet der Psychologie mit ein. Ausgehend von den vier Grundelementen Wasser, Luft, Feuer und Erde und den vier Körpersäften des Menschen – Schleim, Blut, gelbe und schwarze Galle –, wurden vier Grundtypen der Psyche entwickelt, die in mancher Hinsicht heute noch ihre Gültigkeit besitzen: Der aufbrausende Charakter, der sich aber auch schnell wieder beruhigt, ist der Choleriker. Bei ihm dominiert die gelbe Galle der Leber, die eine heiße und trockene Wirkung hat. Er ist deshalb auch der Bluthochdruck-Typ. Die schwarze Galle der Milz ist kalt und trocken und prägt den Melancholiker. Er neigt zu Missmut und Rachsucht, aber er denkt auch tief nach, er kann zum genialen Künstler oder Wissenschaftler werden, allerdings auch zum Planer schrecklicher Verbrechen. Beim Phlegmatiker dominiert der wässrige, kalte Schleim, der nach der mittelalterlichen Vorstellung vom Gehirn gebildet wird. Er schläft gerne und entwickelt kaum eigene Initiativen. Der vom Blut bestimmte Sanguiniker wiederum stellt den ausgeglichenen Typ dar, den überhaupt nichts so leicht aus der Bahn wirft, der gesellig und fröhlich ist. Er liebt die Musik und die körperliche sowie handwerkliche Betätigung.

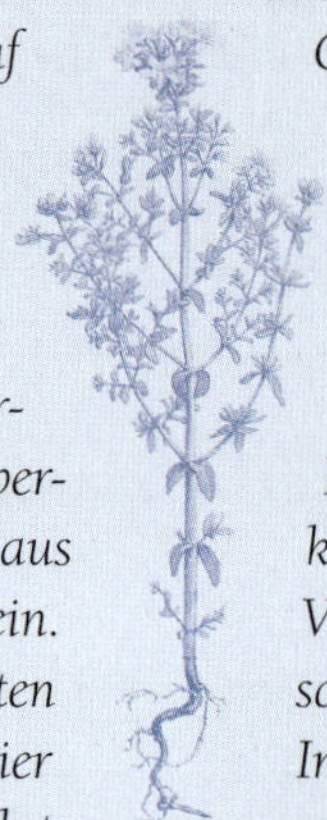

Die Psyche aus heutiger Sicht

Als sich die akademische Medizin im 19. Jahrhundert von der Vier-Säfte-Lehre löste, drohte ihr »der Verlust der Seele«. Der Körper wurde als eine rein biologische »Maschine« aufgefasst, deren einzelne Teile man wie bei einem Auto reparieren könne. (Dies ist eine Vorstellung, die heute leider immer noch von manchen Medizinern und Patienten geteilt wird.) Einige Menschen meinen hingegen, die Seele liege in den Genen, was die Ängste gegenüber der Humangenetik verstehen lässt. Doch die Persönlichkeit »wohnt« ebenso wenig allein in den »Genen« wie im »Herzen« oder in der Epiphyse des Gehirns, wie der bedeutende Wissenschaftler und Philosoph René Descartes bereits im 17. Jahrhundert annahm: Die »Lebensgeister« sollten den Körper als Maschine steuern und wurden umgekehrt von den Säften und Empfindungen gesteuert.

Die moderne Medizin und Naturwissenschaft weiß nicht, was Psyche und Seele eigentlich wirklich sind. So zieht sich durch das Fachgebiet der Psychiatrie seit ihren Anfängen der Streit um die Frage, wie psychische Erkrankungen wie beispielsweise Depressionen entstehen. Die einen vermuten Veränderungen innerhalb des Gehirns als Ursache und erhalten Auftrieb durch neuere Forschungsergebnisse, die belegen, dass bei psychisch Kranken bestimmte biochemische Substanzen (z. B. Dopamin und Serotonin) in ihrem Stoffwechsel innerhalb des Gehirns verändert zu sein scheinen. Auch die spezifischen Arzneimittel der Psychiatrie deuten auf eine Beteiligung biochemischer Substanzen an einer gesunden oder kranken Psyche hin. Andere wiederum sehen die Gehirnfunktion und die Psyche von einer höheren Ebene beeinflusst und weisen darauf hin, dass auch die biochemischen Abnormitäten eine Ursache haben müssen, die wiederum vom körperlichen Zustand und vom sozialen Verhalten abhängen. Unerträglicher Stress (z. B. Angst) prädisponiert beispielsweise zu psychischen oder psychosomatischen Erkrankungen. Umwelteinflüsse sowie Lichtmangel vermögen bestimmte depressive Verstimmungen erheblich zu verstärken.

Gehirn und Nervensystem

Gedanken, Empfindungen und die entsprechenden körperlichen Reaktionen werden nach heutigem Wissen über das **zentrale Nervensystem** (ZNS) gesteuert. Es besteht aus Gehirn und Rückenmark. Durch Untersuchungen und Beobachtungen bei Hirnverletzungen weiß man heute recht genau darüber Bescheid.

Ganz vorn im Stirnhirn – ein Areal, das nur der Mensch besitzt – werden Selbstbewusstsein und Fantasie, aber auch moralische Antriebe gesteuert. Dahinter liegt das Sprachzentrum und unter diesem das Hörzentrum. Darüber befindet sich das Zentrum der Motorik, das die Bewegungen des Körpers steuert, dahinter grenzt das Zentrum für die Körperempfindungen an. Hier werden die Informationen über Temperatur, Druck und Schmerz gesammelt. Wiederum direkt dahinter arbeitet unser persönliches »Rechenzentrum«. Es berechnet z. B. die Orientierung, gibt ein Empfinden für rechts und links oder oben und unten. Ganz hinten, im sogenannten Hinterhauptlappen, werden schließlich das optische Erkennen und das Erinnern zusammengeführt. Das **limbische System**, das entwicklungsgeschichtlich sehr alte Strukturen aufweist, hat eine überragende Bedeutung für die Steuerung der vegetativen und hormonellen Vorgänge. Gefühle wie Liebe, Furcht und Wut sowie angeborene Instinkthandlungen haben hier ihren Ausgang. Das limbische System wird vom Geruchs- und vom Sehzentrum sowie von Hormonen beeinflusst, die teilweise von der Zirbeldrüse (Epiphyse) kommen.

Über die Nerven ist das Gehirn mit dem ganzen Körper verbunden. Dabei gibt es zwei getrennte Systeme: das willkürliche und das unwillkürliche. Das **willkürliche System** wird von unserem Bewusstsein gesteuert, hier werden beispielsweise unsere Bewegungen der Muskeln beim Greifen oder Laufen über das motorische Zentrum im Gehirn koordiniert. Das **unwillkürliche System** arbeitet ohne das direkte Eingreifen unseres Willens. Hierüber wird z. B. der Blutdruck geregelt. Auch das Verdauungssystem arbeitet ohne unser willentliches Zutun. Dieses unwillkürliche System wird auch das **vegetative Nervensystem** genannt; es ist anatomisch und funktionell vom willkürlichen System völlig getrennt und kann deshalb auch im Schlaf voll arbeiten.

Das unwillkürliche oder vegetative System unterliegt einem komplizierten Regelmechanismus: Einer der beiden Hauptstränge des vegetativen Nervensystems ist der Sympathikus. Wenn wir uns anstrengen oder in eine gefährliche Situation geraten, dann wird der Sympathikus »alarmiert«. Daraufhin schlägt das Herz schneller und stärker, die Atmung wird beschleunigt und die Blutreserve in der Milz wird in Gang gebracht, wodurch der Körper mehr Sauerstoff erhält. Durch die Ausschüttung des Stresshormons Adrenalin aus den Nebennieren (Nebennierenmark) kommt es zu einer weiteren Aktivierung des Sympathikus. Damit können wir schwierige Situationen bewältigen. Auch bei starken Emotionen wie beispielsweise Ärger, Angst und Aufregung wird der Sympathikus »angeschaltet«.

Der zweite Hauptstrang des vegetativen Nervensystems ist der Parasympathikus. Zu ihm gehört der Vagus. Er ist für Ruhe und Schlaf zuständig und wirkt sozusagen als Gegenstück zum Sympathikus. Herzschlag und Atmung werden verlangsamt. Die Arterien in den Armen und Beinen verengen sich, das Blut wird zu den inneren Organen geleitet, wodurch der Verdauungstrakt stärker versorgt wird und nun seine Arbeit verrichtet. (Deshalb sind wir bei vollem Magen nicht so leistungsfähig).

Psychosomatische Erkrankungen

Wenn man von »psychosomatischen Krankheiten« spricht, entsteht zuweilen der Eindruck, dass dies nur ein Ausdruck dafür ist, dass die wirklichen Verhältnisse nicht genau bekannt sind. Tatsächlich weist dieser Begriff auf die Beziehung zwischen Psyche und Körper (Soma) hin. Es geht also um Erkrankungen, die nicht auf einen sicht- oder messbaren Defekt eines Organs zurückzuführen sind. Langfristig haben seelische Erkrankungen jedoch Auswirkungen auf die Organe. Mit anderen Worten: Die »Seele« kann anscheinend erkranken und Organe in Mitleidenschaft ziehen, wie auch umgekehrt organische Leiden die Seele krank machen können.

Trotz oder gerade wegen der großen Bedeutung des Gehirns und der Psyche werden Störungen in diesem Bereich sehr viel stärker tabuisiert als die »gewöhnlichen« körperlichen Krankheiten. Außerdem werden sie zunächst nicht wahrgenommen oder nicht richtig erkannt. Dies gilt bereits für Schlafstörungen, die in den meisten Fällen gar nicht als Krankheit oder als Krankheitsauslöser in Betracht gezogen werden. Dabei ist der gestörte Schlaf die am häufigsten auftretende psychosomatische Fehlsteuerung, aus der auf Dauer ernst zu nehmende Erkrankungen entstehen können.

Schlafstörungen und Nervosität

In mittelalterlichen Handschriften finden sich Traktate zur rechten Nachtruhe, zum Umgang mit dem Wechsel von Ruhen und Wachen sowie zum Beruhigen, also zur »Schlafhygiene«, wie man heute sagt. Aber auch über die Ursachen, die den Schlaf beeinträchtigen oder behindern, hat man sich schon damals Gedanken gemacht. So wie die Natur dem Wechsel der Jahreszeiten und einem Rhythmus von Nacht, Morgen und wiederum Nacht folge, so besitze auch der Mensch eine innere Uhr, der man folgen müsse, um auf die Dauer gesund zu bleiben. Benedikt von Nursia untergliederte mit seiner Ordensregel den Tag und das ganze Jahr in festgelegte Abschnitte. Vielen mag dies als Zumutung erscheinen, sein Ziel war jedoch die optimale Ausnutzung von Zeit, ohne den Einzelnen zu überfordern. Es entstand ein fester Wechsel von Besinnung und Gebet, von Arbeit, von Mahlzeiten und Ruhephasen. In einer alten Gesundheitslehre, die auf den Syrer und christlichen Mönch Ibn Butlan (11. Jh. n. Chr.) zurückgeht, heißt es, dass der Mensch acht Stunden ruhen soll. Der Schlaf habe eine wärmende und befeuchtende Wirkung. Warm und feucht – das sind die Qualitäten des Blutes. Es sind auch die Eigenschaften des Sanguinikers, des ausgeglichenen Charakters, der in fröhlicher Weise vollständig mit sich und der Welt im Reinen ist – genau dies soll durch den Schlaf erreicht werden. Das Wort »Schlaflosigkeit« gab es im Mittelalter noch nicht. Man sprach damals vom »unrechten Wachen«, vom Wachen zur falschen Zeit.

Ursachen und Symptome

Die innere Uhr des Menschen wird durch Hell-Dunkel-Phasen auf den 24-Stunden-Rhythmus eingestellt. Die moderne Schlafforschung geht davon aus, dass jeder Mensch wenigstens fünf Stunden Schlaf benötigt, damit sich der Organismus ausreichend erholen kann. Auf Dauer gesehen braucht er sogar mehr. Schlafstörungen treten bei verschiedenen, häufig nur sehr schwer zu ermittelnden Krankheiten auf. Ernährung und Lebensweise, eine schwere Krankheit, bestimmte Arzneimittel, Schmerzen, selbst eine schlechte Matratze – all dies kann zu Schlafstörungen führen. Meist liegen jedoch innere Anspannung, Angst oder eine Depression zugrunde.

Nervöse Beschwerden, eine häufige Ursache von Schlafstörungen, kennt jeder, der schon einmal mit »Lampenfieber« oder »Prüfungsangst« zu tun hatte. Manche Menschen reagieren jedoch auf schwierige Situationen extrem. Sie verlieren ihre Stimme, die Hände zittern, sie haben Schweißausbrüche, sind leicht reizbar und häufig in Hast. Sie fühlen sich einerseits schnell müde, haben andererseits aber oft Schlafstörungen. Ursache ist eine Überreaktion des zentralen Nervensystems, die als »vegetative Dystonie« bezeichnet wird. Dabei liegt eine Unausgeglichenheit des vegetativen Systems vor, die meistens im Zusammenhang mit Stress entsteht. Die Folge können dann Magen-Darm-Störungen, Herz-Kreislauf-Beschwerden (steigendes Risiko eines Herzinfarkts!), starkes Schwitzen oder auch Hautirritationen sein.

Strategien der Behandlung

1. **Beruhigende Getränke:** Kräutertees, die man tagsüber, aber auch vor dem Schlafengehen trinkt, beruhigen und zählen zu den Mitteln erster Wahl gegen Schlaflosigkeit. Für manchen gilt ein alkoholisches Getränk als ideale Einschlafhilfe. Insgesamt mag der alkoholische »Abendtrunk« tatsächlich zum Einschlafen helfen, aber nicht zum Durchschlafen. Denn der Organismus muss die neu zugeführten Gifte erst verarbeiten und wird deshalb wieder in Tätigkeit versetzt.
2. **Zeitiges, leichtes Abendessen:** Der Verzehr von schweren Speisen zu später Stunde belastet den Körper ähnlich wie Alkohol, denn ein wichtiger Teil der Verdauungsarbeit erfolgt nachts. Essen Sie deshalb möglichst einige Stunden vor dem Schlafengehen zu Abend.
3. **Feste Abendrituale:** Sie wirken tatsächlich gegen Einschlafstörungen – nicht nur bei Kindern. Der Abend- bzw. Nachtspaziergang hilft die Ereignisse des Tages noch einmal durchzugehen und abzulegen, es kann auch ein leichter Dauerlauf sein, um Probleme abzuschütteln. Ein Abendgebet oder eine entsprechende Besinnung haben ihre Berechtigung.
4. **Entspannungstechniken:** Zur Entspannung helfen Techniken wie Atemübungen, Meditation oder autogenes Training. Solche Techniken verbessern auch die Selbstwahrnehmung (z. B. Stress, körperliche Beschwerden), sodass die Auslöser gemieden werden können.
5. **Bäder:** Viele Heilpflanzen sind auch für eine Badetherapie geeignet, vor allem diejenigen mit einem hohen Gehalt an ätherischen Ölen. Es ist erwiesen, dass diese über die Haut aufgenommen werden. Geruchsrezeptoren in der Nase registrieren den Duft und leiten diese Informationen an steuernde Zentren im Mittelhirn (insbesondere das limbische System) weiter. Von dort aus beeinflussen sie Stimmung und Körperfunktionen.

Welche Heilpflanzen helfen?

- **Baldrian** hat sich als die pflanzliche Einschlafhilfe der allerersten Wahl erwiesen. Der Baldrian beruhigt, ohne zu narkotisieren, wie das die chemischen Schlafmittel tun. Genau genommen ist die Baldrianwurzel gar kein Schlafmittel, sondern eher ein beruhigendes »Ausgleichsmittel«. Die Wirkstoffe des Baldrians, ätherische Öle, Valepotriate und Valerensäure, beeinflussen die Stoffwechselaktivität der Nervenzellen. Nach den neuesten Untersuchungen setzt Baldrian genau an denselben Rezeptoren an wie Kaffee. Aus diesem Grund kann Baldrian die anregende Wirkung von Kaffee aufheben.

- Die Wirkung des Baldrians kann durch die Zugabe von **Hopfenzapfen** (Hopfenblüten) verstärkt werden. Hopfenzapfen enthalten die Bitterstoffe Humulon und Lupulon, aus denen während der Lagerung Methylbutenol entsteht, ein Stoff, der stark beruhigend wirkt.
- Ein viel gepriesenes Mittel aus der Klosterheilkunde sind **Melissenblätter**. Als heilende und beruhigend wirkende Inhaltsstoffe enthalten sie ätherisches Öl mit Citronellal, Citral, Caryophyllen und weiteren Terpenen, zudem Gerbstoffe und Flavonoide.
- Die **Passionsblume** hat sich bei leichten Formen von nervöser Unruhe, Einschlafstörungen und nervösen Herzbeschwerden bewährt. Ihre wichtigsten Wirkstoffe sind Flavonoide, Cumarinderivate und Maltol.
- Die beruhigende und schlaffördernde Wirkung des **Lavendels** ist erst im Mittelalter entdeckt worden. Als wirksame Inhaltsstoffe enthält er ätherische Öle und Gerbstoffe.
- Schlafstörungen gehören zum klassischen Bild der Depression. Daher kann auch **Johanniskraut** bei manchen Schlafstörungen hilfreich sein (siehe Seite 220).

Anwendungen, die sich bewährt haben

Gegen Schlaflosigkeit und Nervosität werden beruhigende und entspannende Heilpflanzen und -kräuter hauptsächlich in Tees oder als Badezusatz eingesetzt. Anders als synthetische Schlafmittel haben sie nur einen schlafanstoßenden, und keinen narkotisierenden Effekt. Sie schränken deshalb die Eignung zum Autofahren oder zum Bedienen von Maschinen nicht ein und sind auch vor Prüfungssituationen geeignet.

Tees

❖ Baldrianwurzel

Kaltwasserauszug: Die Zubereitung von Baldriantee erfordert etwas Zeit: 2 Teelöffel zerkleinerte Baldrianwurzel mit 1 Tasse kaltem Wasser übergießen, mindestens 12 Stunden ziehen lassen, abseihen und leicht anwärmen. Bei chronischen Schlafstörungen empfiehlt es sich, mehrere Tassen über den Tag verteilt zu trinken, um eine spürbare Wirkung zu erreichen. Man wird am Tag trotzdem leistungsfähig bleiben.

Tipp: Baldrian hat einen nicht sehr angenehmen Geruch und Geschmack, den nicht jeder als Tee verträgt. Es gibt jedoch geschmacksneutrale Dragees, Kapseln und Tabletten, die standardisierten Extrakt enthalten.

❖ Baldrianwurzel und Hopfenzapfen

Um die Wirkung zu optimieren, wird Baldrianwurzel sehr oft mit Hopfenzapfen kombiniert.

Teezubereitung: Den Baldriantee wie oben beschrieben zubereiten und am besten über Nacht ziehen lassen, dann 1 Teelöffel Hopfenzapfen mit heißem Wasser übergießen, 10 Minuten ziehen lassen und abseihen. Baldriantee mit dem Hopfenzapfentee mischen.

❖ Melissenblätter und -öl

Melissenblätter und Melissenöl haben eine beruhigende Wirkung. Am wirkungsvollsten ist es, wenn Blätter und reines ätherisches Öl in den Anwendungen enthalten sind, da der Ölgehalt in den Blättern nur zwischen 0,05 und 0,8 Prozent

liegt (das ätherische Melissenöl wird durch Wasserdampf-Destillation aus der ganzen Pflanze gewonnen). Melissenöl ist allerdings sehr teuer.
Teezubereitung: 2 gehäufte Teelöffel Melissenblätter mit 1 Tasse heißem Wasser übergießen, 10 Minuten ziehen lassen und abseihen.
Tipp: Wie beim Baldriantee sollten mehrere Tassen über den Tag verteilt getrunken werden.

❖ Lavendelblüten

Teezubereitung: 2 Teelöffel Lavendelblüten mit 1 Tasse heißem Wasser übergießen, 10 Minuten ziehen lassen und abseihen. Vor dem Schlafengehen 2 Tassen trinken.

❖ Johanniskraut

Teezubereitung: 2 gehäufte Teelöffel mit 1 Tasse Wasser übergießen, zugedeckt unter gelegentlichem Umrühren 20 Minuten kochen lassen und abseihen. Morgens und abends 1 bis 2 Tassen frisch zubereiteten Tee trinken. Die Wirkung tritt erst nach 2 bis 4 Wochen ein.
Alternative: Es gibt Johanniskraut auch als Fertigpräparat aus der Apotheke (Kapseln, Dragees oder Saft), das eine genau dosierte Wirkstoffkonzentration garantiert.
Vorsicht: Bei Einnahme weiterer Medikamente die Anwendung unbedingt vorher mit dem Arzt absprechen wegen möglicher Wechselwirkungen mit Johanniskraut. Während der Therapie mit dem Fertigpräparat sollte man intensive Sonnenbestrahlung möglichst meiden.

❖ Teemischung

Zusammensetzung: 25 g Passionsblumenkraut, 30 g Melissenblätter, 35 g Baldrianwurzel sowie 10 g Lavendelblüten.
Teezubereitung: 1 gehäuften Teelöffel Teemischung mit 1 Tasse heißem Wasser übergießen, 20 Minuten zugedeckt kochen lassen, abkühlen lassen und abseihen. Täglich bis zu 5 Tassen trinken (abends 2 bis 3 Tassen).

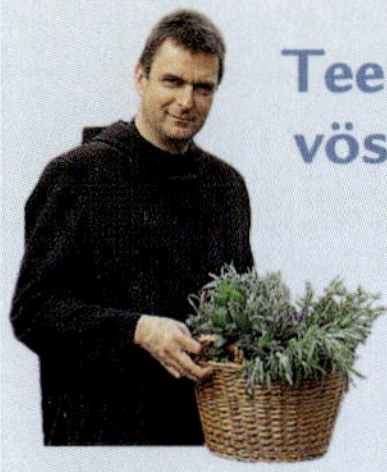

Teemischung bei nervöser Schlaflosigkeit

Bei Schlafproblemen hilft diese Teemischung: Man übergießt 2 Teelöffel Baldrianwurzel mit 1 Tasse kaltem Wasser, lässt den Sud 12 Stunden ziehen und seiht dann ab. Danach bereitet man einen Tee aus folgender Teemischung: 20 g Hopfenzapfen sowie 30 g Pfefferminzblätter, 30 g Melissenblätter, 10 g Lavendelblüten, 10 g Orangenblüten. 2 Teelöffel der Teemischung übergießt man mit 1 Tasse heißem Wasser, lässt den Tee 10 Minuten ziehen, seiht ihn ab und mischt ihn mit dem Baldriantee. Diese Teezubereitung trinkt man abends vor dem Zubettgehen.

Bäder

Bäder mit Heilkräutern haben bei sehr vielen Menschen eine beruhigende und schlaffördernde Wirkung. Hier werden allerdings etwas niedrigere Temperatur als bei Erkältungsbädern empfohlen. Nach dem Verständnis der Klosterheilkunde sollen sie die Hitze aus dem Körper führen. Ideal ist etwa 38 °C warmes Wasser, um nicht zu frösteln. Wichtig ist eine ausreichende Dosierung von etwa 1 Teelöffel ätherischem Öl (z. B. Lavendelöl) pro 100 Liter Badewasser. Zur Rückfettung der Haut kann man dann noch einige Esslöffel fette Öle wie Mandel- oder Weizenkeimöl hinzufügen. Man braucht dann aber umso mehr Lösungsvermittler (Emulgator). Auch natürliche Emulgatoren ermöglichen es, pflanzliche Öle gleichmäßig im Wasser zu verteilen, damit das Öl nicht nur an der Wasseroberfläche schwimmt und eventuell in der konzentrierten Form zu Hautreizungen führt. Am besten verwendet man verquirltes Eigelb, Sahne oder Milch und Honig.

Melissenblätter und -öl

Badezusatz: Gut 20 g Melissenblätter mit 1/2 Liter kochendem Wasser übergießen, 10 Minuten ziehen lassen, abseihen und ins nicht zu warme Badewasser geben. Etwa 30 Minuten baden.
Alternative: 1 Teelöffel Melissenöl oder das günstigere Citronellöl mit 150 mg Sahne (als Emulgator) vermischen und ins Badewasser geben.

Lavendelöl und -blüten

Badezusatz: Pro Vollbad 2 Eigelb, 1 Becher Sahne (oder Milch), 2 Esslöffel Honig, 3 bis 4 Esslöffel Salz und 1 Teelöffel Lavendelöl vermischen und ins nicht zu warme Badewasser geben. Eine ausreichend lange Badedauer von etwa 30 Minuten ist notwendig, damit die ätherischen Öle durch die Haut in den Organismus gelangen können.
Alternative: 100 g Lavendelblüten mit 2 Liter heißem Wasser übergießen, 5 Minuten ziehen lassen, abseihen und ins 37 bis 38 °C warme Badewasser geben. Auch hier ist eine ausreichend lange Badedauer von mindestens 20 Minuten notwendig, um die ätherischen Öle durch die Haut in den Organismus gelangen zu lassen.

Kräuter-Schlafkissen

Hopfenzapfen

Anwendung: Für das Hopfenkissen Hopfenzapfen in ein Baumwollkissen füllen und auf oder neben das Kopfkissen legen und darauf schlafen. Die ätherischen Öle und die Alkohole aus den Hopfenzapfen werden eingeatmet und sorgen für einen gesunden Schlaf. Die Wirkung hält 1 Woche lang an, danach muss das Kissen erneut gefüllt werden.

Angstzustände

Konrad von Megenberg erklärt die Angst mit dem Gegensatz von Heiß und Kalt, dem thermischen Prinzip der Vier-Säfte-Lehre. Dabei stützt er sich auf die Beobachtungen, dass Tiere, die im Verhältnis zu ihrem Körper ein großes Herz haben, furchtsamer und schreckhafter sind als andere Tiere. Der Megenberger meinte, das käme daher, weil die natürliche Hitze das relativ große Herz nicht ganz mit Wärme erfüllen könne und Kälte zu den Bedingungen der Angst gehöre. Hirsche, Esel und Hasen, die im Verhältnis zu ihrer Körpergröße viel voluminösere Herzen besitzen, seien ängstlicher als andere Tiere, da sie von Natur aus kälter seien. – Auch wenn Konrad von Megenberg hier aus seiner Beobachtung des großen Herzens bei Fluchttieren falsche Schlüsse zieht, gibt die Beziehung von Kälte und Angst zu denken. Der Angstschweiß ist ein kalter Schweiß! Ein mit Wärme erfüllter Körper versorgt alle Organe optimal und erzeugt damit Wohlbefinden.

Ursachen und Symptome

Mit Angstzuständen wird die übermäßige Angstentwicklung bezeichnet, bei der es zu rational nicht nachvollziehbaren Befürchtungen kommt. Es gibt verschiedene Formen der Störungen, etwa solche, die in bestimmten Situationen auftreten wie Platzangst, aber auch andere, die an keinen Anlass und keinen Gegenstand gebunden sind. Daneben treten Angstzustände im Zusammenhang mit klimakterischen Beschwerden auf. Körperliche Begleitsymptome – infolge vegetativer Übererregbarkeit und körperlicher Anspannung – zeigen sich in Form von Schwitzen, Mundtrockenheit, Herzrasen, zu schnellem Atmen, Magen-Darm-Beschwerden, Schlafstörungen, Zittern oder Kopfschmerzen und ständiger Unruhe. Manche Menschen leiden unter Panikattacken, also klar abgrenzbaren Episoden von intensiver Angst, bei denen die genannten Symptome abrupt auftreten und innerhalb weniger Minuten ein Maximum erreichen können.

Hinter den Ängsten stehen nicht selten Verhaltensmuster, die »erlernt« worden sind. Das heißt, man hat sich eine Überreaktion auf bestimmte Situationen »angewöhnt«. Deshalb kann man sich diese »Gewohnheiten« auch wieder durch Übungen »abgewöhnen«. Ein prominentes Beispiel ist der Dichter Johann Wolfgang von Goethe, der sich seine Höhenangst konsequent abtrainierte. In den meisten Fällen wird fachkundige Hilfe dabei vonnöten sein.

Strategien der Behandlung

1. **Beruhigung:** Wenn jemand unter Angstzuständen leidet, ist menschliche Nähe ganz wichtig, oft hilft auch ein Gespräch. Leichte, aber auch mittlere Angstzustände können gut mit Heilpflanzen über einen längeren Zeitraum hinweg behandelt werden, insbesondere Angstzustände, die mit klimakterischen Beschwerden zusammenhängen.
2. **Entspannung:** Einer Panikattacke kann durch Atemtechnik wirksam begegnet werden: Langsam einatmen und bis vier zählen – den Atem anhalten und wieder bis vier zählen – langsam ausatmen und bis vier zählen. Nun eine Pause machen und wieder bis vier zählen. Dies wiederholt man so lange, bis die Panikattacke abgeklungen ist.
3. **Ausschließen einer ernsthaften seelischen Störung:** Es sollte geklärt werden, ob die Angstzustände nicht durch organische oder schwere seelische Störungen verursacht werden. Den Rat eines Arztes oder Psychologen sollte man dabei unbedingt einholen.

Welche Heilpflanzen helfen?

- **Baldrian** wird nicht nur bei Nervosität und Schlafstörungen, sondern auch bei Angstzuständen angewendet. Mit seinen ätherischen Ölen, Valepotriaten und der Valerensäure wirkt er entspannend und krampflösend.
- Bei leichten bis mittelschweren Angstzuständen, die schon längere Zeit bestehen, eignet sich **Johanniskraut**.
- In den letzten Jahren haben Wissenschaftler die Wirkung des **Lavendels** wieder neu entdeckt und ihren Einsatz vor allem in Form von Kapseln empfohlen.

Anwendungen, die sich bewährt haben

Zur Beruhigung werden Heilkräuter vornehmlich in Tees oder Fertigpräparaten eingesetzt.

Tee

Baldrianwurzel

Kaltwasserauszug: Die Zubereitung von Baldriantee ist sehr aufwendig: 2 Teelöffel zerkleinerte Baldrianwurzel mit 1 Tasse kaltem Wasser übergießen, mindestens 12 Stunden ziehen lassen, abseihen und leicht anwärmen. Bei chronischen Schlafstörungen empfiehlt es sich, mehrere Tassen über den Tag verteilt zu trinken.

Tipp: Baldrian schmeckt und riecht nicht sehr angenehm. Es gibt jedoch geschmacksneutrale Dragees, Kapseln und Tabletten.

Präparate aus der Apotheke

Johanniskraut

Anwendung: Johanniskraut gibt es als Fertigpräparat aus der Apotheke, das eine genau dosierte Wirkstoffkonzentration garantiert. Die Anwendung erfolgt gemäß Beipackzettel.

Vorsicht: Bei Einnahme weiterer Medikamente die Anwendung unbedingt vorher mit dem Arzt absprechen wegen möglicher Wechselwirkungen mit Johanniskraut. Während der Therapie sollte man intensive Sonnenbestrahlung meiden.

❖ **Lavendelöl**
Anwendung: Das ätherische Lavendelöl nimmt man für eine optimale Wirkstoffkonzentration am besten als Fertigpräparat aus der Apotheke in Form von Kapseln ein.

Depressionen

Melancholie (Depression) bedeutete in der Klosterheilkunde, dass im Körper ein Übermaß an schwarzer Galle vorhanden ist. Hildegard von Bingen stellt dazu fest: »Die Schwarzgalle ist schwarz, bitter, löst alles Übel aus, (...) und verursacht Schwermut und Zweifel ohne allen Trost, sodass der Mensch keine Freude über das himmlische Leben und keinen Trost am irdischen haben kann.« Keine Frage, die Äbtissin spricht hier von einer mittelschweren bis schweren Depression. Die schwarze Galle ist kalt und trocken und damit dem lebendigen Warm-Feuchten entgegengesetzt. Ähnliches ist im ›Elsässischen Arzneibuch‹ zu lesen: »Man soll auch wissen, was die Traurigkeit bewirkt. Trauern und Unmut (Unlust) erkältet und trocknet den Körper, macht ihn mager und drückt das Herz zusammen und verfinstert; (...) Wer aber von vielen Sorgen und Kummer durchzogen ist, der soll verstärkt Freude und Trost suchen, damit seine Natur die Trauer ertragen kann, soweit man mit ehrbaren Freuden und Tröstungen die Kraft und den Mut wieder zurückbringen kann.«

Ursachen und Symptome

Niedergeschlagenheit, Freudlosigkeit, Desinteresse oder Antriebsschwäche – diese Befindlichkeitsstörungen kennt jeder, der an einem Tag »mit dem falschen Bein aufgestanden ist«. Auch eine Konzentrationsschwäche oder eine leichte Ermüdbarkeit ist wohl niemandem fremd. Kaum einem Menschen bleiben depressive Phasen erspart, sei es durch den Verlust eines nahestehenden Menschen oder durch andere schwerwiegende Ereignisse. Deshalb muss jedoch noch lange keine endogene Depression vorliegen, eine Krankheit, die häufig vererbt wird. Eben weil diese Gemütszustände jedem bekannt sind und nicht zuletzt weil viele Menschen eine ängstliche, ablehnende Haltung gegenüber den psychischen Erkrankungen an den Tag legen, wird eine Depression von den Betroffenen selbst und von der Umgebung nicht rechtzeitig erkannt oder gar bewusst ignoriert.
Nach wissenschaftlicher Definition spricht man dann von Depressionen und nicht nur von Befindlichkeitsstörungen, wenn mindestens zwei der oben aufgeführten Symptome und mindestens zwei andere Begleitsymptome (wie Konzentrationsstörungen, fehlendes Selbstwertgefühl, starke Schuldgefühle, Schlafstörungen, Appetitlosigkeit oder Selbstschädigung) länger als 14 Tage latent vorhanden sind und zunehmend die privaten oder beruflichen Kontakte belasten. Bei manchen Menschen äußern sich Depressionen in körperlichen Beschwerden oder ausgeprägten Angstzuständen, andere quält eine motorische Unruhe. Die Zahl der Symptome und deren Schweregrad ist letztlich entscheidend für die Feststellung, ob es sich um eine leichte, mittelschwere oder schwere Depression handelt.
Depressionen können als anhaltende Melancholie auftreten, aber auch abwechselnde Zustände von Euphorie und Verzweiflung sind bekannt (manisch-depressive Erkrankung).

Einige Depressionen treten gehäuft in der dunklen Jahreszeit auf; man spricht von Winterdepressionen. Im Winter benötigt der Körper mehr Schlaf, den wir ihm meist nicht zugestehen. Bei empfindlichen Personen kommt es dann zu einem Ungleichgewicht im Melatonin-Stoffwechsel. Melatonin ist ein Hormon, das in längeren Dunkelphasen gebildet wird und die Stimmungslage beeinträchtigt.

Strategien der Behandlung

1. **Ausschließen von mittleren bis schweren Depressionen:** Bei mittelschweren Depressionen kann man hochdosierte Extraktpräparate einnehmen. Bei schwerer Depression sind mehr oder weniger konkrete Selbstmordgedanken vorhanden, die eine fachärztliche Behandlung notwendig machen. Auch mittelschwere und lang anhaltende leichte Depressionen gehören in die Obhut eines erfahrenen Arztes oder Psychologen.
2. **Stimmungsaufhellung:** Leichte Depressionen können erfolgreich mit Heilkräutern der Klosterheilkunde behandelt werden.
3. **Lichttherapie:** Bei Winterdepressionen ist die Kombination von Lichttherapie (täglich gegen Mittag etwa 1 Stunde spazieren gehen) und einer Behandlung mit Johanniskraut sinnvoll.
4. **Gesunde Lebensweise:** Neben der Therapie mit pflanzlichen Mitteln sind auch eine ausgewogene Ernährung, regelmäßige Bewegung sowie ausreichende Erholungsphasen wichtig.
5. **Beruhigung:** Oft ist auch eine Beruhigung der überspannten Nerven mittels Heilkräutern hilfreich (siehe Seite 215, 219).

Welche Heilpflanzen helfen?

- Zu den Heilpflanzen erster Wahl zählt das **Johanniskraut**, das schon im Mittelalter gegen »Melancholie« eingesetzt wurde. An der antidepressiven Wirkung sind vermutlich mehrere Inhaltsstoffe beteiligt: Der rote Farbstoff Hypericin soll die Lichtempfindlichkeit des Organismus erhöhen und so indirekt die Melatonin-Ausschüttung beeinflussen. Hoch dosierte Johanniskrautpräparate können insbesondere bei hellhäutigen Menschen eine Erhöhung der Lichtempfindlichkeit der Haut verursachen (Photosensibilität), sodass diese von Sonnenbädern und Solariennutzung absehen sollten.

Anwendungen, die sich bewährt haben

Zur Behandlung von leichten Depressionen werden vornehmlich Präparate aus der Apotheke und ein Tee eingesetzt.

Präparate aus der Apotheke

❖ Johanniskraut

Anwendung: Eine höher dosierte Wirkstoffkonzentration garantieren hier Fertigpräparate aus der Apotheke. Die Anwendung erfolgt gemäß Beipackzettel.

Vorsicht: Bei Einnahme weiterer Medikamente die Anwendung unbedingt vorher mit dem Arzt absprechen wegen möglicher Wechselwirkungen mit Johanniskraut. Während der Therapie mit dem Fertigpräparat sollte man intensive Sonnenbestrahlung möglichst meiden.

Tee

❖ Johanniskraut

Teezubereitung: 1 Teelöffel Johanniskraut mit 1 Tasse kochendem Wasser übergießen, 10 Minuten ziehen lassen und abseihen. Täglich morgens und abends 1 Tasse frisch zubereiteten Tee trinken. Eine Wirkung zeigt sich erst nach 2 bis 4 Wochen.

Kopfschmerzen

Im ›Elsässischen Arzneibuch‹ ist ein umfangreiches Kapitel dem Kopf gewidmet. Demnach haben Kopfschmerzen unterschiedliche Ursachen: Sie können durch Krankheiten verursacht sein, die den Kopf oder das Gehirn selbst betreffen, sie können aber auch die Folge der Erkrankung eines anderen Organs sein, z. B. die Folge einer Magenerkrankung. Auch über äußere Einwirkungen ist zu lesen, die das Haupt krank machen: Durch Stürze oder Schläge oder von inwendigen Ursachen wie von überschüssigem Blut (Bluthochdruck) oder von übermäßiger Kälte oder übermäßiger Körperflüssigkeit (hier vor allem Schleim) oder von Hitze oder Trockenheit.

In früheren Zeiten legte man frische Blätter auf die Schläfen, am liebsten Rosenblütenblätter, oder aber bereitete aus Rosenblüten ein Mittel gegen Kopfschmerz, wie es das ›Elsässische Arzneibuch‹ beschreibt: »Nimm Rosenblüten und lege sie in ein Glas und gieß Rosenöl dazu und Rautensaft, und stelle das Glas an die Sonne und rühre den Inhalt täglich um. Wenn die Masse völlig gleichmäßig durchmischt ist, dann bestreiche die Stirne damit.«

Ursachen und Symptome

Kopfschmerz ist wirklich nicht gleich Kopfschmerz. Es gibt unterschiedliche Ursachen, die auch verschiedenartige Kopfschmerzen hervorrufen, etwa die charakteristischen Schmerzen bei einer Stirnhöhlenentzündung, die im Kapitel »Für die Atemwege« beschrieben sind. Lebensumstände, unter denen die Anfälligkeit für Kopfschmerzen zunimmt, sind Schlafmangel, Überlastung der Muskeln, soziale Konflikte, Ängste oder Depressionen. Die Schmerzen haben meist nichts mit der Halswirbelsäule zu tun, auch wenn häufig der Nacken verspannt ist. Man unterscheidet drei Hauptformen des Kopfschmerzes (neben der Migräne, siehe Seite 224):

1. **Gelegentliche Kopfschmerzen:** Hier liegen einige »Verursacher« klar auf der Hand: zu viel Alkohol, Tabak oder Kaffee. Aber auch Hustenkopfschmerzen fallen darunter sowie Kopfschmerzen während einer Grippe oder eines Wetterwechsels oder nach schwerer körperlicher Anstrengung. Bei besonders kälteempfindlichen Personen können Kopfschmerzen nach dem Genuss von Eis oder der Anwendung von Eisbeuteln auftreten oder nach einem Spaziergang in kalter Luft ohne Kopfbedeckung.
2. **Akute sowie chronische Spannungskopfschmerzen:** Hier wird der ganze Kopf von einem dumpf drückenden Schmerz erfasst, der sich wie ein Ring um Stirn, Schläfen und Hinterkopf legt. Oft sind die Betroffenen benommen und können sich nicht konzentrieren. Selten kommen auch vegetative Begleiterscheinungen wie Übelkeit und Erbrechen hinzu. Im Unterschied zu den anderen Formen nimmt der Spannungskopfschmerz bei körperlicher Anstrengung nicht zu, sondern kann durch leichte Bewegung manchmal sogar gelindert werden. Nach einem Tag ist der Kopf meist wieder frei.
   Wie der Spannungsschmerz im Kopf entsteht, ist bis heute noch nicht vollständig geklärt. Die Mediziner gehen von einem Ungleichgewicht chemischer Botenstoffe (Neurotransmitter) im Gehirn aus, das die Schmerzschwelle herabsenkt. So werden »normale« Zustände bereits als unangenehm empfunden. Der chronische Spannungskopfschmerz mit häufigen Schmerztagen kann mit Depressionen verknüpft sein.

3. **Cluster-Kopfschmerzen:** Diese Kopfschmerzen (engl. *cluster* = Haufen) treten phasenweise gehäuft auf, meist im Frühjahr und im Herbst. Eine Phase kann drei Wochen bis vier Monate dauern. Ganz typisch sind Schmerzattacken, die die Betroffenen – es sind fünfmal häufiger Männer als Frauen – aus dem Schlaf reißen und nach 20 bis 90 Minuten wieder verschwinden. Die heftigen Schmerzen, deren Zentrum um das Auge oder hinter dem Auge liegt, strahlen in die Schläfe, in die Stirn und in die Zähne aus. In der Folge sind die Gefäße erweitert, die Augen gerötet, das Augenlid hängt herab und das Nasenloch der schmerzenden Seite ist verstopft. Die genaue Entstehung der Schmerzen ist bislang unklar. Schlafen, Alkohol, aber auch gefäßerweiternde Medikamente gehören zu den möglichen Auslösern der Cluster-Kopfschmerzen. Auch der Biorhythmus soll Cluster-Kopfschmerzen angeblich beeinflussen.

Strategien der Behandlung

1. **Beruhigung:** Dabei sollte zuallererst für ausreichend Schlaf gesorgt werden, wobei das individuelle Schlafbedürfnis zu berücksichtigen ist (zwischen 6 und 10 Stunden).
2. **Entspannung:** Sehr sinnvoll sind Gymnastikübungen (Dehn- und Lockerungsübungen), die Verspannungen der Nackenmuskulatur lösen können.
3. **Schmerzlinderung:** Einige Kräuter wirken direkt auf den Schmerz, indem sie die Schmerzleitung dämpfen oder unterbrechen.

Welche Heilpflanzen helfen?

- Bei Kopfschmerzen hat sich besonders die äußerliche Anwendung der **Pfefferminze** bewährt. Ihr ätherisches Öl enthält u. a. Menthol, das die Kälterezeptoren der Haut anregt. Wenn diese aktiviert sind, geht die Schmerzwahrnehmung zurück, weil gleichzeitig die Schmerzleitung blockiert ist.
- Die Pfefferminze gab es im Mittelalter noch nicht, sie entstand erst durch Kreuzung im 17. Jahrhundert. Aber schon die Klostermedizin verwendete andere Minze-Arten bei Kopfschmerzen. Man nutzte Ackerminze, sehr beliebt war auch die Poleiminze. Wer Pfefferminze nicht riechen mag, kann also auf das Minzöl der **Ackerminze** zurückgreifen, das ebenfalls Menthol enthält.
- **Lavendel** ist für die Linderung von Kopfschmerzen etwas in Vergessenheit geraten. Die Anwendung wird aber dann sinnvoll, wenn eine depressive Verstimmung (Unruhe) oder auch eine Überreizung die Kopfschmerzen verursacht. Das ätherische Öl des Lavendels hat eine ausgleichende und sedierende Wirkung und dämpft so Kopfschmerzen.
- Ein wichtiges altes Mittel bei Kopfschmerzen ist die **Weidenrinde**. Sie enthält Verbindungen, die im menschlichen Körper zu Salicylsäure umgewandelt werden. Diese Säure hemmt die schmerz- und entzündungsvermittelnden Botenstoffe und lindert damit den Schmerz ähnlich wie Acetylsalicylsäure, der Wirkstoff des Aspirins.
- Bei Cluster-Kopfschmerzen ist vor allem die **Pestwurz** eine geeignete Heilpflanze. Der Wurzelstock enthält verschiedene Inhaltsstoffe (z. B. Terpenverbindungen und Schleimstoffe), die sowohl krampflösend auf die Gefäßmuskulatur als auch entzündungshemmend wirken.

Anwendungen, die sich bewährt haben

Bei der Behandlung von Kopfschmerzen mit Heilkräutern werden insbesondere ätherische Öle eingesetzt. Man kann sie entweder direkt zusammen mit fetten Ölen oder alkoholischer Lösung auftragen, als Aromatherapie oder in Form von kalten Kompressen anwenden. Lindernd wirkt auch ein Tee aus der Weidenrinde.

Tee

❖ Weidenrinde

Teezubereitung: 1 Teelöffel klein geschnittene Weidenrinde mit 1 Tasse kochendem Wasser übergießen, 20 Minuten ziehen lassen und abseihen. Bei akuten Schmerzen können je nach Bedarf 5 bis 9 Tassen über den Tag verteilt getrunken werden, da hier eine höhere Dosis nötig ist als bei chronischen Schmerzen.

Öle

❖ Pfefferminzöl

Anwendung: 10 ml Pfefferminzöl mit 100 ml Jojoba- oder Weizenkeimöl mischen. In Stirn und Schläfen sanft und ohne Druck 3 Minuten einmassieren, danach die Hände waschen. Bei stärkeren Schmerzen kann die Anwendung 3-mal im Abstand von 15 Minuten wiederholt werden.

Tipp: Noch besser kühlend als in einer Mischung mit Jojoba- oder Weizenkeimöl wirkt Pfefferminzöl in einer 10-prozentigen alkoholischen Lösung, die in Apotheken erhältlich ist.

Vorsicht: Pfefferminzöl nicht in die Augen bringen oder auf verletzte Hautstellen auftragen; bei Säuglingen und Kleinkindern nicht im Gesichtsbereich anwenden, da die Gefahr eines Kratschmer-Reflexes besteht, einer Atemdepression, die bis zum Ersticken führen kann!

❖ Ackerminzöl oder Poleiminzöl

Anwendung: 5- bis 10-prozentiges Minzöl in Stirn und Schläfe vorsichtig und ohne Druck einmassieren, dabei nicht zu nahe an die Augen kommen, da diese durch das Öl stark gereizt werden. Danach die Hände waschen.

Vorsicht: Der Anteil der Wirkstoffe kann abhängig vom Standort der Pflanze sehr verschieden ausfallen!

Kalte Kompresse

❖ Pfefferminz- und Lavendelöl

Anwendung: 4 Tropfen Pfefferminzöl und 2 Tropfen Lavendelöl auf ein mit kaltem Wasser angefeuchtetes Tuch träufeln und glatt auf den Kopf legen.

Vorsicht: Für Kinder unter 6 Jahren ist Pfefferminzöl nicht geeignet, da die Gefahr eines Kratschmer-Reflexes besteht, einer Atemdepression, die bis zum Ersticken führen kann!

Aromatherapie

❖ Lavendelblüten

Aromatherapie: 3 Tropfen Lavendelöl in ein Duftlämpchen oder in eine Wasserschale geben und auf den Heizkörper stellen. Der durch Erhitzen aufsteigende Wasserdampf verteilt die Duftmoleküle in der Raumluft.

Präparat aus der Apotheke

❖ Pestwurz

Anwendung: Um eine optimale Wirkstoffkonzentration zu erzielen, sollte man auf Fertigpräparate zurückgreifen. Pestwurz-Extrakt ist in Form von Kapseln erhältlich. Die Dosierung erfolgt gemäß den Angaben auf dem Beipackzettel.

Vorsicht: Pestwurzwurzelstock-Kapseln sollte man nicht während der Schwangerschaft und in der Stillzeit verwenden. Extrakte aus dem Pestwurzwurzelstock standen bis vor kurzer Zeit wegen des Inhaltsstoffes Pyrrolizidin unter dem Verdacht, Krebs zu erregen. Inzwischen sind pyrrolizidinfreie Extrakte erhältlich, aus diesem Grunde dürfte die Einschränkung nicht mehr notwendig sein.

Migräne

Der Begriff Migräne kommt vom griechischen »hemikrania«, was »halbe Hirnschale« bedeutet. Hildegard von Bingen, die vielleicht selbst unter Migräne litt, führt die Migräne auf die schwarze Galle und alle schlechten Säfte zurück und beschreibt sie folgendermaßen: »Sie befällt nur die Hälfte des menschlichen Kopfes und nicht den ganzen Kopf, sodass sie bald im rechten, bald im linken Teil des Kopfes sitzt.« Weiter heißt es: »Die Migräne hat eine so große Stärke in sich, dass sie der Mensch nicht aushalten könnte, wenn sie den ganzen Kopf des Menschen zugleich befiele. Man kann sie nur schwer vertreiben, weil Mittel, die die Schwarzgalle unterdrücken, die schlechten Säfte aufregen, und die, welche die schlechten Säfte beruhigen, die schwarze Galle wieder zunehmen lassen.«

Das ›Elsässische Arzneibuch‹ empfiehlt: »Dem das Haupt wehtut, in der Weise, die man das halbe Hauptweh nennt, der nehme Lorbeerblätter und vermische sie mit ein wenig Wein und bestreiche seine Stirne und sein ganzes Haupt damit und lege sich in das Bett und bedecke sein Haupt gut, damit es ihm warm wird; so werden diese Beschwerden, also das halbe Hauptweh, gestillt.«

Ursachen und Symptome

Migränepatienten sind zu 80 Prozent Frauen. Meist haben sie die Veranlagung geerbt und sind zum ersten Mal mit Beginn der Pubertät mit diesen Beschwerden konfrontiert. Neben der genetischen Anlage kommt immer noch ein äußerer Faktor hinzu, der den Migräneanfall auslöst – z. B. Schlafmangel oder psychische Überforderung, Alkohol oder Nikotin. Die Häufigkeit der Attacken geht in einem Alter zwischen 40 und 50 Jahren zurück. Auch Kinder sind betroffen; bei ihnen stehen die Begleiterscheinungen Übelkeit, Erbrechen und Bauchschmerzen im Vordergrund. Bei der Migräne werden zwei Formen unterschieden:

- **Migräne ohne Aura – einfache Migräne:** Ohne Vorankündigung kommt es dabei meist nur auf einer Kopfseite zu einem pochenden, zum Teil auch stechenden Schmerz, der auf die andere Seite wechseln kann oder auf den gesamten Kopf übergreift. Typische Begleitsymptome sind Übelkeit, Erbrechen, Durchfall, vermehrter Harndrang, Licht- und auch Lärmempfindlichkeit bis hin zu Lähmungserscheinungen und Sprachstörungen. Am Tag davor kann der Patient müde und leicht reizbar sein. Die Migräneattacken beginnen meist in den frühen Morgenstunden. In schweren Fällen kann dieser Zustand bis zu drei Tagen anhalten.
- **Migräne mit Aura – klassische Migräne:** »Aura« kommt aus dem Lateinischen und bedeutet »Hauch«. Typisch bei diesen Migränepatienten ist, dass bei ihnen bis zu einer halben Stunde vor dem Einsetzen der Kopfschmerzen Sehstörungen mit Lichtblitzen oder Farbensehen auftreten. Damit verbunden sind oft Gleichgewichtsstörungen oder Lähmungen. Verschwinden diese, setzen die oben beschriebenen Kopfschmerzen ein.

Strategien der Behandlung

1. **Prophylaxe und Förderung des Allgemeinbefindens:** Sind es mehr als drei bis vier Attacken im Monat, sind vorbeugende Maßnahmen besonders wichtig. Hier setzen die Heilpflanzen der Klosterheilkunde an. Zur Entspannung kann man ätherische Öle als Aromatherapie heranziehen. Zu Beginn

eines Migräneanfalls kann auch das Trinken von 1 bis 2 Tassen Espresso sinnvoll sein. Das enthaltene Koffein wirkt nicht nur blutdruckstabilisierend, sondern auch die Hirnfunktion anregend und gefäßerweiternd.
2. Linderung der Symptome: Mit Heilpflanzen können die unterschiedlichen Beschwerden der Migräne wie beispielsweise der Brechreiz, die Unruhe oder auch die Schmerzen behandelt werden.

Welche Heilpflanzen helfen?

- **Pfefferminze** kann dank ihrer ätherischen Öle dem Brechreiz und den Kopfschmerzen entgegenwirken.
- **Ingwer** regt die Produktion der Verdauungssäfte an und wird traditionell zur Behandlung von Verdauungsproblemen bis hin zu Übelkeit und Erbrechen eingesetzt. Genauso kann man Ingwer gegen die Begleitsymptome der Migräne, Übelkeit und Erbrechen, anwenden. Ingwer enthält als wirksame Inhaltsstoffe ätherische Öle, aber auch nichtflüchtige Reiz- oder Scharfstoffe, etwa Gingerole oder Shogaole.
- Erfolg versprechend gegen eine Migräne sind außerdem **Eukalyptus**, Lavendel oder Melisse. Alle drei Heilpflanzen enthalten hauptsächlich ätherische Öle, die man für die Durchführung einer Aromatherapie ausnützen kann: Eukalyptusöl wirkt erfrischend, Lavendelöl hat einen ausgleichenden Effekt und Melissenöl beruhigt.
- Die **Pestwurz** hat sich wegen ihrer entzündungshemmenden Wirkung bei der Behandlung von Migräne bewährt. Sie enthält u.a. Terpenverbindungen und Schleimstoffe.
- Für die Migräneprophylaxe wurden in England mit **Mutterkraut** ermutigende Erfahrungen gesammelt. Die prophylaktische Einnahme der Blätter soll die Attacken verhindern. Die Wirkstoffe im Extrakt (beispielsweise Terpenverbindungen, ätherisches Öl) sollen das Ausschütten von Serotonin, einem Neurotransmitter, hemmen. Sie sollen auf diese Art und Weise den Stoffwechsel von schmerz- und entzündungsvermittelnden Substanzen blockieren, sodass die Attacken weniger heftig ausfallen.
- **Rosmarinblätter** enthalten Bitter- und Gerbstoffe sowie ein campherartiges ätherisches Öl, das für die heilende und erfrischende Wirkung verantwortlich ist.

Anwendungen, die sich bewährt haben

Zum Vorbeugen gegen Migräne und zur Linderung ihrer Beschwerden werden Heilkräuter in Tees, in Badezusätzen, als Öl oder in Fertigpräparaten aus der Apotheke eingesetzt. Kräuterbäder sollte man mehrmals in der Woche nehmen, um eine optimale Wirkung auf Kreislauf und Stoffwechsel zu erzielen. Bei der Behandlung von Migräne sollte man besonders auf die Badewassertemperatur achten, damit der »Blutandrang« zum Kopf nicht noch gesteigert wird.

Öl

Pfefferminzöl

Das Öl der Pfefferminze wird in einer Verdünnung mit einem Basisöl wie Weizenkeimöl angewendet. Schon nach einer Viertelstunde fühlen sich manche Patienten sichtlich erleichtert.
Anwendung: 10 ml Pfefferminzöl mit 100 ml Jojobaöl oder Weizenkeimöl mischen. In Stirn und Schläfen sanft und ohne Druck 3 Minuten einmassieren, danach die Hände waschen. Bei stärkeren Schmerzen kann die Anwendung 3-mal im Abstand von 15 Minuten wiederholt werden.
Tipp: Noch besser kühlend wirkt Pfefferminzöl in einer 10-prozentigen alkoholischen Lösung, die in Apotheken erhältlich ist.

Vorsicht: Pfefferminzöl nicht in die Augen bringen oder auf verletzte Hautstellen auftragen; bei Säuglingen und Kleinkindern nicht im Gesichtsbereich anwenden, da die Gefahr eines Kratschmer-Reflexes besteht, einer Atemdepression, die bis zum Ersticken führen kann!

Tees

❖ Ingwerwurzelstock

Teezubereitung: 1 Teelöffel grob gepulverte Ingwerwurzel mit 1 Tasse heißem Wasser übergießen, 5 bis 10 Minuten zugedeckt ziehen lassen und danach abseihen. Vor den Mahlzeiten 1 Tasse trinken.

Tipp: Einen ähnlichen Effekt haben auch getrocknete Ingwerstücke, die man ausgiebig kauen sollte.

Präparate aus der Apotheke

❖ Mutterkraut

Eine kurmäßige Anwendung von Mutterkraut über einen Zeitraum von 3 bis 5 Monaten dient der Prophylaxe. Bei täglicher Einnahme können die Intensität der Schmerzen und der Begleiterscheinungen sowie die Frequenz der Attacken gesenkt werden.

Anwendung: Wegen der schleimhautreizenden Wirkung der frischen Blätter empfiehlt es sich, das Mutterkraut nur als Fertigpräparat (Lösungen oder Dragees) einzunehmen.

Vorsicht: Während der Schwangerschaft und Stillzeit sollten diese Präparate nicht eingenommen werden, weil hier noch keine Erfahrungswerte für die Unbedenklichkeit vorliegen.

❖ Pestwurz

Anwendung: Um eine optimale Wirkstoffkonzentration zu erzielen, sollte man auf Fertigpräparate aus der Apotheke zurückgreifen. Pestwurz-Extrakt ist als Kapseln erhältlich.

Vorsicht: Pestwurzwurzelstock-Kapseln sollte man nicht während der Schwangerschaft und Stillzeit verwenden. Extrakte aus dem Pestwurzwurzelstock standen bis vor Kurzem wegen des Inhaltsstoffes Pyrrolizidin unter dem Verdacht, Krebs zu erregen. Inzwischen sind pyrrolizidinfreie Extrakte erhältlich, deshalb dürfte die Einschränkung nicht mehr notwendig sein.

Bäder

❖ Rosmarinblätter

Badezusatz: 50 g Rosmarinblätter mit 1 Liter heißem Wasser übergießen, zugedeckt 30 Minuten ziehen lassen, abseihen und dann ins 38 °C warme Badewasser geben. Etwa 30 Minuten baden.

❖ Lavendelöl

Badezusatz: Pro Vollbad 2 Eigelb, 1 Becher Sahne, 2 Esslöffel Honig, 3 bis 4 Esslöffel Salz und 1 Teelöffel Lavendelöl vermischen und ins 37 bis 38 °C warme Badewasser geben. Eine ausreichend lange Badedauer von etwa 30 Minuten ist notwendig, um die ätherischen Öle durch die Haut in den Organismus gelangen zu lassen.

Aromatherapie

❖ Lavendelöl

Anwendung: 3 Tropfen Lavendelöl oder Eukalyptus- oder Melissenöl in ein Duftlämpchen oder in eine Wasserschale geben und auf den Heizkörper stellen. Der durch Erhitzen aufsteigende Wasserdampf verteilt die Duftmoleküle in der Raumluft.

Nervenschmerzen

Nervenschmerzen waren im Mittelalter nicht bekannt. Man wusste, dass es Nerven gibt und erahnte ihre Funktion: Man beschrieb sie wie Hildegard von Bingen in ihren ›Causae et curae‹: »Bei Menschen, die ein weiches Fleisch haben, befallen die schädlichen Säfte infolge des unmäßigen Trinkens (…) plötzlich eines ihrer Glieder und zerstören es wie Brandpfeile, ähnlich wie große plötzliche Überschwemmungen manches Mal Wassermühlen und andere Gebäude in ihrer nächsten Nähe zum Einsturz bringen (…). (Diese Säfte) zerstören manches Glied und machen manches gar unbrauchbar, wie wenn es schon abgestorben wäre.«

Ursachen und Symptome

Nervenschmerzen sind attackenweise auftretende »helle« Schmerzen im Ausbreitungsgebiet eines Nervs. Von den Schmerzen betroffen sind häufig Gesicht, Hinterkopf, Kiefer- und Ohrenbereich, Oberarm und die Leistengegend. Die Sensibilität der Haut und anderer Organe ist normal, eine Ursache ist häufig nicht zu erkennen.
Ein besonderer Fall von Nervenschmerzen ist die Trigeminusneuralgie: Der Trigeminusnerv (auch Drillingsnerv genannt) unterteilt das Gesicht entsprechend seiner Verästelung in drei Felder. Eine Reizung dieses Nervs verursacht starke Schmerzen in seinem Versorgungsgebiet, manchmal zittert dabei die Gesichtsmuskulatur. Reizauslöser sind Temperaturwechsel, kalte Getränke, übertriebenes Kauen, Niesen, Sprechen oder Zähneputzen. Die Trigeminusneuralgie kann auch spontan, ohne klaren Grund, auftreten. Vor allem Frauen ab dem 50. Lebensjahr sind betroffen, aber auch Patienten während einer Nebenhöhlen- oder Zahnfleischerkrankung, Diabetiker sowie Patienten nach einer Herpes-Infektion. Bei Nervenstörungen an den Beinen und Armen (periphere Neuropathie) treten meist Fehlwahrnehmungen wie Kribbeln, Brennen oder Taubheit auf, die ähnlich behandelt werden wie die Nervenschmerzen.

Strategien der Behandlung

Leichte Nervenschmerzen kann man mit Heilkräutern behandeln. Bei starken Nervenschmerzen sollte man unbedingt den Arzt aufsuchen.

1. Schmerzlinderung: Sie erfolgt zum einen mit Heilpflanzen, welche die Kälterezeptoren der Haut anregen. Wenn diese aktiviert sind, geht die Schmerzwahrnehmung zurück, weil gleichzeitig die Schmerzleitung blockiert ist. Zum anderen kann man hier Heilpflanzen einsetzen, die betäubend wirken, indem sie die neuronale Weiterleitung des Schmerzes unterbrechen.
2. Förderung der Durchblutung: Mit Heilpflanzen aus der Klosterheilkunde kann die Durchblutung angeregt werden.
3. Gesunde Ernährung: Auch die Ausrichtung der Ernährung auf eine Vitamin-B-reiche Kost kann zur Besserung beitragen.

Welche Heilpflanzen helfen?

- Eine bewährte Heilpflanze gegen Nervenschmerzen ist die **Pfefferminze**. Sie wirkt schmerzlindernd über die Kälterezeptoren.
- **Kalmus** beinhaltet ätherische Öle, aromatische Bitterstoffe und Terpenverbindungen, die durchblutungsfördernd, krampflösend und reizlindernd wirken.
- Auch **Kiefersprossen** und **Fichtennadeln** fördern die Durchblutung und unterstützen die Behandlung von Nervenschmerzen. Sie enthalten ätherische Öle, Harze und Flavonoide.

- Äußerlich angewendet, steigert **Rosmarin** die Durchblutung der Haut und regt dadurch Kreislauf sowie Stoffwechsel an. Für diese Wirkung verantwortlich sind die in den Nadeln enthaltenen ätherischen Öle.
- Etwas ungewöhnlich, doch längst bewährt in der Behandlung von Nervenschmerzen ist der **Hafer** als Heilpflanze. Die wichtigsten Inhaltsstoffe des Haferstrohs sind Kieselsäure, Saponine und Flavonoide.
- Die Erfahrungsheilkunde empfiehlt **Johanniskrautöl** zur äußeren Anwendung. Johanniskrautöl enthält den roten Farbstoff Hypericin und entzündungshemmende Flavonoide.
- Bei Nervenschmerzen angewendet werden außerdem **Pfeffer-** und **Paprikagewächse**, die Capsaicin enthalten. Capsaicin betäubt die Nerven, die den Schmerz übermitteln.

Anwendungen, die sich bewährt haben

Zur Therapie mit Kräutern, die den Schmerz lindern und die Durchblutung fördern sollen, werden Öle, Bäder und Tinkturen eingesetzt.

Öle und Bäder

Pfefferminzöl
Anwendung: 10 ml Pfefferminzöl mit 100 ml Jojobaöl oder Weizenkeimöl mischen. In die betroffenen Körperstellen sanft und ohne Druck 3 Minuten einmassieren, danach die Hände waschen. Bei stärkeren Schmerzen kann die Anwendung 3-mal im Abstand von 15 Minuten wiederholt werden.
Vorsicht: Pfefferminzöl nicht in die Augen bringen oder auf verletzte Hautstellen auftragen; bei Säuglingen und Kleinkindern nicht im Gesichtsbereich anwenden, da die Gefahr eines Kratschmer-Reflexes besteht, einer Atemdepression, die bis zum Ersticken führen kann!

Kiefernnadelöl
Anwendung: Das ätherische Öl mit Olivenöl im Verhältnis 1:10 bis 1:15 mischen. Das Öl vorsichtig in die betroffenen Stellen einmassieren.

Fichtennadelöl
Badezusatz: 1 Teelöffel reines Fichtennadelöl in das 38 °C warme Badewasser geben. Etwa 30 Minuten baden.

Johanniskrautöl
Anwendung: Johanniskrautöl aus der Apotheke mehrmals täglich auf die betroffenen Körperpartien tupfen.

Rosmarinöl
Anwendung: Das ätherische Öl mit Olivenöl im Verhältnis 1:6 bis 1:10 mischen, auf die schmerzenden Stellen geben und vorsichtig einreiben.

Haferstroh
Badezusatz: 50 bis 100 g mit 2 Liter Wasser übergießen, 30 Minuten kochen, dann abseihen und ins Badewasser geben. 30 Minuten baden.

Tinktur

Kalmuswurzelöl
Anwendung: 20 bis 30 Tropfen Kalmuswurzelöl in einem kleinen Glas mit 50 ml Franzbranntwein vermischen und die betroffenen Stellen damit einreiben.
Vorsicht: Nur Kalmus einer kanadischen Varietät verwenden, damit sichergestellt ist, dass es nicht das krebserregende Beta-Asaron enthält!

Präparat aus der Apotheke

Pfeffer- und Paprikagewächse
Anwendung: Den capsaicinhaltigen Paprika-Extrakt gemäß Beipackzettel anwenden.
Vorsicht: Nie bei entzündeter Haut anwenden!

Für die Atemwege

Es war im Mittelalter gefürchtet: das »kalte Phlegma«, der weiße, wässrige Schleim, der vom Hirn kommend herabfließt und nicht nur aus Augen und Nase tropfte, sondern auch den Magen und andere innere Organe schädigen konnte. Den Katarrh erklärt Johannes Platearius aus Salerno in seinen ›Therapien‹ folgendermaßen: »Der Katarrh ist ein Fluss der Säfte vom Haupt herab; und er entsteht aus innerlichen Gründen wie aus äußeren. Äußere sind: Wärme der Luft oder Kälte und Feuchtigkeit; die inneren sind erwärmende Speisen und Tränke, ferner die Zustände der Körpersäfte und der Glieder. Und es entsteht der Schnupfen in fünf Arten: aus Überfluss der Körpersäfte, die fließen, weil die Kraft fehlt, sie zu halten; aus Hitze, die die Körpersäfte löst (…); aus Kälte, die die Körpersäfte zusammenschnürt und hinausdrückt, oder aus Feuchtigkeit, welche sie schlüpfrig macht; aus Flüssigkeit und Fließfähigkeit der Säfte selbst; aus Schwäche der zusammenhaltenden Kraft.«

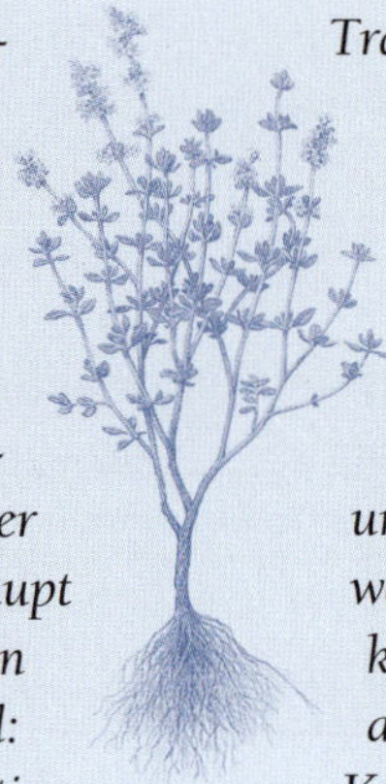

Die Entstehung von Erkältungskrankheiten

Manches sah Platearius richtig. Hitze und Kälte, Trockenheit und Feuchtigkeit haben tatsächlich etwas mit der Entstehung einer Erkältung zu tun. Vor allem der Wechsel von heißem und trockenem zu kaltem und nassem Wetter löst die Krankheit aus. Diese Faktoren sind jedoch nicht die eigentliche Ursache. Katarrhe werden vielmehr fast immer durch Viren hervorgerufen, und von diesen konnte Platearius noch nichts wissen. Richtig ist allerdings, dass man sich leichter an einer Erkältung ansteckt, wenn man kalte Füße und kalte Hände hat. Denn dann wird über einen Reflex gleichzeitig auch die Durchblutung im Bereich von Nase, Rachen und Hals eingeschränkt. Dadurch funktioniert die lokale Immunabwehr erheblich schlechter, und die Viren können besser eindringen und sich vermehren.

Erkältungskrankheiten treten häufig im Spätherbst auf, weil die Ausbreitung der Viren durch die klimatischen Gegebenheiten begünstigt wird:

- Durch Heizung und Klimaanlage sinkt die Luftfeuchtigkeit in den Räumen auf bis unter 30 Prozent ab. Dadurch trocknet die Nasenschleimhaut ein, und Krankheitserreger finden einen idealen Nährboden vor.
- Durch das nasskalte Wetter erhöht sich das Risiko einer Verkühlung: Schnupfenviren mögen es gerne etwas kühler, bereits die normale Körpertemperatur ist ihnen zu hoch. Im Nasen- und Rachenraum liegt die Temperatur unter der im Körperinneren. Bei kalten Füßen werden die Schleimhäute der Atemwege geringer durchblutet. Die Folge: Die Temperatur an den Schleimhäuten sinkt weiter und die Viren haben ideale Ausbreitungsbedingungen.
- Man begegnet vielen infizierten Menschen. Die Viren werden beim Niesen und Husten millionenfach herausgeschleudert und so von anderen eingeatmet (Tröpfcheninfektion). Kontakt durch Händedruck ist der häufigste Weg der Ansteckung. Zudem überleben die Viren an Türklinken und anderen Gegenständen bis zu drei Stunden (Schmierinfektion).

✦ Der grippale Infekt wird durch ein geschwächtes Immunsystem begünstigt. Eine Beeinträchtigung der körpereigenen Abwehr liegt besonders bei nasskaltem Wetter vor, kann aber auch von starker körperlicher und seelischer Belastung verursacht sein. Ebenso sind Kleinkinder und ältere Menschen gefährdeter, weil deren Immunabwehr nicht so gut funktioniert.

Die Beschwerden

Eine Erkältung, auch Katarrh, grippaler Infekt oder neuerdings *common cold* genannt, tritt mit verschiedenen Beschwerden auf. Sie beginnt meist entweder im Nasenbereich mit **Nasentriefen** oder im Rachen und Hals mit **Halsschmerzen**. Häufig folgt dem Schnupfen nach wenigen Tagen eine Halsentzündung und umgekehrt einer Halsentzündung ein kräftiger Schnupfen. Oft breitet sich die Infektion sogar bis in den Bereich der Bronchien aus (Bronchitis), schlimmstenfalls sind sogar die Lungen betroffen und es tritt eine Lungenentzündung auf. Dabei kommt es zu unangenehmem und teilweise sogar schmerzhaftem Hustenreiz. Als Zeichen einer massiven **Virenvermehrung** tritt **Fieber** auf, oft erst am dritten Krankheitstag.

An den entzündeten und strapazierten Schleimhäuten der gesamten Atemwege siedeln sich im weiteren Verlauf mehr oder weniger aggressive Bakterien an. Es bildet sich gelblicher Schleim, unter Umständen begleitet von neuerlichem Fieber. Besonders leicht breitet sich eine bakterielle Entzündung in den Nasennebenhöhlen aus, weil diese durch das Anschwellen der Nasenschleimhaut verschlossen werden und das Sekret aus den Nebenhöhlen nicht mehr abfließen kann. Die Folge ist eine Ansammlung des Sekrets, das eine ideale Brutstätte für krankheitserregende Bakterien darstellt. Solch eine Nasennebenhöhlenentzündung kann auch das Mittelohr betreffen.

Von dem »banalen Infekt«, der normalen Erkältung, muss die Influenza, die echte Virusgrippe, unterschieden werden. Sie kann mitunter tödlich enden.

Die Influenza wird durch Tröpfcheninfektion übertragen und äußert sich in Frösteln und Schüttelfrost, hohem Fieber (bis zu 40 °C) sowie Glieder- und Brustschmerzen. Begleitet ist sie von einer Entzündung der Atemwege, häufig von einer Rachenentzündung (Pharyngitis) und einer Bronchitis. Besteht der Verdacht auf eine Virusgrippe, sollte unbedingt ein Arzt hinzugezogen werden. Vor Influenza kann man sich mit einer Impfung schützen, die allerdings jedes Jahr wiederholt werden muss.

Vorbeugen gegen Erkältung

Gute Luft und hohe Luftfeuchtigkeit (hier helfen häufiges Lüften, ein Luftbefeuchter oder ein Duftlämpchen mit ätherischen Ölen) fördern das Anfeuchten der Nasenschleimhaut. Regelmäßiges Inhalieren mit ätherischen Ölen begünstigt die Durchblutung der Schleimhaut und wirkt zugleich keimhemmend. Außerdem sollte man auf warme Kleidung, insbesondere auf dicke Strümpfe und trockene Schuhe, achten.

Häufige Bewegung – z. B. Spaziergänge bei Wind und Wetter – und Saunagänge, aber auch schon einfache kalte Fußbäder sorgen für eine gute Durchblutung und Abhärtung. In der kalten Jahreszeit ist es zudem empfehlenswert, die Hände häufiger heiß und mit Seife zu waschen. Bitterstoffhaltige Tees wie Angelika-, Enzian- oder Tausendgüldenkrauttee regen nicht nur die Sekretion von Magen und Darm an, sondern wirken auch leicht immunstimmulierend.

Die Erkältung verläuft oft in mehreren Stadien und betrifft verschiedene Regionen der Atemwege mit unterschiedlichen Symptomen wie Schnupfen, Halsschmerzen und Husten, die einzeln, aber auch zusammen auftreten können.

Daher erhält jeder Bereich im Folgenden einen eigenen Absatz, nicht zuletzt weil die Klostermedizin die Symptome getrennt betrachtet hat.

Schnupfen

Hildegard von Bingen erklärt die Entstehung des Schnupfens damit, dass verschiedene Säfte zum Gehirn hinaufgestiegen sind und ein nebeliges Gemisch in den Atemwegen der Nase und im Rachen bilden, »sodass sich dort ein schädlicher Schleim, ähnlich einem nebligen Wasserdunst, ansammelt. Dieser Schleim zieht dann dort die Krankheitskeime aus den kranken Säften zusammen, sodass sie unter Schmerzen durch die Nase und den Rachen ausgeschieden werden.« Bei starkem Schnupfen rät die Äbtissin zu einer Art Inhalation. Dazu erhitze man einen Dachziegel am Feuer, lege Fenchel und die vierfache Menge Dill darauf, wende das Ganze immer wieder, bis die Substanz zu rauchen beginnt. Den Rauch soll man dann durch Nase und Mund einatmen. Darüber hinaus empfiehlt sie, den erwärmten Fenchel und Dill auf Brot zu essen. Diese Prozedur soll man über drei bis fünf Tage wiederholen, bis sich der Ausfluss in Kopf und Nase weiter löst und die fließenden Säfte immer leichter ausgeschieden werden können. Hildegard meinte wahrscheinlich Fenchel- und Dillfrüchte, die im Volksmund als Fenchel- und Dillsamen bezeichnet werden.

Ursachen und Symptome

Ein Schnupfen entsteht, wenn die Viren das Nasensekret und die Schutzschleimhaut überwunden haben und die Schleimhautzellen befallen. Auf einen solchen Befall reagiert der Körper dann mit einer Entzündung, die Durchblutung erhöht sich, die Gefäße werden erweitert, und große Mengen an Flüssigkeit werden in das Gewebe abgegeben.

Was im Einzelnen im Körper geschieht: Mit dem erhöhten Blutstrom gelangen auch die Abwehrstoffe schnell an den Infektionsort. Gleichzeitig befördert der Schleim die Eindringlinge nach außen. Dies wiederum bewirkt ein Anschwellen der Nasenschleimhaut, was nicht nur die Atmung behindert, sondern auch die Zugänge zu Nebenhöhlen und Mittelohr verschließen kann. Zur »Schwäche der zusammenhaltenden Kraft« (so nennt es Johannes Platearius), also zur laufenden Nase kommt es, weil das entzündliche Sekret das normale Sekret verdrängt, selbst aber zu dünnflüssig ist, um länger in der Nase verweilen zu können. Eine Austrocknung des Nasensekrets ist ebenfalls ungünstig, da dann auch dieser Schutz fehlt.

Ein erkältungsbedingter Schnupfen verläuft zumeist in drei Stadien:

1. **Trockenes Vorstadium:** Typische Symptome sind trockene Nasenschleimhaut, Müdigkeit, Kopfdruck, Frösteln und Niesreiz.
2. **Katarrhalisches Stadium:** Es fließt viel wässriges Sekret, die Nase ist verstopft und die Augen tränen.
3. **Schleimiges Stadium:** Das Sekret wird dicker, das Riechvermögen bessert sich.

Das unangenehme Gefühl der verstopften Nase mit Behinderung der Nasenatmung kann in allen drei Stadien auftreten, bevorzugt aber im zweiten Stadium.

Folgeerkrankungen: Liegt auch noch eine bakterielle Infektion (wie im Falle der Nasennebenhöhlenentzündung) vor, nimmt das Sekret eine gelbliche oder gelbgrünliche Farbe an (Eiter). Stechende Schmerzen im Ohr, schlechteres Hören und Ohrengeräusche weisen auf eine Mittelohrentzündung hin.

Strategien der Behandlung

Eine Therapie, die direkt die Schnupfenviren bekämpft, gibt es nicht. Da sie ständig neue Varianten bilden, kann unser Immunsystem nicht auf alle vorbereitet sein. Dennoch gibt es Mittel, die in der Lage sind, die Beschwerden zu lindern und die Dauer der Infektion zu verkürzen. Die Behandlung ist dann am erfolgreichsten, wenn sie sich an den einzelnen Stadien des Schnupfens orientiert.

1. Wärme und hohe Luftfeuchte: Oft wird das **erste Stadium** gar nicht richtig wahrgenommen oder bewusst ignoriert, in der Hoffnung, dem Ausbruch des Katarrhs noch einmal zu entgehen. Und Hoffnung ist durchaus berechtigt, wenn man sofort nach den ersten Anzeichen mit den richtigen Maßnahmen dagegen vorgeht. Wer auf sich achtet, wird die kleinen Veränderungen bei einer beginnenden Infektion frühzeitig bemerken: Niesreiz, Frösteln, Abgeschlagenheit und Kopfdruck. Bei empfindlichen Menschen können die Gegenmaßnahmen bereits dann sinnvoll sein, wenn man bei einem Regenschauer nasse Haare oder Füße bekommen hat oder für längere Zeit an kalten, zugigen Plätzen gestanden hat. Da die Viren, die für die Erkältung letztlich verantwortlich sind, niedrigere Temperaturen bevorzugen, liegt der erste Schritt darin, den Körper zu erwärmen. Am besten gelingt das mit Fuß- oder Vollbädern, bei denen man langsam die Temperatur erhöht und denen man durchblutungsfördernde ätherische Öle zusetzt. Außerdem sind Wasserdampf-Inhalationen mit ätherischen Ölen oder Salzwasser hilfreich, um die Nasenschleimhaut anzufeuchten.
2. Flüssighalten des Nasensekrets: Im **zweiten Stadium** ist der Schnupfen voll ausgebrochen. Jetzt kommt es vor allem darauf an, die Nase zumindest zeitweise wieder frei zu bekommen, damit man möglichst gut atmen kann. Es muss dafür gesorgt werden, dass die Schleimhäute feucht bleiben und das Sekret nicht eindickt. Das Sekret soll aus den Nebenhöhlen ablaufen, da sonst die Gefahr einer zusätzlichen bakteriellen Infektion besteht (Stirn- oder Kieferhöhlenentzündung). Hier haben sich Nasenspülungen mit Meersalz- oder Kochsalzlösung bewährt.
3. Behandlung von Folgeerkrankungen: Wenn der Schnupfen ohne weitere Komplikationen abklingt, sind im **dritten Stadium** keine eigenen Maßnahmen nötig. Wenn das Nasensekret jedoch dick und gelblich wird und die Beschwerden von Kopfschmerzen begleitet sind, die beim Bücken oder Schnäuzen zunehmen, oder klopfende Schmerzen über der Wange und Stirnhöhle auftreten, dann hat sich eine Entzündung der Nasennebenhöhlen (Sinusitis) gebildet. Eventuell treten dabei auch Zahnschmerzen im Oberkiefer auf. Die Sinusitis muss eigens behandelt werden (siehe Kapitel »Nasennebenhöhlenentzündung« auf Seite 245).

Welche Heilpflanzen helfen?

Nahezu alle Heilmethoden gegen Schnupfen laufen darauf hinaus, den Erkrankten zu erwärmen. Grundsätzlich schwächen alle Rezepturen, die Alkohol enthalten, den Körper aber eher zusätzlich, als dass sie eine schnelle Besserung herbeiführen.

- Eine vielfältige Wirkung in der Behandlung von Schnupfen haben ältere **Kampferbäume**. Die sehr komplexen Wirkstoffe des Camphers (u. a. ätherische Öle) regen z. B. das Atemzentrum an, fördern die Durchblutung der Nasenschleimhaut, lösen das Sekret auf den Bronchien und reizen die Haut. Die Folge ist, dass der Erkrankte erwärmt wird.
  Vorsicht: Bei Säuglingen und Kleinkindern sollten Campher oder campherhaltige Salben

nicht direkt im Gesicht aufgetragen werden, da es zum sogenannten Kratschmer-Reflex mit Atemstillstand kommen kann!

- **Thymian** ist besonders vorteilhaft, da die Hauptwirkstoffe des Thymianöls, das Thymol und Carvacrol, sehr stark entzündungs- und keimhemmend wirken. Außerdem fördert Thymian die Schleimlösung, sodass das Nasensekret ablaufen kann und die Nase schnell wieder frei wird.
- Hilfreich sind darüber hinaus **Kamille** sowie Latschenkiefern, Fichtennadeln, Minze, Pfefferminze und Extrakte aus den Eukalyptusblättern. (Ob der Eukalyptusbaum der Klostermedizin allerdings bekannt war, ist bis heute nicht sicher). Als heilende Wirkstoffe besitzen alle diese Pflanzen hauptsächlich ätherische Öle, die zum einen entzündungshemmend wirken (wie Kamille) und zum anderen die Nasenschleimhaut abschwellen lassen (wie Latschenkiefern, Fichtennadeln, Minze und Pfefferminze sowie Eukalyptus).
- **Lindenblüten** haben eine schweißtreibende Wirkung, sollen zudem die allgemeinen Abwehrkräfte des Körpers steigern. Als wirksame Inhaltsstoffe enthalten sie Flavonoide sowie Gerb- und Schleimstoffe.
- **Holunderblüten** sind in ihrer schweißtreibenden Wirkung den Lindenblüten sehr ähnlich. Verantwortlich dafür sind die Glykoside. Zusammen mit den ätherischen Ölen erleichtern sie das Abhusten. Als weitere Wirkstoffe enthalten Holunderblüten Flavonoide, Gerbstoffe und Steroide.
- **Weiden** können Kopf- und Gliederschmerzen lindern. Ihre Hauptwirkstoffe sind vor allem Salicylsäure-Verbindungen, benannt nach der Weide (lat. *salix*). Sie sind insbesondere in der Rinde der Weide enthalten.
  Salicylsäure-Verbindungen lindern die Schmerzen, senken das Fieber und wirken zudem entzündungshemmend.

Anwendungen, die sich bewährt haben

Zur Behandlung von Schnupfen mit Kräutern ist eine Schwitzkur mit temperaturansteigenden Bädern oder schweißtreibenden Tees zu empfehlen. Inhalationen und Nasenspülungen unterstützen die Therapie.

Tees

Möglichst viel zu trinken ist bei Erkältungskrankheiten die beste Medizin: Mindestens 2 Liter am Tag sollte man zu sich nehmen. Empfehlenswert sind Fruchtsäfte, leichte Kräutertees und stilles Mineralwasser.

Pfefferminzblätter

Teezubereitung: 2 knappe Esslöffel Pfefferminzblätter mit 1/2 Liter kochendem Wasser übergießen, zugedeckt 10 Minuten ziehen lassen und abseihen. Mehrere Tassen täglich trinken.

Kamillenblüten und Thymiankraut

Teezubereitung: 3 Teelöffel Kamillenblüten und 1 Teelöffel Thymiankraut mit 1/2 Liter kochendem Wasser übergießen, zugedeckt 5 bis 10 Minuten ziehen lassen und abseihen. Mehrere Tassen täglich trinken.

Weidenrinde

Teezubereitung: 1 Teelöffel zerkleinerte Weidenrinde mit 1 Tasse kochendem Wasser übergießen, 20 Minuten ziehen lassen, abseihen. Bei akuten Schmerzen täglich 5 bis 9 Tassen trinken.

Inhalationen und Spülungen

Mithilfe von Inhalationen und Spülungen soll die Nase frei gehalten werden. Meersalzlösung hält z. B. das Sekret in der Nase flüssig, indem das Salz Wasser zieht.

❖ Pfefferminz- oder Minzöl

Durch das Inhalieren von Pfefferminzöl oder Minzöl kann ein Abschwellen der Nasenschleimhaut erreicht werden. Am erfolgreichsten ist die Therapie, wenn man Pfefferminz- oder Minzöl mit den ätherischen Ölen von Eukalyptus oder Fichte kombiniert, da sie die Wirkung des Pfefferminzöls noch verstärken und helfen, das Sekret zu verflüssigen und die Entzündung zu hemmen.

Anwendung: Je 1 Tropfen auf einen Tupfer oder ein kleines Tuch träufeln und einige Minuten zwischen den hohlen Händen vor die Nase halten.

❖ Campher

Ein bewährtes Mittel ist ein Erkältungsbalsam aus der Apotheke auf der Basis von Campher, der mit Menthol, Eukalyptus und Kiefernöl (meist von der Latschenkiefer) angereichert ist.

Anwendung: 1/2 Teelöffel Campherbalsam in einen Topf mit 1 Liter kochendem Waser geben, den Topf vom Herd nehmen. Man beugt sich über den Topf, zieht ein Tuch über den Kopf und atmet 10 Minuten lang den Dampf ein. Danach abtrocknen und ins warme Bett legen.

Vorsicht: Der campherhaltige Balsam reizt Augen und Schleimhäute und ist nicht für Säuglinge und Kleinkinder geeignet!

❖ Kamillenblüten

Inhalation: 2 Esslöffel Kamillenblüten in einen Topf mit 1 Liter kochendem Waser geben, den Topf vom Herd nehmen. Man beugt sich über den Topf, zieht ein Tuch über den Kopf und atmet 10 Minuten lang den Dampf ein. Danach abtrocknen und ins warme Bett legen.

❖ Meersalz- oder Kochsalzlösung

Meersalzlösung zur Nasenspülung sind als Spray in der Drogerie oder Apotheke erhältlich. Man kann sich aber auch selbst behelfen: 9 g Salz in 1 Liter Wasser auflösen.

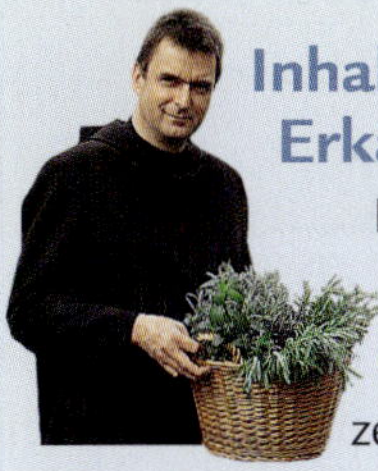

Inhalation gegen die Erkältung

Kribbeln in der Nase, Niesreiz und trockene Nasenschleimhaut – das sind die ersten Anzeichen von Schnupfen. Doch wer auf seinen Körper achtet und schon im frühen Stadium einer Erkältung mit der Behandlung beginnt, der kann den Ausbruch des Schnupfens in häufigen Fällen noch rechtzeitig aufhalten. Ganz besonders hilfreich ist hier eine Inhalation mit Kamillenblüten, Salbeiblättern und mit dem ätherischen Öl der Eukalyptusblätter. Für die Inhalation gibt man 1 Esslöffel Kamillenblüten, 1 Esslöffel Salbeiblätter und 3 bis 10 Tropfen Eukalyptusöl in eine Schüssel mit 1 Liter heißem Wasser. Dann bedeckt man seinen Kopf und Oberkörper mit einem großen Tuch und atmet 10 Minuten lang die Dämpfe wechselweise durch die Nase und den Mund ein. Den Kopf sollte man nicht zu nahe an die Flüssigkeit halten, da es sonst zu heiß wird. Nach der Inhalation sollte man im warmen Raum bleiben und Zugluft meiden.

Anwendung: Jeweils ein Nasenloch zuhalten und durch das andere mit einem kräftigen Zug lauwarme Lösung einschnaufen. Die Nase regelmäßig alle 1 bis 2 Stunden damit spülen.

Schwitzkur

Das ›Elsässische Arzneibuch‹ behandelt ausführlich das Baden und empfiehlt ein »ansteigendes Bad«: Nach diesen Anweisungen soll man Zeit mitbringen, sich in einem erwärmten Raum ausziehen und sich nicht sofort großer Hitze aussetzen. Vielmehr soll man die Wärme langsam steigern und niemals so heiß werden lassen, dass es Schmerzen bereitet. Es muss auch nicht immer ein Vollbad sein. Auch nach heutigen Erkenntnissen sind bei Erkältungskrankheiten Bäder mit ansteigender Temperatur am besten geeignet, sie wirken intensiver, sind aber auch anstrengender.

❖ Thymianöl

Statt Thymianöl kann man als Badezusatz ebenso Eukalyptus-, Fichtennadel- oder Latschenkiefernöl verwenden, je nach geruchlicher Vorliebe.
Badezusätze aus der Apotheke: Man beginnt mit einer Wassertemperatur von 35 °C und steigert dann durch Zulaufen von heißem Wasser auf wenigstens 38 bis 42 °C. In das Wasser gibt man 20 bis 30 ml Erkältungsbadezusätze mit Eukalyptus-, Fichtennadel- oder auch Latschenkiefern- oder Thymianöl, welche in der Apotheke oder Drogerie erhältlich sind. Das Bad sollte mindestens 20 Minuten dauern, damit die Wirkstoffe über die Haut auch in den Körper gelangen können. Nach einem solchen »ansteigenden« Bad sollte man 15 bis 30 Minuten ruhen und heiße Getränke zu sich nehmen.
Alternative: 100 g getrocknete Thymianblätter mit 1 Liter heißem Wasser übergießen, zugedeckt 15 Minuten ziehen lassen, abseihen und ins Badewasser geben.

❖ Lindenblüten

Zur Schwitzkur gehört ein schweißtreibender Tee von Lindenblüten.
Teezubereitung: 2 Teelöffel Lindenblüten mit 1/2 Liter kochendem Wasser übergießen, 10 Minuten ziehen lassen, abseihen und dann so heiß wie möglich trinken. Den Tee mehrmals täglich zu sich nehmen.

❖ Holunderblüten

Teezubereitung: 2 Teelöffel Holunderblüten mit 1 Tasse kochendem Wasser übergießen, 5 Minuten ziehen lassen, dann abseihen und möglichst heiß trinken. Den Tee mehrmals täglich zu sich nehmen.

Hals- und Rachenentzündung

Johannes Platearius behandelt die Hals- und Rachenentzündung im Zusammenhang mit dem Symptom, dass die Stimme wegbleibt. Als Ursache macht er den Schnupfen aus, das »kalte Phlegma« (also Nasenschleim). Und er weiß sogar, dass die Halsentzündung auch die Luftröhre und ebenso die Lunge befallen kann. Er schreibt: »Der Schleim führt das Gleiche herbei (Halsschmerz mit Stimmversagen), wenn er vom Haupt herab in die Luftröhre und die Röhren der Lunge tropft. Zu unterscheiden sind nunmehr die Krankheitsfälle an ihren jeweils eignen Zeichen: Dass niedertropfender Schleim die Ursache ist, erkennen wir am feuchten Husten, dazu fühlt der Mund keinerlei Geschmack, hat aber Überfluss an Speichel.«

Ursachen und Symptome

Erkältung heißt meist nicht nur eine tropfende Nase. Oft ist im frühen Stadium der Rachen vom Virenbefall mitbetroffen. Die Rachenschleimhaut reagiert mit einer Entzündung (Pharyngitis), die sich in Heiserkeit, starken Halsschmerzen und Schluckbeschwerden äußert. Bisweilen kommt es auch zu einer Infektion der Zunge (Glossitis). In schweren Fällen entzünden sich zudem der Kehlkopf oder die Luftröhre. Dem viralen Infekt kann eine durch Bakterien hervorgerufene Superinfektion folgen. Bei länger anhaltender Heiserkeit muss deshalb ein Arzt aufgesucht werden.
Eine Rachenschleimhautentzündung kann nicht nur als Teil einer Erkältung entstehen, sondern auch durch Rauchen und langen Aufenthalt in trockenen, heißen oder sehr kalten Räumen.

Strategien der Behandlung

Einer Entzündung der Mund- und der Rachenschleimhaut sollte am besten auf vierfache Weise begegnet werden:

1. **Bekämpfung der Entzündung:** Mit Heilkräutern kann man die Entzündungen lindern. Außerdem werden der Speichelfluss und die Durchblutung angeregt und damit die lokale Abwehrfunktion verbessert.
2. **Stärkung der Abwehrkräfte:** Mit Heilkräutern kann man der Ausbreitung der Bakterien, die speziell im Hals angesiedelt sind, entgegenwirken und die Abwehrkräfte stärken.
3. **Linderung der Schluckbeschwerden:** Um die Schluckbeschwerden zu lindern, hilft das Gurgeln mit zusammenziehend wirkenden oder beruhigenden Kräutern und ein »Feuchthalten« des Halses mit Tees. Es ist durchaus auch sinnvoll, Bonbons zu lutschen, die reich an ätherischen Ölen sind.
4. **Schutz der Schleimhäute:** Mit schleimstoffhaltigen Heilpflanzen kann man einen Schutzfilm auf die Schleimhäute in Mund und Rachen auftragen und so die Schmerzen lindern.

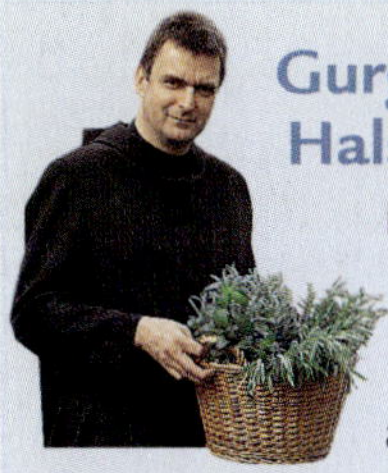

Gurgellösung bei Halsschmerzen

Beim ersten Kratzen im Hals oder bei den ersten Schluckbeschwerden lässt ein überaus wohltuendes Gurgelmittel diese Krankheitszeichen oft schnell verschwinden: Dazu fordert man in der Apotheke eine Lösung zu gleichen Teilen aus Myrrhen-, Salbei-, Bibernelle- und Kamillentinktur an. Als wirksame Inhaltsstoffe enthält diese Lösung die schleimlösenden Bitterstoffe und Saponine der Myrrhe und Bibernelle und die zusammenziehenden und desinfizierenden Bitterstoffe des Salbeis. Die Wirkstoffe der Kamille geben der Tinktur ihre entzündungshemmende Kraft. Etwa 20 Tropfen der Mischung gibt man nun auf 1/2 Glas mit warmem Wasser und gurgelt damit. Bei Kindern nimmt man nur 10 Tropfen.

Welche Heilpflanzen helfen?

- **Salbeiblätter** wirken entzündungshemmend und fördern die Wundheilung. Als wirksame Inhaltsstoffe enthalten Salbeiblätter hauptsächlich Gerbstoffe.
- **Eibischwurzel**, Malvenblätter und Spitzwegerichblätter zeichnen sich durch ihren hohen Gehalt an Schleimstoffen aus, die die gereizte Schleimhaut mit einem Schutzfilm bedecken und damit zur Schmerzlinderung beitragen.
- Zudem helfen die Blüten der **Kamille** und der **Ringelblume** bei entzündlichen Veränderungen im Mund- und Rachenraum. In den Kamillenblüten sind hierfür vor allem die Flavonoide und ätherischen Öle verantwortlich, in den Blüten der Ringelblume ist es dagegen ein kompliziertes Wirkstoffgemisch (u. a. Flavonoide, Carotinoide und ätherische Öle), das entzündungslindernd wirkt.

Anwendungen, die sich bewährt haben

Zur Therapie mit Kräutern, die den Schmerz lindern und Entzündungen hemmen sollen, werden vornehmlich Tees und Tinkturen zum Gurgeln und Spülen eingesetzt. Sie entfalten ihre Wirkung direkt am Wirkort.

Tees oder Tinkturen

Spitzwegerichblätter

Zum Schutz der Schleimhäute bieten sich Spitzwegerichblätter an, die die Schluckbeschwerden mindern und Heiserkeit lindern.

Kaltwasserauszug: 2 Teelöffel Spitzwegerichblätter in 1 Tasse kaltes Wasser geben und 1 bis 2 Stunden ziehen lassen, abseihen und leicht erwärmen. Mehrmals am Tag gurgeln oder trinken und dabei möglichst lange im Mund behalten, bevor man hinunterschluckt.

❖ Eibischwurzel und -blätter

Kaltwasserauszug: 1 Esslöffel zerkleinerte Eibischwurzel oder -blätter in 1 Tasse kaltes Wasser geben, 2 Stunden unter gelegentlichem Umrühren ziehen lassen und abseihen. Ganz kurz erhitzen. Mehrmals täglich mit diesem frisch hergestellten Auszug gurgeln, spülen oder ihn leicht gesüßt trinken.

Tipp: Wer großen Wert auf eine gesicherte Dosierung legt, kann Spitzwegerich oder Eibisch inzwischen auch als Frischpflanzenpresssaft, Tablette oder Sirup erhalten.

❖ Salbeiblätter

Die Salbeiblätter als Teeaufguss, Tinktur oder auch als ätherisches Öl zur äußeren Anwendung einsetzen.

Teezubereitung: 2 Teelöffel Salbeiblätter mit 1 Tasse kochendem Wasser übergießen, zugedeckt 5 bis 10 Minuten ziehen lassen und abseihen. Mehrmals täglich gurgeln oder spülen.

Ätherisches Öl: 15 Tropfen auf 1 Tasse Wasser geben und mehrmals täglich gurgeln.

❖ Malvenblätter und -blüten

Malvenblätter und -blüten sind aufgrund ihres Schleimgehalts mild wirkende Mittel gegen Erkrankungen der Atmungsorgane, die wegen ihres angenehmen Geschmacks auch in der Kinderheilkunde gerne verordnet werden.

Kaltwasserauszug: 1 Esslöffel Malvenblüten und 2 Esslöffel Malvenblätter mit 1 Tasse kaltem Wasser übergießen, 1 Stunde ziehen lassen, kurz erwärmen, 10 Minuten ziehen lassen und abseihen. Mehrmals täglich mit dem Tee gurgeln.

❖ Kamillenblüten

Teezubereitung: 1 Esslöffel Kamillenblüten mit 1 Tasse kochendem Wasser übergießen, zugedeckt 5 bis 10 Minuten ziehen lassen und abseihen. Mehrmals täglich gurgeln oder spülen.

Tinktur: 10 bis 20 Tropfen Kamillen-Tinktur (aus der Apotheke) auf ein Glas Wasser geben und mehrmals täglich gurgeln oder spülen.

❖ Ringelblumenblüten

Teezubereitung: 1 bis 2 Teelöffel Ringelblumenblüten mit 1 Tasse kochendem Wasser übergießen, 10 Minuten ziehen lassen und abseihen. Mehrmals täglich gurgeln oder spülen.

Tinktur: 1 knappen Teelöffel auf 1/2 Liter Wasser geben, mehrmals täglich gurgeln oder spülen.

Husten

Bisweilen handelt es sich bei dem Husten um ein eigenes Leiden. Das hat dann drei Ursachen: Kälte, Trockenheit, Feuchtigkeit. Die Trockenheit bewirkt Derbheit und Ungleichmäßigkeit (der Atemwege), und daher kommt ungleichmäßiger Anprall der Atemluft und Husten. Doch auch die Hitze muss hier einbegriffen werden, denn sie führt gleichfalls bisweilen den Husten herbei durch die Wirkung der Trockenheit, welche sie mit sich bringt.« So erklärt der Salerner Arzt Johannes Platearius in seinen ›Therapien‹ das Phänomen des Hustens.

Platearius kennzeichnet die erste Phase einer starken Bronchitis folgendermaßen: »Rauheit der Stimme oder Unfähigkeit zu sprechen, welche aufgrund von Trockenheit entsteht, erkennen wir am trocknen Husten; am Schmerz in den Atmungsorganen, der sticht, als käme er von Nadeln oder Dornen.«

Ursachen und Symptome

Husten ist im Grunde ein natürlicher Reflex, mit dem Fremdkörper aus den Atemwegen herausgeschleudert werden. Meist ist Husten jedoch das Symptom einer Bronchitis, einer Entzündung der Schleimhaut in den Bronchien und in der Luftröhre. In der Regel tritt sie zusammen mit einem grippalen Infekt auf und ist begleitet von anderen Beschwerden im Nasen- und Rachenbereich.

Die Bronchitis wird wie der Schnupfen und der grippale Infekt von Viren verursacht. Da das vermehrte Bronchialsekret einen idealen Nährboden für Bakterien bietet, wird eine durch Viren hervorgerufene Bronchitis nach einigen Tagen in häufigen Fällen zusätzlich von einer bakteriellen Entzündung begleitet.

Die ersten Symptome einer akuten Bronchitis sind Halsschmerzen und Heiserkeit. Ab dem Folgetag kommt **Reizhusten** hinzu, der sich als trockener Husten ohne Auswurf (unproduktiver Husten) äußert und zwei bis drei Tage anhält. Oft ist er mit Schmerzen hinter dem Brustbein verbunden. Der Reizhusten geht in der Folge dann in den **Schleimhusten** (produktiver Husten) mit Auswurf über. Wird der Auswurf gelblich oder gelbgrünlich, ist eine bakterielle Entzündung hinzugekommen.

Strategien der Behandlung

Optimal ist es bei akuter Bronchitis, in den beiden Phasen »Reizhusten« und »Schleimhusten« mit unterschiedlichen Strategien vorzugehen.

1. **Dämpfen des Hustenreizes:** Da der unproduktive Reizhusten den Patienten sehr quälen kann, werden nach der »Schulmedizin« oft Hustenblocker verschrieben. Die Kräuterheilkunde geht einen anderen Weg: In der **ersten Phase** des Hustens stützt sie sich auf schleimstoffhaltige Pflanzen, die einen Schutzfilm über die gereizten Schleimhäute in Mund und Rachen legen und so den Hustenreiz dämpfen. Das kann auch durch das Lutschen von Kräuterbonbons erreicht werden.
   Daneben sind in dieser Phase auch krampflösende Mittel (Spasmolytika) sowie entzündungslindernde und keimhemmende Mittel angebracht, weil sie den gesamten Verlauf der Krankheit günstig beeinflussen können und eine bakterielle Infektion verhindern helfen.
2. **Verflüssigen des Bronchialsekrets:** Nicht nur in der Phase des produktiven Hustens mit Auswurf, also in der **zweiten Phase**, sollte man zu auswurffördernden Mitteln greifen, sogenannten Expektoranzien. Sie erleichtern das Abhusten des Bronchialsekrets, das auf den Bronchien und der Luftröhre liegt und einen Nährboden für Bakterien darstellt. Durch eine Vermehrung des Sekrets gelingt es den Expektoranzien, das Bronchialsekret zu verflüssigen, sodass es schneller abgehustet werden kann. Husten ist in dieser Phase nicht nur eine Beeinträchtigung, sondern eine Hilfe auf dem Weg zur Besserung.

Welche Heilpflanzen helfen?

- In der **ersten Phase** des unproduktiven Hustens liefern folgende Drogen die entsprechenden Schleimstoffe: die **Eibischwurzel** und Eibischblätter sowie die Blätter und Blüten der Malve, die Spitzwegerichblätter und die Blüten der Königskerze.
- In der **zweiten Phase** des produktiven Hustens können saponinhaltige Pflanzen zur Vermehrung des Sekrets beitragen. Diese Inhaltsstoffe besitzen **Efeu** und **Süßholzwurzel**. Die Saponine wirken auf raffinierte Weise: Sie reizen die Magenschleimhaut und bewirken so eine reflexartige Stimulierung der Schleimproduktion im Bereich der Bronchien, sodass das Abhusten erleichtert wird.

- Direkt sekretverflüssigend wirken **Fenchelfrüchte** sowie Kampfer, Kamillenblüten, Minz- und Pfefferminzöl, Quendelkraut und nicht zuletzt Salbeiblätter und Thymiankraut. Sie enthalten ätherische Öle, die zum Teil eine krampflösende Wirkung haben. Das Thymol des Thymians wirkt zudem stark keimhemmend.
- Ein altbewährtes Mittel der Klostermedizin bei Husten ist zudem das **Andornkraut**, obwohl wissenschaftliche Studien genaue Erkenntnisse über die Wirkmechanismen bislang noch schuldig geblieben sind.
- Die **Bibernelle**, wenn auch in der modernen Pflanzenheilkunde nur noch selten eingesetzt, ist ein weiteres geeignetes Mittel gegen Husten. Als wirksame Substanzen sind auch hier in der Hauptsache schleimlösende ätherische Öle zu nennen.
- Ein zu Unrecht nicht mehr so gebräuchliches Mittel ist der Saft der **Rettichwurzel**. Ihr Hauptwirkstoff sind die Senfölglykoside. Diese regen die Sekrete in Magen und Bronchien an und haben eine keimhemmende Wirkung.
- Ein in der Klosterheilkunde häufig verwendetes Mittel gegen Husten ist auch das **Brunnenkressekraut**, das neben Senfölglykosiden auch sehr viel Vitamin C enthält.

Anwendungen, die sich bewährt haben

Zur Behandlung von Husten gibt es eine Vielzahl von empfehlenswerten Heilkräutertees. Aber auch Präparate aus der Apotheke oder Erkältungsbalsam werden hier eingesetzt.

Tees gegen Reizhusten

Spitzwegerichblätter

Vor allem ist der gerb- und schleimstoffhaltige Tee der Spitzwegerichblätter zu empfehlen.

Kaltwasserauszug: 2 Teelöffel Spitzwegerichblätter in 1 Tasse kaltes Wasser geben, 1 bis 2 Stunden ziehen lassen, abseihen und leicht erwärmen. Mehrmals täglich gurgeln oder in kleinsten Portionen schlucken.

Alternative: Spitzwegerich ist auch als Frischpflanzenpresssaft oder als Sirup erhältlich.

Eibischwurzel

Eibischwurzeln haben einen erheblich höheren Gehalt an Schleimstoffen als der Spitzwegerich, dafür aber keine entzündungshemmenden Eigenschaften, deshalb bietet sich die Anwendung von beiden Tees abwechselnd oder auch die Mischung an.

Kaltwasserauszug: Eibischwurzeltee wird nicht heiß, sondern kalt angesetzt. Dafür 1 Teelöffel zerkleinerte Eibischwurzel in 1 Tasse kaltes Wasser geben, 1 bis 2 Stunden unter mehrfachem Umrühren ziehen lassen, abseihen und leicht erwärmen. 3- bis 4-mal täglich 1 Tasse langsam und schluckweise trinken.

Malvenblätter und -blüten

Tee aus Malvenblättern und -blüten schmeckt sehr gut und eignet sich wegen seiner milden Wirkstoffe zur Einnahme in größeren Mengen.

Kaltwasserauszug: 1 Esslöffel fein geschnittene Malvenblüten oder 2 Esslöffel klein geschnittene Malvenblätter in 1 Tasse kaltes Wasser geben, 1 Stunde ziehen lassen, kurz erwärmen und abseihen. Mehrmals täglich 1 Tasse trinken und bei Bedarf mit Honig süßen.

Königskerzenblüten

Teezubereitung: 1 Esslöffel klein geschnittene Blüten der Großblütigen Königskerze *(Verbasci flos)* mit 1 Tasse kochendem Wasser übergießen oder mit kaltem Wasser ansetzen und zum Kochen bringen; in beiden Fällen 10 bis 15 Minuten ziehen lassen und abseihen. Mehrmals täglich 1 Tasse trinken.

❖ Teemischung

Die Teemischung ist empfehlenswert bei beginnendem Husten oder Hustenreiz.

Zusammensetzung: 25 g Spitzwegerichblätter, 25 g Eibischwurzeln, 25 g Königskerzenblüten (*Verbasci flos*), 25 g Malvenblätter und -blüten.

Anwendung: 1 Esslöffel Teemischung mit 1 Tasse kaltem Wasser übergießen, erwärmen, 5 Minuten ziehen lassen und abseihen. Mit Honig gesüßt mehrere Tassen täglich trinken.

Tees gegen Schleimhusten

❖ Thymiankraut

Thymian hat sich bei den Hustenmitteln in der letzten Zeit durchgesetzt. Thymiantee schmeckt übrigens angenehm und erfrischend.

Teezubereitung: 2 Teelöffel klein geschnittenes Thymiankraut mit 1 Tasse kochendem Wasser übergießen, zugedeckt 5 bis 10 Minuten ziehen lassen, abseihen. Öfter am Tag 1 Tasse trinken.

❖ Fenchelfrüchte

Fenchelfrüchte gehören zu den Allround-Mitteln in der Kräuterheilkunde und fehlen in keinem Werk der Klostermedizin. Meist werden Fenchelfrüchte als Tee zubereitet. Eine sehr angenehme Art der Anwendung (gerade für Kinder) ist der Fenchelhonig (Honigsirup mit Fenchelextrakt).

Teezubereitung: 1 bis 2 Teelöffel Fenchelhonig in 1 Tasse heißem Wasser auflösen; mehrmals täglich 1 Tasse trinken.

Fenchelhonig: 10 g frisch geschrotete Fenchelfrüchte in 100 g Bienenhonig rühren, 10 Tage stehen lassen und abseihen.

❖ Süßholzwurzel

Teezubereitung: Knapp 1 Teelöffel zerkleinerte Süßholzwurzel mit 1 Tasse kochendem Wasser übergießen, 15 bis 20 Minuten ziehen lassen, abseihen. Morgens und abends 1 Tasse trinken.

Vorsicht: Auf keinen Fall mehr als 15 g am Tag einnehmen und nicht unkontrolliert über einen längeren Zeitraum trinken, da der Mineralhaushalt unter Umständen gestört werden kann. Es kann in der Folge zu Wassereinlagerungen im Gewebe und auch zu einem Anstieg der Blutdruckwerte kommen.

Alternative: Es sind auch Fertigprodukte in Form von Süßholzdicksaft und Pastillen erhältlich.

Inhalation gegen Husten

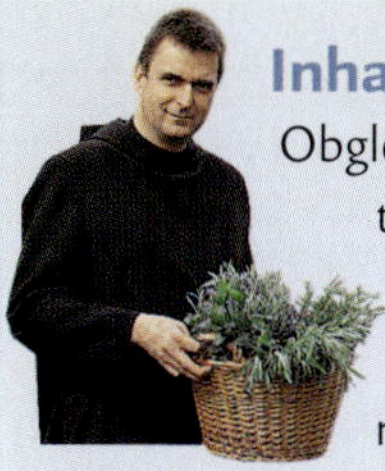

Obgleich der Thymian in den ›Capitulare‹ Karls des Großen fehlt, ist er im Klostergarten unserer Mitbrüder aus St. Gallen nicht wegzudenken. Auch meine Vorgänger in St. Ottilien wendeten ihn bei Bronchial- und Lungenerkrankungen mit sehr gutem Erfolg an. Gegen Husten und Verschleimung der Atemwege hat sich auch der als Küchengewürz bekannte Oregano bewährt. Beide Kräuter verwendet man für eine Inhalation am allerbesten zusammen mit der entzündungshemmenden Kamille.

Man benötigt hierzu 30 g Kamillenblüten sowie 30 g Thymiankraut und 40 g Oreganoblätter. Von dieser Mischung gibt man 3 Esslöffel in eine Schüssel mit 1 Liter heißem Wasser. Dann bedeckt man den Kopf und Oberkörper mit einem großen Tuch und atmet 10 Minuten lang die Dämpfe wechselweise durch Nase und Mund ein. Dabei ist es wichtig, den Kopf nicht zu nahe an die Flüssigkeit zu halten, da es sonst zu heiß wird. Nach der Inhalation sollte man im warmen Raum bleiben und Zugluft vermeiden. Diese Inhalation können Sie täglich mindestens 3-mal durchführen.

❖ Andornkraut

Teezubereitung: 1 Teelöffel Andornkraut mit 1 Tasse kochendem Wasser übergießen, 5 bis

10 Minuten ziehen lassen und abseihen. Mehrmals täglich 1 Tasse mit Honig gesüßt trinken.
Alternative: Andorn gibt es auch als Frischpflanzenpresssaft, von dem man am besten täglich 3 bis 6 Esslöffel einnimmt.

❖ Bibernellwurzel
Teezubereitung: Achtung, hier braucht man viel, da die Wirkstoffkonzentration recht gering ist! 2 Esslöffel sehr fein geschnittene Bibernellwurzel mit 1 Tasse kaltem Wasser übergießen, 1 Stunde ziehen lassen und kurz aufkochen lassen. 2 bis 3 Minuten ziehen lassen und abseihen. 3- bis 4-mal täglich 1 Tasse trinken.

❖ Brunnenkressekraut
Teezubereitung: 1 Teelöffel Brunnenkressekraut mit 1 Tasse kochendem Wasser übergießen, 5 Minuten ziehen lassen und abseihen. 2 bis 3 Tassen am Tag trinken.
Alternative: Brunnenkressekraut gibt es auch als Frischpflanzenpresssaft, von dem man vor den Mahlzeiten 2 Esslöffel einnimmt.
Vorsicht: Brunnenkresse ist für eine Daueranwendung (länger als 4 bis 6 Wochen) nicht geeignet, da sie durch ihre Senföle den Magen reizen kann!

❖ Quendelkraut (Sandthymian)
Teezubereitung: 2 Teelöffel klein geschnittenes Quendelkraut mit 1 Tasse kochendem Wasser übergießen, 5 Minuten zugedeckt ziehen lassen und abseihen. Mehrmals täglich 1 Tasse trinken. Geschmacklich geht Quendel in die Richtung von Thymian und Bohnenkraut.

Erkältungsbalsam

❖ Campher
Ein bewährtes Mittel bei tief sitzendem Husten ist ein Erkältungsbalsam aus der Apotheke auf der Basis von Campher, der mit Menthol, Eukalyptus und Kiefernöl (meist von der Latschenkiefer) angereichert ist. Durch die ätherischen Öle kann man wieder freier atmen.
Anwendung: Es genügt völlig, die Brust und den Rücken mit 1 bis 2 Teelöffel Salbe einzureiben. Die Salbe insbesondere vor der Nachtruhe oder unmittelbar vor Ruhephasen während des Tages einsetzen.
Vorsicht: Der campherhaltige Balsam reizt Augen und Schleimhäute und ist nicht für Säuglinge und Kleinkinder geeignet. Nach dem Eincremen sollte man sorgfältig die Hände waschen. Für Säuglinge und Kleinkinder gibt es spezielle Zubereitungen aus milden ätherischen Ölen, die man gut aufs Kopfkissen träufeln oder mit denen man Brust- und Halsbereich einreiben kann.

Saft

❖ Rettichwurzel
Anwendung: Den Rettich schälen, reiben und mit einer Saftpresse auspressen. Mehrmals am Tag 1 bis 2 Esslöffel einnehmen.
Vorsicht: Wendet man den Rettichsaft als Kur an, sollte sie 3 bis 4 Wochen nicht überschreiten, da eine Dauereinnahme Magenreizungen hervorrufen kann.

Präparat aus der Apotheke

❖ Efeublätter
Anwendung: Da die Wirkstoffkonzentration in den Efeublättern sehr hoch ist, muss hier unbedingt auf standardisierte Arzneimittel zurückgegriffen werden, die kontrolliert dosiert sind.

Fiebrige Erkältung

Verschiedene Formen der Malaria, die im hohen Mittelalter auch nördlich der Alpen vorkamen und sich in Fieberschüben äußerten, wurden fälschlicherweise früher als Varianten des Fiebers bezeichnet. Man wusste aber, dass Fieber auch die Folge einer anderen Erkrankung, also nur ein Symptom sein kann. Hildegard von Bingen stellt das Fieber in das Gesamtbild des Menschen: »Weil der Mensch aus den Elementen geschaffen ist, wird er auch von den Elementen am Leben erhalten, und er steht in ihnen und mit ihnen in Verbindung. Daher zeigt der Mensch auch verschiedene Erscheinungsformen des Fiebers von den verschiedenen Eigenschaften der Luft und der übrigen Elemente in sich, nämlich von der Wärme, der Kälte und der Feuchtigkeit, die ihn nicht niederwerfen und ihm auch nicht schaden. Vielmehr bringen sie Gesundheit, da sie seine Brust, den Magen und alle inneren Organe durch den Schweiß und den Urin reinigen, wenn sie nur nicht überhandnehmen und wenn die Luft richtig erwärmt ist. Wenn sich aber eine zu große, ungewöhnliche Hitze in der Luft entwickelt hat, dann werden bei einigen Menschen manchmal die Fieberanfälle, die sich übermäßig entzünden, in ein hitziges Feuer verwandelt.«

Ursachen und Symptome

Fieber kann ein überaus wirkungsvolles Mittel zur Unterstützung der Immunabwehr sein. Es hemmt die Viren- und zum Teil auch die Bakterienvermehrung. Darüber hinaus steigert es die Freisetzung virenhemmender Stoffe im Körper: Bei Temperaturen über 39 °C können die Viren kaum überleben. Das Immunsystem arbeitet bei Fieber sozusagen auf Hochtouren. Zu hohes Fieber kann aber auch nachteilige Wirkungen haben und insbesondere den Kreislauf stark belasten. Gerade bei Kindern besteht bei zu hohen Temperaturen eine Krampfgefahr. Zu hohes Fieber sollte aus diesem Grunde unterdrückt werden – am besten durch die natürlichen Wirkstoffe der Heilpflanzen.

Wie hoch darf nun das Fieber steigen? Wann ist es heilsam, und wann ist es schädlich? Bei Messung am After sind Temperaturen von 38 bis 39,5 °C als natürliche (Abwehr-)Reaktion des Körpers zu betrachten, die man nicht unterdrücken sollte. Bei Temperaturen über 39,5 °C stellt das Fieber eine Gefahr für den Organismus dar. Bei einer Messung im Mund gelten die Werte von 37,3 bis 39,2 °C als heilsam, ab 39,2 °C dann als problematisch.

Strategien der Behandlung

1. **Vorsichtige Abkühlung:** Zu hohes Fieber kann durch kühlende Wadenwickel (aber feuchtwarm anlegen) auf sanfte Weise gesenkt werden, ohne die Abwehrkräfte zu schädigen. Eine andere Möglichkeit sind temperatursenkende Bäder oder auch Teilbäder, wobei bei mild-warmen Badetemperaturen von ungefähr 35 °C durch Zufließenlassen von kühlem Wasser ganz langsam die Badetemperatur auf bis zu 30 °C vermindert wird. Bei einem solchen temperatursenkenden Bad gibt der Körper Wärme in erheblichem Umfang ab.
2. **Das Senken der Körpertemperatur durch Schwitzen:** Die dabei erzeugte Kühlung wirkt ähnlich wie die vorsichtige Abkühlung. Bei einer Schwitzkur sollte man viel trinken, um den Flüssigkeitsverlust durch das Transpirieren möglichst rasch wieder auszugleichen.

Welche Heilpflanzen helfen?

Der chemische Fiebersenker Acetylsalicylsäure ist aus pflanzlichen Verbindungen der Salicylsäure abgeleitet. Diese kommt in etlichen Heilpflanzen vor, z. B. in der **Weidenrinde**. Allerdings ist zu bedenken, dass bei üblichen Dosierungen der Gehalt an Salicylsäure-Verbindungen erheblich niedriger ist als in den einschlägigen chemischen Produkten, und über die fiebersenkende Wirkung dieser Arzneipflanze keine überzeugenden Studien vorliegen.

Anwendungen, die sich bewährt haben

Das beste natürliche Mittel gegen Fieber ist eine Schwitzkur in Form von Bädern oder schweißtreibenden Tees, aber auch kühlende Wickel sind zu empfehlen.

Wadenwickel

Ein erfolgreiches Mittel gegen Fieber sind kühlende Wadenwickel. Im Unterschied zur normalen Wickeltechnik müssen kühlende Wickel jedoch häufiger gewechselt werden, zumindest sobald sie anfangen, warm zu werden. Der Wickel wird ziemlich feucht und nicht zu kalt aufgelegt und nicht weiter zugedeckt, sodass die Flüssigkeit rasch verdampfen kann und dabei eine Kühlung erzeugt.

Anwendung: 1 Küchentuch aus Baumwolle in eine Schüssel mit lauwarmem Wasser tauchen, nur leicht auswringen und faltenfrei und eng anliegend um jeweils eine Wade wickeln. Für die zweite Lage ein trockenes Baumwolltuch ebenfalls fest um den Schenkel wickeln. Darüber ein Wolltuch geben und befestigen. Nach 15 bis 20 Minuten entfernen, spätestens dann, wenn der Wickel sich erwärmt hat. Es darf kein Wärmestau entstehen. Nach jedem Abnehmen die Haut lauwarm abwaschen und abtrocknen. Die Wickel können bis zu 3-mal hintereinander erneuert werden. Dabei muss die Körpertemperatur kontrolliert werden,

Vorsicht: Wadenwickel sind nicht empfehlenswert bei kalten Füßen und sollten nicht bei frierenden Patienten angelegt werden!

Schwitzkur

Die Schwitzkur ist ein hervorragendes Mittel, den Fieberanstieg zu begrenzen bzw. durch Schwitzen die Temperatur zu senken. Hierzu deckt man sich mit mehreren Decken zu – bei starkem Frösteln kann man vorher ein warmes Bad nehmen. Am besten sind Bäder mit ansteigender Temperatur (siehe Schnupfen, Seite 235). Als Badezusätze eignen sich hier hervorragend Thymianöl, Eukalyptusöl, Fichtennadelöl oder Latschenkiefernöl.

Vorsicht: Nur wer ein gesundes Herz hat und nicht unter Kreislaufproblemen leidet, sollte sich einer Schwitzkur unterziehen, da sie stark kreislaufbelastend ist.

Tees

Das Schwitzen kann durch Trinken von schweißtreibenden Tees (Lindenblüten- oder Holunderblüten) wirkungsvoll unterstützt werden. Untersuchungen haben gezeigt, dass sich die Schweißmenge nach dem Trinken von Lindenblütentee ungefähr verdoppelt (Anwendung siehe Schnupfen, Seite 236). Für eine optimale Wirkung ist es empfehlenswert, mindestens 1 Liter heißen Tee täglich zu trinken.

❖ Weidenrinde

Teezubereitung: 1 Teelöffel klein geschnittene Weidenrinde mit 1 Tasse kochendem Wasser übergießen, 20 Minuten ziehen lassen und abseihen. Täglich 5- bis 9-mal 1 Tasse trinken.

Nasenneben-höhlenentzündung

Besonders anschaulich erklärt Konrad von Megenberg in seinem ›Buch der Natur‹ die obersten Bereiche der Nase: »Sie ist eine Stätte der Geschmackskraft der Seele, die die Fähigkeit hat, die verschiedenen Gerüche zu unterscheiden. Sinn der Nase ist es auch, dass der Mensch den Atem durch die Nase zieht, und dass er durch sie niest und sich damit säubert von Verunreinigungen des Hirnes. (…) Du sollst auch wissen, dass die Stätte des Geruchs oben in der Nase zum Gehirn hin zwei Stränge hat, wenn diese von übermäßiger Feuchtigkeit überladen werden, die vom Hirn herabfließt oder durch feuchtkalte Luft hervorgerufen wird, dann riecht der Mensch nicht mehr so wie zuvor. Es gibt auch Menschen, die überhaupt nichts riechen können, weil ihnen die Stränge von Natur aus verdorben sind.«

Ursachen und Symptome

Bei einer Entzündung der Nasennebenhöhlen (*Sinusitis*) sind Stirnhöhle, Siebbeinhöhle, Keilbeinhöhle und Kieferhöhle betroffen. Dabei handelt es sich um Lufträume der Nase, die mit Schleimhaut ausgekleidet sind.

Normalerweise arbeiten die Nasennebenhöhlen unauffällig und werden kaum wahrgenommen. Wird die Schleimhaut jedoch gereizt und entzündet sich, kommt es zur vermehrten Produktion zähflüssigen Schleims, der die kleinen Öffnungen der Nasennebenhöhlen verstopft – der Schleim kann nicht mehr abfließen. Es kommt zu Kopfschmerzen, Druckgefühl im Gesicht, und überschüssiger Schleim fließt in den Rachen. Der angestaute Schleim ist ein idealer Nährboden für Bakterien. Wenn die Symptome länger als eine Woche anhalten oder die Nase blutigen Schleim absondert, erst recht wenn die Nasennebenhöhlenentzündung mehr als 3-mal im Jahr auftaucht, sollte ein Arzt aufgesucht werden.

Eine chronische Form der Sinusitis kann nicht nur in Folge einer Erkältung entstehen, sondern auch durch Allergie oder Immunschwäche. Dann ist die Diagnose durch einen Facharzt unbedingt erforderlich.

Strategien der Behandlung

Man kann einer beginnenden Sinusitis infolge eines Schnupfens mit einer Kräutertherapie begegnen. Hauptziel ist, mit Nasenspülungen und Inhalationen die verstopfte Nase wieder frei zu bekommen. Dabei kommen verschiedene Pflanzen zum Einsatz:

1. Heilpflanzen, die das eingedickte Sekret in Nase und Nebenhöhlen verflüssigen.
2. Heilpflanzen, die die Nasenschleimhaut abschwellen lassen.
3. Heilpflanzen, die die Entzündung und Keimvermehrung hemmen.

Dies ist nicht mit einem einzigen Mittel oder Anwendung zu erreichen. Daher ist hier eine Kombination verschiedener Maßnahmen angezeigt.

Welche Heilpflanzen helfen?

- Die Inhaltsstoffe der **Pfefferminze** (ätherische Öle) lassen die Nasenschleimhaut abschwellen, indem sie die Kälterezeptoren reizen (siehe Schnupfen, Seite 234).
- **Kamillenblüten** lindern die Entzündung und trocknen die Nasenschleimhaut aus (siehe Hals- und Rachenentzündung, Seite 237).
- Sehr stark keimhemmend und auch schleimlösend wirkt der **Thymian** mit Thymol als Inhaltsstoff.

- **Leinsamen** wirken äußerlich gegen Viren und Bakterien durch ihre langsame, lang anhaltende Wärmeabgabe und helfen bei der Verflüssigung des Sekrets.
- Die **Primelwurzel** (Wurzel der Schlüsselblume) hat durch ihre Wirkstoffe (Saponine) eine auswurffördernde Wirkung und einen günstigen Einfluss auf die Verflüssigung des Sekrets.

Anwendungen, die sich bewährt haben

Für die Behandlung einer beginnenden Nasennebenhöhlenentzündung werden Heilpflanzen und -kräuter in Tees, zur Inhalation oder in einer Wärmepackung eingesetzt. Salzlösungen in Spülungen halten das Sekret in der Nase flüssig, indem das Salz Wasser bzw. Feuchtigkeit bindet.

Tee

❖ Schlüsselblumenwurzel

Teezubereitung: 1/4 Teelöffel gepulverte Schlüsselblumenwurzel mit 1 Tasse kaltem Wasser übergießen, aufkochen, 5 Minuten ziehen lassen und abseihen. Nach Belieben mit Honig süßen und alle 2 Stunden 1 Tasse trinken.

Inhalationen

❖ Kamillenblüten

Anwendung: 2 Handvoll Kamillenblüten in einen Topf mit 1 Liter kochendem Waser geben, den Topf vom Herd nehmen. Man beugt sich über den Topf, zieht ein Tuch über den Kopf und atmet ungefähr 10 Minuten lang den Dampf ein. Im Anschluss daran abtrocknen und ins warme Bett legen.

❖ Pfefferminz- oder Minzöl

Anwendung: 1 Tropfen Pfefferminzöl oder Minzöl auf ein Papiertaschentuch bringen und dieses Tuch dann zwischen den hohlen Händen vor die Nase halten.

❖ Thymianöl

Anwendung: 1 Liter kochendes Wasser in eine große Schüssel gießen, 1 bis 2 Tropfen Thymianöl hineinträufeln und umrühren. Den Kopf über die Schüssel halten, ein Handtuch über den Kopf ziehen und die Dämpfe 10 Minuten einatmen. Im Anschluss daran abtrocknen und ins warme Bett legen.

Nasenspülung

❖ Salzlösung

Gut bewährt hat sich die Nasenspülung mit Meerwasser oder auch mit handelsüblichem, in Wasser gelöstem Kochsalz in einer Sprayflasche oder Nasendusche. Bei regelmäßiger Anwendung kann die Nase damit einigermaßen frei gehalten werden. Meersalzlösung gibt es als Spray in der Drogerie oder Apotheke. Man kann sich aber auch selbst behelfen.

Herstellung: 9 g Salz in 1 Liter Wasser auflösen, dies ergibt eine sehr milde »isotonische Kochsalzlösung«.

Anwendung: Jeweils ein Nasenloch zuhalten und durch das andere mit einem kräftigen Zug lauwarme Lösung einschnaufen. Die Nase regelmäßig alle 1 bis 2 Stunden damit spülen.

Wärmetherapie

Der intensive Einsatz von Wärme, wie ihn auch die Klostermedizin nutzte, ist bei drohender oder bereits vorhandener Entzündung der Nebenhöhlen ein wichtiges Mittel. Die Wärme bewirkt eine bessere Durchblutung der entzündeten Areale und stärkt so die lokalen Abwehrkräfte. Für die Wärmetherapie stehen heute auch technische Mittel zur Verfügung (z. B. Rotlichtlampe). Allerdings kann bei stark entzündetem

Gewebe und aufgeschwollenen Schleimhäuten eine Zufuhr von Wärme die Beschwerden auch verstärken.

❖ **Leinsamenpackung**

Die notwendige Tiefenwirkung, um zu den Stirn- und Kieferhöhlen zu gelangen, erreicht man mit einer Leinsamenwärmepackung.

Anwendung: 5 Esslöffel Leinsamen in 2 Tassen Wasser weich kochen, noch heiß in ein Leinensäckchen füllen und so heiß wie möglich auf Nase, Stirn und Wangen legen. Mehrmals täglich mit frischem Leinsamen wiederholen.

Mandelentzündung

Johannes Platearius behandelt in seinen ›Therapien‹ ganz verschiedene Arten von Schwellungen im Rachenraum. Hinter einer von ihnen, die er »squinantia« nennt, dürfte sich die Mandelentzündung verbergen: »Mitunter versammelt sich der Krankheitsstoff in geringerer Menge innerlich (im Hals) und in größerer außen: und das ist dann die zweite Art, die man mit dem Ausdruck ›squinantia‹ bezeichnet; man erkennt sie daran, dass eine ziemlich kleine Geschwulst nach außen sichtbar wird, geringer Schmerz und mäßiges Fieber sowie die Schwierigkeit beim Ein- und Ausatmen sind die Zeichen. Diese Art wird aber kaum geheilt.«

Ursachen und Symptome

Die Gaumenmandeln (Tonsillen) sind Bestandteil des Immunsystems. Durch ihre Position haben sie einen regen Kontakt mit Bakterien und mit anderen Fremdstoffen, die in die Mundhöhle gelangen. Bestimmte Zellen der Gaumenmandeln können Antikörper gegen die Bakterien und Fremdkörper bilden. Der ständige Kontakt mit Keimen führt jedoch häufig zu sehr schmerzhaften Entzündungen der Mandeln (Angina, Tonsillitis). Kennzeichen dafür sind Schluckbeschwerden sowie Schmerzen, die bis zum Ohr reichen können, und Fieber.

Wird die Infektion chronisch, so können die Mandeln ihre Aufgaben im Immunsystem nicht mehr erfüllen. Vielmehr werden sie selbst zu einer starken Belastung, einem »Entzündungsherd«. Die Keime können über die Blutbahn die Nieren und Gelenke (Rheumatismus) schwer schädigen oder eine Herzklappenentzündung hervorrufen. Wenn fieberhafte Anginen öfter im Jahr auftreten, sollte man sich beraten lassen, ob es sich lohnt, die Mandeln zu entfernen.

Strategien der Behandlung

Der zuvor zitierte Absatz bei den ›Therapien‹ des Platearius endet mit »... wird aber kaum geheilt«. In der Tat ist eine eitrige Mandelentzündung mit Heilkräutern nur zu lindern und nicht zu kurieren – hier muss man den Arzt aufsuchen. Die Behandlungswege ähneln denjenigen, die bereits unter »Hals- und Rachenentzündung« (siehe Seite 237) angeführt wurden:

1. **Schmerzlinderung:** Mit Tees und Tinkturen wird eine direkte lokale Schmerzlinderung erreicht. Außerdem werden der Speichelfluss und die Durchblutung angeregt und damit wird die Abwehrfunktion verbessert.
2. **Hemmung der Entzündung:** Gerbstoffe können entzündungshemmend wirken und die Wundheilung fördern.
3. **Wärmetherapie:** Da sich Viren und Bakterien vor allem in einem Temperaturbereich zwischen 37 und 39 °C wohlfühlen, kann man sie teilweise mit hohen Temperaturen direkt

bekämpfen und auf diese Art und Weise das Immunsystem aktivieren.

4. **Kältetherapie bei Fieber:** Bei sehr hohem Fieber (mehr als 39 °C) und starker Entzündung oder auch bei Überwärmung im Halsbereich wird eine Kühlung häufig als angenehm empfunden.

Welche Heilpflanzen helfen?

- Unter den Gerbstoffpflanzen für die Behandlung von Entzündungen im Mund- und Rachenraum sind **Salbeiblätter** sowie Spitzwegerichblätter geeignete Mittel. Bewährt hat sich auch der Blutwurz, der große Mengen an Gerbstoffen besitzt (bis zu 20 Prozent).
- Bei entzündlichen Veränderungen im Mund- und Rachenraum nützen auch **Kamille** und **Ringelblume**, da sie eine entzündungshemmende Wirkung zeigen (siehe Hals- und Rachenentzündung, Seite 237).

Anwendungen, die sich bewährt haben

Zur Therapie mit schmerzlindernden und entzündungshemmenden Heilpflanzen und -kräutern werden vornehmlich Tees zum Gurgeln und Spülen eingesetzt. Auch Wickel werden in solchen Fällen angewendet.

Tees

Spitzwegerichblätter

Kaltwasserauszug: 2 Teelöffel Spitzwegerichblätter in 1 Tasse kaltes Wasser geben (kein heißes Wasser!), 1 bis 2 Stunden ziehen lassen, abseihen und leicht erwärmen. Mehrmals täglich gurgeln oder kleinste Portionen schlucken.
Alternative: Spitzwegerich ist in Drogerien und Apotheken auch als Frischpflanzenpresssaft, Tablette oder Sirup erhältlich.

Salbeiblätter

Teezubereitung: 2 Teelöffel Salbeiblätter mit 1 Tasse kochendem Wasser übergießen, zugedeckt 5 bis 10 Minuten ziehen lassen und abseihen. Mehrmals täglich gurgeln oder spülen.

Teemischung

Teezubereitung: Je 1 Teelöffel Blutwurz, Salbeiblätter und Kamillenblüten mit 1/4 Liter heißem Wasser übergießen, 10 Minuten ziehen lassen und abseihen. Mehrmals täglich gurgeln.

Inhalation

Kamillenblüten

Inhalation: 2 Handvoll getrocknete Kamillenblüten in einen Topf mit 1 Liter kochendem Wasser geben, danach den Topf vom Herd nehmen. Man beugt sich über den Topf, zieht ein Tuch über den Kopf und atmet 10 Minuten lang den Dampf ein. Danach abtrocknen und ins warme Bett legen.

Warmer Wickel

Zwiebeln und Kartoffeln

Anwendung: 1 dicke rohe Zwiebel, die man in Scheiben schneidet, und 3 gekochte, zerstampfte Kartoffeln in ein Leinensäckchen füllen. Das Gemisch etwas erkalten lassen, auf den Hals legen und mit einem Schal befestigen.

Kalter Wickel

Quark

Anwendung: 200 g Quark mit 1 Teelöffel Essig verrühren, 2 cm dick auf ein nasses Leinentuch streichen und das Tuch mit der Quarkseite um den Hals legen. Den Wickel mit einem Schal befestigen und ungefähr über den Zeitraum von 1 Stunde einwirken lassen, bis der Wickel Körpertemperatur hat.

Chronische Bronchitis

Ortolf von Baierland beschreibt in seinem ›Arzneibuch‹ alle Formen des Hustens, auch den, der »von der Lunge« herkommt, »so hat er Schmerzen in den Seiten und der Speichel ist schaumig«, und der Husten »geht ihm ungern heraus«. Mit diesen Worten meint er, dass das Abhusten mit Krämpfen und mit Schmerzen einhergeht. Zur Therapie von »dürrem Husten«, also von andauerndem trockenem Husten empfiehlt das ›Elsässische Arzneibuch‹ Salbeitee mit Wein vermischt.

Ursachen und Symptome

Die Weltgesundheitsorganisation WHO (World Health Organization) spricht von einer chronischen Bronchitis, wenn bei einem Patienten in zwei aufeinanderfolgenden Jahren in mindestens drei Folgemonaten Husten mit Auswurf vorkommt. In Deutschland leiden schätzungsweise über sechs Millionen Menschen an einer chronischen Bronchitis.

Zu Beginn einer Erkrankung werden die Flimmerhärchen der Atemwege gelähmt und im weiteren Verlauf dann sogar zerstört. Übermäßig viel Schleim wird produziert und die Schleimhaut der Lungenbläschen verschwindet. So werden die Lungenbläschen beim Ausatmen schließlich instabil und fallen in sich zusammen. Atemnot und Leistungsmangel sind die Folge. Wenn auch andere Organe, etwa das Herz, durch die chronische Bronchitis in Mitleidenschaft gezogen werden, gefährdet die Krankheit das Leben. In der Spätphase einer Atemwegsinfektion und bei chronischer Bronchitis wird ein fester, zäher Schleim gebildet, der sich auch durch Räuspern und Husten nicht löst.

Die Hauptursache einer chronischen Bronchitis ist Rauchen. Darüber hinaus begünstigen Luftverschmutzung (z. B. Staubbelastung bei Bergarbeitern), häufige Infekte in den Atemwegen sowie feuchtes Klima das Entstehen der Krankheit.

Strategien der Behandlung

Die chronische Bronchitis bedarf einer ausdauernden Behandlung, um Folgeerkrankungen (z. B. Herzschwäche) zu vermeiden.

1. **Lösen des Bronchialsekrets:** Mit pflanzlichen Sekretlösern kann die Produktion eines dünnflüssigeren Bronchialsekrets gefördert werden. Dieses kann dann durch die Tätigkeit der Flimmerhaarschleimhaut und durch Husten leichter nach oben transportiert werden.
2. **Linderung des Entzündungsreizes:** Hier helfen Wasserdampf-Inhalationen mit Kamille. Sie tragen zudem zur Regeneration der Schleimhäute bei.

Welche Heilpflanzen helfen?

- Die wichtigste Heilpflanze bei chronischer Bronchitis ist der **Thymian**. Mit seinen ätherischen Ölen wirkt er krampflösend.
- **Eukalyptus** sowie Kiefer, Latschenkiefer, Minze und Pfefferminze fördern durch ihre ätherischen Öle die Schleimlösung und wirken außerdem keimhemmend.
- **Anis** wirkt ebenfalls schleimlösend dank ihrer ätherischen Öle.

Anwendungen, die sich bewährt haben

Zur Lösung des Hustens bei einer chronischen Bronchitis werden Heilkräuter in Tees oder als Aromatherapie eingesetzt.

Tee

❖ Teemischung

Die Teemischung wirkt schleimlösend und auswurffördernd bei Husten.

Zusammensetzung: 40 g Thymiankraut sowie 30 g Spitzwegerichblätter, 10 g Schlüsselblumenwurzel und 20 g Anisfrüchte.

Teezubereitung: 1 Teelöffel Teemischung mit 1 Tasse heißem Wasser übergießen, zugedeckt 10 Minuten ziehen lassen und abseihen. Täglich 4 Tassen trinken.

Bad

❖ Eukalyptusöl

Um eine optimale Wirkung zu erzielen, wird das Eukalyptusöl mit Thymian- und Latschenkiefernöl kombiniert.

Badezusatz: 2 ml Eukalyptusöl mit 2 ml Latschenkiefernöl und 2 ml Thymianöl mischen. 20 Tropfen der Lösung mit 1 Becher Sahne verrühren und ins 38 bis 40 °C warme Badewasser geben. Etwa 30 Minuten baden.

Inhalation

❖ Thymianöl

Um eine optimale Wirkung zu erzielen, wird das Thymian- mit Kiefern-, Latschenkiefern- und Minzöl kombiniert.

Anwendung: 1 Liter kochendes Wasser in eine große Schüssel gießen, je 1 Tropfen des Thymianöls, Kiefern-, Latschenkiefern- und Minzöls hineinträufeln und umrühren. Den Kopf über die Schüssel halten, ein Handtuch über den Kopf ziehen und die Dämpfe ungefähr 10 Minuten inhalieren. Im Anschluss daran abtrocknen und ins warme Bett legen.

Asthma bronchiale

Johannes Platearius schreibt: »Von Asthma spricht man, wenn der Patient Schwierigkeiten beim Ein- oder Ausatmen hat oder in beiden Fällen. Asthma entsteht durch Trockenheit oder Feuchtigkeit. Bei zusammenziehender Trockenheit kann die Lunge sich nicht frei erweitern oder zusammenziehen: Daraus folgt das Asthma. Durch Feuchtigkeit wird die Lunge in ähnlicher Weise behindert; jedoch entstehen, je nach Lage der Säfte, verschiedene Arten des Asthmas: Schießt der überflüssige Saft an die Oberfläche der Lunge, wird diese durch die Last zusammengepresst und kann sich nicht mehr frei erweitern – dadurch ist das Einatmen behindert. Diese Art nennt man Blutegel-Saugen (sanguisugium), denn der Leidende müht sich beim Ansaugen der Luft, wie der Blutegel (sanguisuga) beim Ansaugen des Blutes. Schießt der überflüssige Saft inwendig in die Röhren der Lunge, kann sich die Lunge nicht mehr frei zusammenziehen und die Ausatmung ist behindert. Dies ist die zweite Asthma-Art, das Press-Keuchen, weil der Leidende sich beim Keuchen, also beim Ausatmen abmüht. Bei der dritten Art, der ›orthopnoea‹ (Atemnot), schießt der überflüssige Saft nach innen und außen, und die Lunge kann sich weder frei erweitern noch frei zusammenziehen.«

Ursachen und Symptome

Bei Asthma bronchiale kommt es zu einer Reizung der Atemwege, die in den meisten Fällen durch eine chronisch entzündliche oder auch eine allergische Reaktion ausgelöst wird. Dabei treten Anfälle mit krampfartigen Verengungen

im Bronchialbereich auf, die die Atmung in gefährlicher Weise behindern.
Die Auslöser von Asthma bronchiale sind vielfältig, und häufig fallen verschiedene Ursachen zusammen: Es kann eine allergische Reaktion auf verschiedene Allergene der Atemluft vorliegen (z. B. Staub der Hausstaubmilbe, Blütenpollen, Schimmelpilze, Tierhaare und Parfums). Eine durch Virusinfektion hervorgerufene Entzündung macht die Atemwege anfälliger für spezielle Reize, die sonst keine Reaktion hervorgerufen hätten. Im Vordergrund stehen Luftschadstoffe, Nebel oder Kaltluft. Auch Medikamente können Asthma auslösen.

Strategie der Behandlung

Ein akuter Asthmaanfall muss (not)ärztlich behandelt werden. In der Notfallmedizin werden starke und zuverlässig wirkende Krampflöser eingesetzt, die sofort die Atemwege erweitern.

1. **Lösen der Hustenkrämpfe:** Als unterstützende Maßnahme und zur Vorbeugung vor weiteren Asthmaanfällen werden solche Heilpflanzen eingesetzt, die krampflösend und darüber hinaus auswurffördernd wirken.

Welche Heilpflanzen helfen?

- Die wichtigste Heilpflanze bei Asthma bronchiale ist auch hier wieder der **Thymian**. Er wirkt mit seinen ätherischen Ölen krampflösend und mildert so Astmaanfälle.
- Auch der eigentlich eher als Herzmittel verwendete **Weißdorn** vermag die Atmung zu verbessern, indem er die Bronchialmuskeln lockert.
- Eine leicht asthmalindernde Eigenschaft hat der **Efeu**. Die wirksamen Substanzen der Efeublätter sind sogenannte saponinhaltige Substanzen. Sie sind für die krampflösende Wirkung zuständig.

Anwendungen, die sich bewährt haben

Zur Vorbeugung und Linderung von Asthmaanfällen werden Heilpflanzen in Tees und Fertigpräparaten eingesetzt.

Tee

Teemischung

Die Teemischung wirkt krampflösend und erleichtert die Atmung bei Asthma.
Zusammensetzung: 20 g Thymiankraut sowie 30 g Weißdornkraut.
Teezubereitung: 1 Teelöffel Teemischung mit 1 Tasse heißem Wasser übergießen, zugedeckt 10 Minuten ziehen lassen und abseihen. Täglich 2 bis 3 Tassen trinken.

Präparat aus der Apotheke

Efeublätter

Anwendung: Da die Wirkstoffkonzentration in den Efeublättern sehr hoch ist, muss hier unbedingt auf standardisierte Arzneimittel zurückgegriffen werden, die kontrolliert dosiert sind.

Für Herz, Kreislauf und Gefäße

Das Herz ist der Anfang des Lebens und der Anfang jeder Regung liegt im Herzen«, schreibt der Rektor der Wiener Domschule und Domherr Konrad von Megenberg. Über den Bau des Organs weiß er weiter: »Das Herz hat zwei Kammern, eine gegen die rechte, die andere zur linken Seite und darin ist das edelste Blut und die edlen Geister, in welchen das Leben liegt.« Mit den »Geistern« meint er die Lebensgeister, die heute noch im Sprichwort weiterleben. Allerdings hat man sich hier weder eine Art Engel noch die Seele vorzustellen. Vielmehr wurde alles, was mit »Luft«, also Sauerstoff zusammenhängt, ebenfalls als »Geist« betrachtet. Das heißt nichts anderes als materiell nicht fassbar, unsichtbar.
So wurden Lunge und Atemwege im Mittelhochdeutschen auch »geistliche Glieder« (nach dem Lateinischen »membra spiritualia«) genannt.
In unsere heutige Sprache übertragen könnte man sagen, man war sich darüber im Klaren, dass das Blut Sauerstoff und auch die wichtigen Nährstoffe transportiert.
Über die Adern schreibt Konrad von Megenberg, dass sie das Blut in die Glieder trügen, damit diese ihre Feuchtigkeit erhielten. Dies geschehe zur Hilfe der Natur und zur Nahrung der Glieder. Die »Äste der Adern« sind klein, damit das Blut durch die Enge umso schneller in die Natur (Beschaffenheit) der Glieder verkehrt (verstoffwechselt) werden und damit sich das Blut darin umso besser erhält und nicht zu leicht herausfließen kann, etwa bei Verwundungen. Bei der Beschreibung der Adern wird noch ein anderer Gesichtspunkt berücksichtigt: Demnach »ernährt« das Blut die einzelnen Organe und Glieder des Leibes, es »verwandelt sich in die Stofflichkeit« der Glieder. Die Tatsache, dass das Blut einem beständigen Kreislauf im Körper unterworfen ist, war vor dem 17. Jahrhundert nicht bekannt oder nicht beachtet worden. Man versuchte, das Herz, die Arterien und die Adern vielmehr als eine Art »Bewässerungssystem« zu verstehen, über das die Nahrung in den Körper gelangte – was nicht grundsätzlich verkehrt ist. Dabei verbrauchte sich das Blut, ähnlich wie das Wasser in den Boden einsickert und zu feuchter Erde wird, aus der dann wieder Pflanzen wachsen können.

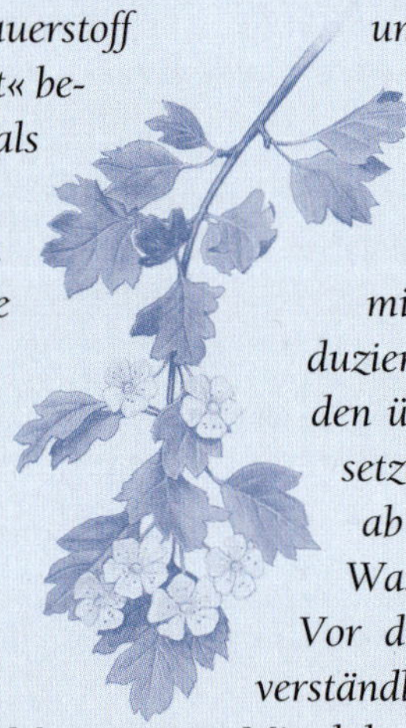

So wurde auch das Blut »verbraucht« und umgewandelt, und die Leber musste ständig neues Blut mithilfe der zugeführten Nahrung produzieren. Überschüssige Bestandteile wurden über den Schweiß ausgeschieden oder setzten sich zwischen Fleisch und Haut ab – so stellte man sich die Bildung der Wassersucht vor.
Vor diesem Hintergrund ist es natürlich verständlich, dass der Aderlass im Laufe des Mittelalters eine so große Bedeutung erhielt. Durch ihn sollte überschüssiges oder abgestandenes, nicht verbrauchtes Blut entzogen und der Organismus zur Bildung neuen, frischen Blutes angeregt werden.
Seit dem 17. Jahrhundert geht die Medizin von einem Kreislauf des Blutes aus, bei dem das Blut vom Herzen in die Peripherie geführt wird und dann durch feinste, mit dem Auge nicht erkennbare Gefäße (Arteriolen) aus dem arteriellen Bereich in den venösen gelangt, von wo es wieder dem Herzen zugeführt wird.

Das Herz-Kreislauf-System

In der Tat besteht auch nach unserem heutigen Kenntnisstand die Aufgabe des Herz-Kreislauf-Systems in der Versorgung des gesamten Körpers mit dem in der Lunge mit Sauerstoff angereicherten Blut. Über das Blut werden die Nährstoffe im Körper verteilt und die Abfallprodukte des Stoffwechsels zu ihren Ausscheidungsorganen transportiert. Das Kohlendioxid gelangt zu den Lungen und wird ausgeatmet. Die wasserlöslichen Substanzen wie beispielsweise Harnstoff werden über die Nieren ausgeschieden und verlassen mit dem Urin den Körper. Nicht wasserlösliche (fette) Substanzen gibt der Körper über Leber, Galle und Darm ab.

Genau genommen verfügen wir über zwei getrennte Kreisläufe, die von der rechten und linken Herzhälfte jeweils als Pumpe angetrieben werden: Die rechte Herzhälfte versorgt den **kleinen Kreislauf** (Lungenkreislauf), bei dem über die **Lungenarterien** das Blut in die Lunge gepumpt wird. Dort wird es mit Sauerstoff angereichert, von Kohlendioxid entlastet und gelangt dann über die **Lungenvenen** in die linke Herzhälfte. Die wesentlich größere und kräftigere linke Herzhälfte versorgt dann unter erheblichem Blutdruck über die **Arterien** den gesamten restlichen Körper und die Organe, wobei der Rückfluss zum rechten Herz über die Venen erfolgt.

Das Blut enthält rote Blutkörperchen, die zuständig sind für den Transport von Sauerstoff und Kohlendioxid. Daneben gibt es weiße Blutkörperchen, die als zelluläre Bestandteile des Immunsystems anzusehen sind. Die Blutplättchen (Thrombozyten) sorgen schließlich für die Gerinnungsfähigkeit des Blutes. Zudem enthält das Blut zahlreiche gelöste Stoffe, etwa flüssige Bestandteile des Immunsystems, Eiweiße oder Hormone. Alle Stoffe zusammen machen es möglich, dass der Arzt viele Erkrankungen bei einer Blutuntersuchung erkennt.

Für die Gesundheit ist ein geregelter Blutumlauf unerlässlich. Damit alle Stellen im Körper mit ausreichend Blut versorgt werden, gibt es eine aufwendige Regulation: Die Leistung der »Herzpumpe« kann stufenlos den Erfordernissen angepasst werden, wobei der Blutdruck und die Häufigkeit der Herzaktionen (Puls) im Vergleich zum Ruhezustand bei Bedarf erheblich erhöht werden. Zudem kann durch selektive Verengung kleinerer arterieller Gefäße deren Widerstand verstärkt werden. Das ist vergleichbar mit einer Zentralheizung, bei der man über die Ventile bestimmte Heizkörper bedient. Das Blut wird so bevorzugt in bestimmte Regionen oder Organe geleitet, wobei andere Gebiete relativ weniger durchblutet sind. Das erkennt man z. B. an der Neigung zu kalten Händen oder Füßen.

Funktionelle Herzbeschwerden

Über die allgemeinen Herzbeschwerden schreibt der Würzburger Arzt Ortolf von Baierland: »Das Herz zittert bisweilen und ist krank, und das ereignet sich manchmal mit übler Hitze und manchmal ohne Hitze, und manchmal schwitzen die Leidenden sehr. Kommen die Beschwerden von zu großer Hitze und zu großer Menge an Blut, so sollst du zur Ader lassen auf der linken Hand und ihn mit Pappelsalbe oder Veilchenöl einreiben.« Konrad von Megenberg meint, dass diese tödliche »Herzenssucht« von übermäßigem Zorn und übermäßiger Furcht verursacht wird. Die eigentliche (koronare) Herzkrankheit wurde damals »Cardiaca« genannt, denn »Cardia« ist das lateinische Wort für Herz.

Ursachen und Symptome

Funktionelle Herzbeschwerden und koronare Herzkrankheit äußern sich in ähnlichen Symptomen und sind nicht leicht voneinander zu unterscheiden. Menschen mit funktionellen Herzbeschwerden haben unangenehme Gefühle im Herzbereich, beispielsweise ein Druck- und Beklemmungsgefühl hinter dem Brustbein oder Herzschmerzen. Bei manchen dieser Patienten schlägt das Herz unruhig (Herzstolpern), zuweilen tritt Herzrasen auf. Oft kommen noch Unruhe, Angstgefühle und Schlafstörungen sowie Schweißausbrüche und Erschöpfung dazu. Diese Symptome belasten die Betroffenen zwar sehr, dennoch können bei der ärztlichen Untersuchung, insbesondere im EKG, keine Zeichen einer organischen Herzerkrankung wie Rhythmusstörungen, Herz(klappen)-Fehler oder koronare Herzkrankheit gefunden werden. Funktionelle Herzbeschwerden sind also nicht wirklich gefährlich: Sie hängen mit Stress und der psychischen Verfassung der betroffenen Person zusammen und können daher gut naturheilkundlich behandelt werden.

Liegt jedoch eine koronare Herzkrankheit vor, so sind die den Herzmuskel versorgenden Koronararterien arteriosklerotisch verengt oder gar verschlossen. Der Herzmuskel reagiert auf den Sauerstoffmangel, besonders bei Belastung, mit heftigsten Schmerzen (*Angina pectoris*). In schlimmeren Fällen führt diese schwere Erkrankung zum lebensbedrohlichen Herzinfarkt, bei dem Teile der Herzmuskulatur absterben.

Strategien der Behandlung

1. **Ärztliche Untersuchung:** Man sollte zuallererst beim Arzt klären lassen, dass keine koronare Herzkrankheit vorliegt.
2. **Entlastung des Herzens:** Das Herz kann unterstützt werden, indem pflanzliche Wirkstoffe zur Erweiterung der Gefäße eingenommen werden. Überdies kann die Koronardurchblutung durch pflanzliche Wirkstoffe gefördert werden.
3. **Gesunde Lebensweise:** Gesund zu leben bedeutet nicht, sich zu schonen, sondern vielmehr, sich ausreichend zu bewegen und zu entspannen. Vor großem Stress schirmt man sich am besten ab. Außerdem sollte man sich selbst darüber im Klaren sein, dass keine gefährliche Krankheit vorliegt, die Anlass zu großer Sorge gibt. Solche Ängste würden nur die Symptome verschlimmern.

Welche Heilpflanzen helfen?

- **Weißdorn** enthält viele Wirksubstanzen aus den Gruppen der Procyanidine und der Flavonoide (darunter das Rutosid), welche die Schlagkraft des Herzens stärken und dabei seine Belastung durch Erweiterung der Gefäße reduzieren. Obwohl die Wirksamkeit von Weißdorn am besten bei leichter Herzinsuffizienz untersucht ist, ist er auch bei funktionellen Herzbeschwerden häufig erfolgreich.
- **Herzgespannkraut** soll leicht blutdrucksenkende und beruhigende Wirkungen haben. Das Wissen über Herzgespannkraut ist jedoch noch nicht durch die neuere Forschung abgesichert, sondern beruht auf Erfahrungswerten. Anerkannt hat man den Einsatz der Pflanze bei nervösen Herzbeschwerden.
- Längst etabliert bei der Behandlung von Herzkrankheiten ist auch der **Baldrian**. Er besitzt ätherische Öle und Valepotriate, die für die beruhigende und stressabschirmende Wirkung verantwortlich sind.
- Bei Neigung zu niedrigem Blutdruck ist der anregende **Rosmarin** zu empfehlen. Er zeigt bei einer Aromatherapie eine sofortige Wirkung, während sich die Effekte bei Weißdorn, Herzgespannkraut und Baldrian erst einige

Tage oder auch Wochen nach der Einnahme deutlich zeigen.

- Zu empfehlen für die äußerliche Behandlung von funktionellen Herzbeschwerden sind außerdem **Senfsamen**. Sie besitzen sehr starke durchblutungsfördernde Eigenschaften.

Anwendungen, die sich bewährt haben

Zur Therapie mit Kräutern, die das Herz entlasten, werden Tees, aber auch durchblutungsfördernde Salben und Wickel eingesetzt, die man im Gebiet der Reflexzonen des Herzens, das heißt am linken Brustkorb seitlich und hinten sowie an der Innenseite des linken Armes, aufbringt.

Salbe

❖ Rosmarinöl

Bei funktionellen Herzbeschwerden, die mit niedrigem Blutdruck verbunden sind, haben sich durchblutungsfördernde Einreibungen mit Rosmarinsalbe bewährt. Sie wird über der Herzzone aufgetragen (linker Brustkorb vorn und Seite sowie linker Oberarm).

Anwendung: 10-prozentiges Rosmarinöl in einer Salbengrundlage mit Sheabutter oder mit Schweineschmalz anrühren. Die Sheabutter wird aus dem Samen des Butterbaums gewonnen. Morgens und abends die Herzgegend damit vorsichtig einmassieren.

Tees

❖ Baldrianwurzel

Kaltwasserauszug: Die Zubereitung von Baldriantee erfordert etwas Zeit: 2 Teelöffel zerkleinerte Baldrianwurzel mit 1 Tasse kaltem Wasser übergießen, mindestens 12 Stunden ziehen lassen, abseihen und leicht anwärmen. Bei chronischen Schlafstörungen empfiehlt es sich, mehrere Tassen über den Tag verteilt zu trinken, um eine spürbare Wirkung zu erreichen. Man wird am Tag trotzdem leistungsfähig bleiben.

❖ Weißdornblätter und -blüten

Teezubereitung: 2 Teelöffel Weißdornblätter und -blüten mit 1 Tasse kochendem Wasser übergießen, 15 Minuten ziehen lassen und abseihen. 3 bis 4 Tassen täglich trinken. Für einen spürbaren Erfolg muss eine Kur von 4 bis 6 Wochen angesetzt werden.

❖ Herzgespannkraut

Teezubereitung: 1 Teelöffel Herzgespannkraut mit 1 Tasse kochendem Wasser übergießen, 10 Minuten ziehen lassen und abseihen. 2-mal täglich 1 Tasse trinken.

❖ Teemischung

Die Teemischung ist besonders empfehlenswert bei nervös bedingten sowie bei krampfartigen Herzbeschwerden.

Zusammensetzung: 20 g Melissenblätter sowie 20 g Herzgespannkraut, 30 g Baldrianwurzel (fein geschnitten) und 30 g Weißdornkraut.

Teezubereitung: 1 bis 2 Teelöffel Teemischung mit 1 Tasse kochendem Wasser übergießen, danach 10 bis 15 Minuten ziehen lassen und abseihen. Mehrmals täglich 1 Tasse trinken.

Wickel

❖ Senfsamen

Anwendung: 4 Esslöffel Senfmehl (Mehl von Senfsamen) in 1 Glas lauwarmem Wasser (damit die Enzyme nicht zerstört werden) zu einem Brei verrühren. Auf ein sauberes dünnes Leinentuch streichen und auf die Brust legen. 10 bis 15 Minuten auf der Brust belassen. Anschließend die betroffenen Hautpartien sorgfältig reinigen.

Vorsicht: Senfwickel wirken reizend und strengen an. Bei geschwächten Menschen sollte man vor der Anwendung unbedingt den Hausarzt befragen. Bei Kindern unter 6 Jahren und Nierenkranken ist von der Behandlung mit Senfsamen dringend abzuraten.

Blutarmut

Im Mittelalter wurde durch den Aderlass gewissermaßen eine »künstliche« Blutarmut verursacht, um so den Organismus zur Bildung neuen Blutes anzuregen und den inneren Säftehaushalt zu verjüngen und auszugleichen. Man wusste aber auch, dass Blutarmut mit der Menstruation zusammenhängt. So heißt es in dem kleinen Buch ›Von der Natur der Frauen und ihren Krankheiten‹: »Wenn es so ist, dass eine Jungfrau zu ihrem Monatsfluss bekommt, so kann sie demzufolge von blasser Hautfarbe sein.«

Ursachen und Symptome

Es gibt verschiedene Formen der Blutarmut, die auch als Bleichsucht oder Anämie bekannt ist. Entweder sind zu wenig rote Blutkörperchen im Blut oder die roten Blutkörperchen enthalten zu wenig Hämoglobin (roter Farbstoff des Blutes, der für den Sauerstofftransport zuständig ist). Die Ursachen für Blutarmut sind vielfältig, häufig sind Krankheiten verantwortlich, die mit einem schleichenden Blutverlust einhergehen, oder die Lebensdauer der roten Blutkörperchen ist krankheitsbedingt verkürzt.

Am häufigsten ist eine durch Eisenmangel verursachte Blutarmut. Eisen wird gebraucht, damit sich das sauerstoffbindende Hämoglobin in den roten Blutkörperchen bilden kann. Bei Frauen mit starker Menstruation kann es zu Eisenmangel und manchmal auch zu einem Mangel an Folsäure kommen. Säureblockierende Medikamente können bei dauerhafter Einnahme die Aufnahme von Eisen, Vitamin C und Vitamin B_{12} aus der Nahrung noch verringern.

Typisches Symptom der Blutarmut ist eine blasse Haut. Betroffene Menschen klagen über Erschöpfung und häufige Müdigkeit, über wunde Stellen im Mund, starke Blutergüsse, aber auch über Taubheit und Kribbeln in den Beinen.

Strategien der Behandlung

1. **Eine eisenreiche Nahrung:** Eisen aus tierischen Lebensmitteln kann vom Körper besser erschlossen werden als Eisenverbindungen aus Pflanzen, die für die Verwertung zuerst einmal oxidiert werden müssen. Immerhin wird die Verwertbarkeit des Eisens aus Pflanzen durch die zusätzlich enthaltenen Säuren und Vitamin C erhöht.
2. **Eine vitaminreiche Nahrung:** Daneben sollte auf eine vitaminreiche Nahrung geachtet werden, wobei vor allem das Vitamin B_{12} von großer Bedeutung ist, denn dieses verbessert u. a. die Eisenversorgung des Körpers.

Besonders empfehlenswerte Lebensmittel

Die früher vermutlich wegen ihrer roten Farbe eingesetzten Karotten, Rote Bete und Äpfel sowie Rotwein enthalten nach heutigem Erkenntnisstand keine besonders hohen Mengen an Eisen oder Folsäure und dürften daher bei Anämie nicht besonders wirksam sein.

- Folsäure ist in allen **dunkelgrünen Blattgemüsen** und **Salaten** (wie Spinat, Mangold, Feldsalat), in fast allen Kohlsorten (allen voran Grünkohl und Brokkoli), Hülsenfrüchten, Bierhefe, Weizenkeimen und Leber reichlich enthalten. Dieses bei Blutarmut so wichtige Vitamin ist leicht wasserlöslich, aber extrem licht- und hitzeempfindlich. Durch langes Waschen und Kochen gehen bis zu 90 Prozent verloren. Deshalb Kochwasser bei den Speisen mitverwenden und schonend garen. Am besten viel Rohkost aus den genannten Salaten und Gemüsen bereiten, direkt vor dem Essen herrichten und die frischen Produkte immer im dunklen Kühlschrank aufbewahren. Salate und Gemüse möglichst noch am Einkaufstag frisch verbrauchen.

- **Linsen** sind gut für die roten Blutkörperchen und somit gegen Anämie. Sie waren fester Bestandteil der klösterlichen Nahrung.
- Frische Früchte wie **Himbeeren** und **Brombeeren** enthalten viel Eisen, daneben auch blutdrucksenkendes Kalium und Magnesium, das die Regulierung des Herzrhythmus unterstützen soll.
- Außerdem haben die folgenden **Blattgemüse** einen hohen Eisengehalt: Mangold, Spinat, Feldsalat und Petersilie.
- Ideale Gesundheitsspender sind auch **Kohlgemüse** wie Grünkohl, Brokkoli, Kohlrabi, Wirsing und Rosenkohl. Sie enthalten Vitamine der Gruppe B und Vitamin C, aber auch Eisen, Magnesium und weitere Mineralien (Zink, Kupfer, Jod und Fluor).
- **Weizen** und **Roggen** enthalten Vitamine der Gruppe B, Eisen, Kalium, Magnesium, Mangan und Zink.
- Vitamin B_{12} ist in pflanzlichen Nahrungsmitteln nur in Spuren vorhanden. Viel reicher an Vitamin B_{12} sind **tierische Produkte**. Deshalb ist bei Nachholbedarf besonders tierische Kost zu empfehlen. (Den Tagesbedarf an Vitamin B_{12} von 1 bis 4 μg erreicht man beispielsweise mit 100 g Hühnchen, 100 g Rindfleisch, 150 g Hering oder 1/2 Liter Milch. Da man Vitamin B_{12} nicht über 200 °C erhitzen darf, sollte man das Fleisch nur ganz kurz schmoren lassen. Säuren wie Essig können Vitamin B_{12} zerstören.)

Herzinsuffizienz

Dem das Herze schwach ist« lautet die entsprechende Überschrift im ›Elsässischen Arzneibuch‹. Und weiter ist zu lesen: »dass der Mensch sehr seufzt, ohne es zu merken«. Das ›Elsässische Arzneibuch‹ empfiehlt die Poleiminze, eine Pflanze, die wegen des toxischen Inhaltsstoffs Pulegon nicht mehr in der Phytotherapie verwendet wird. Hildegard von Bingen meint in ihren ›Causae et curae‹, dass es Menschen gibt, die zu viel feuchtes Phlegma in sich trügen, das böse Ausdünstungen in den Brustbereich und das Hirn bewirke. Dies verringere das Hörvermögen in den Ohren. Das kalte Phlegma »schwächt auch das Herz, weil das Herz immer seine volle Kraft haben soll und immer eine überschüssige Flüssigkeit abweist. Die Menschen mit dieser Veranlagung sind sanft und frohgemut, aber schwerfällig.«

Ursachen und Symptome

Eine mangelnde Herzleistung (Altersherz) äußert sich in Atemnot bei körperlicher Belastung, in schwersten Fällen tritt diese schon im Ruhezustand auf. Das Atmen verursacht typische Rasselgeräusche, die man schon aus einigen Metern Entfernung hören kann. Menschen mit ausgeprägter Herzschwäche bekommen im Sitzen eher Luft als im Liegen. Dazu kommen Mattigkeit und Müdigkeit. Da das Herz zu wenig Blut auspumpt und auch zu wenig Blut aus den Venen aufnimmt, befindet sich in den Venen zu viel davon. Der entstehende Druck presst Flüssigkeit aus den Venen in das umgebende Gewebe (Ödeme). Das Wasser löst sich vor allem während des Liegens in der Nacht aus den Beinen, was zu nächtlichem Harndrang führt. In fortgeschrittenen

Fällen wird es deshalb notwendig, mit erhöhtem Oberkörper zu schlafen, um die Entstehung von Ödemen im Brustbereich zu vermeiden. Schon Hildegard von Bingen spricht in ihren Werken von »überschüssigen Flüssigkeiten«.
Ursache der mangelnden Herzleistung können neben Herzklappenfehlern und zurückliegenden Herzinfarkten auch andere Schädigungen der Herzmuskulatur sein, die z. B. durch Alkohol, Viren und Bakterien hervorgerufen werden. Aber auch Bluthochdruck, Lungenembolie oder akutes rheumatisches Fieber zählen zu den Auslösern von Herzinsuffizienz. Das in dieser Weise überlastete Herz ist meist erweitert, hat dabei nur eine verhältnismäßig dünne Herzwand und kann sich kaum noch entleeren. Die Regelmechanismen des Herz-Kreislauf-Systems bewirken, dass das Herz mit allen Mitteln versucht, seine gewohnte Leistung zu erbringen. Dadurch wird in Herzfrequenz und Blutdruck häufig das Optimum weit überschritten, woraus dann wiederum folgt, dass das Herz unter noch wesentlich ungünstigeren Bedingungen arbeiten muss.

Strategien der Behandlung

1. **Stärkung des Herzens und Erweiterung der Blutgefäße:** Sinnvoll sind zunächst Mittel, die die Schlagkraft der Herzmuskulatur erhöhen und das Herz durch eine Erweiterung der Gefäße entlasten. Dank dieser Mittel fließt das Blut bei nicht zu hohem Druck leichter durch den Körper.
2. **Anregung der Nieren:** Nierenanregende, »wassertreibende« Mittel wurden früher in der Erfahrungsheilkunde verwendet und werden auch noch heute eingesetzt, da sie die Feuchtigkeit im Körper verringern und die Ödemneigung und den Rückstau im venösen System vor dem Herzen reduzieren. Empfehlenswert ist es auch, möglichst salzarm zu essen, da der Körper so weniger Wasser »festhält«.

Welche Heilpflanzen helfen?

Bis vor wenigen Jahren galten hier Herzglykoside aus dem Fingerhut (Digitalis) als Mittel der Wahl. Wegen der Gefahr einer Vergiftung hat man jedoch bald auf synthetische Digitalis-Präparate zurückgegriffen, ihr Einsatz wird aber bis heute kontrovers diskutiert. Ähnlich wirkende Pflanzen wie Adoniskraut, Maiglöckchen und Meerzwiebel werden heute mangels wissenschaftlicher Studien nicht mehr als pflanzliche Heilmittel empfohlen.

- **Weißdorn** wirkt nach den neuesten Erkenntnissen über mehrere Mechanismen und kann somit gewissermaßen als ideales Allround-Herzmittel gelten: Es erweitert die Gefäße zur leichteren Durchblutung und stärkt zugleich die Herzkraft, ohne die Herzfrequenz und den Blutdruck nachteilig zu beeinflussen. Darüber hinaus regt es die Nieren leicht an und erleichtert überdies die Atmung – daher wirkt es auch sehr gut bei Patienten, die unter Asthma und Herzinsuffizienz leiden (Herzasthma). Wir empfehlen die Erstbehandlung von leichten Formen – auch bei Menschen, die eine schlechte körperliche Leistungsfähigkeit durch zu wenig Bewegung haben. Vermutlich ist Weißdorn aber auch bei fortgeschrittenen Formen der Herzinsuffizienz nützlich.
- **Birke**, Brennnessel und Petersilie helfen, indem sie die Entwässerung unterstützen. Die harntreibende Wirkungsweise dieser drei Pflanzen beruht allerdings auf recht unterschiedlichen Inhaltsstoffen: Birkenblätter enthalten Flavonoide, Saponine, Gerbstoffe und ätherische Öle. Die Brennnessel hingegen besitzt Mineralsalze, vor allem Kalzium- und Kaliumsalze, sowie Kieselsäure: Die entwässernde Wirkung beruht auf dem überaus hohen Kaliumgehalt. Bei der Petersilie sind hauptsächlich ätherische Öle und Flavonoide für die Wirkung verantwortlich.

Anwendungen, die sich bewährt haben

Bei der Behandlung von Herzinsuffizienz mit Heilkräutern werden Tees und Präparate aus der Apotheke eingesetzt.

Präparate aus der Apotheke

❖ **Weißdornblätter und -blüten**
Anwendung: Für eine optimale Wirkstoffkonzentration empfehlen sich hoch dosierte Fertigpräparate aus der Apotheke.

Tees

❖ **Weißdornblätter und -blüten**
Teezubereitung: 1 Teelöffel Weißdornblätter und -blüten mit 1 Tasse kochendem Wasser übergießen, 15 Minuten ziehen lassen und abseihen. Täglich 3 bis 4 Tassen trinken. Für einen spürbaren Erfolg muss eine Kur über 4 bis 6 Wochen angesetzt werden.
Saft: 3-mal täglich 1 Esslöffel einnehmen.

❖ **Petersilienkraut und -wurzel**
Teezubereitung: 1 Esslöffel Petersilienkraut und -wurzel mit 1 Tasse kochendem Wasser übergießen, zugedeckt 10 bis 15 Minuten ziehen lassen und abseihen. 3-mal täglich 1 Tasse trinken.

❖ **Birkenblätter**
Teezubereitung: 1 Esslöffel Birkenblätter mit 1 Tasse kochendem Wasser übergießen, 10 bis 15 Minuten ziehen lassen und abseihen. 3- bis 4-mal täglich 1 Tasse trinken

❖ **Brennnesselkraut**
Teezubereitung: 1 bis 2 Teelöffel Brennnesselkraut oder -blätter mit 1 Tasse kochendem Wasser übergießen, 10 Minuten ziehen lassen und abseihen. 2- bis 3-mal täglich 1 Tasse trinken.

Niedriger Blutdruck

In den mittelalterlichen Arznei- und Hausbüchern wird er immer wieder in Wort und Bild beschrieben: der Mann, der sein Leben am liebsten im Bett verbringt oder nur schwer am Morgen herauskommt, während die Frau schon fleißig ist. Dennoch scheint der Mann nicht unzufrieden, ja sogar ausgesprochen glücklich zu sein. Es handelt sich um den Phlegmatiker, der vom Phlegma, dem Schleim, bestimmt wird, welcher kalt und feucht ist. Von ihm berichtet Ortolf von Baierland in seinem ›Arzneibuch‹ aus der Zeit kurz vor 1300: »Ist der Mensch von Kälte und Feuchtigkeit krank, so ist sein Harn weißlich und dick, und der Puls ist träge und groß, und ihm geht es schlechter zu Mitternacht. Er ist bleich am Angesicht und geht im Schlaf (Traum) mit Wasser um. Er kann gut schlafen und hat wenig Durst und viel Speichel im Mund.« Bei dieser Beschreibung des Phlegmatikers hat Ortolf von Baierland schon sehr gut die Symptome erkannt, die bei Menschen mit niedrigem Blutdruck auftauchen.

Ursachen und Symptome

Ein tendenziell niedriger Blutdruck hat den eigentlich positiven Effekt, dass den Betroffenen eher ein langes Leben zu prophezeien ist. Auf der anderen Seite können die mit dem niedrigen Blutdruck verbundene Schwäche, die Müdigkeit oder auch die Antriebsarmut schon ganz erheblich störend wirken. Unter niedrigem Blutdruck leidende Menschen klagen darüber hinaus auch häufig über Ohnmachtsneigung bei plötzlichem Aufstehen (Orthostase-Syndrom) oder bei langem Stehen.

Häufig ist die Ursache von niedrigem Blutdruck unbekannt. Er kann durch Medikamente bedingt oder auch eine Begleiterscheinung der Schwangerschaft sein. Weitere Faktoren, die zu niedrigem Blutdruck führen können, sind starker Blutverlust, Salzmangel oder Flüssigkeitsverlust, aber auch zu viel Alkohol oder starkes Rauchen. In einigen Fällen kann eine schwere organische Erkrankung vorliegen (z. B. schwere Herzinsuffizienz, Diabetes, Nierenerkrankungen oder Infektionen). Aus diesem Grund sollte man bei dauerhaft niedrigem Blutdruck unbedingt den Arzt konsultieren.

Strategien der Behandlung

1. **Verbesserung des Allgemeinbefindens:** Liegt keine organische Erkrankung vor, bieten anregend riechende Pflanzen gute Möglichkeiten, das Befinden spürbar zu bessern. Vollbäder, das Einreiben mit Ölen oder Cremes mit ätherischen Ölen, sogar das einfache Riechen können schon hilfreich sein.
2. **Erhöhen des Blutdrucks:** Mit heiß-kalten Wechselduschen kann man den Blutdruck stärker anregen (beginnen Sie dabei immer mit warmem Wasser und beenden Sie das Duschen mit kaltem Wasser). Man sollte viel Flüssigkeit trinken und vor allem kreislaufanregende Getränke (z. B. Tee oder Kaffee) zu sich nehmen. Auch Dehngymnastik ist förderlich: Ganz einfache Übungen, bei denen man Hände und Füße so weit wie möglich vom Körper wegstreckt, regen den Blutdruck an – auch das elegante Strecken der Katzen dient übrigens dazu, den Blutdruck zu steigern.

Welche Heilpflanzen helfen?

- **Rosmarin** besitzt ätherische Öle, zu denen u. a. der Campher gehört. Obwohl der Einsatz von Rosmarin wissenschaftlich nur bei der Behandlung von Magen-Darm-Beschwerden anerkannt ist, kann er auch zur innerlichen und äußerlichen Anwendung bei niedrigem Blutdruck eingesetzt werden. Die überaus komplexen Stoffe des Camphers regen das Atemzentrum und den Kreislauf an und fördern die Durchblutung.
- Ebenso wie der Rosmarin regt der **Lavendel** den Kreislauf bereits in niedrigen Konzentrationen an (teilweise sogar unterhalb der Schwelle, bei der man den Geruch bewusst wahrnimmt). Äußerlich angewendet wirken seine Inhaltsstoffe anregend (innerlich dagegen beruhigend).
- Zur Anregung des Stoffwechsels hat sich auch der **Kalmus** bewährt, der ätherische Öle und Terpene als Wirkstoffe enthält.

Anwendungen, die sich bewährt haben

Zur Therapie mit Heilkräutern, die das Allgemeinbefinden verbessern und die Durchblutung anregen sollen, werden vornehmlich Bäder und Salben eingesetzt. Bäder stimmen den Stoffwechsel um und regen auf diese Art und Weise die Eigenregulation an. Mit einer Aromatherapie wird das Allgemeinbefinden gesteigert, indem die Duftstoffe über Haut, Schleimhäute und Nase ins Gehirn gelangen und direkt auf Psyche und Nerven anregend wirken.

Bäder, Salbe und Aromatherapien

Rosmarinblätter und -öl

Wein: Auf 20 g getrocknete Rosmarinblätter 1 Liter Weißwein geben, 1 Woche ziehen lassen und abseihen. Kühl aufbewahrt, hält er sich ungefähr einen Monat. 2- bis 3-mal täglich 20 ml einnehmen.

Salbe: Mit einer Salbe, die 6 bis 10 Prozent ätherisches Öl der Rosmarinblätter und 3 bis 5 Prozent Campher enthält, vor allem die linke Brustseite, die linke Rückenhälfte und die Innenseite des linken Arms einreiben. Täglich 2- bis 3-mal anwenden.

Badezusatz: 10 bis 15 Tropfen Rosmarinöl mit 1 Becher Sahne mischen und ins 38 bis 39 °C warme Badewasser geben. Bei fettiger Haut ist von dem Badezusatz allerdings abzuraten. Etwa 30 Minuten baden.

❖ Kalmuswurzel

Badezusatz: 100 g nicht entrindete Kalmuswurzel mit 1 Liter kochendem Wasser übergießen, 15 Minuten ziehen lassen, noch mal kochen, dann abseihen und ins Badewasser geben.

❖ Lavendelblüten

Aromatherapie: 3 Tropfen Lavendelöl in ein Duftlämpchen oder in eine Wasserschale geben und auf den Heizkörper stellen. Der durch Erhitzen aufsteigende Wasserdampf verteilt die Duftmoleküle in der Raumluft.

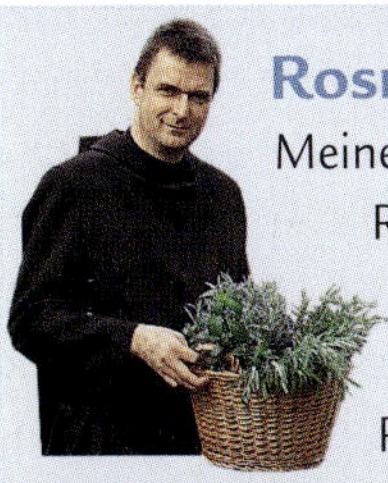

Rosmarin belebt

Meine Vorgänger haben mir den Rosmarin für die Behandlung von niedrigem Blutdruck empfohlen. Heute ist der Rosmarin zu meinem Mittel erster Wahl bei dieser Art von Herz-Kreislauf-Beschwerden geworden: Für einen Tee übergießt man 1 gehäuften Teelöffel Rosmarinblätter mit 1 Tasse kochenden Wasser, lässt den Tee 10 Minuten ziehen und seiht ihn dann ab. Davon trinkt man täglich 2 bis 3 Tassen. Auch als Aromatherapie eignet sich der Rosmarin hervorragend: Man gibt 7 Tropfen Rosmarinöl in eine Duftlampe und lässt es langsam verdampfen. Man spürt sogleich, wie der Duft belebt und die Arbeit wunderbar von der Hand geht.

Bluthochdruck

Der Hypertoniker war in der Klostermedizin der »Choleriker«. Hildegard von Bingen beschreibt ihn so: »Wenn in diesen Menschen die verschiedenen Säfte erregt werden, sodass sie durch unmäßiges Essen und Trinken, unangebrachtes Vergnügen, Trauer, Zorn und ungezügelte Leidenschaften in diesen Menschen geschüttelt werden, dann sprudeln sie auf wie Wasser, das im Warmbad auf Feuer gestellt wurde, und versenden gleichsam feurige Tropfen und schießen sie wie Pfeile in ihr Fleisch, in ihr Blut und in ihre Adern, und sie bohren sich so heftig in die Menschen wie beißender Rauch, der in die Augen dringt. (...) Wer diese Veranlagung hat, braust öfters im Zorn auf, vergisst ihn aber rasch wieder, weil er die Gutmütigkeit liebt. Bei ihrer Veranlagung neigen solche Menschen leicht zu Zorn und leichter Heiterkeit.«

Ursachen und Symptome

Am Bluthochdruck ist gefährlich, dass in den meisten Fällen keinerlei Symptome auftreten – ganz im Gegenteil: Hypertoniker sind in der Regel fröhliche und zudem auch äußerst schaffensstarke Menschen. Kopfschmerzen, Herzklopfen und allgemeines Unwohlsein kommen nur dann vor, wenn der Blutdruck sehr stark überhöht ist. Die Ursachen eines dauernd erhöhten Blutdrucks sind vielfältig und müssen ärztlicherseits festgestellt werden. Oft lässt sich keine eindeutig zuordenbare Ursache aufdecken; das wird dann »essenzielle Hypertonie« genannt. Letztendlich dürfte auch diese mit unelastischen Gefäßen (Arteriosklerose) oder mit zu viel Dauerstress zusammenhängen. Außerdem ist Übergewicht ein häufiger Risikofaktor.

Strategien der Behandlung

1. **Vorbeugen gegen Bluthochdruck:** Bei fortgeschrittenem starkem Hochdruck lassen sich keine Pflanzen mit nachgewiesener Wirksamkeit empfehlen. Dennoch können einige Heilpflanzen unterstützend helfen. Besonders zur Vorbeugung ist ihr Einsatz sinnvoll (siehe »Gefäßverkalkung« auf Seite 264).
2. **Gesunde Lebensweise:** Eine stressadaptierte Lebensweise mit genügend Entspannung und Abhärtung (z. B. mit Wasseranwendungen) sind Möglichkeiten der Naturheilkunde, dem Bluthochdruck entgegenzuwirken – am besten vorbeugend.
3. **Erweiterung der Blutgefäße:** Durch eine Erweiterung der Gefäße lässt sich das gesteigerte Herzinfarkt- und Schlaganfallrisiko verringern. Um den Blutdruck zu senken, hat man in der Klosterheilkunde früher Aderlässe vorgenommen oder längere Vollbäder verschrieben. Beide haben sich bis heute bewährt.
4. **Anregung der Nieren:** Mithilfe von nierenanregenden Heilpflanzen kann man den Rückstau des venösen Systems vor dem Herzen reduzieren. Auch Bäder regen die Nieren an.

Welche Heilpflanzen helfen?

- Die Erfahrungsheilkunde empfiehlt hier die **Mistel** zur innerlichen Behandlung bei leichteren Formen von Bluthochdruck und zur Vorbeugung von Bluthochdruck.
- Hilfreich sind auch klassische nierenanregende Heilmittel wie **Ackerschachtelhalmkraut** und Petersilienkraut und -wurzel.

Anwendungen, die sich bewährt haben

Zur Vorbeugung von Bluthochdruck werden auch heute vornehmlich Bäder eingesetzt.

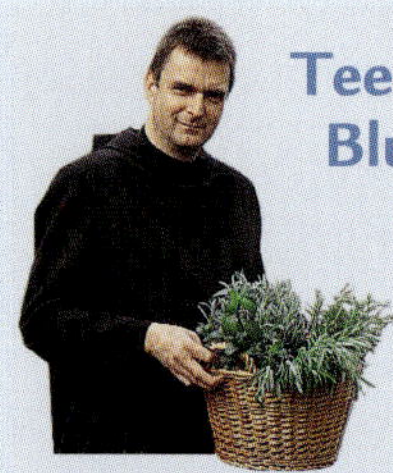

Teemischung gegen Bluthochdruck

Bluthochdruck tut nicht weh, kann jedoch sehr ernsthafte Folgen haben. Man sollte ihn daher so früh wie möglich behandeln. Hilfreich ist folgende beruhigende und die Herzkraft stärkende Rezeptur: 20 g Johanniskraut, 20 g Scharfgarbenkraut, 20 g Weißdornblüten, 20 g Hirtentäschelkraut und 20 g Tausendgüldenkraut, die man sich in der Apotheke zusammenstellen lassen kann. Außerdem benötigt man Mistelkraut, welches man durch Kaltauszug vorbereitet. Dazu übergießt man 1 Teelöffel Mistel mit 1 Tasse kaltem Wasser, lässt den Tee 10 bis 12 Stunden ziehen und seiht dann ab. Anschließend übergießt man 1 Esslöffel der Teemischung mit 1 Tasse heißem Wasser, lässt den Tee 10 Minuten ziehen und seiht dann ab. Den Misteltee gibt man zu der Teemischung und trinkt davon mehrmals täglich 1 Tasse.

Tees

❖ Petersilienkraut und -wurzel

Teezubereitung: 1 Esslöffel Petersilienkraut und -wurzel mit 1 Tasse kochendem Wasser übergießen, zugedeckt 10 bis 15 Minuten ziehen lassen und abseihen. 3-mal täglich 1 Tasse trinken. Zur Unterstützung der Durchspülung zu jeder Tasse Tee 1 Glas Wasser trinken.

❖ Ackerschachtelhalmkraut

Teezubereitung: 1 Esslöffel Ackerschachtelhalmkraut mit 1 Tasse Wasser übergießen, 5 Minuten kochen lassen, 10 bis 15 Minuten ziehen lassen und abseihen. Täglich 3 Tassen trinken. Zu jeder Tasse Tee 1 Glas Wasser trinken.

❖ **Mistelkraut**

Kaltwasserauszug: 2,5 g Mistelkraut mit 1 Tasse kaltem Wasser übergießen, über Nacht ziehen lassen, abseihen. Täglich 1 bis 2 Tassen trinken.

❖ **Teemischung**

Diese Teemischung ist empfehlenswert bei nervös bedingtem Bluthochdruck. Sie wirkt beruhigend, ausgleichend und entspannend.
Zusammensetzung: 40 g Johanniskraut, 25 g Melissenblätter, 30 g Schafgarbe, 5 g Arnikablüten.
Anwendung: 1 Esslöffel mit 1 Tasse kochendem Wasser übergießen, 10 Minuten ziehen lassen, abseihen. Mehrmals täglich 1 Tasse trinken.

❖ **Teemischung**

Diese Teemischung wirkt nierenanregend, gefäßerweiternd und mild ausschwemmend.
Zusammensetzung: 20 g Rautenkraut sowie 30 g Weißdornblätter mit -blüten, 30 g Ackerschachtelhalmkraut, 20 g Hirtentäschelkraut.
Anwendung: 1 bis 2 Esslöffel mit 1 Tasse kochendem Wasser übergießen, 7 bis 10 Minuten ziehen lassen und abseihen. Mehrmals täglich 1 Tasse trinken.

Bäder

Um Bluthochdruck vorzubeugen, sind ebenso Vollbäder sehr empfehlenswert. Wichtig ist jedoch, dass Sie regelmäßig baden. Empfohlen wird, mindestens jeden zweiten Tag zu baden.
Anwendung: Bei 36 bis 38 °C mindestens 1/2 Stunde baden. Danach sofort die Beine kalt abduschen. Je nach Belieben können auch ätherische Öle als Badezusatz zugegeben werden, und zwar Melisse und Lavendel zur Beruhigung. Die Badezusätze können direkt aus dem Handel bezogen werden. Wer möchte, kann sie selber ansetzen: Pro Vollbad 2 bis 5 ml ätherisches Öl und 1/4 Liter Sahne (als Emulgator) mischen und dem Badewasser beimengen.

Gefäßverkalkung

Auch wenn die Zusammenhänge der Arteriosklerose im Mittelalter nicht bekannt waren, ist immer wieder von der »Verstopfung der Körpersäfte« die Rede. So führt Johannes Platearius den Schlagfluss vor allem auf drei Gründe zurück: »Mangel an Wärme; Unmaß der überflüssigen Säfte; Engstellen in den Körpergängen (...)«. Als weitere Ursachen nennt er »Übermaß und Vergiftung von Speise und Trank, Biß eines tollwütigen Hundes (...), verdorbene Luft«.

Ursachen und Symptome

Gefäßverkalkung (Arteriosklerose) steht mit erhöhten Fett- und Cholesterinwerten im Blut in engem Zusammenhang. Während gesunde Arterien elastisch und muskulös sind, kommt es bei Arteriosklerose zu Fett- und Cholesterinablagerungen an der Gefäßinnenwand, die als »entzündliche Prozesse« degenerativ (also unter einer Art Narbenbildung) verheilen. Schließlich werden die Gefäßwände zunehmend dicker und der Innendurchmesser der Gefäße wird kleiner. Erhöhte Fett- und Cholesterinwerte entstehen infolge ungesunder Ernährung und Bewegungsmangel. Auch Dauerstress bewirkt erhöhte Fett- und Cholesterinwerte, denn als Alarmreaktion bringt der Organismus Brennstoffe ins Blut, um die Muskulatur für den anstehenden »Kampf« zu versorgen. Wenn beim psychischen Stress dann die »Verbrennung« dieser Stoffe nicht stattfindet, zirkulieren diese recht lange im Blut.

Strategien der Behandlung

1. Vorbeugen von Arteriosklerose: Die Arteriosklerose kann vor allem vorbeugend dadurch

bekämpft werden, dass Fett- und Cholesterinwerte niedrig gehalten werden (z. B. indem man tierische Fette meidet und viele ungesättigte Fettsäuren – insbesondere Omega-3-Fettsäuren – zu sich nimmt, die etwa in Lachs, Makrele, Hering oder Leinöl reichlich vorhanden sind).

2. **Förderung der Durchblutung:** Hier kommen durchblutungsfördernde Warmbäder mit Zusatz von Rosmarinöl zum Einsatz.
3. **Gesunde Lebensweise:** Gesund leben (ausgewogene Ernährung, Verzicht auf Nikotin und zu viel Alkohol, ausreichend Bewegung) und der richtige Umgang mit Stress lassen Arteriosklerose erst gar nicht entstehen.

Welche Heilpflanzen helfen?

- **Knoblauch** galt schon immer als ein Mittel, das ein hohes Lebensalter fördert. In den letzten Jahren konnte jedoch tatsächlich nachgewiesen werden, dass einige seiner Wirkstoffe, insbesondere das Alliin und Allicin, den Fett- und Cholesterinstoffwechsel beeinflussen und erhöhte Werte etwas senken. Hinzu kommt, dass er die Gerinnungsfähigkeit hemmt, also verhindern hilft, dass sich in den verengten Gefäßen Blutgerinnsel bilden. Überdies fördert Knoblauch den Blutfluss in den kleinsten Gefäßen (Kapillargefäßen).
- Die **Artischocke** galt bis vor wenigen Jahren ausschließlich als allgemein verdauungsanregend. Neuere Forschungsergebnisse haben jedoch gezeigt, dass die Inhaltsstoffe der Artischocke, vor allem Bitterstoffe, spezifisch auf den Stoffwechsel der Fette in der Leber wirken. Dies hat zur Folge, dass die Cholesterinwerte im Blut um etwa 15 Prozent sinken. Die wichtigen Inhaltsstoffe befinden sich bei der Artischocke in den Blättern.
- Auch eigentlich als Ballaststoffe oder als Quellstoffe eingesetzte Mittel wie **Leinsamen** oder **Indische Flohsamen**, die im Handel als Abführmittel geführt werden, können den Cholesterinwert günstig beeinflussen. Ähnliches erreicht man übrigens auch mit Haferflocken. Die besonders deutliche Wirkung der Quellstoffe kommt dadurch zustande, dass das aufgequollene Gel im Magen Cholesterin und Fette so weit bindet, dass diese verzögert und vermindert resorbiert und dann mit dem Stuhl ausgeschieden werden.

Anwendungen, die sich bewährt haben

Bei der Behandlung von Arteriosklerose greift man am besten auf Präparate aus der Apotheke zurück, da sie eine ausreichende Dosierung garantieren. Daneben sind Quellstoffe (Flohsamen) zu empfehlen – vor allem zur vorbeugenden Behandlung.

Präparate aus der Apotheke

Knoblauch

Die Dosierung von frischem Knoblauch oder von Kapseln bzw. Dragees muss genügend hoch sein, um die erwünschten Effekte zu erzielen. Dabei ist eine erhebliche Geruchsbelästigung unvermeidlich, da die flüchtigen Abbauprodukte der Wirkstoffe über Atmung und Haut abgegeben werden. Das Versprechen von Geruchsfreiheit ist nur bei unterdosierten Präparaten haltbar, die jedoch dementsprechend weniger wirksam sind.
Anwendung: 2 Zehen am Tag oder 2 g getrocknetes Knoblauchpulver in Kapseln bzw. Dragees einnehmen.

Artischocken

Anwendung: Zur Prävention von Arteriosklerose sollte man auf Fertigpräparate (Extrakt) zurückgreifen. Empfohlen wird hierbei eine Tagesdosis von 900 mg Extrakt.

Quellstoffe

❖ **Indische Flohsamen**

Anwendung: 2 Esslöffel grob zerkleinerte Indische Flohsamen in 1 Glas Wasser geben, sofort trinken und 2 große Gläser Wasser nachtrinken. 3-mal täglich zu den Mahlzeiten einnehmen.

Alternative: 1 Esslöffel Indische Flohsamenschalen in 1 Glas Wasser geben, sofort trinken. Danach muss viel getrunken werden, wenigstens 1/4 bis 1/2 Liter, jedoch keine Milch, da diese nicht zur Quellung führt.

Vorsicht: Wer zusätzlich Herzmedikamente einnimmt, sollte dies 1 Stunde vor der Anwendung der Flohsamen tun, da diese die Aufnahme der Arzneimittel in den Körper beeinträchtigen.

Herzrhythmusstörungen

Das Messen des Pulses war auch im Mittelalter ein bekanntes Diagnosemittel. Die erste Anleitung zur Pulsmessung in deutscher Sprache verfasste der Würzburger Arzt Ortolf von Baierland kurz vor 1300, wobei er sich auf arabische Autoren bezog. In der Einleitung seines Pulstraktats schreibt er: »Merke, dass man die Kraft des Herzens, seine Krankheit und seine Eigenschaften im Puls finden kann: Wenn das Herz stark ist, dann ist auch die Ader stark, und wenn es krank ist, so ist auch die Ader krank (...) Manchmal ist die Ader groß, und danach klein, dann schnell und dann träge, das bedeutet, dass die Natur des Menschen vielerlei Angriffen ausgesetzt ist und vielerlei Krankheit, so wie man das bei einem Wasser beobachten kann, das der Wind hin und her treibt.«

Ursachen und Symptome

Zusätzliche Herzschläge oder das scheinbare Ausfallen eines Herzschlags wird als Stolpern des Herzens empfunden. Diese Herzrhythmusstörungen können verschiedene Ursachen haben, wie die Einnahme bestimmter Medikamente, starker Kaffee- oder auch Alkoholkonsum, psychische Belastungen, Hypertonie sowie schwere Erkrankungen wie Herzinfarkt. Und sie können sich in vielen Formen äußern, die der Arzt nur durch EKG-Untersuchungen unterscheiden kann. Formen eines zu langsamen Herzschlags bedürfen natürlich einer anderen Behandlung als der zu schnelle Herzschlag (Herzrasen, ggf. anfallsartig) oder Unregelmäßigkeiten im Herzschlag.

Strategien der Behandlung

1. **Ausschließen organischer Erkrankungen:** Vor der Selbstbehandlung von Herzrhythmusstörungen sollte ein Arzt konsultiert werden, um schwere organische Erkrankungen auszuschließen.
2. **Normalisierung der Herzfrequenz:** Leichte sportliche Betätigung wirkt sich positiv auf die Herzfrequenz aus. Der Effekt kann durch Heilpflanzen unterstützt werden.
3. **Dämpfung der Erregbarkeit des Herzmuskels:** Dies kann durch die Alkaloide, die in bestimmten Pflanzen enthalten sind, geschehen.
4. **Entspannung:** Mit beruhigend wirkenden Heilkräutern können durch Stress ausgelöste Herzrhythmusstörungen behandelt werden.

Welche Heilpflanzen helfen?

- Vor allem bei harmloseren Herzrhythmusstörungen kann **Weißdorn** eine günstige Wirkung ausüben. Er fördert die Durchblutung des Herzens, stärkt dessen Schlagkraft und normalisiert den Herzrhythmus.

- Der früher oft verwendete **Besenginster** ist wegen seiner Nebenwirkungen (vereinzelt Kopfschmerzen und Schwindelgefühle) in seiner Bedeutung heute stark zurückgegangen. Seine Hauptwirkstoffe sind Alkaloide. Das Hauptalkaloid Spartein ist vor allem dafür verantwortlich, dass das Besenginsterkraut den Natriumtransport durch die Zellmembran hemmen soll. Dadurch wird die Erregbarkeit des Reizleitungssystems im Herzen gedämpft.
- Die Erfahrungsheilkunde setzt vor allem bei nervös bedingten Herzrhythmusstörungen **Herzgespannkraut** ein. Die moderne Forschung bestätigt den Einsatz bei diesen Beschwerden.

Anwendungen, die sich bewährt haben

Für die Therapie von Herzrhythmusstörungen empfiehlt die Klosterheilkunde vor allem Tees und Tinkturen.

Tees

❖ Weißdornblätter und -blüten

Teezubereitung: 2 Teelöffel Weißdornblätter und -blüten mit 1 Tasse kochendem Wasser übergießen, 15 Minuten ziehen lassen und abseihen. 3 bis 4 Tassen täglich trinken. Für einen spürbaren Erfolg muss eine Kur über 4 bis 6 Wochen angesetzt werden.

❖ Herzgespannkraut

Teezubereitung: 1 Teelöffel Herzgespannkraut mit 1 Tasse kochendem Wasser übergießen, 10 Minuten ziehen lassen und abseihen. 2-mal täglich 1 Tasse trinken.

❖ Teemischung

Bei nervös bedingten Herzrhythmusstörungen empfiehlt sich auch die folgende Teemischung.

Zusammensetzung: 20 g Melissenblätter sowie 20 g Herzgespannkraut, 20 g Baldrianwurzel (fein geschnitten) und 40 g Weißdornkraut.
Teezubereitung: 1 bis 2 Teelöffel mit 1 Tasse kochendem Wasser übergießen, 10 bis 15 Minuten ziehen lassen und abseihen. Mehrmals täglich 1 Tasse trinken.

Tinktur

❖ Besenginsterkraut

Besenginsterkraut wird in wässrig-ethanolischen Auszügen aus der Apotheke verwendet.
Vorsicht: Nicht bei Bluthochdruck und in der Schwangerschaft anwenden. Bei gleichzeitiger Einnahme von Arzneimitteln mit Monoaminooxidase-Hemmstoffen kann es zu einer Blutdruckkrise kommen!

Venenleiden

Das fortgeschrittene Stadium eines Venenleidens, Ödeme an den Beinen, bezeichnete man im Mittelalter als eine Art »Wassersucht«. Ortolf von Baierland, Spitalarzt in Würzburg, schreibt dazu: Sie »kommt durch eine Krankheit der Leber, und zwar kann sie aus Schwäche die eingenommene Flüssigkeit nicht aus dem Magen ziehen, und deshalb bleibt die Flüssigkeit im Magen und dringt zwischen Fleisch und Haut ein«. Er empfiehlt ein entwässerndes Mittel: »Nimm Brennnesselwurzel, Petersilienwurzel, Selleriewurzel und Fenchelwurzel, von jedem eine Handvoll, koche das in einem Viertel Wein, seih es durch ein Tuch ab, gib ein ›Näslein‹ Honig dazu und koche es noch einmal. Gib das morgens und abends einen guten Schluck, oder zusammen mit einem Bad.«

Ursachen und Symptome

Bei Venenleiden unterscheidet man die chronischen Formen eines Krampfaderleidens – mit Neigung zu Schwellung, dem Gefühl der schweren Beine (chronisch venöse Insuffizienz) – von akuten Entzündungen einer einzelnen Krampfader (Oberflächenthrombophlebitis). Eine fortgeschrittene chronisch venöse Insuffizienz ist oft mit schwer heilenden Geschwüren am Unterschenkel verbunden *(Ulcus cruris)*. Das Unterschenkelgeschwür, auch offenes Bein genannt, ist im Grunde ein Loch in der Haut des Unterschenkels, das durch Durchblutungsstörungen der Venen verursacht wird.

Krampfadern entstehen als Folge einer angeborenen Bindegewebsschwäche in Verbindung mit verstärkter Belastung (Stehberufe, Schwangerschaft). Auch die bindegewebslockernden Wirkungen der Östrogene begünstigen bei Frauen häufig Krampfadern. Risikofaktoren sind neben der Pille das Rauchen, Übergewicht und auch Bewegungsmangel.

Strategien der Behandlung

1. **Verengung der Venen:** Gezielt eingesetzte Temperaturunterschiede, die man z.B. bei kalten Wickeln ausnutzt, führen dazu, dass sich die Spannung in der Venenwand erhöht.
2. **Abdichten der ganz feinen Kapillargefäße:** Mit Heilpflanzen kann man dafür sorgen, dass kein Wasser austritt und so Ödeme verhindert werden. Gute Erfahrung gibt es hier auch mit Heilerde. Man trägt sie als Brei auf die Beine auf; beim Trocknen schrumpft sie zusammen und wirkt dadurch entstauend.
3. **Gesunde Lebensweise:** Wichtig ist es, möglichst viel zu trinken. Auch auf ausreichend Bewegung sollte man achten (empfehlenswert sind z.B. lange Spaziergänge, Schwimmen). Bewährt hat sich zudem eine Fußgymnastik, die man im Sitzen ausübt. Rauchen sollte man möglichst vermeiden. Auch auf sinnvolle Kleidung sollte man achten, um die Beine nicht zu überwärmen.
4. **Stütz- und Kompressionsmaßnahmen:** Wenn bereits ein Venenleiden besteht, sorgen Kompressionsstrumpfhosen dafür, dass die Venenklappen wieder ihre Aufgaben erfüllen können. Sie verschließen nämlich die oberflächlichen Venen und sorgen für besseren Abfluss in der Tiefe.
5. **Schließen der Wunde bei »offenen Beinen«:** Ist das Bein ausreichend durchblutet, heilt das offene Bein von sich aus wieder zu. Heilpflanzen, deren Inhaltsstoffe das Wundgewebe anregen, unterstützen das Schließen der Wunde, indem sie den Prozess der Hauterneuerung beschleunigen.

Welche Heilpflanzen helfen?

- **Rosskastanie**, innerlich angewendet, dichtet die durchlässigen Venenwände ab, sodass weniger Flüssigkeit ins Gewebe gepresst wird. In klinischen Studien konnte nachgewiesen werden, dass Rosskastanien-Extrakt das Beinvolumen und die Beschwerden bei Patienten mit chronisch venöser Insuffizienz verringert. Rosskastanie wird auch äußerlich angewendet, was aber bei Weitem nicht so wirksam ist wie die Einnahme. Rosskastanie ist bei Schwangerschaften jedoch nicht verträglich.
- Ähnliches ist für **Arnika** nachgewiesen, die auch bei Schwangerschaft verwendet werden kann. Schon lange bekannt war die schwellungsvorbeugende Wirkung bei Verletzungen. Arnika wirkt aber, äußerlich angewendet, infolge ihrer entzündungshemmenden Eigenschaften durchaus auch bei einer Entzündung oberflächlicher Venen.
- Der Wurzelextrakt aus dem **Mäusedorn** erhöht den venösen Tonus und stimuliert da-

durch den lymphatischen Transport. Auf diese Art und Weise nimmt das Gewebevolumen ab. Neuesten Studien zufolge schützen die Wirkstoffe der Wurzel auch die Venenstützfaser Elastin, die Venen bleiben damit elastischer.

- **Buchweizen** galt bis zur Einführung der Kartoffel über Jahrhunderte als ein äußerst wichtiges Nahrungsmittel. Erst gegen Ende der 70er-Jahre entdeckte man, dass Buchweizen viel Rutin enthält (5 Prozent Rutin im Kraut, 4 bis 12 Prozent in den Blüten, in den Blättern 2 bis 8 Prozent). Rutin strafft die Gefäßinnenwände und verhindert dadurch, dass Flüssigkeit ins umliegende Gewebe austritt. Dadurch verbessert sich die Mikrozirkulation.
- Besonders zu empfehlen sind auch Umschläge mit **Weißkohl**, der eine entzündungshemmende und schmerzstillende Wirkung hat (siehe Anwendungen, Seite 398).
- Vorboten eines offenen Beines sind oft juckende oder nässende Ekzeme über den Knöcheln. Hierfür eignen sich hervorragend kühlende Umschläge aus einem **Kamillenblüten**-Sud.
- Bei offenen Beinen hat sich auch eine Breiauflage mit **Beinwellwurzel** bewährt, der wundheilungsfördernd wirkt.

Anwendungen, die sich bewährt haben

Zur Therapie von Venenleiden mit Heilkräutern werden Umschläge, Tinkturen und Salben eingesetzt, die direkt an den betroffenen Arealen wirken. Zur innerlichen Anwendung hat sich insbesondere Rosskastanien-Extrakt und der Tee mit Buchweizenkraut bewährt.

Präparate aus der Apotheke

Rosskastanien

Rosskastaniensamen werden in der Apotheke in vielfältiger Form vorrätig gehalten.

Anwendung: Am besten nehmen Sie Rosskastanien-Extrakt (für die innerliche Anwendung) in hoch dosierter Form als Kapseln zu sich. Daneben bietet es sich an, die betroffenen Stellen morgens und abends mit Salben einzureiben (siehe auch Seite 269).

Vorsicht: Rosskastaniensamen nicht während der Schwangerschaft verwenden!

Mäusedorn

Anwendung: Mäusedorn zeigt eine bessere Magenverträglichkeit als Rosskastanie. In der Apotheke werden Präparate zum Einnehmen und auch Salbenzubereitungen aus Mäusedornwurzelstock hergestellt. Es empfiehlt sich eine Einnahme über mehrere Monate.

Beinwellwurzel

Anwendung: Das Granulat aus der Beinwellwurzel wird zu einem Brei verrührt und auf das offene Geschwür gelegt. Die Dosierung und die Einwirkdauer erfolgen gemäß Beipackzettel.

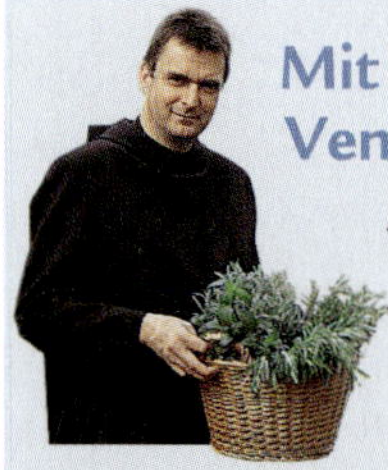

Mit Bewegung gegen Venenleiden

Älteren Menschen, die mich um Rat bei Venenleiden bitten, zeige ich eine einfache gymnastische Übung. Man stellt sich leicht breitbeinig hin und wippt dann mit den Zehenspitzen auf und ab, um speziell die Muskulatur der Beine zu stärken. Die Übung wiederholt man 20-mal hintereinander und macht sie immer wieder zwischendurch während des Tages. Außerdem ist es bei Venenleiden vonnöten, die Haut der Beine zu pflegen. Man mischt dafür 80 ml Olivenöl mit 20 ml Ringelblumenöl und massiert dies vorsichtig in die betroffenen Stellen ein.

Umschläge

❖ Arnikablüten

Anwendung: 2 g Arnikablüten mit 100 ml kochendem Wasser übergießen, 10 Minuten ziehen lassen. Ein Leinentuch in den abgekühlten Tee tauchen und auf die betroffenen Stellen auflegen. Mit einem weiteren Tuch umwickeln. Bei Erwärmung den Umschlag erneuern.

❖ Kamillenblüten

Anwendung: 5 Esslöffel Kamillenblüten mit 1/2 Liter kochendem Wasser übergießen, 10 bis 15 Minuten ziehen lassen und abseihen. Ein Leinentuch in den abgekühlten Tee tauchen und auf die betroffenen Stellen auflegen. Mit einem weiteren Tuch umwickeln, 10 Minuten einwirken lassen. Die Haut gut abtrocknen und mit einer milden Creme pflegen. Kamille trocknet aus!

❖ Weißkohlblätter

Anwendung: Von 3 Weißkohlblättern die Mittelrippe herausschneiden, danach die Blätter mit einem Nudelholz oder einer Glasflasche ausrollen und dachziegelartig über die betroffene Stelle schichten. Mit einer Binde befestigen. Mindestens 1 Stunde einwirken lassen, maximal 1/2 Tag (auch über Nacht). Wenn die Blätter bräunlich werden, den Umschlag wechseln (siehe Anwendungen, Seite 398).

Salbe und Gel

❖ Rosskastaniensamen

Eine Rosskastaniensalbe können Sie sich auch selbst aus einer Rosskastanien-Tinktur herstellen. Die Rosskastanien-Tinktur erhalten Sie entweder in der Apotheke oder Sie stellen sie sich selbst her.
Zusammensetzung: 30 ml Olivenöl, 4 g Bienenwachs, 15 g Lanolin (Wollfett von Schafen), 30 ml Rosskastanien-Tinktur sowie 10 ml ätherisches Salbeiöl.
Zubereitung: Olivenöl, Wachs und Lanolin in einem Glas vermischen (Fettphase), Tinktur in ein weiteres Glas geben und beide Gläser in ein heißes Wasserbad stellen. Die Gläser erhitzen, bis das Wachs und das Lanolin vollständig geschmolzen sind. Dann die Tinktur in kleinen Portionen unter ständigem Rühren in die Fettphase geben und anschließend das Salbeiöl dazugeben. Die Mischung aus dem Wasserbad nehmen und weiterrühren, bis die Creme auf Handwärme abgekühlt ist. Die Salbe ist 20 Wochen im Kühlschrank haltbar, wenn Sie hygienisch, mit sauberen Gläsern arbeiten.
Alternative: Um selbst eine Tinktur zuzubereiten, die reifen Früchte sammeln und sofort in Scheiben schneiden. Eine weithalsige, verschließbare Flasche damit zur Hälfte füllen. Danach mit klarem Schnaps (38- bis 40-prozentig) auffüllen und 2 bis 3 Wochen verschlossen in der Sonne oder an einem warmen Platz stehen lassen.
Vorsicht: Die Tinktur nicht bei offenen Beinen direkt auf die Haut auftragen. Rosskastaniensamen nicht in der Schwangerschaft verwenden!

❖ Arnikablüten

Anwendung: Arnika-Salbe sollte 10 bis 15 Prozent Arnika-Extrakt enthalten. Morgens und abends den Arnika-Extrakt in die betroffenen Stellen einmassieren.
Arnika-Gel: Arnika-Gel aus der Apotheke mit einem Anteil von 10 bis 20 Prozent Arnika-Tinktur kühlt und lindert die Beschwerden.

Tee

❖ Buchweizenkraut

Teezubereitung: 2 Teelöffel mit 1 Tasse kochendem Wasser übergießen, 10 Minuten ziehen lassen und abseihen. Mehrmals täglich 1 Tasse trinken. Eine dauerhafte Anwendung – mit kurzen Pausen – ist zur Erzielung eines therapeutischen Effekts notwendig.

Hämorrhoiden

Ortolf von Baierland behandelt die »Emorroide« (so nennt er die Hämorrhoiden) in seinem Arzneibuch folgendermaßen: »Emorroide heißen Feigplattern und die wachsen unten am Leib, und kommen bisweilen von übermäßigem Blut, dann soll man dem Patienten unter dem Fußknöchel zur Ader lassen. Sind sie aber ganz neu entstanden, dann nimm Olivenöl, erwärme es auf dem Herd, und tauche ein feines Leinentuch hinein und lege dies auf die Feigplattern, mache dies oft, es hilft. Sind sie aber groß wie Nüsse und haben keinen starken Ausfluss, dann nimm ein glühendes Eisen und brenne sie bis auf den Grund, danach heile sie mit Öl, das aus Eierdotter gebrannt wurde: Ich schwöre es bei meiner Treu, es gab nie Besseres.«

Ursachen und Symptome

In der Medizin unterscheidet man die äußeren (sichtbaren) und die inneren (im Enddarm liegenden) Hämorrhoiden. Die Beschwerden können akuter und auch chronischer Natur sein. In den meisten Fällen klagen die betroffenen Menschen über eine generelle Bindegewebsschwäche, verbunden mit Venenproblemen und – bei Frauen – einem Absenken der Gebärmutter. Begünstigt wird die Entstehung von Hämorrhoiden durch zu harten Stuhl, Pressen beim Stuhlgang und sitzende Tätigkeiten.

Strategien der Behandlung

1. **Pflege und Sauberkeit:** Im Frühstadium der Beschwerden ist den betroffenen Menschen eine reinliche Säuberung nach dem Toilettengang dringend zu empfehlen. Man sollte sich waschen und den Analbereich mit Kräutersalben pflegen.
2. **Gesunde Lebensweise:** Eine ballaststoffreiche Ernährung (durch reichlich Hülsenfrüchte, Gemüse und Obst sowie durch Vollkornprodukte) beschleunigt den Stuhlgang und beugt so dem Entstehen von Hämorrhoiden vor. Darüber hinaus sollte man mindestens 2 Liter Flüssigkeit am Tag trinken.
3. **Hemmung der Entzündung:** Im akuten Stadium helfen entzündungshemmende Heilpflanzen, die zudem eine zusammenziehende (adstringierende) und juckreizlindernde Wirkung besitzen und die Venen anregen.
4. **Operativer Eingriff:** Im fortgeschrittenen Stadium hilft nur noch ein operativer Eingriff.

Welche Heilpflanzen helfen?

- **Kamillenblüten** haben sich bei der lokalen (örtlichen) Linderung von Entzündungsbeschwerden bewährt.
- Der **Mäusedornwurzelstock** hemmt ebenso die Entzündung. Seine Inhaltsstoffe (u.a. Saponine, darunter Ruscosid und Ruscin) wirken zusammenziehend und darüber hinaus auch juckreizlindernd. Außerdem regen sie die Durchblutung der Venen an.
- **Eichenrinde** ist blutstillend und gerbend und wirkt entzündungshemmend, zusammenziehend und juckreizlindernd.
- Eine noch recht selten genutzte Pflanze der Kräuterheilkunde ist der **Zauberstrauch**. Seine Blätter und Rinde haben ähnliche Eigenschaften wie die Eichenrinde.
- Zusätzlich lohnt sich auch eine innerliche Kur mit **Buchweizentee** oder **Rosskastanien-Extrakt** (siehe Venenleiden, Seite 268).
- Auch eine lokale Anwendung mit **Schafgarbe** hat sich bei Hämorrhoiden überaus gut bewährt: Sie enthält Proazulen, Sesquiterpene,

ätherische Öle und auch Gerbstoffe, die entzündungshemmend, krampflindernd und zudem wundheilend wirken.

Anwendungen, die sich bewährt haben

Die entzündlichen Prozesse bei Hämorrhoiden kann man mithilfe von Sitzbädern auf Heilkräuterbasis oder mit Fertigpräparaten lindern.

Präparate aus der Apotheke

❖ Mäusedorn
Anwendung: Mäusedornwurzelstock gibt es als Fertigpräparat (aus der Apotheke) in Form von Zäpfchen und Salben.

❖ Zauberstrauch
Anwendung: Sehr zu empfehlen sind Kombinationspräparate der Zauberstrauchblätter und -wurzeln als Zäpfchen zur Anwendung für die inneren Hämorrhoiden und Salben für die Behandlung der äußeren Partien.

Sitzbäder

Warme Sitzbäder sind gänzlich ungeeignet bei Entzündungen, da sie diesen Prozess nur verschlimmern. Aus diesem Grund sollte man den Kräutersud erst kalt werden lassen, bevor man mit einem Sitzbad beginnt.

❖ Eichenrinde
Dieses Sitzbad hat einen angenehm lindernden Effekt bei schmerzenden Hämorrhoiden.
Anwendung: 3 Esslöffel zerkleinerte Eichenrinde in 1/3 Liter kochendes Wasser geben, 15 Minuten auf kleiner Flamme köcheln lassen, danach abseihen und in eine Wanne mit 10 Liter Wasser geben. Zunächst täglich, bei Besserung 2- bis 3-mal wöchentlich 20 Minuten baden.

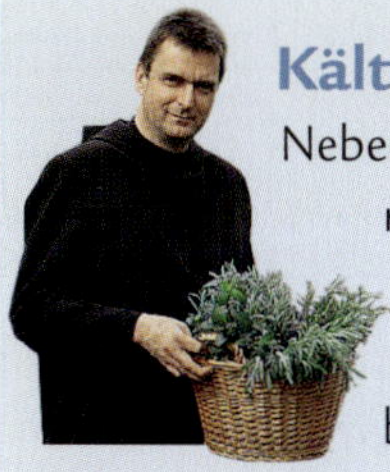

Kälte und Bewegung

Neben der Behandlung der Hämorrhoiden mit Kamille (siehe gleiche Seite) halte ich zwei Dinge bei Hämorrhoiden für besonders wichtig: Kälte und Bewegung. Dazu legt man am besten einen Beutel mit Eiswürfeln auf den Anus, wodurch sich die Hämorrhoiden zusammenziehen und die Durchblutung angeregt wird.
Um die Muskulatur in diesem Teil des Körpers zu stärken, gibt es eine einfache Übung, die man immer wieder während des Tages machen kann. Man legt die Hände auf den Unterbauch und versucht etwa 20-mal hintereinander den Po zusammenzuziehen.

❖ Kamillenblüten
Anwendung: 50 g Kamillenblüten mit 1 Liter heißem Wasser übergießen, zugedeckt 10 Minuten ziehen lassen, abseihen und in eine Wanne mit 9 Liter Wasser geben. Zunächst täglich, bei Besserung 2- bis 3-mal wöchentlich 20 Minuten baden. Danach gut abtrocknen und mit einer milden Creme pflegen.

❖ Schafgarbenkraut
Anwendung: 2 Esslöffel Schafgarbenkraut mit 1/2 Liter Wasser übergießen, 15 Minuten kochen lassen, abseihen und abkühlen lassen. Dann entweder direkt für das Sitzbad verwenden oder – bei größeren Becken – noch 1/2 Liter Wasser für das Sitzbad dazugeben. Zunächst täglich, bei Besserung 2- bis 3-mal wöchentlich 20 Minuten baden. Danach gut abtrocknen und mit einer milden Hamamelis-Salbe pflegen.

Für Magen und Darm

Die alte Medizin – gerade auch die Klostermedizin – schenkte der Ernährung und auch den Störungen des Verdauungstrakts einschließlich der Leber und der Galle sehr große Beachtung. Schon um 795 wusste man, dass die Gesundheit auf der richtigen Speise beruht: »Wer in dieser Weise auf sich achtet, braucht sonst kein Heilmittel.« Dieser Satz steht in einer Ernährungslehre am Ende des ›Lorscher Arzneibuchs‹. Sie gehört zu den »Gesundheitsregimen« oder »Regeln der Gesundheit« – ein Themengebiet, das im Mittelalter von sehr großer Bedeutung war. Hier ging es um die Kunst, durch eine richtige Lebensweise erst gar nicht krank zu werden. Bei diesen Gesundheitsregeln spielte eine angemessene Ernährung und die Verdauung natürlich eine zentrale Rolle.

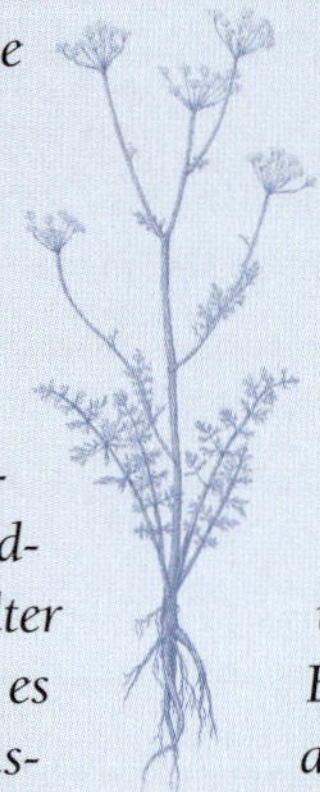

Den Prozess der Verdauung hat man sich im Mittelalter als eine Art Kochvorgang vorgestellt. In einem Gesundheitsregimen aus dem 14. Jahrhundert heißt es: »Der Magen im Menschen ist wie ein Topf, der beim Feuer steht, und die Leber ist das Feuer bei dem Topf. Wenn man die Speise kochen will, so muss man zuerst das Feuer entzünden, ebenso soll der Mensch, bevor er sich zu Tische setzt, die Natur entzünden. Dazu soll er sich bewegen, indem er spazieren geht (…). Damit wird der Magen begierig und die Speise bekommt ihm gut. Nach dem Essen soll der Mensch jedoch nicht (sofort) arbeiten, auch nicht viel laufen und springen (…), sondern er soll erst bequem sitzen und dann behutsam spazieren gehen. Wenn du dich daran hältst, so hebst du deine Gesundheit und hast ein langes Leben.«

Verdauungsstörungen – weitverbreitete Beschwerden

Dass die Aufnahme und Verarbeitung der Nahrung durch den Organismus von zentraler Bedeutung für die Erhaltung des Lebens und somit für das gesundheitliche Wohlergehen ist, bedarf keiner weiteren Erklärung. Angesichts dessen ist es erstaunlich, wie leichtfertig und nachlässig viele Menschen mit dem Thema Ernährung umgehen. Das Ergebnis: Über 50 Prozent der Erwachsenen haben Gewichtsprobleme; Adipositas (Fettsucht) ist sogar unter Kindern weit verbreitet. Viele weitere Beschwerden und Krankheiten hängen letztlich mit Störungen des Verdauungssystems zusammen. Diese Beeinträchtigungen können Stoffwechselerkrankungen verursachen oder eine Fehlfunktion des Immunsystems, was dann zu einer erhöhten Anfälligkeit für Krankheiten führt, wie etwa Erkältungskrankheiten, oder immunologischen Fehlreaktionen.

Die Verdauung – der Weg der Nahrung

Verdauung beginnt im Kopf. Im Gehirn entsteht das Hungergefühl – und hier entscheidet sich, wie wir mit dem Hunger umgehen und von welchen Sinneseindrücken wir uns leiten lassen. Allein wenn uns das Wasser im Mund zusammenläuft, hat dieser Vorgang schon Auswirkungen auf Magen, Bauchspeicheldrüse und Darm, die über Nerven und hormonelle Impulse angeregt werden. In den mittelalterlichen Gesundheitsregeln wird deshalb das Thema Essen mit dem Kapitel eingeleitet: »Wie man sich vor dem Essen verhalten soll.«

Die mechanische und enzymatische Verdauung beginnt in der **Mundhöhle**. Gerade für die Aufnahme von wertvoller ballaststoffreicher Nahrung sind gesunde Zähne wichtig. Beim Zerkleinern der Nahrung durch das Kauen werden die **Speicheldrüsen** verstärkt aktiviert. Der Speichel enthält bereits Verdauungsenzyme, außerdem lässt er die Speisestücke leichter in die **Speiseröhre** gleiten.

Die Hauptarbeit leisten dann **Magen**, **Dünndarm** und **Dickdarm**. Der Dünndarm besteht aus Zwölffingerdarm *(Duodenum)*, Leerdarm *(Jejunum)* und Krummdarm *(Ileum)*. In den vorderen Bereich des Dünndarms fließen der **Gallensaft**, der von der Leber gebildet wird, und das Sekret der Bauchspeicheldrüse (Pankreassaft). Der Pankreassaft neutralisiert den sauren Speisebrei und liefert die Verdauungsenzyme, die Proteine, Fette und Kohlenhydrate im Dünndarm spalten. Der Gallensaft ist wichtig für die Fettverdauung. Im Dünndarm werden die lebenswichtigen Nährstoffe ins Blut aufgenommen. Durch die hohe Dichte an Lymphgewebe ist der Dünndarm außerdem eines der wichtigsten Organe des Immunsystems. Schließlich muss hier gegenüber eindringenden schädlichen Fremdstoffen und Keimen eine funktionierende Abwehr vorhanden sein. Der Dickdarm *(Colon)* entzieht dem Stuhlbrei (Fäzes) Wasser, sodass er 90 Prozent der Flüssigkeit verliert, die nicht verwertbaren Reste drückt er in den Enddarm *(Rectum)*. In der mittelalterlichen Medizin galt die **Leber** als wichtigstes Organ des menschlichen Körpers. Nach damaliger Vorstellung erzeugte sie das Blut und zusammen mit Herz und Lunge die Körperwärme. Durch die Wärme der Leber wurde die Speise im Magen »verkocht«. Auch wenn die moderne Medizin vieles differenzierter sieht – die große Bedeutung dieses Organs hat sich auch in heutiger Zeit bestätigt.

Die Leber erhält über die Pfortader die aus dem Dünndarm aufgenommenen Nahrungsprodukte und wird dadurch auch von Störungen des Darmtrakts beeinträchtigt. Sie ist das zentrale Organ für den menschlichen Stoffwechsel. Die Konzentration der Nährstoffe im Blut wie Zucker, Eiweiß oder Fette werden von ihr auf dem richtigen Pegel gehalten, sodass Gehirn, Muskeln und andere Gewebe gut versorgt sind. Überschüssiges Eiweiß, Zuckerbausteine, Vitamine und Eisen speichert die Leber bis zum Abruf und gibt sie dann ans Blut ab. Die aus der Nahrung gewonnenen Bausteine nutzt die Leber zum Aufbau von lebensnotwendigen Blutgerinnungsfaktoren und Plasmaeiweiß, z. B. für das Immunsystem. Als Entgiftungs- und Ausscheidungsorgan »filtert« sie aus dem vorbeiströmenden Blut überschüssige Stoffe wie Giftstoffe, Zelltrümmer und alte Blutkörperchen. Dann überführt sie sie in unschädliche Formen und scheidet sie über den Gallensaft in den Dünndarm aus oder wandelt sie in solche Bestandteile um, die aus dem Blut von der Niere ausgeschieden werden können.

Vorbeugen gegen Verdauungsstörungen

Da die Verdauung im Kopf beginnt, kommt es vor allem auf die Einstellung zum Essen an. Das bedeutet, nicht ständig unbewusst irgendetwas vom nächsten Imbissstand in sich hineinzuschlingen oder einen der zahllosen »Riegel« zu knabbern. Vielmehr spielt eine entscheidende Rolle, bewusst etwas Gutes auszuwählen. Man sollte sich genügend Zeit nehmen, das Essen genießen und ausreichend kauen – das ist der erste Schritt zu einer guten Verdauung. Der Verdauungsapparat will gut und regelmäßig beschäftigt sein, aber auch einmal eine Pause haben. Des-

halb sind drei kleine Mahlzeiten mit einer ballaststoff- und vitaminreichen Nahrung besser als ein oder zwei üppige Mahlzeiten am Tag.
Eine weitverbreitete Ursache von Verdauungsproblemen ist Bewegungsmangel: Der Organismus wird insgesamt träge, und das wirkt sich auch auf den Magen- und Darmtrakt aus. Regelmäßiger leichter Sport wie beispielsweise Laufen, Schwimmen, Fahrradfahren, aber auch Gartenarbeit ist deshalb die beste Vorsorge gegen Verdauungsbeschwerden.
Überhaupt ist es wichtig, für körperlichen und seelischen Ausgleich zu sorgen, denn Unruhe, Sorgen, Stress und Ärger können ebenso zu Magen-Darm-Störungen führen wie Nikotin, Alkohol oder zu viel Kaffee und falsche Ernährung.

Entzündungen im Mund- und Rachenraum

Johannes Platearius aus der Medizinschule von Salerno schreibt um 1125 in seinen ›Therapien‹: »Es entstehen wohl Blatterbläschen, Geschwüre und Risse im Mund, am Zahnfleisch und den Lippen. Geschwüre sowie anschwellende Entzündungen erscheinen auch am Zahnfleisch.« Platearius, aber auch Odo Magdunensis in seinem ›Macer floridus‹ empfehlen als Abhilfe besonders Rosenwasser und Rosenhonig.
Nach moderner Kenntnis wäre auch ein Tee von Rosenblättern sinnvoll, leider aber sehr teuer. Hildegard von Bingen nennt gegen Entzündungen im Mundbereich als Heilpflanze der ersten Wahl den Salbei, der jedermann zugänglich war.

Ursachen und Symptome

Erkrankungen im Mund- und Rachenraum beeinträchtigen den mechanischen und enzymatischen Verdauungsprozess in der Mundhöhle und zählen aus diesem Grunde ebenfalls zu den Störungen des Verdauungsapparats. Dies trifft auch dann zu, wenn es sich um eine Entzündung handelt, die durch eine Erkältung bedingt ist. (Die erkältungsbedingten Entzündungen werden im Kapitel »Für die Atemwege« ausführlicher behandelt.)
In diesem Kapitel geht es um akute oder chronische Entzündungen der Mundschleimhaut (Stomatitis). Sie können u. a. durch einige Medikamente oder auch durch Rauchen hervorgerufen werden. Mit einbegriffen ist die Entzündung des Zahnfleischs (Gingivitis), die manchmal mit einer Stomatitis einhergeht.

Strategien der Behandlung

Zwei Probleme müssen bei der Entzündung von Zahnfleisch und Mundschleimhaut angegangen werden.

1. **Schmerzlinderung und Schutz:** Den Schmerz zu lindern ist allein schon deswegen wichtig, weil er auch beim Essen und Trinken behindern kann. Zur Schmerzlinderung bei Entzündungen im Mundbereich eignen sich Heilpflanzen mit einem hohen Gehalt an Schleimstoffen. Sie legen gleichsam einen Schutzfilm über die gereizte Schleimhaut und verhindern dadurch weitere Reizungen, die wiederum Schmerzen bereiten.
2. **Bakterienhemmung und Entzündungslinderung:** Heilpflanzen mit keimhemmenden Inhaltsstoffen (d. h. beispielsweise die ätherischen Öle und auch die Gerbstoffe) wirken der Entzündung entgegen, fördern zudem die Durchblutung, regen den Speichelfluss an und unterstützen so die Wundheilung.

Welche Heilpflanzen helfen?

- Zur Bekämpfung der Entzündung sollte man zuerst an den **Salbei** denken, denn die Blätter besitzen ätherische Öle und auch Gerbstoffe.
- Bewährt haben sich auch **Eibischwurzel** und Malvenblätter, da sie reich an Schleimstoffen sind. Der Schutzfilm über der Schleimhaut entsteht allerdings nur, wenn man genügend von dem Tee aus diesen Heilpflanzen trinkt.
- Die ätherischen Öle der **Gewürznelke**, Kamille, Ringelblume, Rose und des Thymians sind weitere Mittel der Wahl. Sie wirken entzündungshemmend und antibakteriell.
- Empfohlen wird auch der **Blutwurzwurzelstock**. Er enthält Gerbstoffe, die schwach antiseptisch und entzündungshemmend wirken und die Wundheilung fördern.
- Ein bei Entzündungen im Mund- und Rachenraum gut geeignetes Mittel ist der **Spitzwegerich**, der sowohl Schleimstoffe als auch Gerbstoffe besitzt. Der Spitzwegerich hat eine antibakterielle, entzündungshemmende sowie wundheilungsfördernde Wirkung.

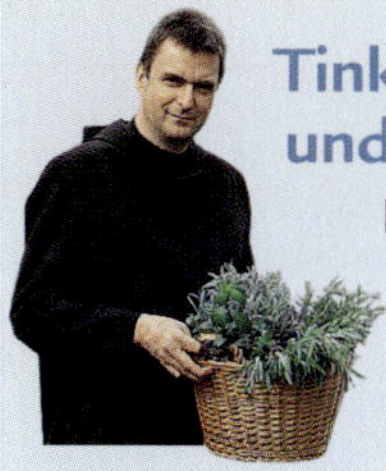

Tinktur mit Myrrhe und Blutwurz

Entzündungen im Mund- und Rachenraum sind lästig und sie können manchmal ziemlich schmerzhaft sein. Bei Schleimhautdefekten oder auch bei Aphthen, bei entzündetem Zahnfleisch oder Druckstellen durch die Zahnprothese am Gaumen hat sich eine Mischung aus Blutwurz- und Myrrhen-Tinktur bewährt. Hier wirken die zusammenziehenden Gerbstoffe aus der Blutwurz und die schleimlösenden Bitterstoffe der Myrrhe. Lassen Sie sich in Ihrer Apotheke eine Lösung aus 30 ml Blutwurz-Tinktur und 50 ml Myrrhen-Tinktur zusammenstellen.

Bei Aphthen und akut entzündetem Zahnfleisch trägt man die Tinktur unverdünnt mit einem Wattestäbchen auf und massiert sie dann ganz vorsichtig ins Zahnfleisch ein. Bei leichten Beschwerden gibt man 20 Tropfen in ein Glas lauwarmes Wasser und gurgelt damit.

Anwendungen, die sich bewährt haben

Zur Therapie mit Kräutern, die Schmerz und Entzündung lindern sollen, werden vornehmlich Tees und Tinkturen zum Gurgeln und Spülen eingesetzt. Auf diese Weise kann direkt am Entzündungsherd eine Schmerzlinderung erreicht werden. Bei schweren Infektionen des Mund- und Rachenraums muss der Arzt eine spezifische Behandlung vornehmen.

Tees und Tinkturen

Salbeiblätter

Teezubereitung: 2 Teelöffel der klein geschnittenen Salbeiblätter mit 1 Tasse kochendem Wasser übergießen, zugedeckt 5 bis 10 Minuten ziehen lassen und abseihen. Mehrmals täglich gurgeln oder auch spülen.

Tinktur: Mit Salbei-Tinktur in einer Verdünnung 1:10 (erhältlich in der Apotheke) die Schleimhäute bepinseln.

Spitzwegerichblätter

Teezubereitung: 1 bis 2 Teelöffel Spitzwegerichblätter mit 1/4 Liter kochendem Wasser übergießen, 15 Minuten ziehen lassen, danach abseihen und mit Honig süßen. Täglich 2 bis 3 Tassen trinken.

Malvenblätter und -blüten

Teezubereitung: 1 Esslöffel Malvenblüten und 2 Esslöffel Malvenblätter mit 1 Tasse kaltem Wasser übergießen, kurz aufkochen lassen, danach 10 Minuten ziehen lassen und abseihen. Mehrmals täglich gurgeln oder spülen.

❖ Kamillenblüten
Teezubereitung: 1 Esslöffel Kamillenblüten mit 1 Tasse kochendem Wasser übergießen, zugedeckt 5 bis 10 Minuten ziehen lassen und abseihen. Mehrmals täglich gurgeln oder spülen.
Alternative: 10 bis 20 Tropfen Kamillen-Extrakt auf 1 Glas Wasser geben und mehrmals täglich gurgeln oder spülen.

❖ Ringelblumenblüten
Teezubereitung: 1 bis 2 Teelöffel Ringelblumenblüten mit 1 Tasse kochendem Wasser übergießen, 10 Minuten ziehen lassen und abseihen. Mehrmals täglich gurgeln oder spülen.
Tinktur: 2 Teelöffel Ringelblumen-Tinktur (aus der Apotheke) auf 1 Tasse Wasser geben, mehrmals täglich gurgeln oder spülen.

❖ Thymiankraut
Teezubereitung: 2 Teelöffel klein geschnittenes Thymiankraut mit 1 Tasse kochendem Wasser übergießen, zugedeckt 5 Minuten ziehen lassen und abseihen. Mehrmals täglich gurgeln oder spülen.
Tinktur: 5 bis 10 Tropfen Thymian-Tinktur in einer Verdünnung 1:10 (aus der Apotheke) in 1 Glas warmes Wasser geben und mehrmals täglich gurgeln oder spülen.

Kaltwasserauszug

❖ Eibischwurzel und -blätter
Anwendung: 1 Esslöffel klein geschnittene Eibischwurzel und -blätter in 1 Tasse kaltes Wasser geben, 1 bis 2 Stunden ziehen lassen, dabei öfter umrühren und abseihen. Ganz kurz bis zum Sieden erhitzen. Mehrmals täglich mit dem frisch hergestellten Auszug gurgeln oder spülen.

Öl

❖ Gewürznelkenöl
In der Zahnheilkunde wird für Zahnfleischentzündungen vor allem das Öl der Gewürznelken eingesetzt. Die entzündeten Stellen mit wenig unverdünntem Nelkenöl mehrmals täglich betupfen (mit einem Wattestäbchen).

Übelkeit und Erbrechen

Johannes Platearius schreibt dem Brechreiz »zahlreiche Ursachen« zu. Vor allem aber nennt er einen »Überfluss an warmen oder kalten Körpersäften, die fließen, weil die Kraft fehlt, sie zu halten«. Odo Magdunensis empfiehlt in seinem ›Macer floridus‹ bei Übelkeit den Fenchel: »Mit Wein genossen, beruhigt er den Brechreiz; mit Wasser sänftigt er die Erhitzung des Magens.« Auf die Minze bezogen schreibt er: »Durch ihren Trunk fördert man die Verdauungskraft; er stärkt den Magen und hält den Brechreiz fern.« Jedoch kannte Odo zum damaligen Zeitpunkt die Pfefferminze noch nicht, er verwendete Ackerminze.
Ein Rezept mit Ingwerpulver, das aus einer Mischung aus Pulvern von asiatischen Wurzelstöcken besteht und bei Übelkeit und Reisekrankheit sinnvoll eingesetzt werden kann, findet sich bei Hildegard von Bingen: »Man nehme Ingwerpulver und zweimal so viel Galgantpulver und halb so viel Zitwerpulver. Nach dem Essen nehme man von dem Pulver in Wein oder auch bevor man sich schlafen legt. Wenn man dies oft tut, wird es dem Magen besser gehn.«

Ursachen und Symptome

Der Brechreiz wird durch das Brechzentrum im Gehirn ausgelöst, das zusammen mit anderen wichtigen Regelmechanismen an der Verlängerung des Rückenmarks sitzt. Das Brechzentrum steht in Verbindung mit den Sinnesorganen – mit den Augen, der Nase, der Zunge und den Nervenenden in der Schleimhaut von Mund, Rachen und Magen, aber auch mit dem Gleichgewichtssinn. Das Auslösen von Übelkeit und Erbrechen durch das Brechzentrum ist ein Schutzmechanismus gegen die Aufnahme von Giftstoffen mit der Nahrung und der Atmung, wie etwa übermäßige Mengen von Fett oder Alkohol. Beim Erbrechen liegt meist zusätzlich eine Störung der Magen- oder Darmtätigkeit vor. Übelkeit kann auch durch Nervosität, psychische Belastung, Seekrankheit, Reisekrankheit oder durch Schwangerschaft verursacht werden.

Strategien der Behandlung

1. **Anregung von Magen und Darm:** Rührt die Übelkeit von einer Verdauungsschwäche her und steht sie im Zusammenhang mit starkem oder vorzeitigem Sättigungsgefühl – also von Magenschwäche oder von einer zu geringen Produktion von Verdauungssäften –, sind Bitterstoffe das ideale Mittel, um Magen und Darm anzuregen.
2. **Hemmung der Entzündung:** Bei der Gastritis ist die durch übermäßiges fettreiches Essen, Alkohol oder verdorbene Nahrungsmittel bedingte akute Magenentzündung leicht behandelbar. Durch ein- bis dreitägiges Fasten und das Trinken von entzündungshemmendem Kamillentee oder brechreizlinderndem Pfefferminztee erholt sich der Magen rasch wieder. Zunächst wird etwas Knäckebrot gegessen und dann allmählich der Magen an die normale Kost gewöhnt.
3. **Ausschließen von schweren Erkrankungen:** Die chronischen Magenentzündungen können z. B. durch bestimmte Bakterien *(Helicobacter)* hervorgerufen sein. Sie können auch im Zusammenhang mit Magengeschwüren und mit Zwölffingerdarmgeschwüren stehen, die man unbedingt ärztlich behandeln lassen sollte.

Welche Heilpflanzen helfen?

- Besonders zu empfehlen sind **Enzian**, Tausendgüldenkraut, Wermut, Angelika, Kümmel und Fenchel, die mit ihren Bitterstoffen die Verdauungssäfte anregen und zu einer rascheren Magenentleerung führen.
- Stehen bei einer akuten Gastritis (verdorbener Magen) der Brechreiz oder Magenkrämpfe im Vordergrund, hat sich die brechreizlindernde und spasmolytische **Pfefferminze** bewährt. Ebenso geeignet ist die entzündungshemmende **Kamille** mit ihren ätherischen Ölen und Flavonoiden. Bei chronischer Gastritis oder bei chronischer Ulkuskrankheit sind regelmäßig durchgeführte Rollkuren mit Kamillentee nützlich.
- Bei chronischer Übelkeit durch Störungen der Leber- und Gallenfunktion – vor allem nach fettem Essen – sind **Artischockenblätter** besonders geeignet. Ihre Bitterstoffe steigern die Produktion der Gallenflüssigkeit und verbessern außerdem die Fettverdauung.
- Ist der Brechreiz durch Nervosität und Stress bedingt oder geht er mit Appetitlosigkeit einher, ist die **Kalmuswurzel** ein probates Mittel. Sie enthält Schleimstoffe zur Linderung der Reizung, aber auch Bitterstoffe, die die Verdauung anregen und zusammen mit dem ätherischen Öl die Sekretbildung fördern.
- Außerdem ist bei Magenbeschwerden infolge übermäßiger Stressbelastung der Einsatz von **Melisse** sinnvoll (siehe Kapitel »Für Psyche und Nerven«).

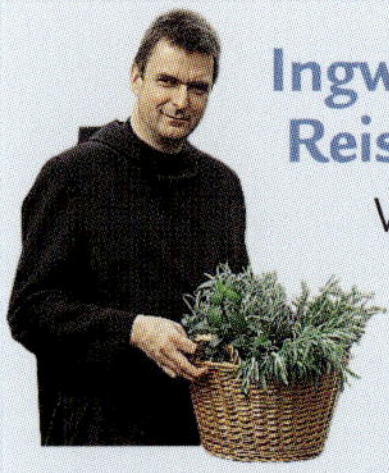

Ingwer gehört ins Reisegepäck

Während langer Fahrten mit dem Schiff in Richtung Afrika oder Asien haben unsere Missionare früher Ingwer zu sich genommen, wenn sie Übelkeit verspürten. Auch wenn Reisen heute wesentlich schneller geht und statt dem Schiff das Flugzeug oder Auto genommen wird, empfehle ich die Ingwerwurzel gegen alle Formen der Reisekrankheit, von Übelkeit bis zu Schwindel und Erbrechen. Die Inhaltsstoffe der Ingwerwurzel - ätherische Öle, besonders die scharf schmeckenden Gingerole und Shogaole - fördern den Speichelfluss und stimulieren die Magennerven. Ingwer erhalten Sie in der Apotheke als klein geschnittene Ingwerwurzel oder als Pulver. Die Wurzel kann man bei Übelkeit direkt kauen.

Die Variante: Man löst 1 Teelöffel des Pulvers in einem Glas Wasser, das man dann trinkt.

Anwendungen, die sich bewährt haben

Gegen Übelkeit und Erbrechen helfen eine Reihe von Heilkräutertees. Um eine bestmögliche Wirkung zu erzielen, sollte man vor der Anwendung den Ursachen der Übelkeit nachgehen und danach die Heilkräuter auswählen (siehe »Welche Heilpflanzen helfen?«, Seite 277). Bei allgemeiner leichter Übelkeit genügt meist ein- bis dreitägiges Fasten.

Tees

❖ Pfefferminzblätter

Statt Pfefferminzblättern kann man auch Kamillenblüten oder Melissenblätter verwenden.

Teezubereitung: 3 Teelöffel Pfefferminzblätter mit 1 Tasse kochendem Wasser übergießen, zugedeckt 10 Minuten ziehen lassen und abseihen. Mehrmals täglich 1 Tasse trinken.

❖ Fenchelfrüchte

Teezubereitung: 1 Teelöffel Fenchelfrüchte, im Volksmund auch Fenchelsamen genannt, im Mörser zerdrücken, mit 1 Tasse kochendem Wasser übergießen, zugedeckt 10 Minuten ziehen lassen und abseihen. Mehrmals täglich 1 bis 2 Tassen trinken.

❖ Kalmuswurzelstock

Teezubereitung: 1 Teelöffel klein geschnittene geschälte Kalmuswurzel mit 1 Tasse kochendem Wasser übergießen, 5 bis 10 Minuten ziehen lassen, danach abseihen und lauwarm vor den Mahlzeiten trinken.

Vorsicht: Kalmus nicht in der Natur sammeln, sondern in der Apotheke kaufen, es gibt Arten, die krebserregende Stoffe enthalten. Nicht in der Schwangerschaft anwenden!

Präparat aus der Apotheke

❖ Artischocken

Zur Behandlung von akuten Problemen, aber auch zur Vorbeugung sind Artischockenblätter derzeit das wirksamste Mittel der Pflanzenheilkunde bei Verdauungsstörungen. Besonders nach fettem Essen sind sie zu empfehlen. Weil die volle Wirkung der Artischockenblätter nur dann sicher gewährleistet ist, wenn die Tagesdosis von 6 g erreicht wird, empfiehlt es sich, auf Fertigpräparate (Dragees, Kapseln, Frischpflanzenpresssaft) zurückzugreifen.

Sodbrennen und Übersäuerung

Johannes Platerarius beschreibt in seinen Therapien verschiedene Formen von Schmerzen, die vom Magen herrühren: »stechenden Schmerz, Durst, Aufrülpsen, welches den Gaumen verbrennt« ferner auch »essigsaures oder säuerliches Aufrülpsen«. Als erstes Mittel dagegen empfiehlt er eine Zubereitung mit Flohsamen und Honig. Außerdem wird geraten, sehr viel Wasser zu trinken. Heute weiß man, dass die Schleimstoffe des Flohsamens ein Übermaß an Magensäure binden sollten.

Ursachen und Symptome

Zur Verdauung der Nahrung wird im Magen neben eiweißspaltenden Enzymen die Magensäure produziert, die u. a. Salzsäure enthält. Während der Magen durch die Magenschleimhaut vor Schädigungen durch die Salzsäure und die Enzyme geschützt ist, hat die davor liegende Speiseröhre diesen Schutz nicht. Damit die Säure nicht in die Speiseröhre gelangen kann, befindet sich kurz vor dem Mageneingang ein Schließmuskel. Er öffnet sich normalerweise nur, wenn Nahrung von der Speiseröhre in den Magen transportiert wird.

Stress, zu viel, zu fettreiches oder zu süßes Essen führt jedoch zu einer Überproduktion an Magensäure. Verstärkt wird dies durch Rauchen, Kaffee und Alkohol. Zu viel Säure bildet zusammen mit den eiweißspaltenden Enzymen einen aggressiven Verdauungssaft und kann eine Reihe von Beschwerden hervorrufen. Mediziner bezeichnen dies als Übersäuerung oder säurebedingte Magen-Darm-Beschwerden.

Bei Sodbrennen ist der Schließmechanismus im Magen gestört, sodass Magensäure in die Speiseröhre zurückfließt. Dies macht sich vor allem nach Mahlzeiten durch brennende Schmerzen hinter dem Brustbein bemerkbar.

Ist die Säurebildung andauernd erhöht, wird schließlich die schützende Schleimhautschicht im Magen und Zwölffingerdarm angegriffen. Die Folge sind Entzündungen (siehe auch Seite 281). Sind auch tiefer gelegene Schichten der Speiseröhrenwand betroffen, können sich Geschwüre bilden, die durch eine Infektion des Magens mit dem Bakterium *Helicobacter pyloris* verschlimmert werden. Da dabei lebensbedrohliche Blutungen auftreten können, muss bei Verdacht auf ein Magen- oder Zwölffingerdarmgeschwür ein Arzt hinzugezogen werden.

Medikamentöse Säureblocker lindern säurebedingte Beschwerden zwar vorübergehend, bringen auf Dauer aber neue Beschwerden mit sich, insbesondere wenn sie abgesetzt werden.

Strategien der Behandlung

1. **Sanfte Säurebindung:** Eine besondere Heilerde ist in der Lage, Magensäure und sogar die bitteren Gallensäuren zu neutralisieren und zu binden. Auch pflanzliche Schleime (z. B. auch Haferschleim) und Ballaststoffe können die Säure natürlich und wirksam binden.
2. **Entzündungshemmung:** Außerdem geht es darum, die Entzündung an den Wänden von Speiseröhre, Magen oder Darm einzudämmen und die Schmerzen zu lindern.
3. **Gesunde Lebensweise:** Bei nächtlichem Sodbrennen ist oft eine leichte Hochlagerung des Oberkörpers hilfreich. Ansonsten ist durch gesunde Lebensweise (Meiden von Stress, Nikotin, Alkohol, säurelockenden Speisen) der Übersäuerung vorzubeugen. Übergewicht sollte abgebaut werden, um den Druck vom Bauch nach oben zu verringern.

Welche Heilpflanzen helfen?

- Bei der Behandlung von Sodbrennen kommt der **Süßholzwurzel** eine besondere Bedeutung zu, da sie im Bereich der Speiseröhre ausgezeichnet entzündungshemmend und schmerzlindernd wirkt. Sie fördert auch die Wundheilung und die Bildung eines Schutzfilms im Bereich des Magens.
- **Kamillenblüten** enthalten entzündungshemmende Stoffe, ätherische Öle und Flavonoide und können so Entzündungen und Schmerzen hemmen.

Anwendungen, die sich bewährt haben

Zur Behandlung von säurebedingten Beschwerden mit Heilpflanzen haben sich Tees, eine Rollkur und die Kombination mit Heilerde bewährt.

Tees

❖ Süßholzwurzel

Teezubereitung: 1 gestrichenen Teelöffel zerkleinerte Süßholzwurzel mit 1 Tasse kochendem Wasser übergießen, 15 bis 20 Minuten ziehen lassen und abseihen. 3- bis 5-mal täglich 1 Tasse langsam, in kleinen Schlucken trinken. Man kann die zerkleinerte Süßholzwurzel auch mit 1 Tasse kaltem Wasser ansetzen, kurz aufkochen und abseihen.
Alternative: Zur Sicherung der Dosierung ist Süßholzwurzel auch als Extrakt erhältlich.
Vorsicht: Die tägliche Dosis darf nicht mehr als 15 g betragen. Ohne ärztliche Beratung sollte Süßholzwurzel nicht länger als einen Monat eingenommen werden.

❖ Kamillenblüten

Teezubereitung: 1 gehäufter Esslöffel Kamillenblüten mit 1 Tasse kochendem Wasser übergießen, zugedeckt 10 Minuten ziehen lassen und abseihen. Den Tee langsam und ungesüßt trinken. In akuten Fällen alle 30 Minuten oder jede Stunde 1 Tasse trinken, sonst 3 bis 4 Tassen täglich zu sich nehmen.

❖ Teemischung

Diese wohlschmeckende Teemischung wirkt entzündungshemmend.
Zusammensetzung: 30 g Süßholzwurzel sowie 40 g Kamillenblüten, 10 g Pfefferminzblätter und 20 g Melissenblätter.
Teezubereitung: 1 gehäuften Teelöffel der Teemischung mit 1 Tasse kochendem Wasser übergießen, 5 Minuten kochen lassen und abseihen. Jeweils nach den Mahlzeiten 1 Tasse trinken.

Rollkur

❖ Kamillenblüten

Eine Rollkur, bei der die gesamte Magenschleimhaut mit dem Kamillensud in Kontakt kommt, hat eine noch stärkere Wirkung als der Tee.
Anwendung: 5 Esslöffel Kamillenblüten mit 1 Liter heißem Wasser übergießen, zugedeckt 5 bis 10 Minuten ziehen lassen und abseihen. Am Morgen nüchtern 2 Tassen Kamillentee warm trinken. Anschließend 10 Minuten auf den Rücken legen, dann jeweils 10 Minuten auf die rechte und 10 Minuten auf die linke Seite, zuletzt noch 10 Minuten auf den Bauch legen.

Heilerde

❖ Kamillen-Tinktur

Um die positive Wirkung der Heilerde zu verstärken, kann man sie mit Kamillen-Tinktur mischen.
Anwendung: 1 Teelöffel Heilerde mit 1 Teelöffel Kamillen-Tinktur in ein Glas Wasser geben, kräftig umrühren und trinken. Bei Bedarf (immer dann, wenn die Beschwerden auftreten) mehrmals täglich anwenden.

Magenschleimhautentzündung

Wenn Appetitlosigkeit mit Schmerzen in der Magengegend und Übelkeit bis hin zum Erbrechen auftrat – die typischen Anzeichen eines Magengeschwürs –, dann ging man im Mittelalter davon aus, dass der Magen »erkaltet« ist. Dadurch wird die Speise nicht richtig »verkocht«. Außerdem zieht sich der Magen durch die Kälte zusammen. Der Leidende verspürt deshalb keinen Appetit, weil es kein großes Loch zu füllen gibt, er fühlt sich »innerlich zusammengeschnürt«. Die Kälte entsteht nach dieser Vorstellung meist durch zu viel Schleim, der kalt und feucht ist. Daher spricht man auch von dem »slimigen Magen«, der obendrein mit »fauligem Blut« belastet sein kann wie beispielsweise im ›Elsässischen Arzneibuch‹. Wenn jemand »innerlich zusammengeschnürt wurde«, greift die Äbtissin Hildegard von Bingen zur Schafgarbe: Sie rät pulverisierte Schafgarbe in warmem Wasser zu trinken. »Und wenn es einem dann besser geht, nehme man dieses Pulver in warmem Wein.« Wenn Hildegard hier Krämpfe infolge von Magenschleimhautentzündung mit einbegriff, lag sie gar nicht schlecht.

Ursachen und Symptome

Die Magenwand wird von zwei Barrieren – einer Schleimhaut und einer darunter liegenden Schicht mit regenerationsfähigen Zellen – vor dem aggressiven Verdauungssaft aus Salzsäure und eiweißspaltenden Enzymen geschützt.

Unregelmäßiges oder übermäßiges Essen, verdorbene Speisen, Alkohol, Nikotin, aber auch Arzneimittel (z. B. Schmerz- oder Rheumamittel) führen zu einem Ablösen der schützenden Schleimhautschicht. Werden diese Auslöser gemieden, regeneriert sich die Schleimhautschicht sehr schnell, sodass die akute Magenschleimhautentzündung (Gastritis) wieder abheilen kann.

Die akute Gastritis wird – vor allem nach dem Essen – von krampfartigen Oberbauchbeschwerden, Übelkeit und fauligem Aufstoßen begleitet. Manchmal treten auch Durchfall und Appetitlosigkeit auf. Die Zunge kann weiß belegt sein. Die Ursachen einer akuten Gastritis müssen durch eine **ärztliche Untersuchung** geklärt werden, um die Entstehung einer chronischen Gastritis zu verhindern. Bei 10 Prozent der Patienten mit chronischer Gastritis ging diese aus einer akuten Gastritis hervor.

Weitaus bedeutsamer ist das Bakterium *Helicobacter pylori* als Ursache für chronische Gastritis, die sich zu einem gutartigen – in späterem Stadium auch bösartigen Zwölffingerdarm- oder Magengeschwür weiterentwickeln kann. Die chronische Gastritis ist häufig symptomfrei und tritt nur manchmal wie die akute Gastritis in Erscheinung. Jeder Patient mit Gastritis sollte regelmäßig gastroskopisch untersucht werden, um Veränderungen zu beobachten.

Strategien der Behandlung

Ein Magengeschwür gehört nicht in den Bereich der Selbstmedikation. Es muss eine gründliche Untersuchung durch einen Arzt erfolgen.

1. **Linderung der Beschwerden:** Heilpflanzen können dennoch zur Linderung der Schmerzen und Heilung einer akuten Gastritis beitragen, etwa indem sie die angegriffene Schleimhaut des Magens schützen.
2. **Keimhemmung:** Daneben ist es sinnvoll, mit entzündungs- und keimhemmenden Mitteln den Heilungsprozess zu unterstützen.

3. Gesunde Ernährung: Weder kalte noch heiße Getränke zu sich nehmen und auf Alkohol, Nikotin und scharf gewürzte Speisen ganz verzichten. Auch sehr Süßes und Saures kann die Beschwerden verstärken. Die Nahrung sollte vorwiegend aus Kartoffeln, Gemüse und Obst bestehen.

Welche Heilpflanzen helfen?

- **Kamillenblüten** und das Kraut sowie die Blüten der **Schafgarbe** haben entzündungs- und keimhemmende Stoffe. Zudem wirken sie durchblutungsfördernd und krampflösend und können so auch die Schmerzen lindern.
- Für die Magenschleimhaut kommen weiterhin Schleimstoffe (Muzilaginosa) zum Einsatz, die an die Magenwand einen Schutzfilm anlegen. Schleim in ausreichenden Mengen bietet dafür nur der **Leinsamen**.

Anwendungen, die sich bewährt haben

Mit Heilkräutern in Tees oder als Schleimkur kann die Magenschleimhautentzündung unterstützend behandelt werden.

Tees

Kamillenblüten

Teezubereitung: 1 gehäufter Esslöffel Kamillenblüten mit 1 Tasse kochendem Wasser übergießen, zugedeckt 10 Minuten ziehen lassen, abseihen. Den Tee langsam und ungesüßt trinken; in akuten Fällen alle 30 Minuten oder jede Stunde 1 Tasse, ansonsten 3 bis 4 Tassen täglich.

Schafgarbenkraut und -blüten

Teezubereitung: 2 gehäufte Teelöffel Schafgarbenkraut und -blüten mit 1/2 Liter kochendem Wasser übergießen, 15 Minuten ziehen lassen und abseihen. 30 Minuten vor den Mahlzeiten 1 Tasse ganz langsam trinken. Bis zu 5 Tassen täglich zu sich nehmen.

Schleimkur

Leinsamen

Zubereitung: 2 bis 3 Esslöffel geschroteten oder zerkleinerten Leinsamen in 1/2 Liter Wasser einweichen, am besten über Nacht ziehen lassen. Dann kurz aufkochen und durch ein feines Sieb oder Tuch seihen. Den Schleim warm und über den Tag verteilt langsam trinken. Während einer Leinsamenkur muss viel getrunken werden. Empfohlen wird eine Flüssigkeitszufuhr von etwa 2 Liter am Tag.

Reizmagen

Der Magenschmerz entsteht aus vielen Ursachen: aus auflösender und ausdehnender Wärme, aus zusammenzwingender Kälte, aus warmem oder kaltem Körpersaft, aus auflösender und ausdehnender Windblähung, aus einem drückenden, behindernden Eitergeschwür.« So leitet Johannes Platearius sein Kapitel über die Magenschmerzen ein. Odo Magdunensis empfiehlt bei Magen-Darm-Beschwerden neben Dill, Lavendel, Minze und Melisse besonders den Galgant. Hildegard von Bingen hebt die Fenchelfrüchte hervor. Im ›Elsässischen Arzneibuch‹ aus dem frühen 15. Jahrhundert wird ein Rezept aus Ingwer-, Enzianwurzel und Galgant bei Magenproblemen offeriert: »Ingwer und Enzian gleich viel sowie ein wenig Galgantpulver werden vermischt und mit einem zerkleinerten Stück Brot in Wein eingelegt. Das soll man jeden Morgen essen.«

Ursachen und Symptome

Bei dem Reizmagen – auch funktionelle Magenbeschwerden oder dyspeptische Beschwerden genannt – handelt es sich um Verdauungsstörungen, die nicht auf konkret fassbare organische Erkrankungen zurückgehen. Sie werden dem oberen Teil des Verdauungstrakts zugeordnet. Die Beschwerden hängen insofern mit der Nahrungsaufnahme zusammen, als sie vor oder nach dem Essen verstärkt oder abgeschwächt werden. Sie äußern sich in vorzeitigem Völlegefühl, saurem Aufstoßen, Sodbrennen, Übelkeit und Brechreiz, aber auch in diffusen Bauchschmerzen und Blähsucht. Diese Beschwerden treten besonders häufig in Stress-Situationen auf. Nicht selten liegt zusätzlich ein Reizdarmsyndrom (*Colon irritabile*, siehe Seite 285) vor.

Mögliche Ursachen sind eine zu langsame Magenentleerung und ein zu langsamer Transport in den Dünndarm. Es kann aber auch ein Problem in der fein abgestimmten Zufuhr von Verdauungssäften vorliegen oder ein Zusammenhang mit einer Störung der Darmflora bestehen. Bei seelischen Belastungen wie Trauer, Stress oder Depressionen wird ein Stoff freigesetzt (Somatostatin), der die Arbeit von bestimmten Zellen (G-Zellen) in der Magenwand unterdrückt, wodurch weniger Magensaft produziert und die Motilität gebremst wird. Auch die Bildung von Gallensäuren kann dadurch gehemmt werden, sodass zu wenig Verdauungssäfte zur Verfügung stehen. Ebenso können die Unverträglichkeit bestimmter Speisen, Getränke oder Medikamente sowie Tabakgenuss Ursachen des Reizmagens sein. Die Beschwerden beeinträchtigen nicht nur die Befindlichkeit nachhaltig, sie können auch Folgeschäden nach sich ziehen. So kann eine Veränderung der Gallenzusammensetzung daraus resultieren, wobei sich Gallensteine bilden. Die Beschwerden des Reizmagens ähneln sehr den Symptomen anderer schwerwiegender Krankheiten wie Entzündungen und Geschwüre in der Speiseröhre, im Magen oder im Dünndarm. Diese können, wenn sie über lange Zeit unbehandelt bleiben, zu lebensgefährlichen Krisen führen, etwa zu Magenblutungen bei den Geschwüren (Ulcera). Deshalb muss eine ärztliche Diagnose Klarheit schaffen.

Strategien der Behandlung

Je nach Ursache der Beschwerden müssen hier unterschiedliche Behandlungsstrategien angewendet werden:

1. **Anregung von Magen und Darm:** Der »träge« Magen und Darm müssen wieder in die richtige Bewegung gebracht werden. Dies erreicht man durch körperliche Bewegung und durch Stoffe, die die Magen- und die Darmwände anregen.
2. **Anregung der Verdauungssäfte:** Daneben müssen die Zellen in Magenwand, Leber und Pankreas stimuliert werden, damit sie wieder genügend Verdauungssäfte produzieren. Werden die Beschwerden durch eine gesteigerte Produktion von Magensäure hervorgerufen, wäre diese Maßnahme jedoch völlig verkehrt. Hier muss man vorgehen wie bei Magengeschwüren (*Ulcera*, siehe Seite 281) und die Schleimhaut schützen sowie entzündungs- und keimhemmende Mittel geben.
3. **Linderung von säurebedingten Beschwerden:** Bei vielen Menschen regt Stress eher die Bildung von Magensäure an, wodurch die Magenwand gereizt wird und sich enzündet (Gastritits) und Beschwerden bis hin zum Geschwür entstehen können. In diesem Fall sollten die Verdauungssäfte keinesfalls angeregt werden, sondern im Gegenteil mit Heilpflanzen gebunden werden (siehe Seite 279).
4. **Umstellung der Ernährung:** Um dauerhaft beschwerdefrei zu werden, besteht ein drittes Ziel darin, die Ernährungsgewohnheiten

umzustellen. Denn eine ungünstige Ernährungsweise ist die mit Abstand häufigste Ursache eines Reizmagens. Im Vordergrund steht dabei eine möglichst fettarme Ernährung und dass man bewusst und in Ruhe isst – wie das bereits die Mönche mit ihren festen Essenszeiten getan haben. Auch auf Abwechslung, Ballaststoffe und Vitamine sollte man bei der Auswahl der Lebensmittel achten.

Welche Heilpflanzen helfen?

- Dabei spielen vor allem solche Pflanzen eine zentrale Rolle, die Bitterstoffe und die Bitterstoff-Gerbstoff-Kombinationen besitzen. Diese Stoffe stellen **Artischockenblätter** bereit. Sie vermindern außerdem das Cholesterin und beugen auf diese Weise Arteriosklerose und Gallensteinen vor.
- Die ätherischen Öle von **Angelikawurzel**, Fenchel- und Kümmelfrüchten sowie Melisse wirken krampflösend, antibakteriell und fördern die Peristaltik (Magen- und Darmbewegung).
- Bei gallenassoziierten Verdauungsbeschwerden ist **Erdrauch** ein probates Mittel. Er enthält Alkaloide, die im Grunde giftig sind; in ganz geringen Maßen sind diese nützlich, etwa um Krämpfe zu lösen oder den Fluss von Sekreten der Galle anzuregen.
- Eine bei Magenproblemen sehr nützliche Mischung von Bitter- und Scharfstoffen besitzen die Wurzelstöcke der **Ingwergewächse**, Pflanzen, die nicht in Europa beheimatet sind, aber dennoch bereits von der Klostermedizin genutzt wurden. Ingwerwurzelstock fördert den Speichelfluss und die Kontraktionen von Magen und Darm (Peristaltik).
- Eine weitere traditionsreiche Pflanze für die Behandlung von Reizmagen ist der **Galgant**. Für den Galgantwurzelstock sind krampflösende und antibakterielle sowie entzündungshemmende Wirkungen nachweisbar.

Anwendungen, die sich bewährt haben

Dyspeptische Beschwerden sind eines der klassischen Anwendungsgebiete der Klosterheilkunde, denn es gibt eine Fülle pflanzlicher Mittel, die die Produktion und den Fluss der Galle fördern und die Sekretion in Magen und Darm anregen. Die Kräuter werden hier vorwiegend als Tees, Tinkturen oder Öl eingesetzt.

Tees, Tinkturen und Öle

Kümmelfrüchte

Teezubereitung: 1 bis 2 Teelöffel Kümmelfrüchte im Mörser zerdrücken, mit 1 Tasse kochendem Wasser übergießen, zugedeckt 10 Minuten ziehen lassen und abseihen. 3-mal täglich 1 Tasse zu den Mahlzeiten warm trinken.

Öl: 2 bis 3 Tropfen in etwas Wasser oder besser Milch geben und zu den Mahlzeiten einnehmen.

Fenchelfrüchte

Teezubereitung: 1 Teelöffel Fenchelfrüchte im Mörser zerdrücken, mit 1 Tasse kochendem Wasser übergießen, zugedeckt 10 Minuten ziehen lassen und abseihen. 2- bis 3-mal täglich 1 Tasse trinken.

Angelikawurzel

Teezubereitung: 2 gehäufte Teelöffel zerkleinerte Angelikawurzel mit 1/4 Liter kaltem Wasser übergießen, zum Kochen bringen, 2 Minuten ziehen lassen und abseihen. Hiervon 2 bis 3 Tassen täglich schluckweise und lauwarm trinken.

Melissenblätter

Die beruhigende und leicht verdauungsfördernde Wirkung ist vor allem bei nervös bedingten Verdauungsstörungen hilfreich. Zur besseren Anregung der Verdauung mit Fenchel- oder Anisfrüchten mischen.

Teezubereitung: 2 Teelöffel Melissenblätter mit 1 Tasse kochendem Wasser übergießen, zugedeckt 5 bis 10 Minuten ziehen lassen, abseihen. Mehrmals täglich zu und nach den Mahlzeiten trinken.

❖ Erdrauchkraut

Teezubereitung: 1 Teelöffel Erdrauchkraut mit 1/4 Liter Wasser übergießen, zum Kochen bringen, 10 Minuten ziehen lassen und abseihen. 3-mal täglich 1 Tasse trinken.

❖ Schöllkraut

Teezubereitung: 2 Teelöffel Schöllkraut mit 1/4 Liter kochendem Wasser übergießen, 10 Minuten ziehen lassen und abseihen. 2- bis 3-mal täglich 1 Tasse trinken.

❖ Lavendelblüten

Teezubereitung: 1 bis 2 Teelöffel Lavendelblüten mit 1 Tasse kochendem Wasser übergießen, zugedeckt 5 bis 10 Minuten ziehen lassen und abseihen. 1 Tasse nach den Mahlzeiten trinken. Auch in diesem Falle ist eine Kombination mit stärker verdauungsfördernden Mitteln empfehlenswert.

❖ Ingwerwurzelstock

Teezubereitung: 1 Teelöffel grob gepulverte Ingwerwurzel mit 1 Tasse heißem Wasser übergießen, zugedeckt 5 bis 10 Minuten ziehen lassen und abseihen. 1 Tasse vor den Mahlzeiten trinken bzw. 30 Minuten vor Reiseantritt.

Tinktur: 20 Tropfen Ingwer-Tinktur in einer Verdünnung 1:5 (aus der Apotheke) in 1/2 bis 1 Glas Wasser 1/2 Stunde vor den Mahlzeiten trinken.

❖ Galgantwurzelstock

Teezubereitung: 1 Teelöffel fein geschnittene oder gepulverte Galgantwurzel mit 1 Tasse kochendem Wasser übergießen, zugedeckt 5 bis 10 Minuten ziehen lassen und abseihen. 1/2 Stunde vor den Mahlzeiten 1 Tasse trinken.

Tinktur: 10 Tropfen Galgant-Tinktur in einer Verdünnung 1:10 (aus der Apotheke) in 1 Glas warmem Wasser in 5 bis 6 Schlucken vor dem Essen einnehmen.

Saft

❖ Artischockenblätter

Zur Behandlung von akuten Problemen, aber auch zur Vorbeugung ist ein Extrakt aus den Artischockenblättern sehr wirksam.

Frischpflanzenpresssaft: 1 Esslöffel Saft zusammen mit einem Glas Wasser etwa 1/2 Stunde vor den Mahlzeiten einnehmen.

Reizdarm

Tenasmon ist eine Krankheit, bei der ein Mensch Stuhldrang hat und nicht kann. Dies kommt von starken Arzneimitteln oder wenn der Mensch im Leib zu sehr erkaltet ist.« Auf diese Art und Weise beschreibt der Arzt des Würzburger Dietrichspitals, Ortolf von Baierland, im ausgehenden 13. Jahrhundert den Reizdarm.

Ursachen und Symptome

Nach heutiger Erkenntnis handelt es sich beim Reizdarm um eine Darmstörung ohne organisch erkennbare Ursache. Der Arzt spricht in diesem Fall von »funktionellen Beschwerden«. Wahrscheinlich zählen psychische Belastung, Übererregbarkeit oder ungünstige Ernährung zu den Auslösern. Symptome sind im Zusammenhang mit Stuhldrang auftretende, oft krampfartige Bauchschmerzen und Verstopfung oder Durch-

fall bzw. ein Wechsel zwischen einer Verstopfung und Durchfall.
Etwa ein Drittel der Patienten mit funktionellen Magen-Darm-Beschwerden haben sowohl Reizdarm- als auch Reizmagenbeschwerden. Die Diagnose sollte vom Arzt gestellt werden, um organische Krankheiten auszuschließen.

Strategien der Behandlung

Eine unmittelbare Behandlung des Reizdarms ist mit den Mitteln der Klosterheilkunde nicht möglich. Man kann jedoch die sehr unangenehmen Symptome wie Bauchschmerzen und den Wechsel von Durchfall und Verstopfung mit pflanzlichen Mitteln therapeutisch unterstützen und so die Beschwerden lindern.

1. Schmerzlinderung: Die Schmerzen und die Blähungen können mit krampflösenden und blähtreibend wirkenden Kräutertees behandelt werden.
2. Stuhlregulation: Bei Reizdarm mit Verstopfung (Obstipation) und Durchfall *(Diarrhöe)* – oft im Wechsel – werden Quellstoffe eingesetzt, die den Stuhl regulieren können.

Welche Heilpflanzen helfen?

- **Fenchel**, Kümmel, Pfefferminze und Kamille zählen mit ihren ätherischen Ölen zu den Mitteln der ersten Wahl. Sie wirken krampflösend und blähungstreibend. In einigen Untersuchungen hat sich magensaftresistent verkapseltes Minzöl als recht wirksam erwiesen.
- Eine Regulierung der Darmtätigkeit kann mit **Indischen Flohsamenschalen** erreicht werden. Ihre Quellstoffe füllen den Darm und regen so zu einer gleichmäßigen Darmtätigkeit an. Daneben haben sie auch eine reinigende Wirkung – sie putzen sozusagen durch und binden überschüssiges Wasser bei zu dünnflüssigem Darminhalt.
- **Leinsamen** wirkt als Abführmittel. Der an der Darmoberfläche sitzende Schleim soll die Gleitfähigkeit verbessern und die Darmkontraktion anregen. Außerdem wirkt Leinsamen als Füllstoff, der den Durchgang des Speisebreis durch den Dickdarm beschleunigt.
- In der Erfahrungsheilkunde wird hier auch die **Kalmuswurzel** mit ihren krampflösenden und reizlindernden Eigenschaften eingesetzt.

Anwendungen, die sich bewährt haben

Hilfreich ist regelmäßiges Trinken von Teezubereitungen aus Pflanzen mit hohem Gehalt an ätherischen Ölen.

Tees

Fenchelfrüchte

Teezubereitung: 1 Teelöffel Fenchelfrüchte, im Volksmund auch Fenchelsamen genannt, im Mörser zerdrücken, mit 1 Tasse kochendem Wasser übergießen, zugedeckt 10 Minuten ziehen lassen, abseihen. Mehrmals täglich 1 bis 2 Tassen trinken.

Kümmelfrüchte

Teezubereitung: 1 bis 2 Teelöffel Kümmelfrüchte im Mörser zerdrücken, mit 1 Tasse kochendem Wasser übergießen, zugedeckt 10 Minuten ziehen lassen und abseihen. Täglich 3-mal 1 Tasse warm zu den Mahlzeiten trinken.

Pfefferminzblätter

Teezubereitung: 3 Teelöffel Pfefferminzblätter mit 1 Tasse kochendem Wasser übergießen, zugedeckt 10 Minuten ziehen lassen und danach abseihen. Mehrmals täglich 1 Tasse trinken.

Teemischung

Diese milde Teemischung wirkt besonders krampflösend und reizlindernd.

Zusammensetzung: 30 g Fenchelfrüchte, 30 g Pfefferminzblätter und 30 g Kalmuswurzel.
Teezubereitung: 1 Teelöffel der Teemischung mit 1 Tasse kochendem Wasser übergießen, zugedeckt 5 bis 10 Minuten ziehen lassen und dann abseihen. 2- bis 3-mal täglich 1 Tasse warmen (nicht heißen) Tee schluckweise trinken.

Quell- und Ballaststoffe

❖ Indische Flohsamenschalen

Anwendung: 5 g Indische Flohsamenschalen zusammen mit 1 Glas Wasser einnehmen – vor den Mahlzeiten, wenn man den Appetit zügeln will. Ansonsten kann man Flohsamenschalen auch nach einer Mahlzeit einnehmen. In jedem Fall aber mindestens 1/4 bis 1/2 Liter Flüssigkeit nachtrinken, damit die Flohsamen dann im Darm nachquellen können.
Wichtig: Flohsamenschalen immer nur mit ausreichend Flüssigkeit einnehmen, mindestens 1/2 Liter; etwaige andere Arzneimittel erst eine Stunde später einnehmen, da durch den Schleim der Flohsamen ihre Resorption verhindert werden kann.
Vorsicht: Nicht anwenden bei Darmverschluss!

❖ Leinsamen

Zubereitung: 2 bis 3 Esslöffel geschrotete oder zerkleinerte Leinsamen in 1/2 Liter Wasser einweichen, am besten über Nacht. Dann kurz aufkochen und durch ein feines Sieb oder durch ein Tuch seihen. Den Schleim warm über den Tag verteilt langsam trinken. Während einer Leinsamenkur muss zusätzlich viel getrunken werden, etwa 2 Liter am Tag.

Präparat aus der Apotheke

❖ Pfefferminzöl

Anwendung: Der Pfefferminztee ist meist nicht wirkungsvoll genug für die Anwendung bei Reizdarm. Das Pfefferminzöl muss deshalb in magensaftresistenten Gelatinekapseln eingenommen werden, da die Wirkstoffe die Magenfunktion stören und zu Sodbrennen führen können. Die Anwendung erfolgt gemäß Beipackzettel.

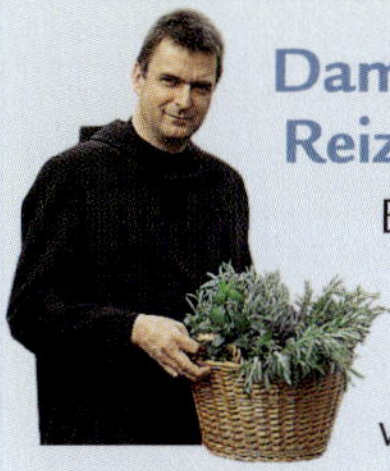

Dampfkompressen bei Reizdarmbeschwerden

Eine alte wunderbare Möglichkeit, die in den Klöstern geübt wurde und besonders wirkungsvoll zur Bekämpfung der Beschwerden bei Reizdarm ist, ist die Dampfkompresse. Dabei geht es wie bei den heißen Wickeln ausschließlich um die Zufuhr eines größtmöglichen Quantums feuchter Wärme. Für die Dampfkompresse benötigt man: ein nicht zu großes Leinentuch als Innentuch sowie ein Zwischentuch, ein Wolltuch, eine Schüssel mit heißem Wasser, ein Frottiertuch als Auswringtuch und eine Wärmflasche. Zunächst bereitet man eine Wärmflasche mit heißem Wasser und legt das Zwischentuch auf die heiße Wärmflasche. Danach faltet man mehrfach das Innentuch und übergießt dieses mit kochendem Wasser (dem Wasser kann man 5 Tropfen Melissenöl beifügen, das zusätzlich krampflösende und beruhigende Eigenschaften beisteuert). Das Innentuch wringt man nun in dem Frottiertuch so stark wie nur möglich aus. Dann legt man das Innentuch in das vorgewärmte Zwischentuch und packt es damit gut ein. Danach begibt man sich ins Bett, legt sich dabei auf das Wolltuch und legt die Kompresse mit der heißen Seite auf den Bauch. Nun wickelt man das Wolltuch fest um den Körper.
Die Auflage lässt man so lange wirken, wie sie als angenehm empfunden wird. Nach Abnahme der Auflage ist es angeraten, noch einige Zeit warm und ruhig im Bett liegen zu bleiben.

Verstopfung

In den ›Causae et curae‹ spricht Hildegard von Bingen davon, dass sich »bestimmte Speisen im Menschen verhärten«. Eigentlich müsste man statt von »verhärten« von »eindicken« und »eintrocknen« sprechen. Denn genau dies geschieht, wenn der Rest des Speisebreis zu lange im Dickdarm bleibt, etwa weil man den Stuhlgang unterdrückt oder weil man lange eingeklemmt sitzt, etwa auf Reisen. Der Dickdarm entzieht dabei dem restlichen Brei, dem Fäzes, immer mehr Flüssigkeit. So bleibt er im Menschen, »und daher leidet er Schmerzen«, schließt Hildegard diese Ausführungen.

Das ›Elsässische Arzneibuch‹ warnt: »Wer den Drang zum Stuhlgang hat und dem nicht nachgeht, der wird bald unter Verstopfung leiden.« Dieselbe Handschrift erzählt eine alte Fabel von Hippokrates: Eines Tages stand Hippokrates am Meer und sah einen Vogel, der Verstopfung hatte; dieser Vogel brachte mit seinem Schnabel Wasser aus dem salzigen Meer hinten hinein (ähnlich einem Einlauf). Aus dieser Beobachtung aus der Tierwelt leitete Hippokrates ab, dass er den Leuten mit gesalzenem Wasser helfen konnte.

Ursachen und Symptome

Eine krankhafte Verstopfung liegt seltener vor, als viele meinen. Bei einer Verstopfung muss man zwischen zu seltenem Stuhlgang und zu hartem Stuhl unterscheiden. Eine Stuhlentleerung, die nur alle zwei bis drei Tage erfolgt, gilt heute noch als normal. Allerdings kann der Stuhlgang bei entsprechender Verhärtung des Stuhls lästig und schmerzhaft sein – insbesondere wenn man zudem an Hämorrhoiden leidet. Obstipation kann als Nebenwirkung eines Arzneimittels auftreten, oder auch bei bestimmten Erkrankungen. Falls keine organischen Erkrankungen nachweisbar sind, spricht man von einer **habituellen Obstipation**, es liegt somit lediglich eine funktionelle Störung der Verdauungsorgane vor. Diese Verstopfung wird durch Bewegungsmangel, oberflächliche Atmung, eine ballaststoffarme Kost oder starke Schweißproduktion ohne ausreichende Flüssigkeitszufuhr (wie bei Sport und Sauna) gefördert. Sie tritt vor allem bei älteren Menschen auf, die infolge eines herabgesetzten Durstempfindens oft zu wenig Flüssigkeit aufnehmen.

Eine **chronische Obstipation** ist lästig. In häufigen Fällen ist eine Entleerung nur mit chemischen Abführmitteln oder Einläufen möglich. Patienten mit **spastischer Obstipation** sind oft schlank und nervös. Bei ihnen ist das »Stuhlfesthalten« eher ein Symptom psychischer Probleme. Patienten mit Angstneurosen leiden oft an dieser Verstopfungsform.

Strategien der Behandlung

1. **Quellmittel:** Eine einfache und harmlose Methode, die den Stuhlgang fördert, folgt einem mechanischen Prinzip: Man nimmt Quell- und Ballaststoffe mit viel Flüssigkeit ein. Das sich bildende Gemisch oder Gel gelangt unverdaut in den Dickdarm, sodass dieser durch die Dehnung und Gewichtszunahme gereizt wird. Die Quellstoffe werden durch Bakterien im Dickdarm zersetzt und geben das gebundene Wasser frei, womit eine ähnliche stuhlfördernde Wirkung erreicht wird wie bei einem Einlauf.
2. **Das Verhindern des Stuhleintrocknens:** Eine zweite Möglichkeit ist der Einsatz von Stoffen, die das Eintrocknen des Stuhls verhindern, wie die Anthranoide (siehe Seite 289).
3. **Das Vermeiden von Darmträgheit:** Bei einer falschen Behandlung der Verstopfung kann

man leicht in einen Teufelskreis kommen: Stark wirkende Abführmittel könnten den Darm noch träger machen, als er bereits ist, und führen so zu Abhängigkeit.

Welche Heilpflanzen helfen?

- Das ideale natürliche Füllmittel (Ballaststoff) ist der **Leinsamen**, der vor allem bei einer leichten chronischen Obstipation hilfreich wirkt. Eine regelmäßige Anwendung beugt Darmbeschwerden vor.
- Das wirkungsvollste Quellmittel sind **Indische Flohsamen**, noch stärker wirken jedoch die **Indischen Flohsamenschalen**. Die Flohsamen(schalen) quellen bei ausreichender Flüssigkeitszufuhr im Magen auf das 10- bis 15-Fache auf – Indische Flohsamenschalen bis auf das 100-Fache. Das entstehende Gel kann die Resorption von Cholesterin und Zucker verzögern, was bei Patienten mit erhöhten Cholesterinwerten oder Neigung zu Zuckerkrankheit nützlich ist. Das Gel erhöht durch sein Volumen Füllungsdruck und Dehnungsreiz in der Wand des Darms und fördert damit die Darmbewegungen. Im Dickdarm wird das Gel durch Darmbakterien zersetzt und das gebundene Wasser dabei freigegeben; das macht den Stuhl weicher und fördert damit den Stuhldrang. Allerdings entsteht hierbei zudem Gas. Interessanterweise helfen Flohsamen auch bei Durchfall, weil sie sehr viel Flüssigkeit aufnehmen können.
- Mehrere pflanzliche Abführmittel besitzen Wirkstoffe, sogenannte Anthranoide, die die Wasserresorption im Dickdarm hemmen. Das heißt, der Stuhl bleibt weich und kann somit wesentlich leichter ausgeschieden werden. **Aloe** hat den höchsten Anteil an Anthranoiden, aber auch die Rhabarberwurzel, die Faulbaumrinde sowie Sennesblätter und -früchte besitzen diese Stoffe.

Anwendungen, die sich bewährt haben

Zur Behandlung von Verstopfung werden vor allem Ballaststoffe, aber auch Kräutertees eingesetzt. Darüber hinaus ist es wichtig, möglichst viel zu trinken (empfohlen werden 2 Liter am Tag). Wenn eine Ernährungsumstellung oder die genannten Mittel keinerlei Wirkung erzielen konnten, ist das zweite Mittel der Wahl der Aloe-Extrakt.

Ballaststoffe

Leinsamen

Anwendung: 1 bis 2 Esslöffel Leinsamen werden unbehandelt oder nur leicht angequetscht mit 1 Tasse Wasser, leichtem Kräutertee oder ungesüßtem Fruchtsaft zwischen den Mahlzeiten eingenommen. Nicht vorquellen, da die Samen erst im Darm aufquellen sollen.
Alternative: Leinsamen ist auch als Fertigpräparat in Apotheken und Drogerien erhältlich.
Vorsicht: Unbedingt 1 Glas Wasser nach dem Aufstehen trinken. Beim Essen auf eine ballaststoffreiche Nahrung achten, was jedoch durch die Einnahme des Leinsamen schon geschieht. Außerdem für ausreichend Bewegung sorgen.

Flohsamenschalen

Anwendung: 3-mal täglich 1 Esslöffel Flohsamenschalen in 1 Glas Wasser einrühren und trinken. Mindestens 1 großes Glas Wasser nachtrinken.
Alternative: Flohsamenschalen sind auch als Fertigpräparat erhältlich.

Tees

Sennesblätter und -früchte

Kaltwasserauszug: 2 Teelöffel klein geschnittene Sennesblätter und -früchte in 1/2 Liter kaltes oder lauwarmes Wasser geben, 6 bis 12 Stunden

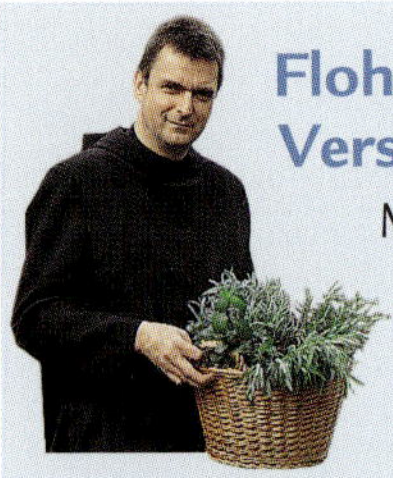

Flohsamen bei Verstopfung

Mein Mittel der Wahl bei Verstopfung sind die reifen, ganzen und trockenen Samen des Sandwegerichs, die sogenannten Flohsamen. Der Sandwegerich wächst in unseren Breiten und kommt auf Acker- und Wegrändern, Schuttplätzen und sandigen Böden vor, ist aber in der Apotheke nur wenig gebräuchlich. In Apotheken üblicher, und aus diesem Grund für Sie empfehlenswert, sind Indische Flohsamen. Sowohl die Flohsamen als auch die Indischen Flohsamen sind reich an Schleimstoffen, die durch die Wasseraufnahme quellen und auf diese Art und Weise die Darmoberfläche vergrößern. Der vergrößerte Darminhalt bewirkt einen Dehnungsreiz auf die Darmwand und löst damit den Reflex zur Darmentleerung aus.

Für die Behandlung von hartem Stuhl lässt man 10 g Indische Flohsamen etwa 15 Minuten lang in 1 Tasse mit warmem Wasser ziehen. Anschließend seiht man den Brei durch ein feines Tuch ab. Nach dem Einnehmen trinkt man etwa 1/2 Liter Flüssigkeit nach, damit die Flohsamen im Darm nachquellen können.

ziehen lassen und abseihen. Am Abend 1 bis 2 Tassen trinken.

Teezubereitung: 2 Teelöffel klein geschnittene Sennesblätter und -früchte mit 1 Tasse heißem Wasser übergießen, 5 Minuten ziehen lassen und abseihen. Am Abend 1 bis 2 Tassen warm trinken.

Vorsicht: Sennesblätter und -früchte gehören zu den stimulierenden Abführmitteln und sollten nicht ohne den Rat Ihres Arztes länger als 1 bis 2 Wochen eingenommen werden, weil eine Darmträgheit noch verstärkt werden kann.

❖ Rhabarberwurzel

Teezubereitung: 1 Teelöffel grob gepulverte Rhabarberwurzel mit 1 Tasse heißem Wasser übergießen, 10 Minuten ziehen lassen und abseihen. Am Abend 2 Tassen trinken.

Vorsicht: Rhabarber gehört zu den stimulierenden Abführmitteln und sollte ohne ärztlichen Rat nicht länger als 1 bis 2 Wochen eingenommen werden, weil eine Darmträgheit noch verstärkt werden kann.

❖ Faulbaumrinde

Teezubereitung: 1 Teelöffel klein geschnittene Faulbaumrinde in 1/4 Liter kaltes Wasser geben, 12 Stunden ziehen lassen und abseihen. Ganz kurz bis zum Sieden erhitzen. Täglich vor dem Schlafengehen trinken.

❖ Teemischung

Die Teemischung wirkt mit ihren Inhaltsstoffen sowohl krampflösend und verdauungsfördernd als auch mild abführend.

Zusammensetzung: 20 g Anisfrüchte, 20 g Fenchelfrüchte, 20 g Sennesblätter, 20 g Kümmelfrüchte und 20 g Pfefferminzblätter.

Teezubereitung: 1 Esslöffel Teemischung im Mörser zerdrücken, mit 1 Tasse heißem Wasser übergießen, zugedeckt 5 Minuten ziehen lassen und abseihen. Mehrmals am Tag 1 Tasse mit Honig gesüßt trinken.

Präparat aus der Apotheke

❖ Aloe

Anwendung: Morgens 1 Teelöffel Aloe-Extrakt-Pulver mit 1 Tasse Wasser ansetzen, die Lösung am Abend trinken.

Vorsicht: Aloe-Extrakt gehört zu den stimulierenden Abführmitteln und sollte ohne ärztlichen Rat nicht länger als 1 bis 2 Wochen eingenommen werden, weil eine Darmträgheit noch verstärkt werden kann.

Durchfall

Johannes Platearius erklärt in seinen ›Therapien‹ den Durchfall unter dem Titel: »Vom Durchgang unverdauter Speisen: Die Lienteria ist ein Bauchfluss oder Durchfall infolge von (innerer) Glattheit von Magen und Därmen, verbunden mit dem Ausstoß unverdauter Kost, und zwar Speise und Trank. Das Wort ›Lienteria‹ kommt von ›leios‹, das heißt glätten bzw. Glattheit. Das Leiden entsteht aber aus dem klebrigen Schleim (Phlegma), der den Zotten von Magen und Därmen anhaftet, oder aus vorhergehendem Blutstuhl, oder aus einem Eitergeschwür des Magens oder einer Verwundung der Därme.« Sehr anschauliche Worte zum Thema Durchfall findet wieder einmal Hildegard von Bingen: »Und wenn die schlechten Säfte im Menschen überhandnehmen, dann bilden sie manchmal ihm einen Dunst, der weder kalt noch warm ist. Dieser breitet sich in den Eingeweiden aus, bringt die übrigen krank machenden Stoffe in Bewegung und lässt aufgenommene Nahrung (…) nicht durch den richtigen, natürlichen Ausgang austreten, sondern lässt die Nahrung wie in einem Straßengraben oder Rinnstein durcheinanderfließen. Der Dunst verdünnt die lebensnotwendige, natürliche Luft in ihm, und daher kann auch die Nahrung in ihm nicht richtig und natürlich verdaut und aufgelöst werden. Deshalb kommt sie halb verdaut und wie ein dünner Fluss aus ihm heraus.«

Ursachen und Symptome

Es ist die Aufgabe des Dickdarms, dem Verdauungsbrei Wasser und Elektrolyte zu entziehen und ihn einzudicken. Ist der Speisebrei im Magen oder Dünndarm nur unvollständig verdaut oder der Dickdarm an sich gereizt und erkrankt, wird der Verdauungsbrei nur unzureichend eingedickt. So kommt es zu einem flüssigen Stuhl, zur Diarrhöe, die dem Körper obendrein Wasser und Elektrolyte entzieht.

Ungewohnte Speisen, allergieauslösende Nahrungsmittel oder auch Alkohol reizen die Darmschleimhaut und können so eine akute Diarrhöe auslösen. Durchfall tritt in häufigen Fällen als Folge einer Behandlung mit Breitbandantibiotika auf, da dabei die Darmflora reduziert wird. Weitere Ursachen von Durchfall können Infekte sein sowie verdorbene Nahrungsmittel oder eine Nahrungsmittelunverträglichkeit.

Die akute Diarrhöe betrifft häufig vegetativ sensible Menschen in Stress-Situationen. Über Hormone gesteuert, verkrampft die Muskulatur des nervösen Darms und befördert den wässrigen Verdauungsbrei zu schnell, um ihn einzudicken. Von einer chronischen Diarrhöe spricht man, wenn der Durchfall länger als drei Wochen andauert, dann liegt eine latente Reizung oder Erkrankung von Magen, Darm, Galle oder Pankreas vor. In diesem Fall muss unbedingt ein Arzt aufgesucht werden. Dies gilt auch, wenn über mehr als drei Tage hinweg Blut im Stuhl erscheint.

Strategien der Behandlung

1. **Keim- und Entzündungshemmung:** Man kann hier die zusammenziehende Wirkung mancher pflanzlichen Gerbstoffe nutzen. Diese reagieren mit den Eiweißen der Schleimhaut und bilden auf diese Art und Weise eine Schutzmembran, die Dünn- und Dickdarm vor weiteren Reizen der Bakteriengifte schützt und darüber hinaus auch noch den Austritt von Wasser in den Darm vermindert, sodass der Stuhlbrei nicht weiter verflüssigt wird. Zusätzlich wirken Gerbstoffe über ihre Reaktion mit den Eiweißen keim- und entzündungs-

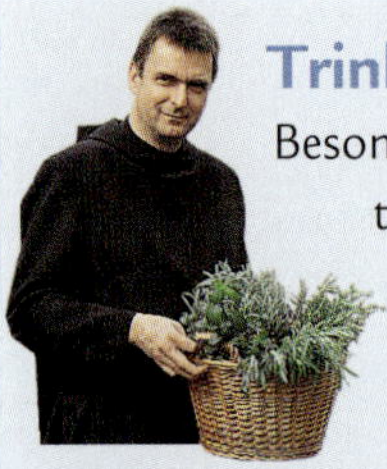

Trinken, trinken, trinken

Besonders bei Durchfall ist es wichtig, dass der Körper genügend Flüssigkeit aufnimmt, um auf diese Art und Weise den Flüssigkeitsverlust bei dieser Krankheit möglichst rasch wieder auszugleichen. Mindestens 2 Liter täglich zu trinken wird in diesem Fall empfohlen, zusätzlich zu Tee oder Kaffee. Vor allem ältere Menschen empfinden sehr häufig weniger Durst als junge Menschen und sollten aus diesem Grunde ganz besonders darauf achten, eine ausreichende Trinkmenge zu sich zu nehmen. Ein einfacher Test gibt älteren Menschen an, ob ihr Körper mit ausreichend Flüssigkeit versorgt ist: Mit dem Daumen und dem Zeigefinger hebt man eine Hautfalte auf dem Handrücken hoch. Wenn die Falte nach dem Loslassen stehen bleibt, benötigt der Körper noch mehr Flüssigkeit.

hemmend, was besonders in der Behandlung von chronisch entzündlichen Darmerkrankungen, die mit Durchfall einhergehen, außerordentlich wichtig ist.

2. **Binden von Flüssigkeit:** Mit Quellstoffen oder adsorbierenden Mitteln, die im Darm dem Stuhlbrei Flüssigkeit und Giftstoffe entziehen, kann einem Durchfall ebenfalls begegnet werden.

Welche Heilpflanzen helfen?

- Bei Durchfall haben sich gerbstoffhaltige Heilpflanzen wie die Eiche und der **Blutwurz** besonders bewährt.
- Die idealen Quellstoffe bei Durchfall stellen **Indische Flohsamen** bzw. die Flohsamenschalen zur Verfügung. Sie wirken, indem sie Flüssigkeit im Darm aufnehmen.

Anwendungen, die sich bewährt haben

Zur Behandlung von Durchfall mit Heilpflanzen eignen sich vornehmlich Tees und Quellstoffe.

Tees, Kaltwasserauszug und Tinktur

Blutwurzwurzelstock

Teezubereitung: 1 Teelöffel zerkleinerte Blutwurzwurzel mit 1 Tasse kochendem Wasser übergießen, 5 bis 7 Minuten ziehen lassen und abseihen. Täglich 3- bis 4-mal 1 Tasse vor den Mahlzeiten trinken.

Tinktur: 10 bis 30 Tropfen Blutwurz-Tinktur in einer Verdünnung 1:10 (aus der Apotheke) mit 1/2 Glas Wasser mehrmals täglich, in schweren Fällen stündlich einnehmen.

Pulver: 1 Messerspitze Blutwurzwurzelpulver mit einem geriebenen Apfel mehrmals täglich einnehmen.

Eichenrinde

Kaltwasserauszug: 2 bis 4 gehäufte Teelöffel klein geschnittene Eichenrinde mit 1/2 Liter kal tem Wasser übergießen, 1/2 Stunde ziehen lassen, kurz aufkochen und dann abseihen. Jeweils 1/2 Stunde vor den Mahlzeiten warm trinken.

Quellstoffe

Indische Flohsamen

Anwendung: 5 g Indische Flohsamenschalen zusammen mit 1 Glas Wasser einnehmen und mindestens 1/4 Liter Flüssigkeit nachtrinken, jedoch keine Milch, da diese nicht zur Quellung führt. Jeweils vor den Mahlzeiten einnehmen.

Alternative: 10 g Indische Flohsamen in 1 Glas Wasser geben, sofort trinken. Danach 2 große Gläser Wasser nachtrinken. Jeweils vor den Mahlzeiten einnehmen.

Vorsicht: Die Flohsamenschalen immer nur mit ausreichend Flüssigkeit einnehmen, mindestens 1/2 Liter; andere Arzneimittel erst eine Stunde später einnehmen, da durch den Schleim der Flohsamen die Resorption vermindert werden kann. Nicht anwenden bei Darmverschluss!

Erkrankungen von Leber und Galle

Über die Leber und Galle kann man in den ›Causae et curae‹ von Hildegard von Bingen folgenden Absatz lesen: »Es gibt Menschen, (...) die sind in ihrem Willen stark, wenn sie nicht enthaltsam sein wollen. Sie sind gierig und wollen auf fette Speisen nicht verzichten. Daher bildet sich in ihnen das gefährliche, giftige, dicke und trockene Phlegma, das nicht feucht, sondern bitter ist; es lässt dickes, dunkles und krankes Fleisch an den Menschen wachsen. Wenn diese Menschen auf das Essen fetter Speisen nicht verzichten wollen, bekommen sie leicht eine kranke Haut. Die Bitterkeit dieses Phlegmas verursacht in der Umgebung von Leber und Lunge eine schwarzgallige (negative) Ausdünstung. (...) Das Phlegma von dieser Veranlagung schwächt und tötet einige von ihnen in kurzer Zeit, weil seine Kraft groß ist. Einige aber lässt sie noch einige Zeit am Leben.«

Ursachen und Symptome

Eine wichtige Aufgabe der Leber ist die Herstellung der Gallenflüssigkeit, die über den Gallengang in den Zwölffingerdarm abgegeben wird. Die Gallenflüssigkeit ist ein Sekret, das eine wesentliche Rolle bei der Fettverdauung spielt und für die Ausscheidung von überschüssigen, giftigen Stoffen sehr wichtig ist. Mithilfe der Gallensalze wird im vorderen Dünndarm die Fettverdauung abgeschlossen, die bereits im Mund und Magen begonnen hat. Neben den Gallensalzen besteht die Gallenflüssigkeit aus Stoffwechsel-Endprodukten des roten Blutfarbstoffs (dem sogenannten Bilirubin), aus Steroidhormonen und Stoffen, die von der Leber aus dem Körper herausgefiltert werden und mit der Galle in den Darm abgegeben werden. Letztlich werden sie mit dem Stuhl oder Urin ausgeschieden.

Wird zu wenig Gallenflüssigkeit produziert, kann dies zu kolikartigen Schmerzen oder einem starken Druckgefühl im rechten Oberbauch führen. Dazu kommen weitere Beschwerden wie Übelkeit, starke Blähungen, Völlegefühl, Appetitlosigkeit und Fettstühle. Sie treten besonders nach dem Genuss von fetten Speisen, Hülsenfrüchten und Kaffee auf.

Man spricht von **funktionellen Störungen** der Gallenblase und -wege, wenn die verminderte Gallenproduktion nicht durch nachweisbare organische Erkrankungen wie Gallensteine oder einen Verschluss des Gallenweges verursacht wird.

Bildung von Gallensteinen: Die Leber produziert ständig Galle. Haben wir gegessen und die Nahrung muss verdaut werden, fließt die Galle direkt in den Darm, um bei der Fettverdauung mitzuwirken. In den verdauungsfreien Intervallen wird sie in der Gallenblase gespeichert und dabei leicht eingedickt.

Ist der Anteil an Cholesterin in der eingedickten Gallenblase zu hoch, fallen Cholesterinkristalle aus und vergrößern sich zu Steinen. Dies kann auch infolge einer bakteriellen Entzündung oder durch erblich bedingte Anlagen geschehen. Eine weitere mögliche Ursache könnte sein, dass die Gallenblase träge ist und sich nicht mehr regelmäßig ganz entleert.

Keineswegs jeder, der Gallensteine hat, leidet auch unter ihnen. Koliken entstehen nur, wenn

durch Steine verursachte mechanische Reize die Gallenblase entzünden oder kleinere Steine mit der Galle ausgespült werden. Sehr schmerzhaft kann es auch sein, wenn große Steine den Gallengang blockieren, sodass es zu einem Rückstau kommt. In diesem Fall ist **eine ärztliche Behandlung** notwendig.
Etwa 50 Prozent der Steine »bleiben stumm« oder sie äußern sich lediglich durch häufig wiederkehrende Oberbauchbeschwerden mit Völlegefühl, Fettunverträglichkeit, Druckempfindlichkeit in der Leberregion und in manchen Fällen auch in Sodbrennen. Dies sind Symptome, die allgemein typisch sind für zu wenig Gallensaft, entweder ausgelöst durch Entzündung, eine schlaffe Gallenblase oder durch Störungen des Gallenabflusses.

Strategien der Behandlung

Bei leichten funktionellen Störungen von Leber und Galle können Heilpflanzen der Klostermedizin eingesetzt werden. Bei ausgeprägten Gallensteinleiden ist jedoch eine Zertrümmerung oder eine Operation notwendig; hier können die Mittel der Klosterheilkunde unterstützend eingesetzt werden.

1. **Umstellung der Ernährung:** In der Regel reicht es bei funktionellen Störungen aus, schwer verdauliche Lebensmittel (meist Fett), starken Kaffee oder Hülsenfrüchte zu meiden und kleine Mahlzeiten zu sich zu nehmen.
2. **Verdauungsanregende Mittel:** Verdauungsanregende Heilpflanzen sollen die gesamte Verdauung unterstützen und insbesondere dafür sorgen, dass ausreichend Gallen- und Pankreassaft produziert wird. Besonders bestimmte Gewürze und Bittermittel sind hier geeignet. Die Bitterstoffe bewirken dies, indem sie entsprechende Reflexe des unbewusst arbeitenden und den gesamten Verdauungstrakt steuernden Nervensystems auslösen.

Welche Heilpflanzen helfen?

- Heilpflanzen mit Bitterstoffen wie z. B. die **Artischocke**, **der Löwenzahn**, der Galgant, die Schafgarbe und der Wermut vermehren die Gallenproduktion, fördern die Entleerung der Gallenblase und lindern so die Beschwerden. Zudem haben Artischockenblätter eine direkte Wirkung auf die Leberzelle und führen nicht nur zu einer vermehrten Verdünnung der Gallenflüssigkeit, sondern auch zu mehr gelösten Stoffwechsel-Endprodukten überhaupt, die mit der Gallenflüssigkeit abtransportiert werden. Damit erklärt sich auch die cholesterinsenkende Wirkung. Die wichtigsten Inhaltsstoffe der Artischocke sind Bitterstoffe und Flavonoide.
- Bei krampfartigen Beschwerden im Bereich der Gallenblase und der Gallenwege hat sich der **Erdrauch** bewährt. Seine wässrigen Extrakte entfalten je nach Konzentration sowohl gallensekretionsfördernde als auch gallensekretionshemmende Wirkungen.
- Die **Rettichwurzel** regt dank ihrer Senföle die Magensaftsekretion und ebenso die Gallentätigkeit an.
- Das **Schöllkraut** regt ebenfalls die Gallentätigkeit an. Dafür verantwortlich ist hauptsächlich der Inhaltsstoff Berberin.

Anwendungen, die sich bewährt haben

Zur Behandlung von funktionellen Gallenstörungen werden Heilpflanzen als Tee, Saft oder in Fertigpräparaten eingesetzt.

Saft

Rettichwurzel

Frischpflanzenpresssaft: Den Rettich schälen, zerkleinern oder auch reiben und danach in der

Saftpresse auspressen. Täglich 3-mal 2 Esslöffel Saft einnehmen.
Vorsicht: Nicht länger als 6 Wochen regelmäßig anwenden, da die Senföle den Magen reizen.

Tees

❖ Artischockenblätter
Teezubereitung: 1 Teelöffel Artischockenblätter mit 1 Tasse heißem Wasser übergießen, 10 Minuten ziehen lassen und abseihen. 1 Tasse vor den Mahlzeiten trinken.
Alternative: Artischockenblätter sind auch als Dragees und Kapseln in Drogerien und Apotheken erhältlich.

❖ Galgantwurzelstock
Teezubereitung: 1 Teelöffel zerkleinerte Galgantwurzel mit 1 Tasse kochendem Wasser übergießen, 10 Minuten ziehen lassen, abseihen. 3 bis 6 Tassen zu den Mahlzeiten trinken.
Tinktur: 10 Tropfen Galgant-Tinktur in einer Verdünnung 1:10 in 1 Glas warmem Wasser in 5 bis 6 Schlucken vor dem Essen einnehmen.

❖ Erdrauchkraut
Kaltwasserauszug: 2 Teelöffel Erdrauchkraut in 2 Tassen kaltes Wasser geben, über Nacht stehen lassen, danach abseihen. 1 Tasse zu den Mahlzeiten trinken.
Teezubereitung: 2 Teelöffel Erdrauchkraut mit 1 Tasse heißem Wasser übergießen, 10 Minuten ziehen lassen und danach abseihen. 1 Tasse zu den Mahlzeiten trinken.
Alternative: Erdrauchkraut ist auch als Tabletten oder Dragees in der Apotheke erhältlich.

❖ Schafgarbenkraut mit -blüten
Teezubereitung: 1 Teelöffel Schafgarbenkraut mit -blüten mit 1 Tasse heißem Wasser übergießen, 5 Minuten ziehen lassen, dann abseihen. 1 Tasse in kleinen Schlucken vor den Mahlzeiten trinken.
Alternative: Schafgarbenkraut mit -blüten ist auch als Tropfen in der Apotheke erhältlich.

❖ Wermutkraut
Teezubereitung: 1 bis 2 Teelöffel Wermutkraut mit 1/4 Liter kochendem Wasser übergießen, 5 bis 10 Minuten zugedeckt ziehen lassen und abseihen. Vor dem Frühstück und vor dem Mittagessen 1 bis 2 Tassen schluckweise trinken.
Tinktur: 3-mal täglich 5 bis 20 Tropfen Wermut-Tinktur in einer Verdünnung 1:10 (aus der Apotheke) in 1/2 Glas Wasser 1/4 Stunde vor den Mahlzeiten trinken.

❖ Löwenzahnwurzel und -kraut
Teezubereitung: 2 Teelöffel Löwenzahnwurzel und -kraut mit 1 großen Tasse kaltem Wasser übergießen, kurz aufkochen, 10 Minuten ziehen lassen und abseihen. 2- bis 3-mal täglich 1 Tasse vor den Mahlzeiten trinken.

Präparat aus der Apotheke

❖ Schöllkraut
Anwendung: Schöllkraut ist leicht giftig. Deshalb sollte man es nicht einsammeln und als Tee trinken, sondern nur Fertigpräparate verwenden. Es sind Dragees, Tabletten, Kapseln und Tropfen erhältlich.
Vorsicht: Schöllkraut sollte nicht länger als 4 Wochen angewendet werden.

Für Nieren und Blase

Das ›Elsässische Arzneibuch‹ beschreibt Niere und Harnblase folgendermaßen: »Die Nieren sitzen in der Nähe der Leber; die rechte ist etwas höher als die linke und die linke etwas feister als die rechte (was man heute nicht mehr generell stehen lassen würde). Und jede Niere hat zwei Röhren. Die eine verläuft an der Seite bis zur großen Ader, die an dem äußeren Teil der Leber ist (gemeint ist hier die Aorta), und die andere Ader streckt sich nach unten bis zur Blase (dies ist der Harnleiter).« Man war sich also darüber im Klaren, dass die Niere etwas mit der Ausscheidung zu tun hatte und man schenkte dem Harn große Aufmerksamkeit. So ist an anderer Stelle zu lesen: »Wer nun wissen will, an welcher Krankheit ein Mensch leidet, der soll das erkennen an der Farbe, die der Harn hat, der von ihm kommt.« Tatsächlich war die »Harnschau« (die Uroskopie) einst die wichtigste Methode, um innere Krankheiten zu erkennen. Daher wurde der studierte Arzt, der Physicus oder Medicus, im Mittelalter und der Renaissance meist mit einem Harnglas als Erkennungszeichen abgebildet.

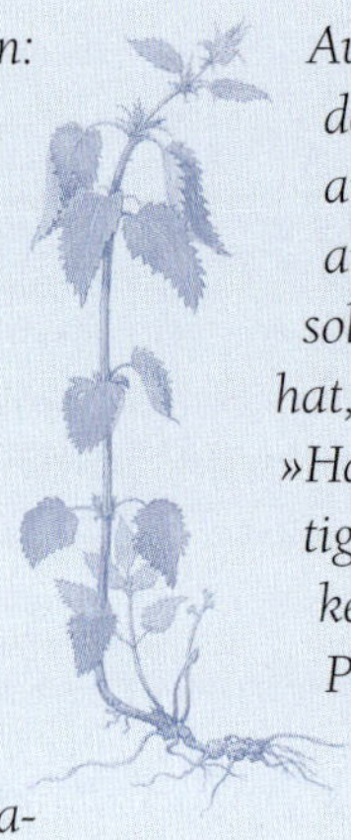

Die Niere

Der Mensch hat zwei Nieren, die etwa in Höhe der oberen Lendenwirbel unterhalb des Zwerchfells liegen. Um es zu schützen, ist dieses Nierenlager mit Fettgewebe gepolstert.

Die gesunde Niere eines Erwachsenen ist durchschnittlich etwa 11 Zentimeter lang. Sie hat eine charakteristische Form: Ihr äußerer Rand beschreibt einen Rundbogen, ihr innerer Rand hat in der Mitte eine Einziehung. Hier münden der Harnleiter und die Blutgefäße der Niere.

Jede Niere besteht aus einem **Arbeitsgewebe** (Parenchym) und einem Abflusssystem (Kelchsystem). Im Arbeitsgewebe befinden sich jeweils etwa eine Million **Nierenkörperchen** (Nephrone). Das Abflusssystem mündet in die **Nierenkelche**, die in das **Nierenbecken** übergehen, das sich wiederum in den **Harnleiter** fortsetzt.

Jedes Nierenkörperchen besteht aus einem kleinen **Gefäßknäuel** (Glomerulus), wo im durchfließenden Blut Plasmawasser abgepresst wird, einer Kapsel **(Bowmann'sche Kapsel)**, wo Plasmawasser zunächst aufgefangen wird, und einem **Abflussröhrchen** (Tubulus). Dieses Röhrchen verläuft schleifenförmig und enthält Zellen, die dem abgepressten Plasmawasser aktiv die Blutsalze entziehen. Das Wasser, das zur Lösung dieser Salze erforderlich ist, strömt mit diesen mit und gelangt so wieder zurück in den Blutkreislauf. Dieser Vorgang der Wiedergewinnung (Rückresorption) des Plasmawassers ist lebenswichtig. Dadurch verhindert der Körper, dass er in kurzer Zeit zu viel Flüssigkeit verliert und austrocknet. Denn obwohl die Nierenkörperchen täglich etwa 170 Liter Plasmawasser abpressen, werden je nach Trinkmenge pro Tag nur etwa 1,7 Liter Flüssigkeit mit dem Urin ausgeschieden. Die Tubuli gewinnen also mehr als 99 Prozent des Wassers und einen großen Teil der Blutsalze wieder zurück. Mit dem schließlich ausgeschiedenen Urin entsorgt der Körper die sogenannten harnpflichtigen Stoffe, die er nicht mehr verwerten kann, vor allem Harnstoff und Harnsäure, aber auch viele andere Abbauprodukte von Nährstoffen, Medikamenten und Chemikalien.

Der Urin aus den Tubuli gelangt über die Nierenkelche in das Nierenbecken und von dort über den Harnleiter in die Harnblase. Grundsätzlich reicht eine Niere aus, um gesund zu bleiben. Die zweite Niere ist eine Art Sicherheitsvorkehrung des Körpers.

Die Nieren regulieren also den Flüssigkeitshaushalt und die Konzentration der Blutsalze und tragen wesentlich zur Entgiftung des Körpers bei. Außerdem bildet die Niere das Hormon Erythropoetin, das die Blutbildung anregt. Eine Störung der Nierenfunktion führt daher zu Blutarmut. Die Niere trägt wesentlich zur Regulierung des Blutdrucks bei. Und sie hat einen wichtigen Anteil an der Gesunderhaltung der Knochen, indem sie das zum Knochenaufbau benötigte Vitamin D in seine wirksame Form umwandelt und die Kalziumausscheidung reguliert.

Die Harnwege

Die Harnwege reichen vom Nierenbecken bis zur äußeren Öffnung der Harnröhre. Über den im Nierenbecken entspringenden **Harnleiter** fließt der Urin zunächst einmal bis in die **Harnblase**. Dort wird er gesammelt, bis der »Harndruck« die Entleerung der Blase veranlasst. Die Harnentleerung wird willkürlich begonnen und sie kann grundsätzlich auch willkürlich unterbrochen werden.

Die weibliche Harnröhre ist wesentlich kürzer als die männliche. Da die Harnwege wie die Atemwege nach außen offen sind, können Krankheitserreger durch die Harnröhre bis in die Blase aufsteigen und von dort aus dann sogar über die Harnleiter die Nieren erreichen. Dennoch sind die Harnwege beim gesunden Menschen keimfrei. Die allerwichtigste Voraussetzung für die Keimfreiheit der Nieren ist der stetige, ungehinderte Harnfluss im Harnleiter, der die aufsteigenden Keime einfach wegspült. Von überaus großer Bedeutung ist darüber hinaus auch die keimvernichtende Fähigkeit der körpereigenen Abwehr, die sich in den obersten Zellschichten der Harnwegsschleimhäute entfaltet.

Nierensteinleiden

Steinleiden waren von der Antike bis zum Mittelalter ein großes Problem. Die »Steinschneider« werden sogar im Eid des Hippokrates erwähnt. Auch Johannes Platearius beschäftigt sich in seinen ›Therapien‹ ausführlich mit dem »Stein« und »den Sandkörnlein im Harn«: »Steine, Sandkörnlein und überflüssige Säfte verschiedener Art bilden sich in Nieren und Blase. Sie entstehen vorzüglich aus dem Trunk schlammigen (oder auch kalten) Wassers sowie aus Speisen, welche schwarzen Gallensaft erzeugen wie Kuhfleisch, Ziegenfleisch, Kohl, Linsen und derlei: Daraus resultieren Überflüssigkeiten der Körpersäfte, die in Nieren und Blase zur Verstopfung führen können, weil sie mitunter durch Wirkung von Hitze sich zu Gestalt und Stoff von Sandkörnlein oder gar eines Steins verwandeln. Aus einer derartigen Verstopfung jedoch gehen verschiedene Leiden hervor, wie Schwierigkeit beim Wasserlassen (...).

Ist ein Stein die Krankheitsursache, so werden manchmal Harnsandkörnlein ausgeschieden, doch nicht viele und nur während der Wucht des Schmerzensanfalls; mitunter wird der Stein selbst ausgeworfen, welcher die Größe einer Erbse oder gar einer Bohne haben kann.

Sind Sandkörnlein die Krankheitsursache, so werden sie in großer Menge mit dem Harn ausgestoßen; greift man die Körnlein mit der Hand, fühlen sie sich rau an.«

Ursachen und Symptome

Bei manchen Menschen entstehen Kristalle im Bereich der Nierenbecken oder auch in der Harnblase. Sie werden beim Wasserlassen im Allgemeinen als Nierengries wieder ausgeschieden. Sind jedoch größere Kristalle vorhanden, spricht man von Nierensteinen. Diese können leicht im Harnleiter, in der Blase oder der Harnröhre stecken bleiben. Der Harnleiter reagiert auf solch einen fest sitzenden Fremdkörper mit einer sehr schmerzhaften Nierenkolik, die sich mit Entzündung und Krämpfen äußert.
Die Ursachen für die Steinbildung sind vielfältig. Nierensteine können beispielsweise durch besonders eiweißreiche Nahrung, durch Harnwegsinfekte oder Nierenerkrankungen begünstigt werden. Auch wer zu wenig trinkt und den Harn dadurch eindickt, läuft leicht Gefahr, Nierensteine zu entwickeln.

Strategien der Behandlung

Der Klosterheilkunde kommt bei Nierensteinen hauptsächlich eine vorbeugende Rolle zu. Akute Nierenkoliken müssen unbedingt vom Arzt behandelt werden.

1. **Ärztliche Behandlung:** Wenn man starke Schmerzen im Bereich der Lenden verspürt oder Eiter bzw. Blut im Urin bemerkt, sollte man den Arzt aufsuchen. Ein stecken gebliebener Nierenstein wird mit der sogenannten Schlinge herausgenommen oder operativ entfernt, neuerdings auch durch Zertrümmerung mit einem leistungsstarken Ultraschallgerät (Lithotripter).
2. **Durchspülung:** Damit Nieren- und Blasensteine gar nicht erst entstehen, ist es wichtig, darauf zu achten, dass ständig ein relativ »dünner« Urin produziert wird. Um einen hellen Urin mit wenig Mineralstoffen und Harnstoff zu bekommen, sollte man viel Flüssigkeit (mindestens 2,5 Liter über den Tag verteilt) aufnehmen und dies mit nierenanregenden Pflanzen unterstützen. Man kann das spezifische Gewicht des Urins mit einer in der Apotheke erhältlichen Spindel ohne Weiteres selbst bestimmen. Der normalerweise am höchsten konzentrierte Morgenurin sollte immer unter 1,012 g/ml liegen.
3. **Ernährungsumstellung:** Da der Körper das Eiweiß zu Harnstoff abbaut, empfiehlt es sich, auf eiweißarme Nahrung umzustellen (und maximal 150 g Fleisch und Wurst pro Tag zu sich zu nehmen) und möglichst viel Obst und Gemüse zu essen. Kochsalz sollten Betroffene sparsam einsetzen. Aus diesem Grund sind frische Gemüse oder auch ungewürzte Tiefkühlgemüse Fertiggerichten und Konserven vorzuziehen, weil Letztere oft stark gesalzen sind. Kaffee und Alkohol sind nicht angeraten. Wichtig ist es bei Nierensteinleiden auch, Übergewicht langfristig abzubauen und für ausreichend Bewegung zu sorgen.
4. **Krampflösung:** Heiße Bäder und wärmende Auflagen regen die lokale Durchblutung an, was reflektorisch krampflösend wirkt, sodass ein spontaner Abgang des Nierensteins erleichtert wird.

Welche Heilpflanzen helfen?

- Die Klosterheilkunde empfiehlt als pflanzliche Durchspülungsmittel (auch als Aquaretika bezeichnet) insbesondere die **Birke**, die Brennnessel, den Ackerschachtelhalm, die Goldrute und die Petersilie. Diese Heilpflanzen haben ein gemeinsames Wirkprinzip: Sie enthalten Flavonoide, die die Niere sanft anregen, ohne sie dabei zu schädigen. Die Flavonoide wirken zudem entzündungshemmend. Beim Schachtelhalm kommt noch ein hoher Anteil an Kieselsäure hinzu, die ebenfalls die Nierentätigkeit verstärken soll.

- Eine durchspülende Wirkung hat außerdem das **Liebstöckelkraut**, das als wirksame Inhaltsstoffe vor allem ätherische Öle enthält.
- **Löwenzahn** ist eigentlich als Gallenmittel bekannt, wird in der Volksmedizin aber auch zur Anregung der Nieren eingesetzt.

Anwendungen, die sich bewährt haben

Zur unterstützenden Behandlung von Nierensteinen werden nierenanregende Tees eingesetzt.

Tees

Birkenblätter

Teezubereitung: 2 bis 3 Teelöffel Birkenblätter mit 1 Tasse kochendem Wasser übergießen, 10 Minuten ziehen lassen und abseihen. 3 Tassen täglich trinken. Zur Unterstützung der Durchspülung sollte man zu jeder Tasse Tee 1 Glas Wasser trinken!

Brennnesselkraut oder -blätter

Teezubereitung: 1 bis 2 Teelöffel Brennnesselkraut oder -blätter mit 1 Tasse kochendem Wasser übergießen, 10 Minuten ziehen lassen und abseihen. Täglich 2 bis 3 Tassen trinken. Zur Unterstützung der Durchspülung sollte man zu jeder Tasse Tee 1 Glas Wasser trinken!
Frischpflanzenpresssaft: 3 Esslöffel täglich zu sich nehmen.

Goldrutenkraut

Teezubereitung: 2 Teelöffel Echtes Goldrutenkraut *(Solidago virgaurea)* mit 1 Tasse heißem Wasser übergießen, 10 Minuten ziehen lassen und abseihen. Täglich 2 bis 3 Tassen trinken. Zu jeder Tasse Tee 1 Glas Wasser trinken!
Vorsicht: Niemals anwenden bei Ödemen aufgrund von Herz- und Niereninsuffizienz, da Goldrute hier nicht ausreichend wirksam ist.

Liebstöckelwurzel

Teezubereitung: 1 bis 2 Teelöffel zerkleinerte Liebstöckelwurzel mit 1 Tasse kochendem Wasser übergießen, zugedeckt 15 Minuten ziehen lassen und abseihen. Zu jeder Tasse Tee sollte man 1 Glas Wasser trinken!
Vorsicht: Niemals anwenden bei entzündlicher Nierenerkrankung und nicht während der Schwangerschaft!

Ackerschachtelhalmkraut

Teezubereitung: 1 Esslöffel Ackerschachtelhalmkraut mit 1 Tasse Wasser übergießen, 5 Minuten kochen, 10 bis 15 Minuten ziehen lassen und abseihen. Täglich 3 Tassen trinken. Zur Unterstützung der Durchspülung sollte man zu jeder Tasse Tee 1 Glas Wasser trinken!

Petersilienwurzel

Teezubereitung: 1 Esslöffel zerkleinerte Petersilienwurzel mit 1 Tasse kochendem Wasser übergießen, zugedeckt 10 bis 15 Minuten ziehen lassen, abseihen. Täglich 1 bis 2 Tassen trinken. Zu jeder Tasse Tee sollte man 1 Glas Wasser trinken!
Vorsicht: Nicht länger als 4 Wochen anwenden, um die Nieren nicht zu reizen.

Löwenzahnwurzel und -kraut

Teezubereitung: 2 Teelöffel Löwenzahnwurzel und -kraut mit 1 Tasse kaltem Wasser übergießen, kurz aufkochen, 10 Minuten ziehen lassen und abseihen. Täglich 2 bis 3 Tassen trinken. Zur Unterstützung der Durchspülung sollte man zu jeder Tasse Tee 1 Glas Wasser trinken!

Teemischung

Diese Teemischung regt die Nieren an, wirkt durchspülend und spült den Harngries aus. Die Trinkkur sollte man vor der Anwendung mit dem Arzt absprechen.
Zusammensetzung: 30 g Brennnesselblätter sowie 30 g Ackerschachtelhalmkraut, 20 g Lö-

wenzahnwurzel und -kraut, 10 g Goldrutenkraut und 5 g Birkenblätter sowie 5 g Hagebutten mit den Samen.

Teezubereitung: 2 Teelöffel Teemischung mit 1/4 Liter kochendem Wasser übergießen, 15 Minuten ziehen lassen und abseihen. 6 Wochen lang täglich eine Tasse trinken.

Bäder

Anwendung: Da es bei den Bädern in erster Linie auf die Druckwirkung ankommt, sollte man mindestens 1/2 Stunde lang in 36 bis 38 °C warmem Wasser baden. Je nach Belieben können auch ätherische Öle als Badezusatz zugegeben werden, und zwar Melisse zur Beruhigung oder Rosmarin zur Anregung. Rosmarin hat zudem den Vorteil, dass es einen zu starken Blutdruckabfall während des Badens verhindert. Auch ein Baldrianbad ist empfehlenswert (siehe Kapitel »Für Psyche und Nerven«).

Wichtig ist eine ausreichende Dosierung von etwa 1 Teelöffel ätherischem Öl und 2 bis 4 Esslöffel Pflanzenöl (z. B. Mandelöl oder Weizenkeimöl) pro 100 Liter Badewasser in Verbindung mit einem geeigneten und richtig dosierten Lösungsvermittler (Emulgator), welcher in handelsüblichen Beruhigungsbädern vorliegt.

Aber auch natürliche Emulgatoren ermöglichen es, pflanzliche Öle gleichmäßig im Wasser zu verteilen, damit das Öl nicht nur an der Wasseroberfläche schwimmt und eventuell in der konzentrierten Form zu Hautreizungen führt. Am besten verwendet man verquirltes Eigelb, Sahne, Honig und Kochsalz oder Meersalz, die mit dem ätherischen Öl vermischt werden.

Tipp: Auch Schwimmen ist empfehlenswert (für eine optimale Wirkung etwa 1/2 bis 1 Stunde schwimmen). Bei Solebädern, also salzhaltigen Bädern, wird der Wasserdruck auf den Körper noch verstärkt und die Harnausscheidung durch die Niere (Diurese) unterstützt.

Blasenentzündung und Reizblase

Nicht nur der Nierenstein war ein großes Thema der antiken und mittelalterlichen Medizin, sondern auch andere Beschwerden beim Harnlassen werden sehr häufig genannt und beschrieben.

So schreibt Johannes Platearius: »Verursachen (überflüssige) Körpersäfte die Verstopfung, erkennt man dies daran, dass mit dem Harn ihre Absetzungen ausgeschieden werden – die sind manchmal sogar von festem Stoff und haben längliche Gestalt oder sie sehen aus wie Haare und wenn man diesen Harn (im Glas) bewegt, ist es nicht leicht, sie zu verteilen oder aufzulösen. Sofern solche Absetzungen von den Nieren kommen, haben sie die beschriebene Gestalt; kommen sie aber von der Blase (Eiweißstoffe), sind sie dicker und klumpig.«

Johannes Platearius beschreibt hier einen Harn, der noch unverarbeitete Eiweißstoffe enthält, wie er vorkommt, wenn infolge einer Blasenentzündung auch die Nieren erkrankt sind. Andere Texte sprechen auch von einem »wolkigen« Harn.

Im ›Elsässischen Arzneibuch‹ findet man folgende Empfehlungen zur Behandlung: »Die Harnwinde kommen meist von der Hitze in der Blase. Lasse den Kranken über die langen Brennnesseln harnen. Kommt die Krankheit jedoch von der Blase, so gib dem Kranken Theriak (ein äußerst aufwendiges Arzneimittel).«

Hinter den »Harnwinden« könnte sich eine Reizblase, allerdings auch eine Blasenentzündung verbergen – die Symptome lassen sich kaum unterscheiden.

Ursachen und Symptome

Eine Blasenentzündung wird häufig durch Bakterien verursacht (meist Kolibakterien aus dem Darm), die durch falsche Hygiene, Geschlechtsverkehr oder allgemein über die Harnröhre in die Blase gelangen. Da Frauen eine erheblich kürzere Harnröhre haben, über die Krankheitserreger folglich leichter in die Blase gelangen können, sind sie wesentlich häufiger von einer Blasenentzündung betroffen. Manchmal gelangen die Bakterien noch weiter in den Körper, sodass die Nieren mit betroffen sind und es auch hier zu Entzündung kommt. Das Ergebnis sind Schmerzen oberhalb der Hüfte, häufig verbunden mit erhöhter Temperatur. In solchen Fällen sollte unbedingt ein Arzt aufgesucht werden.

Medizinisch streng unterschieden von der Blaseninfektion, aber mit ähnlichen Beschwerden verbunden (und daher naturheilkundlich ähnlich behandelt) ist die **Reizblase**.

Sie kommt sowohl bei Männern als auch bei Frauen vor. Typisch für die Reizblase ist, dass die Nerven so gereizt sind (etwa durch Stress), dass es zu einem dauernden unkontrollierten Harndrang kommt, obwohl die Blase leer ist. Auch ein unkontrollierter Harnabgang tagsüber und nachts tritt auf. Eine Reizblase kann außerdem durch eine Schwäche der Blasenschließmuskeln, die wiederum durch hormonelle Veränderungen ausgelöst wird, entstehen.

Strategien der Behandlung

1. **Durchspülung:** Einer reinen Blasenentzündung, die sich durch unangenehmes Jucken und Brennen beim Wasserlassen bemerkbar macht, kann mit einer Durchspülungstherapie begegnet werden. Dabei regt man durch reichliches Trinken eine vermehrte Urinbildung an. Durch das häufige Wasserlassen werden viele Bakterien einfach ausgeschwemmt. Mit den restlichen Bakterien, die sich teilweise fest an die Blasenwand anheften, wird die Immunabwehr des Körpers dann allein fertig. Damit der Körper die großen Flüssigkeitsmengen möglichst umgehend ausscheidet, unterstützt man diese Behandlung mit sanft nierenanregenden Heilpflanzen.
2. **Desinfektion:** In vielen Nieren-Blasen-Tees finden sich neben durchspülungsfördernden Heilpflanzen zusätzlich solche mit einer desinfizierenden und keimhemmenden Wirkung.
3. **Krampflösung und Reizlinderung:** Wohltuend schmerz- und reizlindernd sind Wärmebehandlungen. Vor allem warme Sitzbäder und auch feuchtwarme Umschläge haben sich hier bewährt. Insgesamt sollte man auf warme Kleidung achten und kühle Sitzgelegenheiten möglichst vermeiden.

   Vorsicht: Dauert die Blasenentzündung länger als 3 bis 4 Tage, so ist umgehend ein Arzt aufzusuchen. Wenn Schmerzen im Lenden- und Rückenbereich auftreten, deutet das auf eine Beteiligung der Nieren hin, und man sollte unbedingt zum Arzt gehen.

Welche Heilpflanzen helfen?

- Eine Reihe von flavonoidreichen Pflanzen wirken nierenanregend: das **Brennnesselkraut**, die Birken- und Johannisbeerblätter und der Ackerschachtelhalm, der darüber hinaus noch Kieselsäure enthält. In der Brennnessel trägt zudem der relativ hohe Gehalt an Kalium zur entwässernden Wirkung bei.
- Zu empfehlen sind auch **Brunnenkresse** und **Meerrettichwurzel**. Sie enthalten beide für die Familie der Brassicaceen typische Senfölglykoside, die ihnen den scharfen Geschmack und die keimhemmende Wirkung verleihen.
- Eine wohlschmeckende Besonderheit, die gerade bei ständig wiederkehrenden Harnwegsinfekten empfohlen wird, ist der **Preiselbeer-**

saft. Der rote Saft reduziert die Keimzahl in den Harnwegen, vermutlich weil er dort für ein saures Milieu sorgt. Eine ähnliche Wirkung haben die neuerdings gut untersuchten Kranbeeren *(Cranberries)*.

- Keimhemmend sollen auch **Bärentraubenblätter** wirken, vor allem durch das in ihnen enthaltene Methylarbutin.
- **Spargelwurzel** wirkt ähnlich wie die **Liebstöckelwurzel** nierenanregend. Wirksame Inhaltsstoffe beider Pflanzen sind Saponine, Kaliumsalze, verschiedene Aminosäuren und Kohlenhydrate. Die wichtigsten Wirkstoffe der Liebstöckelwurzel sind ätherische Öle.
- **Kürbissamen** wirken harnanregend, entzündungshemmend und blasenkräftigend.

Anwendungen, die sich bewährt haben

Es hat sich als sinnvoll erwiesen, die Tees von verschiedenen Kräutern über den Tag hinweg zu nutzen bzw. zwei bis vier der genannten Kräuter zu mischen, um die Wirkung der einzelnen Inhaltsstoffe zu steigern.

Tees

Birkenblätter

Teezubereitung: 2 bis 3 Teelöffel Birkenblätter mit 1 Tasse kochendem Wasser übergießen, danach 10 bis 15 Minuten ziehen lassen und abseihen. Täglich 6 Tassen trinken. Zur Unterstützung der Durchspülung sollte man zu jeder Tasse Tee 1 Glas Wasser trinken.

Brennnesselkraut oder -blätter

Teezubereitung: 1 bis 2 Teelöffel Brennnesselkraut oder -blätter mit 1 Tasse kochendem Wasser übergießen, 10 Minuten ziehen lassen und abseihen. Täglich 4 bis 6 Tassen trinken. Zu jeder Tasse Tee 1 Glas Wasser trinken.

Frischpflanzenpresssaft: Täglich 3 Esslöffel einnehmen.

Ackerschachtelhalmkraut

Teezubereitung: 1 Esslöffel Ackerschachtelhalmkraut mit 1 Tasse Wasser übergießen, 5 Minuten kochen lassen, 10 bis 15 Minuten ziehen lassen und abseihen. Täglich 3 Tassen trinken. Zu jeder Tasse Tee 1 Glas Wasser trinken.

Goldrutenkraut

Teezubereitung: 2 Teelöffel Echtes Goldrutenkraut *(Solidago virgaurea)* mit 1 Tasse heißem Wasser übergießen, 10 Minuten ziehen lassen und abseihen. Täglich 4 bis 6 Tassen trinken. Zu jeder Tasse Tee 1 Glas Wasser trinken.
Vorsicht: Niemals anwenden bei Ödemen aufgrund von Herz- und Niereninsuffizienz, da Goldrute hier nicht ausreichend wirksam ist.

Liebstöckelwurzel

Teezubereitung: 1 bis 2 Teelöffel zerkleinerte Liebstöckelwurzel mit 1 Tasse kaltem Wasser übergießen, bis zum Siedepunkt erhitzen und abseihen. Täglich 2 Tassen trinken. Zu jeder Tasse Tee sollte man 1 Glas Wasser trinken!
Vorsicht: Niemals anwenden bei entzündlicher Nierenerkrankung und nicht während der Schwangerschaft!

Spargelwurzel

Teezubereitung: 2 gehäufte Teelöffel zerkleinerte Spargelwurzel mit 1/4 Liter kaltem Wasser übergießen, bis zum Siedepunkt erhitzen und abseihen. Täglich 2 bis 3 Tassen trinken und zusätzlich noch viel nachtrinken. Spargelwurzeltee ist nur schwach wirksam, daher sollte man ihn möglichst abwechselnd mit anderen entwässernden Tees einsetzen.
Vorsicht: Nicht anwenden bei entzündlicher Nierenerkrankung und bei Ödemen aufgrund von Herz- und Niereninsuffizienz!

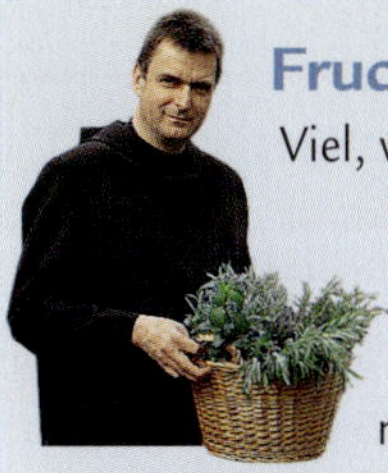

Fruchtsäfte, die heilen

Viel, viel trinken – das ist das Wichtigste bei einer Blasenentzündung. Doch wie so oft kann man auch hier das Nützliche mit dem Angenehmen verbinden. Ganz besonders gesund ist es nämlich, täglich 300 ml Preiselbeersaft, 200 ml Johannisbeersaft und 200 ml Himbeersaft zu trinken. Himbeeren enthalten reichlich Phenolsäure und Flavonoide, die keimhemmend wirken. Preiselbeeren und Johannisbeeren senken den pH-Wert und haben damit ebenfalls eine bakterienhemmende Wirkung.

❖ Petersilienkraut und -wurzel

Teezubereitung: 1 Esslöffel Petersilienkraut und -wurzel mit 1 Tasse kochendem Wasser übergießen, zugedeckt 10 bis 15 Minuten ziehen lassen und abseihen. 3-mal täglich 1 Tasse trinken. Zur Unterstützung der Durchspülung zu jeder Tasse Tee 1 Glas Wasser trinken.

❖ Bärentraubenblätter

Kaltwasserauszug: 1 bis 2 Teelöffel Bärentraubenblätter mit 1/4 Liter kaltem Wasser übergießen, 12 bis 24 Stunden unter gelegentlichem Rühren ziehen lassen und danach abseihen. Täglich 2 bis 3 leicht angewärmte Tassen trinken. Zur Unterstützung der Durchspülung zu jeder Tasse Tee 1 Glas Wasser trinken.

❖ Teemischung

Diese Teemischung ist besonders für die unterstützende Behandlung von akuter Blasenentzündung zu empfehlen.

Zusammensetzung: 20 g Petersilienkraut und -wurzel, 20 g Liebstöckelwurzel, 20 g Hauhechelwurzel, 20 g Ackerschachtelhalm sowie 20 g Basilienkraut.

Teezubereitung: 1 Esslöffel Teemischung mit 1 Tasse kochendem Wasser übergießen, 10 Minuten ziehen lassen und abseihen. Täglich 3 Tassen trinken. Zur Unterstützung der Durchspülung zu jeder Tasse Tee 1 Glas Wasser trinken.

❖ Teemischung

Diese Teemischung ist ganz besonders bei chronischem Blasenleiden zu empfehlen.

Zusammensetzung: 10 g Liebstöckelwurzel, 10 g Hauhechelwurzel, 10 g Löwenzahnwurzel, 10 g Wacholderbeeren, 10 g Bärentraubenblätter, 10 g Birkenblätter, 10 g Goldrutenkraut sowie 10 g Thymiankraut, 10 g Anisfrüchte und 10 g Berberitzenwurzel.

Kaltwasserauszug: 1 Esslöffel Teemischung mit 1 Tasse kaltem Wasser übergießen, 6 bis 8 Stunden ziehen lassen, kurz erwärmen und abseihen. 2 Wochen lang täglich 2 Tassen trinken. Zur Unterstützung der Durchspülung zu jeder Tasse Tee 1 Glas Wasser trinken!

Säfte

❖ Brunnenkresse

Frischpflanzenpresssaft: 2 bis 3-mal täglich 1 Teelöffel nach dem Essen einnehmen.

Vorsicht: Niemals länger als 4 bis 6 Wochen einnehmen, da die Senföle stark reizend sind. Nicht geeignet für Menschen mit Magen- und Darmulcera oder entzündlicher Nierenerkrankung und Kinder.

❖ Meerrettichwurzel

Frischpflanzenpresssaft: 2-mal täglich 1 Teelöffel nach dem Essen bzw. je nach angegebener Dosierung einnehmen.

Vorsicht: Nur wenige Wochen hintereinander einnehmen, da die Senföle stark reizend sind. Nicht geeignet für Menschen mit Magen- und Darmulcera oder entzündlicher Nierenerkrankung und Kinder.

Kur

❖ **Kürbissamen**
Anwendung: 2 Esslöffel Kürbissamen gemahlen oder zerkaut jeweils morgens und abends mit 1 Glas Wasser einnehmen. Die Kur sollte über 3 Monate durchgehalten werden.
Alternative: Kürbissamen gibt es auch als Granulat (in Drogerien oder Apotheken), das man beispielsweise sehr gut ins Müsli mischen kann. Morgens und abends 2 Esslöffel Granulat einnehmen.

Prostatavergrößerung

Hinter den verschiedenen Symptomen, die Johannes Platearius in seinen Ausführungen zum Harnstein nennt, verbirgt sich auch die Prostatavergrößerung, die zu einer Verstopfung beziehungsweise zu einer Verengung der Harnröhre führt: »Den Harnzwang nennt man eine Schwierigkeit beim Wasserlassen, wobei der Leidende nur tropfenweise harnt; das kommt von einer mäßigen Verstopfung. Den Harnkrampf nennt man eine Schwierigkeit beim Wasserlassen, wobei das Harnen zeitweise verhindert wird; das kommt von einer größeren Verstopfung. Die Harnverhaltung schließlich ist eine Verstopfung des Halses der Blase, wobei das Harnen vollkommen verhindert wird; das kommt von einer riesigen Verstopfung.« Nach unserem heutigen Erkenntnisstand kann eine solche Verstopfung sowohl durch Steinbildung beim Mann als auch durch eine Vergrößerung der Vorsteherdrüse zustande kommen.

Ursachen und Symptome

Die Prostata ist eine walnussgroße Drüse unterhalb der Blase, die die Harnröhre umschließt. Vor allem durch die Hormonumstellung im Alter wächst ein Teil der Prostata, sodass die Harnröhre etwas zusammengedrückt wird. Prostatabeschwerden treten bei über der Hälfte der Männer ab dem 50. Lebensjahr auf und können viele Jahre lang andauern, ohne nennenswerte Folgen zu haben. Die Beschwerden bestehen vor allem in einer Abflussbehinderung mit schwächerem Strahl, Nachträufeln und einer nicht völligen Entleerung der Blase mit sogenanntem Restharn. Da die Blase dann noch halb gefüllt ist, müssen betroffene Männer öfter Wasser lassen, was vor allem während der Nacht lästig ist. Infolge des lange in der Blase verbleibenden Harns können sich dort leichter Blasenentzündungen bilden, auch der Bereich der Prostata ist für Reizungen und Entzündungen *(Prostatitis)* anfällig. Als Folge kann es zu Nierenbeckenentzündung, Nierenschrumpfung bis hin zu Nierenversagen kommen. Von einer gutartigen Vergrößerung ist der bösartige Prostatakrebs mit Metastasenbildung streng zu unterscheiden.

Strategien der Behandlung

1. **Ausgleichen des Hormonhaushalts:** Phytosterole (also hormonähnliche Stoffe in Pflanzen), die in Heilpflanzen enthalten sind, vermögen den Sexualhormonhaushalt zu beeinflussen bzw. dem Mangel an männlichen Hormonen im Alter entgegenzuwirken. Ob dadurch auch langfristig das Wachstum der Prostata gehemmt werden kann, ist derzeit allerdings noch fraglich. Mit den Heilpflanzen der Klosterheilkunde kann jedoch eine Linderung der Beschwerden erzielt werden: Der Harnfluss wird stärker, der Restharn geringer und das nächtliche Wasserlassen seltener.

2. **Gesunde Lebensweise:** Dazu gehört, sich möglichst viel zu bewegen und längeres Sitzen zu vermeiden. Den Harndrang sollte man nie unterdrücken, damit die Blase nicht überfüllt wird. Außerdem ist es wichtig, für regelmäßigen Stuhlgang zu sorgen. Alkohol ist nicht empfehlenswert.
3. **Krebsvorsorgeuntersuchung:** Da eine gutartige Vergrößerung der Prostata von Laien nicht von Prostatakrebs zu unterscheiden ist, ist eine regelmäßige Vorsorgeuntersuchung durch den Arzt angeraten.

Welche Heilpflanzen helfen?

- Bei einer beginnenden Prostatavergrößerung ist eine Behandlung mit **Kürbissamen** sinnvoll. Ihre wichtigsten Inhaltsstoffe sind die Phytosterole. Die Kürbissamen wirken harnanregend und zudem auch entzündungshemmend und blasenkräftigend.
- Auch **Brennnesselwurzeln** sind ein probates Mittel bei Prostatabeschwerden. Sie enthalten ebenfalls Phytosterole, die insgesamt eine Verbesserung der Blasenentleerung bewirken, sodass die Restmenge an Harn in der Blase verringert wird.
- In neuerer Zeit wurde die **Sägepalme** als Heilmittel entdeckt, ihre Früchte wurden allerdings von der mittelalterlichen Klostermedizin noch nicht genutzt. Die wirksamen Inhaltsstoffe sind hier ebenso hauptsächlich Phytosterole.

Anwendungen, die sich bewährt haben

Das allererste Mittel der Wahl für die Behandlung von Prostatabeschwerden sind eindeutig die Kürbissamen. Empfehlenswert sind darüber hinaus auch Heilkräutertees und Präparate aus der Apotheke.

Kur

Kürbissamen

Anwendung: 2 Esslöffel Kürbissamen jeweils morgens und abends mit etwas Wasser einnehmen. Die Kur sollte über 3 Monate durchgehalten werden.

Alternative: Kürbissamen gibt es auch als Granulat (in Drogerien oder Apotheken), das man beispielsweise sehr gut in sein Müsli mischen kann. Morgens und abends 2 Esslöffel Granulat einnehmen.

Tee

Brennnesselwurzel

Teezubereitung: 1 Teelöffel gepulverte Brennnesselwurzel mit 1 Tasse kaltem Wasser übergießen, 1 Minute kochen lassen, 10 Minuten ziehen lassen und abseihen. 3 bis 5 Tassen über den Tag verteilt trinken.

Alternative: Um eine optimale Wirkung zu erzielen, kann man auch auf hoch dosierte Extrakt-Präparate aus der Apotheke zurückgreifen.

Präparat aus der Apotheke

Sägepalmen

Anwendung: Sägepalmenfrüchte sind in der Regel nicht als Droge erhältlich, sondern stehen als Extrakt-Präparate meist in Verbindung mit anderen wirksamen pflanzlichen Heilmitteln wie Kürbis-Extrakt zur Verfügung.

Für die Sexualorgane

Hildegard von Bingen setzt die Sexualität und die Fruchtbarkeit des Menschen in Beziehung zum Stand des Mondes: »Wenn der Mond zunimmt und voll wird, dann vermehrt sich auch das Blut im Menschen, und wenn der Mond abnimmt, dann nimmt auch das Blut im Menschen ab. So ist es immer sowohl beim Weib als auch beim Mann. Wenn nämlich das Blut im Menschen bis zum vollen Stand zugenommen hat und wenn es dann im Menschen nicht wieder abnehmen würde, würde er ganz und gar zerbersten. Wenn bei zunehmendem Mond das Blut im Menschen auf diese Weise zunimmt, dann ist das Weib wie auch der Mann fruchtbar, das heißt fähig, Nachwuchs zu zeugen. Wenn nämlich bei zunehmendem Mond auch das Blut des Menschen zunimmt, ist der Samen des Mannes stark und kräftig, und wenn bei abnehmendem Mond auch das Blut im Menschen abnimmt, ist der Samen des Mannes schwach und ohne Kraft wie ein Bodensatz, und aus diesem Grunde ist er dann weniger gut geeignet, Nachwuchs zu zeugen.«

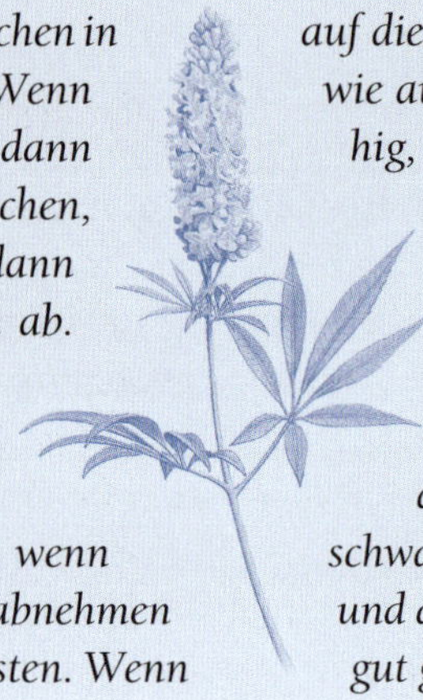

Die Sexualorgane der Frau

Die weiblichen Keimdrüsen sind die **Eierstöcke**, in denen die **Eizellen** heranreifen. Bereits von ihrer Geburt an besitzt jede Frau 400 000 Eizellen, 200 000 in jedem Eierstock. Ab der Pubertät reift in jedem Monat eine Eizelle heran, die ein Eibläschen, den **Follikel**, bildet. Hat die Eizelle die endgültige Reife erlangt, platzt der Follikel, die Eizelle wird aus dem Eierstock abgegeben, der Follikel wandelt sich in den **Gelbkörper** um (er wird wegen seiner Färbung so genannt). Die Wand des Eibläschens produziert zwei zentrale Hormone: das **Progesteron** und das **Östrogen**.

Die abgegebene Eizelle gelangt über die Eileiter in die **Gebärmutter** (Uterus), die durch den **Muttermund** zur Scheide hin offen ist. Die etwa faustgroße Gebärmutter besteht aus Muskelfasern, die sich während einer Schwangerschaft bis auf das Achtfache ausdehnen können. Die Schleimhaut der Gebärmutter bereitet sich alle vier Wochen aufs Neue darauf vor, eine befruchtete Eizelle aufzunehmen: In der ersten Zyklushälfte wächst sie auf die vierfache Stärke heran. Nach dem Eisprung, mit dem die zweite Zyklushälfte beginnt, lagern die Zellen der Gebärmutterschleimhaut Nährstoffe für einen Embryo ein. Erfolgt keine Befruchtung, wird die Schleimhaut abgestoßen und die Monatsblutung setzt ein. Damit beginnt der nächste Zyklus.

Die **Scheide**, die durch das Sekret aus den Gefäßen der Scheidenschleimhaut feucht gehalten wird, ist mit der Harnröhre fest verwachsen. Bei sexueller Erregung steigt die Durchblutung an, sodass mehr Sekret abgegeben und die Schleimhaut gleitfähig wird. In der Scheide herrscht ein saures Milieu, das durch die Döderlein'schen Bakterien – benannt nach einem deutschen Frauenarzt – gebildet wird. In diesem Milieu können Krankheitserreger nicht überleben.

Die Scheide wird wiederum durch die äußeren großen und inneren kleinen **Schamlippen** geschützt. Am Scheideneingang befinden sich Drüsen, die den äußeren Genitalbereich feucht halten: Zwei besonders große Drüsen münden in die kleinen Schamlippen. Sie geben beim Geschlechtsverkehr ein Sekret ab, das den äußeren Genitalbereich gleitfähig hält. Die Schamlippen enthalten ein dichtes Geflecht an Blutgefäßen, die sich bei Stimulierung erweitern und um den Scheideneingang ein Polster legen.

Schwangerschaft

Sechs bis sieben Tage nach der Befruchtung nistet sich die befruchtete Eizelle in der Gebärmutterschleimhaut ein, die zunächst vom **Dottersack** ernährt wird. Im Zuge der Zellteilung bilden sich dann **Plazenta**, **Nabelschnur** und **Fruchtblase** heraus. Mit einer Seite haftet die Plazenta an der Gebärmutterwand, aus der anderen Seite führt die Nabelschnur zum Embryo. Während der Schwangerschaft erfüllt sie alle Funktionen, die nach der Geburt von der Lunge, dem Magen-Darm-Trakt, den Nieren und der Leber des Kindes übernommen werden. Sie versorgt den Embryo mit Sauerstoff, scheidet Kohlendioxid aus, führt Nährstoffe zu und entsorgt schließlich alle Stoffwechsel-Endprodukte. Zusätzlich bildet sie wichtige Hormone.
Der Körper der werdenden Mutter produziert sowohl schwangerschaftsspezifische als auch andere Hormone. Bis zum Ende des dritten Schwangerschaftsmonats passt er sich an den neuen Zustand an. Die werdende Mutter merkt dies vor allem an Kreislaufproblemen und allgemeinem Unwohlsein. Vom fünften bis siebten Monat ist ihre Leistungsfähigkeit dann nicht mehr beeinträchtigt – erst wieder gegen Ende der Schwangerschaft. Während der Embryo heranwächst, erhöht der Körper sein Blutvolumen vor allem für eine starke Durchblutung der Gebärmutter. Der Organismus braucht jetzt mehr Eisen, um eine größere Menge an roten Blutkörperchen zu produzieren. Das Herzvolumen und die Herzfrequenz steigen, und auch die Leber und die Nieren passen sich an die größeren Blutmengen an. Ebenso stellt sich der Stoffwechsel auf die Mehrbelastung ein und steigert seinen Energiehaushalt. Das äußert sich auch dadurch, dass der Körper mehr Wasser einlagert – daher die relativ starke Gewichtszunahme. Bis zu drei Kilo gehen auf das Konto des Gewebswassers.

Die Sexualorgane des Mannes

Die männlichen Keimdrüsen sind die **Hoden**, sie hängen an den **Samensträngen** im Hodensack. Jeder Hoden hat etwa 200 bis 400 Kammern mit jeweils mehreren **Hodenkanälchen**, in denen die **Spermien** entstehen. In den Zellnestern zwischen den Hodenkanälchen wird das Testosteron produziert. Die beiden Enden der Hodenkanälchen führen in ein Röhrchennetz, das in die **Nebenhoden** mündet. Diese enthalten den darmartig gewundenen Epithelschlauch, der ausgezogen etwa sechs Meter lang ist. Erst hier reift das Sperma endgültig heran. Der Epithelschlauch mündet in den **Samenleiter**, einen engen Muskelkanal. Während eines Orgasmus saugen die Samenleiter Sperma aus den Nebenhoden an und pumpen es zu einem der beiden Samenbläschen, die zwischen Blase und Mastdarm liegen. Die Samenbläschen sondern eine gelartige Flüssigkeit ab, die der Samenflüssigkeit ihre klebrige Beschaffenheit gibt. Darüber hinaus produzieren sie hormonähnliche Substanzen, die u. a. wellenartige Kontraktionen auslösen, durch die die Spermien vorwärts bewegt werden. Dort, wo sich Samenleiter und Samenbläschengang vereinen, entspringt der sogenannte *Ductus ejaculatoris*. Von hier gelangt die Samenflüssigkeit über die **Prostata** in die Harnröhre im **Penis**.
Eine Erektion lässt sich nicht allein über den Willen herbeiführen, es müssen emotionale und körperliche Stimulationen hinzukommen. Dabei spielt das Hormon Testosteron eine außerordentlich wichtige Rolle. Das zentrale Nervensystem leitet, angeregt durch das Testosteron,

einen Prozess ein, bei dem die kleinen Arterien an der Peniswurzel erweitert werden. Das Blut kann in den Penis einschießen und wird in die **Schwellkörper** gedrückt. Auf diese Art und Weise entsteht ein hoher Druck auf die Auslassvenen, die verschlossen werden, damit das Blut nicht in den Körper zurückfließen kann. Die Schwellkörper fungieren wie eine aufblasbare Manschette bei der Blutdruckmessung, auch das Harnlassen ist nicht möglich.

Impotenz

Zahlreiche Pflanzen wurden in früheren Zeiten als potenz- und luststeigernde Mittel ausprobiert. Vor allem natürlich jene, die sich nach den Grundsätzen der Signaturenlehre allein schon wegen ihres Aussehens anboten, wie etwa die Selleriestange, die Karotte oder der Kalmus. Zum anderen wurden erhitzende Pflanzen eingesetzt, um das »Feuer« anzuregen. Bei Impotenz infolge ständiger Überwärmung riet Platearius zu einer gemäßigten Diät und einem Umschlag über die Genitalien mit Essig, Rosen und anderen kühlenden Pflanzen.

Umgekehrt hat man im Mittelalter auch nach Mitteln gesucht, den Sexualtrieb zu verringern. Hierzu wurden verschiedene Arzneipflanzen eingesetzt und von erhitzenden Pflanzen (wie etwa Keuschlamm) und Nahrungsmitteln abgeraten. Ist es ein Zufall, dass gerade die Mönche dem Bierbrauen mit dem Hopfen eine so große Aufmerksamkeit schenkten? Die moderne Forschung hat jedenfalls herausgefunden, dass im Hopfen Stoffe mit weiblicher Geschlechtshormonwirkung enthalten sind, durch die der Sexualtrieb des Mannes verringert wird.

Ursachen und Symptome

Unter Impotenz versteht man Schwierigkeiten beim Geschlechtsverkehr, die sich in einer Erektionsschwäche oder auch in einem Nichtzustandekommen der Ejakulation manifestieren können. In manchen Fällen kommt es infolge von Potenzproblemen zu einer zu raschen Ejakulation – auch in Verbindung mit vorheriger Erektionsschwäche. Die Ursachen können Durchblutungsstörungen (enge und warme Kleidung), aber auch psychische Probleme sein, da sich Erotik und Sex in den meisten Fällen im Kopf abspielen. Einige Medikamente können ebenfalls zu Impotenz führen, etwa Mittel gegen Bluthochdruck oder Depressionen, starke Schmerzmittel, die Opiate enthalten, oder auch Medikamente, die den Fettstoffwechsel beeinflussen. Auch starker Nikotin- und Alkoholgenuss sowie Stress können Impotenz mit verursachen.

Strategien der Behandlung

1. **Hilfe bei psychischen Problemen:** Über die Schwierigkeiten sprechen – nur so kann eine psychische Blockade aufgehoben werden. Stress sollte man möglichst abbauen und genügend Zeit für Entspannung einplanen. Es kann auch sinnvoll sein, einen Psychotherapeuten aufzusuchen.
2. **Erhöhung der körperlichen Fitness:** Heilpflanzen und Heilkräuter helfen dabei, die Durchblutung zu verbessern. Allerdings ist auch eine sportliche Betätigung zur Förderung der Durchblutung empfehlenswert. Entgegen der landläufigen Meinung ist Alkohol kein Aphrodisiakum oder sogar potenzsteigerndes Mittel, sondern bewirkt genau das Gegenteil (auch Champagner und Sekt). Wer über längere Zeit Medikamente einnimmt, sollte noch einmal überprüfen lassen, ob diese Impotenz auslösen können.

Welche Heilpflanzen helfen?

- Die **Kalmuswurzel** hat durch ihre ätherischen Öle und Kalmusbitterstoffe eine leicht durchblutungsfördernde Wirkung und wird schon bei Adam Lonitzer als erregendes Mittel für die »Mehrung des Samens« genannt.
- Auch der **Weißdorn** kann wegen seiner positiven Wirkung auf die Durchblutung eine Hilfe sein. Er enthält viele Substanzen aus den Gruppen der oligomeren Procyanidine und der Flavonoide, welche die Schlagkraft des Herzens stärken.
- **Kürbissamen** werden üblicherweise bei Prostatavergrößerung eingesetzt, sind aber auch bei Impotenz sinnvoll. Ihre Phytosterole sollen den Hormonhaushalt des Mannes beeinflussen. Sie enthalten u. a. sehr viel Zink, das für die Zellteilung wichtig ist.
- Äußerlich angewendet, wirkt **Rosmarin** mit seinen Inhaltsstoffen Campher und Rosmarinsäure durchblutungsfördernd.
- Auch die **Petersilie**, ansonsten als Küchenkraut bekannt, ist bei Impotenz von Nutzen, wenngleich die genaue Wirkweise wissenschaftlich nicht geklärt ist. Möglicherweise fördert sie über eine unspezifische Reizung die Muskelkontraktion in der Blase und löst so eine sexuelle Stimulation aus.

Anwendungen, die sich bewährt haben

Gegen Impotenz werden Heilkräuter und -pflanzen vor allem in Tees oder Bädern eingesetzt, die zum Teil kurzfristig wirken, zum Teil längerfristig eingenommen werden müssen, um einen Effekt zu erzielen. Es gibt eine Reihe von Gewürzen, die die Durchblutung fördern und bei Impotenz helfen sollen: So wird etwa Ingwer in allen Ländern, in denen er heimisch ist, von jeher traditionell als Aphrodisiakum eingesetzt. Das gilt auch für die Gewürznelke. Senf hat eine stark reizende Wirkung, weshalb er zeitweise in Klöstern sogar verboten gewesen sein soll. Eine äußere Anwendung würde zwar die Durchblutung stark fördern, kann allerdings zu Hautschädigungen führen.

Tees

Kalmuswurzelstock

Teezubereitung: 2 Teelöffel sehr fein geschnittene oder gepulverte Kalmuswurzel mit 1 Tasse kochendem Wasser übergießen, 15 Minuten ziehen lassen, abseihen. Täglich 3 Tassen trinken.

Petersilienwurzel

Teezubereitung: 1 Esslöffel zerkleinerte Petersilienwurzel mit 1 Tasse kochendem Wasser übergießen, zugedeckt 10 bis 15 Minuten ziehen lassen, abseihen. Bei Bedarf 1 bis 2 Tassen trinken.

Weißdornblätter und -blüten

Teezubereitung: 1 bis 2 Teelöffel Weißdornblätter und -blüten mit 1/4 Liter kochendem Wasser übergießen, 20 Minuten ziehen lassen und abseihen. Täglich 3 Tassen trinken. Für eine bessere Durchblutung muss eine Kur von 4 bis 6 Wochen angesetzt werden.

Alternative: Weißdorn ist auch in Dragee- und Tablettenform in Apotheken erhältlich.

Kur

Kürbissamen

Anwendung: 2 Esslöffel gemahlene Kürbissamen jeweils morgens und abends mit Flüssigkeit einnehmen. Oder über den Tag verteilt immer wieder ein paar Kerne (10 g täglich) kauen.

Alternative: Kürbiskerne gibt es auch als Granulat (in Drogerien oder Apotheken), das man z. B. sehr gut ins morgendliche Müsli mischen kann. Morgens und abends 2 Esslöffel Granulat einnehmen.

Bäder

❖ Rosmarinöl

Badezusatz: 20 Tropfen Rosmarinöl mit 1 Becher Sahne mischen und ins 37 °C warme Badewasser geben. Etwa 30 Minuten baden.

❖ Rosmarin- und Pfefferminzöl

Badezusatz: 20 Tropfen Rosmarinöl und 3 Tropfen Pfefferminzöl mit 1 Becher Sahne mischen und ins 37 °C warme Badewasser geben. Etwa 30 Minuten baden.

Menstruationsbeschwerden

Zum Thema Menstruationsbeschwerden heißt es in einem anonymen Text aus dem 15. Jahrhundert: »Nun will ich Dir etwas über die Heimlichkeit der Frauen sagen und von ihrer Blume, die lateinisch Menstruation heißt, was der ›Fluss‹ bedeutet. Die Meister nennen es Blume, denn ebenso wie ein Baum, der ohne Blüten und Blumen keine Früchte hervorbringt, kann keine Frau ein Kind ohne dieselbe Blume empfangen oder gebären. Und welche Frau Beschwerden damit hat, dass sie die Blutung nicht zur rechten Zeit bekommt, die soll Beifuß in Wein kochen (…) oder in Bier oder Wasser. Es hilft wohl, wenn sie es trinkt.«

Ursachen und Symptome

Jede Frau wird in ihrem Leben auf die eine oder andere Weise schon einmal mit Menstruationsbeschwerden konfrontiert gewesen sein. Man unterscheidet hierbei hauptsächlich zwei Arten von Beschwerden: das prämenstruelle Syndrom (PMS) und die Menstruationsschmerzen (Dysmenorrhöe).

Prämenstruelles Syndrom: Damit sind gesundheitliche Probleme gemeint, die – abhängig vom weiblichen Zyklus – regelmäßig vor der Monatsblutung einsetzen. An den Tagen zwischen dem Eisprung und der nächsten Monatsblutung, also ungefähr 8 bis 12 Tage vor dem Einsetzen der Menstruation, reagieren Körper und Seele auf die zyklischen Veränderungen – mal stärker, mal schwächer. In dieser Zeit sind Frauen oft gereizt, angstvoll, unkonzentriert oder depressiv.

Die Ursachen sind noch nicht vollständig aufgedeckt. Es scheint aber festzustehen, dass ein Ungleichgewicht im Hormonhaushalt die Beschwerden bedingt: ein Zuviel an den Hormonen Östrogen und Prolaktin und gleichzeitig ein Mangel an Progesteron und Dopamin. Da das Zielorgan von Prolaktin (übersetzt »für die Milch«) im weiblichen Körper die Brustdrüsen sind und es dort das Wachstum des Gewebes anregt und Gewebeflüssigkeit einlagert, fühlen sich die Brüste gespannt an und schmerzen. Durch den Mangel an Dopamin ist das positive Körpergefühl und somit die Stimmung eingeschränkt bzw. gedämpft. Das über einen komplizierten Regelkreis vermehrt gebildete Östrogen kann zum Anschwellen der Brüste führen sowie zu Wassereinlagerungen, dicken Fingern, Gewichtszunahme und Kopfschmerzen. Auch der Hunger meldet sich öfter am Tag, manchmal mit einem Heißhunger nach Süßem. Der plötzliche Abfall von Östrogen und Progesteron kurz vor der Blutung führt zum Absinken der »Glückshormone« (Endorphine): Kopfschmerzen, Stimmungslabilität und Wassereinlagerungen sind oft die Folge. Erst im Laufe der Regelblutung lassen die Beschwerden nach.

Junge Mädchen leiden eher selten unter dem prämenstruellen Syndrom. Ab dem 30. Lebensjahr kommt es zunehmend häufiger vor. Es kann ganz plötzlich auftreten – von einem Monat zum anderen – und verschwindet manchmal erst nach den Wechseljahren mit dem Erlöschen der Eierstockfunktion wieder.

Menstruationsschmerzen: Kolikartige Unterleibsschmerzen (Dysmenorrhöe) können schon vor dem Einsetzen der Periode auftreten und sind unabhängig von der Intensität der Blutungen. Manche Frauen plagt gleichzeitig Übelkeit, sie müssen erbrechen und der Kopf schmerzt. Die Krämpfe und Schmerzen lösen Prostaglandine, also wiederum Hormone, aus. Sie werden bei den betroffenen Frauen in der Gebärmutterschleimhaut vermehrt gebildet und mit dem Einsetzen der Monatsblutung durch das Ablösen der Schleimhaut in größerer Menge freigesetzt. Besonders Mädchen und junge Frauen kennen die oben beschriebenen Symptome. Sobald sie ihre erwachende Weiblichkeit akzeptiert haben, normalisieren sich bei sehr vielen diese Hormonschwankungen. Die Veranlagung zur stärkeren Prostaglandinbildung und -empfindlichkeit ist vererbt. Bei seelischer oder körperlicher Überlastung werden ebenfalls schmerzvermittelnde Prostagladine zusammen mit Prolaktin freigesetzt. Auch organische Ursachen können Menstruationsbeschwerden bedingen, z. B. Uterusfehlbildung oder Polypen.

Strategien der Behandlung

Zunächst sollten betroffene Frauen sich selbst beobachten und am besten über mehrere Monate einen Kalender führen, in dem sie die Beschwerden sowie die Tage der Blutung und die Zyklusdauer eintragen. Zudem sollten sie die Körpertemperatur jeden Morgen um die gleiche Zeit und noch im Bett liegend messen und in den Kalender eintragen. Der Temperaturverlauf kann eine wichtige Auskunft darüber geben, welches Hormon in zu hoher oder zu geringer Menge im Blut vorhanden ist.

1. **Anspannung und Entspannung:** Schon ein erholsamer Schlaf, eine vollwertige Ernährung und nicht zuletzt jede Art von Bewegung vermögen sehr viel zum Ausgleich beizutragen. Wer darüber hinaus Sport im Freien betreibt, frischt sein Gemüt doppelt auf: Sonnenlicht ist der beste Stimmungsaufheller, und durch Sport werden die Stresshormone abgebaut. Auch Bäder mit beruhigenden Pflanzensuden sind entspannend.
2. **Gesunde Ernährung:** Mithilfe der geeigneten Ernährung (d.h. Gemüse, Obst und wenig verfeinerte, möglichst natürliche Kohlenhydrate) können die betroffenen Frauen Symptomen wie Wassereinlagerung, Krämpfen, Übelkeit oder Stimmungsschwankungen entgegenwirken: Alles das, was entwässert bzw. kein Wasser im Gewebe bindet, tut gut. Aus diesem Grunde sollte man speziell vor der Regelblutung auf salzarme und entwässernde Kost umstellen und entwässernde Kräutertees trinken. Wertvolle Pflanzenöle, wie ungesättigte Fettsäuren (z. B. Gamma-Linolensäure aus Nachtkerzen- und Borretschsamenöl sowie Omega-3-Fettsäuren aus Kaltwasserfischen), liefern die Ausgangssubstanz für krampflösende Botenstoffe. Es empfiehlt sich, Nahrungsmittel mit einem hohen Gehalt an Vitamin B_6 auszuwählen, da hohe Öströgenmengen und Stress die Vitamin-B_6-Speicher der Leber leeren. Vitamin B_6 ist in allen grünen Pflanzen enthalten sowie in Vollkorn, Hülsenfrüchten, Kartoffeln, Weizenkeimen, Bierhefe, Walnüssen und Honig. Am besten ist es, das Gemüse frisch zu essen oder als Rohkost zuzubereiten. Kaliumreiche Kost kann das im Gewebe eingelagerte Wasser aus dem Körper schwemmen. Dafür sollte folgendes Obst und Gemüse auf dem Speiseplan stehen: Aprikosen, Äpfel, Erdbeeren, Honigmelonen, Kirschen, Feigen, Nüsse, Kartoffeln, Kohl, Rettich oder Molke.

3. **Regulation des hormonellen Ungleichgewichts:** Einige Heilkräuter vermögen das hormonelle Ungleichgewicht direkt zu regulieren und somit die Beschwerden zu lindern.
4. **Lösen der Krämpfe:** Über Hautreize wie z. B. Wärme oder Kälte lassen sich die Schmerzen und Krämpfe dämpfen. Ob sich hohe oder niedrige Temperaturen angenehmer auswirken, muss man individuell ausprobieren. Auch Tees sind erprobte krampflösende Mittel, die durch die Wirkstoffe der Heilkräuter unterstützt werden.
5. **Beruhigung:** Beruhigende, nervenstärkende Pflanzenextrakte können überwiegend nervös bedingte Symptome lindern (siehe Kapitel »Für Psyche und Nerven«).

Welche Heilpflanzen helfen?

- Die Früchte des **Keuschlamms** *(Agni casti fructus)* sollen die Vorgänge an zentraler Stelle beeinflussen: Ihre Hauptwirkstoffe, Iridoide und Diterpene, senken angeblich den erhöhten Prolaktinspiegel im Blut.
- Die **Traubensilberkerze** wird zur Behandlung des prämenstruellen Syndroms und auch bei Menstruationsschmerzen empfohlen. Während die Wirkweise bei den Wechseljahren detailliert beschrieben ist, weiß man allerdings wenig über sie bei diesen beiden Krankheitsbildern (siehe Wechseljahre, Seite 319).
- Die **Schafgarbe** hat sich bei krampfartigen Beschwerden bewährt. Ihre Inhaltsstoffe (u. a. ätherische Öle und Flavonoide) haben eine muskellockernde Wirkung und beeinflussen speziell Krampfzustände im kleinen Becken der Frau.
- Die ätherischen Öle der **Kamille** wirken muskelentspannend und beruhigend.
- Eine lang bewährte Heilpflanze in der Frauenheilkunde ist das **Gänsefingerkraut**. Es zählt zu den milden gerbstoffhaltigen Heilpflanzen und lindert krampfartige Beschwerden der Gebärmutter und des Darms.
- Der **Frauenmantel** gehört ebenfalls in den Reigen der Heilpflanzen, die sich zur Behandlung von Menstruationsschmerzen anbieten. Er wirkt zusammenziehend.
- Viele Frauen fühlen sich vor der Menstruation »aufgequollen«. In diesem Fall helfen **Birken-** und **Brennnesselblätter**, die dank der enthaltenen Flavonoide zu entwässern vermögen.
- Mit **Borretsch-** oder **Nachtkerzensamenöl** wird dem Körper Gamma-Linolensäure zugeführt, die die Bildung von entzündungshemmenden und krampflösenden Stoffen im Körper unterstützt.
- **Lavendel** und **Melisse** wirken ausgleichend bei Stimmungsschwankungen.

Anwendungen, die sich bewährt haben

Zur Behandlung von Regelbeschwerden mit Heilkräutern haben sich Tees bewährt, die zum Teil kurzfristig wirken und bei Bedarf eingenommen werden können, zum Teil eine Besserung erst nach einer Langzeit-Therapie ermöglichen. Wenn die Beschwerden vor der Monatsblutung auftreten, sind Bäder sinnvoll. In letzter Zeit haben sich auch Öle, die reich an Gamma-Linolensäure sind, einen Namen gemacht.

Tees

❖ Traubensilberkerzenwurzel

Bei geringen Beschwerden ist der Traubensilberkerzenwurzelstock-Tee zu empfehlen.

Teezubereitung: 1 Teelöffel zerkleinerte Traubensilberkerzenwurzel mit 1 Tasse kochendem Wasser übergießen, 10 Minuten ziehen lassen, abseihen. 3-mal täglich 1 Tasse trinken. Bei regelmäßiger Einnahme tritt ungefähr nach 4 bis 6 Wochen eine Besserung der Beschwerden ein.

Vorsicht: Bei Frauen mit Mammakarzinom ist eine Einnahme nur bei intensiver ärztlicher Betreuung sinnvoll.

❖ Gänsefingerkraut

Teezubereitung: 1 Teelöffel Gänsefingerkraut mit 1 Tasse Wasser übergießen, 10 Minuten kochen lassen und danach abseihen. Täglich 1 bis 3 Tassen trinken.

❖ Frauenmantelkraut

Teezubereitung: 2 Teelöffel Frauenmantelkraut mit 1/4 Liter heißem Wasser übergießen, 10 Minuten ziehen lassen und abseihen. Täglich 1 bis 3 Tassen trinken.

❖ Teemischung

Diese Teemischung ist sehr empfehlenswert bei krampfartigen Unterleibsschmerzen und empfindlichen Brüsten, unter Umständen verbunden mit Depressionen.

Zusammensetzung: 50 g Schafgarbenkraut und 50 g Johanniskraut.

Teezubereitung: 2 Teelöffel Teemischung mit 1 Tasse kochendem Wasser übergießen, 10 Minuten ziehen lassen, abseihen. Täglich 2-mal 1 Tasse trinken (mit Honig süßen). Bei regelmäßiger Einnahme tritt etwa nach 8 Wochen eine Besserung der Beschwerden ein.

❖ Teemischung

Diese Teemischung empfiehlt sich bei Schmerzen, Nervosität und Einschlafschwierigkeiten vor und während der Blutung.

Zusammensetzung: 50 g Schafgarbenkraut, 25 g Melissenblätter und 25 g Baldrianwurzel.

Teezubereitung: 2 Teelöffel Teemischung mit 1 Tasse kochendem Wasser übergießen, 10 Minuten ziehen lassen und abseihen. Täglich 2-mal 1 Tasse trinken (mit Honig süßen). Bei regelmäßiger Einnahme tritt ungefähr nach 8 Wochen eine Besserung der Beschwerden ein.

❖ Teemischung

Dieser Tee kann mit seinen entwässernden Komponenten die Schwere aus den Gliedern vertreiben und die Menstruationsbeschwerden lindern. Fenchel gibt den aromatischen Geschmack.

Zusammensetzung: 8 g Gänsefingerkraut, 30 g Kamillenblüten, 30 g Brennesselkraut, 8 g Birkenblätter und 24 g Fenchelfrüchte.

Teezubereitung: 2 gehäufte Teelöffel Teemischung im Mörser zerdrücken, mit 1 Tasse kochendem Wasser übergießen, 10 Minuten zugedeckt ziehen lassen, abseihen. 4- bis 5-mal täglich 1 Tasse des frisch aufgebrühten Tees trinken.

❖ Teemischung

Die Teemischung wirkt krampflösend.

Zusammensetzung: 20 g Kamillenblüten sowie 20 g Schafgarbenblüten, 20 g Melissenblätter, 20 g Gänsefingerkraut und 20 g Fenchelfrüchte.

Teezubereitung: 1 gehäuften Teelöffel Teemischung im Mörser zerdrücken, mit 1 Tasse kochendem Wasser übergießen, 15 Minuten ziehen lassen und danach abseihen. Bis zu 5 Tassen täglich trinken.

Nahrungsergänzung

❖ Borretsch- oder Nachtkerzensamenöl

Anwendung: 2 Teelöffel Borretschsamenöl oder Nachtkerzensamenöl täglich entweder pur, als Zutat in Salat-Dressings oder in Quark oder Joghurt eingerührt einnehmen.

Alternative: Es gibt auch Fertigpräparate aus der Apotheke (Kapseln), die die Öle enthalten.

Öl

❖ Massageöl

Das Öl-Gemisch wirkt zusammen mit einer Massage krampflösend und entspannend.

Anwendung: Ätherische Öle von Kamillenblüten, Kümmelfrüchten und von Melissenblättern zu gleichen Teilen mischen. Das Gemisch mit einem Basisöl (z. B. Weizenkeim- oder Jojobaöl) im Verhältnis 1:1 vermengen. Mehrmals täglich den Unterleib und die Beckengegend massieren.

Bäder

❖ Schafgarbenblüten

Badezusatz: 50 g frische oder getrocknete Schafgarbenblüten mit 1 Liter kochendem Wasser übergießen, zugedeckt ungefähr 10 Minuten ziehen lassen, abseihen und in eine Wanne mit 10 Liter Wasser geben. Täglich 1- bis 2-mal bei 37 °C baden (jeweils etwa 10 Minuten).

❖ Lavendelöl

Badezusatz: Pro Vollbad 2 Eigelb, 1 Becher Sahne, 2 Esslöffel Honig, 3 bis 4 Esslöffel Salz und 1 Teelöffel Lavendelöl vermengen und ins 37 bis 38 °C warme Badewasser geben. Eine ausreichend lange Badedauer von mindestens 20 Minuten ist nötig, um die ätherischen Öle über die Haut in den Körper gelangen zu lassen.

Umschlag

❖ Kamillenblüten

Anwendung: 1 Esslöffel Kamillenblüten mit 1/2 Liter kochendem Wasser übergießen, zugedeckt 10 Minuten ziehen lassen und abseihen. Ein Leinentuch in den heißen Tee tauchen, auswringen und auf den schmerzenden Unterleib legen. Mit einem Baumwolltuch abdecken und darüber eine Wärmflasche legen. So lange liegen lassen, wie es als angenehm empfunden wird.

Präparate aus der Apotheke

❖ Keuschlamm

Damit sämtliche in Keuschlammfrüchten (*Agni casti fructus*) enthaltenen Wirkstoffe zum Tragen kommen, empfiehlt sich ein Fertigpräparat.

Anwendung: Keuschlammfrüchte gibt es als Dragees, Tabletten oder Tinktur. Die Einnahme erfolgt gemäß Beipackzettel.

❖ Traubensilberkerze

Anwendung: Für eine optimale Wirkung ist die Traubensilberkerzenwurzel als alkoholischer Auszug zu empfehlen, der als Flüssigextrakt oder in Tablettenform angeboten wird und stärker als der Traubensilberkerzenwurzel-Tee wirkt. Die Einnahme erfolgt gemäß Beipackzettel.

Schmerzen und Entzündungen der weiblichen Brust

In den Arzneibüchern des Mittelalters finden sich zahlreiche Rezepturen gegen Schmerzen und Anschwellungen der Brüste. Dabei geht es meistens darum, die Brüste warm zu halten und mit Salben und Ölen zu erweichen: »Nimm Honig und Butter und zerstoße die zwei miteinander und lege dann das Pflaster darüber, so wird ihr besser.« Es gab damals aber auch schon die Strategie, kühlende Auflagen anzuwenden, wie ein anonymes Werk zur Frauenheilkunde aus dem 15. Jahrhundert belegt: »Nimm das Kraut Portulak und zerstoße es und vermische es mit Rosenwasser und lege dieses Pflaster in ein Tuch. Und lege das Tuch mit dem Pflaster über die Geschwulst. So wirst du bald genesen.« Rose und der saftige wasserreiche Portulak galten als kühlend. Auch heute werden kühlende Wickel empfohlen. Ein Zusammenhang mit der Menstruation wurde damals nicht hergestellt.

Ursachen und Symptome

In den Tagen vor der Menstruation bilden sich manchmal Verdickungen im Bindegewebe der Brust aus, die mit Flüssigkeit gefüllt sind. Die Brust wird berührungsempfindlich und schwillt an. Diese Veränderungen der Brust kommen häufiger bei Frauen um die vierzig vor, wenn mit Beginn der Wechseljahre der Hormonhaushalt zunehmend schwankt (bzw. das Verhältnis von Östrogenen und Gestagenen unausgewogen ist). Mit dem Ende der Wechseljahre bildet sich das knotige Gewebe zurück, weil weniger Östrogen vorhanden ist. Knotige Veränderungen in der Brust sind in den allermeisten Fällen gutartig und etwas ganz Normales, vor allem wenn sie abhängig vom weiblichen Zyklus auftreten. Um sicher zu gehen, dass es sich um eine harmlose Gewebeveränderung handelt, sollten Frauen allerdings bei ungewöhnlichen Knoten oder bei Brustschmerzen auf jeden Fall ärztlichen Rat einholen. Von den zyklusabhängigen Brustveränderungen sind zyklusunabhängige zu unterscheiden, die z. B. durch Bakterien verursacht sein können. Da sie unbedingt vom Arzt behandelt werden sollen, werden sie in diesem Buch nicht näher ausgeführt.

Strategien der Behandlung

1. **Selbstuntersuchung der Brust:** Einmal im Monat, am besten nach der Regel, sollten Frauen ihre Brust vor einem Spiegel abtasten. Werden dabei knotige Stellen entdeckt, besteht kein Grund zur Panik, da sie meist harmlose Ursachen haben. Um auszuschließen, dass es sich um eine bösartige Gewebeveränderung handelt, sollte man sicherheitshalber einen Arzt aufsuchen. Regelmäßige ärztliche Untersuchung zur Früherkennung von unerwünschten Gewebeveränderungen ist in jedem Fall ratsam.
2. **Gesunde Lebensweise:** Ein Ungleichgewicht im Hormonhaushalt ist häufig eine reflektorische Antwort auf eine ungesunde Lebensweise. Mit Bewegung, Entspannung, ausgewogener Ernährung und ausreichend Schlaf kann man dem entgegenwirken. An den Tagen, an denen die Beschwerden ganz besonders stark sind, ist Schwimmen eine sinnvolle sportliche Betätigung.
3. **Ausgleichen des Hormonhaushalts:** Wenn feststeht, dass es sich ausschließlich um gutartige Gewebeveränderungen handelt, kann man mit Heilpflanzen der Klostermedizin den Hormonhaushalt regulieren und auf diese Weise die Symptome lindern.
4. **Lokale Kühlung:** Eine Linderung der Beschwerden ermöglichen kühlende Wickel, vor allem bei Entzündungen.

Welche Heilpflanzen helfen?

- In der Kräuterheilkunde stehen die Früchte des **Keuschlamms** *(Agni casti fructus)* als Mittel gegen Entzündungen der weiblichen Brust an allererster Stelle, da diese eine weitere Freisetzung des Milchdrüsenhormons Prolaktin hemmen.
- Gegen die Schwellung helfen die Blätter des **Weißkohls**, die äußerlich angewendet kühlen und die Entzündung vermindern.
- Einen kühlenden Effekt hat auch das ätherische Öl der **Pfefferminze**, das ebenfalls äußerlich angewendet wird.

Anwendungen, die sich bewährt haben

Zur Behandlung von Schmerzen und Entzündungen der Brust mit Heilkräutern und -pflanzen der Klostermedizin werden hauptsächlich Umschläge, aber auch Fertigpräparate aus der Apotheke eingesetzt.

Umschläge

❖ Pfefferminzöl

Anwendung: 2 Tropfen Pfefferminzöl mit 3 Esslöffel Milch oder Sahne und 1 Liter kaltem Wasser mischen, auf einem gut durchfeuchteten Leinentuch verteilen, das man auf die Brust auflegt. Darüber kommt ein trockenes Tuch. Die dritte Lage des Umschlags besteht aus einem Wolltuch, das man fixiert. Den Wickel nach ungefähr 20 bis 30 Minuten – bevor er warm wird – abnehmen, anschließend die Brust sanft abtrocknen. Empfindliche Haut mit Weizenkeimöl, Johanniskrautöl oder Olivenöl pflegen.

❖ Weißkohl

Anwendung: Rohe Kohlblätter mit einem Nudelholz flach rollen und in dünnen Lagen auf die Brust auflegen. Zum Abdecken eine Kompresse darüber legen und die Auflage fixieren (z. B. mit einem BH). Über Nacht oder während des Tages 1 bis 6 Stunden einwirken lassen, dann abnehmen und die Brust mit lauwarmem Wasser abwaschen. Empfindliche Haut mit Weizenkeimöl, Johanniskrautöl oder Olivenöl pflegen.

Präparat aus der Apotheke

❖ Keuschlamm

Damit alle Wirkstoffe der Keuschlammfrüchte *(Agni casti fructus)* zum Tragen kommen, empfiehlt es sich, ein Fertigpräparat aus der Apotheke zu erwerben.

Anwendung: Die Keuschlammfrüchte gibt es als Dragees, Tabletten oder Tinktur. Die Anwendung erfolgt gemäß Beipackzettel.

Verlängerte oder starke Blutung und Zyklusstörungen

Johannes Platearius, Arzt und Lehrer an der Medizinschule von Salerno, gibt folgende Gründe für eine starke Monatsblutung an: »Ein unmäßiger Monatsfluss entsteht grundsätzlich aus zwei Ursachen: durch Überfluss an Körpersäften, die fließen, weil die Kraft fehlt, sie zu halten; oder durch deren scharfe Hitzewirkung. Der Überfluss an Körpersäften wird erkannt am vollblütigen, vom Schlagfluss bedrohten Erscheinungszustand des Körpers, an praller Füllung der Adern, vorhergegangener ausgiebiger Diät sowie daran, dass Blut in großer Quantität nach unten abläuft. Scharfe Hitzewirkung der Säfte erkennt man daran, dass tief im Leibe Wärme wahrgenommen wird und dass der Monatsfluss safrangelbe Farbe enthält: Dies erkennt man noch besser, wenn man ein weißes Leinlaken in das Monatsblut tunkt und trocknen lässt; ferner scheint dieses Monatsblut bei seinem Austreten zu brennen.« Die »versiegende« Menstruation erklärt Hildegard von Bingen in ihren ›Causae et curae‹: Bei manchen Frauen verengen sich »die Gefäße, welche die Bächlein führen, sodass ihre Monatsblutungen nachlassen, weil die stürmischen Komplikationen bei ihren Säften eine unechte Kälte und eine wechselhafte Wärme auslösen, sodass ihr Blut manchmal kalt und manchmal heiß ist. Daher fließt es bei ihnen auch hier und da bei wechselhafter Temperatur. Dann verengen sich die Gefäße, die zur bestimmten Zeit ausfließen sollten, wegen der Trockenheit, die sie in sich haben, und fließen nicht aus.«

Ursachen und Symptome

Regelblutungen, die länger als fünf Tage anhalten, oder sehr starke Blutungen, bei denen mehr als fünf Binden oder Tampons innerhalb eines Tages benötigt werden, sind meist ein Anzeichen für eine Erkrankung (z. B. Entzündung, Gewebeveränderung).
Auch Blutungen außerhalb der Menstruation (sogenannte Zwischen- oder Zusatzblutungen) haben häufig eine organische Ursache. Deshalb sollten sie vom Arzt untersucht werden.
Wenn eine sonst regelmäßige Monatsblutung völlig ausbleibt oder die erste Periode bei Mädchen bis zum 16. Lebensjahr noch nicht eingetreten ist, kann dies Ausdruck von seelischer bzw. von körperlicher Überlastung, aber auch das Zeichen einer Erkrankung sein. Bei den allermeisten Frauen ist ein hormonelles Ungleichgewicht schuld, gleichsam eine »Energiesparstufe«, mit der sich der Körper der Frau auf extreme seelische und körperliche Belastungen einrichtet. Zum Beispiel vermissen viele Leistungssportlerinnen ihre Monatsblutung, auch der Organismus magersüchtiger Frauen ist zu unterversorgt für einen gesunden biologischen Rhythmus.

Strategien der Behandlung

Bevor man mit der Selbstbehandlung beginnt, sollte man eine ernsthafte Erkrankung vom Frauenarzt ausschließen lassen.

1. **Regulieren des Hormonhaushalts:** Je nach Beschwerdegrad kann mit der alleinigen oder unterstützenden Heilkräuterbehandlung begonnen werden.
2. **Ausgleichen des Eisenmangels:** Auch der Eisengehalt im Blut sollte mittels Laboranalyse festgestellt werden. Ein Eisenmangel kann durch Heilpflanzen und -kräuter ausgeglichen werden (siehe Blutarmut, Seite 256).

Welche Heilpflanzen helfen?

- **Keuschlammfrüchte** können den hormonellen Zyklus wieder ausgleichen, indem sie dem durch die Östrogene veranlassten kräftigen Aufbau der Gebärmutterschleimhaut entgegensteuern. Dann muss bei der nächsten Blutung nicht so viel Gebärmutterschleimhaut abgestoßen werden und die Blutung ist geringer.
- Bei ausbleibender Menstruation (nicht aber bei verlängerter oder starker Blutung) kann es sinnvoll sein, Anwendungen mit Keuschlammfrüchten mit denen der **Traubensilberkerze** zu kombinieren. Während die Wirkweise der Traubensilberkerze bei Wechseljahren gut beschrieben ist, ist bisher nicht näher geklärt, wie sie bei ausbleibender Menstruation wirkt. Die Traubensilberkerze wurde allerdings erst lange nach der Klostermedizin entdeckt.

Anwendungen, die sich bewährt haben

Zur Regulierung des Hormonhaushalts werden Heilkräuter als Tee oder in Fertigpräparaten aus der Apotheke eingesetzt.

Präparate aus der Apotheke

Keuschlamm

Damit alle Wirkstoffe der Keuschlammfrüchte *(Agni casti fructus)* zum Tragen kommen, empfiehlt sich ein Fertigpräparat aus der Apotheke.
Anwendung: Die Keuschlammfrüchte gibt es als Dragees, Tabletten oder Tinktur, die man gemäß Beipackzettel einnimmt.

Traubensilberkerze

Anwendung: Für eine optimale Wirkung ist die Traubensilberkerzenwurzel als alkoholischer Auszug zu empfehlen, der als Flüssigextrakt oder in Tablettenform angeboten wird.

Tee

❖ **Traubensilberkerzenwurzel**
Bei geringen Beschwerden ist der Traubensilberkerzenwurzelstock-Tee sehr zu empfehlen, der in seiner Wirkung deutlich schwächer ist als der alkoholische Auszug.
Teezubereitung: 1 Teelöffel zerkleinerte Traubensilberkerzenwurzel mit 1 Tasse kochendem Wasser übergießen, 10 Minuten ziehen lassen und abseihen. Täglich 3 Tassen trinken. Bei einer regelmäßigen Einnahme tritt ungefähr nach 4 bis 6 Wochen eine Besserung der Beschwerden ein.
Vorsicht: Bei Frauen, die an einem Mammakarzinom erkrankt sind, ist eine Einnahme nur bei einer wirklich intensiven ärztlichen Betreuung sinnvoll.

Wechseljahre

Niemand hat sich über jegliche Fragen der Sexualorgane, der Sexualität und der damit verbundenen Leiden und Krankheiten im Mittelalter so umfassend geäußert wie Hildegard von Bingen.
Ihre Ansichten über die Auswirkungen des Alters sind dabei allerdings ein wenig verblüffend: »Vom fünfzigsten oder manchmal auch vom sechzigsten (!) Lebensjahr an bekommt die Frau im Bereich ihrer Leibesöffnungen Komplikationen und trocknet dort aus, sodass die Monatsblutung heimkehrt, nämlich in die Geschlechtsorgane. So kann auch ein Acker nach langer mühevoller Bebauung keinen Samen mehr für Früchte und Getreide aufnehmen, keimen oder reifen lassen, abgesehen von Blumen oder anderen guten Gräsern.«

Ursachen und Symptome

Die Wechseljahre sind wie die Pubertät eine ganz normale biologische Phase im Leben einer Frau. Der Hormonhaushalt der fruchtbaren Jahrzehnte wird dem Leben im Alter, in dem eine Schwangerschaft kaum biologisch sinnvoll wäre, angeglichen: Die Eierstöcke stellen ihre Reifungsprozesse langsam ein, die Bildung der Hormone Östrogen und Progesteron lässt nach. Die Scheide ist weniger feucht und elastisch. In dieser Phase zwischen dem 45. und 55. Lebensjahr werden die Blutungen daher unregelmäßig, schwächer oder auch kürzer. Die Wechseljahre enden mit der letzten Blutung, auch Menopause genannt.
Infolge der hormonellen Veränderungen können plötzliche Hitzewallungen auftreten (auch nachts). Verbunden damit sind oft Schlafstörungen, Herzjagen, Schwindel oder ein Anschwellen der Gelenke sowie psychische Beschwerden.

Strategien der Behandlung

1. **Gesunde Lebensweise:** Eine vollwertige Ernährung und sanfte sportliche Betätigung können die Menopause um immerhin zwei bis drei Jahre hinausschieben. Hilfreich scheint auch eine Ernährung mit Sojaprodukten zu sein. Zu große seelische Belastungen sollten Frauen möglichst vermeiden.
2. **Regulierung des Hormonhaushalts:** Mit Heilpflanzen aus der Klostermedizin kann man Schwankungen im Hormonhaushalt steuern. Gute Erfahrung bei Wechseljahresbeschwerden gibt es außerdem mit täglichen Wasseranwendungen (Knieguss) und dem Trinken von reichlich Wasser (zusätzlich 1 Liter).
3. **Beruhigung:** Bei Stimmungsschwankungen und innerer Unruhe haben manche Heilpflanzen eine ausgleichende Wirkung (siehe Kapitel »Für Psyche und Nerven«).

Welche Heilpflanzen helfen?

- Die wichtigste Heilpflanze in den Wechseljahren ist der Wurzelstock der **Traubensilberkerze**. Er besitzt Wirkstoffe aus der Gruppe der Triterpenglykoside, die ähnlich wie Östrogen wirken und auf diese Weise das fehlende Östrogen zum Teil ersetzen können.

Anwendungen, die sich bewährt haben

Zur Regulierung des Hormonhaushalts während der Wechseljahre finden Heilkräuter und -pflanzen als Teezubereitung oder in Fertigpräparaten Anwendung. (Bei psychischen Beschwerden siehe Kapitel »Für Psyche und Nerven«.)

Tee

Traubensilberkerzenwurzel

Bei geringen Beschwerden ist hier der Tee zu empfehlen, der in seiner Wirkung schwächer ist als der alkoholische Auszug.

Teezubereitung: 1 Teelöffel klein geschnittene Traubensilberkerzenwurzel mit 1 Tasse kochendem Wasser übergießen, 10 Minuten ziehen lassen und danach abseihen. Täglich 3 Tassen trinken. Bei regelmäßiger Einnahme tritt ungefähr nach 4 bis 6 Wochen eine Besserung der Beschwerden ein.

Vorsicht: Bei Frauen mit Mammakarzinom ist eine Einnahme nur bei intensiver ärztlicher Betreuung sinnvoll.

Präparat aus der Apotheke

Traubensilberkerze

Anwendung: Für eine optimale Wirkung ist Traubensilberkerzenwurzel als alkoholischer Auszug zu empfehlen, der als Flüssigextrakt oder in Tablettenform angeboten wird.

Entzündungen der Scheide

Bei den schmerzenden Erkrankungen der Scham empfiehlt das meistgelesene Kräuterbuch des Mittelalters, der ›Macer floridus‹, den Kostwurz (Costus speciosus). Am besten nähme die Frau ein »Unterleibsbad«; durch den Dampf sollen »die Schmerzen der Scham zur Ruhe kommen«. Denselben Nutzen hat die Frau angeblich, wenn sie Scheidenzäpfchen aus Kostwurz von unten in die Scham einführt.

Ursachen und Symptome

Heutzutage unterscheidet man die Scheideneingangsentzündung von der eigentlichen Scheidenentzündung.

Scheideneingangsentzündung: Sie ist lediglich auf die kleinen und großen Schamlippen und den Eingang der Scheide beschränkt. Aufgrund der anatomischen Lage ist der Scheideneingang häufig von Infektionen betroffen, denn in unmittelbarer Umgebung liegen die Harnröhre und der After. Typische Symptome sind Schmerzen beim Gehen, beim Geschlechtsverkehr oder beim Wasserlassen. Verbunden damit ist ein Juckreiz, oft ist die Haut gerötet und im akuten Stadium feucht. Bei lange bestehenden Entzündungen kann sie jedoch trocken werden, und in einzelnen Fällen treten Pickel und Bläschen in diesem Bereich auf. Die Ursachen sind vielfältig und reichen von mangelnder bis zu viel Hygiene über Überempfindlichkeit gegen Wäsche und Seife bis zur Ansteckung beim sexuellen Kontakt. Meistens ist eine Kombination der genannten Faktoren auslösend für eine Infektion im Scheideneingang.

Scheidenentzündung: Die wichtigsten Erreger einer Entzündung der Scheide, der sogenannten Vaginitis, sind Pilze, Bakterien, Viren und andere Mikroben. Übertriebene Hygiene oder hormonelle Einflüsse etwa während der Schwangerschaft oder durch die Pille verändern das normalerweise leicht feuchte und saure Scheidenmilieu so, dass sich krankheitserregende Bakterien und Pilze vermehren können. Die infizierte Scheide entzündet sich, brennt und juckt, hinzu kommt ein starker, oftmals verfärbter Ausfluss *(Fluor vaginalis)*. Die Erreger vermehren sich und können von der Scheide über den Gebärmutterhals in den Eileiter und an die Eierstöcke gelangen. Die Gefahr besteht, dass die ausgelösten Entzündungen den Eileiter verkleben, daraus kann Unfruchtbarkeit hervorgehen.

Oft wird eine so genannte »unspezifische« Vaginitis festgestellt, die durch Erreger ausgelöst wird, die eigentlich zur Normalflora zählen und eventuell in immunschwachen Momenten zum pathogenen Keim werden.

Immer wiederkehrende Scheideninfekte können auch ein Symptom der Zuckerkrankheit, von Eisenmangel oder eines chronischen Infektionsherdes sein.

Strategien der Behandlung

1. **Bestimmung des Erregers:** Eine ärztliche Untersuchung sollte zunächst einmal klären, auf welchen Keim die Infektion zurückzuführen ist. Erst im Anschluss daran ist eine zielgerichtete Behandlung möglich. Ein weißer Scheidenausfluss weist meistens auf eine Infektion durch Pilze hin.
2. **Hemmung des Pilzbefalls:** Kennt die Patientin das Gefühl der Erkrankung mit einem Vaginalpilz, ist eine Eigenbehandlung möglich. Falls sich nach drei Tagen keine Abheilung einstellt, sollte man einen Arzt konsultieren (siehe Kapitel »Für die Haut«). Schwangere Frauen sollten in jedem Fall Rücksprache mit dem Arzt halten und keine Behandlung auf eigene Faust durchführen.
3. **Hemmung des Bakterienbefalls:** Oft tritt eine Scheidenentzündung gleichzeitig mit einer Blaseninfektion auf. Am besten hilft hier eine Durchspülungstherapie, bei der die Bakterien weggeschwemmt werden (siehe Kapitel »Für Blase und Nieren«).
4. **Hygiene:** Für die richtige Hygiene gilt: weniger ist mehr! Den Genitalbereich sollte man mit milden Seifen oder nur mit Wasser waschen. Am besten ist es, von der Scheide zum After zu waschen, damit Enddarmbesiedler, wie z. B. bestimmte Bakterien (*Escherichia coli*), nicht an den Scheideneingang gelangen. Auf einen Waschlappen und feuchte Handtücher sollte man verzichten, sie sind ideale Brutstätten für Keime. Mit dem Duschstrahl nie nach oben in die Scheide brausen, da sonst Keime hineingespült werden. Tampons verwendet man möglichst nicht bei geringer Blutung oder außerhalb der Menstruation – sie trocknen die Scheide zu stark aus und zerstören so das natürliche Milieu.
5. **Vorbeugen und Linderung der Beschwerden:** Durch die richtige Pflege des Schleimhautmilieus, den Aufbau der Schleimhautflora und gezielte Behandlung der Symptome mit entzündungslindernden und zugleich keimhemmenden Heilpflanzen können die Beschwerden verringert werden. Entsprechend kann auch einer erneuten Erkrankung vorgebeugt werden.
6. **Gesunde Lebensweise:** Von den Scheidenentzündungen sind in häufigen Fällen Frauen betroffen, die sehr stark belastet sind, keine Zeit für eine ausgewogene Ernährung haben und zu wenig schlafen. Aus diesem Grund sind Entspannung, ausreichender Schlaf und ausgewogene Ernährung ein wichtiger Teil der Basistherapie.

Welche Heilpflanzen helfen?

- Früher verwendete man für Sitzbäder gerne die gerbstoffhaltige **Eichenrinde**, die jedoch die Schleimhäute stark austrocknet. Deshalb greift man heute lieber auf die milder wirkende, ebenfalls gerbstoffhaltige **Hamamelisrinde** zurück oder kombiniert beide.
- Die Heilpflanze bei Scheidenausfluss schlechthin ist die **Taubnessel**. Die milden Gerbstoffe wirken entzündungshemmend sowie leicht trocknend und zusammenziehend.
- Empfehlenswert ist auch der **Frauenmantel**, der ebenfalls zu den gerbstoffhaltigen Heilpflanzen zählt.
- Gerbstoffe enthält auch der **Salbei**, der Entzündungen lindern und einen Pilz- oder Virenbefall hemmen kann.
- Bei leichten Entzündungen sind **Brombeerblätter** dank ihrer Gerbstoffe und Flavonoide hilfreich.
- Ideal ist eine kombinierte Anwendung von gerbstoffhaltigen Pflanzen mit **Schafgarben-** oder **Ringelblumenblüten**. Die Schafgarbe wirkt mit ihren wertvollen ätherischen Ölen keimhemmend, bei der Ringelblume sorgt ein komplexes Gemisch an Inhaltsstoffen (u. a. Flavonoide, Carotinoide und ätherische Öle) zudem für einen entzündungshemmenden, schleimhautpflegenden Effekt.

Anwendungen, die sich bewährt haben

Für eine Behandlung von Entzündungen der Scheide werden Heilkräuter in Sitzbädern oder Spülungen eingesetzt. Nach einem Sitzbad sollte man sich nicht mit Seife waschen, damit die Pflanzenwirkstoffe länger an den betroffenen Partien verbleiben. Gerade die Gerbstoffe reagieren noch im Nachhinein mit der Haut und intensivieren auf diese Weise die Heilung. Ein Sitzbad mit Essig sorgt für ein leicht saures Milieu, das viele Bakterien nicht vertragen. Das Badewasser sollte angenehm temperiert sein. Der Sud kann anstelle eines Sitzbads auch zum Waschen des Intimbereichs verwendet werden.

Sitzbäder und Spülungen

Schafgarbenblüten

Badezusatz: 50 g frische oder getrocknete Schafgarbenblüten mit 1 Liter kochendem Wasser übergießen, zugedeckt etwa 10 Minuten ziehen lassen, abseihen und in eine Wanne mit 10 Liter Wasser geben. Täglich 1- bis 2-mal bei 37 °C baden (etwa 10 Minuten), am besten im täglichen Wechsel mit Hamamelisrinden-Zusatz.

Ringelblumenblüten

Badezusatz: 100 g Ringelblumenblüten (ohne Kelch, da dieser leicht Allergien auslöst) in 2 Liter kaltes Wasser geben, kurz aufkochen, abseihen und in eine Wanne mit 8 Liter Wasser geben. Täglich 1- bis 2-mal bei 37 °C baden (etwa 10 Minuten).

Umschlag: 4 Esslöffel Ringelblumenblüten (ohne Kelch, da dieser leicht Allergien auslöst) in 1/2 Liter Wasser kurz aufkochen und abseihen. Ein Leinentuch in den abgekühlten Tee tauchen und auf die betroffenen Körperstellen legen. Täglich 2- bis 3-mal anwenden.

Taubnesselblüten

Badezusatz: 50 g Taubnesselblüten mit 1 Liter heißem Wasser übergießen, 10 Minuten ziehen lassen, abseihen und in eine Wanne mit 9 Liter Wasser geben. Mehrmals täglich bei 37 °C etwa 10 Minuten baden und mit dem lauwarmen Sud die Scheide mehrmals am Tag spülen.

Hamamelisrinde

Badezusatz: 50 g zerkleinerte Hamamelisrinde mit 1 Liter heißem Wasser übergießen,

10 Minuten ziehen lassen, abseihen und in eine Wanne mit 9 Liter Wasser geben. Mehrmals täglich bei angenehmer Temperatur etwa 10 Minuten baden.

❖ Kombinierter Badezusatz

Dieser Badezusatz empfiehlt sich bei stark nässendem und entzündetem Genitalbereich.

Zusammensetzung: 25 g Hamamelisrinde und 10 g Eichenrinde sowie 15 g Ringelblumenblüten ohne Kelch.

Badezusatz: 4 Esslöffel Kräutermischung mit 1 Liter kochendem Wasser übergießen, auf kleiner Flamme 10 Minuten kochen lassen, abseihen und in eine Wanne mit 9 Liter Wasser geben. 1- bis 2-mal wöchentlich bei 37 °C baden (etwa 10 Minuten).

❖ Kombinierter Badezusatz

Der Badezusatz wirkt keim- und entzündungshemmend.

Zusammensetzung: 10 g Taubnesselblüten, 10 g Frauenmantel, 10 g Brombeerblätter und 10 g Salbeiblätter.

Badezusatz: 4 Esslöffel Kräutermischung mit 1 Liter kochendem Wasser übergießen, 10 Minuten ziehen lassen, abseihen und in eine Wanne mit 9 Liter Wasser geben. Mehrmals täglich etwa 10 Minuten bei 37 °C baden.

❖ Essig

Badezusatz: 4 Esslöffel Essig zu 10 Liter Wasser in eine Sitzbadewanne geben. 1-mal wöchentlich bei etwa 38 °C 5 bis 10 Minuten baden.

Schwangerschaftserbrechen

Die Anzeichen einer Schwangerschaft beschreibt eine deutsche Frauenheilkunde aus dem 15. Jahrhundert folgendermaßen: »Nun beachte die Zeichen, an denen wir erkennen sollen, dass die Frauen schwanger geworden sind oder nicht. Das erste Zeichen ist: Wenn die Frau schwanger geworden ist, beginnt sie sehr zu niesen, ihre Hüften werden mager, und sie friert sehr, denn die Hitze zieht sich aus den äußeren Körpergliedern bei der Materie der Frucht zusammen und erhitzt diese, sodass die Frau keine äußere Hitze mehr hat. Das andere Zeichen ist: Der Muttermund schließt sich und erkennt den männlichen Samen. Das dritte Zeichen ist: Dass Frauen den Monatsfluss nicht zur gewohnten Zeit haben, wie es vorher der Fall war. Wenn aber der Blutfluss im Inneren des Frauenleibs bis zur Geburt zurückgehalten wurde, fließt der Rest, der nicht in Milch gewandelt wurde, dann aus ihr heraus (gemeint ist die Nachgeburt). Das vierte Zeichen ist: Dass sie etliche Kost nicht essen mögen, die sie vorher gern gegessen haben, und seltsame Dinge begehren.«

Ursachen und Symptome

Tatsächlich hat rund die Hälfte aller Schwangeren in den ersten Wochen mit morgendlicher Übelkeit und Erbrechen oder latentem Unbehagen zu kämpfen. Während des ersten Drittels der Schwangerschaft sind diese Symptome nicht besorgniserregend. Ursachen sind eine hohe Ausschüttung des Schwangerschaftshormons (des sogenannten humanen Chorion-Gonatotropins)

und zuweilen psychosomatische Faktoren, wie etwa die ängstliche Erwartung des künftigen Geschehens oder manchmal auch eine ablehnende Haltung gegenüber der Schwangerschaft. Da der Spiegel des Schwangerschaftshormons im vierten Monat sinkt, lässt auch die Übelkeit meistens nach.
Schwerwiegender ist dagegen das »unstillbare Erbrechen«, das vor allem zwischen der 6. bis 16. Woche auftreten kann. Betroffene Frauen müssen unabhängig von der Nahrungsaufnahme 5- bis 10-mal am Tag erbrechen. Das allgemeine Befinden verschlechtert sich dabei naturgemäß sehr schnell: Sie verlieren zu viel Wasser- und Mineralien, nehmen ab und ihre Körpertemperatur steigt, sodass sogar eine stationäre Behandlung notwendig sein kann.

Strategien der Behandlung

1. **Ausgleichen des Nährstoff- und Mineralienhaushalts:** Solange man nicht an Gewicht verliert und noch Appetit hat, kann man sich selbst behandeln. Bei häufigerem Erbrechen muss unbedingt auf reichlich Flüssigkeitszufuhr geachtet werden. Zu diesem Zweck sind Kräutertees, Wasser sowie verdünnte Obst- und Gemüsesäfte ganz besonders zu empfehlen. Es ist ratsam, nur kleine Mahlzeiten über den Tag verteilt einzunehmen. Wenig belastende Nahrungsmittel sind z. B. Gerste, Mais, junge grüne Erbsen, Kartoffeln, Reis, Tomaten und Weizenkeime. Nach jedem Essen sollte man einen milden ungesüßten Kräutertee trinken – dadurch wird der Magen geschont und der Organismus ist nicht zusätzlich belastet. Der Mineralienhaushalt kann durch die Nahrung oder Nahrungsergänzung wieder ausgeglichen werden. Pflanzliche Mineralstoffquellen sind u.a. Roggen und Hafer, Weizenkeime, Bierhefe, Trockenobst, Kartoffeln und grüne Blattgemüse.
2. **Linderung des Brechreizes und Stärkung von Magen und Darm:** Es gibt einige Heilpflanzen, die direkt den Brechreiz lindern, andere wirken dagegen auf Magen und Darm.
3. **Aromatherapie:** Die ätherischen Öle gelangen über Haut, Schleimhäute und Nase ins Gehirn und können so direkt auf Psyche und Nerven wirken und den Brechreiz dämpfen.
4. **Anregung der Leberfunktion:** Da der erhöhte Hormonstoffwechsel von der Leber verarbeitet werden muss, ist es sinnvoll, sie mit einem warmen Wickel zu unterstützen.

Welche Heilpflanzen helfen?

- Gute Erfahrung bei Schwangerschaftserbrechen gibt es mit dem **Ingwer**, dem Klassiker gegen Übelkeit. Seine Inhaltsstoffe, die ätherischen Öle und Scharfstoffe, scheinen direkt auf das Brechzentrum im Gehirn zu wirken.
- Bei Erbrechen sinnvoll sind die entzündungshemmenden **Kamillenblüten** mit ihren Flavonoiden und den ätherischen Ölen Chamazulen und Alpha-Bisabolol.
- **Pfefferminzblätter** sind krampflösend und brechreizlindernd. Als Hauptwirkstoffe enthalten sie ätherische Öle.
- Da psychische Gründe zu den Auslösern der Übelkeit gehören, ist darüber hinaus auch die Verwendung von beruhigenden **Melissenblättern** empfehlenswert.
- Beliebte stimmungsaufhellende Öle, die gegen geistige und körperliche Mattheit auffrischend wirken, sind die Zitrusdüfte im Öl der **Bitterorangeblüten** (Neroli), der Orange, Zitrone und der Grapefruit (Pampelmuse).

Anwendungen, die sich bewährt haben

Empfehlenswert sind vor allem Getränke: Noch im Bett sollte man eine Tasse heiße Milch trinken. Frauen, die keine Milch mögen, probieren stattdessen Kräutertees. Auch Ingwerwurzel ist ein sehr gutes Mittel gegen den Brechreiz.

Die ätherischen Öle der Heilpflanzen für eine Aromatherapie sind mit großem Bedacht anzuwenden: Die ätherischen Öle aus Salbei, Myrrhe, Ysop und Majoran sollten wegen ihres hohen Ketongehalts während der ganzen neun Monate nicht verwendet werden! In den ersten vier Monaten wird zudem von Pfefferminz-, Fenchel-, Rosen-, Rosmarin- und Weihrauchöl abgeraten.

Aromatherapie

❖ Neroli

Abgesehen von Neroli haben sich Grapefruit-, Zitronen- und Orangenöl bewährt, die man auch gut kombinieren kann.

Anwendung: Je nach Empfinden 15 bis 25 Tropfen ätherische Öle mit 10 ml Jojobaöl in einem kleinen Fläschchen zum Riechen mischen oder 2 bis 4 Tropfen zusammen mit destilliertem Wasser in die Duftlampe geben.

Tees

❖ Ingwerwurzelstock

Teezubereitung: 1 Teelöffel grob gepulverte Ingwerwurzel mit 1 Tasse heißem Wasser übergießen, 5 bis 10 Minuten zugedeckt ziehen lassen und danach abseihen. Bei Bedarf 1 Tasse trinken.

Alternative: Ebenfalls empfehlenwert bei Übelkeit ist getrockneter, leicht kandierter Ingwer, den man lange im Mund behalten sollte.

❖ Teemischung

Diese Teemischung stärkt die Magennerven, wirkt krampflösend und beruhigend.

Zusammensetzung: 30 g Kamillenblüten, 30 g Melissenblätter, 30 g Pfefferminzblätter und 10 g Ingwerwurzelstock.

Teezubereitung: 1 gehäuften Teelöffel Teemischung mit 1 Tasse heißem Wasser übergießen, zugedeckt 10 bis 15 Minuten ziehen lassen und abseihen. Täglich bis zu 5 Tassen trinken.

Wickel

❖ Leberwickel

Anwendung: Ein Leinentuch in heißes Wasser tauchen, auswringen, auf die Leber legen (sie ist am unteren Ende des Brustkorbs, rechts bis hin zur Mitte). Mit einem trockenen Baumwolltuch abdecken und zusätzlich eine Wärmflasche auflegen. 20 Minuten ruhen, die beste Zeit für die Anwendung ist der späte Abend.

Geburtsvorbereitung

In der deutschen Frauenheilkunde ›Von der Natur der Frauen und ihren Krankheiten‹ (15. Jh.) ist die Vorbereitung auf die Geburt ein wichtiges Thema. Die richtige Ernährung und vor allem Bäder scheinen schon damals im Zentrum der Vorbereitung gestanden zu haben: »Welche Frau einen engen Leib und deshalb heftige Sorgen vor der Geburt hat, die soll im Monat vor der Geburt sanfte Speisen essen, wie junge Tauben, weiche Eier oder mürbe Hühner und Kalbsfüße. Und oft in Wasser baden, in dem Salbei gekocht wurde. Und nach dem Bad soll sie ihren Leib mit Rosenwasser einreiben.«

Maßnahmen zur Vorbereitung

1. **Entspannung und Steigerung des Allgemeinbefindens:** Mit gezielten Entspannungs-

und Atemübungen können Frauen lernen, sich in den Wehenpausen zu erholen. Die Übungen helfen auch schon während der Schwangerschaft. Mit einigen Heilkräutern kann darüber hinaus das allgemeine Wohlbefinden gesteigert werden.

2. **Gymnastik:** Wichtige Maßnahmen zur Einstimmung auf die Geburt sind physischer Natur. Es kommt darauf an, den Körper auf die Belastungen vorzubereiten – dazu dient die Schwangerschaftsgymnastik.

Welche Heilpflanzen helfen?

Um jegliches Risiko zu vermeiden, werden zur Geburtsvorbereitung nur mild wirkende und seit Generationen bewährte Pflanzen eingesetzt.

- Die ätherischen Öle der **Melisse** sorgen für erholsamen Schlaf.
- **Himbeerblätter** sollen Magen- und Darmbeschwerden lindern, aber auch Herz und Kreislauf stärken. Als wichtigste Wirkstoffe enthalten sie Gerbstoffe und Flavonoide.
- Die Früchte von **Dill** und **Fenchel** lösen auf sanfte Weise Verkrampfungen.
- Die Erfahrungsheilkunde setzt zur Erleichterung der Geburt **Gänsefingerkraut** ein. Seine Gerbstoffe wirken direkt auf die Gebärmuttermuskulatur.
- Milde Hygiene bei übermäßigem Ausfluss und zur Vorbereitung des Muttermunds ermöglichen die zusammenziehenden Gerbstoffe in der **Taubnessel**, unterstützt durch die keimhemmende Wirkung der **Kamille**.

Anwendungen, die sich bewährt haben

Zur Geburtsvorbereitung haben sich über Generationen alte Rezepturen bewährt, deren Wirkweise allerdings bislang wissenschaftlich nicht untersucht wurde.

Tee

Teemischung

Diese Teemischung beruhigt und löst Krämpfe.

Zusammensetzung: 25 g Melissenblätter sowie 25 g Frauenmantelkraut, 20 g Himbeerblätter, 10 g Dillfrüchte und 20 g Fenchelfrüchte.

Teezubereitung: 1 gehäuften Teelöffel Teemischung im Mörser zerdrücken, mit 1 Tasse kochendem Wasser übergießen, zugedeckt 10 bis 15 Minuten ziehen lassen und abseihen. Bis zu 5 Tassen am Tag trinken.

Teemischung

Diese Teemischung wird zur Geburtserleichterung empfohlen.

Zusammensetzung: 40 g Frauenmantelkraut, 20 g Gänsefingerkraut, 20 g Melissenblätter, 10 g Fenchelfrüchte und 10 g Dillfrüchte.

Teezubereitung: 1 gehäuften Teelöffel Teemischung im Mörser zerdrücken, mit 1 Tasse kochendem Wasser übergießen, zugedeckt 10 bis 15 Minuten ziehen lassen und abseihen. Bis zu 5 Tassen am Tag trinken.

Sitzbad

Kombiniertes Sitzbad

Das Sitzbad empfiehlt sich ab einem Monat vor der Niederkunft. Es soll den Muttermund entspannen und weich machen.

Zusammensetzung: 50 g Taubnesselblüten, 30 g Frauenmantelkraut und 20 g Kamillenblüten.

Badezusatz: 2 Esslöffel Kräutermischung mit 200 ml Wasser überbrühen, 10 Minuten ziehen lassen und abseihen. Den Sud in eine Sitzbadewanne geben und darin 10 bis 20 Minuten baden. Bis zu 2-mal täglich durchführen.

Für die Haut

Konrad von Megenberg schreibt in seinem ›Buch der Natur‹: »Die Haut oder das Fell an den Tieren erstreckt sich über alle Glieder, damit die Versammlung so vieler verschiedener Glieder mit einer Decke zusammengebunden sei. Des Menschen Fell ist dünn und kann leicht verletzt werden. Das kommt daher, weil der Mensch – im Gegensatz zum Tier – sich selbst eine zweite Decke (die Kleidung) machen kann, mit der er sich schützt. Galenius (der antike Arzt Galen von Pergamon) sagt, dass die Haut am Menschen von unterschiedlicher Beschaffenheit ist, an manchen Stellen ist sie dünn, an anderen dick. Wo die Haut dünn ist, da ist sie weich, wo sie dick ist, da fühlt sie sich hart und rau an. Die trockene Haut ist rau und die fettige ist sanft.«
Viele Jahrhunderte hindurch wurde die Haut als ein Ausscheidungsorgan interpretiert. Man stellte sich darunter vor, dass durch das Schwitzen die giftigen Schlackenstoffe aus dem Körper entfernt würden. Diese Funktion der Haut wurde bei jenen Erkrankungen für besonders wichtig gehalten, bei denen man vermutete, dass Ausscheidungsorgane wie Darm und Nieren nur eingeschränkt funktionierten. Im Kampf des Körpers mit der Erkrankung war eine sichtbare Beteiligung der Haut mit entsprechenden Ausschlägen keineswegs ein unerwünschtes Zeichen. Man deutete solche Hautreaktionen sogar positiv im Sinne der sogenannten Heilkrise. Die Krankheit sei in dieser Phase prinzipiell überwunden und nun nur noch die Ausscheidung der Reste zu besorgen. Solche Hautreaktionen zu unterdrücken hielt man sogar für überaus gefährlich, da die Krankheit auf die empfindlicheren inneren Organe zurückgedrängt werden könnte. Die Haut sollte außerdem atmen können und z. B. Wasser und Luft aufnehmen können.

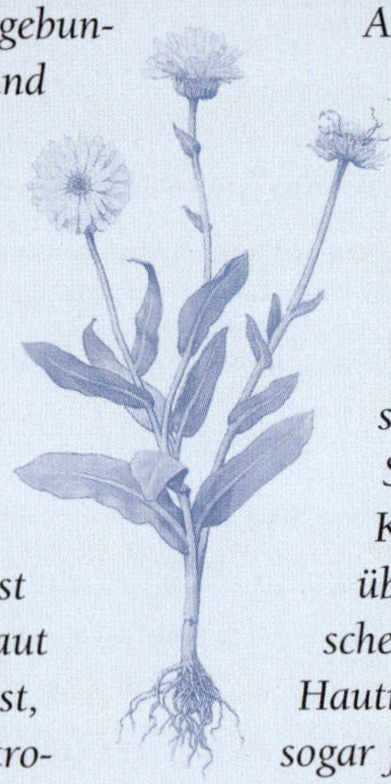

Die drei Schichten der Haut

Heute wird die Haut durchaus als Barriere zwischen innen und außen, dem Fremden und dem Eigenen gesehen – genauso wie die Schleimhäute des Magen-Darm-Systems und der Atemwege. Und in der Tat zeigen sich Fehlfunktionen des Immunsystems wie etwa allergische Erscheinungen oft gleichzeitig oder abwechselnd im Magen oder Darm, den Atemwegen und der Haut (siehe Neurodermitis, Seite 333).
Die Haut ist ein den ganzen Menschen umspannendes System und damit auch sein größtes Organ. Ihre Gesamtfläche umfasst ungefähr eineinhalb bis zwei Quadratmeter und sie wiegt etwa 14 Kilogramm. Die Haut ist Schutzschicht und hochsensibles Sinnesorgan zugleich: Sie fungiert gleichermaßen als das größte Kommunikationsorgan des Menschen und darüber hinaus als Spiegelbild seiner Seele. Innere Erregungen kann sie entweder sofort wiedergeben, indem sie errötet oder die Haare – die zur Haut gehören – zu Berge stehen. Oder sie reagiert längerfristig mit Erkrankungen wie Neurodermitis. Abgesehen davon gibt die Haut Aufschluss über die Verfassung der inneren Organe.
Die Haut besteht aus drei Schichten, der Ober-, der Leder- und der Unterhaut. Die **Oberhaut**

(Epidermis) steht in direktem Kontakt mit der Außenwelt und lässt sich wiederum dreifach unterteilen. Die unterste Schicht ist die **Basalschicht**, zu der auch die Pigmentzellen, die sogenannten Melanozyten, gehören. Sie bilden den Farbstoff Melanin, der die Hautzellen vor schädlichen UV-Strahlen schützt. Darüber befindet sich die sehr elastische **Barrierezone** aus Körner- und Stachelzellschicht. Bei stark verhornten Stellen wie der Fußsohle kommt noch eine Glanzschicht hinzu. Die oberste Schicht ist die **Hornschicht**. Sie besteht aus Hornzellen, die sich ständig erneuern: Dazu werden in der Basalzellschicht der Oberhaut laufend neue Zellen gebildet, die innerhalb eines Monats an die Hautoberfläche steigen und eine neue Hornschicht bilden. Die alten Zellen sterben ab und werden nach einiger Zeit als Schuppen abgestoßen. Da die Oberhaut keine Blutgefäße besitzt, blutet es nicht, wenn nur sie verletzt wird.

Die Basalschicht der Oberhaut ist mit der Basalmembran verbunden, die bereits zur **Lederhaut** (Korium) gehört. Diese Lederhaut besteht aus elastischen Bindegewebsfasern, die zusammen mit Wasser und Fett ein flexibles Polster bilden. Zwischen den Fasern befinden sich **Sinneszellen**, die für den Tastsinn sowie für das Wärme-, Kälte- und Schmerzempfinden verantwortlich sind.

Das (erste) Kühlsystem der Lederhaut besteht in der Schweißabsonderung über die Schweißdrüsen: An jedem Tag wird etwa 1/2 Liter Wasser ausgeschwitzt. Bei körperlicher Anstrengung oder großer Hitze kann dies aber noch wesentlich mehr sein. Wasser, Salze, Fettsäuren und Harnstoff sind die Bestandteile des Schweißes, der übrigens geruchlos ist. Der für Schweiß typische Geruch entsteht erst, wenn Bakterien den Schweiß auf der Haut verändern. Diese Bakterien sind ebenfalls sehr wichtig. Sie gehören zum Säureschutzmantel der Haut, der dafür sorgt, dass sich krank machende Bakterien sowie Viren und Pilzsporen nicht festsetzen können.

In der Lederhaut befinden sich auch die Duft- und die Talgdrüsen, die Ausflussgänge nach außen besitzen. Die Duftdrüsen sorgen dafür, dass jeder Mensch seinen eigenen Geruch hat; die Talgdrüsen produzieren den Hauttalg, den wichtigsten Bestandteil des äußersten Schutzfilms der Haut. Diese Schicht wird als Hydrolipidfilm bezeichnet und ist zugleich einfettende Talgschicht und Säureschutzmantel. Die Fettproduktion wird von Hormonen und anderen Stoffen gezielt reguliert.

Zwischen der Leder- und der Unterhaut erstreckt sich das **»tiefe Gefäßnetz«**, das aus sehr vielen Lymph- und Blutgefäßen besteht. Bei Kälte ziehen sich diese Gefäße zusammen. Damit vermindern sie die Durchblutung und verringern so den Wärmeverlust nach außen. Auf Wärme reagieren sie mit einer starken Erweiterung, sodass die Wärme schnell an die Oberfläche weitertransportiert wird und kein Hitzestau entsteht. Dies ist das zweite Kühlsystem der Hautschicht. Die Gefäße versorgen die Haut mit Nährstoffen, hier wird auch das Vitamin D gebildet. Der chemische Prozess der Vitamin-D-Bildung läuft allerdings nur bei ultraviolettem Licht ab – deshalb entsteht in der UV-armen Winterzeit leicht Vitamin-D-Mangel.

Die **Unterhaut** selbst enthält vor allem Fett und Wasser, aber auch die Wurzeln der Haare. Die Fettzellen verbinden sich zu kleinen Inseln. Diese Fettschicht schützt vor Kälte und dient zugleich als Energiereservoir. Daneben ist die Unterhaut auch ein wichtiger Flüssigkeitsspeicher: Etwa ein Drittel des Körperwassers wird hier gelagert und im ständigen Wechsel erneuert. Ist dieser Austausch gestört, kann es zu Schwellungen (Ödemen) kommen. Davon sind bei heißem Wetter besonders häufig die Beine betroffen, in denen sich Wasser einlagert, das nicht mehr richtig zurücktransportiert wird, weil die Gefäße wegen der Wärme erweitert sind und damit durchlässig für Flüssigkeit werden.

Normale Haut

Eine gesunde Haut hat eine glatte, gleichmäßige Oberfläche. Sie ist feinporig und gut durchblutet, Schuppen und Fältchen fehlen. Das Licht spiegelt sich gleichmäßig, es gibt keinerlei glänzende und matte Stellen. Die Haut weist eine gute Spannung auf. Dies ist die ideale, jugendliche, die sogenannte »normale« Haut. Nur wenige Menschen haben allerdings eine normale Haut. Im Gegensatz dazu bewirkt eine schuppige, runzelige und schlaffe Haut ein müdes und gealtertes Erscheinungsbild.
Je nach Aufgabe und Belastung ist die Haut an den verschiedenen Körperstellen unterschiedlich beschaffen. Allein die Gesichtshaut ist in mehrere Zonen unterteilt: Vom Kinn über die Nase bis zur unteren Stirn ist die Haut eher fettig, ebenso direkt über den Augenbrauen. Man spricht hier von der T-Zone. Die übrigen Teile der Gesichtshaut sind dagegen trockener. Eine so unterschiedlich ausgeprägte Haut wird Mischhaut genannt. Je nach Veranlagung und Alter, aber auch je nach Jahreszeit und Pflege kann sich der Zustand der Haut verändern.
Eine gesunde Haut sollte nicht durch häufiges Waschen, Duschen oder Baden mit heißem Wasser und Seife oder Emulgatoren zu stark entfettet werden. Sie wird sonst trocken und wirkt dabei leicht schlaff und grau. Außerdem sollte genügend Luft und Licht an die Haut kommen, auch im Sinne der allgemeinen Gesunderhaltung.

Fettige Haut

Eine fettige Haut entsteht nicht durch mangelnde oder falsche Pflege, sondern durch eine hormonell bedingte Überproduktion der Talgdrüsen. Bei dem fettigen Hauttyp, der in der Pubertät auftritt, sind außerdem häufig die Talgdrüsen verstopft (siehe Akne, Seite 338). Überhaupt ist die fettige Haut hauptsächlich ein Problem junger Menschen, für die es aber einen Trost gibt: Ihre Haut wird im Alter länger glatt und frei von Falten bleiben.
Beim fettigen Hauttyp kommt es ganz besonders auf die richtige Reinigung an. Am besten säubert man sie gründlich, aber sanft mit einer Reinigungscreme oder Lotion und einer Kosmetikbürste und spült mit klarem Wasser gut nach. Um einer Entzündung vorzubeugen, ist die Verwendung von Rosenwasser oder Rosmarinlotion sinnvoll. Die ätherischen Öle des Rosmarins regen die Hautdurchblutung sanft an und wirken keimhemmend. Bei entzündeten Talgdrüsen ist die Anwendung von Ringelblumen mit ihren entzündungshemmenden und hautpflegenden Eigenschaften sinnvoll. Vorsicht bei Reinigungsmitteln mit Alkohol: Hier besteht die Gefahr, dass die starke Reizung gerade zu einer vermehrten Fettproduktion führt. Aus diesem Grund nur ganz leicht alkoholhaltige Gesichtswasser verwenden. Danach eine fettfreie Feuchtigkeitscreme auftragen.

Tipps zur Pflege

❖ **Reinigungsmilch mit Rosmarinwasser**
Zusammensetzung: 10 g Sheabutter (als Fettgrundlage), 40 ml destilliertes Wasser, 1 Messerspitze Guarmehl, 36 Tropfen *Aqua-conservans*-Konzentrat (als Konservierungsmittel) und 5 Tropfen ätherisches Rosmarinöl.
Zubereitung: Das *Aqua-conservans*-Konzentrat mit dem destillierten Wasser mischen, mit einer kleinen Menge Wasser das Guarmehl im Mörser anrühren, bis ein Schleim entsteht, danach das restliche Wasser zugeben und durch einen Gazefilter laufen lassen. Die Sheabutter im Wasserbad auf 60 °C erwärmen, dann das Rosmarinöl dazugeben und ins Guarmehl-Wasser-Gemisch einrühren, bis sich eine homogene dünnflüssige Milch gebildet hat. Zum Abschluss in eine Flasche umfüllen und nochmals kräftig schütteln.

❖ Rosmarin-Gesichtswasser
Zusammensetzung: 70 ml destilliertes Wasser, 30 ml Weingeist (70-prozentiger Ethanol), 1 Messerspitze Allantoinpulver, 5 ml Hamamelis-Tinktur, 20 Tropfen Emulgator (z. B. LV 41) und 10 Tropfen Rosmarinöl.
Zubereitung: Den Weingeist mit dem destillierten Wasser und der Hamamelis-Tinktur mischen, das Allantoin unterrühren, dann den Emulgator eintropfen. Das Rosmarinöl dazugeben und die Lösung in eine Flasche umfüllen, kräftig schütteln.

❖ Umschläge aus Ringelblumenblüten
Anwendung: 1 bis 2 Teelöffel Ringelblumenblüten mit 1 Tasse kochendem Wasser übergießen, 10 Minuten ziehen lassen und abseihen. Ein Leinentuch in den Tee tauchen und noch warm auf das gereinigte Gesicht legen und 15 Minuten einwirken lassen.

Trockene Haut

Während die fettige Haut das Ergebnis einer Talgdrüsenüberproduktion ist, beruht die trockene Haut auf einer verminderten Tätigkeit dieser Drüsen oder einer Überbeanspruchung der Haut durch zu häufige intensive Reinigung. Die Neigung zu trockener Haut ist angeboren. Bei falscher Pflege kann eine trockene Haut zu einer empfindlichen Haut werden, wie sie im nächsten Abschnitt behandelt wird.
Trockene Haut sieht in jungen Jahren besser aus als fettige, hat jedoch den Nachteil, dass sie schlechter geschützt ist und früher zur Faltenbildung neigt. Mit der richtigen Pflege kann man dies jedoch hinauszögern.
Bei trockener Haut ist eine intensive Reinigung nicht empfehlenswert. Vielmehr ist eine milde Rückfettung mit pflanzlichen Ölen in Form von Öl- oder Salbenmassagen in diesem Fall sinnvoll. Rückfettende Bäder mit pflanzlichen Ölen sind sehr günstig, um die Haut schonend zu pflegen. Geeignet hierfür sind vor allem sogenannte Spreitbäder, bei denen auf Lösungsvermittler zumindest weitgehend verzichtet wird. Die Öle schwimmen dabei als »dicke Fettschicht« auf der Wasseroberfläche, die sich dann wie ein Film auf die Haut legt. Ganz besonders günstig sind Nachtkerzen- oder auch Borretschsamenöl mit der entzündungshemmend wirkenden Gamma-Linolensäure. Die Rückfettung kann dann auch mithilfe von Salben erfolgen, die die genannten Öle mit ungesättigten Fettsäuren enthalten.

Tipps zur Pflege

❖ Bad und Massageöl mit Nachtkerzenöl
Nachtkerzenöl wird aus den Samen der Nachtkerze gewonnen. Es enthält große Mengen an essenziellen Fettsäuren, insbesondere Linolsäure und Gamma-Linolensäure. Letztere ist hauptsächlich für die Wirkung verantwortlich. Auch das Samenöl des Borretschs ist sehr reich an mehrfach ungesättigten Fettsäuren (u. a. der Gamma-Linolensäure) und ist darin der Nachtkerze sogar überlegen. Da die ungesättigten Fettsäuren nicht sehr stabil sind, ist es ratsam, nur kleine Mengen vorrätig zu halten (nach Gebrauch immer luftdicht verschließen und im Kühlschrank aufbewahren).
Badezusatz: 1 Esslöffel Nachtkerzen- oder Borretschsamenöl mit 1 Esslöffel Sahne verrühren und als Badezusatz ins Badewasser geben.
Massageöl: 1 ml Nachtkerzen- oder Borretschsamenöl mit 4 ml Olivenöl mischen und in kreisenden Bewegungen auf die Haut auftragen. Täglich 1-mal anwenden.

Empfindliche Haut

Die empfindliche Haut ähnelt der trockenen Haut. Sie hat feine Poren, ist samtig, glatt und meist nur wenig pigmentiert. Die einzelnen

Hautschichten sind dünn. Menschen, die diesem Hauttyp angehören, haben häufig hell- oder rotblondes Haar. Bei Stress oder Ärger entstehen bei ihnen oftmals rötliche Flecken im Gesicht und am Hals.

Empfindliche Haut ist in der Regel erblich bedingt, doch auch trockene Haut kann durch starke Dauerbelastung oder falsche Pflege wie eine empfindliche Haut reagieren.

Empfindliche Haut wird bereits durch manche gewöhnlichen Körperpflegemittel gereizt. Konservierungsmittel sollten Menschen mit diesem Hauttyp daher möglichst meiden, nicht empfehlenswert sind auch Körperpflegeprodukte, die viel ätherische Öle enthalten, da sie die Haut zusätzlich reizen. Im schlimmsten Fall treten auch allergische Reaktionen auf.

Zubereitungen mit Ringelblume oder Aloe sind besonders hautschonend und ausgesprochen hautverträglich (siehe auch Neurodermitis auf Seite 333).

Tipps zur Pflege

❖ Ringelblumenblüten-Salbe

Zusammensetzung: 5 g Ringelblumenblüten und 100 g Eucerin.

Zubereitung: Eucerin im Wasserbad leicht erwärmen, die Blüten dazugeben und aus dem Wasserbad nehmen. Mehrere Tage zugedeckt ziehen lassen, bis sich das Eucerin orange verfärbt hat. Die Mischung erneut im Wasserbad erwärmen, bis das Eucerin flüssig wird und die Blüten absinken. Durch einen feinen Filter (z. B. Verbandsmull) in ein Vorratsgefäß gießen.

Anwendung: 1-mal täglich die Haut mit dieser Salbe eincremen.

❖ Aloe-Gel

Die beste Wirkung auf die Haut besitzt das frische Aloe-Gel. Wer eine Aloe-Pflanze zu Hause hat, kann ein Blatt abschneiden und das Gel herauslaufen lassen. Das frische Gel direkt auf die Haut auftragen.

Anwendung: Praktikabler sind Aloe-Gels aus der Apotheke. Die Dosierung erfolgt gemäß den Angaben auf dem Beipackzettel.

Altershaut

Mit zunehmendem Alter bilden sich Fältchen und Falten im Gesicht, besonders an der Stirn, unter den Augen und zwischen Nase und Mund. Sie entstehen dadurch, dass bei häufig wiederkehrender Mimik – etwa beim Lachen – jedes Mal die gleichen Fasern des Bindegewebes beansprucht werden und so ihre Elastizität verlieren. Die Kollagenfasern, die zusammen mit den elastischen Fasern das Bindegewebe durchziehen, nehmen mit den Jahren ab. Daher kann die Haut weniger Feuchtigkeit speichern.

Mit zunehmendem Alter lässt zudem die Regenerationsfähigkeit der Haut nach. Auch die Talgdrüsen arbeiten nicht mehr so intensiv. Mit der hormonellen Umstellung in den Wechseljahren, in deren Folge weniger Östrogene gebildet werden, wird das Austrocknen der Haut noch verstärkt. (Östrogene helfen den Zellen, Körperflüssigkeit zu bewahren und zu speichern.) Im Alter treten außerdem sogenannte Altersflecken auf. Dabei handelt es sich um begrenzte bräunliche Pigmentverfärbungen (Naevus). Sie sind typbedingt, können jedoch durch intensive Sonnenbestrahlung gefördert werden.

Für die Pflege der Altershaut gilt das Gleiche wie für die trockene Haut. Vorzeitige Hautalterung kann man vermeiden, wenn man sich möglichst wenig intensiver Sonnenbestrahlung aussetzt. Eine gesunde Lebensweise macht sich beim Altern der Haut besonders bemerkbar: Wichtig ist ausreichend Schlaf, Gifte wie Nikotin oder Alkohol sollte man meiden oder nur in geringen Maßen zu sich nehmen, Bewegung an der frischen Luft ist besonders förderlich.

Tipps zur Pflege

❖ Salbe mit Buchweizenkraut

Zusammensetzung: 10 g Weizenkeimöl, 10 g Buchweizenkraut, 30 g Eucerin, 1 Teelöffel Vitamin-C-Pulver und 5 Kapseln Vitamin E.

Zubereitung: 2 Teelöffel Buchweizenkraut mit 1 Tasse Wasser übergießen, 3 Minuten kochen lassen, 10 Minuten ziehen lassen und abseihen. Im abgekühlten Tee 1 Teelöffel Vitamin-C-Pulver auflösen. Den Inhalt von fünf Vitamin-E-Kapseln in das Weizenkeimöl geben. Eucerin im Wasserbad leicht erwärmen, mit der angegebenen Menge Tee vermengen und das Öl in kleinen Portionen einarbeiten. Die Salbe ist 4 Wochen haltbar. Im Kühlschrank aufbewahren.

Ekzem

Odo Magdunensis empfiehlt in seinem ›Macer floridus‹ bei juckenden Ekzemen Brunnenkresse. Er ist der Ansicht, dass sie »die Krätze forttreibt« (gemeint ist das Kratzen und nicht die echte Krätze, die damals ein größeres Problem darstellte), wenn man ihren mit Honig vermischten Saft auf die betroffenen Körperstellen aufträgt. »Und wenn das Jucken oder scheußliche fressende Schwären dein Haupt verunzieren, so mische gequetschte Brunnenkresse mit Gänseschmalz und salbe fleißig deinen Kopf damit: Dann müssen beide Leiden nachgeben.«

Ursachen und Symptome

Ekzeme (Juckflechten) sind entzündliche Hautveränderungen, die mit Hautrötung beginnen. Oft juckt die Haut dann. Später bilden sich Schuppen oder Bläschen. Zum Teil nässen die Wunden auch, wenn sich die Haut löst. Bei sekundär auftretenden Infektionen kann es zu eitriger Schorfbildung kommen. Häufig sind Ekzeme die Folge von allergischen Reaktionen (z. B. auf Schmuck, Duftstoffe, Emulgatoren, Konservierungs- und Farbstoffe in Kosmetika und Lebensmitteln, Salben), aber auch psychischer Stress kann ein Auslöser sein. Oft sind die Ursachen jedoch nicht bekannt.

Strategien der Behandlung

1. **Rückfettung:** Fette Haut schuppt und juckt weniger, aus diesem Grunde sind rückfettende Maßnahmen wichtig.
2. **Hemmung der Entzündung:** Leidet die Haut zunehmend an Ekzemen, entsteht ein Teufelskreis aus Juckreiz und daraus resultierendem Kratzen. Je mehr man aber kratzt, desto stärker werden die Entzündung und der Juckreiz. Durch Kratzen entstehen nässende und eitrige Hautläsionen (Verletzungen). Damit sich Mensch und Haut wieder regenerieren können und die Ekzeme nicht chronisch werden, werden entzündungshemmende Heilpflanzen und -kräuter eingesetzt.
3. **Desinfektion und Förderung der Wundheilung:** Bei nässenden Hautwunden sind Gerbstoffe besonders geeignet, um die Nässung einzuschränken, die ein Abheilen verzögert. Die in Heilpflanzen enthaltenen Senföle wirken keimhemmend.

Welche Heilpflanzen helfen?

- **Kamillenblüten** enthalten entzündungshemmende Flavonoide und ätherische Öle.
- Die Blätter des **Weißkohls** (man verwendet nur die inneren Blätter) besitzen u. a. Senföle, die desinfizierend wirken.
- Das **Stiefmütterchen** wurde in der Klosterheilkunde sowohl zur Blutwäsche als auch

äußerlich zur Reinigung der Haut eingesetzt. Seine Hauptwirkstoffe sind entzündungshemmende Flavonoide.

- **Eichenrinde** hat sich besonders bei nässenden und chronischen Ekzemen bewährt. Ihre Inhaltsstoffe, vor allem die Gerbstoffe, bewirken eine Veränderung der eiweißhaltigen Hautoberfläche, wodurch sich eine härtere Schutzschicht bildet.
- **Beinwell** soll die Wundheilung unterstützen und gleichzeitig zu einer Neubildung von Gewebe anregen.

Anwendungen, die sich bewährt haben

Zur Linderung des Juckreizes und Hemmung der Entzündung sind Salben, Öle, Bäder oder Umschläge mit Heilpflanzen sinnvoll.

Öl

Kamillenblüten

Anwendung: 1 knappen Teelöffel Kamillenöl mit 100 ml Olivenöl mischen. Mehrmals täglich dünn auftragen.

Salbe

Beinwellwurzel

Zusammensetzung: 12 g Beinwellwurzel und 100 g Eucerin.

Zubereitung: Eucerin im Wasserbad leicht erwärmen, die Wurzelstücke dazugeben und danach aus dem Wasserbad nehmen. Mehrere Tage zugedeckt ziehen lassen. Die Mischung erneut im Wasserbad erwärmen, bis das Eucerin flüssig wird und die Wurzeln absinken. Durch einen feinen Filter (z. B. Verbandsmull) in ein Vorratsgefäß gießen.

Anwendung: Täglich 2- bis 3-mal dick auftragen. Nicht länger als 4 Wochen anwenden.

Bäder und Teilbäder

Kamillenblüten

Badezusatz: 10 bis 20 g getrocknete Kamillenblüten mit 1 Liter heißem Wasser übergießen, zugedeckt 10 Minuten ziehen lassen, abseihen und in das 38 bis 39 °C warme Badewasser geben. Täglich 10 bis 15 Minuten baden. Dann die Haut mit einer Creme pflegen.

Eichenrinde

Badezusatz: 2 Esslöffel klein geschnittene Eichenrinde mit 1 Liter Wasser übergießen, 1/2 Stunde kochen lassen, abseihen, abkühlen lassen und die betroffenen Körperstellen 15 Minuten darin baden.

Vorsicht: Bad nicht länger als 2 Wochen hintereinander anwenden, da dabei auch für die Leber giftige Stoffe über die Haut aufgenommen werden, vor allem bei größeren Wundflächen.

Umschläge und Tee

Weißkohl

Anwendung: Die frischen Kohlblätter (nicht die äußeren) in lauwarmem Wasser ganz kurz waschen und trockentupfen. Die starke Mittelrippe herausschneiden und die Blätter mit einem Nudelholz flach walzen. Die Blätter auf das Ekzem legen und mit einer Binde locker befestigen. Die Hautpartie mit lauwarmem Kamillentee reinigen. Den Verband 2-mal täglich wechseln.

Stiefmütterchenkraut

Teezubereitung: 2 Teelöffel Stiefmütterchenkraut mit 1 Tasse heißem Wasser übergießen, 10 Minuten ziehen lassen und abseihen. Täglich 3 Tassen trinken.

Äußerliche Anwendung: Ein Leinentuch in den abgekühlten Tee tauchen und auf die betroffenen Hautpartien legen. Diesen Umschlag täglich 1- bis 2-mal anwenden.

Neurodermitis

Die Krätze (Scabies) steht im Mittelalter für schwere juckende und Bläschen bildende Hauterkrankungen (wie Neurodermitis). Johannes Platearius beschreibt sie in seinen ›Curae‹ (Therapien): »Krätze entsteht zumeist aus überflüssigen Säften, die, sofern sie zur Körperoberfläche durchgeschickt werden, eine Ungleichmäßigkeit dieser Oberfläche, also der Haut, herbeiführen, verbunden mit Jucken und Blatterbläschen. Ferner entsteht Krätze infolge einer lang andauernden Krankheit, welche die Körperkräfte niederdrückt und überflüssige unstatthafte Säfte sich vermehren macht. Schließlich entsteht bei manchen Leidenden eine altersfeste, zu Wiederkehr und Rückfall neigende Krätze aufgrund einer Milzsucht.«

Ursachen und Symptome

Neurodermitis wird heute auch als »atopisches Ekzem« oder als »endogenes Ekzem« bzw. als »Dermatitis« bezeichnet. Es handelt sich um einen entzündlichen Hautausschlag mit quälendem Juckreiz.

Meist sind vor allem Kniekehlen, Ellenbogen sowie Hals und Handgelenke betroffen, der Ausschlag kann aber auch den gesamten Körper erfassen. Die Haut, auch die unauffälligen Hautstellen, ist bei einer Neurodermitis eher trocken und neigt zur Schuppenbildung. Durch das Kratzen entstehen nässende und blutende Hautbezirke mit Krustenbildung, die anfällig sind für eine Infektion durch Bakterien oder Pilze. Bei Säuglingen zeigt sich eine Rötung und leichte Schuppenbildung im Kopfbereich. Die Bildung weißlicher Krusten, die wie getrocknete Milch aussehen, führt zur Bezeichnung »Milchschorf« (siehe Kapitel »Für die Kinder«). Da die geschwächte Haut eines Neurodermitis-Patienten nicht die Abwehrkräfte einer gesunden Haut besitzt, kann sie sich gegen eine Besiedlung von krankheitserregenden Bakterien nicht so leicht wehren. Der wichtigste Keim ist *Staphylococcus aureus*, der auf der Haut für lokale eitrige Infekte verantwortlich ist.

In 80 Prozent der Fälle beginnt die Neurodermitis vor dem sechsten Lebensjahr – sie betrifft also vorwiegend Kinder. Schwere Verläufe sind glücklicherweise die Ausnahme. Am häufigsten kommen leichte (84 Prozent) oder mittelschwere (14 Prozent) Formen vor.

Neurodermitis ist größtenteils erblich bedingt. Ausgelöst wird sie häufig durch Wollkleidung und andere harte, raue Wäsche. Die Erkrankung kann durch Trauer, Stress und ungelöste Probleme provoziert oder deutlich verschlimmert werden. Bei der Vielzahl der Risikofaktoren stehen Nahrungsmittel an letzter Stelle!

Warum reagiert die Haut so empfindlich? – Die äußere schützende Hornschicht *(Stratum corneum)* besteht aus abgestorbenen Hornzellen, die über Lipide zusammengehalten werden. Beim Neurodermitiker bilden die Hornzellen und die Kittsubstanz jedoch keine dichte Barriere mehr. Vielmehr ist die Hornschicht löchrig und damit durchlässiger für reizende Stoffe, die in die Haut eindringen und entzündliche Vorgänge in Gang setzen können.

Die Situation des Neurodermitikers wird wahrscheinlich dadurch verschlimmert, dass der Körper nicht mehr imstande ist, eine wichtige entzündungshemmende und das Immunsystem regulierende Substanz selbstständig zu bilden. Damit ist der Betroffene doppelt anfällig für äußere Störfaktoren. Durch die Aufnahme von Gamma-Linolensäure (innerlich und äußerlich), aus der diese enzündungshemmende Substanz im Körper gebildet wird, kann dieses Defizit angeblich ausgeglichen werden.

Strategien der Behandlung

1. **Zufuhr von Gamma-Linolensäure:** Bei der Behandlung der Neurodermitis sind Pflanzen mit einem hohen Anteil an Gamma-Linolensäure das Mittel der Wahl. Wenn Neurodermitis-Patienten diese Säure über die Nahrung aufnehmen, kann es zu einer deutlichen Verbesserung – allerdings leider nicht zu einer wirklichen Heilung – kommen.
2. **Hautpflege:** Fette Haut schuppt und juckt weniger, daher sollte man sie möglichst gut eincremen. Heiße Duschen mit Duschzusätzen und Seife sind nicht zu empfehlen, da diese die Haut austrocknen und belasten.
3. **Hemmung der Entzündung:** Es gibt viele Heilpflanzen, die Entzündungen hemmen. Dies ist sehr wichtig, um den Teufelskreis aus Juckreiz und Kratzen zu durchbrechen.
4. **Gesunde Lebensweise:** Eine sehr gute Ergänzung der Behandlung ist – wie so oft – leichter Sport und eine Ernährung, die allergene Stoffe meidet. Eine Diät muss jedoch ganz nach den individuellen Bedürfnissen jeweils anders zusammengestellt werden. Der Umgang mit Haustieren und Tierwolle kann die Hautreaktion verstärken, deshalb sollten sich Neurodermitis-Patienten davon fernhalten. Förderlich ist zudem auch ausreichend Schlaf in milbenfreier Umgebung (milbendichter Bettbezug). Daneben empfiehlt es sich, mit kalten kurzzeitigen Bädern eine allmähliche Abhärtung zu erreichen.

Welche Heilpflanzen helfen?

- Die Samen von **Borretsch** und Nachtkerzen sowie die Kerne der Johannisbeere verfügen über einen sehr hohen Anteil an Gamma-Linolensäure. Sie wurden in den letzten Jahren erfolgreich zur Behandlung von Neurodermitis eingesetzt.
- Die Wirkstoffe der **Kamille** (Flavonoide und ätherische Öle) helfen gegen die Entzündung.
- Die in der **Eichenrinde** enthaltenen Gerbstoffe können bei nässenden Wunden die Entzündung und den Juckreiz lindern.
- Zu den etablierten Heilpflanzen bei Neurodermitis gehört auch der **Hafer**. Das Haferstroh enthält wundheilungsfördernde Kieselsäure und auch Flavonoide, die durchblutungsfördernd wirken und so die lokale Immunabwehr stärken sollen.

Anwendungen, die sich bewährt haben

Zur Behandlung von Neurodermitis haben sich in letzter Zeit vor allem Nahrungsergänzungsmittel mit Gamma-Linolensäure einen Namen gemacht. Hilfreich sind zudem rückfettende Bäder mit pflanzlichen Ölen. Vor allem sogenannte Spreitbäder haben sich bewährt (siehe trockene Haut, Seite 329). Bei nässenden Hautstellen eignen sich Umschläge oder Bäder mit gerbenden Inhaltsstoffen. Die im Folgenden aufgeführten Rezepturen für Bäder kann man auch für Umschläge verwenden. Dazu nimmt man ein dünnes Küchenhandtuch aus Leinen, tränkt es mit dem kalten oder lauwarmen Sud, wringt es aus und legt es auf die stark juckenden oder brennenden Hautbereiche. Häufig wechseln, sobald die Auflage warm geworden ist.

Nahrungsergänzungsmittel

Borretschsamen

Das Samenöl des Borretschs (und der Nachtkerze oder das Öl der Johannisbeerkerne) müssen, um einen Mangel an Gamma-Linolensäure auszugleichen, in ausreichender Dosierung eingenommen werden. Dies wird nur gewährleistet, wenn man auf Fertigpräparate aus der Drogerie oder Apotheke (Kapseln) zurückgreift.

Anwendung: Die Anwendung erfolgt gemäß Beipackzettel. Man braucht etwas Geduld – eine spürbare Besserung tritt bei regelmäßiger Einnahme frühestens nach 4 Wochen ein.

Umschläge und Bäder

❖ Nachtkerzenöl

Anwendung: Etwa 10 ml Nachtkerzenöl mit 10 ml Sahne mischen und ins 36 bis 38 °C warme Badewasser geben. 15 Minuten baden.

❖ Eichenrinde

Badezusatz: 2 Esslöffel klein geschnittene Eichenrinde mit 1 Liter Wasser übergießen, 1/2 Stunde kochen lassen, abseihen, abkühlen lassen und die betroffenen Körperstellen 15 Minuten darin baden.

Vorsicht: Bad nicht länger als 2 Wochen hintereinander anwenden, da dabei auch für die Leber giftige Stoffe über die Haut aufgenommen werden, vor allem bei größeren Wundflächen.

❖ Haferstroh

Badezusatz: 100 g Haferstroh in 2 Liter kaltes Wasser geben, 15 Minuten kochen lassen, abseihen und ins lauwarme Badewasser geben. Täglich 1-mal etwa 10 bis 15 Minuten baden.

❖ Kamillenblüten

Umschlag: 1 Esslöffel Kamillenblüten mit 1 Tasse kochendem Wasser übergießen, zugedeckt 5 bis 10 Minuten ziehen lassen und abseihen. Ein Leinentuch in den abgekühlten Tee tauchen und auf die befallenen Hautpartien auflegen. Mit einem zweiten Tuch fixieren und 20 Minuten wirken lassen. Täglich 1- bis 2-mal anwenden.

Badezusatz: 100 g Kamillenblüten mit 1 Liter heißem Wasser übergießen, 10 Minuten ziehen lassen, abseihen und ins 38 bis 39 °C warme Badewasser geben. Täglich 1-mal 10 Minuten baden.

Schuppenflechte

Hildegard von Bingen beschreibt in ihren ›Causae et curae‹ verschiedene Hautkrankheiten und deren Ursachen, die als Aussatz bezeichnet werden. Die Schilderung eines Krankheitsbildes kommt den Symptomen der Schuppenflechte am nächsten: »Kommt der Aussatz von der Wollust, bildet er flächige Geschwüre, die wie Baumrinde aussehen, und darunter ist das Fleisch rot.« Gegen »Schuppen und Kleie« wurden damals Veilchenöl und in Harn gekochte Malvenblätter empfohlen.

Ursachen und Symptome

Bei der Schuppenflechte *(Psoriasis vulgaris)* handelt es sich um eine Erkrankung mit überstürzter Neubildung der Oberhaut (Epidermis). Diese Erkrankung äußert sich mit scharf begrenzten und entzündeten roten Herden sowie mit silberweißen, relativ großen Schuppen. Diese treten vor allem am Ellenbogen, am Knie, in der Kreuzbeingegend und auf der Kopfhaut auf. Im Extremfall können sie sich jedoch auf den ganzen Körper ausbreiten.

Wenn man die Schuppen entfernt, indem man sich z. B. kratzt, so tritt eine dünne Hornhautschicht (Epidermis) zutage, unter der punktförmige Blutungen sichtbar werden. Auch Nagelveränderungen kommen häufig bei Patenten mit Schuppenflechte vor. Die Krankheit tritt schubweise auf, sie wird durch verschiedene Faktoren ausgelöst, häufig durch Stress. Auch erbliche Veranlagung spielt eine Rolle. Bei einem akuten Schub muss die Schuppenflechte im Krankenhaus behandelt werden. Es ist nicht bekannt, warum die Haut sich an manchen Bezirken schneller erneuert als an anderen.

Strategien der Behandlung

1. **Sonnenlicht- und Solebehandlung:** 15 bis 30 Minuten Sonnenlicht am Tag können die Hautveränderungen in drei bis sechs Wochen günstig beeinflussen. Bei einer Solebehandlung zu Hause kann man die optimale Salzkonzentration, wie man sie im Toten Meer antrifft (ungefähr 40 Prozent), allerdings niemals erreichen: Um dies wirklich realisieren zu können, müsste man etwa 40 kg Salz ins Badewasser geben. Am besten löst man deshalb 1 Pfund Salz in 1 Liter warmem Wasser, taucht ein Tuch ein und legt es auf die betroffenen Hautpartien.
2. **Entschuppung und Regeneration:** Optimal ist hier die Kombination von Heilerde mit Heilpflanzen, die die Regeneration der Haut unterstützen. Die Heilerde beruhigt die Haut, saugt Sekrete aus nässenden Wunden auf und bindet zugleich Bakterien. Nach dem Trocknen der Heilerde wird sie von der Haut abgetragen und löst dabei die Schuppen.
3. **Rückfettung:** Zwischen den akuten Schüben sollte die Haut mit einer wenig wasserhaltigen Basiscreme gepflegt werden.

Welche Heilpflanzen helfen?

Heilpflanzen sind in ihrer Wirkung gegen die Schuppenflechte noch nicht systematisch untersucht worden.

- Eine Besserung der Beschwerden kann man mit **Ringelblumenblüten** erreichen, die durch das Zusammenspiel ihrer Wirkstoffe die Hautregeneration fördern.

Anwendungen, die sich bewährt haben

Bei akuten Schüben mit starkem Juckreiz und Drang, die Schuppen wegzukratzen, hilft Heilerde mit Ringelblumenöl.

Paste

Ringelblumenöl

Zusammensetzung: 2 Esslöffel Heilerde und 1 Teelöffel Ringelblumenöl.

Anwendung: 1 bis 2 Esslöffel Heilerde mit 1 Teelöffel Wasser und 1 Teelöffel Ringelblumenöl verrühren. So lange weiterhin wiederholt 1 Teelöffel Wasser und 1 Teelöffel Ringelblumenöl hinzugeben, bis eine pastenähnliche Konsistenz entsteht. Die Paste auf die betroffenen Körperstellen auftragen und trocknen lassen. Danach vorsichtig abreiben und die Haut mit Wasser reinigen.

Nesselsucht

Beißendes Jucken (wie auch die Krätze), das den Kranken zwingt, seine Haut blutig zu kratzen, muss vergehen, wenn die (die Haut) mit einer lauen Sudabkochung aus Sauerampfer erwärmt wird.« So beschreibt Odo Magdunensis eine Hautkrankheit, die – aus heutiger Sicht – die Symptome der Nesselsucht aufweist.

Ursachen und Symptome

Nesselsucht *(Urticaria)* ist ein typisches Beispiel für eine allergische Reaktion, bei der es durch eine allergieauslösende Substanz zur Freisetzung von Histamin und anderen ähnlich wirkenden Stoffen im Körper kommt. Diese führen zu einer Erweiterung der Blutgefäße, zu Hautrötung und einem Flüssigkeitsaustritt aus den Gefäßen ins angrenzende Gewebe, das dann anschwillt. Charakteristisch sind rote Quaddeln, oft am ganzen Körper. Die Ursache können Kälte, Wärme oder Druck sein oder bestimmte Stoffe aus Kosmetika und Waschmitteln. Häufig kann die Ursache nur mit aufwendigen Tests festgestellt werden.

Strategien der Behandlung

1. **Vermeiden der Ursachen:** Der erste Schritt bei der Behandlung der Nesselsucht besteht darin, herauszufinden, auf welche Reizstoffe man allergisch reagiert.
2. **Entzündungshemmung:** Bei der Behandlung mit Heilkräutern geht es vor allem darum, die Entzündung zu lindern, zu kühlen und dabei den Juckreiz zu verringern.

Welche Heilpflanzen helfen?

- Bei Nesselsucht hilft **Arnika** mit ihren entzündungshemmenden Eigenschaften. Für diese Wirkung sind hauptsächlich die enthaltenen Terpenverbindungen, Flavonoide sowie ätherische Öle verantwortlich.
- Eine allseits bei einer Entzündung einsetzbare Pflanze ist die **Kamille** (siehe auch Ekzem, Seite 331).
- Bei unstillbarem Juckreiz haben sich **Pfeffer-** und **Paprikagewächse**, die Capsaicin enthalten, bewährt. Capsaicin betäubt die Nerven, die den Juckreiz und Schmerz übermitteln.

Anwendungen, die sich bewährt haben

Zur Hemmung der Entzündung bei Nesselsucht werden Heilkräuter der Klostermedizin in Salben, Umschlägen und Bädern eingesetzt. Als Fertigpräparat wird seit jüngerer Zeit auch der Capsaicin-Extrakt empfohlen.

Umschlag

Kamillenblüten

Anwendung: 1 Esslöffel Kamillenblüten mit 1 Tasse kochendem Wasser übergießen, zugedeckt 5 bis 10 Minuten ziehen lassen und abseihen. Ein Leinentuch in den abgekühlten Tee tauchen und auf die befallenen Hautpartien legen. Dann ein trockenes Tuch darüber legen. Täglich 1- bis 2-mal anwenden.

Bad

Kleie

Ein Kleiebad beruhigt die gereizte Haut.

Anwendung: 1 Handvoll Kleie mit etwa 1 Liter Wasser aufkochen, zugedeckt 15 Minuten ziehen lassen und ins 38 bis 39 °C warme Badewasser geben. Jeden zweiten Tag baden.

Tee

Teemischung

Diese Teemischung ist bei trockenen und allergischen Ekzemen geeignet.

Zusammensetzung: 10 g Alantwurzel, 10 g Queckenwurzel, 20 g Ringelblumenblüten, 20 g Hauhechelwurzel und 40 g Weidenrinde.

Teezubereitung: 1 Esslöffel Teemischung mit 1 Tasse Wasser übergießen, zum Kochen bringen, 5 Minuten ziehen lassen und abseihen. Morgens und abends 1 Tasse trinken.

Präparate aus der Apotheke

Pfeffer- und Paprikagewächse

Anwendung: Capsaicinhaltige Salben sind in der Apotheke erhältlich. Die Dosierung erfolgt gemäß Beipackzettel.

Vorsicht: Capsaicinhaltige Salben sollte man nicht bei entzündeter Haut anwenden.

Arnika

Anwendung: Arnika wird für die äußerliche Anwendung im Handel in drei Formen angeboten: als Salbe mit einem 10- bis 15-prozentigen Arnika-Extrakt, als Arnika-Gel und als alkoholische Arnika-Tinktur, die sich verdünnt für Waschungen und Umschläge verwenden lässt.

Akne

Hildegard von Bingen erklärt harmlose Hautausschläge wie Akne damit, dass »Säfte bei dem Menschen an einer Stelle oder an mehreren unter der Haut zusammengekommen sind und da ein Geschwür (eigentlich ist es eine Entzündung) oder mehrere verursacht haben, dann soll sie der Mensch reif werden lassen, damit sie ausfließen können. Denn sonst wird er schwerer darunter zu leiden haben, als wenn sie drinnen bleiben. Wenn die Säfte reif geworden und ausgeflossen sind, dann soll der Mensch die Stellen mit Heilsalben behandeln.«

Ursachen und Symptome

Akne entsteht, wenn die Talgdrüsen zu viel Talg absondern. Staut sich der Talg dann an, bilden sich harte Pfropfen, die sogenannten Mitesser: Die Poren verstopfen und es entstehen Pickel. Platzen diese Talgpfropfen unterhalb der Hautoberfläche (z. B. wenn man darauf herumdrückt), ist in häufigen Fällen eine bakterielle Infektion die Folge. Bei der am weitesten verbreiteten Form *(Acne vulgaris)* bilden sich offene und geschlossene Mitesser sowie rote, wulstige Höcker mit einem weichen Kern.

Diese übermäßige Talgproduktion kann auch durch eine Störung des Hormonhaushalts bedingt sein, wie dies vor allem bei Jugendlichen in der Pubertät der Fall ist. Bei Frauen kann Akne im Zusammenhang mit der Monatsblutung oder auch mit einer Schwangerschaft auftreten. Als Ursache kommen aber auch seelische Belastungen, Stoffe, die die Haut reizen, oder Medikamente (beispielsweise die Pille) infrage. Auch genetische Faktoren spielen in einigen Fällen eine wichtige Rolle.

Strategien der Behandlung

1. **Öffnen der verstopften Talgdrüsengänge:** Mit einem schonenden Hautreinigungs- und Pflegemittel, das keine stark entfettende Wirkung hat, können die Drüsengänge freigelegt werden. Man sollte die Pickel niemals selbst ausdrücken, da so Verletzungen entstehen, die Entzündungen nach sich ziehen und Narben zurückbleiben können.
2. **Hemmung des Bakterienwachstums:** Um die Infektion zu verringern, sollten die Bakterien mit keimhemmenden Mitteln, vor allem ätherischen Ölen bekämpft werden.
3. **Gesunde Lebensweise:** Auch wenn es entgegen der landläufigen Meinung keine Beweise dafür gibt, dass Akne durch Süßigkeiten oder Fast Food ausgelöst wird, so erhöht Zucker und Schokoladenkonsum die Entzündungsbereitschaft. Deshalb sollte man auf eine ausgewogene und ballaststoffreiche Ernährung achten. Alkoholgenuss und Rauchen verschlechtern den Zustand der Haut.

Welche Heilpflanzen helfen?

- Die ideale Heilpflanze ist der **Thymian**, dessen ätherisches Öl keimhemmend wirkt und das Wachstum von Bakterien stark einzuschränken vermag. Eine Resistenzbildung der Keime gegen das ätherische Öl ist bislang nicht bekannt.
- Gegen Akne hilft auch der »Alleskönner« aus der Klosterheilkunde, die **Kamille**. Die in den Blütenköpfen enthaltenen Flavonoide und ätherischen Öle lindern bei Akne die entzündlichen Prozesse.
- Das **Stiefmütterchen** hat sich wegen seiner entzündungshemmenden Eigenschaften bei vielen verschiedenen Hautkrankheiten bewährt und wird auch zur Behandlung von Akne empfohlen. Seine Hauptwirkstoffe sind

Flavonoide, darunter vor allem Rutosid (siehe auch Ekzem, Seite 331).
- **Ringelblumenblüten** wirken entzündungs- und keimhemmend sowie granulationsfördernd und können so die Wundheilung unterstützen und beschleunigen. Sie enthalten u.a. ätherisches Öl, fettes Öl, Carotinoide, Flavonoide, Saponine sowie Polysaccharide. Ringelblumenblüten bieten also ein kompliziertes Vielstoffgemisch, dessen Wirkungsweise bis heute nicht abschließend geklärt ist.

Anwendungen, die sich bewährt haben

Aknebehandlung ist eine Langzeit-Behandlung und erfordert viel Geduld. Heilpflanzen in Ölen, Umschlägen oder Salben können das Erscheinungsbild der Haut jedoch verbessern.

Gesichtswasser

Thymianöl

Anwendung: Zum Ablösen der Fettschichten und zur Reinigung hilft Thymianöl, das man im Verhältnis 1:10 mit 40-prozentigem Alkohol ansetzt. Der Alkoholgehalt soll 40 Prozent nicht übersteigen, weil sonst die Talgproduktion angeregt wird. Die alkoholische Thymianlösung mit einem Wattebausch 2-mal täglich auf die Pickel tupfen.

Tipp: Die Thymianlösung kann man auch zusammen mit Heilerde für eine Gesichtsmaske einsetzen. Diese Maske desinfiziert und bindet Schadstoffe von der Haut. Dafür 1 Esslöffel Heilerde mit 1 Teelöffel Wasser und 1/2 Teelöffel Thymianöl verrühren. So lange weiterhin wiederholt 1 Teelöffel Wasser und 1/2 Teelöffel Thymianöl zugeben, bis eine sahneförmige Konsistenz entsteht. Die Paste auf die Gesichtshaut auftragen und trocknen lassen. Dann die Paste abreiben und die Haut mit lauwarmem Wasser reinigen.

Umschläge

Stiefmütterchenkraut

Anwendung: 2 Teelöffel Stiefmütterchenkraut mit 1 Tasse heißem Wasser übergießen, 10 Minuten ziehen lassen und abseihen. Ein Leinentuch in den abgekühlten Tee tauchen und auf die befallenen Hautpartien legen. Bis zu 2-mal täglich anwenden.

Kamillenblüten

Anwendung: 1 Esslöffel Kamillenblüten mit 1 Tasse kochendem Wasser übergießen, zugedeckt 5 bis 10 Minuten ziehen lassen und abseihen. Ein Leinentuch in den abgekühlten Tee tauchen und auf die befallenen Hautpartien legen. Mit einem zweiten Tuch fixieren und 20 Minuten einziehen lassen. Täglich 1- bis 2-mal anwenden.

Heilkräutermischung

Diese Heilkräutermischung wirkt entzündungshemmend.

Zusammensetzung: 20 g Arnikablüten, 20 g Johanniskraut, 20 g Kamillenblüten, 20 g Seifenkraut und 20 g Thymiankraut.

Anwendung: 1 bis 2 Esslöffel Heilkräutermischung mit 1 Tasse kochendem Wasser übergießen, 10 Minuten ziehen lassen und abseihen. Ein Leinentuch in den kalten Tee tauchen, auswringen und auf die stark juckenden oder brennenden Hautbereiche legen. Häufig wechseln, sobald die Auflage warm geworden ist.

Salbe

Ringelblumenblüten

Zusammensetzung: 5 g Ringelblumenblüten und 100 g Eucerin.

Zubereitung: Eucerin im Wasserbad leicht erwärmen, die Blüten dazugeben und aus dem Wasserbad nehmen. Mehrere Tage zugedeckt ziehen lassen, bis sich das Eucerin orange verfärbt hat. Die Mischung erneut im Wasserbad erwärmen, bis das Eucerin flüssig wird und die Blüten absinken. Durch einen feinen Filter (z. B. Verbandsmull) in ein Vorratsgefäß gießen.

Anwendung: 1-mal täglich die Haut mit dieser Salbe eincremen.

Furunkel

In der Klosterheilkunde war die Brunnenkresse das Mittel bei Furunkeln. Mit Hefe oder Malz zubereitet, wurde sie als Pflaster aufgelegt. So wird es im ›Lorscher Arzneibuch‹ empfohlen, aber auch im ›Macer floridus‹, wo es heißt: »(…) stampft man das Kraut frisch, mengt es mit Sauerteig und legt es so auf, stößt ein Furunkel seinen Eiter aus und mit dem Eiter geht der Schmerz dahin«.

Ursachen und Symptome

Furunkel sind bakterielle Erkrankungen der Haut. An den Austrittsöffnungen der Haare (Follikel) kann es zu Entzündungen kommen, die durch Bakterien verursacht werden. Die betroffene Hautpartie rötet sich, schwillt an, füllt sich mit Eiter und wird schmerzhaft. Furunkel entstehen meist am Nacken, können sich aber auch im Gesicht, in den Achselbeugen, am Gesäß, an Armen und Beinen bilden. Männer sind am häufigsten kurz nach der Pubertät betroffen.

Stehen mehrere Furunkel dicht zusammen, so spricht man von Karbunkel.

Strategien der Behandlung

1. **Desinfektion:** Keimhemmende Zusätze von ätherischem Öl verhindern, dass sich die Bakterien verbreiten, auch wenn sie die Erreger in einem größeren Furunkel nicht erreichen.
2. **Förderung der Hautdurchblutung:** Eine optimale Hautdurchblutung verbessert die Bedingungen für die lokale Immunabwehr.
3. **Gesunde Lebensweise:** Richtige Ernährung, ausreichend Bewegung, Gewichtskontrolle, reduzierter Alkoholkonsum und Verzicht auf Nikotin – all diesen Faktoren kommt eine Schlüsselrolle bei einer gesunden Lebensweise zu, die letztlich zu einer Stimulierung des Abwehrsystems führt.
4. **Operation:** Furunkel und Karbunkel müssen unter Umständen sogar chirurgisch entfernt werden. Bei Furunkeln und Karbunkeln im Kopfbereich sollte man den Arzt befragen.

Welche Heilpflanzen helfen?

- Die ätherischen Öle des **Thymians** wirken keimhemmend und sie fördern zugleich die Hautdurchblutung und -regeneration.
- Empfehlenswert sind ebenso **Lavendel** und **Rosmarin**, die mit ihren ätherischen Ölen ebenfalls durchblutungsanregend wirken.
- Bei entzündeten Furunkeln hilft die **Kamille** mit ihren ätherischen Ölen und Flavonoiden (siehe Ekzem, Seite 331).
- Schleimhaltige Pflanzen wie beispielsweise **Eibisch** und **Leinsamen** werden bei Furunkeln und sogar bei Karbunkeln seit über 2000 Jahren äußerlich eingesetzt. Als heiße Pflanzenbreis angewendet, regen sie vor allem die Durchblutung an und weichen die Haut auf, damit der Eiter abfließen kann.

Anwendungen, die sich bewährt haben

Warme und feuchte Umschläge mit Heilpflanzen beschleunigen die »Reifung«. Eingesetzt werden zudem entzündungslindernde Heilpflanzenöle.

Gesichtswasser

❖ Thymianöl

Anwendung: Thymianöl setzt man im Verhältnis 1:10 in 40-prozentigem Alkohol an. Der Alkoholgehalt soll 40 Prozent nicht übersteigen, weil sonst die Talgproduktion angeregt wird. Die alkoholische Thymianlösung täglich mit einem Wattebausch auftragen.

❖ Lavendel- oder Rosmarinöl

Anwendung: Das ätherische Öl setzt man im Verhältnis 1:20 mit 40-prozentigem Alkohol an (also z. B. 1 ml ätherisches Öl und 20 ml Alkohol). Dann einen Wattebausch mit dem Öl tränken, auf die betroffene Stelle auflegen und 15 bis 30 Minuten ziehen lassen. Der Wattebausch sollte mit einem Durchmesser von mindestens 5 cm über den eigentlichen Furunkel hinausragen. 1- bis 2-mal täglich anwenden.

Umschläge

❖ Leinsamen

Anwendung: 100 g Leinsamen mit 1 Tasse Wasser kurz aufkochen und danach zu einem Brei verrühren. Diesen Brei dick auf ein Leinentuch auftragen und dann das Tuch mit der Leinsamenseite direkt auf die Wunde geben. Den Umschlag 1/2 bis 1 Stunde einwirken lassen. Täglich 3-mal anwenden (jeweils mit frisch angesetztem Brei).

❖ Eibischblätter

Anwendung: 100 g Eibischblätter mit 1 Tasse Wasser und Honig (als Kittsubstanz) zu einem Brei verkochen und warm auf die Furunkel streichen. 1/2 bis zu 1 Stunde einwirken lassen. 1- bis 2-mal täglich anwenden.

❖ Warme Kompresse

Anwendung: Die Reifung der Furunkel kann mithilfe von warmen Kompressen unterstützt werden: Ein Leinentuch in etwa 30 °C warmes Wasser legen, auswringen, noch warm auf die betroffene Hautpartie legen und 20 bis 30 Minuten einwirken lassen. Als Wärmeschutz darüber ein trockenes Frotteetuch legen. Wenn die Kompresse sich spürbar abkühlt, muss sie erneuert werden.

Vorsicht: Nicht jeder verträgt Wärme bei Entzündungen bzw. bei Furunkeln.

Warzen

Hauterscheinungen wie Pusteln oder Warzen wurden bis ins 18. Jahrhundert auf tiefer liegende Probleme zurückgeführt. So versuchte man die Entstehung von Feigwarzen mit einer zu großen Menge an Blut und Hitze zu erklären. Die weißlichen Warzen dagegen schrieb man der Kälte und zu viel Schleim zu.
Adam Lonitzer gibt in seinem Kräuterbuch aus dem 16. Jahrhundert mehrere Rezepte für eine erfolgreiche Behandlung von Warzen: »Wolfsmilch über die Warze gestrichen alle Tage ein- oder zweimal, macht dieselbigen hinwegfallen (...). Odermennig, frisch und noch grün zerstoßen auf böse Geschwüre gelegt, davon sich der Wolf erhebt, heilet dieselbigen, mit Essig gemischt vertreibt es die Warzen, wenn man es wie ein Pflaster auflegt.«

Ursachen und Symptome

Warzen werden von verschiedenen Varianten des *Papilloma*-Virus verursacht. Alle Typen regen das Zellwachstum an der befallenen Stelle an. Meist handelt es sich bei Warzengewebe um eine harmlose, schmerzfreie Hautwucherung.

Die gemeinen Warzen sind ungefährlich und verschwinden meist ohne jede Behandlung. Dornwarzen wachsen an den Fußsohlen dornartig in die Tiefe. Stachelwarzen bilden halbkugelförmige, harte Knötchen, meist an den Händen. Einige Warzen-Viren können jedoch zusammen mit anderen Faktoren für die Entstehung von bösartigen Wucherungen verantwortlich sein. Da die Viren im Warzengewebe der Hautoberfläche wachsen, können sie durch direkten Kontakt übertragen werden.

Strategien der Behandlung

1. **Hemmung der Viren:** Ein Entfernen der äußeren Hautschicht hilft hier wenig, da das Virus auch dann noch in der Haut verbleibt. Es gibt eine ganze Reihe von Heilpflanzen, die virushemmende Eigenschaften von unterschiedlicher Stärke besitzen.
2. **Förderung der lokalen Durchblutung:** Bei Dornwarzen an den Füßen haben Wechselbäder einen unterstützenden therapeutischen Effekt, da sie die Durchblutung der Füße und so die körpereigene Abwehr verbessern.
3. **Wegbrennen des nekrotischen Gewebes:** Nicht nur im Mittelalter, auch heute ist es noch üblich, Warzen wegzubrennen, wenn sie nicht abheilen oder an ungünstigen Stellen am Körper auftauchen. Das »Wegbrennen« sollte man unbedingt einem Arzt überlassen, der die Warze gezielt mit Laser oder Skalpell entfernt.

Welche Heilpflanzen helfen?

- Eine leicht antivirale Wirkung hat der **Knoblauch** mit den Stoffen Alliin und Allicin.
- **Thymianöl** hemmt die für die Warzenbildung verantwortlichen Viren und fördert die Hautdurchblutung und -regeneration.
- Will man Warzen an unproblematischen Körperpartien (z. B. an den Händen) entfernen, empfiehlt sich die aus der Erfahrungsheilkunde bekannte Methode mit dem Milchsaft des **Schöllkrauts**. Ein Alkaloid des Schöllkrauts, das Chelidonin, scheint u. a. das Zellwachstum zu hemmen.
- Schon Hildegard von Bingen verwendete gegen Warzen **Thujaöl** aus dem Lebensbaum, das sich bis heute bewährt hat. Es ist aber zelltoxisch und muss vom Arzt verschrieben werden. Niemals darf Thujaöl an nicht dafür vorgesehene Hautstellen gelangen.

Anwendungen, die sich bewährt haben

Für die Behandlung von Warzen ist eine Stufentherapie sinnvoll. Man beginnt mit dem am mildesten wirkenden Mittel, dem Knoblauch. Wenn sich damit nach kurzer Zeit keine Besserung einstellt, ist das nächste Mittel der Wahl das Thymianöl. Wenn die Warzen nach drei Wochen noch nicht abgeheilt sind und beide Varianten nicht gewirkt haben, sollte man zu Schöllkraut als dem nächststärkeren Mittel greifen. Hat sich nach weiteren drei Wochen kein Erfolg eingestellt, so ist das nächststärkere Mittel das Thujaöl, das jedoch vom Arzt verschrieben werden muss.

Frischpflanze

Knoblauch

Anwendung: Man träufelt den Saft einer ausgepressten Knoblauchzehe auf die Warze und lässt ihn dort eintrocknen.

Öle und Extrakte

Thymianöl

Anwendung: Thymianöl setzt man im Verhältnis 1:10 in 40-prozentigem Alkohol an. Diese alkoholische Thymianlösung 2-mal täglich auf die betroffenen Hautpartien auftragen.

❖ **Schöllkraut**

Anwendung: Den frischen Saft aus den Stängeln des Schöllkrauts direkt auf die Warze tupfen und einziehen lassen. Die Benetzung nicht betroffener Haut sollte man wegen der Giftigkeit der Pflanze vermeiden. Am besten Einweg-Handschuhe benutzen.

❖ **Thujaöl**

Thujaöl ist das stärkste Mittel (Tinktur) der Klosterheilkunde gegen Warzen. Da es sehr giftig ist, wird es vom Arzt verschrieben und dosiert.

Herpes

Odo Magdunensis erwähnt in seinem ›Macer floridus‹ das »schleichende Hautgeschwür« und spricht damit Herpes an, wobei auch die Hauttuberkulose gemeint sein könnte. Zur äußerlichen Behandlung empfiehlt er, Raute mit Bleiweiß, Rosenöl und Essig zu einer Salbe zu mischen. Bleiweiß ist ein basisches Bleikarbonat, das lange Zeit als Antiseptikum in Form von Puder, Salbe oder Pflaster genutzt wurde. Bleiweiß ist aber zu giftig. Vor allem bei einer Krankheit, deren Symptome sich auf den Lippen äußern, wäre es zu gefährlich. Wollte man die alte Rezeptur heute zubereiten, würde man es durch das wundheilungsfördernde Zinkoxid ersetzen.

Ursachen und Symptome

Herpes ist eine Viruserkrankung, die durch *Herpes-simplex*-Viren vom Typ 1 hervorgerufen wird. Etwa 80 Prozent der Erwachsenen tragen dieses Virus in sich. Diese Erkrankung tritt vor allem an Lippen *(Herpes labialis)* oder im Genitalbereich *(Herpes genitales)* auf. Die ersten Anzeichen sind ein Kribbeln und Spannen der Schleimhaut. Bald darauf bilden sich schmerzende kleine Bläschen, die dann aufplatzen, verkrusten und schließlich eitrig abheilen, ohne Narben zurückzulassen.
Die Erstansteckung erfolgt meist bereits in der Kindheit und geht mit Fieber, Halsschmerzen und Bläschen im Mund einher. Das *Herpes*-Virus schlummert in den Nervenzellen. Deshalb können die Herpes-Bläschen im Abstand von einigen Wochen oder nur alle paar Jahre auftreten. Stress, Trauer, Fieber, Ekelgefühl, akute Magen-Darm-Störungen, Sonnenbestrahlung sowie hormonelle Veränderungen (wie bei der Menstruation) kommen als Auslöser in Frage.

Strategien der Behandlung

1. **Hemmung der Virusvermehrung:** Die Behandlung mit den antiviralen Wirkstoffen der Heilpflanzen aus der Klostermedizin sollte möglichst frühzeitig einsetzen, da im späteren Bläschenstadium die Virusvermehrung bereits stattgefunden hat.
2. **Wundheilung:** Heilpflanzen mit immunstimulierender Wirkung fördern den Heilungsprozess im abklingenden Stadium.

Welche Heilpflanzen helfen?

- **Melisse** enthält in ihren Blättern einen antiviralen Pflanzenstoff, die Rosmarinsäure.
- Auch **Johanniskraut** vermag über den roten Farbstoff Hypericin unter Lichteinfluss die Virusvermehrung zu hemmen.
- Alliin und Allicin, die Inhaltsstoffe des **Knoblauchs**, wirken antiviral, wie es sich in Experimenten gezeigt hat.
- Die vielfältigen Wirkstoffe der **Ringelblume** (u. a. Flavonoide, ätherische Öle, Saponine und Carotinoide) sind wundheilend, entzündungshemmend und hautregenerierend (siehe Wunden, Seite 346).

Anwendungen, die sich bewährt haben

Zu einer Förderung der Wundheilung und einer Hemmung der Virusvermehrung werden Heilpflanzen in Salben, Ölen oder auch als Frischpflanze eingesetzt.

Salbe

❖ **Ringelblumenblüten**
Zusammensetzung: 5 g Ringelblumenblüten und 100 g Eucerin.
Zubereitung: Eucerin im Wasserbad leicht erwärmen, die Blüten dazugeben und aus dem Wasserbad nehmen. Mehrere Tage zugedeckt ziehen lassen, bis sich das Eucerin orange verfärbt hat. Die Mischung erneut im Wasserbad erwärmen, bis das Eucerin flüssig wird und die Blüten absinken. Durch einen feinen Filter (z. B. Verbandsmull) in ein Vorratsgefäß gießen.
Anwendung: 1-mal täglich die Haut mit dieser Salbe eincremen.

Öl

❖ **Johanniskraut**
Johanniskrautöl kann man selber herstellen, aber auch direkt aus der Apotheke beziehen.
Zubereitung: 25 g Johanniskraut im Mörser zerdrücken, in ein genügend großes Glasgefäß geben und 1/2 Liter Olivenöl dazugeben, gut mischen, luftdicht verschließen und an einem sonnigen Platz etwa 6 Wochen ziehen lassen (bis der Inhalt eine leuchtend rote Farbe angenommen hat). Das Johanniskrautöl abfiltern, die wässrige Schicht abgießen (und wegwerfen) und das Öl kühl aufbewahren. Es ist gut verschlossen etwa 9 Monate haltbar.
Anwendung: Das Johanniskrautöl auf die betroffene Stelle tupfen und dafür sorgen, dass diese Stelle dem Licht ausgesetzt ist.

Präparat aus der Apotheke

❖ **Melisse**
Die Melisse ist hier das Mittel erster Wahl. Melissenblätter werden – anders als üblicherweise im Tee – als Salbe mit Melissen-Extrakt aus der Apotheke eingesetzt.
Anwendung: 2- bis 4-mal täglich auf die Herpesbläschen auftragen.

Frischpflanze

❖ **Knoblauch**
Anwendung: Frische Knoblauchscheiben oder zerdrückten Knoblauch aus der Knoblauchpresse auf die betroffenen Hautstellen legen.
Alternative: Es gibt auch Fertigpräparate (als Dragees) mit hoher Dosierung aus der Apotheke zum Einnehmen.

Pilze

Dass einige Hautleiden von Pilzen verursacht werden, war im Mittelalter kaum bekannt. In den meisten Fällen machte man kleine Würmer oder ähnliche Tiere dafür verantwortlich.
Albertus Magnus empfiehlt gegen die Pilzerkrankungen einen Ölauszug aus der Wurzel der Lilie. Die Lilienwurzel war im Mittelalter ganz allgemein bei Hautproblemen und -krankheiten sehr geschätzt. Von einem juckenden Hautbefall an den Genitalien wird in den historischen Quellen berichtet. Der ›Macer floridus‹ rät für die Behandlung zu Salbei: »Ein Jucken der weiblichen Scham und des männlichen Gliedes beseitigst du durch einen erwärmenden Wickel mit Wein, in dem Salbei gekocht wurde.«

Ursachen und Symptome

Eine Pilzinfektion spielt sich meistens auf der Hautoberfläche, also in der Hornhaut, in Nägeln und Haaren sowie auf Schleimhäuten ab. Gelegentlich tritt sie im Zusammenhang mit einer Pilzbesiedelung des Darms *(Candida-Mykose)* auf. In diesen Fällen ist vorrangig die Haut im Analbereich betroffen und der Pilz breitet sich von dort aus. Infektionen im Genitalbereich (Genitalmykose) machen sich durch Rötung, lästiges Jucken und weißen Ausfluss bemerkbar. Häufiger ist der Fußpilz, der als Sportlerfuß bezeichnet wird, weil er in dem feuchten Milieu in Turnschuhen besonders gut gedeiht. Pilzerkrankungen treten oftmals nach einer Behandlung mit Antibiotika oder bei Diabetes-Patienten auf.

Strategien der Behandlung

1. **Hemmung des Pilzbefalls:** Pilze sind nicht nur für Menschen eine sehr lästige Plage, mit ihrem Befall müssen auch die Pflanzen kämpfen. Viele Kräuter haben aus diesem Grunde pilzhemmende (d.h. antimykotische) Stoffe entwickelt, die sich auch der Mensch nutzbar machen kann.
2. **Stärkung des Immunsystems:** Zusätzlichen Schutz bietet auch eine verstärkte Körperabwehr, wobei eine richtige Ernährung sehr viel zu einem gut funktionierenden Immunsystem beiträgt. Die Vitamine und die Mineralstoffe spielen in diesem Zusammenhang eine äußerst wichtige Rolle (siehe Kapitel »Für Magen und Darm«).

Welche Heilpflanzen helfen?

- Eine wichtige Heilpflanze der Klostermedizin ist bei der Behandlung von Pilzerkrankungen der **Thymian** mit dem stark pilzhemmenden Wirkstoff Thymol.
- Auch **Knoblauch** kann mit seinen Wirkstoffen Alliin und Allicin innerlich und äußerlich zur Pilzbekämpfung eingesetzt werden Die Wirkung anderer Allium-Gewächse, wie Zwiebel, Lauch und Bärlauch, ist schwächer; diese können allenfalls vorbeugend helfen.

Anwendungen, die sich bewährt haben

Die Behandlung einer Pilzinfektion der Haut dauert in der Regel 3 Wochen. Sie sollte auch dann weitergeführt werden, wenn bereits vorher die sichtbaren Hauterscheinungen abgeklungen sind. Die wichtigste keimhemmende Maßnahme mit Heilpflanzen ist das Thymianöl. Zudem wird Knoblauch als Frischpflanze oder Fertigpräparat eingesetzt.

Hautalkohol

❖ Thymianöl

Anwendung: Thymianöl im Verhältnis 1:10 mit 40-prozentigem Alkohol mischen und die alkoholische Thymianlösung 2-mal täglich auftragen.

Frischpflanze oder Präparate aus der Apotheke

❖ Knoblauch

Anwendung: Alternativ zum Thymianöl kann auch Knoblauch, in Scheiben geschnitten oder aus der Knoblauchpresse, notfalls auch als Knoblauchsaft, auf die betroffenen Stellen aufgebracht werden.

Tipp: Wenn auch der Darm betroffen ist, hat sich eine hoch dosierte Knoblaucheinnahme bewährt: Mindestens 4 g frische Knoblauchzehen oder Fertigpräparate mit mindestens 2 g Knoblauchpulver pro Tag einnehmen. Während dieser Therapie ist auf eine zuckerarme Ernährung zu achten, da er den Pilzen als Nährstoff dient.

Wunden

Wunden und ihre Behandlung waren in früheren Zeiten ein so wichtiges Thema, dass es einen eigenen Arzttyp dafür gab, den »Wundarzt« oder »Chirurgus«, der Vorläufer unseres Chirurgen. Er musste damals kein Medizinstudium absolvieren, sondern durchlief eine Lehre wie ein Handwerker. Schlag-, Hieb-, Stich- und Bisswunden (durch Tiere) waren sehr viel häufiger als heutzutage – weniger als Folge kriegerischer Auseinandersetzungen als vielmehr von beruflichen Tätigkeiten. Etwa 90 Prozent der Bevölkerung lebte direkt von der Land- und Forstwirtschaft.

Ursachen und Symptome

Für den Bereich der Selbstbehandlung, in dem der Gang zum Arzt nicht erforderlich ist, unterscheidet man im Wesentlichen zwei Arten der Verwundung: Schürfwunden sowie Schnitt- und Stichwunden. Schürfwunden entstehen meist bei Betätigung im Freien, beim Sport oder bei der Arbeit. Daher sind diese Verletzungen oft mit Verschmutzungen verbunden, weil z. B. Steinchen, Staub, Erde oder Gras in die Wunde gelangen. Bei Schnitt- und Stichwunden ist der Wundrand glatt, sie können aber unter Umständen tief ins Fleisch gehen. Eigentlich gehören auch die Brandwunden hierher, sie werden jedoch gesondert behandelt (siehe Verbrennungen auf Seite 350).

Strategien der Behandlung

1. Erste Hilfe: Zunächst bindet man den betroffenen Körperteil ab, um einen großen Blutverlust zu verhindern. Dann reinigt man die Wunde mit Wasser. Praktisch jede Wunde ist infiziert, und zwar durch Bakterien, die sich auf der Haut des Verletzten befunden haben.
2. Verhinderung von Schwellung und Entzündung: Durch feuchtkalte Umschläge kann einer Schwellung entgegengewirkt werden. Die Heilpflanzen aus der Klostermedizin können zudem die Entzündung lindern.
3. Wundheilung: Bei nässenden Wunden sind daneben gerbstoffhaltige Heilpflanzen hilfreich. Bei eitrigen Wunden helfen verdünnte desinfizierende Tinkturen.

Welche Heilpflanzen helfen?

- Schmerzhafte Schürfwunden, wie sie sich Kinder leicht zuziehen, wenn sie auf hartem Asphalt spielen, können sofort durch den schleimstoffhaltigen **Spitzwegerich** gelindert werden.
- **Hirtentäschelkraut** soll bei oberflächlich blutenden Verletzungen wirken.
- Die **Ringelblume** ist die bekannteste wundheilende Arzneipflanze. Ringelblumenblüten wirken entzündungs- und keimhemmend sowie granulationsfördernd und können so die Wundheilung unterstützen und beschleunigen. Sie enthalten u.a. ätherisches Öl, fettes Öl, Carotinoide, Flavonoide, Saponine, Polysaccharide – ein sehr kompliziertes Vielstoffgemisch, dessen Wirkungsweise man bis heute nicht abschließend klären konnte.
- **Kamillenblüten** haben sich in der Wundbehandlung ebenfalls bewährt. Sie haben den Vorteil, dass sie entzündungshemmend wirken und die Wundheilung vorbereiten.
- **Ackerschachtelhalm** hilft durch seine Gerbstoffe bei nässenden Wunden.
- **Thymian** wirkt mit seinem Thymol gegen Bakterien.
- **Beinwell** soll wundheilend wirken und die Bildung von neuem Gewebe unterstützen.

Anwendungen, die sich bewährt haben

Zur Linderung des Schmerzes, zum Blutstillen und zur Wundheilung werden Heilkräuter in Umschlägen und Bädern eingesetzt. Sehr empfehlenswert bei der Behandlung von Schürfwunden sind die frischen Blätter des Spitzwegerichs, der auf nahezu jeder Wiese und am Wegrand wächst (nicht direkt vom Straßenrand nehmen, obwohl er dort am meisten vorkommt, wie der Name schon sagt). Notfalls kann man auch eine verwandte Art wie beispielsweise den Breitwegerich verwenden.

Frischpflanze

❖ Spitzwegerichblätter

Anwendung: Man presst, unmittelbar nachdem man sich die Wunde zugezogen hat, einige Tropfen Saft direkt auf die Verletzung, und zwar durch Rollen des Blattes in der Hand. Falls dies nicht gelingt, kann man auch einige Blätter kauen und den Brei auf die Wunde legen.

Umschläge und Bäder

❖ Hirtentäschelkraut

Anwendung: 2 Teelöffel Hirtentäschelkraut mit 1 Tasse kochendem Wasser übergießen, 15 Minuten ziehen lassen und abseihen. Ein Leinentuch in den abgekühlten Tee tauchen, auf die Wunde legen und ein zweites Tuch locker darüber binden. Mehrmals täglich wechseln.

❖ Ackerschachtelhalmkraut

Anwendung: 10 g Ackerschachtelhalmkraut mit 1 Liter kaltem Wasser übergießen, 30 Minuten kochen lassen und abseihen. Ein Leinentuch in den abgekühlten Tee tauchen, auf die Wunde legen und ein zweites Tuch locker darüber binden. 3-mal täglich wechseln.

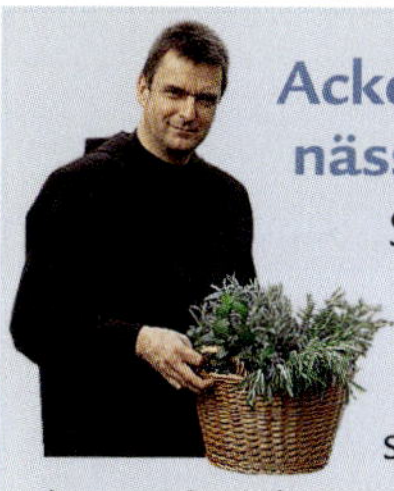

Ackerschachtelhalm bei nässenden Wunden

Schon zu den Zeiten von Albertus Magnus priesen Menschen die Heilkraft des Ackerschachtelhalmes, der sich ganz besonders bei schlecht heilenden Wunden als Auflage eignet. Dazu kocht man 50 g Ackerschachtelhalmkraut 10 Minuten in 1 Liter Wasser, seiht ab und lässt den Sud abkühlen. Dann träufelt man den Sud auf eine sterile Kompresse und legt sie auf die Wunde.

❖ Ringelblumenblüten

Anwendung: 1 bis 2 Teelöffel Ringelblumenblüten mit 1 Tasse kochendem Wasser übergießen, 10 Minuten ziehen lassen und abseihen. Ein Leinentuch in den Tee tauchen, noch warm auf die Wunde legen, ein trockenes Tuch darüber legen und 15 Minuten einwirken lassen.

❖ Kamillenblüten

Anwendung: 1 Esslöffel Kamillenblüten mit 1 Tasse kochendem Wasser (etwa 150 ml) übergießen, zugedeckt 5 bis 10 Minuten ziehen lassen und abseihen. 1- bis 2-mal täglich ein Leinentuch in den abgekühlten Tee tauchen, auf die betroffenen Stellen legen und ein trockenes Tuch darüber legen und ungefähr 20 Minuten einwirken lassen.

Tinktur: 1 Esslöffel Kamillen-Tinktur (aus der Apotheke) zu 100 ml abgekochtem Wasser geben. Mehrmals am Tag die entzündete Wunde damit behandeln.

❖ Thymiankraut

Tinktur: 30 Tropfen Thymian-Tinktur (aus der Apotheke) zu 100 ml abgekochtem Wasser geben. Mehrmals am Tag vorsichtig auf die entzündete Wunde auftupfen.

Salbe

❖ **Beinwellwurzel**

Zusammensetzung: 12 g Beinwellwurzel und 100 g Eucerin.

Zubereitung: Eucerin im Wasserbad leicht erwärmen, die Wurzelstücke dazugeben und danach aus dem Wasserbad nehmen. Mehrere Tage zugedeckt ziehen lassen. Die Mischung erneut im Wasserbad erwärmen, bis das Eucerin flüssig wird und die Wurzeln absinken. Durch einen feinen Filter (z. B. Verbandsmull) in ein Vorratsgefäß gießen.

Anwendung: Täglich 2- bis 3-mal dick auftragen. Nicht länger als 4 bis 6 Wochen anwenden.

Präparat aus der Apotheke

❖ **Arnika**

Anwendung: Arnika wird für die äußerliche Anwendung in drei Formen angeboten: als Salbe mit einem 10- bis 15-prozentigen Arnika-Extrakt, als kühlendes Arnika-Gel ohne Fettanteil und als alkoholische Arnika-Tinktur, die sich in verdünnter Form für Waschungen und Umschläge verwenden lässt.

Insektenstiche

Insektenstiche waren schon immer ein Thema der Klosterheilkunde, wobei man im Altdeutschen übrigens meist vom »Biss der giftigen Tiere« sprach. Gegen Insektenstiche hat das ›Elsässische Arzneibuch‹ folgende Ratschläge parat: »Für den Biss der Wespe und der Hornisse nimm Salz und Honig und Essig und lege es auf den Biss. Wem die Spinne (…) Schmerz zugefügt hat, der soll sich sofort mit Wegerichsaft einreiben(…).«

Ursachen und Symptome

Während sich die Mücken, die Pferdebremsen und auch die Zecken von Blut ernähren, stechen Wespen und Bienen im Allgemeinen nur dann, wenn sie sich bedroht fühlen. Insektengifte enthalten Substanzen, die um die Einstichstelle herum Schwellungen und Brennen verursachen. Typische Insektenstiche äußern sich in geröteten, juckenden und angeschwollenen Quaddeln. Grundsätzlich gilt hierbei, dass durch einen Stich Fremdkörper in unseren Organismus gelangen. Dies löst in der Folge einen Abwehrmechanismus aus, der im Falle einer Allergie übermäßig stark ausfällt.

Obwohl die Insektenstiche in den allermeisten Fällen nicht gefährlich sind, müssen sie mitunter doch von einem Arzt behandelt werden. Immerhin reagiert etwa jeder Fünfzigste allergisch auf Insektenstiche.

Strategien der Behandlung

1. **Insektenabwehr:** Einigen Insekten kann man durch Stoffe (ätherische Öle), die man auf die Haut gibt, die Lust am »Anbeißen« nehmen.
2. **Zurückdrängen der Schwellung:** Unmittelbar nach dem Stich soll man die Wunde aussaugen, um das Insektengift aus dem Körper zu entfernen, und den Speichel ausspucken. Der Schwellung kann man durch kühlende Maßnahmen vorbeugen.
3. **Linderung des Juckreizes und Hemmung der Entzündung:** Es ist sehr wichtig, den Juckreiz zu lindern, da ansonsten ein Teufelskreis aus Juckreiz und Kratzen entsteht. Je mehr man kratzt, desto stärker wird die Entzündung und damit wiederum der Juckreiz. Daraus resultieren nässende und eitrige Hautläsionen (Verletzungen). Bei aufgekratzten Stichen helfen die unter »Wunden« beschriebenen Maßnahmen.

Welche Heilpflanzen helfen?

- Falls in der freien Natur keine anderen Mittel verfügbar sind, hilft Kühlen mit Spucke und die früher bereits genannte Behandlung mit **Spitzwegerich** (siehe Wunden, Seite 346).
- **Arnika** erzielt mit ihren Inhaltsstoffen – Terpenverbindungen, Flavonoide, ätherische Öle (u.a. Thymol) – eine optimale abschwellende und darüber hinaus auch entzündungshemmende Wirkung.
- **Lavendelöl** hilft gegen den Juckreiz.
- Mit den starken Gerüchen des **Nelken-**, Lavendel- und Zedernöls werden die Insekten abgehalten.

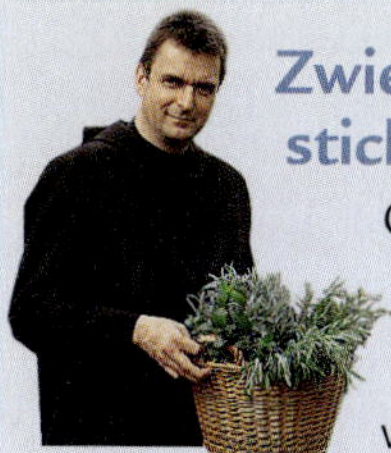

Zwiebel bei Insektenstichen

Gegen die schmerzenden und anschwellenden Wespenstiche gibt es ein überaus gut wirkendes Mittel: die Zwiebel. Man reibt die Einstichstelle mit einer halb aufgeschnittenen Zwiebel ein, lässt den Zwiebelsaft 5 bis 15 Minuten lang einziehen und kühlt die Stelle anschließend mit kaltem Wasser.

Anwendungen, die sich bewährt haben

Zur Linderung des Juckreizes und zum Zurückdrängen der Schwellung helfen ein Frischpflanzenpresssaft sowie Heilkräuter in Form einer Salbe oder eines Öls. Um die Insekten abzuwehren, sind manche ätherische Öle wirksam.

Frischpflanze

Spitzwegerich

Anwendung: Man presst, unmittelbar nachdem man sich einen Stich zugezogen hat, einige Tropfen Spitzwegerichsaft direkt auf die Verletzung, und zwar durch Rollen des Blattes in der Hand; für den Fall, dass dies nicht gelingen sollte, kann man auch einige Blätter kauen und den Brei auf die Wunde legen.

Präparat aus der Apotheke

Arnika

Anwendung: Arnika wird für die äußerliche Anwendung in drei Formen angeboten: als Salbe mit einem 10- bis 15-prozentigen Arnika-Extrakt, als kühlendes Arnika-Gel ohne Fettanteil und als alkoholische Arnika-Tinktur, die sich in verdünnter Form für Waschungen und Umschläge verwenden lässt.

Hautalkohol

Lavendelöl

Anwendung: 5 ml Lavendelöl mit 25 ml 40-prozentigem Alkohol mischen. Einen Wattebausch mit der Lösung tränken, auf die betroffenen Stellen legen, 15 bis 30 Minuten liegen lassen.

Insektenabwehr

Lavendelöl

Anwendung: Das Lavendelöl im Verhältnis 1:10 mit 50-prozentigem Alkohol mischen und danach in eine Sprühflasche abfüllen. Die Haut damit vorbeugend besprühen.

Ölmischung

Zusammensetzung: 3 ml Nelkenöl, 3 ml Zedernöl, 3 ml Pfefferminzöl und 8 ml Lavendelöl. Wer das kühlende Pfefferminzöl nicht als angenehm empfindet, kann es auch durch die gleiche Menge Sandelholzöl ersetzen.

Anwendung: 20 Tropfen Ölmischung mit 20 ml 40-prozentigem Alkohol vermengen und zum Besprühen der Haut in eine Pumpflasche geben. Wer möchte, kann die Ölmischung zum Einreiben der Haut gerne auch mit Weizenkeimöl versetzen.

Sonnenbrand, Verbrennungen, Verbrühungen

Der Sonnenbrand wird in der Klostermedizin nicht eigens erwähnt, was daran lag, dass damals kaum jemand auf die Idee kam, sich ohne Schutz über einen längeren Zeitraum in stechender Sonne aufzuhalten. Kam es dennoch zu einem Sonnenbrand, wurde er wie eine Brandwunde behandelt. Ein sehr ausführliches Rezept für Brandwunden und für Verbrühungen überliefert das ›Elsässische Arzneibuch‹. Es basiert auf einer Mischung von Wachs, Hirschtalg und Rosenöl, die mit einem reinen Tuch zu einem Pflaster verarbeitet wird, das man auf die Brandwunde auflegt. Hierzu ist Folgendes im ›Elsässischen Arzneibuch‹ zu lesen: »(…) ist sehr gut gegen den Brand, sei er durch Feuer oder durch Wasser oder von anderen Dingen entstanden«.

Ursachen und Symptome

In der Medizin unterscheidet man leichte (d.h. leichte Hautrötung), mittelschwere (d.h. leichte Blasenbildung) sowie schwere **Sonnenbrände** (d.h. starke Hautrötung, Schüttelfrost und Fieber). Die Symptome bilden sich allmählich aus und können erst bis zu 24 Stunden nach der Sonneneinstrahlung auftreten. Abgesehen davon, dass Sonnenbrand schmerzhaft sein kann, beschleunigt er den Alterungsprozess der Haut und kann das Risiko von Krebserkrankungen erheblich steigern. Das in der Haut enthaltene Melanin absorbiert die UV-Strahlen der Sonne und bildet so einen ganz natürlichen Sonnenschutz. Hellhäutige Menschen haben allerdings weniger Melanin als dunkelhäutige und neigen aus diesem Grunde weitaus eher zu Sonnenbrand.

Wenn die Pigmentierung der Haut nicht ausreicht, dringen die Strahlen in tiefere Hautschichten vor, wo sie dann eine Ausschüttung von ganz bestimmten körpereigenen Botenstoffen auslösen, die an der Entstehung von Entzündungen beteiligt sind. Diese Botenstoffe lösen bei einem Sonnenbrand Entzündungsreaktionen aus mit den typischen Symptomen wie beispielsweise Rötung, Schwellung, Brennen und Hautjucken. Wann ein Sonnenbrand auftritt, hängt außerdem von den geografischen Gegebenheiten, von der Jahreszeit, der Tageszeit und den Wetterbedingungen ab. Auch Medikamente können die Haut empfindlich gegen UV-Strahlen werden lassen.

Bei **Verbrennungen** liegt eine Schädigung der Haut durch Flammen vor, bei Verbrühungen eine solche durch heiße Flüssigkeiten. Die Auswirkung ist in beiden Fällen gleich. Sowohl Verbrennungen als auch Verbrühungen werden in drei Schweregrade unterteilt: Bei Grad 1 tritt sofort eine Rötung ein, bei Grad 2 bilden sich Bläschen, bei Grad 3 stirbt die Haut ab, wonach es zu Narbenbildung kommt.

Strategien der Behandlung

1. **Kühlen bei leichtem Sonnenbrand:** Kühlen lindert die mit einem Sonnenbrand verbundenen Schmerzen.
2. **Hemmung der Entzündung:** Durch Verbrennungen verletzte Haut entzündet sich leicht. Aus diesem Grund sollte man mit Heilpflan-

zen aus der Klostermedizin entzündungshemmende Maßnahmen treffen, um die Symptome zu lindern.

3. **Wundheilung:** Falls es zu einer Blasenbildung kommt, kann die Wundheilung mit den Heilpflanzen aus der Klosterheilkunde unterstützt werden.

Welche Heilpflanzen helfen?

- Eine bei Entzündungen jeder Art einsetzbare Pflanze ist die **Kamille** (siehe auch Akne auf Seite 338).
- Mit den Hauptwirkstoffen der **Arnika**, Terpenverbindungen, Flavonoiden und ätherischen Ölen (u.a. Thymol), kann eine entzündungshemmende Wirkung erzielt werden.
- Die **Ringelblume** ist eine bewährte Pflanze bei allen Wunden und kann auch bei Verbrennungen empfohlen werden. Ringelblumen wirken entzündungs- und keimhemmend sowie granulationsfördernd. Sie enthalten u.a. ätherische Öle, fettes Öl, Carotinoide, Flavonoide, Saponine und Polysaccharide.
- Eine viel gepriesene Heilpflanze bei Sonnenbrand ist auch die **Aloe**. Das Gel aus ihren Blättern kann der Haut zusätzliche Feuchtigkeit spenden und wirkt zugleich kühlend.

Anwendungen, die sich bewährt haben

Zur Behandlung von Verbrennungen und Verbrühungen werden die Heilkräuter aus der Klostermedizin in Umschlägen oder auch in Salben eingesetzt.

Umschlag und Salbe

Kamillenblüten

Anwendung: 1 Esslöffel Kamillenblüten mit 1 Tasse kochendem Wasser (etwa 150 ml) übergießen, zugedeckt 5 bis 10 Minuten ziehen lassen und abseihen. Ein Leinentuch in den abgekühlten Tee tauchen, auf die betroffenen Hautpartien legen und ein trockenes Tuch darüber legen. Den Umschlag 20 Minuten einwirken lassen. Täglich 1- bis 2-mal anwenden.

Ringelblumenblüten

Zusammensetzung: 5 g Ringelblumenblüten und 100 g Eucerin.

Zubereitung: Eucerin im Wasserbad leicht erwärmen, die Blüten dazugeben und aus dem Wasserbad nehmen. Mehrere Tage zugedeckt ziehen lassen, bis sich das Eucerin orange verfärbt hat. Die Mischung erneut im Wasserbad erwärmen, bis das Eucerin flüssig wird und die Blüten absinken. Durch einen feinen Filter (z. B. Verbandsmull) in ein Vorratsgefäß gießen.

Anwendung: 1-mal täglich die Haut mit dieser Salbe eincremen.

Präparate aus der Apotheke

Arnika

Anwendung: Arnika wird für die äußerliche Anwendung in drei Formen angeboten: als Salbe mit einem 10- bis 15-prozentigen Arnika-Extrakt, als kühlendes Arnika-Gel ohne Fettanteil und als alkoholische Arnika-Tinktur, die sich in verdünnter Form für Waschungen und Umschläge verwenden lässt.

Aloe-Gel

Die beste Wirkung auf die Haut besitzt das frische Aloe-Gel. Wer eine Aloe-Pflanze zu Hause hat, kann ein Blatt abschneiden und das Gel herauslaufen lassen. Das frische Gel direkt auf die Haut auftragen.

Anwendung: Praktikabler sind Aloe-Gels aus der Apotheke. Die Dosierung erfolgt gemäß den Angaben auf dem Beipackzettel.

Für Muskeln und Gelenke

Konrad von Megenberg fasst in einer Abhandlung den anatomischen Wissensstand seiner Zeit (Mitte des 14. Jh.) zusammen: »Einige Meister sagen, dass der Mensch sechs Muskelstränge besitzt, zwei in den Händen, zwei in den Armen und zwei in den Beinen. Einige Gelehrte zählen noch vier weitere hinzu, die sie auch Muskelstränge nennen, und diese vier Stücke sind das Herz, das Gehirn und die zwei Hoden am Mann. Galen von Pergamon sagt aber, dass das Hirn kein Muskel sei. Nun sagen aber die anderen Gelehrten, dass es sich nicht ziemt, dass man die edlen Teile des Leibes Mäuslein (so bezeichnet der Megenberger die Muskelstränge) nennt, denn ein Muskelstrang ist das Geschirr der willentlichen Bewegung an den Gliedern und ist aus Fleisch und aus Adern zusammengefügt und aus natürlichen Bändern (Sehnen). Der arabische Gelehrte Rasis sagt, dass es fünfhundert und achtundzwanzig sind, wie es Galen lehrt.«

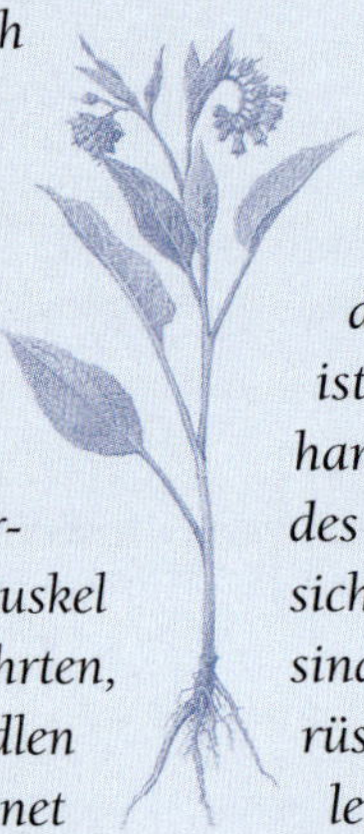

Über die Knochen schreibt Konrad von Megenberg: »Galen sagt, dass der Knochen zu den ersten Gliedern gehört, der in gleicher Art mehrfach vorhanden ist. Und der Knochen wurde von der Natur hart gemacht, weil er die weichen Glieder des Leibes aufrechterhält, und sie können sich bewegen, weil sie unterschiedlich hart sind. Deshalb sind die Knochen das Gerüst des schwachen Fleisches wie die Pfähle, die eine Lehmwand zusammenhalten. Die harten Knochen sind inwändig hohl, weiß und belastbar. Die Knochen der Männer sind stärker als die der Frauen, außer bei den Frauen, die Amazonen genannt werden.«

Der Bewegungsapparat

Es ist ein kompliziertes und zugleich faszinierendes System aus Knochen, Gelenken und den dazugehörigen Bändern, Sehnen und Muskeln, das uns ermöglicht, zu gehen und zu laufen oder auch feinmotorische Arbeiten zu erledigen. Dieses System bezeichnet man allgemein mit dem Begriff Bewegungsapparat. Während das Skelett und die Gelenke den passiven Teil des Bewegungsapparats bilden, besteht der aktive Teil aus Muskeln, die über die Sehnen an den Knochen befestigt sind. Insgesamt hat der Mensch etwa 200 Knochen, die das Skelett, das Stützgerüst unseres Körpers, bilden.

Knochen sind gut durchblutet und deshalb schnell regenerierbar und sie sind mit einer feinen Schicht aus Bindegewebe umhüllt, der **Knochenhaut**. Bis auf die Gelenkflächen und die Ansatzstellen für die Sehnen liegt die Knochenhaut eng an jedem Knochen an.

Man unterscheidet echte und unechte Gelenke: Bei den **unechten Gelenken** (z. B. Bandscheiben oder Kreuzbein) sind zwei Knochen über ein Füllmaterial miteinander verbunden. Sie ermöglichen nur eine geringe Bewegung. Bei den **echten Gelenken** sind die Knochen durch einen Gelenkspalt voneinander getrennt. Charakteristisch ist der Aufbau aus **Gelenkkopf** und aus **Gelenkpfanne**. Innen besteht das Gelenk aus **Knorpelgewebe**, welches nur von der Knochenseite her aufgebaut werden kann (nur beim Kind vor dem Schließen der Wachstumsfuge). Jedes Gelenk ist von einer straffen zweischichtigen Hülle umgeben, der sogenannten **Gelenkkapsel**. Die äußere Schicht gibt den festen Halt und schützt auf diese Art und Weise vor falschen Bewegungen, die Verrenkungen oder auch Überstreckungen verursachen könnten. Die innere Schicht (Synovialmembran) besteht aus elastischen Fasern, in die die Nerven und Gefäße eingebettet sind. Diese Membran sondert die **Synovialflüssigkeit** ab, die die Gelenkflächen »schmiert« und zudem die gefäßlosen Knorpel ernährt. Einige besonders beanspruchte Gelenke, wie beispielsweise das Kniegelenk, haben **Gelenkbänder**, die der Bewegungsführung dienen. Sie bestehen aus Bindegewebe, das nur begrenzt regenerierbar ist. Die Steuerung der Bewegung eines Gelenks erfolgt durch Anspannung der Beuge- oder Streckmuskulatur, wobei die jeweils entgegengesetzte **Muskulatur** locker lässt. Durch diese gegenläufige Zusammenarbeit der Muskeln können die Gelenke gezielt bewegt werden. Bei verkrampfter Haltung, etwa durch einseitige Beanspruchung, einseitige Bewegung oder Stress, lässt die Muskulatur nicht richtig locker: Es entsteht eine zu hohe Grundspannung (Tonus). Ein ständig zu hoher Tonus bedeutet für die Gelenke eine erhöhte Belastung und strapaziert außerdem die Muskulatur und die Bänder.

Die **Wirbelsäule** besteht aus 24 Wirbelknochen, die durch Bandscheiben, Wirbelgelenke, Bänder und Muskeln miteinander verbunden sind. Die **Bandscheiben** trennen die **Wirbel** und wirken als Puffer bei Stößen und Belastungen. Die übereinanderliegenden Wirbel sind so geformt, dass sie den **Wirbelkanal** ringförmig umschließen, in dem das **Rückenmark** und die aus ihm austretenden Nerven geschützt vom Gehirn nach unten verlaufen können. Kleine Gelenke verbinden die Wirbel miteinander und sorgen dafür, dass sie gegeneinander beweglich sind. Zwischen zwei Wirbelkörpern treten wichtige Nerven aus, die Gehirn und Organe sowie Gliedmaßen im Körper verbinden.

Arthrose

Johannes Platearius gibt eine ausführliche Schilderung der rheumatischen Erkrankungen: »Der Krampf in den Gelenken ist ein Leiden, das mit Anschwellung und Schmerz verbunden ist. (…) Gewöhnlich entsteht dies Leiden aus dem Blut sowie aus Gelbgalle und Weißschleim (Phlegma); am häufigsten jedoch durch einen Fluss der Säfte an den Schmerzensort.« Nahezu alle Erkrankungen der Muskeln und Gelenke hat man im Mittelalter auf die Gicht zurückgeführt. Man wusste damals also noch nichts über Arthrose oder Arthritis.

Ursachen und Symptome

Gelenkverschleiß, die sogenannte Arthrose, ist eine mit dem Alter fortschreitende Erkrankung. Am häufigsten betroffen ist das Kniegelenk, danach folgen Schultern, Hüften und Fingergelenke. Arthrose beginnt mit einer Verletzung des Knorpels. Dazu können angeborene Beeinträchtigungen im Bewegungsapparat, etwa X- oder O-Beine, oder auch Unfallfolgen beitragen, die bewirken, dass sich das Gelenk nicht mehr in der natürlichen Stellung befindet und überstrapaziert wird. Auch mechanische Überlastungen, die immer wiederkehren und einseitig auf das Gelenk einwirken, können zu Arthrose führen. Durch die winzigen Knorpelverletzungen kommt es zu einem vermehrten Abrieb der glatten und empfindlichen knorpeligen Gelenkoberflächen, die schließlich aufgeraut werden. Auf diese Weise entsteht eine Reibung im Gelenk, die zu einer Reizung der Gelenkschleimhaut und zu schweren Entzündungen führt.

Dieser Zustand, den man aktivierte Arthrose nennt, macht sich durch Schwellung, Rötung der Gelenkregion und Schmerz bemerkbar. Schont man die betroffenen Gelenke (Bettruhe, Ruhigstellung), können die Beschwerden nach wenigen Tagen abklingen oder gar vollständig verschwinden. Diesen Zustand bezeichnet man als **nichtaktivierte Arthrose**.

Strategien der Behandlung

Die aktivierte Arthrose muss anders behandelt werden als die nichtaktivierte, die durch eine dauerhafte Grundbehandlung »im Zaum gehalten« werden kann.

Nichtaktivierte Arthrose

1. **Gesunde Lebensweise:** Liegt eine Empfindlichkeit oder bereits die Schädigung eines Gelenks vor, gilt es, eine (erneute) Aktivierung der Arthrose möglichst zu vermeiden. Eine für die Gelenke günstige Lebensweise kann die Notwendigkeit eines künstlichen Gelenkersatzes (bei Hüfte oder Knie) unter Umständen über Jahre hinauszögern, ohne dass man durch Schmerzen beeinträchtigt wird. Menschen mit geschädigten Knie- oder Hüftgelenken sollten zu große körperliche Anstrengungen vermeiden und das Folgende beachten: Laufen und Joggen sind eine enorme Belastung, insbesondere wegen der monoton verlaufenden Bewegungsmuster und wegen der harten Asphaltböden. Hilfreich sind hier gut gepolsterte Schuhe, die die Stöße auf die Gelenke etwas abpuffern können. Auch das Laufen auf weichem Waldboden dämpft die Stöße. Walking stellt übrigens eine gelenkschonendere Alternative bei gleichermaßen effektivem Kreislauftraining dar. Bergwanderer sollten wissen, dass die Kniegelenke beim Bergabgehen leicht überlastet werden.
   Plötzliche Richtungswechsel z. B. bei schnellen Ballspielen, insbesondere bei Tennis und Squash, belasten die Gelenke erheblich. Langes Stehen oder Sitzen in einseitiger Position (Autofahren) ist ebenfalls ungünstig für die Gelenke. Günstig sind hingegen sanfte Bewegungen ohne allzu großen Druck auf die Gelenke wie beim Schwimmen und bei der Wassergymnastik.
   Ergänzend ist eine gelenkschonende Lebensweise, eventuell mit beruflichen Konsequenzen, in Erwägung zu ziehen. Zum Ausgleich von muskelverspannendem Stress helfen meditative Entspannungsmethoden (progressive Muskelrelaxation, autogenes Training). Wichtig bei Arthrose ist außerdem ausreichender, gesunder Schlaf auf einer orthopädischen Matratze, da hier die Muskulatur deutlich entspannt wird und somit die Gelenke und die Wirbelsäule entlastet werden.
2. **Ernährungsumstellung:** Eine natürliche Methode, die Entzündungsbereitschaft zu verringern, ist eine an Arachidonsäure arme Ernährung. Arachidonsäure ist im Stoffwechsel des Menschen die Ausgangssubstanz für an Entzündungsreaktionen beteiligte Prostaglandine. Sie kommt vorwiegend in fettem (Schweine-)Fleisch vor, deshalb wird sie bei einer fleischarmen Ernährung kaum zugeführt. (Weitere Lebensmittel mit hohem Gehalt an Arachidonsäure sind Eidotter, Schmalz [!], Thunfisch, Leberwurst, Rindfleisch oder Camembert.) Stattdessen sollte man ungesättigte Fettsäuren vom Omega-Typ zu sich nehmen – die Gegenspieler der Arachidonsäure bei Entzündungsreaktionen. Sie sind in größeren Mengen im Fischöl enthalten. Vegetarier erhalten mit einer wöchentlichen Fischmahlzeit genügend Omega-Fettsäuren, Fleischesser benötigen dagegen höhere Mengen an Omega-Fettsäuren, etwa durch Fischölkapseln.
   Zu einer sinnvollen Ernährungsumstellung gehört auch die zusätzliche Aufnahme von Vitamin E, das als fettlösliches Vitamin in die

Gelenkflüssigkeit gelangt und auf diese Weise die »Gelenkschmiere« verbessert. Vitamin E kann die bei Entzündungen entstehenden freien Radikale abfangen und so ein weiteres »Anheizen« der Entzündung vermeiden. Vitamin E kommt in verschiedenen pflanzlichen Ölen vor, insbesondere in Weizenkeim-, Sojakeim- und Sonnenblumenkernöl.

3. **Wärmetherapie:** Eine lokale Erwärmung der Haut und des darunterliegenden Gewebes fördert reflektorisch die Durchblutung, sodass sich die Muskulatur entspannt. Auch durchblutungsfördernde Rheumabäder haben zum Teil lang anhaltende Effekte.

Aktivierte Arthrose

1. **Hemmung der Entzündung:** Im Vordergrund der Behandlung der aktivierten Arthrose muss stehen, den Entzündungsprozess so rasch wie möglich aufzuhalten, um eine weitere Gelenkschädigung zu vermeiden. In schweren Fällen ist eine Behandlung durch den Arzt dringend vonnöten. Heilpflanzen vermögen die Entzündung zu lindern und damit die ärztliche Therapie zu unterstützen.
2. **Ruhigstellen der Gelenke:** Hierzu ist weitgehende Schonung, also Bettruhe, anzuraten. Das betroffene Gelenk sollte man so lagern, dass die zugehörige Muskulatur möglichst entspannt und schmerzfrei ist.
3. **Kühlung:** Um die Beschwerden zu lindern, helfen feuchte und kühlende Umschläge.

Welche Heilpflanzen helfen?

- Um die Entzündungsbereitschaft zu reduzieren, werden bei Arthrose neuerdings die **Brennnessel** und die **Afrikanische Teufelskralle** – innerlich eingesetzt – empfohlen. Brennnessel und Teufelskralle hemmen die Bildung der entzündungsvermittelnden Botenstoffe. Die Brennnessel enthält als wirksame Inhaltsstoffe Phenylpropane, die Teufelskralle ein Wirkstoffgemisch mit einem hohen Bitterstoffgehalt.
- Auch neuere hoch dosierte Mittel aus **Weidenrinde** werden zur Entzündungshemmung bei Arthrose eingesetzt, vorzugsweise werden sie aber erst eingenommen, wenn sich eine neue Entzündung ankündigt. Weidenrinde wirkt über seine Salicylsäure-Verbindungen.
- Die ätherischen Öle von **Wacholder**, Lavendel, Rosmarin und Zitrone sind – äußerlich angewendet – durchblutungsfördernd.
- **Heublumen**, ein Gemisch aus Blütenteilen, Samen, kleineren Blatt- und Stängelstücken verschiedener Wiesenblumen und Gräser, wirken muskelentspannend, indem sie die Hautdurchblutung anregen. Wichtige Bestandteile sind ätherische Öle und Cumarine.
- **Arnika** ist ebenfalls eine stark entzündungshemmende Heilpflanze und eignet sich daher zur Behandlung der Arthrose in ihrer aktivierten Form. Die äußerliche Anwendung von Arnika ist nur bei solchen Gelenken sinnvoll, an die man von außen möglichst nah herankommt, etwa an Knien, Händen und Fingern.

Anwendungen, die sich bewährt haben

Insbesondere bei der Dauerbehandlung, aber auch bei der Akutbehandlung vermag die Naturheilkunde effektiv zu helfen.

Nichtaktivierte Arthrose

Zur Behandlung der nichtaktivierten Phasen werden Heilpflanzen in Tees eingesetzt. Manchmal ist hier eine Langzeit-Therapie nötig, um eine optimale Wirkung zu erzielen. Die als sehr angenehm empfundenen Bäder mit entsprechenden Rheumabadezusätzen führen zu einer stärkeren

Hautdurchblutung bei noch erträglichen Badetemperaturen. Reflektorisch scheinen sich dadurch die Muskeln zu lockern, wobei Wirbelsäule und Gelenke entlastet werden. Am besten eignet sich ein ansteigendes Bad: Dabei wird die Temperatur von 37 auf 39 °C erhöht. Jeden zweiten Tag etwa 30 Minuten baden. Für eine Kur sind mindestens 12 Bäder zu veranschlagen.

Wärmetherapie

❖ Heublumen

Für eine Anwendung als Heusack kann man sorgfältig geschnittenes und getrocknetes Gras verwenden, das in einen Kissenbezug gefüllt wird, oder auf Fertigpackungen aus der Apotheke zurückgreifen.
Anwendung: Den Heusack am besten leicht anfeuchten und dann in einem alten Kartoffeltopf dämpfen – er selbst sollte nicht im kochenden Wasser liegen. 1 Stunde lang dämpfen, damit auch die Grashalme etwas weich werden. Anschließend den heißen Heusack herausnehmen, kurz an der Luft abkühlen lassen (erfahrene Bademeister werfen den Heusack zwischen ihren Händen hin und her und schütteln ihn dabei wie ein Kissen auf). Sobald keine Verbrennungsgefahr mehr besteht, den heißen Heusack auf die zu lockernde Muskelpartie legen und mit Tüchern wie bei einem Wickel fixieren, damit keine kühle Luft eindringen kann. Der Heusack bleibt so lange liegen, bis er nicht mehr als wärmend empfunden wird, also für ungefähr 1/2 bis 1 Stunde.

Kur

❖ Brennnessel

Brennnessel ist als entgiftende Frühjahrs- oder Herbstkur zu empfehlen. Zu der Kur gehört eine allgemeine Diät (Zurückhaltung in der Ernährung, wenig Fleisch und Wurst) und morgens und abends die Einnahme von Brennnessel, traditionell in Form von Brennnesselsaft.
Anwendung: Morgens und abends 2 Esslöffel Brennnesselsaft einnehmen (z. B. zum Frühstück mit Kräutermüsli oder mit Fruchtsaft).

❖ Teemischung

Diese Teemischung soll die Brennnesselkur vervollständigen. Die Pfefferminzblätter und die Malvenblüten werden zur Verbesserung des Geschmacks hinzugefügt.
Zusammensetzung: 86 g Brennnesselkraut, 7 g Pfefferminzblätter und 7 g Malvenblüten.
Teezubereitung: 1 Esslöffel Teemischung mit 1 Tasse kochendem Wasser übergießen, zugedeckt 30 Minuten kochen lassen und abseihen. Über den Tag verteilt 6 Tassen trinken. Um eine optimal entwässernde und ausleitende Wirkung zu erzielen, pro Tasse Tee 2 Gläser Wasser nachtrinken.

Tees

❖ Teufelskrallenwurzel

Teezubereitung: 1 Esslöffel grob gepulverte Teufelskrallenwurzel mit 2 Tassen kochendem Wasser übergießen, 8 Stunden – am besten über Nacht – ziehen lassen. Vor dem Trinken noch einmal kurz aufkochen und danach abseihen. Diese zubereitete Menge wird auf 3 Tagesportionen aufgeteilt. Bei Bedarf kann man den Tee mit Fenchelhonig oder Ähnlichem süßen. Die Wirkung setzt ungefähr ab der dritten Anwendungswoche ein.

❖ Teemischung

Brennnessel, Schachtelhalm, aber auch Johannisbeerblätter wirken entwässernd. Mädesüßkraut enthält wie die Weidenrinde Salicylsäure-Derivate, die Schmerzen und Entzündungen lindern können. Die Johannisbeere sorgt für einen angenehmen Geschmack.

Zusammensetzung: 20 g Johannisbeerblätter, 20 g Weidenrinde, 20 g Brennnesselkraut, 20 g Ackerschachtelhalmkraut, 20 g Mädesüßblüten.
Teezubereitung: 2 Teelöffel Teemischung mit 1 Tasse kochendem Wasser übergießen, 30 Minuten kochen lassen und dann abseihen. Über den Tag verteilt 5 bis 6 Tassen Tee trinken. Um die ausleitende Wirkung zu garantieren, über den Tag verteilt mindestens ebenso viele Gläser Wasser wie Tee trinken.

Bäder

❖ Heublumen

Badezusatz: 300 bis 500 g Heublumen mit 5 Liter kaltem Wasser übergießen, 15 Minuten kochen lassen, abseihen und ins heiße Badewasser geben. Etwa 30 Minuten so heiß wie möglich baden. Nach dem Bad sollte man sich sofort ins Bett legen und ruhen.

❖ Rosmarinöl

Rosmarinöl wird mit Eukalyptusöl kombiniert, um eine hautreizende und stärker durchblutungsfördernde Wirkung zu erreichen.
Badezusatz: 15 Tropfen Rosmarinöl und 10 Tropfen Eukalyptusöl mit 1 Becher Sahne verquirlen und ins heiße Badewasser geben. Etwa 30 Minuten so heiß wie möglich baden.

Öl

❖ Massageöl

Die Öle von Wacholder, Rosmarin, Lavendel und Zitrone reizen die Haut: Es kommt zu einer Förderung der Durchblutung, sodass die Entzündungen besser bekämpft werden können.
Anwendung: 10 Tropfen Wacholderöl, 10 Tropfen Rosmarinöl, 5 Tropfen Lavendelöl und 5 Tropfen Zitronenöl mit 30 ml Basisöl (z. B. Olivenöl) mischen und die erkrankten Gelenke sanft damit einreiben.

Aktivierte Arthrose

Zur Hemmung der Entzündung werden Heilpflanzen in Fertigpräparaten eingesetzt. Um die akuten Schmerzen zu lindern, empfiehlt die Klosterheilkunde feuchte Umschläge. Quarkwickel bzw. -umschläge haben sich ebenfalls zur Linderung von Entzündungen bewährt.

Umschläge

❖ Quark

Anwendung: 250 g kalten Quark mit einem Schuss Essig verrühren und dick auf ein feuchtes Tuch auftragen. Mit der Quarkseite auf die Haut legen und mit einem Schal und Wolltuch abdecken und fixieren. Den Quarkwickel mehrere Stunden einwirken lassen.

❖ Arnikablüten

Anwendung: 4 Teelöffel Arnikablüten mit 1 Tasse kochendem Wasser übergießen, 5 bis 10 Minuten ziehen lassen und abseihen. Ein Leinentuch in den Tee tauchen und noch warm auf die schmerzenden Stellen legen und 20 bis 30 Minuten einwirken lassen.

Präparate aus der Apotheke

❖ Arnika

Anwendung: Arnika kann als Salbe oder Gel angewendet werden, das gleichzeitig kühlt und die entzündungshemmenden Wirkstoffe in die Haut bringt. Arnika-Gel aus dem Kühlschrank dick auftragen. Weniger günstig ist Arnika-Tinktur, die mit Wasser (1:5) verdünnt werden muss.

❖ Weidenrinde

Anwendung: Wegen der hier erforderlichen hohen Dosierung (Tagesdosis bis zu 120 mg Salicin) empfiehlt es sich, auf Fertigpräparate zurückzugreifen (Dragees, Kapseln, Lösung).

Entzündliche rheumatische Erkrankungen

Rheumatische Erkrankungen wurden früher meistens als Gicht bezeichnet, die heute als Gicht geläufige Krankheit nannte man Podagra. Zu Gicht, also Rheuma, schreibt Hildegard von Bingen: »Bei wem das Feuchte das Trockene übersteigt und das Lauwarme das Trockene und das Schaumige, der kann Widerwärtiges bei sich und bei anderen Menschen ertragen (...). Er ist nicht sehr kränklich, nur dass er manchmal von der Krankheit, die man Gicht nennt, geplagt wird. Er wird lange leben.«

Ursachen und Symptome

Bei entzündlichen Rheumaerkrankungen handelt es sich um Immunerkrankungen, die gegen eigenes Knorpelgewebe gerichtet sind und die Gelenke schwer schädigen. Charakteristisch ist der schubhafte Verlauf, bei dem Phasen mit geringer Beschwerdeintensität mit solchen mit ausgeprägten Entzündungsreaktionen im und um das Gelenk abwechseln – ähnlich wie bei der Arthrose. Ob es sich um Arthrose oder um eine entzündliche Rheumaerkrankung handelt, kann der Arzt durch Blutuntersuchungen feststellen.

Chronische Polyarthritis und Morbus Bechterew sind die bekanntesten entzündlichen Rheumaerkrankungen. Typisch bei Polyarthritis ist der Befall der Fingergelenke, in Einzelfällen können aber auch andere Gelenke stark betroffen sein. An Morbus Bechterew erkranken überwiegend Männer, bei denen dann die Wirbelgelenke im Lendenbereich besonders befallen sind.

Strategien der Behandlung

Wie bei der Arthrose werden je nach Intensität der Beschwerden unterschiedliche Behandlungsansätze verfolgt.

Nichtaktivierte Rheumaerkrankung

1. Verringerung der Entzündungsbereitschaft: Außerhalb eines Schubs können Heilkräuter dazu beitragen, mit einer möglichst geringen ärztlichen Basistherapie auszukommen.
2. Bewegung: Krankengymnastik und Massage sollen die Beweglichkeit der Gelenke erhalten.
3. Ernährungsumstellung: Wer an entzündlichen Rheumaerkrankungen leidet, dem hilft eine an Arachidonsäure arme Ernährung, die reich an Omega-Fettsäuren ist. Empfehlenswert ist auch die Einnahme von zusätzlichem Vitamin E (siehe Arthrose, Seite 353).

Aktivierte Rheumaerkrankung

1. Hemmung der Entzündung: Im Fall eines Rheumaschubs ist ein möglichst rasches Abklingen der Entzündungsreaktion wichtig, um eine weitere irreversible Gelenkschädigung zu vermeiden. Während eines solchen Schubs können Heilkräuter meist nur unterstützend zur ärztlichen Behandlung wirken.

Welche Heilpflanzen helfen?

- Eine äußerliche Anwendung von **Arnika**, die entzündungshemmend wirkt, ist überaus hilfreich, wenn die Fingergelenke von Rheuma betroffen sind und sobald akute Schwellungen und zudem auch Schmerzen an den Fingern auftreten.
- Zur innerlichen Anwendung eignen sich besonders **Brennnessel** und **Afrikanische Teufelskralle** (siehe Arthrose, Seite 353).

- Auch die entzündungshemmende **Weidenrinde** empfiehlt sich, innerlich eingesetzt, zur Behandlung dieser Rheumaerkrankung. Sie enthält wirksame Salicylsäure-Verbindungen.
- Die moderne Pflanzenheilkunde greift auch auf den **Indischen Weihrauchbaum** aus der Ayurveda-Heilkunde zurück. Seine Harze hemmen – innerlich eingesetzt – die Bildung von entzündungsfördernden Substanzen.

Anwendungen, die sich bewährt haben

Zur Behandlung entzündlicher Rheumaerkrankungen werden Heilkräuter in Tees, Umschlägen oder als Fertigpräparate eingesetzt.

Tees

Teufelskrallenwurzel

Teezubereitung: 1 Esslöffel grob gepulverte Teufelskrallenwurzel mit 2 Tassen kochendem Wasser übergießen und über Nacht ziehen lassen. Vor dem Trinken noch einmal kurz aufkochen und danach abseihen. Diese zubereitete Menge wird auf 3 Tagesportionen aufgeteilt. Bei Bedarf kann man den Tee mit Fenchelhonig oder Ähnlichem süßen. Die Wirkung setzt ungefähr ab der dritten Anwendungswoche ein.

Teemischung

Pfefferminzblätter und Malvenblüten verfeinern den Geschmack des entzündungshemmend wirkenden Brennnesselkrauts.

Zusammensetzung: 86 g Brennnesselkraut, 7 g Pfefferminzblätter und 7 g Malvenblüten.

Teezubereitung: 1 Esslöffel Teemischung mit 1 Tasse Wasser übergießen, zugedeckt 30 Minuten kochen lassen, abseihen. Über den Tag verteilt 6 Tassen trinken. Um eine optimal entwässernde Wirkung zu erzielen, sollte man pro Tasse Tee unbedingt 2 Gläser Wasser nachtrinken.

Teemischung

Diese Teemischung ist wegen ihrer entzündungshemmenden Wirkung zu empfehlen.

Zusammensetzung: 20 g Mädesüßblüten, 20 g Weidenrinde, 20 g Goldrutenkraut, 20 g Johanniskraut und 20 g Brennnesselkraut.

Teezubereitung: 1 Esslöffel Teemischung mit 1 Tasse kaltem Wasser übergießen und 1 Stunde ziehen lassen. Danach bis zum Kochen erhitzen, sofort vom Herd nehmen (nicht kochen lassen), wieder 5 bis 10 Minuten ziehen lassen und abseihen. Täglich 3 bis 4 Tassen trinken.

Umschlag

Arnikablüten

Anwendung: 4 Teelöffel Arnikablüten mit 1 Tasse kochendem Wasser übergießen, 5 bis 10 Minuten ziehen lassen und abseihen. Ein Leinentuch in den abgekühlten Tee tauchen, auf die schmerzenden Stellen legen und mindestens 2 Stunden einwirken lassen.

Alternative: Anstelle des Tees kann man auch Arnika-Tinktur verwenden, die man im Verhältnis 1:5 in Wasser verdünnt.

Präparate aus der Apotheke

Arnika

Anwendung: Arnika kann als Salbe – oder hier am besten als Gel – angewendet werden, das gleichzeitig kühlt und die entzündungshemmenden Wirkstoffe in die Haut bringt. Arnika-Gel aus dem Kühlschrank dick auftragen.

Weihrauchbaum

Anwendung: Der Extrakt aus dem Weihrauchbaum in Tabletten- und Tropfenform ist in Deutschland derzeit nur über internationale Apotheken zu beziehen.

Gicht

Für einen Abt, der wie viele hochstehende Persönlichkeiten früherer Zeiten mit schweren Gichtproblemen zu kämpfen hatte, wurde im Jahr 1442 ein Gicht-Regiment, also eine bestimmte Diätvorschrift verfasst. Es beginnt mit einer Diagnosestellung: »Die Verhältnisse Eurer Körpersäfte, Merkmale und Zufälle Eurer Krankheit habe ich aufmerksam aufgezeichnet; ich bin der Ansicht, dass Euer Schmerz von einer Fußgicht (Podagra) rührt, entstanden aus verschiedenen Ursachen und Säftemischungen, das heißt, aus kaltem, rohem, ungekochtem und unverdautem Krankheitsstoff, mit welchem etwas gelbe Galle und dann und wann auch etwas Blut sich mischt; denn mit dem Schmerz geht dann und wann heftige Hitze und beißendes Stechen einher, vorzüglich wenn das Leiden wächst und wenn es auf dem Höhepunkt verharrt. Dieserart ist Eure Krankheit; es lenkt die richtige Behandlung, nämlich geordnete Lebensführung beziehungsweise angemessene Verhaltensordnung, ferner Arznei.«

Ursachen und Symptome

Gicht (auch Arthritis genannt) ist eine Stoffwechselkrankheit, die mit einem erhöhten Harnsäurespiegel im Blut zusammenhängt. Insbesondere bei Männern steigt mit zunehmendem Lebensalter der Harnsäurespiegel an. Die Ursachen sind genetische Defekte sowie eine purinreiche Ernährung, Nierenfunktionsstörungen und Krankheiten mit gesteigertem Zellzerfall. Bei den betroffenen Personen lagert sich die Harnsäure in Form von kleinen Kristallen an verschiedenen Stellen des Körpers ab, u.a. an Gelenken, Sehnen und unter der Haut. Dieser Vorgang kann sich über Jahre hinziehen, ohne dass der Betroffene einen Gichtanfall erleidet. Beim Gichtanfall, also bei ansteigendem Harnsäurespiegel, versuchen die Fresszellen des Immunsystems (Phagozyten), die Kristalle zu beseitigen. Die unverdaulichen Kristalle der Harnsäure schlitzen die Membran der Phagozyten auf, wodurch Enzyme frei werden, die das Gewebe direkt schädigen und eine heftige Entzündungsreaktion in Gang setzen.

In der Regel äußert sich der akute Gichtanfall am Großzehengrundgelenk (Podagra). Bei der akuten Arthritis schmerzen die Gelenke, es zeigen sich Rötungen und Schwellungen und die Körpertemperatur steigt an. Zwischen den Anfällen gibt es längere Phasen, in denen diese Symptome nicht auftreten.

Werden gelenknahe Knochenteile durch Harnsäureablagerungen zerstört, kann eine chronische Gicht entstehen, die oft mit Gichtniere und Nierensteinleiden verbunden ist.

Auslöser für einen Gichtanfall können ein außergewöhnlich reichhaltiges Essen, zu viel Alkohol, eine Infektionskrankheit oder auch eine erhebliche Anstrengung sein.

Strategien der Behandlung

Bei der Behandlung der Gicht unterscheidet man eine Dauertherapie, deren Ziel darin besteht, den Harnsäurespiegel längerfristig zu senken, und die akute Behandlung, die der Linderung der Schmerzen dienen soll.

Dauerbehandlung

1. **Ernährungsumstellung:** Um längerfristige Erfolge bei der Behandlung zu erzielen, wird bei einer Gicht-Dauerbehandlung eine Senkung der Harnsäurewerte im Blut angestrebt. Da das Purin eine Vorstufe der Harnsäure ist und Alkohol deren Bildung fördert, ist eine

purinarme und darüber hinaus alkoholfreie Ernährung eine ganz grundlegende Maßnahme. Einen hohen Puringehalt haben Innereien, Fleisch, Wurst, Schalentiere, Thunfisch, Makrele sowie Hülsenfrüchte. Allein durch eine Reduktion des Gewichts kann in häufigen Fällen schon eine Normalisierung des Harnsäurespiegels erreicht werden.

2. Durchspülungstherapie: Mit einigen Heilpflanzen aus der Klostermedizin kann die Ausscheidung der Harnsäure über die Nieren unterstützt werden. Dazu sollte man täglich 2 bis 3 Liter Wasser trinken (siehe Kapitel »Für Blase und Nieren«).
3. Gesunde Lebensweise: Körperliche Anstrengung und Unterkühlung sollte man möglichst meiden, da dabei Gichtanfälle ausgelöst werden können.

Akute Behandlung

1. Dämpfung der Immunreaktion: Bei einem akuten Gichtanfall geht es darum, die Aktivität der Fresszellen zu hemmen.
2. Linderung der Entzündung: In diesem Fall helfen kühlende Umschläge und eine Ruhigstellung des Gelenks.

Welche Heilpflanzen helfen?

- **Weidenrinde**, innerlich eingesetzt, hat den Vorteil, dass die in ihr enthaltene Salicylsäure neben ihrer entzündungshemmenden und schmerzlindernden Wirkung auch noch eine leichte Förderung der Harnsäureausscheidung über die Nieren bewirkt.
- Die **Herbstzeitlose** hat sich für die innerliche Behandlung des akuten Gichtanfalls bewährt, sie hilft rasch und zuverlässig, indem sie die Aktivität der Fresszellen hemmt. Verantwortlich für die Wirkung der Herbstzeitlose ist der Inhaltsstoff Colchicin, der tödlich giftig ist.

Anwendungen, die sich bewährt haben

Zur Behandlung der Gicht werden Heilpflanzen als Durchspülungstherapie in Tees oder als Fertigpräparate eingesetzt.

Tee

Weidenrinde

Teezubereitung: 1 Teelöffel klein geschnittene Weidenrinde mit 1 Tasse kochendem Wasser übergießen, 20 Minuten ziehen lassen, abseihen. Über den Tag verteilt 5 bis 9 Tassen trinken.

Durchspülungstherapie

Teemischung

Diese Teemischung unterstützt die Ausscheidung der Harnsäure über die Nieren. Das Ziel der Durchspülungstherapie ist erreicht, wenn der Urin sehr hell und nahezu wasserklar ist. Für eine erfolgreiche Behandlung sollte der Tee 6 Wochen lang eingenommen werden.

Zusammensetzung: 30 g Brennnesselkraut, 20 g Birkenblätter, 30 g Löwenzahnwurzel und -kraut sowie 20 g Johannisbeerblätter.

Teezubereitung: 2 Teelöffel Teemischung mit 1 Tasse Wasser übergießen, 30 Minuten kochen lassen und dann abseihen. Täglich 3 Tassen jeweils vor den Mahlzeiten trinken. Um während einer Diät den Appetit zu zügeln, am besten vor dem Essen 1 Tasse Tee und anschließend 2 Gläser Wasser trinken.

Präparat aus der Apotheke

Herbstzeitlose

Anwendung: Der Einsatz der Herbstzeitlose ist nur unter ärztlicher Aufsicht mittels standardisierter Präparate möglich. Die Einnahme erfolgt gemäß den Angaben auf dem Beipackzettel.

Rückenbeschwerden

Hildegard von Bingen schreibt in ihren ›Causae et curae‹ zum Thema Rückenschmerzen: »Wenn das Schaumige und das Lauwarme, die dann den Schleim des Feuchten und des Trockenen bilden, ihr Maß übersteigen, sodass das Schaumige aufsteigt und gleichsam einen heißen Wasserdampf bildet und das Lauwarme sich in Tropfen ergießt, dann beugen diese Säfte, indem sie in ihrer Uneinigkeit Verwirrung stiften, den Nacken des Menschen, krümmen seinen Rücken und machen ihn ganz steif, bis er von diesem Leiden erlöst (nämlich bis zum Tod); er kann aber so noch lange leben.« Zur Behandlung der Rückenschmerzen empfiehlt Hildegard von Bingen: »Wer Rückenschmerzen hat, soll zwischen den Schultern leicht gebrannt werden oder an den Armen dort, wo man einen Verband anlegen kann, mit einem glühenden Eisen gebrannt werden.«

Ursachen und Symptome

Rückenschmerzen gehören zu den häufigsten modernen Zivilisationskrankheiten. Sie wirken sich auch auf die Muskulatur aus, und äußern sich z. B. als Hexenschuss oder Bandscheibenvorfall.

Einseitige Belastung und zu wenig Bewegung überfordern die Wirbelsäule und führen zu einem Verschleiß der Bandscheiben. Wenn Rückenschmerzen über mehrere Monate anhalten, werden sie häufig chronisch und dann Ausdruck eines Teufelskreises: Die Muskeln schmerzen, da sie stärker angespannt werden, als für sie gut ist. Dadurch können sich die Bandscheiben nicht mehr erholen, und das Zusammenspiel der Wirbel wird gestört. Das versuchen die Muskeln durch noch größere Anstrengung auszugleichen. Meistens ist eine solche Muskelanspannung ein Anzeichen dafür, dass auch das innere Gleichgewicht, etwa durch Stress, gestört ist.

Strategie der Behandlung

1. **Lockerung der Rückenmuskulatur:** Neben Massagen, die die Rückenmuskulatur lockern, helfen entspannende Heilpflanzen.

Welche Heilpflanzen helfen?

- Rückenbeschwerden kann man mit **Heublumen** lindern. Ihre wichtigsten Inhaltsstoffe sind ätherische Öle und Cumarine, die entzündungshemmend wirken, indem sie, äußerlich eingesetzt, die Haut im Bereich der Gelenke reizen.
- **Arnika**, eine ebenfalls stark entzündungshemmende Heilpflanze, eignet sich gut zur äußerlichen Behandlung (siehe Seite 358).
- Bestens bewährt für die äußerliche Behandlung von Muskelverspannungen des Rückens hat sich zudem der durchblutungsfördernde **Beinwell** dank seines Wirkstoffs Allantoin.
- Um eine Entzündung zu hemmen, ist **Weidenrinde**, innerlich eingesetzt, eine empfehlenswerte Heilpflanze. Als wichtigste Wirkstoffe enthält sie Salicylsäure-Verbindungen.

Anwendungen, die sich bewährt haben

Wohltuend und zugleich entspannend sind durchblutungsfördernde Bäder und heiße Güsse. Bei akuten Rückenbeschwerden sind großflächige Anwendungen von Rheumasalben sinnvoll, um die bei Schmerzen immer vorhandene Verspannung der Muskulatur zu lösen.

Wärmetherapie

❖ Heublumen

Für eine Anwendung als Heusack kann man sorgfältig geschnittenes und danach getrocknetes Wiesengras verwenden, das in einen Kissenbezug gefüllt wird, oder auch auf Fertigpackungen aus der Apotheke zurückgreifen, die ein von Alpenwiesen stammendes blumenreiches Heu enthalten.

Anwendung: Den Heusack am besten leicht anfeuchten und dann in einem alten Kartoffeltopf dämpfen – er selbst sollte nicht im kochenden Wasser liegen. 1 Stunde lang dämpfen, damit auch die Grashalme etwas weich werden. Anschließend den heißen Heusack herausnehmen, kurz an der Luft abkühlen lassen (erfahrene Bademeister werfen den Heusack zwischen ihren Händen hin und her und schütteln ihn dabei wie ein Kissen auf). Sobald keine Verbrennungsgefahr mehr besteht, den heißen Heusack auf die zu lockernde Muskelpartie legen und mit Tüchern wie bei einem Wickel fixieren, damit keine kühle Luft eindringen kann. Der Heusack bleibt so lange liegen, bis er nicht mehr als wärmend empfunden wird, also für ungefähr 1/2 bis 1 Stunde.

Bad

❖ Heublumen

Badezusatz: 300 bis 500 g Heublumen mit 5 Liter kaltem Wasser übergießen, 15 Minuten lang kochen lassen, danach abseihen und ins heiße Badewasser geben. Etwa 30 Minuten so heiß wie möglich baden, dann Bettruhe.

Salbe

❖ Beinwellwurzel

Zusammensetzung: 12 g zerkleinerte Beinwellwurzel und 100 g Eucerin.

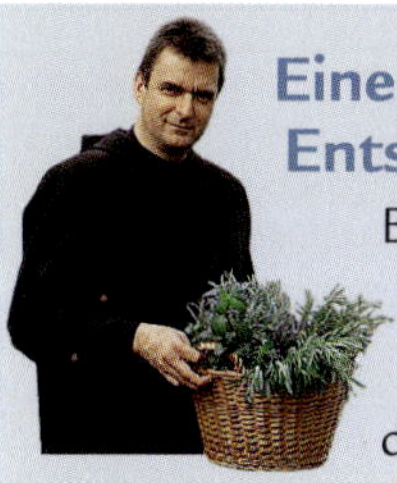

Eine Massage zur Entspannung

Bei Muskelverspannung empfehle ich eine Massage mit einem durchblutungsfördernden und darüber hinaus auch entzündungshemmendem Massageöl: Als Basisöl eignet sich am besten 1 Liter Olivenöl. Dazu gibt man je 10 Tropfen Thymian-, Rosmarin- und Arnikaöl und 5 Tropfen Ringelblumenöl. Mit dieser Ölmischung massiert man vorsichtig den verspannten Muskelbereich.

Zubereitung: Eucerin im Wasserbad leicht erwärmen, die Wurzelstücke dazugeben und danach aus dem Wasserbad nehmen. Mehrere Tage zugedeckt ziehen lassen. Die Mischung dann erneut im Wasserbad erwärmen, bis das Eucerin sich verflüssigt hat und die Wurzelstücke absinken. Die fertige Salbe durch einen feinen Filter in ein Vorratsgefäß gießen.

Anwendung: Täglich 2- bis 3-mal dick auftragen. Diese Salbe nicht länger als 4 Wochen anwenden.

Präparate aus der Apotheke

❖ Arnika

Anwendung: Arnika wird als Salbe mit einem 10- bis 15-prozentigen Arnikaanteil angeboten.

❖ Weidenrinde

Anwendung: Wegen der bei dieser Anwendung erforderlichen hohen Dosierung (Tagesdosis bis zu 120 mg Salicin) empfiehlt es sich, auf Fertigpräparate zurückzugreifen (Dragees sowie Kapseln und Lösung).

Muskelkrämpfe

Hildegard von Bingen beschreibt die Ursachen von Muskelkrämpfen folgendermaßen: »Wer zu fett oder zu mager ist, hat oft einen Überschuss an schädlichen Säften, weil er nicht die richtige Anlage und Ausgewogenheit in sich hat. Daher gehen manchmal von seinem Herzen, der Leber, der Lunge, dem Magen und den Eingeweiden schädliche Säfte aus, die zur schwarzen Galle (Melancholica) gelangen und sie ihren Broden (Dunst) entwickeln lassen und so einen äußerst schlimmen Schleim im Menschen bilden (...). Manchmal dehnt er sich in die Länge, dann zieht er sich auch wieder kugelförmig zusammen und ist dann mit einem Eidotter zu vergleichen, und manchmal sondert er eine Art Schaum aus, der sich über den ganzen Körper ausbreitet und dem Menschen Schmerzen verursacht.«

Ursachen und Symptome

Bei einem Muskelkrampf zieht sich der Muskel zusammen und schränkt durch die extreme Muskelspannung die Blutzufuhr so ein, dass der Blutkreislauf kurz unterbrochen wird. Es entsteht ein heftiger, stechender Schmerz. Mögliche Ursachen können Störungen im Muskelstoffwechsel, Magnesiummangel oder Kälte sein. Oft gehen eine allgemeine Überbeanspruchung und Ermüdung voraus. Muskelkrämpfe treten auch in Ruhephasen auf, besonders in der Nacht. Hiervon sind vor allem Personen mit Venenleiden betroffen.

Strategien der Behandlung

1. **Erste Hilfe:** Zuerst sollte man versuchen, den angespannten Muskel zu dehnen oder ihn durch eine andere Person dehnen zur lassen. Hilfreich ist auch eine sanfte Massage.
2. **Förderung der Durchblutung:** Bei einem Muskelkrampf sollte man nicht kühlen, sondern wärmen, um die Durchblutung anzuregen. Muskeln, die öfter verkrampfen, kann man mit Bandagen warm halten. Leichte Laufsportarten wie Walking oder sanftes Joggen beugen längerfristig Muskelkrämpfen vor. Durch Venenleiden ausgelöste Krämpfe können mit Heilpflanzen behandelt werden (siehe Kapitel »Für Herz und Kreislauf«).

Welche Heilpflanzen helfen?

- Für die Therapie mit Heilpflanzen werden exakt die gleichen Pflanzen eingesetzt wie bei Venenleiden: Buchweizenkraut, Mäusedorn und Rosskastanie für die innerliche Anwendung, Arnika und Beinwell für die äußerliche Anwendung. Während **Rosskastanie** und **Buchweizen** die durchlässigen Venenwände abdichten, sodass weniger Flüssigkeit ins Gewebe gelangt, erhöht **Mäusedorn** den venösen Tonus und stimuliert damit den lymphatischen Transport. Auf diese Weise nimmt das Gewebevolumen ab. **Arnika** und **Beinwell** fördern beide die Durchblutung; zusätzlich wirkt Arnika Entzündungen entgegen.

Anwendungen, die sich bewährt haben

Zur Behandlung von Muskelkrämpfen werden Heilkräuter in Salben, Tees oder als Fertigpräparate eingesetzt.

Salbe

Beinwellwurzel

Zusammensetzung: 12 g zerkleinerte Beinwellwurzel und 100 g Eucerin.

Zubereitung: Eucerin im Wasserbad leicht erwärmen, die Wurzelstücke dazugeben und aus dem Wasserbad nehmen. Mehrere Tage zugedeckt ziehen lassen. Die Mischung erneut im Wasserbad erwärmen, bis das Eucerin flüssig wird und die Wurzelstücke absinken. Durch einen feinen Filter in ein Vorratsgefäß gießen.
Anwendung: Täglich 2- bis 3-mal dick auftragen. Nicht länger als 4 Wochen anwenden.

Tee

❖ Buchweizenkraut
Teezubereitung: 2 Teelöffel Buchweizenkraut mit 1 Tasse kochendem Wasser übergießen, 10 Minuten ziehen lassen und abseihen. Mehrmals täglich 1 Tasse trinken. Um eine dauerhafte Anwendung zu erzielen, ist die Einnahme über mehrere Wochen notwendig.
Tipp: Buchweizenkraut gibt es in Teebeuteln.

Präparate aus der Apotheke

❖ Arnika
Anwendung: Arnika wird als Salbe mit einem 10- bis 15-prozentigen Arnika-Extrakt angeboten. Die Dosierung erfolgt gemäß den Angaben auf dem Beipackzettel.

❖ Rosskastanien
Rosskastaniensamen werden in vielfältiger Form vorrätig gehalten.
Anwendung: Mit der Einnahme der Kapseln (es gibt unterschiedliche Größen) sollte eine Dosierung von 250 bis 300 mg Extrakt pro Tag erreicht werden.
Vorsicht: Rosskastaniensamen niemals während der Schwangerschaft anwenden!

❖ Mäusedorn
Anwendung: Mäusedorn zeigt eine bessere Magenverträglichkeit als Rosskastanie. Mäusedornwurzelstock ist hier nur als Extrakt sinnvoll (2 bis 3 Kapseln täglich). Es empfiehlt sich eine Einnahme über mehrere Monate.

Stumpfe Verletzungen

Das ›Elsässische Arzneibuch‹, eine der größten systematischen Sammlungen medizinischen Wissens aus mittelalterlicher Zeit, nennt ein Rezept für alle Belange der Glieder, also für Zerrungen, Prellungen oder Quetschungen, die an Armen und Beinen auftreten: »Für alle schmerzlichen Leiden der Arme und der aller Glieder nimm Rettichsaft und trinke davon einen großen Becher. Danach gehe in ein Schwitzbad und mach dich dort gut schwitzen, das ist gut. Hilft dies nicht, dann nimm Brennnesselwurzel und koche die in starkem Wein und trinke das, oder mache eine Salbe. Wer auf den Arm und das Bein stürzt, der soll Pfefferkörner in ein Säcklein tun und dieses mit gutem Wein kochen und dann über die schmerzhafte Stelle legen, so wird der wieder gesund.«

Ursachen und Symptome

Bei Stürzen und anderen Zusammenstößen mit harten Gegenständen kann es zu verschiedenen sogenannten stumpfen Verletzungen kommen (also zu Verstauchungen, Zerrungen, Prellungen oder Quetschungen). Die äußere Haut bleibt dabei unbehelligt, sodass keine äußeren Blutungen auftreten.
Bei einer Verstauchung (Distorsion) kommt es zu einer Verletzung von Kapseln und Bändern des betroffenen Gelenks. Bei einer Prellung

(Kontusion) bildet sich ein unterschiedlich stark ausgeprägter Bluterguss (Hämatom), der dann mit Anschwellung und Schmerzen einhergeht. Oft sind diese Verletzungen schmerzhafter als Knochenbrüche. Bei Quetschungen entstehen die Schmerzen dadurch, dass die Nervenenden zusammengepresst wurden. Manchmal kommt es auch zu Muskelkrämpfen. Bei Blutergüssen sind die Blutgefäße verletzt; es treten Blutkörperchen und -plasma in das Gewebe aus, die im Blutplasma befindlichen Eiweiße ziehen zudem Wasser an. So entstehen Schwellungen mit Spannung und Druck, die zusätzlich Schmerzen bereiten.

Strategien der Behandlung

1. **Erste Hilfe:** Das betroffene Körperteil wird ruhig gestellt, damit die Schwellung nicht zunimmt. Kalte Kompressen lindern Schmerzen und dämpfen zudem die Schwellung.
2. **Hemmung der Entzündung und Wundheilung:** Eine ganze Reihe von Heilpflanzen eignen sich zur unterstützenden Behandlung: Sie lindern den Schmerz und fördern den Heilungsprozess.

Welche Heilpflanzen helfen?

- **Arnika** ist eine bewährte Heilpflanze bei leichten Verletzungen. Ihre Blüten wirken, äußerlich eingesetzt, entzündungshemmend, schmerzlindernd und durchblutungsfördernd. Sie besitzen Bitterstoffe, Flavonoide und ätherische Öle.
- Eine weitere sehr wichtige Pflanze bei stumpfen Verletzungen ist der **Beinwell**. Sein Inhaltsstoff Allantoin beschleunigt, äußerlich angewendet, die Zellregeneration, regt die lokale Durchblutung an und verbessert so die örtliche Immunabwehr. Cholin, der zweite zentrale Inhaltsstoff, fördert ebenfalls die Durchblutung und Regeneration von verletztem Gewebe und beschleunigt zudem die Rückbildung von Hämatomen.
- Als hilfreich hat sich der **Steinklee** erwiesen, dessen Saponine und Flavonoide die Blutgefäße stärken und Ödemen vorbeugen.
- Auch **Johanniskrautöl** mit seiner entzündungshemmenden Wirkung wird hier sinnvollerweise äußerlich eingesetzt.
- Die **Pfefferminze** enthält verschiedene Arten von Alkohol, u.a. das Menthol, das, äußerlich eingesetzt, die Kälterezeptoren der Haut anregt, wodurch der Schmerz weniger stark wahrgenommen wird. Ähnlich wirkt auch der Campher.

Anwendungen, die sich bewährt haben

Stumpfe Verletzungen werden mit Heilpflanzen in Umschlägen, Salben oder Ölen behandelt.

Öl

❖ Pfefferminzblätter

Anwendung: 10 Tropfen Pfefferminzöl mit 10 ml 40-prozentigem Ethanol mischen. Die betroffene Stelle täglich 2- bis 4-mal vorsichtig einreiben. Das Öl nicht in die Augen bringen!

Umschläge

❖ Arnikablüten

Anwendung: 4 Teelöffel Arnikablüten mit 1 Tasse kochendem Wasser übergießen, 10 Minuten ziehen lassen und abseihen. Ein Leinentuch in den Tee tauchen, auf die schmerzenden Stellen legen und 30 Minuten einwirken lassen. Täglich 3- bis 4-mal erneuern.

❖ Steinkleekraut

Anwendung: 3 Esslöffel Steinkleekraut mit 1 Tasse kochendem Wasser übergießen, 10 Mi-

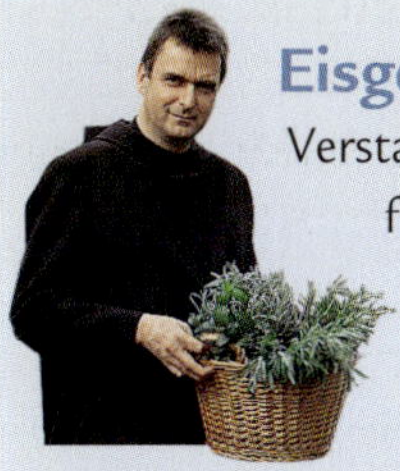

Eisgekühlte Mullbinden

Verstauchungen sind überaus häufige Verletzungen, die vor allem beim Sport auftreten. Zwar sind sie in der Regel nicht gefährlich, dafür aber mit starken Schmerzen verbunden. Um für Erste-Hilfe-Maßnahmen richtig ausgerüstet zu sein, sollte man daher immer eine Mullbinde im Gefrierschrank aufbewahren. Unmittelbar nach der Verletzung (stramm) angelegt, führt sie zum Abschwellen des betroffenen Gelenks und stoppt auch den Bluterguss. Nach dieser Ersten-Hilfe-Maßnahme ist ein kühlender Wickel sinnvoll: Man streicht 250 g Quark, dem man 20 Tropfen Beinwell-Tinktur und 20 Tropfen Arnika-Tinktur zugefügt hat, etwa 2 cm dick auf ein langes schmales Tuch, legt es um das verletzte Gelenk und befestigt es mit einem zweiten Tuch. Den Wickel nimmt man ab, sobald der Quark trocken ist.

nuten ziehen lassen und abseihen. Ein Leinentuch in den abgekühlten Tee tauchen, auf die schmerzenden Stellen legen und 30 Minuten einwirken lassen. Täglich 3-mal erneuern.

❖ Johanniskraut

Johanniskrautöl kann man selbst herstellen, was etwas Zeit erfordert. Es ist aber auch direkt in der Apotheke erhältlich.

Zubereitung des Öls: 25 g Johanniskraut im Mörser zerdrücken, in ein genügend großes Glasgefäß geben und 1/2 Liter Olivenöl dazugeben. Gut mischen, luftdicht verschließen und an einem sonnigen Platz etwa 6 Wochen ziehen lassen (bis sich der Inhalt rot verfärbt). Das Johanniskrautöl abfiltern, die wässrige Schicht abgießen und das Öl kühl aufbewahren. Es ist etwa 9 Monate haltbar.

Anwendung: 10 ml Johanniskrautöl mit 90 ml Olivenöl mischen, ein Leinentuch darin tränken und auf die Verletzung legen, mit einem weiteren Tuch fixieren. Verband nach 8 Stunden wechseln.

Achtung: Das Öl nicht an die Kleidung bringen, sie könnte sich verfärben.

Salbe

❖ Beinwellwurzel

Zusammensetzung: 12 g zerkleinerte Beinwellwurzel und 100 g Eucerin.

Zubereitung: Eucerin im Wasserbad leicht erwärmen, danach die Wurzelstücke dazugeben und aus dem Wasserbad nehmen. Mehrere Tage zugedeckt ziehen lassen. Diese Mischung dann erneut in einem Wasserbad erwärmen, bis das Eucerin sich verflüssigt hat und die Wurzelstücke absinken. Die fertige Salbe durch einen feinen Filter in ein Vorratsgefäß gießen.

Anwendung: Diese Salbe täglich 2- bis 3-mal dick auftragen. Nicht länger als 4 bis 6 Wochen anwenden.

Präparate aus der Apotheke

❖ Arnika

Anwendung: Arnika wird als Salbe mit 10- bis 15-prozentigem Arnika-Extrakt angeboten.

❖ Campher

Anwendung: Campher wird am allereinfachsten als Campherspiritus eingesetzt, den man in der Apotheke in unterschiedlichen Verdünnungen erhält (bei empfindlicher Haut in einer 10-prozentigen Verdünnung anwenden, bei normaler Haut in 20-prozentiger Verdünnung). Täglich 2- bis 3-mal einreiben.

Für Kinder

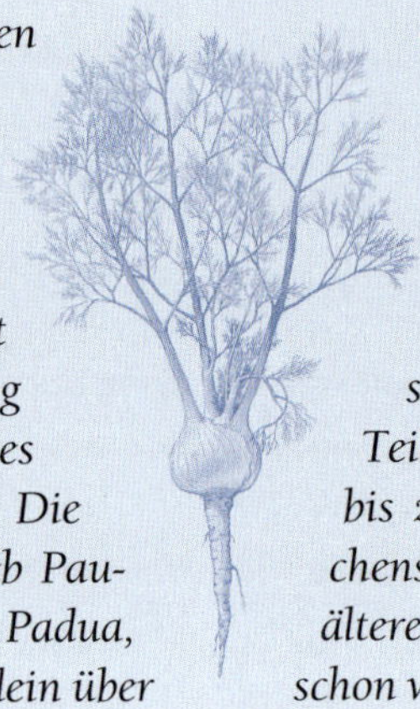

Eigene Werke zur medizinischen Versorgung der Kinder gab es über einen langen Zeitraum nicht. Vielmehr war es bis vor wenigen Jahrzehnten eine Aufgabe der Hebammen bzw. der Gynäkologie, die Probleme des Säuglings direkt nach der Geburt mit zu behandeln. Sobald ein Kind richtig laufen und sprechen konnte, wurde es fast wie ein Erwachsener behandelt. Die erste richtige Kinderheilkunde schrieb Paulus Bagellardus, Medizinprofessor in Padua, die im Jahr 1472 mit dem Titel ›Büchlein über die Erkrankungen in der Kindheit‹ (›Libellus de egritudinibus infantium‹) erschien. Nur ein Jahr später ging das erste deutsche Werk, das ›Regiment der jungen Kinder‹ des Arztes Bartholomäus Metlinger, in Augsburg in den Druck. Dieses Werk gliedert sich in zwei Hauptabschnitte: Der erste Teil berücksichtigt die Zeit von der Geburt bis zum Erlernen des Laufens und Sprechens, der zweite Teil widmet sich den etwas älteren Kindern – man war also inzwischen schon weitergekommen.

Kinderkrankheiten mit Heilkräutern behandeln

Meist haben Eltern ein sehr gutes Gespür dafür, ob bei ihrem Kind eine Krankheit im Anzug ist: Babys weinen dann viel, spielen lustlos und sind schnell müde. Doch nicht jedes Wehwehchen muss sich zu einer Krankheit entwickeln. Für Eltern gilt daher, zuerst genau zu beobachten und dann zu entscheiden, was zu tun ist. Besonders wichtig ist es, dem Kind gegenüber Zuversicht und Ruhe zu vermitteln, damit es sich geborgen fühlt. Liebe und Zuwendung lindern die Beschwerden oft eher als Heilmittel allein. Gleichzeitig ist sachgerechte Pflege vonnöten, damit das Kind rasch gesund wird.

Es ist recht erstaunlich, dass die moderne Kinderheilkunde Heilpflanzen so wenig nutzt. Dabei erscheinen die oft mild wirksamen Pflanzen wegen ihrer guten Verträglichkeit für Kinder geradezu prädestiniert. Allerdings müssen die Heilkräuter für sie speziell dosiert sein: Die Organe im Körper des Kindes sind wesentlich kleiner als beim Erwachsenen. Auch die für die Entgiftung so wichtige Leber hat noch nicht ihre volle Größe erreicht, sodass sie nur einen Bruchteil an Giftstoffen verarbeiten kann.

Übrigens kann die richtige Dosis von pflanzlichen Heilmitteln für Kinder gar nicht so einfach bestimmt werden wie bei chemischen Arzneimitteln. Aus formalen Gründen werden die Hersteller von pflanzlichen Heilmitteln oft gezwungen, auf dem Beipackzettel die Angabe »Nicht anzuwenden bei Kindern unter 12 Jahren« zu machen. Man wird also gewissermaßen dazu angehalten, auf chemische Alternativen auszuweichen. In vielen Fällen kann man nach Beratung mit seinem Arzt oder Apotheker getrost eine entsprechend geringere Dosis des Heilmittels geben. Dies gilt vor allem für größere Kinder, während man bei Säuglingen lieber vorsichtig sein sollte. Als allgemeine Regel gilt: Kleinkinder zwischen 1 und 4 Jahren erhalten 1/5 bis 1/2 der Erwachsenendosis und von 4 bis 10 Jahren 1/2 bis 3/4 der Dosis für Erwachsene. Ab 10 oder 12 Jahren kann die volle Dosis gegeben werden.

Für Säuglinge und Kleinkinder (bis 3 Jahre)

Während Schwangerschaft und Stillzeit gibt die Mutter ihrem Kind einen Teil ihrer Gesundheit weiter: Die Abwehrkräfte, die der mütterliche Körper über viele Jahre als Schutz vor Krankheiten aufgebaut hat, gelangen zunächst über den Mutterkuchen (Plazenta) und später über die Muttermilch in den Körper des Kindes, wodurch es in den ersten Lebensmonaten besser geschützt ist. Danach muss das Kind anfangen, sein eigenes Abwehrsystem aufzubauen: Ab etwa einem halben Jahr beginnen Babys ihre Umwelt verstärkt zu erforschen und treffen dabei auf Krankheitserreger wie Viren und Bakterien. Da ihr Immunsystem noch ungenügend trainiert ist, sind Kleinkinder häufiger krank als Erwachsene. Es gehört zur ganz normalen Entwicklung eines Kindes, dass es unterschiedliche Krankheiten »durchmacht«, um eine stabile Gesundheit zu erlangen: Der Kontakt mit Krankheitserregern führt dazu, dass das Kind Antikörper bildet, die es entweder lebenslang (etwa bei Masern oder Mumps) oder zumindest eine Weile (etwa bei Erkältungen oder Durchfall) vor neuen Infektionen mit dem gleichen Erreger schützen.

Blähungen und Durchfall

Viele Babys haben gerade in den ersten Lebenswochen und -monaten vermehrt Blähungen und leichte Verdauungsprobleme. Bei Kleinkindern tritt Durchfall häufig gleichzeitig mit dem Zahnen auf, weshalb man in diesen Fällen von »Zahnungsdurchfall« spricht.

Ursachen und Symptome

- **Blähungen beim Säugling:** Blähungen können dadurch entstehen, dass das Baby zu viel Luft beim Trinken schluckt, der Magen-Darm-Trakt noch nicht an die Ernährungsumstellung nach der Geburt angepasst ist oder aber eine Unverträglichkeit gegenüber bestimmten Nahrungsbestandteilen wie Milchzucker besteht. Wenn Milchzucker nur ungenügend verdaut wird, sind Gärung und Gasbildung in den unteren Darmabschnitten die Folge.
- **Durchfall beim Säugling:** Die häufigste Ursache von Durchfall ist eine Infektion mit Bakterien oder Viren, aber auch Ernährungsfehler oder Allergien können Durchfall auslösen (siehe Kapitel »Für Magen und Darm«).
  Ein an Durchfall erkranktes Baby weint im Vorstadium öfter als sonst und interessiert sich wenig für seine Umgebung. Meist steigt die Körpertemperatur an und das Baby erbricht, bevor es dann einen wässrig-schleimigen grünbraunen Stuhl ausscheidet. Der Bauch ist aufgebläht, und laute Darmgeräusche sind zu hören. Nach kurzer Zeit fällt die Bauchdecke durch den Wasserverlust zusammen und die Augen sinken in die Augenhöhlen.
- **Zahnungsdurchfall:** Die Ursachen sind nicht genau bekannt. Möglicherweise sind in dieser Zeit die Abwehrkräfte geschwächt. Ein weiterer Grund mag darin liegen, dass die Kinder durch das vermehrte Beiß- und Kaubedürfnis während des Zahnens verstärkt mit unsauberen Gegenständen (z. B. Spielsachen) in Berührung kommen, sodass Gärungserreger in den Magen-Darm-Trakt gelangen.

Strategien der Behandlung

- **Blähungen und Durchfall beim Säugling:** Wenn Stillkinder Blähungen oder Durchfall haben, ist es wichtig, dass die Mutter ihre

Ernährung auf leicht verträgliche Kost umstellt: Zu empfehlen sind z. B. Karotten, Kartoffeln, Spinat und Brokkoli – im Grunde genommen all die Gemüsesorten, die in der Säuglingsnahrung auch angeboten werden. Nikotin und Alkohol sowie Kaffee und schwarzer Tee sind für stillende Mütter tabu, darüber hinaus sind auch starke Gewürze, Zwiebeln, Lauch und Bohnen nicht empfehlenswert.

Bei Flaschenkindern sollte man zuallererst das Produkt wechseln, aus dem die täglichen Milchfläschchen zubereitet werden. Nicht jedes Kind verträgt beispielsweise Kuhmilch oder die stark gesüßten Flascheninhalte. Im Handel gibt es heute eine Vielzahl von kuhmilchfreien, speziell für den durchfallgefährdeten Säugling zusammengestellte Ausweichprodukte, die im Allgemeinen von diesen gut vertragen werden.

Die krampflösenden und die Magensaftsekretion fördernden Wirkstoffe, die eine Mutter über Heilkräutertees in der Zeit vor dem Stillen zu sich nimmt, kann sie dann mit der Muttermilch äußerst schonend an den Säugling weitergeben. Bei Flaschenkindern kann man der Milch Heilkräutertees zusetzen, die die Verträglichkeit verbessern und darüber hinaus die Verdauung unterstützen. Wenn sich der Zustand des Babys nicht innerhalb von 6 bis 12 Stunden bessert, muss das Kind allerdings zu einem Arzt. Beim Säugling ist Durchfall immer eine schwere und überaus ernst zu nehmende Erkrankung, die ohne eine fachkundige Behandlung lebensgefährlich werden kann, da Babys schnell sehr viel Flüssigkeit verlieren.

- **Durchfall beim Kleinkind:** Ist das Kleinkind an Durchfall erkrankt, sollte man darauf achten, dass es genügend trinkt und den Verlust an Mineralien ausgleicht (siehe Kapitel »Für Magen und Darm«). Denn auch Kleinkinder können schnell austrocknen.

Welche Heilpflanzen helfen?

- Ideale Heilpflanzen zur Behandlung von Blähungen sind die Früchte der Doldenblütler, insbesondere des **Fenchels**. Ihre ätherischen Öle wirken krampflösend und schleimlösend, außerdem fördern sie die Darmtätigkeit.
- Mit ihren ätherischen Ölen, Flavonoiden und Schleimstoffen wirkt **Kamille** krampflösend.
- Zu den Heilpflanzen, die bei Kindern zur Verdauungsstärkung empfohlen werden, zählt **Pfefferminze**. Sie enthält krampflösende und schleimlösende ätherische Öle, Flavonoide und Gerbstoffe.
- Die Schalen der **Pomeranze** besitzen ätherische Öle und Bitterstoffe, die den Appetit anregen, die Magensaftsekretion steigern und ebenfalls leicht krampflösend wirken.
- Bei Magen-Darm-Beschwerden, insbesondere Blähungen, die mit Appetitlosigkeit verbunden sind, hat sich bei Kindern der **Majoran** bewährt. Als wirksame Inhaltsstoffe enthält er ätherische Öle, Bitter- und Gerbstoffe.
- Das beste Mittel gegen Durchfall bei Kleinkindern sind **Heidelbeeren**, deren Gerbstoffe eine zusammenziehende Wirkung haben. Auch wenn frische Heidelbeeren ansonsten sehr gesund sind: Hier müssen es die getrockneten Früchte sein, frische Beeren haben den gegenteiligen Effekt!

Bewährte Anwendungen für stillende Mütter

Für die Behandlung von Blähungen und Durchfall bei Säuglingen gibt es eine Reihe von Heilkräutertees, die Mütter unmittelbar vor dem Stillen trinken können. Säuglingen, die schon abgestillt sind, kann man die Heilkräutertees ins Milchfläschchen geben. Gegen Blähungen bei Babys wird auch eine Salbe zur Massage der Nabelgegend eingesetzt.

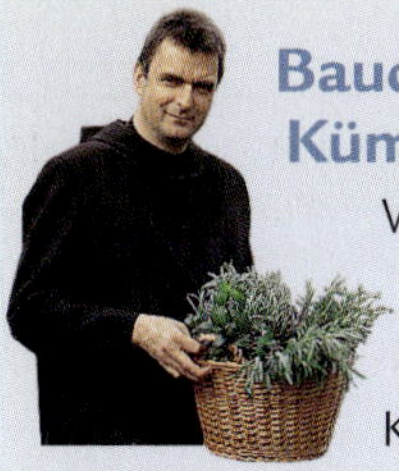

Bauchmassage mit Kümmelöl

Wenn man Großmütter heute fragt, was sie früher bei Blähungen ihrer Säuglinge oder Kleinkinder unternommen haben, erinnern sie sich an die Bauchmassage. In der Tat wirken Bauchmassagen mit Kümmelöl entspannend und zudem krampflindernd. Man gibt 2 Tropfen Kümmelöl auf ein Glas warmes Wasser, benetzt die Finger damit und beginnt beim Baby unten links mit einer sanften, liebevollen Massage. Im Uhrzeigersinn führt man die Massage weiter bis unter den Rippenbogen, bewegt die Hände langsam nach rechts und schaut das Kind dabei die ganze Zeit an. Dort, wo die Uhr halb fünf anzeigen würde, drückt man ganz kurz etwas fester in den Bauch hinein. Den Bauch massiert man auf diese Weise 2- bis 3-mal im Uhrzeigersinn und deckt ihn anschließend mit einer warmen Decke zu. Bei Säuglingen massiert man besonders vorsichtig und nur mit dem Daumen.

Tees

❖ Fenchelfrüchte

Teezubereitung: 1 Teelöffel Fenchelfrüchte im Mörser zerdrücken, mit 1 Tasse kochendem Wasser übergießen, zugedeckt 10 Minuten ziehen lassen und abseihen. Jeweils 1 Stunde vor dem Stillen trinken.
Bei Flaschenkindern: Milchfläschchen wie üblich zubereiten und danach 50 ml Fencheltee dazugeben.

❖ Teemischung

Zusammensetzung: 20 g Kamillenblüten, 15 g Pfefferminzblätter, 20 g Kümmelfrüchte, 40 g Fenchelfrüchte und 5 g Pomeranzenschalen.
Teezubereitung: 2 Teelöffel Teemischung im Mörser zerdrücken, mit 1 Tasse heißem Wasser übergießen, zugedeckt 10 Minuten ziehen lassen und abseihen. Die Teemischung jeweils 1 Stunde vor dem Stillen trinken.
Bei Flaschenkindern: Milchfläschchen wie üblich zubereiten und danach 50 ml Teemischung dazugeben.

Salbe

❖ Majorankraut

Zubereitung: 1 Teelöffel im Mörser zermahlenes Majorankraut mit 1 Teelöffel Weingeist vermischen und danach einige Stunden ziehen lassen. Dann 1/2 Teelöffel frische ungesalzene Butter dazugeben und in einem Wasserbad erwärmen, bis die Butter schmilzt. Die Masse durch ein Stofftaschentuch abseihen und abkühlen lassen. Nur kleine Mengen der Salbe herstellen, da sie nicht haltbar ist.
Anwendung: Mit einer Fingerspitze Salbe die Nabelgegend des Säuglings 1- bis 2-mal täglich vorsichtig einreiben.

Bewährte Anwendungen bei Durchfall von Kleinkindern

Bei der Behandlung von Durchfall bei Kleinkindern werden Heilpflanzen und -kräuter in Tees eingesetzt. Zudem sollte man dafür sorgen, dass das Kind viel trinkt.

Tees

❖ Heidelbeerfrüchte

Teezubereitung: 3 gehäufte Esslöffel getrocknete Heidelbeerfrüchte mit 1/2 Liter Wasser übergießen, 10 bis 15 Minuten bei schwacher Hitze kochen lassen und abseihen. Mehrmals täglich 1/4 bis 1/2 Tasse von diesem Tee leicht gesüßt trinken lassen.

❖ **Kamillenblüten**

Für eine optimale Wirkungsweise wird der Kamillentee mit Heidelbeertee kombiniert.

Teezubereitung: 1 gehäuften Teelöffel Kamillenblüten mit 1/4 bis 1/2 Tasse heißem Wasser übergießen, zugedeckt 10 Minuten ziehen lassen und abseihen. 30 ml davon mit einem Teelöffel Heidelbeertee in die Milchflasche geben.

Erkältung, Schnupfen und Husten

Eine Erkältung ist im Regelfall keine ernsthafte Erkrankung. Sie kann aber für Kleinkinder und besonders für Säuglinge recht unangenehm sein, da sie beim Trinken keine Luft bekommen, wenn die Nase verstopft ist. Schnupfen zählt zu den häufigsten aller Kinderkrankheiten, Kleinkinder können ihn bis zu 9-mal jährlich bekommen, Kindergartenkinder bis zu 12-mal.

Ursachen und Symptome

- Schnupfen und Erkältung: Schnupfen bzw. Erkältung sind durch Viren hervorgerufene Erkrankungen (siehe Kapitel »Für die Atemwege«). Da sie den besonders für Kleinkinder so wichtigen Schlaf beeinträchtigen und bei verstopfter Nase auch das Stillen bzw. das Trinken aus einer Milchflasche erschwert ist, können sie schnell eine weitere Schwächung des jungen Organismus zur Folge haben.
- Husten: Nicht selten kommt bei einer Erkältung auch ein Husten hinzu, wenn sich die Viren auf die Bronchien ausweiten (siehe Kapitel »Für die Atemwege«).
- Fieber: Erkältungskrankheiten werden bei Säuglingen und Kleinkindern häufig von Fieber begleitet. Fieber ist eigentlich ein Instrument der Immunabwehr, da die Viren Temperaturen über 39 °C nicht vertragen können. Der Nachteil ist, dass der Organismus durch das Fieber stark belastet wird. Eine Körpertemperatur über 39 °C stellt eine Alarmsituation des Körpers und eine Gefahr für den Organismus dar (siehe auch Kapitel »Für die Atemwege«).

Strategien der Behandlung

- Schnupfen und Erkältung: Ist der Schnupfen bereits richtig ausgebrochen, sollten die Atemwege möglichst schnell wieder freigemacht werden. Dies muss bei Säuglingen und Kleinkindern mit sanften Mitteln erreicht werden, etwa mit bestimmten ätherischen Ölen oder indem man den Schleim in der Nase mit einem Schleimzieher entfernt.
- Husten: In der ersten Phase des Hustens ist der Einsatz von krampflösenden, entzündungs- sowie keimhemmenden Wirkstoffen der Heilpflanzen sinnvoll. Bei Husten mit zähflüssigem Schleim, den man am typischen »Rasseln« erkennt (also in der zweiten Phase des Hustens), müssen schleimverflüssigende Wirkstoffe verwendet werden.
- Fieber: Bei zu hohem Fieber ist es wichtig, die Körpertemperatur möglichst rasch zu senken. Dies geschieht bei Kindern am besten mit einem kühlenden Wadenwickel. Auch fiebersenkende Heilpflanzen kommen hier häufig zum Einsatz.

Welche Heilpflanzen helfen?

- Hilfreich bei der Behandlung eines Schnupfens und einer Erkältung sind **Kamille** und der **Eukalyptusbaum**. Ihre ätherischen Öle wirken sowohl entzündungshemmend (Kamille) als auch abschwellend auf die Nasenschleimhaut (Eukalyptusbaum).
- **Majoran** hat sich nicht nur bei der Behandlung von Magen-Darm-Beschwerden bewährt,

sondern wird auch bei Schnupfen und Erkältung erfolgreich eingesetzt. Als wirksame Inhaltsstoffe besitzt er ätherische Öle, Bitter- und Gerbstoffe.

- **Eibischwurzel** ist in der Kinderheilkunde wegen des guten Geschmacks besonders beliebt. Wichtig sind vor allem die in den Wurzeln enthaltenen Schleimstoffe, die einen Schutzfilm über die gereizte Schleimhaut legen und so den Hustenreiz mindern. Außerdem verflüssigen ihre Wirkstoffe das Sekret in den Bronchien.
- Krampfartiger Husten kann mit den ätherischen Ölen des **Thymians** gelöst werden.
- Gegen Schleimhusten helfen ganz besonders die Wirkstoffe der **Süßholzwurzel**: Ihre Saponine unterstützen hierbei das Verflüssigen des Schleims und haben zudem eine auswurffördernde Wirkung.
- Wegen ihres angenehmen Geschmacks werden gegen Husten gerne die Blüten der **Schlüsselblumen** eingesetzt und Teemischungen beigemengt. Sie enthalten ebenfalls Saponine.
- Wirkungsvoll gegen Husten sind auch die Blüten der **Königskerze** *(Verbasci flos)*. Ihre Schleimstoffe lindern den Hustenreiz, während ihre Saponine den festsitzenden Schleim in den Bronchien lösen.
- **Mädesüßblüten** haben sich in der Kinderheilkunde als Heilpflanzen gegen Fieber und gegen Kopfschmerzen bewährt. Sie besitzen Salicylsäure-Derivate, die eine fiebersenkende Wirkung haben.

Warmer und kalter Quarkwickel

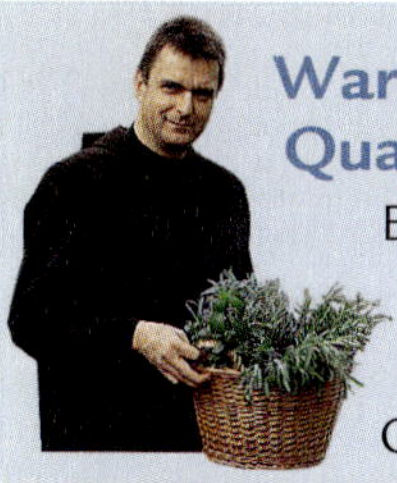

Bei Halsschmerzen verabreiche ich Kindern in jedem Fall zu allererst einen Halswickel aus Quark. Der Quark wirkt abschwellend und zudem schmerzlindernd.
Bei einer akuten Entzündung wird ein kalter Quarkwickel besser vertragen. Man streicht dazu 200 g Quark etwa 2 cm dick auf ein langes schmales Tuch, legt es nicht zu eng um den Hals und befestigt es mit einem zweiten Tuch. Den Wickel nimmt man ab, sobald der Quark trocken ist. Nach der akuten Phase der Entzündung ist ein warmer Quarkwickel noch geeigneter, der wie beschrieben hergestellt wird – mit der Ausnahme, dass das Tuch, auf das der Quark gestrichen wird, vorher zwischen zwei Wärmflaschen erwärmt wird. Ein am Abend angelegter Wickel kann über Nacht belassen werden.

Bewährte Anwendungen bei Schnupfen und Erkältung

Die Klosterheilkunde empfiehlt zur Behandlung von Schnupfen und Erkältung sanft wirkende Erkältungssalben sowie Inhalationen. Ein warmes Bad mit ätherischen Ölen, die nicht nur eingeatmet, sondern auch über die Haut aufgenommen werden, ist ebenfalls sehr günstig. Menthol und Campher dürfen bei Säuglingen und Kleinkindern wegen des sehr intensiven Geruchs allerdings nicht im Gesichtsbereich eingesetzt werden, da die Gefahr eines Kratschmer-Reflexes besteht, einer Atemdepression, die bis zum Ersticken führen kann.

Salbe

Majorankraut

Zubereitung: 1 Teelöffel im Mörser zerdrücktes Majorankraut mit 1 Teelöffel Weingeist vermischen und einige Stunden ziehen lassen. Danach 1 Teelöffel frische ungesalzene Butter dazugeben und im Wasserbad erwärmen, bis die Butter schmilzt. Die Masse durch ein Stofftaschentuch abseihen und abkühlen lassen. Nur kleine Mengen der Salbe herstellen, da sie nicht haltbar ist.

Anwendung: 1- bis 2-mal täglich ein wenig von der Salbe auf den Nasenrücken oder unter die Nase des Kindes streichen.

Inhalation

❖ Kamillenblüten

Anwendung: 5 Esslöffel Kamillenblüten in einen Topf geben und mit 1 Liter kochendem Wasser übergießen. Den Topf auf eine Heizplatte neben das Bettchen stellen und den Tee knapp unter dem Siedepunkt kochen lassen, da erst dann die ätherischen Öle in größerer Menge verdampfen. Das Kind 15 Minuten den Dampf einatmen lassen. Die Eltern sollten unbedingt dabei bleiben und dafür sorgen, dass das Kind nicht an Topf oder Heizplatte gelangen kann!

Bäder

❖ Kamillenblüten

Badezusatz: 25 g Kamillenblüten mit 1/2 Liter heißem Wasser übergießen, zugedeckt 10 Minuten ziehen lassen, abseihen und ins 37 °C warme Badewasser geben. 10 bis 15 Minuten baden.
Alternative: Statt der Kamillenblüten kann man auch 2 bis 3 Tropfen ätherisches Öl von Kiefernnadeln, Thymian oder Eukalyptus mit 1/2 Tasse Milch verwenden.

Bewährte Anwendungen bei Husten

Zur Therapie von Husten bei Kleinkindern werden Heilkräuter als Sirup, in Tees und in wohlschmeckenden Teemischungen eingesetzt.

Sirup

❖ Eibischwurzel

Die Herstellung des Sirups ist nicht ganz einfach und etwas zeitraubend.
Zubereitung: 10 g grob zerkleinerte Eibischwurzel mit lauwarmem Wasser abbrausen und in einen Filter geben, in dem ein kleiner Wattebausch liegt. Eine Mischung aus 5 ml Weingeist sowie 1/4 Liter Wasser herstellen und über die Wurzelstückchen gießen. Ablaufende Flüssigkeit auffangen und wieder über die Wurzelstückchen gießen. Diese Prozedur 10- bis 15-mal wiederholen, im Verhältnis 1:2 (Gewichtsteile) mit Zucker mischen (also 10 g Lösung mit 20 g Zucker) und so lange rühren, bis der Zucker ganz gelöst ist. Abschließend einmal kurz erwärmen.
Anwendung: Bei Hustenreiz täglich 1 bis 3 Esslöffel einnehmen.

Tees

❖ Eibischwurzel

Kaltwasserauszug: 1 Esslöffel zerkleinerte Eibischwurzel mit 1/2 Liter kaltem Wasser übergießen, 2 bis 3 Stunden ziehen lassen und abseihen. Ganz kurz bis zum Sieden erhitzen (zur Sterilisierung). Täglich 3- bis 4-mal 1/4 bis 1/2 Tasse trinken und so lange einnehmen, bis sich der Husten deutlich gebessert hat.

❖ Königskerzenblüten

Teezubereitung: 1 Esslöffel Großblütige Königskerzenblüten *(Verbasci flos)* mit 1 Tasse kochendem Wasser übergießen, 15 Minuten ziehen lassen, abseihen und mit Honig süßen. Zwischen den Mahlzeiten 1/4 bis 1/2 Tasse trinken.

❖ Süßholzwurzel

Bei Kindern sollte man aus geschmacklichen Gründen die geschälte Süßholzwurzel vorziehen und für den Tee verwenden.
Teezubereitung: 1/2 Teelöffel zerkleinerte Süßholzwurzel mit 2 Tassen heißem Wasser übergießen, 10 Minuten ziehen lassen, abseihen und mit Honig süßen. Täglich 1/4 bis 1/2 Tasse trinken.

❖ Teemischung

Diese Teemischung wirkt reizlindernd, schleim- sowie krampflösend und darüber hinaus auch entzündungshemmend.

Zusammensetzung: 50 g Eibischwurzel, 20 g Süßholzwurzel, 20 g Königskerzenblüten *(Verbasci flos)* und 10 g Anisfrüchte.

Teezubereitung: 1/2 Teelöffel Teemischung im Mörser zerdrücken, mit 1 Tasse heißem Wasser übergießen, zugedeckt 5 bis 10 Minuten ziehen lassen und dann abseihen. Bis zu 5-mal täglich 1/4 bis 1/2 Tasse trinken.

❖ Teemischung

Diese Teemischung wirkt ebenfalls reizlindernd, schleim- und krampflösend und entzündungshemmend. Sie stellt eine geschmackliche Variante zu der oben genannten Mischung dar.

Zusammensetzung: 50 g Süßholzwurzel, 30 g Eibischwurzel, 10 g Schlüsselblumen und 10 g Anisfrüchte.

Teezubereitung: 1/2 Teelöffel Teemischung im Mörser zerdrücken, mit 1 Tasse kochendem Wasser übergießen, zugedeckt 10 Minuten ziehen lassen, abseihen. Täglich 1/4 bis 1/2 Tasse trinken. Bei Säuglingen nur die Hälfte verwenden.

❖ Thymiankraut

Teezubereitung: 1 Teelöffel Thymiankraut mit 1 Tasse kochendem Wasser übergießen, 10 Minuten ziehen lassen und dann abseihen. Täglich 1/4 bis 1/2 Tasse trinken.

Bewährte Anwendungen bei Fieber

Um das Fieber zu senken, werden Wadenwickel bei Kindern lauwarm und sehr feucht angelegt und immer wieder angefeuchtet, sobald sie trockener geworden sind. Zur Senkung des Fiebers empfiehlt die Klosterheilkunde außerdem schweißtreibende Tees.

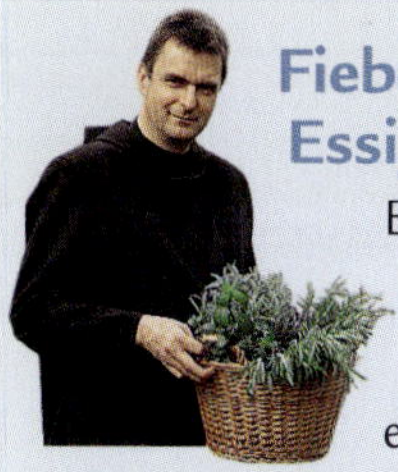

Fieber senken mit Essigsocken

Beliebter als Wadenwickel sind bei Kindern sogenannte Essigsocken. Dabei taucht man ein Paar Wollsocken in etwa 36 °C warmes Wasser, dem man vorher 2 Esslöffel Essig zugefügt hat. Man wringt die Socken aus und zieht sie dem Kind an, darüber kommt noch ein Paar trockene Wollsocken. Die Essigsocken lässt man 10 bis 15 Minuten einwirken und misst dann Fieber. Sollte die Temperatur nicht gesunken sein, kann man den Vorgang wiederholen – aber nur, wenn Beine und Füße warm sind. Um den Kreislauf nicht zu sehr zu belasten, sollte man diese fiebersenkende Methode nicht häufiger als einmal wiederholen.

Wickel

❖ Wadenwickel

Anwendung: Zwei Baumwolltücher in eine Schüssel mit lauwarmem Wasser tauchen, nur leicht auswringen und je ein Tuch faltenfrei und eng anliegend um eine Wade wickeln. Nach 15 bis 20 Minuten entfernen (spätestens dann, wenn der Wickel sich erwärmt hat). Es darf kein Wärmestau entstehen! Die Wickel können bis zu 3-mal hintereinander erneuert werden.

Tee

❖ Mädesüßblüten

Teezubereitung: 1 knappen Teelöffel Mädesüßblüten mit 1 Tasse kochendem Wasser übergießen, 15 Minuten ziehen lassen und abseihen. Täglich 2- bis 3-mal 1/4 bis 1/2 Tasse trinken. Vorsicht: Der Tee ist wegen seiner hochwirksamen Salicylsäure-Verbindungen erst für Kinder ab dem 2. Lebensjahr geeignet!

Mittelohrentzündung

Ohrenschmerzen sind meist auf eine Mittelohrentzündung *(Otitis media)* zurückzuführen, die häufig mit Fieber verbunden ist. Zwei Drittel aller Kinder haben bis zum 3. Lebensjahr schon mindestens einmal eine Mittelohrentzündung durchgemacht.

Ursachen und Symptome

Wie die Nebenhöhlen, so sind auch die Ohren über einen kurzen Verbindungsgang mit dem Nasenraum verbunden, in den die Schnupfenviren leicht eindringen können und schmerzhafte Entzündungen auslösen. Bei Kindern sind die Verbindungskanäle zum Nasenraum kürzer als bei Erwachsenen und deshalb anfälliger für Entzündungen.

Strategien der Behandlung

1. **Freimachen der Gehörgänge:** Entscheidend für die Heilung einer Mittelohrentzündung ist, dass man sofort mit der Behandlung beginnt und die Verbindungsgänge vom Ohr zum Nasenraum frei werden. Mit entzündungs- und bakterienhemmenden Heilpflanzen kann man den Heilungsprozess fördern.
2. **Wärmetherapie:** Bei einer Mittelohrentzündung ist es zunächst wichtig, dem Ohr Wärme zuzuführen, um die lokale Durchblutung zu erhöhen und so die Entzündung zu lindern. Sind die Schmerzen nach einer Woche noch nicht abgeheilt oder nehmen sie sogar zu, sollte man den Arzt aufsuchen.

Welche Heilpflanze hilft?

- Wichtigste Pflanze ist die **Zwiebel**, die keim- und entzündungshemmende Stoffe, etwa das Alliin, besitzt.

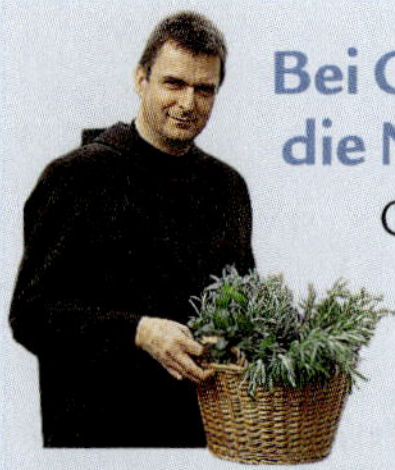

Bei Ohrentzündung auch die Nase behandeln

Ohrenschmerzen sollte man nicht auf die leichte Schulter nehmen. Doch wer unmittelbar mit einer Behandlung beginnt, kann die Entzündung im Ohr mit überaus einfachen Mitteln gänzlich zum Abklingen bringen. Wichtig ist dabei, sowohl die Ohren als auch die Nase zu behandeln, um die Verbindungsgänge des Ohrs zum Nasenraum möglichst rasch wieder frei zu machen. Mein Vorgänger hat mir eine Variante der klassischen Zwiebelpackung empfohlen.

Dazu schneidet man eine rohe Zwiebel klein und brät diese in einer Pfanne mit einer Messerspitze Butter glasig an. Die so bereiteten Zwiebelstückchen werden in ein Stofftaschentuch gewickelt, sodass daraus ein Zwiebelsäckchen entsteht. Dieses Säckchen legt man nun auf das erkrankte Ohr und zieht eine Mütze darüber, um damit das Säckchen zu fixieren. Die Zwiebel sollte man ungefähr 1 bis 2 Stunden einwirken lassen.

Zum Abschwellen der Nasenschleimhaut löst man 9 g Kochsalz in einer Schüssel mit 1 Liter heißem Wasser und lässt damit inhalieren (Anleitung siehe Seite 395).

Bewährte Anwendungen bei Ohrenschmerzen

Zur Schmerzlinderung und Heilungsförderung wird eine Wärmetherapie mit Zwiebeln angewendet. Durch die Wärme werden deren Inhaltsstoffe leichter freigesetzt.

Manche Kinder vertragen allerdings bei Ohrenschmerzen keine Wärme. Wenn ihnen die Wickel unangenehm sind, ist von dieser Anwendung abzuraten.

Wärmetherapie

❖ **Zwiebel**

Anwendung: 1 klein gehackte Zwiebel in ein Säckchen geben und etwa 2 Minuten in kochendes Wasser tauchen. Nach dem Abkühlen auf erträgliche Hitze auf das schmerzende Ohr legen und mit einer Mütze fixieren. Mit einem Frotteetuch warm halten und 1 bis 2 Stunden einwirken lassen. Bei anhaltenden Schmerzen die Anwendung wiederholen.

Milchschorf und Kopfgneis

Milchschorf ist ein nässender Hautausschlag, von dem Säuglinge ab dem dritten Monat betroffen sein können. Seinen Namen erhielt dieser Ausschlag deshalb, weil er ganz ähnlich wie übergekochte Milch auf einer Herdplatte aussieht. Von dieser Hautkrankheit zu unterscheiden ist der Kopfgneis, der zwar ganz ähnliche äußere Symptome zeigt, aber keinen Juckreiz verursacht.

Ursachen und Symptome

- **Milchschorf:** Milchschorf ist für das Kind wegen des Juckreizes oft sehr quälend, aber nicht gefährlich. Der Ausschlag äußert sich vorwiegend im Gesicht, manchmal auch auf der Kopfhaut. Es kommt schließlich zu Krustenbildung und zu heftigem Juckreiz. Viele an Milchschorf erkrankte Säuglinge haben später mit Neurodermitis zu kämpfen. Einige Hautärzte halten den Milchschorf sogar für ein frühes Stadium der Neurodermitis. Eine genaue Ursache für Milchschorf ist bislang nicht bekannt. Manchmal entsteht er als Reaktion auf eine Milchunverträglichkeit, manchmal wird er durch übermäßiges Schwitzen verursacht. Er kann aber auch durch eine Veranlagung zu verschiedenen Hautkrankheiten, beispielsweise Dermatitis oder Schuppenflechte, ausgelöst werden.
- **Kopfgneis:** Kopfgneis bei Säuglingen erkennt man an einer dicken Schicht fettiger, gelbbrauner Schuppen auf der Kopfhaut. Sie wird durch eine Überproduktion der Talgdrüsen hervorgerufen. In seltenen Fällen kann sich diese Hautentzündung im Gesicht und auch weiter auf dem Körper ausbreiten, besonders im Windelbereich, der Leistengegend oder in den Achselhöhlen. Spätestens dann sollte ein Arzt konsultiert werden.

Strategien der Behandlung

- **Michschorf:** Für eine erfolgreiche Therapie ist entscheidend, dass man die unterschiedlichen Hautschäden gesondert behandelt. Trockene Bereiche der Haut sollte man mit Öl und Creme pflegen, damit sie weich werden. Entzündete Hautstellen, die nässen oder Bläschen bilden, werden mit einer Tinktur betupft und mit Salben nachbehandelt. Damit das Kind die betroffenen Stellen nicht aufkratzt und diese in der Folge durch Bakterien, Viren oder Pilze infiziert werden, muss der Juckreiz gelindert werden.
- **Kopfgneis:** Die Behandlung von Kopfgneis ähnelt der von Milchschorf. Auch in diesem Fall geht es darum, die trockenen Stellen der Haut zu pflegen und mit Heilpflanzen die Entzündung zu hemmen.

Welche Heilpflanzen helfen?

- Die wichtigste Heilpflanze bei diesen Hautkrankheiten ist wiederum die **Kamille**. Die Inhaltsstoffe ihrer Blüten (ätherische Öle und Flavonoide) hemmen die Entzündung und fördern die Wundheilung.

- Sehr erfolgreich wurde in letzter Zeit **Zauberstrauch** (Virginische Hamamelis) bei Hautproblemen angewendet. Seine Rinde hat einen sehr hohen Gehalt an Gerbstoffen, die wesentlich milder sind als etwa die der Eichenrinde. Deshalb ist der Zauberstrauch gerade für die Behandlung von Säuglingen und Kleinkindern besonders geeignet. Das gesamte Wirkstoffgemisch (u.a. Flavonoide, ätherische Öle und Kaffeesäure-Derivate) hat eine zusammenziehende und entzündungshemmende Wirkung, es fördert die Wundheilung und kann auch den Juckreiz stillen.
- Zur Linderung des Juckreizes hat sich auch der **Hafer** als Heilpflanze bewährt. Seine wichtigsten Inhaltsstoffe sind Flavonoide und Kieselsäure.
- Hilfreiche Heilpflanzen gegen Juckreiz sind auch **Nachtkerze**, Johannisbeere oder Borretsch, die Gamma-Linolensäure enthalten.

Bewährte Anwendungen bei Milchschorf und Kopfgneis

Für die Behandlung von Milchschorf und Kopfgneis werden Heilpflanzen und -kräuter in pflegenden Ölen und Bädern eingesetzt. Kamillenblüten werden unterschiedlich angewendet: Die trockenen Hautstellen werden mit einem Öl behandelt, die entzündeten Stellen betupft man mit Kamillenblütentinktur. Sehr zu empfehlen sind außerdem Gamma-Linolensäure-haltige Nahrungsergänzungsmittel.

Öl

❖ Kamillenblüten

Anwendung: 5 Tropfen Kamillenöl mit 100 ml frischem Olivenöl vermischen. Die trockenen Hautbereiche damit pflegen.

Vorsicht: Das Kamillenöl sollte man niemals pur anwenden, da Kamille austrocknend wirkt.

Tinktur

❖ Kamillenblüten

Anwendung: 1 ml Kamillen-Tinktur mit 4 ml frisch zubereitetem Kamillentee mischen und danach ganz vorsichtig auf die entzündeten Hautstellen tupfen (mit einem Wattebausch).

Salbe

❖ Kamillenblüten

Anwendung: 8 bis 10 g des Kamillen-Extrakts mit 50 g Zinksalbe mischen. Täglich (hauptsächlich abends) 2- bis 3-mal auftragen.

Bäder

❖ Haferstroh

Badezusatz: 50 g Haferstroh mit 2 Liter Wasser übergießen, 30 Minuten kochen, abseihen und in eine Wanne mit 37 °C warmem Wasser geben. Jeden zweiten Tag 15 bis 20 Minuten baden.

❖ Zauberstrauchrinde

Badezusatz: 20 g Zauberstrauchrinde mit 1/4 Liter Wasser übergießen, 15 Minuten kochen, abseihen und dann in eine Wanne mit 37 °C warmem Wasser geben. Täglich 15 Minuten baden.

Nahrungsergänzungsmittel

❖ Nachtkerzensamenöl

Anstelle von Nachtkerzensamenöl kann man auch Borretschsamen- oder Johannisbeerkernöl verwenden.

Anwendung: Die Öle dieser Pflanzen sollte man am allerbesten in Form von Kapseln aus der Apotheke, dem Reformhaus oder der Drogerie beziehen. Täglich eine Kapsel öffnen und das Borretschsamenöl ins Milchfläschchen geben oder unter einen Brei rühren.

Windeldermatitis

Die Windeldermatitis ist keine durch Windeln an sich ausgelöste Erkrankung, sondern eine Hautreizung im Windelbereich des Babys. Fast jedes Baby leidet einmal oder auch häufiger an dieser Hautkrankheit.

Ursachen und Symptome

Der ständige Kontakt mit Urin und Stuhl und das feuchtwarme Klima begünstigen die Besiedelung durch Bakterien (meist *Staphylococcus*) und Pilze (meist *Candida albicans*). Bei einer Windeldermatitis entzündet sich die Haut, was sich durch Rötung, Schwellung, Bläschen- oder auch durch Pustelbildung und Nässen äußert. Es bilden sich zudem Krusten und Schuppen, die sich vom Gesäß in Richtung Genitalien und Oberschenkelinnenseite ausbreiten und im feuchtwarmen Windelklima äußerst schlecht abheilen. In besonders schweren Fällen gehen die Pickelchen oder Bläschen des Ausschlags auf und beginnen zu bluten.

Strategien der Behandlung

1. **Schutz der Haut:** Bei der Behandlung der Windeldermatitis ist der erste Schritt, Reibung und einen Feuchtigkeits- und Wärmestau zu vermeiden. Empfohlen wird ein häufiger Windelwechsel (mindestens 6-mal am Tag) und die Verwendung hochabsorbierender, luftdurchlässiger Wegwerfwindeln. Am besten lässt man das Kind mehrere Stunden am Tag ganz ohne Windeln, sodass die Haut abtrocknet und Luft und Licht an sie gelangen können.
2. **Hemmung der Entzündung:** Leichte und sogar schwere Entzündungen können mit Heilpflanzen behandelt werden oder zumindest gelindert werden.
3. **Bekämpfung der Bakterien und Pilze:** Das Wachstum der Bakterien und Pilze kann mit Heilpflanzen gehemmt werden.

Welche Heilpflanzen helfen?

- Die für die Behandlung von Windeldermatitis wirksamste Pflanze ist die **Kamille**. Ihre entzündungshemmenden und wundheilungsfördernden Effekte kommen hier genauso zum Tragen wie ihre antibakterielle und den Stoffwechsel der Haut anregende Wirkung.
- Sehr erfolgreich wurde in der letzten Zeit der **Zauberstrauch** angewendet. Sein Wirkstoffgemisch (Gerbstoffe, Flavonoide, ätherisches Öl und Kaffeesäure-Derivate) hat eine zusammenziehende und darüber hinaus auch entzündungshemmende Wirkung.
- Das **Stiefmütterchen** wurde in der Klosterheilkunde äußerlich zur Reinigung der Haut eingesetzt. Seine Hauptwirkstoffe sind entzündungshemmende Flavonoide.

Bewährte Anwendungen bei Windeldermatitis

Zur Behandlung von Windeldermatitis werden Heilpflanzen als Badezusatz eingesetzt. Nach dem Baden sollte man die betroffenen Stellen mit einer pflegenden Creme eincremen.

Sitzbäder

❖ Kamillenblüten

Badezusatz: 2 Liter Wasser zum Kochen bringen, darin 1 Esslöffel Kamillenblüten-Extrakt lösen und in eine Babywanne mit warmem Wasser geben. Täglich 5 Minuten bei 37 °C baden.

❖ Zauberstrauchrinde

Badezusatz: 20 g Zauberstrauchrinde mit 1/4 Liter Wasser übergießen, 15 Minuten kochen, abseihen und dann in eine Babywanne mit warmem Wasser geben. Täglich 5 Minuten bei 37 °C baden.

❖ **Stiefmütterchenkraut**
Badezusatz: 2 bis 3 Esslöffel Stiefmütterchenkraut mit 1 Liter kochendem Wasser übergießen, 5 Minuten ziehen lassen, abseihen und in eine Babywanne mit warmem Wasser geben. 15 Minuten bei 37 °C baden.

Salbe

❖ **Kamillenblüten**
Anwendung: 8 bis 10 g Kamillen-Extrakt mit 50 g Zinksalbe aus der Apotheke mischen. Täglich 1- bis 2-mal nach dem Baden oder Waschen auftragen.

Schlafstörungen

Schlaf ist für das Allgemeinbefinden von Babys und Kleinkindern von überaus großer Wichtigkeit. Auch für das Wachstum und die weitere Entwicklung spielt er eine große Rolle, denn nachts werden mehr Wachstumshormone freigesetzt als tagsüber. Neugeborene sollten daher bis zu 16 Stunden täglich schlafen. Anfangs wachen sie alle zwei bis drei Stunden auf, um zu trinken. Ab einem Alter von etwa 4 Monaten verlängern sich die Schlafphasen des Säuglings. Bis zur Vollendung des ersten Lebensjahrs schlafen Babys in den meisten Fällen bis zu 6 Stunden durch. Kleinkinder im Alter von 1 bis 5 Jahren brauchen mindestens 12 Stunden Schlaf täglich.

Ursachen und Symptome

Unruhe und Angst lassen auch Kleinkinder häufig nicht schlafen. In den meisten Fällen sind Einschlafschwierigkeiten durch Schmerzen (beispielsweise beim Zahnen) bedingt, aber auch äußere Einflüsse (beispielsweise Umzüge) oder Stress-Situationen in der Familie können mögliche Ursachen sein.

Strategien der Behandlung

1. Rituale: Kinder brauchen Dinge, an denen sie sich »festhalten« können. Deshalb ist für sie ein regelmäßiger Tagesablauf mit festen Zu-Bett-Geh-Zeiten und Ritualen ganz wichtig. Gerade in der Stunde vor der Nachtruhe sollte man sich besonders intensiv um die Kinder kümmern. Bewährt im allerbesten Sinn haben sich Gutenachtgeschichten, Abendlieder und ein Abendgebet.
2. Beruhigung: Sanft beruhigende Mittel – jedoch keine Schlafmittel! – stellt die Kräuterheilkunde zur Verfügung.

Welche Heilpflanzen helfen?

- **Lavendel**, innerlich angewendet, wirkt beruhigend und fördert auf diese Art und Weise das Einschlafen. Die Lavendelblüten zeichnen sich durch ihr ätherisches Öl aus, das u. a. Campher enthält.
- Die **Passionsblume** wird ganz besonders zur Behandlung von nervösen Unruhezuständen empfohlen.
- Wegen seiner beruhigenden und darüber hinaus auch entspannenden Wirkung wird der **Baldrian** sehr gerne gegen Schlafstörungen eingesetzt. Als wirksame Inhaltsstoffe enthält er ätherische Öle und Valerensäuren, die die Stoffwechselaktivität der Nervenzellen beeinflussen und keine narkotisierende Wirkung haben.
- Auch **Hopfenzapfen** (Hopfenblüten) sind wegen ihrer Bitterstoffe – Humulon und Lupulon – mild beruhigend (siehe auch Kapitel »Für Psyche und Nerven«).

Bewährte Anwendungen bei Schlafstörungen

Zur Behandlung von Schlafstörungen kommen Heilkräuter und -pflanzen in der Aromatherapie, als Tee oder Saft zum Einsatz. Baldriantee wird wegen seines bitteren Geschmacks von Kindern meist nicht gerne getrunken. Bei Kleinkindern (nicht für Säuglinge) empfehlen sich entweder Fertigpräparate, etwa zusammen mit Hopfenzapfen, oder ein Saft aus der Baldrianwurzel, gemischt mit Apfelsaft.

Aromatherapie

❖ **Lavendelblüten**

Anwendung: Die einfachste und sanfteste Methode, Lavendel einzusetzen, ist das Aufhängen von Lavendelsträußen oder mit Lavendelblüten gefüllten Stoffsäckchen in unmittelbarer Nähe des Bettchens. Die Wirkung hält etwa einen Monat an. Danach die Füllung erneuern.

Alternative: 1 Tropfen reines Lavendelöl auf das Kopfkissen geben.

❖ **Hopfenzapfen**

Anwendung: 500 g Hopfenzapfen in ein Baumwollkissen füllen und als Kopfkissen verwenden. Die Wirkung hält etwa 1 Woche an. Danach die Füllung erneuern.

Tees

❖ **Teemischung**

Zusammensetzung: 10 g Passionsblumenkraut, 20 g Melissenblätter, 10 g Lavendelblüten sowie 20 g Apfelminze, 10 g Himbeerblätter, 10 g Zitronengras und 20 g Fenchelfrüchte.

Teezubereitung: 1 Teelöffel Teemischung im Mörser zerdrücken, mit 1 Tasse kochendem Wasser übergießen, 5 Minuten kochen und abseihen. Abends 1/4 bis 1/2 Tasse trinken.

❖ **Lavendelblüten**

Teezubereitung: 1 Teelöffel Lavendelblüten mit 1 Tasse kochendem Wasser übergießen, zugedeckt 10 Minuten ziehen lassen und danach abseihen. Täglich 1- bis 2-mal 1/4 bis 1/2 Tasse trinken.

Saft

❖ **Baldrianwurzel**

Saft: 1 bis 2 Teelöffel Baldriansaft aus der Apotheke mit 1 kleinen Glas Apfelsaft mischen und nach dem Abendessen trinken.

Zahnen

Bereits zwischen dem 4. und 8. Lebensmonat beginnen die ersten Zähne sich im Kiefer vorzuschieben. Die Zeit des Zahnens fällt häufig in die »orale Phase« des Babys, in der es gerne an allen greifbaren Gegenständen lutscht, saugt oder darauf herumbeißt.

Ursachen und Symptome

Wenn die Eck- und Backenzähne durchtreten, können kleine Blutgefäße verletzt werden, was zu schmerzenden bläulichen Flecken am Zahnfleisch führt. In der Regel macht das Zahnen keine größeren Probleme. Die Babys sind in dieser Zeit jedoch unruhiger und zudem anfälliger für Krankheiten, insbesondere für Durchfall (siehe auch Seite 369). Manchmal kann sich das Zahnfleisch entzünden.

Strategien der Behandlung

Mithilfe der Heilpflanzen aus der Klosterheilkunde können die häufig schmerzhaften Beschwerden der Zahnfleischentzündung behandelt bzw. gelindert werden.

Welche Heilpflanzen helfen?

- Das beste Mittel gegen Schmerzen beim Zahnen ist die **Kamille** mit ihren schmerzlindernden und zudem entzündungshemmenden Eigenschaften.
- Eine Pflanzenwurzel, die heutzutage noch als Kauhilfe überaus sinnvoll ist, ist die **Iriswurzel** bzw. die Schwertlilienwurzel, manchmal auch irrtümlich als Veilchenwurzel bezeichnet. Diese Wurzel besitzt schmerzlindernde Stoffe (ätherisches Öl, Gerbstoffe, Salicylsäure-Verbindungen), die beim Kauen langsam abgegeben werden.

Bewährte Anwendungen bei Zahnfleischentzündungen

Um den Druckschmerz zu verringern, sollte man den Kindern etwas zum Kauen geben, beispielsweise ein Stück Brotrinde, Möhren- oder Apfelstücke. Zur Hemmung einer Entzündung haben sich Heilpflanzen aus der Klosterheilkunde als Tee bewährt, in den man z. B. auch den Schnuller tauchen kann, bevor man ihn dem Kind gibt.

Kauhilfe

Iriswurzel

Anwendung: Die Iriswurzel schälen und mit einer Kordel versehen. Bevor die Wurzel dem Kind gegeben wird, unbedingt überprüfen, ob sie Risse aufweist oder zu bröckeln beginnt (damit das Kind sich nicht an der Wurzelteilchen verschlucken kann) und – falls dies der Fall wäre – durch eine neue ersetzen. Nach dem Gebrauch die Wurzel an der Luft trocknen und an einem kühlen Platz aufbewahren. Etwaige Verunreinigungen sollten beseitigt werden. Das Kind niemals allein lassen, während es auf der Iriswurzel herumkaut.

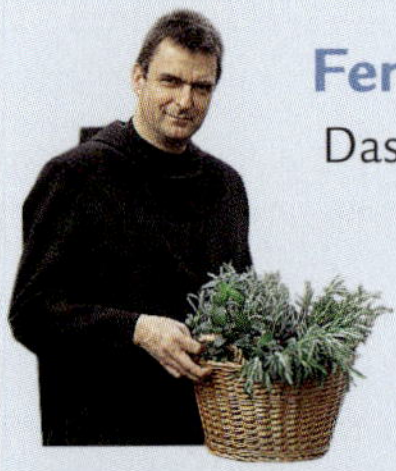

Fenchel als Kauhilfe

Das Zahnen belastet sowohl das Kind als auch seine Familie, die durch das Weinen des Kindes stark strapaziert wird. Mein Mittel der Wahl für Kleinkinder, die Schmerzen während des Zahnens haben, ist ein Fenchelstängel. Wenn das Kind auf dem Fenchelstängel herumbeißt, wird der Kaureflex angeregt und das hilft gleich in doppelter Hinsicht: Kauen beruhigt und der Fenchelstängel gibt ebenfalls beruhigende und schmerzstillende Substanzen (ätherische Öle) ab. Ganz nebenbei regt der Fenchel auch die Verdauung an.

Tees

Kamillenblüten

Teezubereitung: 1 Teelöffel Kamillenblüten mit 1 Tasse heißem Wasser übergießen, zugedeckt 10 Minuten ziehen lassen und abseihen. 30 ml in die Milchflasche geben.

Teemischung

Zusammensetzung: 50 g Kamillenblüten sowie 50 g Salbeiblätter.

Teezubereitung: 2 gehäufte Teelöffel Teemischung mit 1 Tasse heißem Wasser übergießen, zugedeckt 15 Minuten ziehen lassen und abseihen. 30 ml in die Milchflasche geben.

Für ältere Kinder (4 bis 14 Jahre)

Ab dem 4. Lebensjahr kommen Kinder vermehrt mit »fremden« Kindern in Kontakt, sei es auf dem Spielplatz oder auch im Kindergarten. Dies ist der Zeitpunkt, zu dem Ansteckungen verstärkt auftreten. Ab diesem Alter kann man aber auch schon mit dem Kind reden, um genauer zu erfahren, woran es leidet.

Statistisch gesehen macht das durchschnittliche Kind in seinen ersten sechs Lebensjahren Bekanntschaft mit 200 bis 300 unterschiedlichen Viren, die Infekte der oberen Atemwege, Husten, Schnupfen, Ohrenschmerzen oder auch Halsentzündungen auslösen können. Im Kindergartenalter rechnet man mit rund 12 Virusinfekten pro Jahr, Schulkinder erkranken etwa 6- bis 8-mal und Jugendliche durchschnittlich 5-mal im Jahr.

Keuchhusten

Keuchhusten *(Pertussis)* ist eine langwierige, durch Bakterien *(Bordetella pertussis)* hervorgerufene Kinderkrankheit, die für Neugeborene und für Säuglinge lebensgefährlich sein kann. Etwa 100 000 Kinder sollen pro Jahr in Deutschland davon betroffen sein.

Ursachen und Symptome

Keuchhusten wird durch eine Tröpfcheninfektion übertragen. Ein bis drei Wochen nach der Ansteckung entwickeln die betroffenen Kinder eine zunächst banale Erkältung mit Schnupfen und Husten, die ungefähr zwei Wochen anhält. Danach beginnen dann die charakteristischen krampfartigen Hustenanfälle, die verstärkt zur Nachtzeit auftreten. Am Ende eines Hustenanfalls zieht das Kind die Luft hörbar ein, manchmal läuft zudem das Gesicht blau an und das Kind erbricht zähen Schleim. Die Hustenattacken plagen das Kind über einen Zeitraum von zwei bis sechs Wochen und nehmen in der Folge dann langsam ab, ebenso wie die Ansteckungsgefahr. Nach weiteren zwei Wochen ist die Krankheit überwunden, obwohl die Hustenanfälle in häufigen Fällen noch wochenlang wiederkehren.

Strategien der Behandlung

Ein Keuchhusten muss unbedingt ärztlich behandelt werden. Doch auch hier kann die Klosterheilkunde die Beschwerden lindern und die Heilung unterstützen.

1. **Linderung der Hustenkrämpfe:** Mit Heilpflanzen kann der Hustenreiz abgeschwächt werden.
2. **Lösen des Bronchialsekrets:** Eine Reihe von Heilpflanzen unterstützen die Verflüssigung des Bronchialsekrets, sodass es leichter abgehustet werden kann.

Welche Heilpflanzen helfen?

- Die wichtigste Heilpflanze bei Keuchhusten ist der **Thymian**. Sein ätherisches Öl verflüssigt das Sekret der Bronchien und fördert den Auswurf.
- Gegen Keuchhusten setzt man auch die schleimstoffhaltigen Blüten der **Großblütigen Königskerze** ein, die leicht auswurffördernd und entzündungshemmend wirken.
- **Spitzwegerich** wird üblicherweise bei Katarrhen der Atemwege eingesetzt, ist aber auch zur Linderung der Hustenanfälle bei Keuchhusten geeignet. Als wichtige Wirkstoffe enthält er Schleimstoffe.
- Bei Erkrankungen der Atemwege kann **Fenchel** mit seinen ätherischen Ölen helfen.

Bewährte Anwendungen bei Keuchhusten

Die Heilpflanzen der Klosterheilkunde sind bei Keuchhusten nur begleitend zu einer ärztlichen Behandlung sinnvoll. Eine vom Arzt verordnete Therapie ist bei dieser Kinderkrankheit unbedingt angeraten. Die krampf- und sekretlösenden Effekte der Heilpflanzen können über eine Kombination von Tees, Extrakten, Inhalationen und Bädern erreicht werden. Der Thymiantee ist bei Keuchhusten in der Regel zu schwach, deshalb wird ein alkoholischer Extrakt empfohlen, weil dieser einen höheren Anteil an ätherischen Ölen aufweist.

Inhalation

❖ **Thymiankraut**

Anwendung: 5 Esslöffel Thymiankraut in einen Topf geben und mit 1/2 Liter kochendem Wasser übergießen. Den Topf auf eine Heizplatte neben das Bett stellen und den Tee knapp unter dem Siedepunkt kochen lassen, da erst dann die ätherischen Öle in einer größeren Menge verdampfen. Das Kleinkind 15 bis 20 Minuten den Dampf einatmen lassen. (Die Mutter oder der Vater sollten unbedingt dabei bleiben und dafür sorgen, dass das Kind nicht an den heißen Topf oder die heiße Heizplatte gelangen kann!)
Alternative: Ältere Kinder können eine klassische Wasserdampf-Inhalation durchführen (siehe Kapitel »Für die Atemwege«).

Bad

❖ **Thymianöl**

Badezusatz: 5 Tropfen Thymianöl mit 1 Glas Milch oder Sahne mischen und ins 37 °C warme Badewasser geben. Das Kleinkind etwa 10 Minuten darin baden. Dieses Bad alle zwei Tage wiederholen.

Tees

❖ **Teemischung**

Die Teemischung wirkt entzündungshemmend, reizlindernd, schleim- und krampflösend.
Zusammensetzung: 40 g Thymiankraut, 15 g Anisfrüchte, 10 g Schlüsselblumenwurzel und 5 g Königskerzenblüten *(Verbasci flos)*.
Teezubereitung: 1 Esslöffel Teemischung im Mörser zerdrücken, mit 1 Tasse kochendem Wasser übergießen, zugedeckt 10 Minuten ziehen lassen, abseihen und leicht mit Honig süßen. Täglich 2 bis 3 kleine Tassen trinken.

❖ **Teemischung**

Die Teemischung wirkt schwach entzündungshemmend, schleim- und krampflösend.
Zusammensetzung: 10 g Schlüsselblumenwurzel, 10 g Spitzwegerichblätter, 10 g Thymiankraut, 5 g Bibernellwurzel und 5 g Fenchelfrüchte.
Teezubereitung: 2 Teelöffel Teemischung im Mörser zerdrücken, mit 1/4 Liter kochendem Wasser übergießen, zugedeckt 5 Minuten ziehen lassen, abseihen und leicht mit Honig süßen. Täglich 2 bis 3 Tassen trinken.

Präparat aus der Apotheke

❖ **Thymian**

Anwendung: Um eine optimale Wirkung zu erzielen, empfiehlt es sich, auf Fertigpräparate (Tropfen, Saft) zurückzugreifen.

Magen- und Darmstörungen

Akut auftretende Bauchschmerzen können durch eine Vielzahl von Krankheiten bedingt sein – von einer Darmgrippe bis hin zu einer Verstopfung. Sie sind in jedem Fall sehr ernst zu nehmen, da dahinter auch eine Blinddarmentzündung stecken kann. In vielen Fällen sind Bauchschmerzen auch Begleiterscheinungen anderer Krankheiten, beispielsweise von Erkältung, Grippe, Lungenentzündung oder von Mumps. Denkbar ist aber auch, dass dem Kind »irgendetwas im Magen liegt«.

Ursachen und Symptome

- Appetitlosigkeit: Appetitlosigkeit kann verschiedene Ursachen haben, die von Veranlagung bis zu psychischen Gründen reichen. Insbesondere bei Mädchen kann eine länger anhaltende Appetitlosigkeit zu sehr ernsthaften Essproblemen führen.
- Funktionelle Magenbeschwerden: Funktionelle Magenbeschwerden sind Magenerkrankungen, denen keinerlei organische Störung zugrunde liegt. Zu viel oder aber falsches Essen sowie psychische Gründe können die Ursache sein (siehe auch Kapitel »Für Magen und Darm«).
- Verstopfung: Verstopfung kommt bei Kindern und Jugendlichen recht häufig vor. Ursachen sind falsche Ernährung, seelische Verstimmungen, aber auch organische Probleme wie Pilzinfektionen (siehe auch Kapitel »Für Magen und Darm«).

Strategien der Behandlung

- Appetitlosigkeit: Appetitlosigkeit und allgemeine Verdauungsbeschwerden können mit pflanzlichen Bitterstoffen behandelt werden, die den Speichelfluss anregen und Magen, Leber und Darm stimulieren.
- Funktionelle Magenbeschwerden: Hier sind beruhigende und krampflösende Maßnahmen angebracht. Um dauerhaft beschwerdefrei zu sein, sollte man auch die Ernährungsgewohnheiten umstellen und vor allem auf fettarme Ernährung achten. Außerdem sollte man sich die Zeit nehmen, mit den Kindern bewusst und in Ruhe zu essen – am besten zu festen Essenszeiten.
- Verstopfung: Bei der Behandlung von Verstopfung besteht das Ziel darin, die Kontraktionen der glatten Muskulatur des Darmes anzuregen. Dies geschieht mit Quellstoffen. Wenn sich der Stuhlgang wieder normalisiert, kann eine ballaststoffreiche Ernährung mit Rohkost, Gemüse und Vollkornprodukten empfohlen werden.

Welche Heilpflanzen helfen?

- Für Kinder, die unter Appetitlosigkeit oder unter allgemeinen Verdauungsbeschwerden leiden, können die **Pomeranzenschalen** empfohlen werden. Ihre ätherischen Öle und Flavonoide haben eine appetitanregende Wirkung. Außerdem haben sie ein ausgesprochen angenehmes Aroma.
- Für ältere Kinder ist bei Appetitlosigkeit der **Kalmuswurzelstock** außerordentlich gut geeignet. Seine ätherischen Öle regen die Magensekretbildung an, fördern den Appetit und lösen Krämpfe.
- Der große Klassiker der Kräuterheilkunde, die **Kamille**, hat sich auch bei der Behandlung von Magenverstimmungen bei Kindern bewährt. Ihre Blüten helfen gegen Krämpfe und Reizungen.
- **Pfefferminze** wirkt gegen Blähungen und Magenkrämpfe, regt den Gallenfluss und die Magensekretbildung an. Sie enthält vor allem wirksame ätherische Öle.
- **Melisse** wird dagegen empfohlen, wenn es sich um nervös bedingte Magen- und Darmstörungen handelt. Sie hat eine beruhigende und krampflösende Wirkung.
- Die ideale Heilpflanze bei Verstopfung ist bei Kindern der **Leinsamen** (siehe Kapitel »Für Magen und Darm«).

Bewährte Anwendungen bei Appetitlosigkeit

Die Klosterheilkunde empfiehlt einige Heilpflanzentees, die den Appetit anregen, mild wirken und Kindern zum Teil auch gut schmecken.

Tees

❖ **Pomeranzenschalen**
Teezubereitung: 1 Teelöffel Pomeranzenschalen mit 1 Tasse kochendem Wasser übergießen, danach 10 Minuten ziehen lassen und abseihen. Vor den Mahlzeiten 1/2 bis 3/4 Tasse trinken.

❖ **Kalmuswurzelstock**
Teezubereitung: 1/2 Teelöffel Kalmuswurzel und 1/2 Teelöffel Pfefferminzblätter (zur Geschmacksverbesserung) mit 1 Tasse kochendem Wasser übergießen, 5 Minuten ziehen lassen, abseihen. Vor jeder Mahlzeit 1/2 Tasse trinken.

Bewährte Anwendungen bei Magenbeschwerden

Bei funktionellen Magenbeschwerden kommen Heilpflanzen aus der Klosterheilkunde hauptsächlich in Tees zum Einsatz.

Tees

❖ **Pfefferminzblätter**
Teezubereitung: 1 Teelöffel Pfefferminzblätter mit 1 Tasse kochendem Wasser übergießen, 10 Minuten zugedeckt ziehen lassen, abseihen. Täglich 2- bis 3-mal 1/2 bis 3/4 Tasse trinken.

❖ **Melissenblätter**
Teezubereitung: 1 Esslöffel Melissenblätter mit 1 Tasse kochendem Wasser übergießen, 15 Minuten zugedeckt ziehen lassen, abseihen. Täglich 2- bis 3-mal 1/2 bis 3/4 Tasse trinken.

❖ **Teemischung**
Diese Teemischung wirkt verdauungsfördernd, beruhigend und krampflösend.
Zusammensetzung: Jeweils 20 g Fenchelfrüchte, Pfefferminzblätter, Kamillenblüten und Kalmuswurzelstock.
Teezubereitung: 1 Teelöffel der Teemischung im Mörser zerdrücken, mit 1 Tasse kochendem Wasser übergießen, 10 Minuten ziehen lassen und danach abseihen. 2- bis 3-mal täglich 1/2 bis 3/4 Tasse trinken.

Bewährte Anwendungen bei Verstopfung

Wie bei Erwachsenen werden bei Verstopfung Quellstoffe eingesetzt, die man hier allerdings nicht vorquellen lässt. Die Samen sollen erst im Darm aufquellen: Bei Verstopfung helfen sie, indem sie den Darm zusätzlich belasten und so zu einer erhöhten Darmtätigkeit anregen.

Quellstoffe

❖ **Leinsamen**
Anwendung: Leinsamen aus der Apotheke mit einer Quellzahl von 5 verwenden (quillt nur wenig). 1/2 Esslöffel Leinsamen leicht anquetschen und mit 1 Tasse Wasser, leichtem Kräutertee oder ungesüßtem Fruchtsaft einnehmen, am besten zwischen den Mahlzeiten. Viel dazu trinken.

Angst, Nervosität und Bettnässen

Nervöse Kinder können oft weder zuhören noch ruhig sitzen, auch beim Spielen und Lernen zeichnen sie sich durch Konzentrationsschwäche und wenig Ausdauer aus.
Von Bettnässen spricht man, wenn sich ein Kind im Alter von über drei Jahren noch regelmäßig

einnässt. Es ist eine der häufigsten Störungen im Kindesalter, von der etwa zehn Prozent der Siebenjährigen und noch ein bis zwei Prozent der Jugendlichen betroffen sind.

Ursachen und Symptome

- **Angst und Nervosität:** Kinder und Jugendliche sind häufig dem Alltagsstress nicht gewachsen: Überforderung in der Schule, Lärmbelästigung und Reizüberflutung sind die häufigsten Ursachen. Diese äußern sich bei ihnen in Unlust, Antriebsarmut, Gereiztheit, Nervosität und Schlafstörungen.
- **Bettnässen:** Nach Vollendung des dritten Lebensjahres sollte ein Kind in der Lage sein, die Schließmuskeln der Blase zu kontrollieren und den Harn gezielt abzulassen, also »trocken« zu sein. Ist dies nicht der Fall, sollte von einem Arzt geklärt werden, ob eine organische Fehlbildung vorliegt. Mögliche Ursachen können Harnwegsinfekte oder auch Zuckerkrankheit sein. Hinweise auf eine organische Erkrankung sind Schmerzen vor, während oder nach dem Urinieren, häufiger Harndrang, starkes Durstgefühl und Müdigkeit. Kann dies ausgeschlossen werden, muss man von seelischen Ursachen ausgehen.

Strategien der Behandlung

- **Angst und Nervosität:** Damit das Kind seine Angst und Nervosität abbauen kann, ist Zuwendung und Geborgenheit das Allerwichtigste. Vater und Mutter sollten sich für das Kind Zeit nehmen und Anteilnahme vermitteln. Erst wenn die Ursachen der Angst und Nervosität geklärt sind, können Heilkräuter der Klosterheilkunde unterstützend eingesetzt werden. Nervenanregende Getränke wie Kaffee, schwarzen Tee oder Cola sollten nervöse Kinder unbedingt meiden.

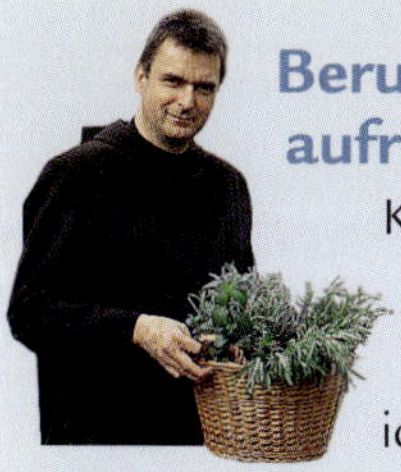

Beruhigen vor aufregenden Ereignissen

Kindern, die Angst haben vor Prüfungen oder vor anderen wichtigen Ereignissen, bereite ich gerne eine beruhigend wirkende Teemischung: 1 Teelöffel fein geschnittene Baldrianwurzel setzt man am Abend vorher mit 1 Tasse kaltem Wasser an, lässt sie über Nacht ziehen und seiht dann ab. Morgens bereitet man einen Pfefferminz-Melissen-Tee, indem man die Blätter zu gleichen Teilen mischt, 1/2 Teelöffel davon mit 1/4 Tasse heißem Wasser übergießt, 10 Minuten ziehen lässt und abseiht. Dann mischt man beide Tees. Schon wenige Minuten nachdem das Kind den Tee getrunken hat, wird es ruhiger.

- **Bettnässen:** Für das Kind ist es wichtig, frei von dem Gefühl zu sein, dass seine Blasenschwäche schlimm ist – unabhängig davon, ob organische oder psychische Gründe das Bettnässen bedingen. Bei überforderten Kindern wirken Aufmerksamkeit und Zuneigung, ein geregelter Tagesablauf und Ruhe oft Wunder. Die Einnahme von Zubereitungen aus beruhigenden Heilpflanzen kann für das Kind zu einem Moment der Zuwendung werden.
  Es hat sich auch bewährt, dem Kind in der Nacht keine Windeln anzuziehen – dies wäre eine zu bequeme Möglichkeit für alle Beteiligten, ohne ein echte Lösung zu sein. Oft nässen Kinder nur in der Rückenlage ein. Dagegen hilft, den Bauch des Kindes mit einem Tuch zu umwickeln, wobei der Knoten auf dem Rücken ist. Das Kind gewöhnt sich daran, in der Seiten- oder Bauchlage zu schlafen, und wird so das Bettnässen los. Um die verspannte Blasenmuskulatur zu lockern, sollte man außerdem für warme Füße beim Schla-

fengehen sorgen. Für eine spielerische Motivation des Kindes hat sich der »Sonne-Wolken-Kalender« bewährt. Ist das Bett trocken geblieben, malt das Kind eine Sonne in den Kalender, sonst eine Wolke. Für eine Woche mit vier Sonnen gibt es eine kleine Überraschung. Feuchtkalte Abwaschungen des unteren Rückens am Morgen und Abend wirkt auf die Muskulatur der Blase. Das Kind spürt diese Muskeln und kann ein Gespür für deren willentliche Beeinflussung entwickeln.

Welche Heilpflanzen helfen?

- Bei Angst und bei Nervosität helfen **Lavendel**, Passionsblume, Baldrian und Hopfenzapfen (siehe Einschlafstörungen bei Kleinkindern, Seite 380).
- Bei älteren Kindern ist das **Johanniskraut** zu empfehlen, das eine beruhigende Wirkung hat. Johanniskraut enthält Hypericin, ätherische Öle, Flavonoide sowie Gerbstoffe.
- Die Heilpflanze bei organischen Erkrankungen der Harnwege ist der **Kürbissamen** (siehe Kapitel »Für Blase und Nieren«).

Bewährte Anwendungen bei Angst und Nervosität

Angst und Nervosität bei Kindern können mit Heilpflanzen unterstützend behandelt werden, und zwar mit Tees oder Saft. Auch eine Aromatherapie hat sich hier bewährt.

Tees

Passionsblumenkraut

Teezubereitung: 1 Esslöffel Passionsblumenkraut mit 1 Tasse kochendem Wasser übergießen, 5 Minuten kochen und danach abseihen. Ab dem 3. Lebensjahr können 2- bis 3-mal täglich 1/2 bis 3/4 Tasse gegeben werden.

Johanniskraut

Teezubereitung: 1 Teelöffel Johanniskraut mit geringem Stielanteil (ist milder im Geschmack) mit 1 Tasse kochendem Wasser übergießen, 10 Minuten ziehen lassen und abseihen. Ab dem 3. Lebensjahr können 2- bis 3-mal täglich 1/2 bis 3/4 Tasse werden.

Lavendelblüten

Teezubereitung: 1 Teelöffel Lavendelblüten mit 1 Tasse kochendem Wasser übergießen, zugedeckt 10 Minuten ziehen lassen und abseihen. Täglich bis zu 3-mal 1/2 Tasse trinken.

Teemischung

Um eine optimale Wirkung zu erzielen, wurden für diese Teemischung vier beruhigend wirkende Heilpflanzen miteinander kombiniert, die Passionsblume sorgt darüber hinaus für einen angenehmen Geschmack.

Zusammensetzung: 30 g Melissenblätter, 30 g Lavendelblüten, 30 g Passionsblumenkraut und 10 g Johanniskraut.

Teezubereitung: 1 Esslöffel Teemischung mit 1 großen Tasse kochendem Wasser übergießen, 10 Minuten ziehen lassen und abseihen. Kinder im Alter von 4 und 5 Jahren trinken 2-mal täglich 1/2 Tasse, von 6 bis 14 Jahren täglich 1 bis 1 1/2 Tassen.

Teemischung

Diese Teemischung wirkt ebenfalls beruhigend und bildet eine geschmackliche Alternative zu der oben genannten Mischung.

Zusammensetzung: 40 g Baldrianwurzel, 30 g Passionsblumenkraut und 30 g Melissenblätter.

Teezubereitung: 1 Teelöffel Teemischung mit 1 Tasse kochendem Wasser übergießen, 10 Minuten ziehen lassen und abseihen. Kinder zwischen 4 und 5 Jahren trinken täglich 2- bis 3-mal 1/2 Tasse, von 6 bis 14 Jahren täglich 1 bis 1 1/2 Tassen.

Saft

❖ Baldrianwurzel

Der Baldriantee wird wegen seines bitteren Geschmacks von Kindern meist nicht gerne getrunken. Hier empfehlen sich entweder Fertigpräparate oder ein Saft aus der Baldrianwurzel, gemischt mit Apfelsaft.
Saft: 1 bis 2 Teelöffel Baldriansaft in ein kleines Glas Apfelsaft geben und nach dem Abendessen trinken.

Aromatherapie

❖ Lavendelblüten

Anwendung: Die einfachste und sanfteste Methode, Lavendel zu verwenden, ist das Aufhängen von Lavendelsträußen oder mit Lavendelblüten gefüllten Stoffsäckchen in unmittelbarer Nähe des Betts. Die Wirkung hält etwa einen Monat an. Danach die Füllung erneuern.
Alternative: 1 Tropfen reines Lavendelöl auf das Kopfkissen geben.

❖ Hopfenzapfen

Anwendung: 500 g Hopfenzapfen in ein Baumwollkissen füllen und als Kopfkissen verwenden. Die Wirkung hält etwa eine Woche an. Danach die Füllung erneuern.

Bewährte Anwendungen bei bettnässenden Kindern

Für Kinder besonders geeignet ist das Granulat aus den Samen eines speziell gezüchteten Medizinalkürbisses.

❖ Kürbissamen

Anwendung: Das Granulat kann in Joghurt, Müsli, Pudding u.a. eingenommen werden. Die Tagesdosis für Kinder unter 4 Jahren beträgt hierbei 10 g Granulat, für Kinder über 4 Jahren 20 g.

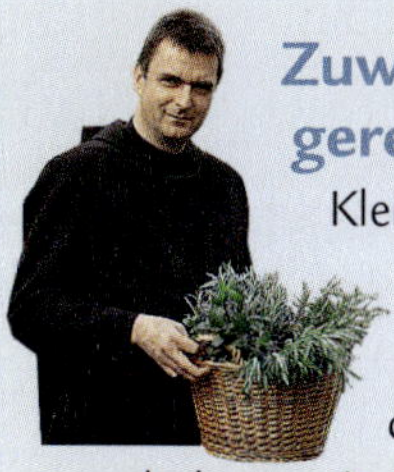

Zuwendung und ein geregelter Tagesablauf

Kleinkinder, die älter als 3 Jahre sind und während des nächtlichen Schlafs ihren Harndrang nicht kontrollieren können, haben meistens ein seelisches Problem. Sie benötigen besonders viel Zuwendung, vor allem Zuhören sollte man ihnen. Den Müttern empfehle ich außerdem, das Kind abends immer zur gleichen Zeit aufs Töpfchen zu setzen und während des Wasserlassens dabei zu bleiben. Überhaupt ist gerade für Kinder ein gleichbleibender, fester Tagesablauf wichtig: Nach etwa 17.00 Uhr sollte das Kind nicht mehr viel trinken, denn der Körper entwässert vor allem nachts. Scharfe Gewürze im Abendessen sind nicht zu empfehlen, denn sie machen Durst. Um die Beckenmuskulatur zu stärken, gibt es eine einfache Übung, die Mütter mit ihren Kindern immer wieder während des Tages machen können: Man legt die Hände auf den Unterbauch und versucht etwa 20-mal hintereinander den Po zusammenzuziehen.

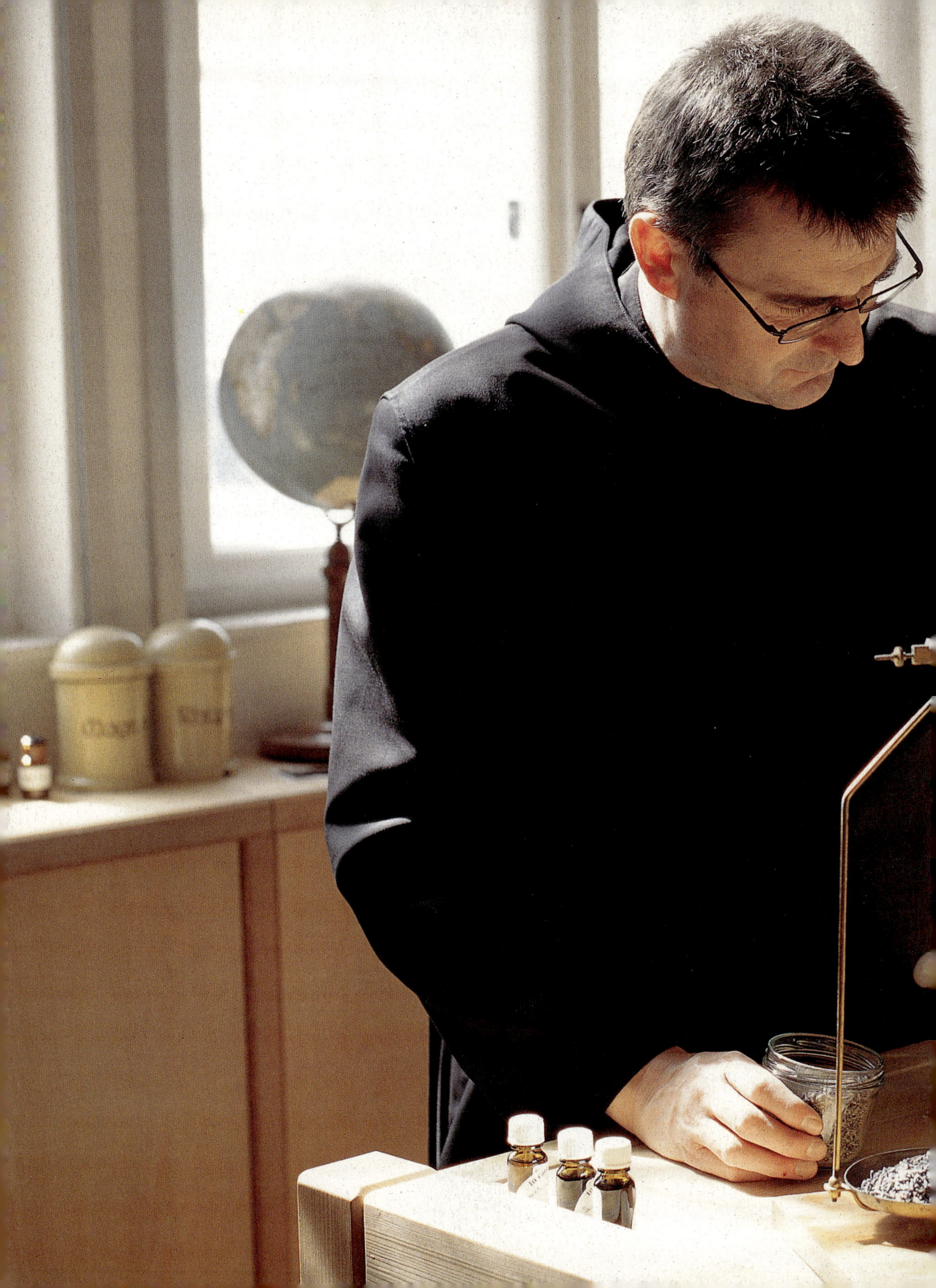

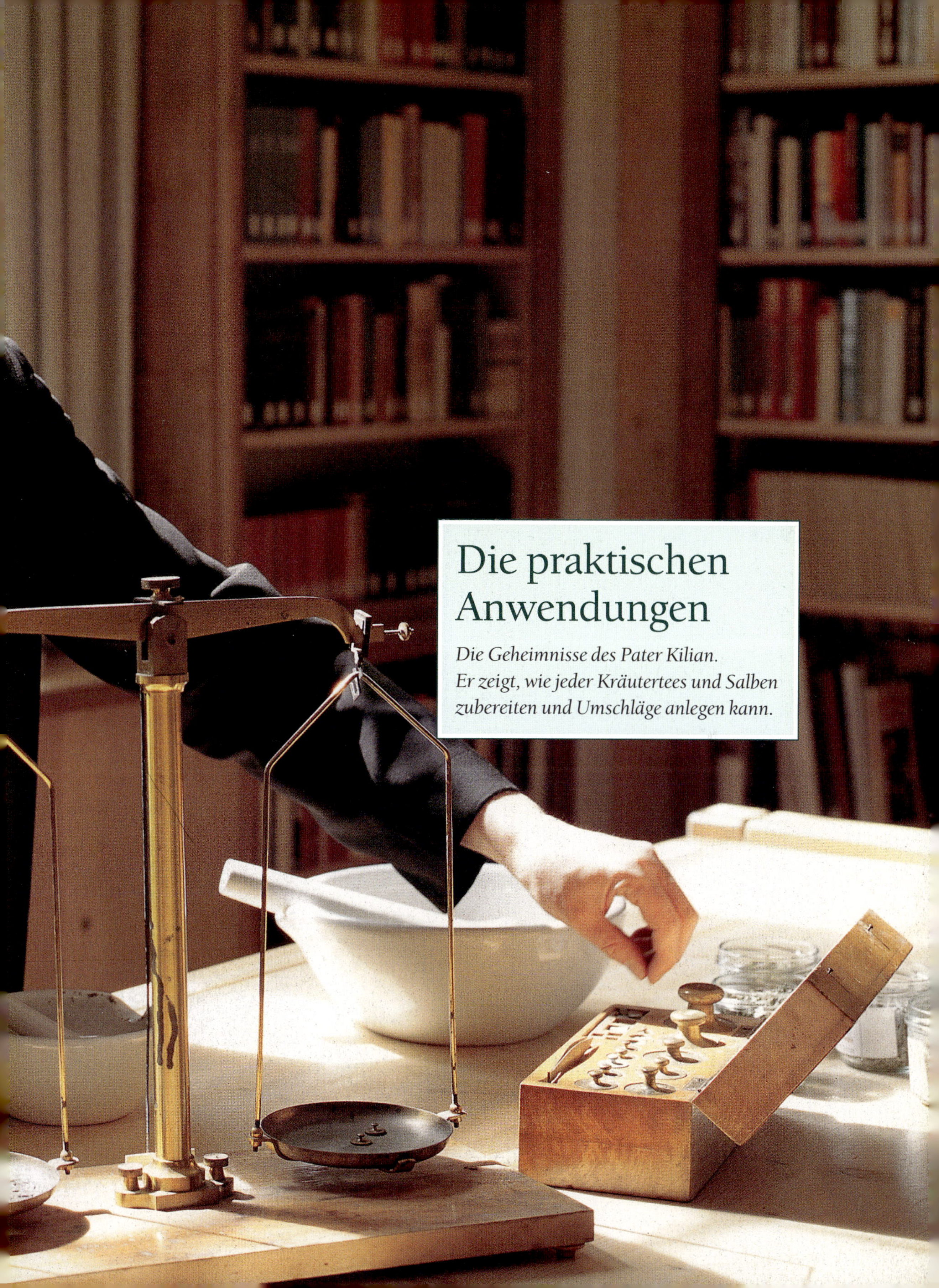

Die praktischen Anwendungen

Die Geheimnisse des Pater Kilian. Er zeigt, wie jeder Kräutertees und Salben zubereiten und Umschläge anlegen kann.

Heilkräutertees richtig zubereiten

Teezubereitungen zählen zu den ältesten medizinischen Anwendungen von Heilpflanzen. Doch obwohl die Herstellung denkbar leicht ist, gilt es doch, einige Regeln zu beachten. Da die oft flüchtigen Inhaltsstoffe der Heilkräuter mit der Zeit entweichen, lässt man sich vom Apotheker am besten nur kleine Mengen (höchstens 100 g) abwiegen. Diese sollten dann in gut verschließbaren Gefäßen (nicht in Plastikbehältern) vor Feuchtigkeit, Licht und zu hoher Temperatur geschützt werden. Die Dosierung, die Wassertemperatur und die Ziehdauer bestimmen Art und Menge der Substanzen, die sich aus den Pflanzen lösen und mit dem Tee aufgenommen werden.

Kaltwasserauszug

Die Wirkstoffe mancher Heilpflanzen werden durch Hitze zerstört – bei ihnen eignet sich der Kaltwasserauszug. Dabei werden nur die leicht wasserlöslichen Bestandteile aus den Pflanzenteilen herausgelöst. Man übergießt sie mit kaltem Wasser, lässt sie etwa 8 Stunden ziehen und rührt ab und zu um. Danach seiht man das Wasser durch ein Teesieb ab.

Abkochung

Werden für eine Rezeptur im Wesentlichen Wurzelbestandteile mit schwer löslichen Inhaltsstoffen gemischt, so müssen diese mit Hitze extrahiert werden: Sie werden ungefähr 15 Minuten lang gekocht, bevor man sie abseihen und trinken kann.

Heißwasserauszug

Die klassische Form der Teezubereitung ist die Überbrühung der Pflanzenteile mit heißem bzw. kochendem Wasser (siehe auch Abbildung 1–3). Dabei werden den Heilpflanzen schwer wasserlösliche Substanzen entzogen.

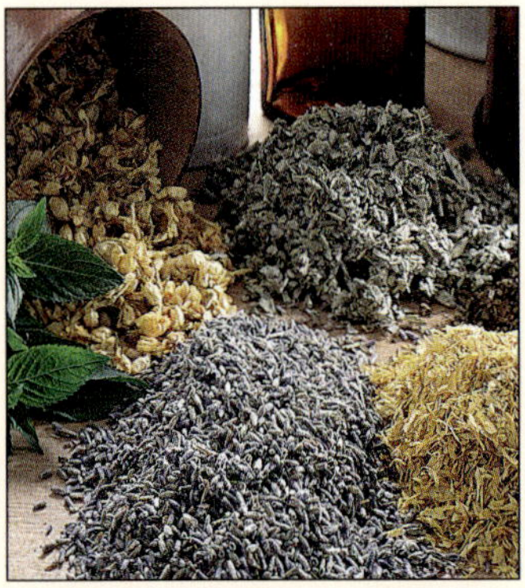

1. Je nach Rezept verwendet man meistens Blüten, Blätter oder das Kraut der Heilpflanze oder auch eine entsprechende Teemischung.

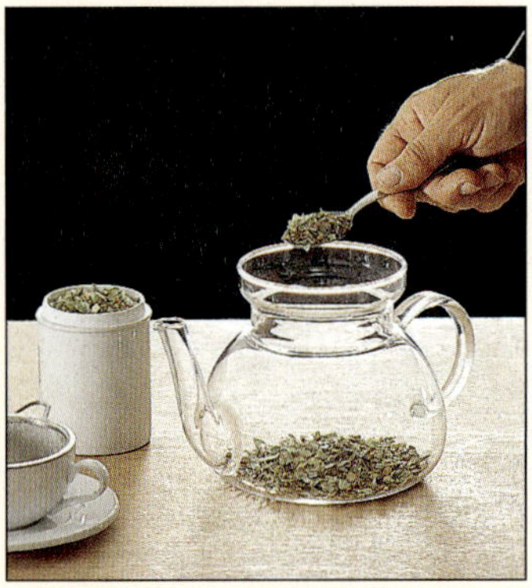

2. Die Dosierungsempfehlung für einen Erwachsenen lautet im Durchschnitt – falls nicht anders angegeben – 1 bis 2 Teelöffel pro Tasse.

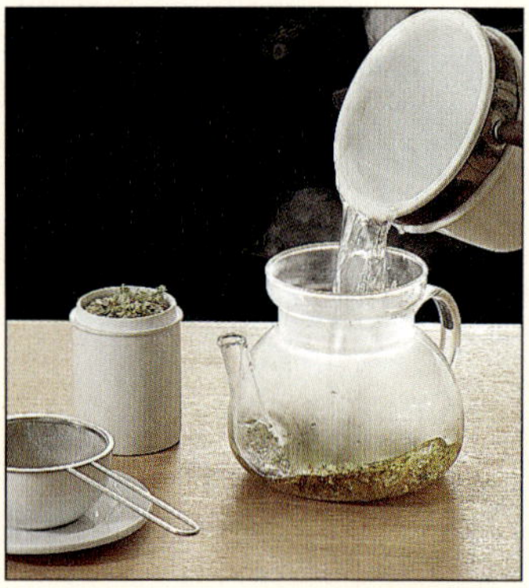

3. Den Tee mit kochendem Wasser übergießen. Je nach Rezept zugedeckt ziehen lassen und im Anschluss daran abseihen.

Extrakte und Tinkturen selbst herstellen

Bei einem Ölauszug werden die fettlöslichen Wirkstoffe aus einer Heilpflanze herausgelöst. Tinkturen sind Alkohol-Wasser-Auszüge, das heißt, die Wirkstoffe werden aus den Heilkräutern extrahiert, indem man sie in Alkohol ziehen lässt.

Ölauszug

Für eine Extraktion mit Öl verwendet man Oliven-, Sonnenblumen- oder auch andere möglichst hochwertige Pflanzenöle. Die Herstellung eines sogenannten Kaltextrakts ist etwas zeitaufwendig: Die Heilpflanzen lässt man über mehrere Wochen in dem Öl ziehen, bis der gewünschte Wirkstoffanteil in das Öl aufgenommen wurde. Da diese Öle überaus leicht verderblich sind, sollte man den Extrakt kühl und zudem in dunklen Flaschen aufbewahren. Ölauszüge werden häufig auch zu Salben und Cremes weiterverarbeitet.

Tinktur

Man verwendet 40-, 50- und 70-prozentigen Alkohol (Weingeist). Früher waren auch Auszüge mit Rotwein oder Schnaps üblich. Durch das Alkohol-Wasser-Gemisch werden den Heilpflanzen sowohl wasserlösliche als auch alkohollösliche Wirkstoffe entzogen (siehe Abbildung 1–3). Der Alkohol dient zudem als Konservierungsmittel. Da sich die verschiedenen Inhaltsstoffe nicht gleichermaßen in unterschiedlich starkem Alkohol lösen, sollte man sich genau an die Rezepturempfehlungen halten. Auch die empfohlene Dosierung ist genau einzuhalten, da Tinkturen starke Arzneimittel sind!

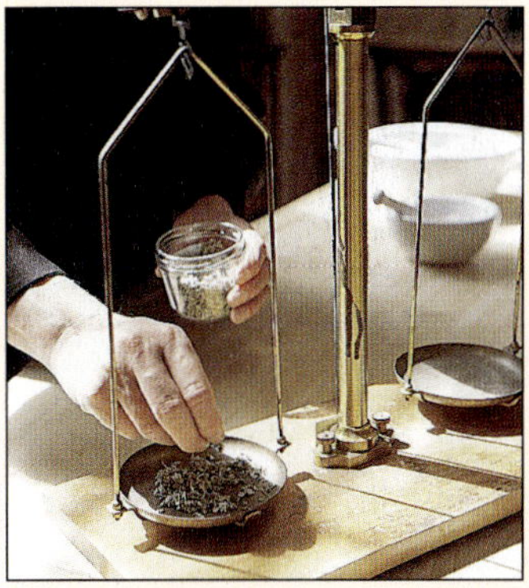

1. Die Blätter, die Blüten, die Früchte oder auch die Wurzeln sehr sorgfältig abwiegen und die härteren Pflanzenteile in einem Mörser zerdrücken.

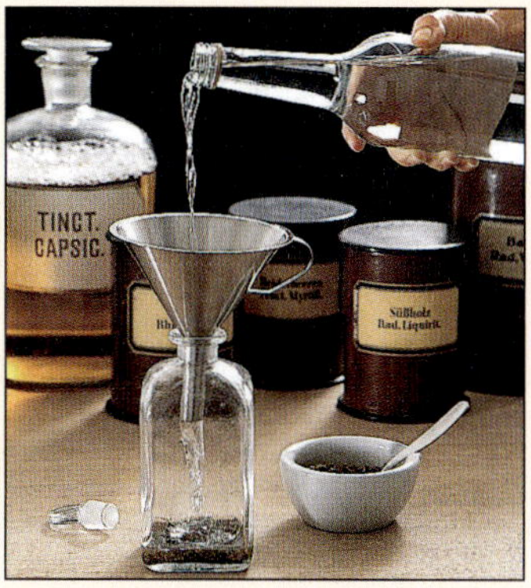

2. Die Pflanzenteile in ein großes, sauberes Glas geben, vollständig mit Alkohol bedecken und danach ziehen lassen (Dauer je nach Rezeptur).

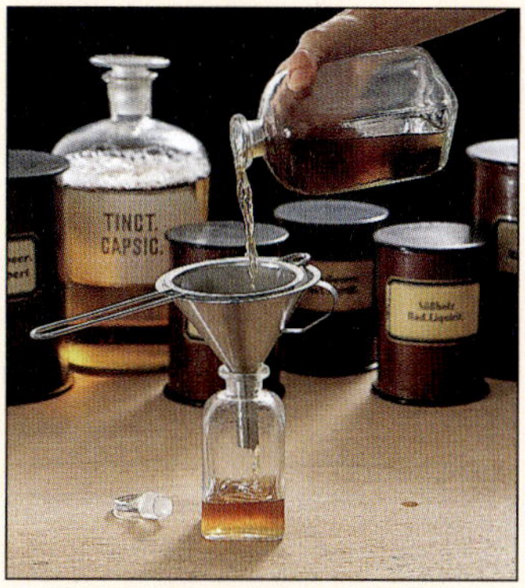

3. Die Tinktur durch einen Filter abseihen, in saubere Glasbehälter umfüllen und gut verschlossen an einem kühlen, dunklen Ort aufbewahren.

Salben selbst zubereiten

Zur Herstellung von Salben werden Heilkräuter zusammen mit Öl oder Fett erhitzt, um die fettlöslichen Inhaltsstoffe zu extrahieren. Als Grundlagen dienen z. B. Vaseline, Kokosnussöl, Bienenwachs oder Schweineschmalz. Ein beliebter, geruchsneutraler (und für die Rezepturen in diesem Buch verwendeter) Salbengrundstoff ist das Eucerin: Es besteht aus Fetten und Wachsen der Schafwolle sowie Vaseline. Im Gegensatz zu Cremes enthalten Salben nur wenig Wasser und können auch ohne Zugabe von Emulgatoren hergestellt werden.

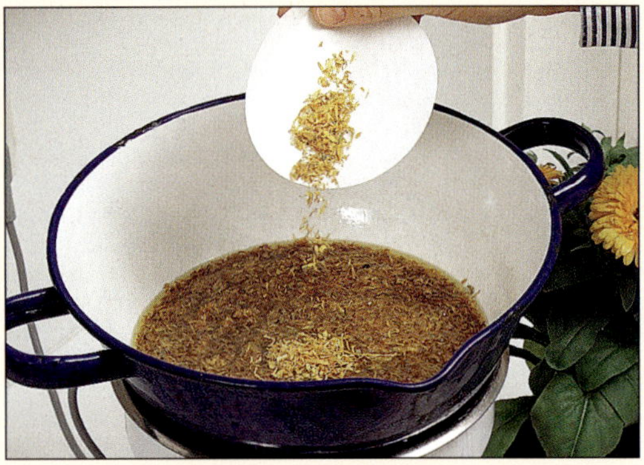

1. Für eine Ringelblumensalbe 5 g Blüten mit 100 g lauwarmem Eucerin im Wasserbad mild erwärmen, verrühren und mehrere Tage zugedeckt ziehen lassen, bis sich das Eucerin orange verfärbt.

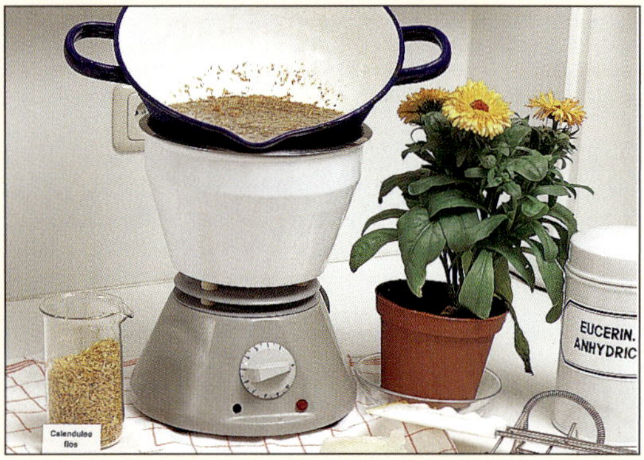

2. Die Mischung erneut im Wasserbad mild erwärmen (ca. 40 °C) und verrühren, bis das Eucerin flüssig wird und die Blüten absinken. Dann aus dem Wasserbad nehmen.

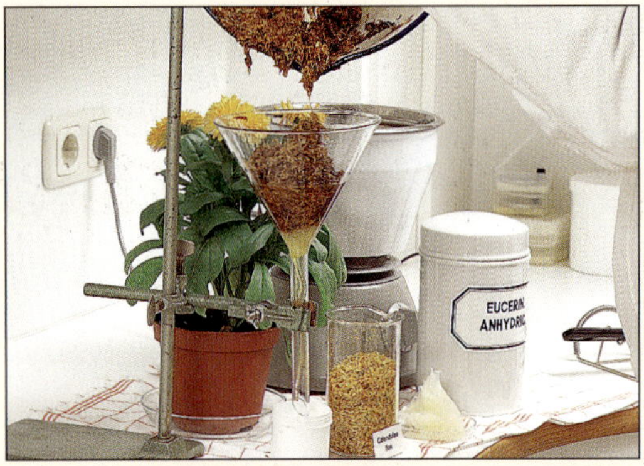

3. Das Gemisch durch einen Filter, der mit Verbandmull ausgekleidet ist, langsam in ein Vorratsgefäß laufen lassen.

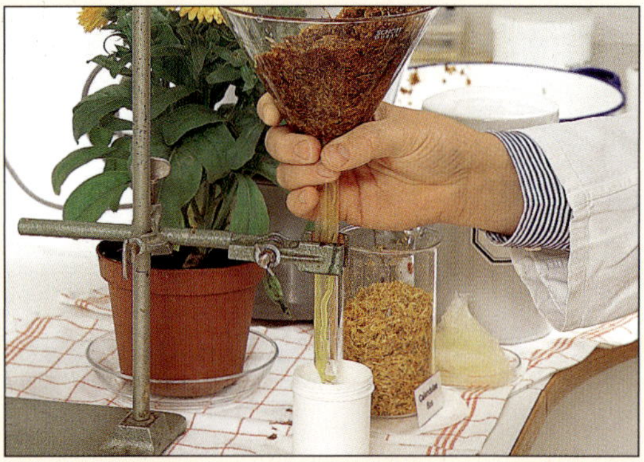

4. Um möglichst viel Salbe zu erhalten, auch die Reste aus dem Filter entfernen und in saubere, verschließbare Schraubgläser umfüllen.

Wasserdampf-Inhalationen wirkungsvoll einsetzen

Der Begriff Inhalation leitet sich von dem lateinischen Wort »*inhalare*« ab, was so viel wie anhauchen bedeutet. Tatsächlich ist die einfachste Art und Weise, wie wirksame Inhaltsstoffe in den menschlichen Körper gelangen können, die Atmung. Ungefähr einen halben Liter Luft atmen wir mit jedem Atemzug ein. Darin enthaltene Wirkstoffe dringen – abhängig von ihrer Teilchengröße – mehr oder weniger tief in die Atemwege ein.

Ganz entscheidend für das Eindringen der Inhaltsstoffe ist die Atemtechnik: Damit diese Stoffe auch wirklich in den Lungen ankommen, muss man langsam und tief einatmen, kurz (ungefähr 5 bis 10 Sekunden) den Atem anhalten und im Anschluss daran rasch wieder ausatmen.

Für eine Inhalation werden Heilpflanzen mit wasserdampflöslichen Inhaltsstoffen verwendet (z. B. Kamille, Pfefferminze, Eukalyptus oder Fichtennadeln). Anstelle der Pflanzenteile kann man auch das reine ätherische Öl in die Schüssel zum Inhalieren geben, es reichen in der Regel 3 bis 7 Tropfen aus.

Die Wirkung einer Inhalation hält im Durchschnitt etwa 5 Stunden an. Nach Beendigung des Kopfdampfbades wäscht man das Gesicht mit handwarmem Wasser ab und gönnt sich im Bett etwas Ruhe. Keinesfalls sollte man im Anschluss an diese Anwendung direkt in die Kälte gehen.

Man benötigt dazu: Heilkräuter bzw. ätherisches Öl (Menge je nach Rezeptur), 1 große Schüssel, 1 Heißwasserbereiter, ungefähr 2 Liter Wasser, 1 großes Handtuch.

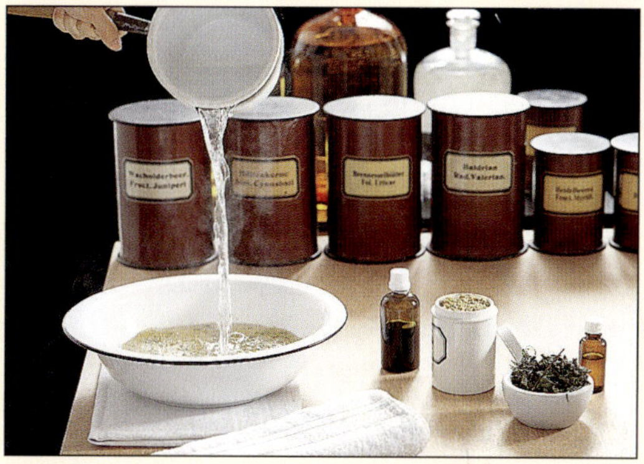

1. Die Heilkräuter und/oder das ätherische Öl in die Schüssel geben und mit kochendem Wasser übergießen (Menge je nach Größe der Schüssel).

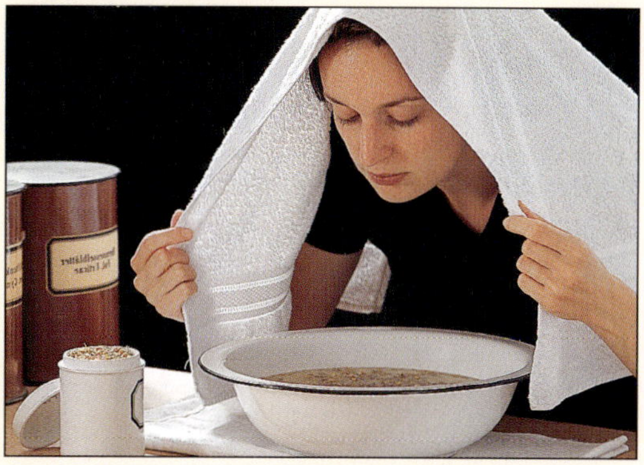

2. Den Kopf über die Schüssel halten – Vorsicht, nicht zu nah! – und mit dem Handtuch Kopf und Schüssel bedecken. Den aufsteigenden Kräuterdampf tief durch Mund und Nase einatmen, kurz den Atem anhalten und dann rasch ausatmen.

Wickel richtig anlegen

Die Wirkungsweise

Wickel anzulegen ist wirklich nicht schwer, wenn man einige grundsätzliche Hinweise beachtet. Wickel (oder Umschläge) umhüllen ein Körperteil (meist das erkrankte) und wirken auf zwei Arten: über die warme oder kalte Temperatur und über die Substanzen, mit denen der Wickel getränkt wurde.
Üblich sind Wickel im Hals- und Kopfbereich, Brust-, Leib- und Wadenwickel. Im Allgemeinen bestehen sie aus zwei oder drei Lagen: dem feuchtwarmen oder feuchtkalten Innentuch, dem trockenen Zwischentuch und dem wärmenden Außentuch.

Kalte Wickel

Normalerweise werden Wickel kalt angewendet. Kalte Wickel können Fieber senken und wirken beruhigend. Durch den Kältereiz wird eine Erhöhung der Durchblutung ausgelöst. Schon wenige Sekunden nachdem der Wickel angelegt wurde, stellt sich ein Wohlgefühl ein. Im weiteren Verlauf entsteht ein zunehmendes Wärmegefühl, der Wickel dünstet. Dadurch, dass der Körper die Wärme selbst produziert, entzieht diese Behandlung ihm die überhöhte Temperatur. Die Wickeltücher werden spätestens dann abgenommen, wenn sie trocken geworden sind.

Kühlende Wadenwickel

Kühle Wadenwickel helfen nicht nur gegen Fieber, auch bei Krampfadern sowie müden und geschwollenen Beinen können die feuchten Wickel eine Wohltat sein. Möchte man die Körpertemperatur senken, lässt man den Wickel nur 5 Minuten liegen und wiederholt diesen Vorgang 2- bis 3-mal. Ist eine beruhigende und entzündungshemmende Wirkung erwünscht, beträgt die Liegedauer mindestens 20 Minuten. Man benötigt 1 Leinentuch, 1 Baumwolltuch, 1 Wolltuch und Wasser.

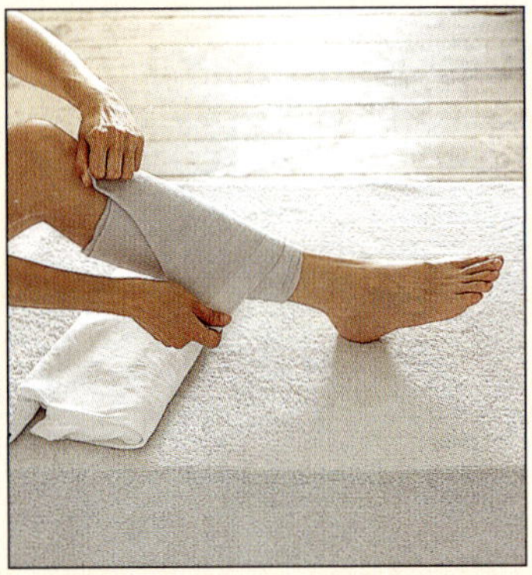

1. Für die erste Lage ein Leinentuch in kaltes Wasser tauchen, auswringen und straff um den Unterschenkel legen.

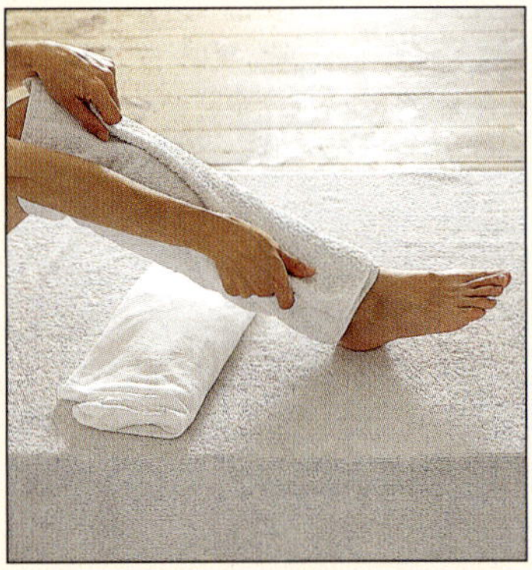

2. Für die zweite Lage ein trockenes Baumwolltuch (z. B. ein Handtuch) ebenfalls fest um den Schenkel wickeln.

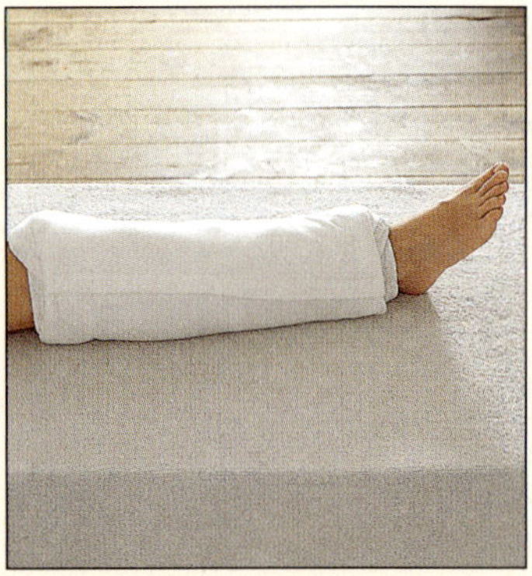

3. Darüber ein Wolltuch geben und befestigen. Die Beine ruhig ausstrecken.

Was man benötigt

Für alle dreilagigen Wickel gilt dasselbe Prinzip: Das zu verwendende Innentuch sollte hygienisch zu waschen sein. Am besten benutzt man ein Leinentuch, das ganz besonders kühlend wirkt.

Das dem Innentuch folgende trockene Zwischentuch darf unter gar keinen Umständen wasserundurchlässig sein, da der Temperaturreiz erst durch die Verdunstung zustande kommt. Geeignet ist z. B. ein Tuch aus Baumwolle, denn es hält die Feuchtigkeit des Innentuchs vom abschließenden Außentuch fern.

Das Außentuch bestand in früheren Zeiten meistens aus Wolle, da dieses Material besonders gut die Temperatur konserviert. Sehr praktikabel ist aber auch ein dickes Frotteetuch. Das Außentuch hat die Aufgabe, den gesamten Wickel ohne »Luftbrücken« auf dem Körper zu fixieren. Es kann vor allem bei Kindern, aber auch bei empfindlichen Erwachsenen durch einen Trikotschlauch (z. B. eine abgeschnittene Strumpfhose) oder durch ein Seidentuch ersetzt werden. Da sich Wolle nicht auskochen lässt und zudem kratzt, sollte niemals ein Wolltuch die Haut direkt berühren.

Kalter Quarkwickel

Mit einem Quarkwickel lassen sich Entzündungen lindern. Er findet insbesondere Anwendung bei einer Hals- und Rachenentzündung. So lange einwirken lassen, bis der Quark trocken ist, also etwa 1 Stunde.

Man benötigt 200 g Quark, 1 Teelöffel Essig, 1 Leinentuch, 1 Baumwolltuch, 1 Außentuch.

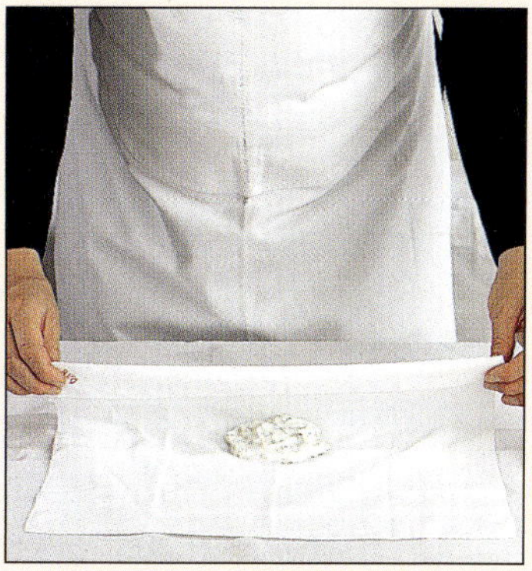

1. 200 g Quark mit 1 Teelöffel Essig verrühren, auf ein Leinentuch geben und gleichmäßig 2 cm dick verstreichen.

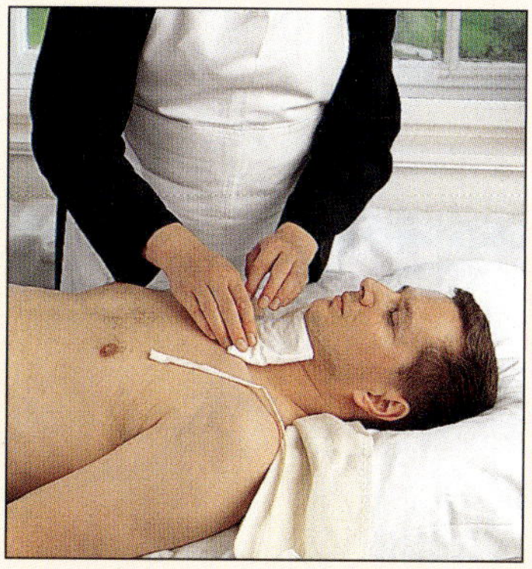

2. Das Tuch mit der Quarkseite auf den Hals legen und ein trockenes, längliches Baumwolltuch darumlegen.

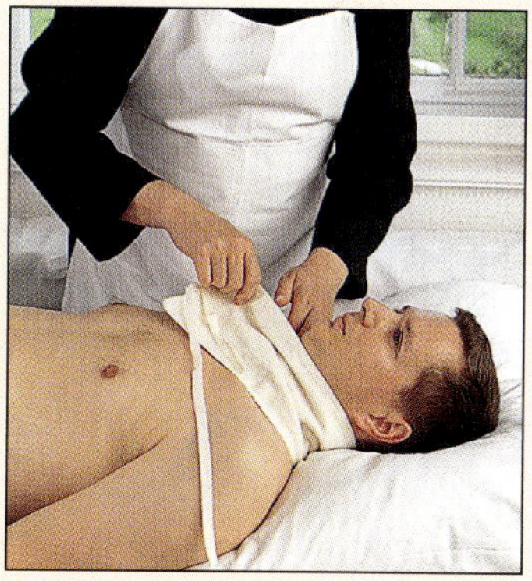

3. Mit einem Woll- oder Seidenschal umwickeln. Nach wenigen Minuten soll sich ein angenehmes Wärmegefühl einstellen.

Wickel richtig anlegen *(Fortsetzung)*

Kohlwickel
Eine weitere Therapiemöglichkeit ist die direkte Auflage von Wirkstoffen auf erkrankte Körperstellen. Kohlwickel etwa gelten als intensiv wirkendes Heilmittel. Durch die starke Hautreizung wird die Durchblutung selbst in tieferen Gewebeschichten verstärkt. Bei entzündlichen Prozessen entziehen sie dem Körper Giftstoffe. Kohlwickel eignen sich daher bei Insektenstichen und bei Verbrennungen. Linderung verspricht das Gemüse auch bei Hals- und Gelenkschmerzen, bei Gicht und bei Rheuma. Als Zeichen einer vermehrten Ausscheidung von Giftstoffen gilt es, wenn sich die Blätter nach einiger Zeit braun verfärben und unangenehm riechen. Dann sollte man den Wickel erneuern. Insgesamt kann man Kohlwickel 1- bis 2-mal täglich anwenden. Wegen ihrer keimtötenden und reinigenden Wirkung haben sich besonders Wirsing und Weißkohl bewährt. Für beide gilt: Man verwendet nur die inneren, frischen Blätter des Kohls.
Man benötigt für den Wickel: 1 Weißkohl oder Wirsing, 1 Messer, 1 Nudelholz, 1 Holzbrett, 1 Leinentuch, 1 elastischen Netzverband oder 1 elastische Binde.

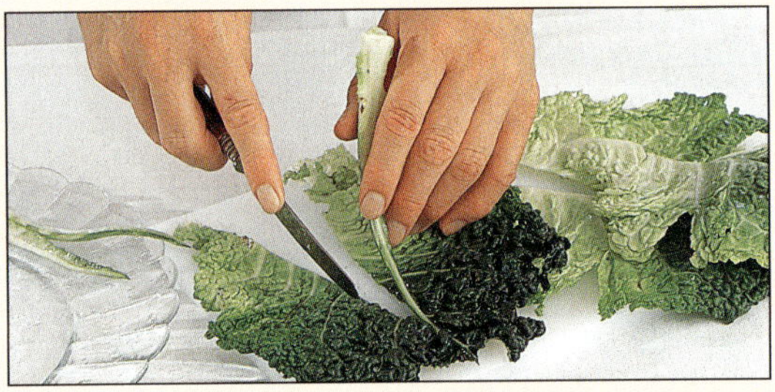

1. Ein paar Blätter aus dem Kohl heraustrennen und jeweils die Mittelrippe und eventuell weiter vorstehende Blattrippen wegschneiden.

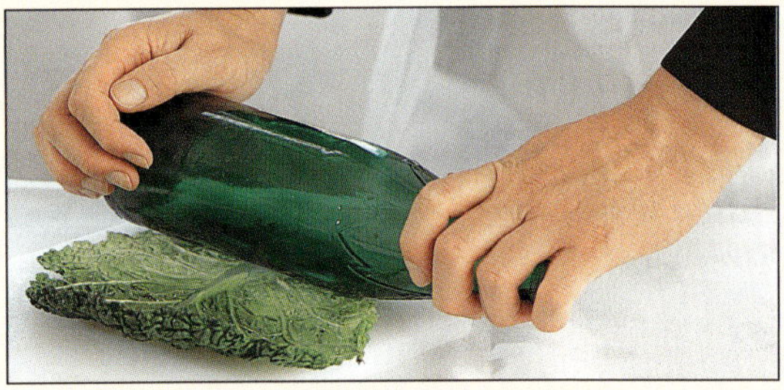

2. Die Blätter mit einem Nudelholz (oder einer Flasche) kräftig flach walzen, damit die Blattrippen aufbrechen und der Saft austreten kann.

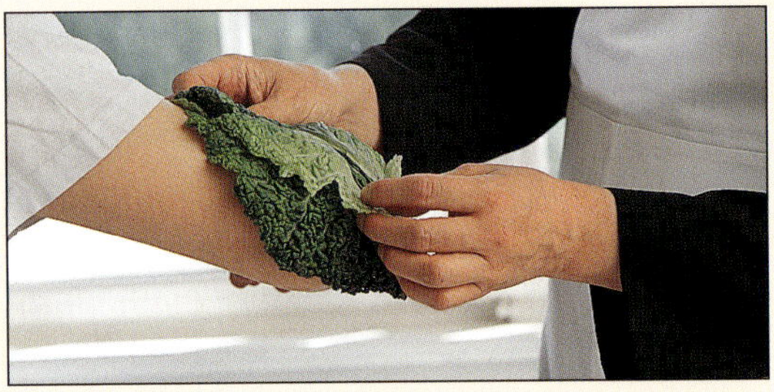

3. Die Blätter dachziegelförmig auf die betroffene Körperstelle auflegen und ein trockenes Leinentuch um die Blätter schlagen.

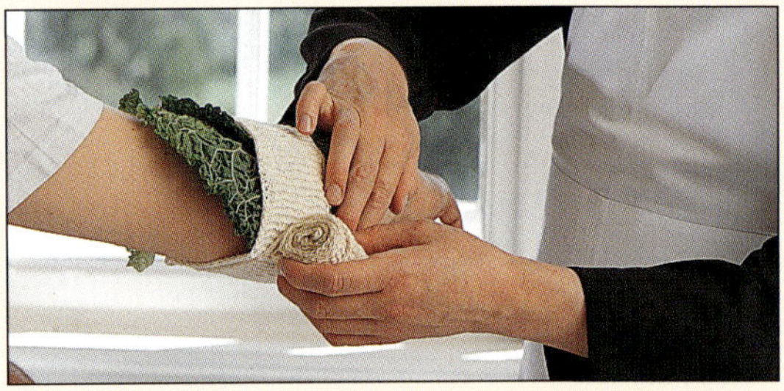

4. Den Wickel mit einem elastischen Netzverband oder mit einer Binde befestigen und dann bis zu 12 Stunden einwirken lassen.

Heiße Wickel

Ein sehr erfolgreiches und einfaches Heilmittel ist warmes Wasser. Als Wärmeträger spielt es nicht nur eine Rolle bei heißen Bädern, sondern ebenso bei heißen Wickeln. Bei einigen Anwendungen werden Wirkstoffe aus Heilpflanzen eingesetzt, die dem Wickelwasser beigegeben werden. Die Wickel müssen möglichst heiß angelegt werden, aber auf keinen Fall kochend heiß.

Heiße Wickel nutzt man vor allem zur Linderung von Schmerzen und zum Lösen von Krämpfen. Als Leibwickel angewendet, fördern sie die Durchblutung der Bauchorgane und sorgen auf diese Art und Weise für Entkrampfung und Entgiftung.

Heißer Leibwickel

Der heiße Leibwickel, der von den Achselhöhlen bis zum Bauch reicht, hilft vor allem bei Erkrankungen des Oberbauches, wie etwa Gallenbeschwerden, sowie bei Verstopfung, Durchfall und Darmentzündungen. Der Leibwickel kann zwischen 45 bis 60 Minuten angelegt bleiben. Man sollte ihn nicht anwenden bei Magengeschwüren oder Magenblutungen!

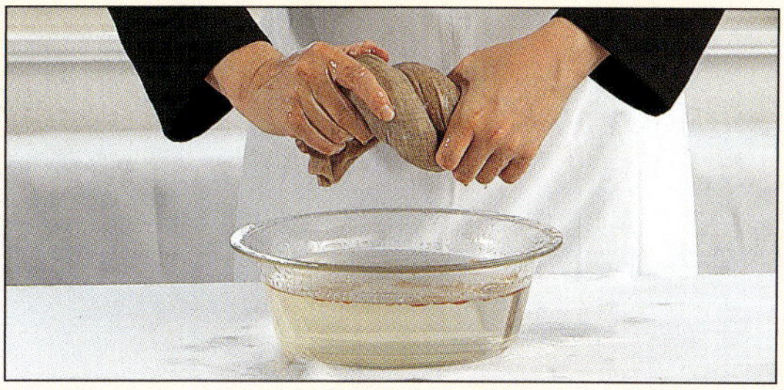

1. Das Leinentuch in heißes Wasser (je nach Rezeptur mit Heilkräuterzusätzen) tauchen, aus dem Wasser nehmen und gut auswringen.

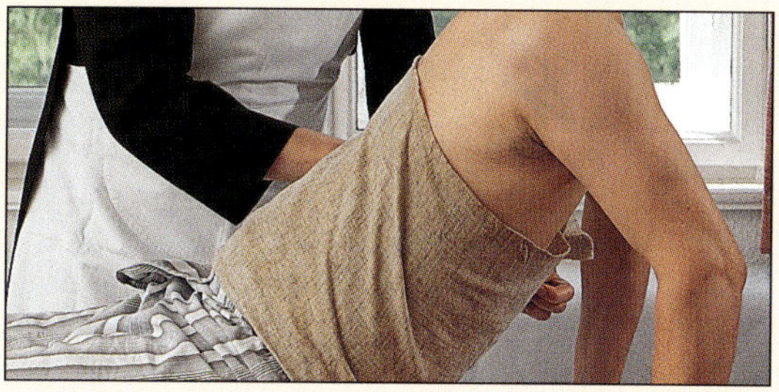

2. Zum Anlegen des Leinentuchs sollte der Patient auf einem Stuhl sitzen. Von der Hilfsperson das Leinentuch um den Leib wickeln lassen.

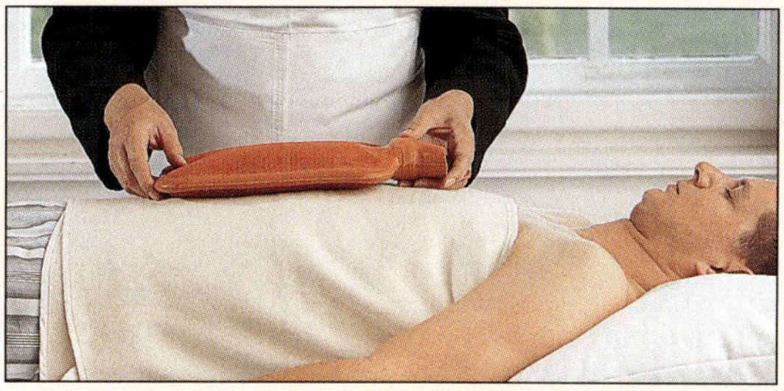

3. Ein Baumwolltuch straff um den Körper wickeln, ausgestreckt hinlegen und eine Wärmflasche auf die Auflage legen (lassen).

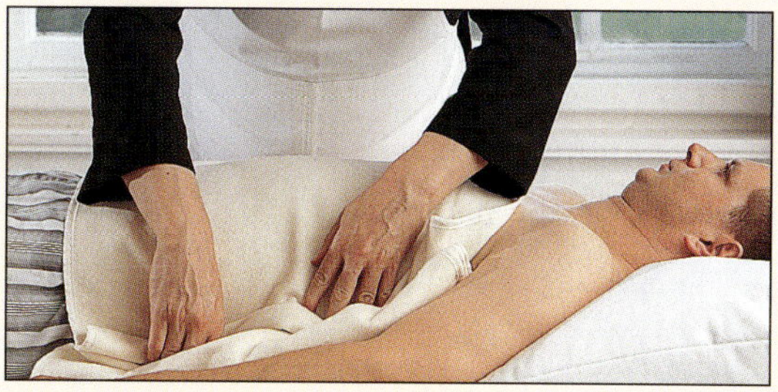

4. Danach als dritte Lage das Frotteetuch eng anliegend über die ersten Lagen und die Wärmflasche legen.

Bäder therapeutisch einsetzen

Baden ist ein altbewährtes Mittel in der Klosterheilkunde. Allein schon durch den Auftrieb im Wasser wirken Bäder entlastend. Man unterscheidet kalte, warme oder temperaturansteigende Bäder sowie Wechselbäder. Zur Schlafförderung und Beruhigung werden gemäßigte Badetemperaturen empfohlen (ca. 38 °C). Bei Erkältungskrankheiten oder bei rheumatischen Erkrankungen soll so heiß wie möglich gebadet werden.

Je nach Therapieziel werden die Bäder als Vollbäder, aber auch als Teilbäder wie Arm-, Fuß- oder Sitzbäder eingesetzt. Neben den Temperaturreizen wirken sie auch durch beigefügte Zusatzstoffe: als Heilpflanzensude, Extrakte, Öle oder Salze. Damit die pflanzlichen Wirkstoffe vom Körper aufgenommen werden, sollte man generell etwa 30 Minuten baden (ansonsten siehe Anwendungen in diesem Buch). Nach einem Bad sollte man sich möglichst Ruhe gönnen.

Doch nicht für jeden sind Bäder geeignet: Wer unter schweren Herz-Kreislauf-Störungen oder schweren Atemproblemen leidet, sollte vor Badeanwendungen seinen Arzt zurate ziehen.

Temperaturansteigende Bäder

Beginnend mit einer Temperatur von ungefähr 35 °C, wird die Wassertemperatur schrittweise durch Zugabe von heißem Wasser erhöht. Diese Bäder sind zur Erwärmung bei beginnender Erkältung sowie als Teil einer Schwitzkur geeignet. Bereits ein Fußbad bewirkt eine Erwärmung des ganzen Körpers und fördert die Durchblutung der Nasen- und der Rachenschleimhäute. Man benötigt 1 Fußbadewanne, Wasser und dicke Socken (siehe Abbildung 1 und 2).

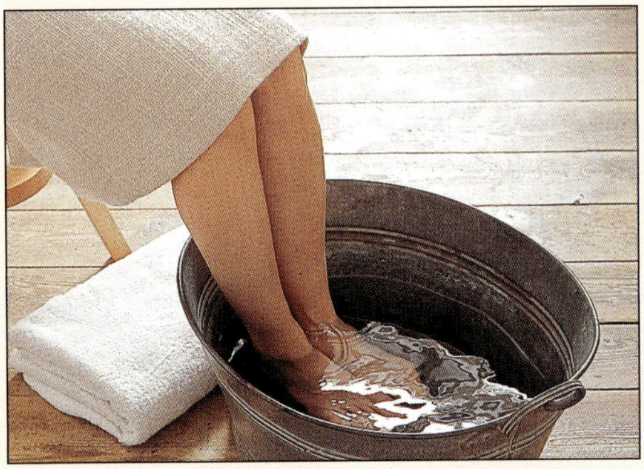

1. Die Füße in eine große Wanne mit ungefähr 1,5 Liter 35 °C warmem Wasser stellen. Für eine optimale Wirkung können dem Badewasser pflanzliche Zusätze oder ätherische Öle beigegeben werden. Ein Handtuch zum Abtrocknen bereitlegen.

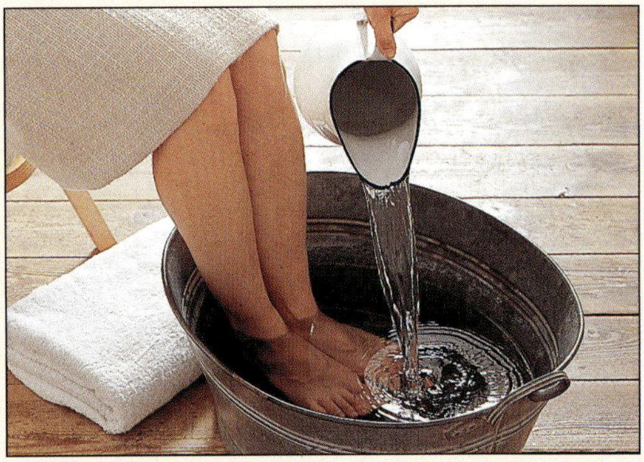

2. Die Badetemperatur schrittweise durch Hinzufügen von heißem Wasser erhöhen, bis eine Endtemperatur von etwa 39 bis 40 °C erreicht ist. Insgesamt badet man die Füße 10 bis 15 Minuten. Anschließend gut abtrocknen, warme Wollsocken anziehen und 30 Minuten ruhen.

Verzeichnis der historischen Werke und Personen

Ehe Johann Gutenberg um das Jahr 1450 den Buchdruck erfand, waren zur Vervielfältigung von Texten viele Köpfe und Hände nötig. Kopieren von Hand, Übersetzen, Sammeln, Bearbeiten und Illustrieren, dazu haben die Klöster im Mittelalter einen unersetzlichen Beitrag geleistet. Große Bibliotheken wurden erstellt, ohne die der heutige Wissensstand über die Antike und das Mittelalter arm wäre. Dass dabei manchmal die Autorennamen verwechselt wurden oder verloren gingen, liegt auch daran, dass es noch kein Urheberrecht gab und die Verfasser bescheiden hinter ihrem Werk zurücktraten. Nachfolgend sind die wichtigsten Autoren (schwarz) und Werke (blau) dargestellt.

Albertus Magnus

Der Dominikaner Albertus (geb. um 1200 in Lauingen/Schwaben, gest. 1280 in Köln) erwarb seinen Doktortitel in Paris und lehrte an mehreren Dominikanerklöstern, bis er 1248 als Leiter für das neu gegründete »studium generale et solemne« in Köln berufen wurde. Zusammen mit seinem Schüler Thomas von Aquin war er an der Schlichtung mehrerer hochrangiger innerkirchlicher Streitigkeiten beteiligt, was mit weiten Reisen verbunden war. Der Ursprung seines Ehrentitels Albertus »Magnus« (der Große) ist unklar, eindeutig bezeugt sind aber seine Verehrung nach dem Tod sowie seine Selig- (1622) und Heiligsprechung (1931) durch die Päpste. Neben theologischen und philosophischen Schriften verfasste Albertus ein vielbändiges zoologisches (›De animalibus‹) und ein botanisches Werk (›De vegetabilibus‹) in sieben Büchern.

Für seine Pflanzenkunde verband er das botanische Wissen antiker Autoren mit Lehrmeinungen aus → Avicennas Schriften und dem → ›Circa instans‹, ließ jedoch auch viele auf eigener Erfahrung und Anschauung beruhende Informationen mit einfließen. Albertus Magnus gilt daher als einer der bedeutendsten Naturforscher des Mittelalters.

Avicenna

Avicenna ist der spanisch-lateinische Name für den iranischen Gelehrten und Schriftsteller Abdallah Ibn Sina, der zwischen 973 und 980 in Persien geboren wurde und dort 1037 starb. Er gilt als **der** universelle Wissenschaftler, Philosoph und Arzt des islamischen Ostens im Mittelalter. Seine Schriften in arabischer (und zum Teil persischer) Sprache verarbeiten neben griechischen und lateinischen Autoren auch arabische Quellen, sein Ruhm in der Medizin beruht auf insgesamt ungefähr 40 Werken, deren wichtigstes der fünfbändige ›Canon medicinae‹ darstellt. Auf Grund seiner Systematik und übersichtlichen Darstellung war dieses Werk in lateinischen, hebräischen und anderen landessprachlichen Übersetzungen für die Medizinausbildung seiner Zeit grundlegend, und es wurde nach Erfindung des Buchdrucks bis ins 17. Jahrhundert nachgedruckt.

Bock, Hieronymus → »Väter der Botanik«

Brunfels, Otto → »Väter der Botanik«

Cassiodor

Der Senator und Gründer des Klosters Vivarium in Süditalien, Flavius Magnus Aurelius Cassiodorus (um 490 bis 580) war einer der Wegbereiter der Klostermedizin. Er sorgte dafür, dass zahlreiche griechische Texte ins Lateinische übersetzt wurden und legte ein Bildungsprogramm vor, in dem auch das Studium der Medizin empfohlen wurde. Mit seiner Schrift ›Institutiones‹ (um 550) fordert Cassiodor zum Studium der antiken Wissenschaftler auf, und er sagt darin: »Lernet die Eigenschaften der Kräuter und die Mischungen der Arzneien kennen (…)«. Er vermachte dem Kloster eine umfangreiche Bibliothek, mit der er sich um die Sammlung und Erhaltung des Wissensgutes große Verdienste erwarb.

Circa instans

Diese ›Standarddrogenkunde des Mittelalters‹ (Handbuch des MA) entstand um 1150 in der Medizinschule von Salerno, sie bildet den Höhepunkt der mittelalterlichen pharmazeutischen Literatur. Als Verfasser gilt ein Mitglied der Ärzte-Familie Platearius (möglicherweise ein Neffe des → Johannes Platearius), der erstmals ein halbalphabetisches Ordnungsprinzip (erster Buchstabe des mittellateinischen Namens) verwendete und die Pflanzen nach Aussehen, Anbau und Anwendung systematisierte. Angaben zur Haltbarkeit der Arzneimittel werden angeführt, allein mit diesem ausführlichen Teil geht das ›Circa instans‹ über die früheren Kräuterbücher weit hinaus. Hinzu kommen Warnungen vor unerwünschten Nebenwirkungen oder gar Vergiftungen bei falscher Anwendung.
Mit all diesen Qualitäten trug das ›Circa instans‹ zusammen mit dem ›Antidotarium Nicolai‹ des Nikolaus Salernitanus und den ›Therapien‹ (›Curae‹) des Johannes Platearius aus der Salerner Schule zur Professionalisierung des Apothekerberufs – im Unterschied zu den Ärzten – entscheidend bei.

Constantinus Africanus

Constantinus Africanus (um 1010/15 bis 1087), möglicherweise in Karthago geboren, bereiste als muslimischer Arznei- und Gewürzhändler fast 40 Jahre den Mittelmeerraum und den Vorderen Orient. Dabei lernte er Salerno und das Benediktinerkloster Montecassino kennen und trat schließlich in das von Benedikt gegründete Kloster ein. Er übersetzte zahlreiche arabische und griechische Autoren ins Lateinische und wurde so einer der Begründer der lateinischen Fachsprache der Medizin. Sein Buch ›Liber de gradibus‹, eine Art Intensitätsgrade-Lehrbuch, wurde neben seinen Übersetzungen grundlegend für die Ausbildung an der Medizinschule von Salerno sowie für das kurze Zeit später dort entstandene Lehrbuch → ›Circa instans‹.

Dioskurides

Der Grieche Pedanios Dioskurides (1. Jh. n. Chr.) stammte aus dem kleinasiatischen Anazarbos und war Militärarzt unter den römischen Kaisern Claudius und Nero. Wohl in den Jahren 60 bis 70 n. Chr. verfasste er ein fünfbändiges Buch (›Peri hyles iatrikes‹, lat. ›Materia medica‹), das als das bedeutendste pharmazeutische Werk der Antike gilt und bis weit in die neuzeitliche Arzneimittellehre hinein wirkt. Er führte darin alle bis dahin bekannten pflanzlichen, tierischen und mineralischen Heilmittel auf, beschrieb sie sorgfältig und versah die Kapitel mit detaillierten Ausführungen zu Indikation, Dosierung und Wirkung. Etwa 600 Arzneipflanzen wurden hier zusammengestellt, was Dioskurides zu einem der meistkopierten, übersetzten und bearbeiteten Medizinautoren bis ins späte Mittelalter werden ließ.

Elsässisches Arzneibuch

Das ›Elsässische Arzneibuch‹ ist 1418 entstanden, erweitert wurde es vier Jahre später. Es besteht aus einer in Straßburg hergestellten Zusammenfassung aller bis dahin vorliegenden deutschen Texte zur Medizin, so → Ortolf von Baierland, → Konrad von Megenberg, aber auch vieler anderer Quellen.

Fuchs, Leonhart → »Väter der Botanik«

Galen von Pergamon

Als unumstrittene medizinische und naturphilosophische Autorität bis in die Neuzeit gilt der in Pergamon (Kleinasien) geborene griechische Mediziner Galen (129 bis etwa 200 n. Chr.). Erst Gladiatorenarzt in Pergamon, wurde er später zeitweilig zum Leibarzt Kaiser Marc Aurels in Rom. Als Autor sowohl medizinischer als auch philosophischer Schriften hinterließ er ein sehr großes Werk, das die zur damaligen Zeit vorhandene Literatur wissenschaftlich auswertet, von → Hippokrates bis zur antiken Lehre von den vier Säften. Die Wirkungsgeschichte des sogenannten Galenismus lässt sich durch die europäische und arabische Medizinliteratur verfolgen, auch für die Klostermedizin waren Galens Schriften in Übersetzungen und Bearbeitungen eine der entscheidenden Grundlagen.

Gart der Gesundheit

Das ›Circa instans‹ aus Salerno ist die Grundlage des Kräuterbuchs von Johann Wonnecke von Kaub, ›Gart der Gesundheit‹, entstanden zwischen 1480 und 1485. Wonnecke war Stadtarzt von Mainz, später dann in Frankfurt, sein Buch wurde bei Peter Schöffer in Mainz 1485 verlegt und gedruckt. Damit ist es der erste bekannte Druck eines Kräuterbuchs mit Pflanzendarstellungen (– wenn auch mit vielen Fehlern! –) nach der Erfindung des Buchdrucks.

Hildegard von Bingen

Fast 1000 Jahre nach ihrer Geburt erlebte die Äbtissin des Benediktinerinnenklosters Rupertsberg bei Bingen eine späte Wiederentdeckung, ihre Lehren und Schriften wurden seit den 80/90er-Jahren des 20. Jahrhunderts neu ediert und vielfältig kommentiert.
Die als jüngstes von 10 Kindern geborene Hildegard kam im 8. Lebensjahr ins Kloster, wurde mit 16 Jahren Nonne, begann aber erst mit 43 Jahren, bereits als Äbtissin, einer inneren Stimme folgend zu schreiben. Neben heilsgeschichtlichen Texten verfasste sie zwischen 1150 und 1160 den ›Liber subtilitatum diversarum naturarum creaturarum‹, ein Werk zur Natur- und Heilkunde, das erst in einer späteren Druckfassung von 1533 in die Titel ›Physica‹ und ›Causae et curae‹ geteilt wurde. Die ›Physica‹ beschreibt in 230 Kapiteln Tiere, Mineralien und Pflanzen mit der Anwendung ihrer Wirkstoffe, die ›Causae et curae‹ haben die Physiologie und Pathologie des Menschen zum Thema. Hildegard war entgegen ihrer eigenen Aussage eine äußerst gelehrte Theologin und Schriftstellerin, sie wich aber in ihrem mystischen Weltbild und ihrer Darstellung der Heilwirkungen von Arzneimitteln oft stark von den antiken und zeitgenössischen Medizinern ab.

Hildegard starb schwer krank und geschwächt 1179 in ihrem Kloster.
Die unmittelbare Nachwirkung ihrer Schriften war eher gering, wohl auch weil etwa gleichzeitig die drogenkundlichen Werke der Schule von Salerno überall Verbreitung fanden.

Hippokrates

Der wichtigste und bekannteste Arzt des griechischen Altertums war Hippokrates (um 460 bis ca. 370 v. Chr.), der der medizinischen Schule von Kos vorstand und dort als Arzt und Schriftsteller wirkte. Nach ihm wurde der ›Corpus hippocraticum‹ benannt, eine Sammlung der Schriften der Ärzteschule von Kos. Sein Name ist durch den hippokratischen Eid der Ärzte bis heute allgemein bekannt.

Hortulus → Walahfrid Strabo

Hortus sanitatis

Dem → ›Gart der Gesundheit‹ nachgestaltet wurde der 1491 zuerst gedruckte ›Hortus sanitatis‹, sozusagen ein lateinisches Gegenstück zum deutschen ›Gart‹. Der Drucker Jakob Meydenbach gestaltete die Urfassung, der viele Nachdrucke – auch im Ausland – folgten. Das Buch enthält 1072 Drogenmonografien – unter diesen 530 Kräuter – mit zahlreichen Abbildungen, die entweder dem ›Gart‹ entstammen oder auf die gleichen Quellen zurückgehen.

Ibn-al-Baytar

Der spanisch-maurische Botaniker Ibn-al-Baytar (gest. 1248) wurde Ende des 11. Jahrhunderts in Málaga geboren und bereiste von dort um 1220 Kleinasien, Syrien sowie Afrika und ließ sich dann in Ägypten nieder. Er verfasste mehrere botanische Werke, auch über die Wirkungen von Heilpflanzen. Dazu verarbeitete er nicht nur das europäische Wissen seiner Zeit, sondern bezog persische, syrische und sogar indische Texte mit ein, was eine Bereicherung um viele orientalische Heilpflanzen bedeutete.

Isidor von Sevilla

Isidor (um 570 bis 636) wurde 600 oder 601 Bischof von Sevilla. Als Kirchen-Schriftsteller sammelte und beschrieb er klassisch-antikes und auch christliches Bildungsgut. Besonders in seinem Hauptwerk, den umfangreichen ›Etymologien‹ (›Etymologiarium sive originum libri XX‹), stellte er eine Enzyklopädie des gesamten Wissens seiner Zeit zusammen. Neben theologischen, politischen und philosophischen Teilen enthält das Werk im vierten Band, ›De medicina‹, die Grundlagen der bis dahin bekannten medizinischen und heilkundlichen Kenntnisse.

Konrad von Megenberg

Konrad von Megenberg stammte aus Mainfranken (1309 bis 1374), er lernte und lehrte in Paris. Er wurde zum Rektor der Wiener Domschule berufen und war ab 1348 Domherr in Regensburg, wo er als Lehrer und Autor wirkte. Sein wichtigstes naturwissenschaftliches Werk in deutscher Sprache ist das ›Buch der Natur‹ (um 1350, eine Bearbeitung des ›Liber de natura rerum‹ des Domenikaners Thomas von Cantimpré). Dieses sehr eigenständige Werk erfuhr eine große Verbreitung als ein auch für Laien verständliches medizinisches Handbuch.

Kräuterbuch

Das ›Kräuterbuch‹ (früher als ›Kreüterbuch‹ bezeichnet) des Adam Lonitzer (Frankfurt 1557) ist eine stark erweiterte und verbesserte Fassung des → ›Gart der Gesundheit‹. Lonitzer war wie Wonnecke von Kaub Stadtarzt in Frankfurt am Main, dürfte sich also auf Grund der räumlichen Nähe und des zeitlichen Abstands zu einer Bearbeitung berufen gefühlt haben.

Leipziger Drogenkunde

Die ›Leipziger Drogenkunde‹ (›Von den einveldigen Arzneien‹, auch als ›Leipziger Kräuterbuch‹ bezeichnet) ist in einem sächsischen Kloster um 1435 entstanden. Es besteht aus einer vollständigen Übersetzung der salernitanischen Arzneimittellehre → ›Circa instans‹, in die zahllose Auszüge aus mindestens vier weiteren Quellen eingearbeitet wurden, darunter der ›Liber de gradibus‹ des → Constantinus Africanus und eine deutsche Übersetzung des → ›Macer floridus‹.

Lorscher Arzneibuch

In der Zeit der Karolinger wurde die benediktinische Regel, nicht nur für die *cura animae* (Sorge für die Seele), sondern auch für die *cura corporis* (Sorge für den Körper) zuständig zu sein, auf alle Klöster übertragen. Entsprechend wuchs mit der Betreuung der Armen und der Kranken auch die Bedeutung der klostermedizinischen Lehre. Ein überaus bedeutendes Zeugnis aus der Zeit Karls des Großen ist das ›Lorscher Arzneibuch‹ (entstanden um 795), das auf 150 Seiten medizinisch-pharmazeutische Texte versammelt und einen guten Einblick in die damaligen Abläufe der Krankenversorgung und Heilverfahren bietet. Neben den umfangreichen Pflanzenlisten weist das Kompendium über 500 Rezepturen für Heilmittel auf, die aus vielfältigen und zum Teil antiken Quellen übernommen werden. Eine »Rechtfertigung der Heilkunde« verteidigt den Einsatz der Klostermedizin gegen Gegner, die diese als Eingriff in den göttlichen Heilsplan verurteilten; und ein Brief des griechischen Arztes Anthimus an den Frankenkönig Theuderich enthält Ratschläge für gesunde Ernährung und zur Vorbeugung gegen Krankheiten.

Macer floridus → Odo Magdunensis

Odo Magdunensis (von Meung)

Neben → Plinius, → Galen und → Dioskurides war → Walahfrid Strabos ›Hortulus‹ eine der Quellen, auf die sich der französische Mönch, Arzt und Schriftsteller Odo von Meung (11. Jh.) bei der Abfassung seines botanischen Lehrgedichts stützen konnte. Der später sogenannte ›Macer floridus‹ mit dem ursprünglichen Titel ›De viribus (naturis) herbarum‹ beschreibt um 1080 77 Pflanzen in 2269 Hexametern, eine enorme poetische Leistung. Der ursprünglich lateinische Text, der eine botanisch-taxonomische Gruppierung der Pflanzen nach Familienzugehörigkeit versucht, wurde in den folgenden Jahrhunderten vielfach in andere Sprachen übersetzt und diente als Quelle für spätere Kräuterbücher (→ ›Gart der Gesundheit‹).
Das Werk teilt das Schicksal des → Pseudo-Apuleius: Es wurde fälschlicherweise einem römischen Dichter des 1. Jahrhunderts n. Chr. (Aemilius Macer) zugeschrieben, daher stammt der Name ›Macer floridus‹.

Ortolf von Baierland

Ortolf wurde Anfang des 13. Jahrhunderts in Bayern oder Österreich geboren, nach umfangreichen Studien, zum Teil wohl auch in Paris, wurde er als Arzt des Würzburger Domkapitels verpflichtet. Als Chirurg des dortigen Dietrichspitals verfasste er um 1280 das ›Arzneibuch‹, ein wichtiges medizinisches Werk in drei Bänden, das neben innerer Medizin und Chirurgie auch Säuglingslehre, Gynäkologie und Diätetik umfasste. Dieses erste medizinische Lehrbuch in deutscher Sprache wurde überaus populär, mehr als 200 Handschriften und 200 Drucke – auch in anderen Landessprachen – wurden überliefert.

Papyrus Ebers

Das alte Ägypten hatte neben einer herausragenden Kultur auch einen hohen Standard in den Wissenschaften. Davon zeugen über 40 000 Papyrus-Funde, die in der Neuzeit, besonders im 19. und beginnenden 20. Jahrhundert, ausgewertet und übertragen wurden. Eine der wichtigsten Überlieferungen ist der nach seinem wissenschaftlichen Entdecker und Erforscher (G. Ebers) benannte ›Papyrus Ebers‹ aus der Zeit um das 16. Jahrhundert v. Chr. Er enthält eine Sammlung von 877 kleineren Texten, meist Rezepten, aber auch Abhandlungen, und gibt damit einen guten Überblick über die in Ägypten verwendeten Pflanzen, Gewürze und Drogen.

Platearius, Johannes → ›Circa Instans‹

Plinius der Ältere

Ein Zeitgenosse von → Dioskurides ist der zweite bedeutende Schriftsteller, der sich neben anderen Wissensgebieten auch der Medizin und Pharmazeutik gewidmet hat: Gaius Plinius Secundus (der Ältere, 23 bis 79 n. Chr.) verfasste u.a. eine 37-bändige Enzyklopädie der Naturgeschichte, ›Naturalis historia‹, die in ihrer Präzision und Detailkenntnis richtungweisend war. Die teilweise fast wörtliche Übereinstimmung einiger Passagen der Texte von Dioskurides und Plinius rühren nicht von wechselseitiger Kenntnis der Werke her, sondern gehen auf die Benutzung identischer Quellen zurück: Plinius sammelte sein Material nach eigenen Angaben aus Werken von etwa 100 Autoren. Auch sein Werk wurde übersetzt und überarbeitet und so zur Quelle vieler mittelalterlicher Autoren der Klostermedizin (→ Odo Magdunensis). Er starb 79 n. Chr. beim Ausbruch des Vesuvs in Pompeji.

Pseudo-Apuleius

Von einem unbekannten Verfasser und wahrscheinlich aus dem 3. oder auch 4. Jahrhundert stammt dieses Kräuterbuch, im Original griechisch oder lateinisch, die früheste erhaltene Abschrift ist aus dem 7. Jahrhundert. Das Herbar wurde dem römischen Schriftsteller und Platoniker Apuleius von Madaura (geb. um 125 n. Chr.) zugeschrieben – daher der Name –, aber die Forschung ist sicher, dass die Urfassung erst viel später entstand. Das Kräuterbuch umfasst, je nach Handschrift, 90 bis etwa 130 Pflanzendarstellungen mit mehr oder weniger deutlichen Illustrationen, zahlreichen Synonymen der Pflanzennamen und Hinweisen zu Standorten, Indikationen und Rezepturen. Als Verfasser wird weniger ein Mediziner angenommen als ein gebildeter Laie, da der Text neben pharmazeutischen Fakten auch Gebete, Zaubersprüche und volksmedizinisches Wissensgut enthält. In den mittelalterlichen Klöstern war der Pseudo-Apuleius weit verbreitet und sehr populär.

»Väter der Botanik«

Die als »Väter der Botanik in Deutschland« bezeichneten drei wichtigen Autoren von Kräuterbüchern gehören wie → Lonitzer und → Wonnecke nicht mehr zur eigentlichen Klostermedizin. Sie sind Ärzte und zwei von ihnen ehemalige Mönche:
Hieronymus Bock (1498 bis 1554)
Otto Brunfels (1488 bis 1534)
Leonhart Fuchs (1501 bis 1566)

Bock war Prediger und Leibarzt des Grafen von Nassau in Hornburg. Sein Kräuterbuch erschien erstmals 1539 und behandelt die Heilkräfte und Wirkungen der Pflanzen unter pharmazeutischen Aspekten.
Brunfels war Stadtprediger, erwarb 1530 den medizinischen Doktortitel und wurde dann 1532 Stadtarzt und Professor der Medizin in Bern. Sein Kräuterbuch erschien erst in lateinischer und kurz darauf in deutscher Sprache (1530 bis 1537). Der Versuch, die einheimische Pflanzenwelt auf die Beschreibungen des Dioskurides zu projizieren, kann nicht immer gelingen, sehr wertvoll sind aber die naturgetreuen Abbildungen des Dürer-Schülers Hans Weiditz aus Straßburg.
Fuchs lehrte als Professor der Medizin in Ingolstadt und Tübingen. Sein Kräuterbuch ist nicht nur durch seine Vollständigkeit und seine Systematik anderen zeitgenössischen Werken überlegen, sondern bietet darüber hinaus auch so qualitativ hervorragende Abbildungen mit botanischer Genauigkeit und künstlerischer Vollendung, dass diese noch über Jahrhunderte hinweg kopiert wurden oder als Vorlage dienten.

Walahfrid Strabo

Der Benediktiner Walahfrid Strabo (808 bis 849) war Dichter und Gelehrter zugleich. Nach einem Studium an der Fuldaer Klosterschule wurde er zunächst als Erzieher Karls des Kahlen, später dann als Abt seines Heimatklosters Reichenau berufen (ab 838). Dort verfasste er neben vielfältiger anderer Dichtung auch den ›Hortulus‹ (›De cultura hortorum‹), ein in 444 lateinischen Hexameter-Versen gehaltenes botanisches Lehrgedicht. Ausführlich beschreibt Strabo 24 Pflanzen, ihr Aussehen, ihren Anbau sowie ihre Heilwirkung und hat damit ein medizingeschichtlich interessantes und poetisches Werk geschaffen. Er stützt sich zwar auf die üblichen antiken Quellen der Klostermedizin, geht aber weit darüber hinaus in der Genauigkeit seiner Beobachtung und Beschreibung, die nur von eigener Erfahrung mit Anbau und Verwendung der Pflanzen herrühren kann.

Wonnecke von Kaub, Johann → ›Gart der Gesundheit‹

Glossar

A

adstringierend: zusammenziehende Wirkung auf Haut und Schleimhäute.

Alkaloide: Gruppe von stickstoffhaltigen Stoffen. Die meisten sind arzneilich wirksam.

antibakteriell: das Wachstum von Bakterien hemmend oder diese tötend.

Antikörper: Substanzen, die das Immunsystem als Abwehrreaktion auf eingedrungene Fremdkörper (Antigene) bildet, um diese unschädlich zu machen.

antiseptisch: keimtötend.

antiviral: gegen Viren gerichtet.

ätherische Öle: Wasserdampfflüchtige Öle, welche zumeist aus einer Vielzahl von Komponenten zusammengesetzt sind und häufig einen intensiven, charakteristischen Geruch aufweisen. Ätherische Öle werden in der Regel gut über die Haut und Schleimhäute aufgenommen, auch beim Einatmen können sie ihre Wirksamkeit entfalten.

Auszug: das »Herausziehen« von Bestandteilen aus einem Substanzgemisch durch Lösungsmittel (z. B. Wasser, Alkohol), in denen die gewünschten Substanzen gut, störende Begleitstoffe jedoch schlecht löslich sind.

B

Ballaststoffe: Stoffe, die vom Körper nicht aufgenommen werden und durch den Darm in unveränderter Form wieder ausgeschieden werden. Eine wichtige Rolle in der Ernährung spielen sie trotzdem, da sie bei der Verdauung als Füllmaterial dienen und sie dadurch positiv beeinflussen. Ballaststoffe werden teilweise auch als Quellstoffe bezeichnet, da sie Wasser binden und auch auf diese Weise für ein großes Stuhlvolumen sorgen. Die meisten Pflanzen sind reich an Ballaststoffen.

Bitterstoffe: bitter schmeckende pflanzliche Inhaltsstoffe, die eine appetitanregende und verdauungsfördernde Wirkung haben (z. B. Chinin oder Koffein).

C

Carotinoide: Gruppe von gelben und roten Farbstoffen, die vor allem in Pflanzen vorkommen. Der bekannteste Vertreter ist das Beta-Carotin, eine Vorstufe des Vitamin A. Eine wichtige Bedeutung der Carotinoide liegt in ihrer Wirkung als Antioxidanzien. Sie schützen vor aggressiven Sauerstoffverbindungen, sogenannten freien Radikalen.

Cholesterin: Der menschliche Organismus produziert selbst eine ausreichende Menge an Cholesterin und ist auf eine Zufuhr mit der Nahrung nicht angewiesen. Cholesterin wird im Blut zu allen Organen des Körpers transportiert. Cholesterin ist ein Bestandteil der Gallensteine und ist an der Entwicklung von Arteriosklerose beteiligt.

Cumarin: Riechstoff vieler Pflanzen, der gerinnungshemmend wirkt. Auch lichtsensibilisierende, giftige und krebserregende Eigenschaften wurden bei Cumarinen nachgewiesen.

D

Derivat: chemische Substanz, die sich von einer bestimmten chemischen Grundsubstanz ableitet.

Droge: ursprüngliche Bezeichnung für getrocknete Arzneipflanzen oder deren Teile, die direkt oder in verschiedenen Zubereitungen als Heilmittel verwendet oder aus denen die Wirkstoffe isoliert werden.

E

Emulgator: Stoff, der die Bildung einer Emulsion bewirkt. Er ist aus einem wasserfreundlichen (hydrophilen) und einem fettfreundlichen (lipophilen) Teil aufgebaut.

Emulsion: Mischung aus zwei nicht ineinander löslichen Flüssigkeiten, von denen eine im Allgemeinen wässrig ist, z. B. Milch.

Enzyme: Biokatalysatoren, die bewirken, dass die lebensnotwendigen Prozesse mit der erforderlichen Geschwindigkeit ablaufen, sodass z. B. genügend Stoffwechselprodukte und Energie gebildet wird.

Ethanol: auch Weingeist genannt, eine bestimmte Form von Alkohol und z. B. in Schnaps, Wein oder Bier enthalten. Äußerlich wird Ethanol zur Hautdesinfektion, für Einreibungen, zur Kühlung und für Umschläge verwendet.

Eucerin: beliebter, geruchsneutraler Salbengrundstoff, der aus Fetten und Wachsen der Schafwolle sowie Vaseline besteht.

F

Fettsäuren: können mit der Nahrung aufgenommen, aber auch von den Zellen selbst hergestellt werden. Essenzielle Fettsäuren, z. B. Linolsäure und Linolensäure, müssen über die Nahrung aufgenommen werden, da der menschliche Körper sie nicht selbst aufbauen kann, aber als Ausgangsstoff für die Synthese mehrerer körpereigener Stoffe benötigt. Pflanzliche Speiseöle wie Sonnenblumen-, Soja- oder Leinöl, aber auch Fischöl enthalten essenzielle Fettsäuren in besonders hohen Konzentrationen. Man unterscheidet gesättigte Fettsäuren, die bei Raumtemperatur fest sind, von ungesättigten Fettsäuren, die flüssig oder streichfest sind.

Flavonoide: große Gruppe von meist gelb gefärbten pflanzlichen Wirkstoffen, die ein großes Spektrum gesundheitsfördernder Wirkungen besitzen. Sie haben allgemein antientzündliche Effekte und können freie Radikale binden.

freie Radikale: sehr reaktionsfreudige und aggressive Moleküle. Sie entstehen außer bei normalen Stoffwechselvorgängen auch durch Umweltbelastungen, Strahlung oder Zigarettenrauch. Während beim »normalen« Sauerstoff die Atome von gepaarten Elektronen umgeben sind, weist ein Sauerstoff-Radikal ungepaarte Elektronen auf. Es verbindet sich dadurch sehr leicht mit anderen lebenswichtigen Bestandteilen der Körperzellen: Nukleinsäuren, Eiweiß und Fettstoffen. Diese werden dabei oxidiert, und Zellen, Zellmembran und Zellkern werden geschädigt.

G

Gamma-Linolensäure: ungesättigte, essenzielle, d. h. lebensnotwendige Fettsäure, die z. B. in Nachtkerzen- oder Borretschsamen vorkommt.

Gerbstoffe: Substanzen pflanzlicher Herkunft, die Kollagen binden können. Sie wirken zusammenziehend (gerbend), entzündungshemmend und austrocknend. Mit Gerbstoffen kann tierische Haut zu Leder verarbeitet werden.

Glykoside: Substanzen, die aus Zuckerkomponenten und einem Nichtzuckeranteil bestehen. Häufig besteht der Zuckeranteil aus Glukose, daher auch der Name.

H

Hormone: chemische Botenstoffe des Körpers. Sie werden in speziellen Drüsen gebildet und über das Blut zu ihrem Zielort transportiert. Dort werden sie schon in ganz geringen Mengen von speziellen Rezeptoren erkannt.

Durch die Informationsübertragung mit Hormonen reguliert der Körper z. B. verschiedene Organfunktionen.

K

Kieselsäure: Salze der Kieselsäure sind wichtige Bausteine im Bindegewebe, z. B. von Bändern, Knochen, Knorpel, Haaren und Nägeln. Ein Mangel oder eine Verwertungsstörung kann brüchige Fingernägel, Haarausfall oder Hautjucken verursachen. Pflanzen können hohe Mengen von Kieselsäure enthalten (z. B. Schachtelhalm).

Kollagen: Hauptbestandteil des Stützgewebes im menschlichen und tierischen Körper.

L

Lymphe: Flüssigkeit, die aus den Blutgefäßen zwischen die Körperzellen gepresst wird und nicht wieder ins Blutgefäßsystem gelangt. Sie wird über Lymphgefäße transportiert. Die Zusammensetzung der Lymphe entspricht in etwa der des Blutplasmas.

M

Melatonin: Hormon aus der Zirbeldrüse (Epiphyse), das fast ausschließlich nachts gebildet wird und an der Regulation des Schlaf-Wach-Rhythmus beteiligt ist. Melatonin wird besonders auch im Winter, bei längeren Dunkelphasen, gebildet. Infolge einer ständig gesteigerten Produktion von Melatonin können ernste Depressionen entstehen.

P

Phytotherapie: Pflanzenheilkunde. Vorbeugung und Behandlung von Krankheiten mit Pflanzen und deren Zubereitungen.

S

Saponine: Wirkstoffe, die in Verbindung mit Wasser seifenähnlichen Schaum bilden.

Schleimstoffe: Kohlenhydrate mit unterschiedlichem Aufbau (meist verschiedene Zuckerkomponenten), die eine zähflüssige Schicht auf den Schleimhäuten bilden und dadurch z. B. reizmildernd, husten- und schmerzlindernd wirken.

Sedativum: Arzneimittel zur Behandlung von inneren Spannungszuständen und Schlafstörungen.

Senföl: stark reizende chemische Verbindungen, die vor allem in der Pflanzengruppe der Brassicaceen (z. B. Senf, Kohl, Rettich) vorkommen. Sie riechen stechend, sofern sie flüchtig sind und können zu Tränen reizen. In entsprechender Verdünnung und in begrenzten Mengen sind sie ungefährlich. Größere Mengen Rettich oder Meerrettich können jedoch durchaus unangenehme Reizerscheinungen in Magen und Darm zur Folge haben.

Stoffwechsel: Gesamtheit der Lebensvorgänge, bei denen der Organismus Stoffe von außen aufnimmt, sie in seinem Inneren chemisch umsetzt und andere Stoffe nach außen abgibt bzw. ausscheidet.

T

Terpene: große Gruppe von Naturstoffen und Bestandteile der meisten ätherischen Öle.

Tinktur: Alkohol-Wasser-Auszüge. Zur Herstellung einer Tinktur werden die Wirkstoffe aus den Heilkräutern extrahiert, indem man sie in Alkohol ziehen lässt.

toxisch: giftig.

V

vegetatives Nervensystem: Gesamtheit der unwillkürlichen Nerven, die vor allem die Durchblutung, Atmung, Verdauung sowie den Stoffwechsel und Wasserhaushalt regulieren.

Literaturverzeichnis

1. Quellenverzeichnis

Die historischen Zitate aus diesem Buch entstammen nachfolgend aufgeführten Editionen und Dokumenten. Sie wurden teilweise durch eigene Einsicht in die lateinischen oder mittelhochdeutschen Originale gegenüber den hier aufgeführten Ausgaben verändert.

Zitierte Handschriften

›Elsässisches Arzneibuch‹, Frankfurt, Stadt- und Universitätsbibliothek, Ms. germ. quart. 17.

›Leipziger Drogenkompendium‹, Leipzig, Universitätsbibliothek, Hs. 1224.

Ortolf von Baierland, ›Arzneibuch‹, Stuttgart, Württembergische Landesbibliothek, Cod. HB XI 10.

Zitierte Werke

Adam Lonitzer, ›Künstliche Conterfeyunge der Bäume, Stauden, Hecken, Kräuter …‹ verbessert und erweitert durch Peter Uffenbach, Frankfurt am Main 1679, Neudruck Hendel-Verlag Naunhof bei Leipzig 1934.

Albertus Magnus, ›De vegetabilibus‹: Klaus Biewer, Albertus Magnus, ›De vegetabilibus‹ VI, 2, Lateinisch-deutsch. Übersetzung und Kommentar (Quellen und Studien zur Geschichte der Pharmazie, 62), Wissenschaftliche Verlagsgesellschaft Stuttgart 1992.

Dioskurides, ›Materia medica‹: Julius Berendes, Des Pedanios Dioskurides aus Anazarbos Arzneimittellehre in fünf Büchern, übersetzt und erläutert von Julius Berendes, Verlag Ferdinand Enke Stuttgart 1902, Nachdruck Akademische Druck- und Verlagsanstalt Graz 1988.

Frauenheilkunde, anonyme: Britta-Juliane Kruse, »Die Arznei ist Goldes Wert«. Mittelalterliche Frauenrezepte, Walter de Gruyter Berlin und New York, 1999.

Hildegard von Bingen, ›Physica‹: Marie-Louise Portmann, Hildegard von Bingen, Heilkraft der Natur. ›Physica‹. Das Buch von den inneren Wesen der verschiedenen Naturen der Geschöpfe. Erste vollständige und wortgetreue Übersetzung, übersetzt von Marie-Louise Portmann, Pattloch Augsburg 1991.

Hildegard von Bingen, ›Causae et curae‹: Manfred Pawlik, Hildegard von Bingen, Heilwissen. Causae et curae. Von den Ursachen und der Behandlung von Krankheiten nach Hildegard von Bingen. Übersetzt und herausgegeben von Manfred Pawlik, 3 Aufl. Augsburg 1997.

Isidor von Sevilla, ›Etymologien‹: W. M. Lindsay, Isidori Hispanensis Episcopi Etymologiarum sive originum libri XX. 2 Bde. (Scriptorum classicorum bibliotheca Oxoniensis), 5. Aufl. Oxford University Press Oxford 1985.

Johann Wonnecke von Kaub, ›Gart der Gesundheit‹: Peter Schöffer Mainz 1485, Nachdruck Konrad Kölbl Verlag München 1966.

Johannes Platearius ›Curae‹ (Therapien): Konrad Goehl unter Mitwirkung von Johannes Gottfried Mayer. Die ›Therapien‹ des Johannes Platearius aus der Hochblüte der Medizinschule von Salerno. Noch nicht erschienen.

Kinderheilkunde, historische Zitate: Albrecht Peiper, Quellen zur Geschichte der Kinderheilkunde, Hans Huber Bern und Stuttgart 1966.

Konrad von Megenberg, ›Buch der Natur‹: Franz Pfeiffer (Hrsg.), Konrad von Megenberg, Das Buch der Natur. Die erste Naturgeschichte in deutscher Sprache, Stuttgart 1861, Neudruck Georg Olms Hildesheim und New York 1971.

›Lorscher Arzneibuch‹: Ulrich Stoll, Das ›Lorscher Arzneibuch‹. Ein medizinisches Kompendium des 8. Jahrhunderts (Codex Bambergensis Medicinalis 1). Text, Übersetzung und Fachglossar (Sudhoffs Archiv, Beiheft 28), Franz Steiner Stuttgart 1992.

Odo Magdunensis, ›Macer floridus‹: Johannes Gottfried Mayer und Konrad Goehl, Höhepunkte der Klostermedizin. Der ›Macer floridus‹ und das Herbarium des Vitus Auslasser, herausgegeben mit einer Einleitung und deutschen Übersetzung von Johannes Gottfried Mayer und Konrad Goehl, Reprint-Verlag-Leipzig Holzminden 2001.

Plinius Secundus d. Ältere: Naturalis Historiae Libri XXXVII. Naturkunde Lateinisch-Deutsch. Hrsg. und übersetzt von Roderich König in Zusammenarbeit mit Gerhard Winkler, Tusculum Darmstadt 1979–1996.

Walahfrid Strabo ›Hortulus‹: Stoffler, Hans-Dieter, Der Hortulus des Walahfrid Strabo. Aus dem Kräutergarten des Klosters Reichenau, 5. Auflage Thorbecke Sigmaringen 1997.

2. Ausgewählte Literatur

Bäumer, Änne: Wisse die Wege. Leben und Werk Hildegards von Bingen. Eine Monographie zu ihrem 900. Geburtstag, Peter Lang Frankfurt am Main, Berlin, New York, Paris, Wien 1998.

Benedictus. Symbol abendländischer Kultur, Belser-Verlag Stuttgart und Zürich 1997.

Berschin, Walter: Walahfrid Strabo und die Reichenau, Spuren 49, Deutsche Schillergesellschaft, Marbach am Neckar 2000.

Hager, Hermann: Hagers Handbuch der Pharmazeutischen Praxis, 5. Auflage (Bd. 4–6), Springer Berlin, Heidelberg, New York u. a. 1992.

Hänsel, Rudolf und Sticher, Otto mit E. Steinegger: Pharmakognosie – Phytopharmazie, 6. Auflage, Springer Berlin, Heidelberg, New York 1999.

Laux, Hans E. und Tode, Alfred: Heilpflanzen, wie sie wachsen, blühen und wirken, Umschau Verlag Breidenstein Frankfurt am Main 1990.

Lohmann, Maria: Therapiehandbuch Naturheilkunde. Medizinische Grundlage, Diagnose, Therapie, 2. Auflage, Urban & Fischer München, Jena 2000.

Müller, Irmgard: Die pflanzlichen Heilmittel bei Hildegard von Bingen, Otto Müller Verlag Salzburg 1982.

Münzing-Ruef, Ingeborg: Kursbuch gesunde Ernährung, Verlag Zabert Sandmann, München 1999

Pahlow, Manfred: Das große Buch der Heilpflanzen, Gräfe und Unzer Verlag München 1993.

Roth, Hermann Josef: Schöne alte Klostergärten, Stürz-Verlag Würzburg o. Jahr.

Roth, Hermann Josef: Apotheken- und Medizinalwesen im Barockstift. Botanik, Phytotherapie und Gartenkultur im Rahmen von Kolonialismus und Mission, Zeitschrift für Phytotherapie 22 (2001), S. 224–228.

Schilcher, Heinz: Phytotherapie in der Kinderheilkunde. Handbuch für Ärzte und Apotheker, 3. Auflage, Wissenschaftliche Verlagsanstalt Stuttgart 1999.

Schilcher, Heinz und Kammerer, Susanne: Leitfaden Phytotherapie, Urban & Fischer München und Jena 2000.

Wichtel, Max (Hrsg.): Teedrogen und Phytopharmaka, 3. Auflage, Wissenschaftliche Verlagsgesellschaft Stuttgart 1997.

Zander: Handwörterbuch der Pflanzennamen. Hrsg. von Fritz Encke, Günther Buchheim und Siegmund Seybold, 15. Auflage Ulmer Verlag Stuttgart 1994.

Register

Deutsche Pflanzennamen der Pflanzenporträts

Wissenschaftliche Pflanzennamen der Pflanzenporträts

Sachregister

Bildnachweis

akg-images: 10 (links), 11 (unten links), 12 (rechts), 14 (unten links), 15 (unten links), 16 (unten rechts), 18 (links), 26 (links), Umschlagrückseite (2. von oben links); **akg-images/British Library:** 15 (unten rechts), 22 (links), 23 (unten links); **akg-images/Orsi Battaglini:** 16 (unten links); **Alexander Haselhoff:** 4 (links), 5 (links, rechts), 6, 8/9, 13 (unten rechts), 14 (oben), 18 (rechts), 23 (unten rechts), 24 (links), 26 (rechts), 27 (oben, unten rechts), 28 (links, rechts), 29 (links, rechts), 196/197, Umschlagrückseite (2. von unten links, unten links, 2. von oben rechts, unten rechts); **ARTOTHEK:** 25 (links); **dpa picture alliance/DEA/N. Cirani:** 22 (rechts); **Dr. Kai-Uwe Nielsen:** 4 (rechts), 5 (Mitte), 30 (links), 31 (oben), 390/391, 392–400, Umschlagrückseite (oben links, 2. von unten rechts); **Fotolia/Karina Baumgart:** 13 (oben); **laif/Rainer Harscher:** Vor- und Nachsatz; **mauritius images/Roberto Matassa:**17 (oben); **mauritius images/Robert Harding:** 17 (unten links); **mauritius images/Nora Frei:** 31 (unten rechts); **StockFood/Westend61:** 24 (rechts); **StockFood/Ottmar Diez:** 31 (unten links); **Strandperle/Johnny Stockshooter/AGE:** 11 (oben); **Strandperle/Imagebroker:** 11 (unten rechts); **Strandperle/Michael Nitzschke:** 19 (links); **Strandperle/Thomas Born:** 23 (oben); **Theo R. Keller:** 25 (rechts); **Visum/Andreas Müller:** 30 (rechts)

Hinweis

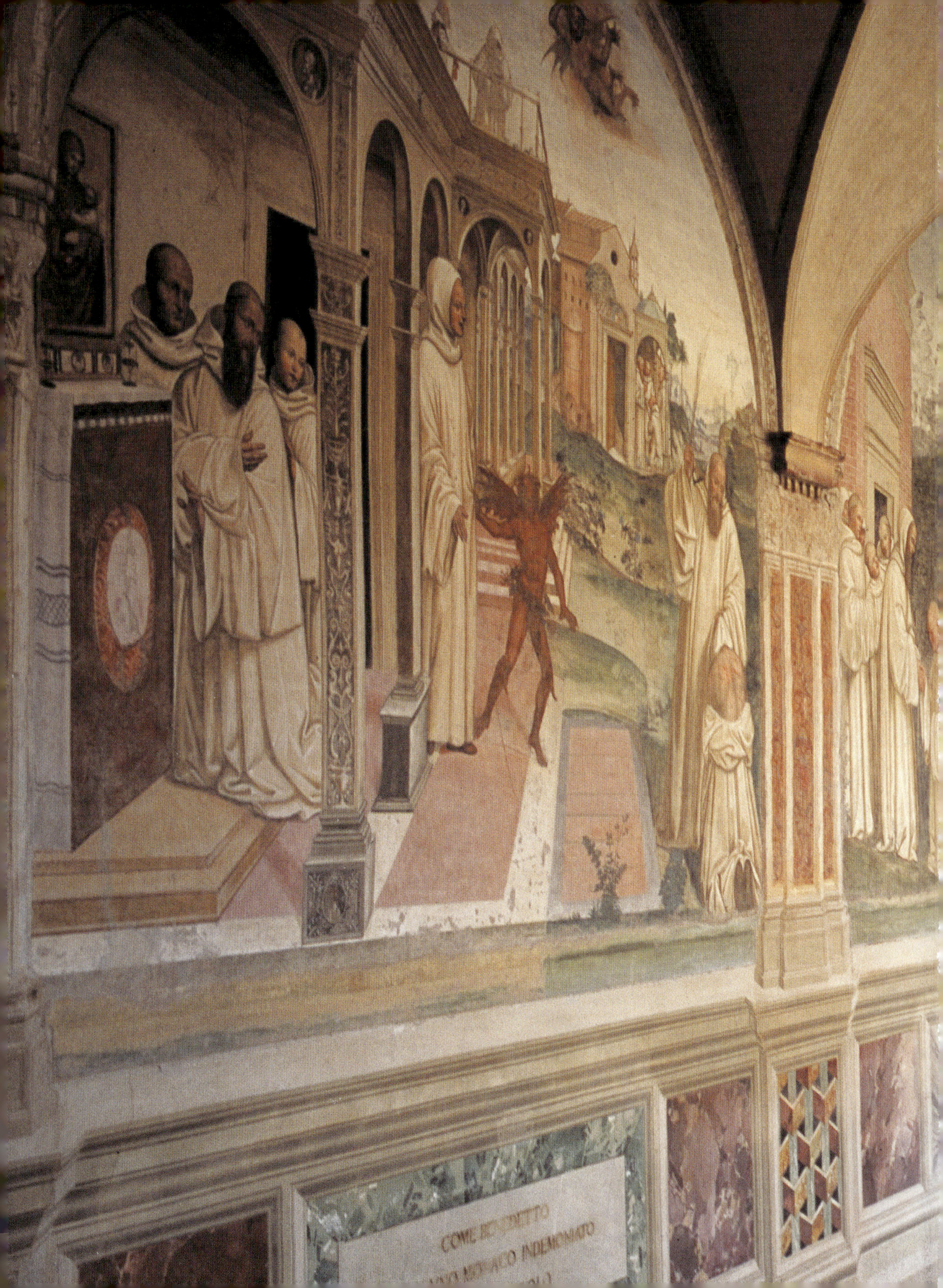
COME BENEDETTO
INDEMONIATO